肿瘤的诊断与综合治疗学

（上）

杨　峥等◎主编

吉林科学技术出版社

图书在版编目（CIP）数据

肿瘤的诊断与综合治疗学 / 杨峥等主编. -- 长春：
吉林科学技术出版社，2016.3
ISBN 978-7-5384-7807-5

Ⅰ. ①肿… Ⅱ. ①杨… Ⅲ. ①肿瘤—诊疗 Ⅳ.
①R73

中国版本图书馆CIP数据核字(2016)第059878号

肿瘤的诊断与综合治疗学

ZHONGLIU DE ZHENDUAN YU ZONGHE ZHILIAOXUE

主　　编	杨　峥　宋长亮　刘崇华　李晓江　陈东祥　陈　瀌
副 主 编	梁　艳　刘海艳　白志超　张晓娜
	李成浩　展　晖　张　翼　栾春来
出 版 人	李　梁
责任编辑	孟　波　张　卓
封面设计	长春创意广告图文制作有限责任公司
制　　版	长春创意广告图文制作有限责任公司
开　　本	787mm×1092mm　1/16
字　　数	994千字
印　　张	40.5
版　　次	2016年3月第1版
印　　次	2017年6月第1版第2次印刷

出　　版	吉林科学技术出版社
发　　行	吉林科学技术出版社
地　　址	长春市人民大街4646号
邮　　编	130021
发行部电话/传真	0431-85635177　85651759　85651628
	85652585　85635176
储运部电话	0431-86059116
编辑部电话	0431-86037565
网　　址	www.jlstp.net
印　　刷	虎彩印艺股份有限公司

书　　号	ISBN 978-7-5384-7807-5
定　　价	160.00元

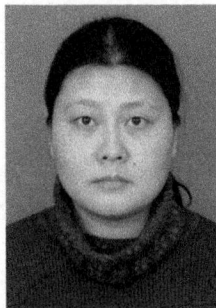

杨 峥

1978年出生，河南省南阳市中心医院肿瘤放疗科副主任医师，2001年毕业于郑州大学。擅长各种良恶性肿瘤的放射治疗及综合治疗，对肿瘤并发症的治疗也有深入的研究。现完成市级科研3项，发表核心期刊论文5篇，国家级论文10余篇，出版著作2部。

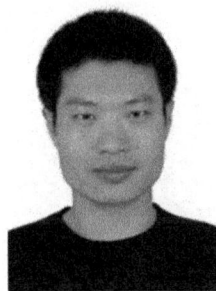

宋长亮

1982年出生，邯郸市中心医院放疗科主治医师，毕业于河北医科大学，硕士学位。长期从事肿瘤方面的临床医疗，对各种常见肿瘤的图像引导放疗、三维适形放疗以及各种恶性肿瘤的化疗等积累了丰富的经验，尤其擅长食管癌、肺癌、脑瘤等肿瘤的综合治疗，并对癌症姑息治疗及人文关怀方面有丰富的临床经验。

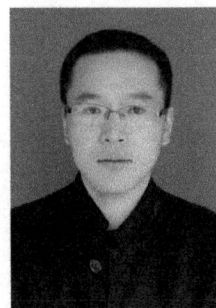

刘崇华

1978年出生，山东省临邑县人民医院肿瘤科主治医师，山东省抗癌协会生物治疗委员会委员，2002年毕业于济宁医学院，本科学历。毕业后一直从事肿瘤内科工作，擅长胸部及消化道肿瘤的诊治，发表论文6篇，参与著作2部。

编 委 会

前　言

　　近年来，随着人们对健康的愈加关注以及许多关于肿瘤诊治的新理论、新知识的不断涌现，使肿瘤临床经验与创新的发展愈加迅速。手术切除、放射治疗、化学治疗已成为当今治疗恶性肿瘤的三大手段。

　　本书重点介绍了肿瘤的诊断、内科治疗、外科治疗、放射治疗，以及相关的介入治疗手段，详细讲述了多种临床常见肿瘤的发病原因、临床表现、检查方法、诊断和治疗方法等。本书内容丰富、调理清晰、以保证实用性为原则，以综合治疗为主线，适用于肿瘤科及相关科室的医护人员。

　　本书系多人执笔，写作风格不一，加之写作时间和篇幅有限，难免有纰漏和不足之处，恳请广大读者予以批评指正。

编　者
2016 年 3 月

目　录

第一章

肿瘤概论

第一节 肿瘤的流行病学

一、肿瘤流行病学的原理

恶性肿瘤在人群中是非随机分布的，表现出一定的时间、地区和人群分布的特征。由于这种差异的存在，肿瘤流行病学通过比较不同时间、不同地区、不同人群中恶性肿瘤的分布，探索造成这种分布的原因，针对病因制订预防策略并积极采取预防措施，以预防或减少恶性肿瘤对人类健康的危害。基于恶性肿瘤发病及分布的特征，肿瘤流行病学的原理可归纳为：恶性肿瘤在人群中的流行特征及发病过程。包括从致癌因素的暴露到肿瘤的发生、发展，即发病学；恶性肿瘤发生的影响因素，包括环境因素和机体的相互作用，即病因学；恶性肿瘤防治的原则和策略，包括肿瘤的三级预防等。

应该强调的是现代肿瘤流行病学的原理不同于传统流行病学。恶性肿瘤是多因素参与的多阶段过程，是一种复杂的系统性疾病，因此，在考虑病因时，涉及自然和社会的外环境及人体生理、心理和精神方面的内环境因素，要充分考虑环境因素和宿主因素的交互作用。在考虑恶性肿瘤的预防与控制时，要综合考虑各方面因素，要强调各级政府、医务工作者和广大民众的共同参与。

二、应用范围

随着现代流行病学的迅速发展及统计学方法、分子生物学技术的进步，肿瘤流行病学的应用越来越广泛，肿瘤流行病学方法已渗入到医药卫生和公共卫生事业的各个层面，根据研究方法和性质不同，可划分为营养流行病学、临床流行病学、分子流行病学、移民流行病学等。

肿瘤流行病学的主要应用范围概括为以下几个方面：

1. 恶性肿瘤的预防与控制   肿瘤流行病学的主要研究内容和任务之一是肿瘤预防（cancerprevention）。肿瘤预防的最终目的是降低恶性肿瘤的发病率和死亡率，提高肿瘤患者的生存质量，这也是肿瘤三级预防的指导思想。

肿瘤流行病学在恶性肿瘤的预防与控制方面占有举足轻重的地位，并已取得令人瞩目的成就。如宫颈癌从病因的明确到积极采取有效措施进行筛查及预防，肿瘤流行病学起了非常重要的作用。

2. 恶性肿瘤的监测　恶性肿瘤监测（cancer surveillance）是预防和控制恶性肿瘤的重要对策，是贯彻预防为主方针的一项重要措施。恶性肿瘤监测是指长期、连续、系统地收集恶性肿瘤的动态分布及其影响因素的资料，经过分析将信息上报和反馈，以便及时采取干预措施并评价其效果。我国目前已有卫生部建立的监测地区恶性肿瘤发病和死亡监测系统，部分省市建立了恶性肿瘤发病和死亡登记报告制度及阶段性全人口死因调查等，对掌握恶性肿瘤的流行状况和制订预防措施发挥了重要作用。

3. 肿瘤病因和危险因素的研究　恶性肿瘤的病因复杂，是多种因素交互作用的结果。运用现代流行病学方法，发掘恶性肿瘤的病因和危险因素，并对危险因素加以控制，是肿瘤流行病学的重要用途之一。

我国幅员辽阔、人口众多、流动性小、恶性肿瘤分布的地区差异大，为肿瘤病因及危险因素的流行病学研究创造了良好的条件。

4. 恶性肿瘤防治效果的评价　恶性肿瘤防治效果的最终评价必须通过肿瘤流行病学。如在全社会范围内减少吸烟是否能降低肺癌等恶性肿瘤的发病率，这项卫生措施效果的评价需要采用流行病学分析方法；在社区中实施大规模的营养干预是否能降低恶性肿瘤的发病率，也需要流行病学方法去评价。

总之，肿瘤流行病学的用途非常广泛，既涉及探讨恶性肿瘤病因又涉及防治效果的评价，既涉及基础研究又涉及临床研究，触及医疗卫生领域的各个方面。

三、肿瘤流行特征及趋势

（一）全球恶性肿瘤发病的总体趋势

随着经济的发展和社会的进步，人类平均寿命延长，疾病谱也发生了巨大变化，多数传染性疾病得到了有效的控制，而慢性疾病如心血管病、恶性肿瘤已成为严重威胁人类健康的重要疾病。根据 IARC 报告：全球 2002 年癌症新发病例为 1090 万，死亡病例为 670 万，现患病例为 2460 万。癌症患者数以年均 3% ~ 5% 的速度递增，发病及死亡人数与 10 年前相比分别增长了 24.7% 和 19.2%。预计到 2020 年全球将有 2000 万癌症新发病例，死亡病例将达 1200 万。

世界不同国家和地区恶性肿瘤的发病率明显不同，总的发病率以北美、澳大利亚（新西兰）和西欧最高，西非最低。发达国家男性前列腺癌和女性乳腺癌高居首位，肺、结直肠癌也在前五位之列，而发展中国家则以肺癌和消化道肿瘤如胃癌、肝癌和食管癌为高发癌种，随着经济的快速发展和人们生活水平的不断提高，发展中国家高发癌谱正逐渐向发达国家过渡，呈现出发展中国家与发达国家高发癌谱并存的局面。

从恶性肿瘤的流行趋势分析，肺癌无论发病率还是死亡率，均高居首位。2002 年全球年龄标化发病率在男性高达 35.5/10 万，新发病例为 135 万，占全部肿瘤新发病例的 12.4%，其中近 50% 的病例发生在发展中国家。乳腺癌是全球第二位高发的肿瘤，2002 年全球女性年龄标化发病率为 37.4/10 万，新发病例为 115 万，占女性所有肿瘤的 23%。结直肠癌的发病率在全球有明显上升趋势，是发达国家高发而发展中国家发病率上升势头较快的恶性肿瘤。

（二）我国恶性肿瘤发病趋势

我国在过去的 30 年间，恶性肿瘤死亡率呈明显上升趋势，已成为城乡居民的第一位死因，平均每 4 个死亡的中国人中，就有一人死于恶性肿瘤。其中男性以肺癌、胃癌、肝癌、食管癌等为常见肿瘤，女性则以乳腺癌、肺癌、结直肠、胃癌等为高发肿瘤。在消化道肿瘤居高不下的同时，肺癌、结直肠癌及乳腺癌等又呈显著上升趋势，使我国癌症的防治面临更大的困难。例如乳腺癌虽是欧美国家女性高发的恶性肿瘤，但是近 10 年来，我国已成为乳腺癌发病率增长最快的国家。据北京市肿瘤登记处提供的数据显示，2005 年北京地区妇女乳腺癌发病率为 43.8/10 万，显著高于 1993～1997 年的平均发病率（33.7/10 万）。

总之，恶性肿瘤的流行趋势不容乐观，全社会应积极努力，以预防为主，力争在肿瘤发生的第一点或在足够早期阶段加以控制，最终达到降低肿瘤发病率和死亡率，改善人类健康的目的。

（李春田）

第二节　肿瘤发病的危险因素

环境因素如职业暴露和生活方式对肿瘤发病的影响早在 16 世纪就被人们所认识，如 1700 年 Ramazzini 注意到修女乳腺癌的发病率高于一般妇女；1775 年 Pott 发现扫烟囱与阴囊癌的发病有关；1894 年 Unna 发现阳光照射与皮肤癌有关；1895 年 Rehn 发现暴露于芳香胺与膀胱癌的发病有关。20 世纪初，化学致癌动物模型建立，为化学致癌提供了直接的实验证据，如 1915 年日本学者 Yamagiwa 和 Ichikawa 在给兔耳表面涂煤焦油后导致皮肤癌的发生。然而，环境危险因素是肿瘤病因的确立主要源自于一系列流行病学研究，如 Doll&Hill 关于吸烟和肺癌的队列研究，为吸烟是肺癌发生的危险因素提供了流行病学证据。除了职业暴露和生活方式因素外，营养状况、细菌及病毒感染引发的炎症过程等也是重要的环境危险因素。1982 年 Doll&Peto 提出恶性肿瘤的病因中 85% 是由环境因素造成的，并得到大家的共识。

环境因素包括化学因素、物理因素和生物因素。其中化学因素是最主要的肿瘤危险因素，主要包括烷化剂类、多环芳烃类、芳香胺类、偶氮染料、亚硝基化合物等几类化学致癌物。物理因素包括各种电离辐射、紫外线、热辐射、强电磁场、机械刺激、石棉等。生物因素包括细菌、真菌、病毒及寄生虫。

一、化学致癌物

1. 化学致癌物的分类　目前认为凡是能引起人或动物肿瘤形成的化学物质称为化学致癌物（chemical carcinogen）。近年来研究发现，对动物有致癌作用的化学物质达 2000 多种，其中有些与人类肿瘤的形成有关。

根据化学致癌物的作用方式可将其分为直接致癌物、间接致癌物、促癌物三大类。直接致癌物是指化学物质进入机体后能与体内细胞直接作用，不需代谢活化就能诱导正常细胞的癌变。间接致癌物是指化学物质进入机体后需经过体内氧化酶活化才具有致癌作用。促癌物是指单独作用于机体无致癌作用，但能促进其他致癌物诱发肿瘤形成的一类化学物质。

2. 化学致癌物导致的 DNA 损伤　间接致癌物经过代谢酶活化形成的带有亲电子基团的

终致癌物可与细胞的生物大分子结合，其中 DNA 是终致癌物攻击的主要目标。终致癌物与 DNA 结合形成致癌物 – DNA 加合物。

DNA 加合物形成后可以造成多种形式的 DNA 损伤，如碱基插入、缺失、DNA 单链或双链的断裂、DNA 交联等，这些损伤可影响 DNA 的复制及转录，从而造成细胞恶变。

由于 DNA 加合物既是一种暴露标志物，同时又是一种效应标志物，因此在肿瘤监测中具有特别的意义。近年来随着分子生物学技术的发展，应用不同的方法可以从细胞或体液中检测加合物的水平，以此作为人体暴露致癌物的标志。如测定尿液中黄曲霉毒素—鸟嘌呤加合物从而对人体接触黄曲霉毒素状况进行评价。

二、物理因素致癌

物理因素的范围很广，包括各种波段的电磁波、紫外线、热辐射、机械刺激等。电离辐射是最主要的物理性致癌因素，主要包括以短波和高频为特征的电磁波辐射及电子、质子、中子等的辐射。

长期暴露于放射性钴、氡、铀或其他放射性粉尘的矿工，肺癌发病率明显增高；第二次世界大战后原子弹爆炸幸存者和接受 X 线治疗的患者白血病的患病率明显增高。电离辐射造成损伤的机制主要是产生电离，形成自由基。自由基的性质非常活跃，可以造成 DNA 单链断裂及碱基结构改变。此外，紫外线照射能诱发人体面部、手背等阳光照射部位的皮肤癌。不同波长的紫外线诱发的 DNA 损伤的机制也不同。

三、生物因素致癌

生物因素包括细菌、真菌、病毒及寄生虫。

细菌和真菌本身是否具有致癌作用至今尚无定论。大量的流行病学证据表明，幽门螺杆菌（Helicobactetr pylorl，H. pylori）感染与胃腺癌的发生密切相关，感染者与非感染者相比，发生胃癌的危险性明显增高。因此，1994 年 WHO 将其确定为人类 I 类致癌物。幽门螺杆菌感染诱发的炎症反应过程在胃癌的发生过程中起重要作用。在炎症过程中伴随着内源性 NO^-、O^{2-}、OH^- 等游离基的产生，可诱发 DNA 的损伤和细胞恶性转化；炎症过程中的细胞变性坏死可刺激细胞增殖，此外，感染还能改变机体内局部环境，从而影响致癌物的内源性合成、活化等代谢过程，起到辅助致癌的作用。

尽管病毒与人类恶性肿瘤的病因学关系尚未完全阐明，但有越来越多的证据表明某些病毒确实与人类某些恶性肿瘤有关，如 EB 病毒感染与鼻咽癌、乙肝病毒（hepatitis B virus，HBV）感染与肝癌，特别是近年来已明确人类乳头状瘤病毒（human papillomavirus，HPV）感染是宫颈癌的病因，极大地丰富了人们对病毒感染与恶性肿瘤关系的认识。

寄生虫感染与肿瘤发病的关系早在 1900 年就被发现，人们观察到埃及膀胱癌的发生与当地血吸虫病的流行并存，现已有证据表明埃及血吸虫感染与膀胱癌的高发有关。此外，在非洲大陆，疟疾的流行疫区伴随伯基特淋巴瘤的高发，现在认为很可能是疟原虫感染过程中伴有 EB 病毒感染所致。

四、遗传因素

目前认为，环境因素是肿瘤发生的始动因素，而个人的遗传特征决定肿瘤的易感性。通过对遗传性或家族性肿瘤综合征的研究，人们已经鉴定出一些符合孟德尔遗传定律的高外显度的肿瘤致病基因，因为这些基因处于癌变通路上，所以其胚细胞突变携带者具有很高的患癌风险。然而，事实上遗传性肿瘤只占极少部分，大部分人类肿瘤起因于环境致病因素的作用，是基因—环境因素交互作用的结果。

（一）遗传性家族性肿瘤综合征

遗传性肿瘤又称遗传性肿瘤综合征，如：Rb 基因突变导致的视网膜母细胞瘤、p53 基因突变导致的 Li – Fraumeni 综合征、APC 基因突变导致的家族性结肠腺瘤样息肉病等。与散发性肿瘤相比遗传性肿瘤具有如下特点：

1. 明显的家族聚集现象　几乎每一代都有发病个体，发生同一肿瘤或多种不同肿瘤。目前发现的遗传性肿瘤综合征多为单基因常染色体显性遗传。

2. 发病年龄早　例如家族遗传性乳腺癌及大肠癌患者的发病年龄比散发性者提早 10 ~ 30 岁。

3. 常有多个原发癌　在成对器官也常为双侧受累。

4. 常伴有其他异常　如一些非重要生命器官的畸形、性功能低下及免疫功能低下等。

5. 能在体细胞中检测出基因的异常　遗传性肿瘤的致病基因通常是一些抑癌基因，其功能的丧失将导致细胞生长失控从而形成肿瘤。对家族性肿瘤的研究手段多是采用传统的遗传学方法—基因的连锁分析（linkage analysis），其基本原理是假定致病基因与一已知的基因标志物紧密连锁，它们在生殖细胞减数分裂时重组的几率就很低，而共同遗传的几率就很高。根据群体遗传学的公式计算即可确定这个基因标志物的近旁是否紧密连锁着导致家族性肿瘤的致病基因。

需要强调的是，遗传性肿瘤在整个肿瘤发病中仅占极少比例，绝大多数肿瘤是环境因素和个体遗传易感因素共同作用的结果。

（二）肿瘤的遗传易感性

大多数常见肿瘤是散发性的而不是家族性的，散发性肿瘤的遗传易感性因素尚没有被完全阐明。近年来，国内外学者对具有低外显度的肿瘤易感基因进行了大量研究，发现一些易感基因多态性与常见的一些散发性肿瘤的发病风险密切相关。

基因多态性在本质上是染色体 DNA 中核苷酸排列顺序的差异性，在人群中出现的频率不低于 1%。其中单核苷酸多态（single nucleotide polymorphisms，SNPs）是最主要的多态形式，是决定个体之间遗传差异的重要物质基础，占所有已知多态性的 90% 以上。SNP 在人类基因组中广泛存在，平均每 500 ~ 1000 个碱基对中就有 1 个，估计其总数可达 300 万个甚至更多。目前普遍认为 SNP 研究是人类基因组计划走向应用的重要步骤，这主要是因为 SNP 将提供一个强有力的工具，用于高危个体的发现、疾病相关基因的鉴定、药物的设计以及生物学的基础研究等。大量存在的 SNP 位点，使人们有机会发现与各种疾病、包括肿瘤相关的基因组变异。有些 SNP 并不直接导致基因的表达，但由于它与某些疾病基因相邻，而成为重要的标记。

研究 SNP 与肿瘤关联最常用的方法是以人群为基础的关联分析，通过在一定人群中选择病例组和对照组，研究某个等位基因或基因型在病例组或对照组出现的频率，评价其与肿瘤的关联性。随着高通量技术的发展，全基因组关联分析（genome – wide association study，GWAS）

应运而生。GWAS 可以在全基因组水平上同时研究几万到几十万甚至几百万个遗传变异，并加以分析。因此，GWAS 是研究肿瘤相关基因的一项开创性研究方法，为肿瘤研究指引了方向，最终将会使遗传信息与临床表型成功对接，为肿瘤预防、诊断和治疗提供新的契机。

（李晓江）

第三节　肿瘤的预防

一、预防的必要性

癌症是严重威胁人类健康和生命的常见病、多发病。尽管长期以来人们在抗癌斗争中投入了大量的人力和物力，但对它的控制效果仍不能令人满意，所以癌症的预防和早发现、早治疗就显得尤其重要，愈来愈受到医学界的重视。

研究表明，约85%以上的恶性肿瘤的发生与生活方式、饮食、职业及环境致癌物接触等有关。

二、预防措施

癌症预防（cancer prevention）措施分为一级预防、二级预防和三级预防。

一级预防是病因预防，即在癌症发生前进行防止，在病因明确的基础上控制病因，如监测环境污染及职业危害，改善环境，降低危险因子的暴露水平。

二级预防是指肿瘤的普查，早发现、早诊断、早治疗。

三级预防是对已确诊的癌症患者采取合理的综合治疗，尽可能达到根治，或减少痛苦、延长生命。

三、控制吸烟预防癌症

吸烟是现代人类史上的瘟疫，是危害人类健康的大敌。有效控制吸烟的危害是世界范围内一项迫在眉睫的艰巨工程。控制吸烟属于一级预防。

（一）吸烟与癌症

1. 吸烟（smoking）与肺癌　在发达国家男性中，90% ~ 95%的肺癌，75%的女性肺癌可能由吸烟引起，并与吸烟量呈密切的量效关系。吸烟开始年龄越早，周期越长，其肺癌的发病危险也愈大。吸烟时所产生的烟雾可分两种：一种为主流烟雾，指在抽吸时由烟嘴端溢出并为吸烟者所吸入的烟雾。另一种为侧流烟雾，系指纸烟点燃后在放置情况下自然燃烧时释入环境中的烟雾。吸烟者在吸入主流烟雾的同时，也暴露于侧流烟雾，而非吸烟者和吸烟者居住或工作在一起，也会被动地吸入环境中的烟雾，主要为侧流烟雾。烟草燃烧后的烟雾中含有烟焦油、尼古丁、苯并芘等极强的致癌物质。吸烟主要引起鳞癌及小细胞癌。

2. 吸烟所致的其他肿瘤　45% ~ 60%的其他癌症均与吸烟有密切关系，如唇癌、口腔癌、喉癌、舌癌、鼻咽癌、食管癌、膀胱癌等亦与吸烟有关。

（二）控制吸烟策略及措施

（1）提高烟税：可防止青少年开始吸烟，也将促使成人戒烟或减量。

（2）烟盒健康警示语：是传递信息的一个极为有效的手段，对吸烟的危害有了更明确的以识。

（3）全面禁止烟草广告及促销活动。

（4）大众媒体宣传通过大众媒体广泛宣传吸烟的危害性。

（5）公共场所禁止吸烟。

6. 校内健康教育　校内开展的各种控制吸烟措施，能在一定程度上降低在校学生的吸烟率。

7. 劝吸烟者戒烟　戒烟成功的关键在于吸烟者本人必须确实自愿想戒，否则难以成功。必须彻底戒断，采取缓戒的方法，难有成效。

四、营养素、饮食与癌症的预防

人体通过摄取食物获得营养，与环境不断地进行物质和能量的交换，维持人体的生命和健康。同时，也会从摄取食物中带入对人体健康不利的有害因素，造成人体的疾病，包括发生癌症。粗略估计约35%的肿瘤的发生与饮食因素有关。

（一）营养素与癌

1. 产能营养素与癌　流行病学调查结果表明，人群中的肥胖者乳腺癌、结肠癌、前列腺癌等癌症发病率及死亡率增高，并与摄入动物脂肪的量呈正相关。有人认为发达国家的癌症死亡率高于非发达国家，可能与发达国家居民膳食能量摄入过高有关。已有资料提示膳食蛋白量过高或过低均可促进癌症发生，膳食蛋白质过低增加食管癌、胃癌及肝癌的危险性。动物蛋白及总蛋白摄入量与乳腺癌、结肠癌、直肠癌、胰腺癌及子宫内膜癌呈正相关。糖与脂肪则可有变动，两者在供能比例上可互补。病因学调查发现，乳腺癌死亡率与精制糖摄入量呈正相关，与淀粉摄入量呈负相关。膳食纤维与大肠癌、乳腺癌呈负相关，而膳食脂肪则呈正相关。由于高脂肪膳食通常伴有低膳食纤维特点，所以食物过于精细、动物比例过高、摄入膳食纤维过少，被认为是肠癌发生的饮食因素。

2. 维生素与癌　维生素是维持人体生理功能所必需的营养素，它的缺乏和不足，常可导致生理功能的紊乱，易于引起肿瘤。

（1）维生素A和类胡萝卜素：维生素A类化合物是一大类天然的或合成的具有维生素A结构或活性的化合物。维生素A在体内为视黄醇经氧化变为视黄醛，再经氧化后变成维生素甲酸，视黄醛与正常暗适应视觉有关，维生素甲酸与动物上皮正常生长有关。类胡萝卜素是由植物合成的色素，是脂溶性的化合物，可分为叶黄素、胡萝卜素和番茄红素三大类。β-胡萝卜素主要存在于黄绿色蔬菜食物中，是维生素A的前体，另一些有维生素A活性的类胡萝卜素，是玉米黄素和α-胡萝卜素。类胡萝卜素在体内被转化为维生素A，且在组织中有抗氧化作用，能清除氧自由基。

（2）维生素C：新鲜的蔬菜和水果摄入量常与各种肿瘤的死亡率成负相关。黄绿蔬菜和水果中不仅含有类胡萝卜素，也含有丰富的维生素C。能够预防食物中致癌物质如亚硝胺的危害，维生素C能保护精子不受基因学破坏而降低其后代患白血病、肾癌和脑瘤的危险。

（3）维生素E：是天然的脂溶性抗氧化剂，具有广泛的生物活性，它定位于细胞内，尤其在细胞膜使细胞能应付羟自由基的侵袭，它亦是细胞内的抗氧自由基的物质，维生素E与微量元素硒有协同作用，相互配合清除氧自由基的效果更好，硒可加强维生素E的防癌作用。维生素 E 的防癌作用可能为：①清除自由基致癌因子，保护正常细胞。②抑制癌细胞的增殖。③诱导癌细胞向正常细胞分化。④提高机体的免疫功能。

3. 无机盐与癌

（1）硒：是人体所必需的一种微量元素，癌症患者血清硒浓度普遍较低，而健康人群的血清硒浓度较高，这说明摄入适量的硒可减少肿瘤的发生，有防癌作用。中国营养学会推荐成人每日硒的供给量为 50μg。必须牢记：硒作为化学预防剂的有效范围是很窄的，决不应该推荐应用过量的硒作为一种防癌的方法，因为补充过量的硒，可出现中毒症状。

（2）钙：证据提示，高钙摄入量可能使患结肠癌的危险性轻微地下降。结肠中膳食脂肪主要构成是脂肪酸、胆汁酸和残留未被小肠再吸收的甘油二酯和甘油三酯。游离的胆汁酸和脂肪酸是具有生物学活性的分子，对组织起损伤作用。次级胆酸如脱氧胆酸可扰乱细胞膜且能使结肠上皮坏死。钙可影响胆汁酸对结肠上皮的作用，膳食中增加钙不能改变血清中甘油三酯的浓度，但膳食中加入高浓度钙则可明显增加粪便中饱和脂肪酸的排泄。中国 AI 的要求，即成人钙摄入每日 800mg。

（二）食物与癌症

1. 盐腌食品及烹调过程中添加调味品的影响　大多数在食物加工、烹调和储存过程中常带有致癌的成分。亚硝酸盐是保存食物最常用的防腐剂和保鲜剂，亚硝酸盐在胃肠道内与蛋白质分解产物结合形成的亚硝基胺是一种强致癌物质。许多植物、蔬菜和水中含有硝酸盐，硝酸盐可以被细菌转化成亚硝酸经盐，新鲜蔬菜不会发生这种转化，当食品放置时间过长或食物变质则这些硝酸盐被细菌作用就能大量转化为亚硝酸盐。黄曲霉毒素是主要作用于肝脏的致癌物质，黄曲霉毒素是黄曲霉、青霉、毛霉等寄生真菌的代谢产物，主要污染粮油等食品，并且它与亚硝酸盐有协同致癌效应。对于乙型肝炎病毒携带者，暴露于黄曲霉毒素具有更大的肝癌发生危险性。

2. 油炸、烟熏食物中产生的多环芳烃　烘烤和熏类食品在其表面产生大量致癌物质如苯并芘，苯并芘也是吸烟烟雾中的主要化学成分之一，在实验研究中用啮齿动物和人细胞培养，苯并芘表现出影响许多组织的致癌性，如肝脏、胃、结肠、食管、肺和乳腺等组织的恶性肿瘤。1kg 木炭烤肉可以在它表面上产生的苯并芘相当于 600 支香烟的含量，非吸烟者只简单食用烤肉就如同暴露在大量的烟环境中接受苯并芘的致癌剂刺激，且含脂肪越多的烤肉上面苯并芘集中的越多。

饮食中肉类的增加对人类的危害也不是绝对的，至少对于贫穷地区饮食中肉类的增加未发现患癌的危害性，日本的一项调查显示不同社会阶层人的饮食中摄入相同数量的肉类或动物蛋白，社会地位高的人群增加了患乳腺癌的危险性，而社会地位低的人群则未发现这种联系。其原因可能与他们食用高脂肪类食物的数量和时间长短有关，大量长期动物类食品可以在体内产生有害物质的蓄积作用。

3. 防癌的饮食、营养措施　防癌的饮食、营养措施是多方面的综合预防措施，其主要途径是通过减少致癌物或致癌前体物的摄入，增加保护性食物的摄入，供给平衡的膳食，提高机体的抵抗力，以达到饮食防癌的目的。

世界癌症研基金会（WCRE）和美国癌症研究所（AICR）提出了 14 条防癌建议：食物供给和进食以植物性食物为主；保持体重稳定；坚持体力活动；多吃蔬菜和水果；食用多种富含淀粉、蛋白质的植物，食物以粗加工为佳；不饮和少饮含酒精饮料；以鱼、禽代红肉；

总脂肪占总能量的15%~30%；限制食盐和腌制食品，食盐每天小于6g；食物储藏应防霉污染；食品保藏宜防腐败变质；食品添加剂和残留物制定安全限量并进行监测；食品烹调宜低温；不宜用膳食补充剂，不吸烟。

五、肿瘤的早期发现和普查

癌症的普查属于肿瘤的二级预防。二级预防能在肿瘤处于早期甚至萌芽时期及时发现它。

（一）肿瘤的普查

1. 定义　普查是早期发现肿瘤的重要手段，是指肿瘤形成以后，如何在临床前的早期阶段及时发现，并予以及时治疗，以提高肿瘤的治愈率。换言之，癌症的普查，就是通过一定的检查手段在无症状的人群中发现肿瘤。其方法为：①立即认识到癌症的早期症状。②定期防癌普查。

当已出现明确的症状和体征，或在就诊中因某项检查阳性需进一步加以诊断时，则称为诊断性检查，应与普查的概念相区别。

2. 普查的条件　一是有较高的发病率及死亡率；二是有一较长的可被探知的临床前期；三是有一相应的较好的普查方法，该方法不但灵敏度高、特异性强，而且价廉，易被群众接受；四是早期发现后确有可能通过有效治疗改变其预后。

3. 制定普查方案的原则

（1）选择普查的肿瘤在该地区相对高发。

（2）肿瘤发病较高的明确目标人群，也即易于得该肿瘤的易感对象，如乳癌普查应选择在40岁以上的妇女中进行，肝癌普查考虑在40岁以上有肝炎史、乙型肝炎表面抗原阳性的男性中进行等。

（3）此目标人群中必须有足够比例的人数自愿参与普查计划，以便最后有足够的可供分析的资料，以得出明确的结论。

（4）必须具备对初疑对象，做出进一步明确诊断及进行有效治疗的手段。

（5）由于普查工作必须定期反复进行，一般至少持续5年以上。因此，在普查方案执行之初就有一个长期的考虑及安排。

（6）对普查所需的人力、设备及其他资源的消耗应有一充分的估计，不但应考虑普查工作的消耗，也应考虑到做进一步诊断及治疗的需要。

（7）对普查检查阳性而又不能明确诊断的可疑对象，应建立一近期随访的方案。同样，对普查阴性者，也应按计划定期进行再次普查。

（8）需建立一普查的质量控制系统，不但应保证检测方法的质量，保持其应有的敏感度及特异性。同时，也应保证其后的诊断、治疗与随访均能按计划执行。

（9）任何普查工作在制订方案时，必须考虑有可能取得较大的社会和经济效益。

癌症普查需要对大量人群进行体检，时间长，经费大。因此，就应根据某种癌症已有的资料，选择最合理、最经济的普查方法。另外，还要根据本地区的特点选择和改进现有的普查方法，使其更加经济和有效。

（二）常见的癌症二级预防

1. 乳腺癌　乳腺癌最适宜普查。方法有三种：①乳腺自我检查（BSF）。②医生触诊。

③X 线检查。乳房 X 线摄片受到世界各国的公认，40 岁以上妇女每隔 1、2 年进行 1 次乳房 X 线检查，50 岁以上妇女每年 1 次。

2. 宫颈癌　20~70 岁的已婚妇女宫颈癌是较常见的肿瘤类型，且由于宫颈癌有较长的可被探知的临床前期阶段，因此普查甚为有效。一般认为每隔 3 年的普查可减少 90% 浸润癌的发生。具体方案是每隔 2~3 年进行一次妇科检查和宫颈刮片检查，绝经期妇女应定期做子宫内膜活检。

3. 大肠癌　大肠癌普查最常用的筛检方法为肛门指诊、大便潜血试验（FOBT）、乙状结肠镜、结肠镜、钡灌肠气钡双重对比造影及癌胚抗原。大便潜血对结直肠癌普查的效果已被肯定，可以应用隐血实验进行人群筛检，全结肠镜和钡灌肠气钡双重对比造影检查因费用较贵、操作较复杂，主要被用作进一步检查和确诊的手段。为避免出现过多的假阳性，在收集大便前饮食中应没有肉类和高纤维食物，对 50 岁以上和有家族史人群应每年或每 2 年 1 次，可疑患者进行结肠镜检查。

4. 肝癌　肝癌普查目前比较常用的方法为甲胎蛋白检测（AFP）和肝脏超声波显像。AFP 被用于肝癌普查，是公认为的肝癌最佳标志物并有早期发现价值。我国肝癌患者约 60%~70% AFP 阳性，用 AFP 普查肝癌覆盖面还是可以的，如条件许可，再配合肝脏超声显像，则检出率将会大大提高。普查对象多为高危人群（如有乙肝接触史、HBsAg 携带者）及门诊患者中的肝病患者和定期体检的单位职工。

5. 前列腺癌　西方世界前列腺癌的发病率甚高，常在男性中居首位，其死亡率也达第二位。因此，在西方国家是一种积极开展普查的肿瘤。一般采用直肠指检（DRE），血清 PSA 检测及直肠内超声检查（TURS）。直肠指检是最简易及古老的方法，其敏感性（33%~69%）及特异性（49%~97%）。一般认为在直肠指检阳性的病例中，约 1/3 为前列腺癌。血清 PSA 检测可早期发现许多前列腺癌。

（李春田）

第二章

肿瘤诊断

第一节　肿瘤的基本特征

一、肿瘤学基本术语

良性肿瘤（Benign tumor）：无浸润和转移能力的肿瘤。通常呈膨胀性生长，生长速度缓慢，边界清楚或有包膜，瘤细胞分化成熟，对机体危害主要表现为局部占位压迫效应。

恶性肿瘤（Malignant tumor）：具有湿润和转移能力的肿瘤。通常呈浸润性生长，生长速度快，边界不清或无包膜，瘤细胞分化不成熟，常因局部复发、远处转移而导致死亡。

交界性肿瘤（Borderlinr tumor）：组织形态和生物学行为介于良、恶性之间的肿瘤，也称中间性肿瘤（Intemediate tumor）。这类肿瘤具有局部侵袭性，转移的发生率<2%。

癌症（Cancer）：泛指一切恶性肿瘤，包括癌和肉瘤。常被用作癌（Carcinoma）的同义词。

癌（Carcinoma）：上皮性恶性肿瘤。如果癌变仅限于动膜上皮层或皮肤表皮层内尚未浸润到骸膜下层或真皮，称为原位癌；如果突破基膜侵犯间质，称为浸润性癌（invasive carcinoma）。浸润性癌可根据浸润的深度分为早期癌和进展期癌。

间变（Anaplasia）：恶性肿瘤细胞失去分化，称为间变。间变性肿瘤（Anaplasia tumor）通常指瘤细胞异型性非常显著的未分化肿瘤。

肉瘤（Sarcoma）：间叶来源的恶性肿瘤。

畸胎瘤（Teratoma）：发生在性腺（卵巢、睾丸）和性腺外中线部位，由外、中、内3个胚层的胚细胞所形成的肿瘤。

错构瘤（Hamartoma）：正常器官原有的两种或两种以上细胞增殖且排列紊乱形成的肿块。

癌肉瘤（Carcinosarcoma）：由癌和肉瘤两种不同成分形成的肿瘤。

碰撞瘤（Collision tumor）：两种不同的肿瘤发生在同一部位。

迷离瘤（Choristoma）：胚胎发育过程中，某些组织异位到正常部位增生形成的肿块。

上皮内瘤变（Intraepithelial neoplasia）：指上皮性恶性肿瘤浸润前的肿瘤性改变，其含义与异型增生非常近似，有时可以互用。

瘤样病变（Tumor - like lesion）：指非肿瘤性增生所形成的肿块。

二、肿瘤的结构与特征

恶性实体瘤由实质和间质两部分组成，实质为恶性肿瘤细胞间质则是分布于恶性肿瘤细胞之间的正常宿主组织。

（一）恶性肿瘤细胞的生物学特征

细胞分化异常：肿瘤细胞缺乏成熟的细胞形态，缺乏成熟细胞的完整功能。

细胞增殖失控：控制正常细胞增殖的神经体液调节因素，对肿瘤细胞不能发挥有效的控制作用，表现为肿瘤细胞的自主性增长。即使宿主体内多种组织细胞处于消耗性萎缩状态，肿瘤细胞也能摄取宿主的营养物质而不断增殖。

接触抑制丧失：在体外培养的正常细胞，当细胞相互接触时，细胞分裂和运动即行停止，称为接触抑制。肿瘤细胞则不同，即使细胞间相互接触仍能继续生长、堆积，形成多层细胞群。肿瘤细胞之间相关的信号传导调节作用丧失。

密度依赖性抑制降低：培养的正常细胞增殖到一定细胞密度后，由于培养液中血清营养成分的消耗导致细胞停止生长，称为细胞密度依赖性抑制作用。肿瘤细胞的生长对血清需求降低，细胞密度依赖性抑制作用降低。肿瘤细胞可以自分泌某些生长因子并可表达相应受体，表现为自分泌刺激作用，对外界的依赖降低。

依赖性生长丧失：正常细胞必须依附于适宜的表面才能生长。肿瘤细胞却可以在液体特别是半固体（如软琼脂）中生长。该特点与体内成瘤性具有相关性，是判断肿瘤细胞体内成瘤性的可靠指征。

可移植性：将肿瘤细胞移植于同种或同基因动物或免疫缺陷动物体内，细胞能不断增长繁殖形成移植瘤。

侵袭性和转移性：肿瘤细胞表面的熟附分子表达下降，与细胞外基质的附着减弱；癌细胞能够分泌蛋白酶降解细胞外基质；分泌生长因子促进血管和淋巴管生成。这些变化导致了恶性肿瘤细胞的侵袭和转移。

（二）实体瘤间质的组成与作用

间质是由肿瘤细胞诱导产生的正常组织，是肿瘤细胞与宿主相互作用的产物。肿瘤的间质包括组织液、血管、淋巴管、间质细胞（纤维母细胞、肥大细胞、巨噬细胞、淋巴细胞及其他炎性细胞）和细胞外基质。

肿瘤间质构成肿瘤细胞的微环境，对肿瘤生长、侵袭与转移具有重大影响。间质的作用可以表现为以下两方面：其一，为肿瘤提供营养和支架，促进肿瘤细胞的生长。其二，为机体提供纤维屏障、免疫活性细胞和抗体，对肿瘤具有一定防御作用。

1. 肿瘤血管生成（Angiogenesis）　早在 20 世纪 70 年代，Folkman 就提出了肿瘤的生长和转移依赖于肿瘤组织的新生血管。肿瘤的生长可分为无血管期和血管期，前者肿瘤细胞依赖周围组织的弥散获取营养，当肿瘤直径达到 2mm 之后即进入血管期，肿瘤细胞周围出现新生毛细血管，细胞获得营养支持，并可进一步发生转移。

肿瘤血管生成包括以下步骤：①肿瘤附近血管的内皮基质膜溶解；②内皮细胞向肿瘤组织迁移；③内皮细胞在迁移前沿增殖；④内皮细胞管道化、分支形成血管环；⑤形成新的基底膜。

肿瘤血管生成是由一系列的血管刺激因子和抑制因子调控作用的综合结果。①血管生长刺激因子：主要有血管内皮生长因子（vascular endothelial growth factor，VEGF）、血小板源内皮细胞生长因子（plateler – derived endothelial cell growth factor，PLLECGF）和成纤维母细胞生长因子（fibroblast growth factor，FGF）。目前研究最深入的是 VFGF，肿瘤细胞可分泌大量 VEGF，能特异地结合血管内皮细胞，促进其增殖，并有促进内皮基质膜溶解的作用。肿瘤细胞分泌的 PD – ECGF 和 FGF 等因子也有促进内皮细胞增殖的作用。②血管生成抑制因子：主要有血管抑素（angiostatin，AS）、内皮抑素（Endostatin，ES）和金属蛋白酶组织抑制因子（tissue inhibitors of metalloproteinases，TIMPs）。它们通过不同机制抑制内皮细胞增殖和迁移。该法通过抑制肿瘤新生血管的生成来治疗肿瘤，是肿瘤治疗领域的一个新策略。

2. 肿瘤淋巴管生成（Lymphangiogenesis）　肿瘤间质内存在条索状的淋巴管，肿瘤组织周围淋巴管呈管腔状，密度增加。肿瘤毛细淋巴管生成的研究在近年开始受到重视，发现在结构上毛细淋巴管缺乏完整的基底膜，淋巴管内皮细胞间有裂隙。这些特点使淋巴管通透性增高，有利于肿瘤细胞进入。

肿瘤淋巴管生成的分子调控机制尚不清晰。有研究表明 VEGF – C 和 VEGF – D 在促进肿瘤内淋巴管新生中发挥一定作用。对淋巴管生成的进一步研究，有可能开辟肿瘤治疗的一个新的领域。

3. 细胞外基质（Extracellular，ECM）　ECM 主要包括胶原、蛋白多糖、糖蛋白、糖胺多糖和弹力纤维 5 大类物质，在肿瘤细胞间构成栅栏状的网，形成分隔。ECM 在上皮或内皮细胞的基底部特化形成基底膜（basement membranes，BM）。BM 主要有Ⅳ型胶原，此外还有Ⅷ型胶原、糖蛋白如层粘连蛋白、接触蛋白等成分。BM 除了起分隔作用外，在肿瘤细胞侵袭和转移过程中发挥重要作用。肿瘤细胞或间质细胞可以通过分泌 ECM 降解酶，破坏 ECM 网络与分隔，促进细胞移动和转移。已知与肿瘤细胞侵袭有关的 ECM 降解酶主要有尿激酶（urine – type plasmtnogen activator，u – PA）、组织蛋白酶 B（cathepsin B）、组织蛋白酶 D（cathepsin D）和基质金属蛋白酶类（matrixmetalloproteases）。对上述诸酶的检查有助于判断肿瘤细胞的侵袭性，抑制其活性是抑制癌细胞转移的一种治疗思路。

（三）肿瘤的异质性

肿瘤细胞源于正常细胞恶性转化后的克隆性增生。在细胞生长与演进过程中，可能由于不同的附加基因作用于不同的细胞亚群，赋予肿瘤的异质性（Heterogenelty）特征，表现为细胞形态学、表面标志、分化程度、增殖能力、转移潜能、药物敏感性等多方面差异。因此，不同肿瘤患者之间、肿瘤病灶内部不同细胞之间，均可以表现出以上各方面的差别。同样是胃癌，有的生长较为缓慢，有的则早期就表现出远处器官转移一部分患者对化疗反应良好，另一部分则难以见效。迄今，临床上肿瘤治疗任一手段只能够解决一部分问题。充分认识肿瘤的异质性特征，对肿瘤的治疗采取多种治疗方式的综合措施必将有深一层次的认识。

（李晓江）

第二节 肿瘤发生的原因

一、肿瘤发生的原因

（一）环境因素

根据流行病学调查，发现人类常见多数肿瘤的发生是外源性多种致癌因素作用于正常细胞、经过多步骤病理过程产生的细胞恶变。引起肿瘤的环境出素有化学致癌、物理致癌和生物致癌3类。根据国际癌症中心（IARC）公布的报告，在化学致癌方面，对人类有致癌作用的化学物质有75种，可以通过以下3种方式引起肿瘤的发生：第一，生活方式与肿瘤发生有密切关联，如烟草与肺癌、口腔癌、咽喉癌、食管癌和膀胱癌关系密切；黄曲霉素与肝癌发生有关等。在长期饮用污染的水或长期食用腌鱼的地区，食管癌和胃癌发生率显著升高。第二，职业性接触是化学致癌的另一重要途径。由于工作环境中长期接触某些致癌物质而发生的特定部位的肿瘤，称为职业性肿瘤。我国政府1986年规定的职业性肿瘤的致癌物有8种，分别是联苯胺、石棉、氯乙烯、砷、苯、铬酸盐、氯甲醚和焦炉逸散物。第三，长期接触某些具有致癌作用的药品，如环磷酰胺、噻替哌、米尔法兰、己烯雌酚及口服避孕药等。常见环境致癌因素及其引起相应的肿瘤见表2-1。

表2-1 环境因素与相关的肿瘤

分类	致癌物	肿瘤
化学致癌	联苯胺	膀胱癌
	石棉	肺癌、间皮瘤
	氯乙烯	肝血管肉瘤
	砷	肺癌、皮肤癌
	铬酸盐	肺癌
	氯甲醚	肺癌
	焦炉逸散物	肺癌
物理致癌	电离辐射	甲状腺癌、骨髓癌、肺癌、乳腺癌
	紫外线	皮肤癌
生物致癌	乳头瘤状病毒	宫颈癌
	肝炎病毒	肝癌
	EB病毒	鼻咽癌、淋巴癌
	人类T细胞白血病病毒	人类T细胞白血病
	幽门螺杆菌	胃癌
	黄曲霉毒素	肝癌

（二）遗传性因素

随着对肿瘤细胞生物与分子遗传学研究的深入，通过对肿瘤的种族分布差异、癌的家族聚集倾向和遗传缺陷易致肿瘤形成等现象的深层次研究，已有越来越多的证据表明肿瘤与遗传因素有关。但是，肿瘤不同于一般遗传性疾病，符合孟德尔遗传规律的单基因遗传性肿瘤或肿瘤综合征只占少数，90%以上的肿瘤是环境因素与遗传因素相互作用的结果，属于多基属遗传范畴。遗传因素在肿瘤发病中起多大的作用，因不同类型的肿瘤而异。此外，不同个体对环境致癌因素反应的遗传差异也与肿瘤发生有关。

1. 遗传性肿瘤与遗传性肿瘤综合征　遗传性肿瘤是以常染色体显性遗传方式传递的肿瘤，遗传性肿瘤综合征指除了原发肿瘤之外，常伴发其他病症。遗传性肿瘤综合征通常具有以下特点：家族成员患某种肿瘤的危险明显高于一般人群，发病年龄显著低于一般人群，且可患有一些罕见肿瘤；对可累及双侧器官的肿瘤，肿瘤常为双侧独立发生；遗传的不是肿瘤本身，而是肿瘤易感性。常见的遗传性肿瘤与遗传性脚瘤综合征见表2-2。

表2-2　遗传性肿瘤与遗传性肿瘤综合征

名称	原发肿瘤	伴发肿瘤	基因
视网膜母细胞瘤	视网膜母细胞瘤	骨肉瘤	Rb
Wilms 瘤	肾母细胞瘤	WAGR 综合征	WTI
遗传性非腺瘤病性结直肠癌	结直肠癌	子宫内膜癌、输尿管癌、肾盂癌、小肠癌	HMLH
家族性结肠息肉病	结直肠腺瘤恶变	胃、小肠、软组织肿瘤	APC
Gardner 综合征	结肠多发腺瘤恶变	胃、结肠息肉	FPC
Peutz - Jegher 综合征	小肠多发息肉	黏膜、手足色素斑	PJS
Li - Fraumeni 综合征	肉瘤、乳腺癌	白血病、脑肿瘤	p^{53}
神经纤维瘤病Ⅰ型	神经纤维瘤	神经鞘瘤、白血病	NF2
神经纤维瘤病Ⅱ型	神经纤维瘤、脑膜瘤	胶质细胞瘤、室管膜瘤	NF2
家族性乳腺癌1	乳腺癌	卵巢癌	BRCA1
家族性乳腺癌2	乳腺癌	胰腺癌	BRCA2
家族性黑色瘤	黑色素瘤	胰腺癌	P16
Von Hippel - Lindau 综合征	肾癌	嗜铬细胞瘤、血管瘤	VHL
多发性内分泌腺瘤Ⅰ型	胰岛细胞瘤	甲状旁腺瘤、垂体瘤	MEN_1
多发性内分泌腺瘤Ⅱ型	甲状腺癌	甲状旁腺瘤、嗜铬细胞瘤	MEN_2

2. 肿瘤的家族凝集现象　人类常见肿瘤大多数呈散发，只有少数具有家族聚集现象，其近亲发病率高于一般人群。根据文献报道，美国乳腺癌、肺癌、子宫内膜癌、结肠癌、前列腺癌和黑色素瘤的成年患者中，其一级亲属发生同一种癌比一般人群高3倍。肿瘤的这种家族聚集现象多数不符合孟德尔遗传规律，通常由包括环境因素在内的多因素引起。

（三）关于肿瘤发生的学说

揭示肿瘤发生的本质是人类彻底征服癌症的关键。在研究肿瘤发生的过程中，由于研究的侧重点不同，曾经出现过很多学说。到目前为止，被学术界肯定并沿用至今的有以下几种。

1. 三阶段学说　该学说是在研究化学致癌过程中总结出来的肿瘤发生过程，包括3阶段。

启动阶段：一般是外界因素引起正常细胞关键性的基因突变，形成变异细胞；

促进阶段：在促癌剂作用下已经形成的变异细胞分裂增长形成癌前期病变；

发展阶段：变异细胞获得不可逆转的遗传物质的重大改变，导致细胞获得肿瘤的恶性特征。

2. 两次突变学说　两次突变学说又称克隆起源学说，是在研究遗传性肿瘤发生过程中总结来的细胞癌变规律。遗传性肿瘤第一次关键性的基因突变发生于生殖细胞，成为法基因的杂合子，但不足以引起细胞恶性变，第二次突变发生于体细胞，两次突变相加，完成癌变的启动过程，正常细胞转变为恶性细胞。恶性细胞在一定条件下形成增殖优势，进而形成恶性细胞克隆。故遗传型肿瘤发病年龄早，肿瘤表现为多发性和双侧性；散发性肿瘤的两次突变均发生于体细胞，需要经过漫长的过程积累，肿瘤发生迟，多为单发性或单侧性。

3. 多阶段学说　随着细胞分子生物学的迅速发展，人们对肿瘤发生的认识发展到了新的阶段。人类肿瘤的发展具有多阶段性，是癌基因、抑癌基因和修复基因等多个细胞生长调控基因异常共同作用的结果。对某些肿瘤的研究已经相当深入，并形成了肿瘤发病分子谱的新概念。

4. 干细胞起源学说　近年研究证实，正常组织器官存在有一定数量的干细胞，具有潜在自我更新和分化能力。通过比较正常组织干细胞与恶性肿瘤细胞的生物学特点，发现两者有极其相似的生长调控机制。肿瘤的发生与组织干细胞有密切联系，有以下特点支持肿瘤细胞源于组织干细胞恶性转化：

（1）肿瘤细胞具有无限增殖能力，而已经丧失这种能力的成体细胞若要发生恶性转化必定需要一系列基因突变才能重新获得。相对而言，组织干细胞本身具有自我更新机制，比成体细胞容易发生恶性转化。

（2）一个正常细胞成为转化细胞至少需要 4~7 次突变，需要几年甚至几十年时间。正常组织中的分化细胞通过自我更新不断被替代，而干细胞通过自我更新可以长期存在，使得突变更容易在干细胞中得以积累。

肿瘤组织内部不同细胞之间存在"等级现象"。在肿瘤细胞体外培养时通常只有少数肿瘤细胞（1/5000~1/1000）可以形成细胞克隆，在动物体内可以移植成瘤的细胞更少（1/1000000~1/10000）。肿瘤组织中绝大多数肿瘤细胞增殖能力有限、少数细胞具有干细胞特征，称为肿瘤干细胞（tumor stem cell）。肿瘤干细胞是肿瘤无限增殖的源泉，也是肿瘤治疗的新的靶标。

二、癌基因与抑癌基因

（一）癌基因

细胞中有一类调控细胞增殖与分化的基因，当基因结构和功能发生变异时具有使细胞发生恶性转化的作用，这样的基因称为癌基因（Oncogene）。癌基因在未发生变异的情况下具有重要的生理功能，细胞进行正常生命活动所必需，称为原癌基因。原癌基因可以通过基因突变、基因易位及基因扩增等方式激活成为癌基因。癌基因按照基因产物的功能可分为生长因子、生长因子受体、蛋白激酶、转录分子、细胞程序性死亡和细胞周期蛋白等几类。常见的癌基因有以下几种。

ras 基因：包括 H-ras、K-ras 和 N-ras。Ras 编码产物为鸟苷酸结合蛋白，具有 GTP 酶活性，定位于细胞膜的内侧面，是细胞的第二信使，参与生物信息的信号传递，启动细胞分裂。在肿瘤组织中，有 50% 的结肠癌、70%~90% 的胰腺癌及 30% 的肺腺癌发生 K-ras

基因突变。

myc 基因：编码相对分子质量为 62000 的核蛋白（p62 蛋白），使细胞从 G_1 期进入 G_1 期，故称为细胞分裂信号效应蛋白。有 30% ~ 40% 小细胞肺癌发生 myc 基因扩增，在神经母细胞瘤和胶质细胞瘤中也发生扩增。

HER－2 基因：又称为 c－ErbB－2 基因，编码的蛋白质与表皮生长出子受体（EGFR）非常相似，相对分子质量为 185kDa，称为 p185，为一磷酸化蛋白质。在乳腺癌、卵巢癌和胃癌等多种肿瘤细胞中有过度表达，是预后不良的分子标志之一。采用抗 HER－2 基因蛋白的单克隆抗体可以改变或抑制依赖于 HER－2 基因过度表达的肿瘤细胞恶性生长。

C－met 基因：C－met 基因在细胞恶变中可出现基因扩增、重排和过量表达。

bcl－2 基因：绝大多数结节型非霍奇金淋巴瘤有易位活化的 bcl－2 基因表达。该基因还与细胞程序化死亡相关。

mdm－2 基因：mdm－2 基因蛋白可与 p^{53} 和 Rb 蛋白结合使其功能失活，从而促进肿瘤细胞生长。

细胞周期蛋白：即 cyclin 蛋白，是一组细胞周期正性调节因子。细胞受刺激进入细胞周期后最早表达的是 cyclin 蛋白，在一部分淋巴瘤、乳腺癌、胃癌和食管癌中可检测到该蛋白的过度表达。

端粒酶：端粒（Telomere）是染色体末端由端粒 DNA 和端粒蛋白质构成的一种特殊结构。正常情况下，随着细胞分裂，端粒进行性缩短并诱发一系列分子事件，最终导致细胞凋亡。端粒酶是一种能延长端粒末端的核糖蛋白酶，主要成分是 RNA 和蛋白质，含有引物特异识别值点，以自身 RNA 为模板，合成端粒 DNA 并整合到染色体末端，使端粒延长，从而延长细胞寿命甚至使细胞永生化。在大多数肿瘤组织中可以检测到活化状态的端粒酶，绝大多数正常体细胞组织端粒酶为阴性。

（二）抑癌基因

抑癌基因（tumor suppressor gene）是细胞生长的稳定因素，它的失活可以使细胞发生恶性转化。目前已经克隆的抑癌基因至少有三十余种，研究较多的有以下几种。

Rb 基因：视网膜母细胞瘤（retinoblastoma gene，Rb）基因在视网膜母细胞瘤中有高频率的缺失，在骨肉瘤、肺癌、软组织肉瘤等肿瘤中也存在该基因缺失或基因突变。

p^{53} 基因：p^{53} 基因是研究最为广泛的肿瘤基因之一，人类肿瘤 >50% 与该基因突变或缺失有关。涉及肿瘤有结肠癌、胃癌、乳腺癌、膀胱癌、肺癌、肝癌等。p^{53} 基因有抑制细胞生长、促进细胞凋亡等作用。

INK4 基因家族：INX4（inhibitors of cyclin－dependent kinases－4，INK4）基因家族包括 p16、p15、p18 和 p19 基因，在细胞周期调控中发挥重要作用，能特异性抑制细胞周期依赖性蛋白激酶（cyclin－dependent kinase，CDKs）的活性。

CIP－KIP 基因家族：该基因家族包括 p21、p27 和 p57 基因，能抑制多种细胞周期依赖性蛋白激酶（cyclin－dependent kinase CDKs）的活性，在细胞分化、细胞周期及控制肿瘤发生中有重要作用。

PTEN 基因：PTEN 基因（gene of phosphate and tension homology deleted on chromsometen，PTEN）的缺失、突变或甲基化失活发生于胶质母细胞瘤、前列腺癌、子宫内膜癌、肾癌等。

FHIT 基因：FHIT（fragile histidine triad，FHIT）基因缺失发生于肺癌、乳腺癌、消化道

肿瘤等。

BRCA 基因：BRCA（breast and ovarian cancer susceptibility gene，BRCA）基因在 50% 乳腺癌、57% 卵巢癌发生杂合型缺失，在家族性乳腺癌和卵巢癌中缺失发生率 >90%。

APC 基因：APC（adenomatous polyposis coli，APC）基因是家族性肿瘤样息肉病的始动基因，在大肠癌发生的早期阶段也发挥重要作用。

DCC 基因：DCC（deleted in colorectal cancer）基因的缺失参与大肠癌发生。

WT-1 基因：是与肾母细胞瘤（Wilm's tumor，WT）发生相关的基因。

三、信号传导与肿瘤

细胞接受细胞外信号刺激后产生相应的反应是细胞的基本生命活动之一，细胞与环境之间、细胞与细胞之间的通讯和信息交流就是信号传导（signal transduction）。信号传导的概念是：细胞外因子通过与受体（膜受体或核受体）结合，引发细胞内一系列生物化学反应，直至细胞生理反应所需基因的转录表达开始的全过程在细胞生长相关的信号传导途径中，很多癌基因和抑制基因产物就是其中的一分子，信号传导的异常与肿瘤发生密不可分。

（一）主要信号传导通路

细胞外因子与细胞表面受体结合，进而激活细胞内效应酶，作为信号传递分子起始连锁反应扩增和信号传导，最终调节基因表达。已经发现的信号传导通路很多，分类也不统一。与肿瘤生长有关的细胞传导途径主要有：蛋白酪氨酸激酶系统，主要有 MAP 激酶途径和 PI3K/Akt/mTOR 途径；TNF 通路；G 蛋白耦联受体通路；Wnt/β-catenin 通路等。

（二）蛋白酪氨酸激酶系统

蛋白酪氨酸激酶（protein tyrosine kinase，PTK）受体通路是细胞信号传导网络中最重要的传导通路之一。几乎所有的生长因子刺激信号、大部分细胞因子的信号、抗原结合淋巴细胞表面受体诱发细胞各种反应，都离不开酪氨酸激酶受体通路。包括：表皮生长因子受体家族；胰岛素受体家族；血小板衍生生长因子受体家族；神经细胞生长因子受体家族；肝细胞生长因子受体家族；血管内皮生长因子受体家族等。

1. 丝裂原激活蛋白激酶途径　丝裂原激活蛋白（mitogen-activated protein，MAP）激酶级联反应途径是经典的细胞质信号传导模式，在哺乳动物细胞中，至少有 3 种这样的模式已被阐明，这些途径负责将众多的细胞外信号传送至细胞核以改变基因的表达。其中最典型的 MAP 激酶途径是 Raf/MEK/ERK 途径，它在应答多种生长因子时被激活。在上述级联反应中，Raf 是 ras 癌基因的一类直接效应器；MEK 为胞外丝裂原激活蛋白激酶（extracellular mitogen-activated protein kinase）；ERK 为细胞外信号调节蛋白激酶（extracellular signal regulation protein kinase）。该通路在肿瘤学上的重要意义在于 Raf 是常见的痕基因 Ras 的直接效应器。Raf 是丝氨酸/苏氨酸激酶，它随着和细胞质膜上激活的 Ras 结合而被激活。激活后的 Raf 使 MEK 磷酸化，MEK 是酪氨酸/苏氨酸激酶，激活的 MEK 又使 ERK 磷酸化，后者是丝氨酸/苏氨酸激酶，激活的 ERK 使许多蛋白底物，包括转录因子亚单位 ELK-1 磷酸化。MAP 激酶级联反应的激活所引起的细胞反应可以使早期基因转录增加、DNA 合成增加和细胞转化。

生长因子刺激所致的激活 MAP 激酶级联反应受到很多因素调节，包括负反馈环和蛋白磷酸酶等。例如：鸟苷酸交换因子 SOS 的磷酸化使 Ras 及 MAP 激酶级联反应下调；c - AMP 的水平升高时，蛋白激酶 A（protein kinase A，PKA）使 Raf 磷酸化，导致 Raf 催化活性减退；蛋白磷酸酶能使 MAP 激两级联反应的成分脱磷酸。可以设想，这些途径中的任何一个的缺失将导致 MAP 激酶级联反应的异常激活。

2. PI3K/Akt/mTOR 途径　PI3K/Akt 信号传导通路是与细胞增殖及调节细胞凋亡关系密切的另一种通路 PI3K（phosphoinositol 3' - kinase，磷酸肌醇 3' - 激酶）是一种酪酶，可以使磷酸肌醇在 D3 位磷酸化，从而影响多种和细胞生长及分化有关的细胞功能。Akt 是一个丝氨酸/苏氨酸蛋白激酶，是 PI3K 的下游分子，可以通过 PH 区域（Pleckstrin homology）和 H3K、PIP2、PIP3 的产物结合，从而通过 3 - 磷酸激酶依赖的激酶 PDK1 和 PDK2 被磷酸化，因而被激活。可被 Akt 直接或间接影响的下游分子可分为 2 类，分别是生存和死亡因子及控制翻译的蛋白。前者已知包括 Bad 蛋白和蛋白水解酶 9、β_3 生长抑制蛋白糖元合成筋激酶、forkhead 转录因子 FKHR、JFKR - L1、AFX、IKKα 激酶、NF - kappaB 正向调节因子等。后者包括 mTOR 激酶及其下游分子和 4E - BP - 1，可以分别控制特定亚组的 mRNAs 的翻译。

哺乳动物雷帕霉素靶分子（mammalian target of rapamycin，mTOR）又称 FRAP、RAFT$_1$ 或 RAPTl，是一个相对分子质量为 289kDa 的丝氨酸/苏氨酸蛋白激酶，属于 PIKKs（磷酸肌醇激酶 3 相关激酶）。mTOR 的基本结构为催化结构域 CD（catalytic domain）；一个 FRB（FKBP - 12 - rapamycin binding）结构域；N 端有 20 个串联重复的 HEAT 模体；靠近 C 端有一个自抑制结构域 RD（repressor domain）和 FATC（FATCterminal）结构域参与催化活性的调节，最后还有 FAT（FRAPATM - TRRAP）结构域 TOR 基因序列从酵母到哺乳动物都十分保守，具有 95% 的同源性。mTOR 在真核细胞中最基本的功能是耦联增生刺激，促进与细胞周期进展有关的 mRNA 翻译，后者的蛋白产物，如 cyclinD$_1$、c - myc 等，是细胞周期跨越 G$_1$ 期所必需。mTOR 在肿瘤组织中的表达和活性显著高于癌旁组织和正常组织，mTOR 的抑制剂 sirolimus（Rapamycin）或衍生物 temsirolimus（CCI - 779）、everolimus（RAD001）可显著抑制肿瘤的生长，并增加对化疗自物的敏感性，诱导凋亡。mTOR 过度活化还可刺激 VEGFR 和 MMPl（matrix metalloproteinases 1，基质金属蛋白酶 1）的表达，诱导血管生成促进肿瘤的侵袭和转移。

（三）信号传导与肿瘤发生

在研究肿瘤发生分子机制的初期阶段，人们发现了很多与肿瘤发生相关的癌基因与抑癌基因，通过对癌基因产物 - 癌蛋白（Oncoprotein）的功能分析，发现许多癌蛋白位于细胞信号传导通路的不同部位，如生长因子、生长因子受体、细胞内激酶、核内转录因子等，对促进细胞分裂增殖起重要作用；抑癌基因蛋白则主要是抑制细胞增殖、在细胞周期中发挥负性调节作用。一般而言，在肿瘤发生中，正常的基因调控紊乱，细胞信号传导网络异常，一些通路处于异常活跃状态，而有些通路却传递受阻。常见的异常有：

1. 增殖失控与细胞生长、分裂和增殖有关的信号传导通路　多处于异常活化状态，包括生长因子、生长因子受体、蛋白激酶、G 蛋白、细胞周期调控因子等。

2. 凋亡受阻　肿瘤细胞常有多种凋亡途径受阻，或拮抗正常的诱导凋亡，主要有 TNF、Fas、Bcl - 2、IAP、p^{53} 等。

3. 侵袭与转移　肿瘤细胞的侵袭、转移和细胞新附，与细胞之间、细胞与基质之间的信号传导通路异常有关，包括 Integrin、E - Cadherin. MMP、nm23、VEGF 等。

近年来，针对肿瘤信号传导异常活跃通路中的某些关键分子设计新型分子靶向药物，特异性地抑制肿瘤细胞生长，正在成为肿瘤治疗领域的一种新的策略。针对表皮细胞生长因子受体和血管内皮细胞生长因子的治疗，已经获准常规在临床应用，肿瘤治疗效果获得显著提高。

（李晓江）

第三节 肿瘤细胞的生长动力

一、肿瘤的生长曲线

肿瘤细胞增殖是肿瘤生长的基础。由于肿瘤细胞数量不断增加，肿块增大，出现相应临床症状。当肿瘤在体内时，并不是所有肿瘤细胞都在增殖。在肿瘤生长早期，绝大多数细胞处于增殖状态，肿瘤呈指数增长。达到一定体积后，很多细胞进入非培植状态（G_0 期），生长趋缓。一个肿瘤临床可被检出时，约有 1.0g 或 10^9 个细胞，这时肿瘤已经倍增 30 次左右，不再呈指数生长。当肿瘤细胞数量达到接近引起死亡的 10^{12} 个时，还需要 10 次倍增，但是后 10 次倍增比前 30 次要慢得多，肿瘤在体内的生长可用 Gompertzian 曲线表示。从单个肿瘤细胞增殖至患者死亡是肿瘤的自然病程，临床观察到的肿瘤生长期通常仅为自然病程的后 1/4 部分。

二、肿瘤细胞动力学

肿瘤的生长是细胞增殖和细胞损失的失衡，细胞增加超过细胞损失。肿瘤的生长可用以下肿瘤细胞动力学参数表示：肿瘤细胞倍增时间；肿瘤增殖比率；细胞群体中细胞损失的速度。

（一）肿瘤细胞倍增时间

肿瘤生长速率可用瘤体的倍增时间（doubling time，DT）反映。如果用 D0 表示初次测得的肿瘤直径（cm）。经过若干天（t）后测得的肿瘤直径为 Dt（cm），倍增时间可以按照 Gerstenberg 公式计算：

$$倍增时间（天数）＝ \frac{0.1 \times t}{\log Dt - \log D0}$$

假设某一部位肿瘤直径 90 天内由 2cm 增至 4cm，根据以上计算公式就可算得倍增时间为 30 天。临床通常讲的肿瘤倍增时间就是指肿瘤体积增加 1 倍所需的时间。人体常见肿瘤倍增时间参见表 2-3。在肿瘤早期，倍增时间短，生长快，随着肿瘤体积的增大，倍增时间逐渐延长，肿瘤生长趋缓。

表 2-3　人体常见肿瘤倍增时间

肿瘤类型	倍增时间/天
肺腺癌	147
肺鳞癌	84
肺间变性癌	77

肿瘤类型	倍增时间/天
乳腺癌原发灶	98
乳腺癌肺转移	77
乳腺癌软组织转移	21
大肠癌原发灶	630
大肠癌肺转移	98
淋巴瘤	28
睾丸癌肺转移灶	28
成人肉瘤肺转移灶	49

（二）肿瘤增殖比率

在一个肿瘤组织中，并非所有肿瘤细胞处于增殖周期之中。事实上仅有少部分肿瘤细胞处于增殖状态。增殖比率（growth fraction，GF）是指肿瘤中分裂增殖的细胞占肿瘤细胞总数的比例。如以 P 代表增殖细胞群，Q 代表非增殖细胞群，则 GF = P/（P＋Q）。在肿瘤生长的早期阶段，几乎所有细胞处于增殖周期中，GF 高。随着肿瘤的生长，细胞丢失增加或离开增殖周期进入 G_0 期，GF 可比肿瘤初期小，但仍高于正常细胞。GF 是反映肿瘤生长速度的常用指标。临床上生长迅速的肿瘤 GF 一般为 20 左右。

（三）细胞丢失速度

肿瘤生长到达一定体积后，细胞由于坏死、凋亡所致增加，生长趋于缓慢。肿瘤细胞丢失的原因有：①肿瘤生长超过血供导致细胞缺氧；②营养与生长激素缺乏；③毒性代谢产物的蓄积；④细胞通讯抑制。

熟悉肿瘤生长曲线和肿瘤细胞动力学特点对临床肿瘤的治疗有重要指导意义。目前临床使用的化疗药物主要针对细胞增殖周期的 DNA 合成、细胞分裂等环节发挥抑制作用，对具有高 GF 的肿瘤效果较好。临床检出的肿瘤已处于 Gomperzian 曲线上段，G_0 期较低。如果通过手术等局部治疗使瘤体缩小，理论上肿瘤可以回到 Gomperzian 曲线低段，使处于 G_0 期的细胞重新进入细胞增殖周期，肿瘤的 GF 升高，生长速度加快，因而对化疗变得敏感。以上观点已经成为肿瘤辅助化疗的理论基础。

三、细胞周期与肿瘤

（一）概念与分期

细胞周期（cell cycle）指细胞增殖过程中一次有丝分裂结束到下一次有丝分裂结束的过程。大多数人类正常细胞的细胞周期时间为 1~2 天，绝大多数恶性肿瘤细胞的细胞周期为 2~3 天。

为了方便描述，根据细胞增殖不同阶段的功能特点，将细胞周期分为 5 个时段：G_0 期：细胞处于静止状态，对启动 DNA 合成的信号无反应，仅有 RNA 和蛋白质合成活动。G_0 期细胞在适当刺激下可进入细胞周期循环。G_1 期：为 DNA 合成前期。此期长短差距很大，可以从数小时至数年不等。S 期：为圆 DNA 合成期。持续时间 8~30 小时，个别为 60 小时。

G_2 期：有丝分裂前期。此期染色体加倍，为分裂准备，时间持续 1~1.5 小时。M 期：有丝分裂期。先由核开始分裂，继而细胞质，最终分裂成 2 个子细胞，约需要 1 小时。

（二）细胞周期的调控

细胞周期的调控机制十分复杂，目前认为主要是通过细胞周期素（Cyclins）、细胞周期依赖性蛋白激酶（cycLin dependent kinase，CDKs）和细胞周期依赖性蛋白激两抑制因子（cyclin dependent kinase inhtbitors，CDKIs），通过对有丝分裂促进或抑制通路的调节来完成。调节作用主要发生在 G_1 期和 G_2 期。CDKs 是相对分子质量仅有 32~40kDa 的丝氨酸/苏氨酸激酶，是调控细胞周期的核心。细胞周期素是 CDKs 的正性调节因子，细胞周期素与 CDKs 结合才使得 CDKs 发挥作用。细胞周期素在细胞周期中的表达水平波动较大，水平最高时，CDKs 的活性也达到最大。

在细胞由 G_1 期进入 S 期过程中，CDKs 的活性受到细胞周期家 D、E、A 的精细调节。细胞周期家 D 通过与 CDK-2、4、5、6 结合，引起 pRB 蛋白磷酸化，pRB 蛋白与转录因子 E2F 解离，使得进入 S 期所必需的蛋白质的转录过程得以顺利进行。在细胞由 G_0 期进入细胞周期过程中，细胞周期家 D/CDKs 复合物也发挥重要作用。细胞周期家 B/CDK-1 结合可促进细胞由 G_1 期进入 M 期，而细胞周期素 B 的快速降解可以促使细胞终止有丝分裂。

CDKIs 是 CDKs 的负性调节因子。CDKIs 可分为两大类：KIP（kinase inhibitoryprotein）和 INK4（inhibitor of CDK4）家族。KIP 家族包括 CIP/WAF1、p21、SDI1、KIP1 和 KIP2，这些蛋白通过与 cylcin-CDKs 复合物结合，抑制其活性。KIP1 水平升高可使细胞停滞于 G_1 期。转化生长因子（transforming growth factor beta）可通过上调 KIP1 表达抑制细胞生长。INK4 家族包括 $p15^{INK4b}$、$P16^{INK4a}$、$P18^{INK4c}$ 和 $P19^{INK4d}$，通过干扰 cyclinD-CDK4 或 cyclinD-CDK6 复合物的结合，阻止细胞离开 G_1 期。

在肿瘤发生中，调节细胞周期的基因发生异常。cyclinD 表达可出现于 45% 的乳腺癌细胞中；INK4a 基因突变或缺失也较常见。调节 pRB 通路异常也在肿瘤发生中发挥一定作用。

四、细胞凋亡与肿瘤

（一）凋亡的概念与特点

细胞死亡通过两种途径完成：一种是坏死（Necross），是对损伤的被动反应，表现为细胞肿胀、裂解、释放内容物到间质，通常诱发局部炎性反应。另一种是凋亡（Apoptosis），即程序化细胞死亡，是机体清除细胞的主动性过程。凋亡细胞有以下形态学特点：染色体固缩、细胞核碎裂、细胞皱缩、与周围细胞脱离连接，接着出现细胞膜发泡（Blebbing）形成凋亡小体（apoptosis bodies），凋亡小体由部分碎裂的染色质覆以细胞膜组成，小体被周围的吞噬细胞摄取、清除，整个过程几乎不诱发局部炎性反应。

（二）凋亡的发生机制

细胞凋亡的发生可以由外源性和内源性因素引起的损伤、细胞膜损伤、生长因子信号传导途径异常等因素引起，通过凋亡相关信号传导途径完成细胞凋亡的过程。迄今，人们对凋亡相关信号传导过程的认识还很初步，这里仅简要叙述一下目前研究较多的几个方面。

1. caspases 家族　细胞凋亡主要包括两个途径：外源通路死亡受体途径和内源通路线粒体途径。死亡受体（Death receptor）是一大类传递细胞凋亡信号的膜蛋白，属于肿瘤坏死因子受体（TNFR）超家族。死亡受体的一个特点是其脑质区包含了由60~80个氨基酸组成的结构域，称为死亡结构域（Death domain）。在死亡受体中，研究最多的是 Fas 和 TNFR。Fas 及其配体途径在免疫系统的发育和功能调节方面发挥重要作用。TNF 通过与 TNFR 结合发挥促凋亡作用。无论是死亡受体途径还是线粒体途径，都导致 caspases 的活化。caspases 是天冬氨酸特异性半胱氨酸蛋白酶（Cysteinyl aspartate - specific proteinases）的统称，是细胞凋亡的核心成分，活化的 caspases 在细胞凋亡的过程中发挥核心作用。

2. Bcl - 2 蛋白　Bcl - 2 是一种细胞内膜蛋白，主要定位于线粒体、内质网和核膜。Bcl - 2 是内源性凋亡途径的主要负性调节因子。哺乳动物细胞的 Bcl - 2 同源蛋白至少有20个，其中 Bcl - 2、Mcl - 2、Bcl - XL 抑制凋亡，另外一些如 Bax、Bcl - Xs 则有促进凋亡作用。这些蛋白相互作用形成同二聚体（homodimer）或异二聚体（heterodimer），抑制性因素和促进性因素的比例决定了细胞凋亡是否发生。Bax/Bax 二聚体可以诱导凋亡，Bcl - 2/Bax 二聚体无诱导凋亡作用，单纯 Bcl - 2 表达增高不足以抑制细胞凋亡。有研究表明，Bcl - 2 在很多肿瘤细胞中高表达，并能增加肿瘤细胞对化疗药物如环磷酰胺、喜树碱、足叶乙贰、卡铂、甲氨蝶呤和阿霉素的耐药性。

3. p^{53} 蛋白　p^{53} 是凋亡活化基因。化疗药物或放射线引起 DNA 损伤可诱导 p^{53} 表达增多，使细胞停滞于 G_1 期，以便提供足够的时间对损伤的 DNA 进行修复，在细胞损伤严重无法修复的情况下，p^{53} 则通过抑制 Bcl - 2、促进 Bax 等多种作用引发细胞凋亡。在肿瘤细胞中，p^{53} 基因经常发生突变或缺失，导致 p^{53} 阻遏细胞生长、诱导细胞凋亡的正常功能丧失。

4. DcR3 受体　诱导受体3（decoy receptor 3，DcR3）是1998年确定的新的抗凋亡分子，成熟 DcR3 是一种由271个氨基酸组成的分泌蛋白。DcR3 基因在正常组织中不表达或呈低表达，在消化、呼吸及其他系统的肿瘤细胞中表达显著增高。DcR3 受体能够与 Fas L 结合，竞争性地阻断 Fas L 通过 Fas 诱导的细胞凋亡；与 LIGHT 结合阻断细胞凋亡；与 TLIA 结合，竞争性地阻断死亡受体3通过 TLIA 诱导的细胞凋亡。

通过研究细胞凋亡的机制，对揭示肿瘤的恶性生物学本质、阐明抗肿瘤药物诱发细胞凋亡的作用环节、寻找新型抗肿瘤药物均有裨益。

（李晓江）

第四节　肿瘤的侵袭和转移

肿瘤侵袭是指恶性肿瘤细胞脱离原发肿瘤，侵犯和破坏周围正常组织进入血循环的过程。肿瘤转移是指侵袭过程中的癌细胞通过各种方式迁移到继发组织或器官得以继续增殖生长形成与原发肿瘤相同性质的继发肿瘤的过程。侵袭和转移是一个过程的两个阶段，侵袭是转移的前奏；转移是侵袭的结果。肿瘤侵袭和转移的结果是使侵犯和转移的器官组织破坏，功能逐渐丧失，直至全身衰竭死亡。研究肿瘤的侵袭和转移对预防、诊断、治疗恶性肿瘤，提高患者生活质量，延长生存期有着十分重要的意义。

一、肿瘤转移的基本过程

肿瘤转移包括多个步骤，被形象地称为多阶梯瀑布过程。每个步骤都具有频率限制特性，只要某一步骤未独立完成，肿瘤转移就不能实现。

（一）细胞变异和培植

细胞基因变异促进肿瘤发生的同时，也使肿瘤细胞获得了转移潜能。细胞增殖是肿瘤侵袭和转移的前提。在原发肿瘤的早期，直径 2mm 的肿瘤靠周围组织器官微环境弥散的养料维持生长，此期恶性肿瘤称为原位癌。

（二）肿瘤细胞的分离脱落并侵入基质

肿瘤细胞通过分泌一些物质，使细胞运动能力增强，从肿瘤母体中脱离成为游离肿瘤细胞，完成侵袭第一步。游离的肿瘤细胞分泌各种蛋白溶解酶，破坏细胞外基质导致肿瘤细胞突破结缔组织构成的屏障。

（三）肿瘤血管形成

当肿瘤直径≥2mm 时，原弥散提供养分的方式已不能满足肿瘤生长的需要，肿瘤周围原有的血管在肿瘤细胞、血管内皮细胞和周围基质释放多种生物分子的调节下，以芽生的方式长入肿瘤形成毛细血管网肿瘤毛细血管网的形成不仅提供肿瘤增殖所需要的养分，还为肿瘤细胞在向周围组织侵袭进程中进入毛细血管，从而为进入循环系统完成转移提供了条件。

肿瘤毛细血管芽生形成方式包括以下步骤：①血管内皮基膜溶解；②内皮细胞向肿瘤组织迁移；③内皮细胞在迁移前沿增殖；④内皮细胞管道化；⑤分叉形成血管环；⑥形成新的基底膜。新形成的肿瘤毛细血管有明显的缺陷，其基底膜的不完整性使肿瘤细胞易于进入血循环而产生转移。

（四）肿瘤细胞进入脉管系统

肿瘤组织进入的脉管系统主要是肿瘤内新生的毛细血管（基底膜缺陷）、与肿瘤周围薄弱的小静脉（有裂隙）和微小的淋巴管（缺少完整的基底膜和铰链复合物）。肿瘤细胞在溶解酶破坏脉管基底膜以后进入脉管。

（五）癌栓形成

进入循环系统的癌细胞绝大多数被杀死，只有极少数转移潜能极高的肿瘤细胞相互聚集形成微小癌栓在循环系统中存活下来。导致癌细胞绝大多数被杀死的原因有：肿瘤细胞本身缺乏变形和形成癌栓的能力或肿瘤细胞表面缺乏黏附因子；宿主的免疫系统在清除肿瘤细胞的过程中扮演了重要角色；血液湍流加速了肿瘤细胞的破损；由内皮细胞产生的 NO 非特异杀伤作用等。

（六）癌栓在继发组织器官脉管锚定

当癌栓经循环系统到达特定的组织和器官时，由于毛细血管内皮周期性频繁脱落更新或因磨损撕裂的内皮形成暂时裂隙，使基底膜暴露，癌栓与血小板相互作用并交结成簇，在损伤内皮表面黏附锚定；高转移潜能的肿瘤细胞还可以形成同类较大癌栓被微小脉管截获通过楔入附着于管壁上。

肿瘤转移有明显的器官选择性，不能单纯通过解剖学或血液流体学来解释。肿瘤细胞表型差异对器官的选择性起重要作用。同一种肿瘤中包含不同脏器转移的选择性亚系，如同为B16 黑色素瘤细胞有肺转移亚系和脑转移亚系。表型差异性表现在细胞表面糖蛋白复合物、细胞表面抗原表达、细胞膜神经节苷脂含量、细胞表面酶活性和细胞转运能力等方面。组织器官微环境的差异对器官选择也起重要作用，表现在继发肿瘤器官微环境对转移肿瘤组织具有特殊亲和力，继发器官组织结构和功能、局部间质作用、局部免疫特性共同形成是否适应肿瘤继发生长的微循环，结缔组织、骨、肝、肺、脑较易形成转移灶，而软骨、心、肌肉组织、脾和甲状腺相对不易形成转移灶。

（七）肿瘤细胞逸出循环系统

当肿瘤细胞与脉管内皮熟附锚定后，可进一步导致内皮细胞回缩，暴露细胞外基质，肿瘤细胞分泌和释放多种蛋白溶解酶（与肿瘤细胞侵入脉管时分泌释放的溶解酶相类似）分解脉管基底膜和脏器细胞外基质，逸出脉管，并与细胞外基质，如纤维结合素、层黏素和血小板反应素结合，定位转移在已选择的特定脏器组织中。

（八）肿瘤细胞定位增殖完成转移

肿瘤细胞进入继发脏器基质后并不意味着转移成功。肿瘤细胞与继发脏器细胞接触时，可反应性通过自分泌、旁分泌或内分泌方式产生多种信号因子。这些因子包括正调节信号（促进肿瘤生长）和负调节信号（抑制肿瘤生长因子）并处于一种动态平衡状态，如结果使肿瘤细胞增殖形成转移灶则完成了转移。宿主自分泌和旁分泌基质产生的生长因子在促进正常组织修复和更新同时，也刺激肿瘤灶细胞生长。

肿瘤细胞转移完成后，转移肿瘤可重复以上步骤产生二级转移癌灶。肿瘤细胞还可以长期处于休眠状态，不形成转移，其机制目前尚不明了，可能因素为：①肿瘤细胞停留在 G_0 期；②肿瘤细胞分裂和死亡处于动态平衡；③毛细血管床始终未能长入肿瘤为其提供养分，使微小肿瘤灶一段时间内不能迅速生长；④机体的免疫功能状态抑制了肿瘤生长。目前认为，肿瘤毛细血管形成缺如和正常的机体免疫功能状态是促使肿瘤休眠的重要因素。

二、肿瘤转移的分子基础

肿瘤转移过程的不同阶段，均有很多基因参与，目前研究发现参与肿瘤转移的基因主要有以下类型。

（一）癌基因

诱发和促进癌转移的基因有 ras、Bcl - 2、CD44V、突变型 p^{53}、nm - 23 基因等。ras 基因包括：K - ras、N - ras、H - ras3 类；ras 基因 12、13、61 位点的基因突变后，可表达异常的 ras 蛋白，其中最重要的是膜转运蛋白（与 G 蛋白类似），参与腺苷酸环化酶的激活。由于突变型 ras 引起的信号传导通路异常，产生与迁移有关的效应蛋白和细胞因子，肿瘤发生转移。K - ras 基因过度表达常显示肿瘤晚期或有淋巴结转移，可作为判断卵巢癌、胰腺癌、结肠癌预后的指标。nm - 23 基因表达产物是膜蛋白核苷酸二磷酸激酶（NDPK），ND-PK 通过信号传导影响肿瘤细胞微管的组合和细胞骨架蛋白的活动，抑制细胞活动能力，抑制转移。NDPK 还参与 G 蛋白的信号传递，最终抑制细胞增殖和蛋白结合 GDP 的磷酸化过程。nm - 23 基因表达水平在不同转移能力的肿瘤细胞中差异很大，多达 10 倍，与肿瘤转移呈负相关。

（二）黏附分子

肿瘤转移过程中，酞附着的肿瘤细胞从原发肿瘤脱落（解聚）变为游离的肿瘤细胞，完成肿瘤侵袭第一步；进入循环系统的癌栓，肿瘤细胞穿出脉管后定位增殖（黏附），完成肿瘤转移的最后一步。这些肿瘤转移过程中的关键步骤都与黏附因子有关。

1. 钙连接素 跨膜糖蛋白家族成员，有 E、P 和 N3 种。E - 钙连接素分布在各种上皮组织，是影响肿瘤侵袭转移较重要的一种，基因位点在 16q22 ~ q23.1。钙连接素是同源肿瘤细胞间的教附因子，维持着肿瘤细胞的连接，使肿瘤细胞不容易从母体脱落。钙连接素基因丢失与肿瘤的分化程度和侵袭能力相关，低分化肝细胞癌 88% E - 钙连接素丢失；高分化仅有 18% E - 钙连接素丢失。

2. 整合素 一种膜镶嵌蛋白。有 18α 和 8β2 个亚单位共价形成异二聚合体复合物，亚单位的变异使整合索形成庞大家族。它们调节细胞内信号通道，控制细胞骨架变形和能量代谢；诱导活化蛋白溶解酶促进细胞外基质和基底膜溶解；启动某些细胞逃逸机制抑制细胞的凋亡，促进肿瘤转移。各种肿瘤细胞表面整合素不同表达水平也不一样，这种差异决定肿瘤细胞有不同的转移潜能。

3. 免疫球蛋白类黏附因子 这类黏附因子结构上同源，除主要参与细胞之间连接，还有其他影响肿瘤转移的作用。①免疫细胞黏附因子 - 1（ICAM - 1）从肿瘤细胞表面脱落进入循环系统形成可溶性分子，帮助肿瘤细胞逃逸 Tc 和 NK 细胞免疫杀伤效应；②血管内皮细胞黏附因子 - 1（VCAM - 1）可能协助肿瘤细胞逸出脉管，进入继发器官，增加肿瘤转移几率；③神经细胞黏附因子（NCAM）可能起信号传导调控细胞生长的作用；④其他，包括 CEA、MVC - 18 和 DCC 这 3 种免疫球蛋白黏附因子参与黑色素和肠道肿瘤的侵袭和转移过程。

4. 选择素 由植物凝集素样末端和表皮生长因子（EGF）样结构共同组成。由于附属调节蛋白不同，选择素可分为 L、E 和 P3 种。L 选择素参与白细胞和有寡糖分子的其他细胞结合；E 选择素参与内皮细胞与肿瘤细胞和白细胞结合；P 选择素参与肿瘤细胞与血小板结合。选择素主要在血管内癌栓形成，以及肿瘤细胞选择性脏器脉管内皮的锚定过程中发挥作用。所以，选择素与肿瘤器官选择性有关。

（三）血管生成相关分子

肿瘤内血管生成不仅是肿瘤生长、营养供给的需要，更是肿瘤细胞进入循环系统完成远处转移的门槛，是当今研究肿瘤转移和治疗的热点。

（四）纤维蛋白溶解酶

纤维蛋白溶解酶原是纤维蛋白溶解酶的前体，分布广泛，并与细胞外基质有形成分，例如层黏素、胶原蛋白Ⅳ和纤维结合素紧密相连。在其激活因子 PA 作用下形成纤维蛋白溶解酶，可稀释和消化大多数基质物质，并促进胶原酶原变为活性的胶原酶共同参与消溶作用，对肿瘤侵袭和转移起正调节作用，其抑制因子 PAI 则起负调节作用。PA 系统有组织型（t - PA）和尿激酶类（u - PA），两者结构类似，区别在于 t - PA 有 2 条激酶胶原分子，而 u - PA 仅 1 条。t - PA 和 u - PA 都可促使肿瘤细胞外基质降解，u - PA 还可参与细胞分化、血管形成、细胞迁移和组织重建。t - PA 和 u - PA 过度表达，可作为判断肿瘤恶性度的重要指标。PAI 包括 PAI - 1、PAI - 2 和 PAI - 3，前两者属于蛇毒类，可抑制 PA 的活性，PAI - 1 高表达在大多数肿瘤提示预后良好，PAI - 2 高表达在乳腺、胃、胰、卵巢、皮肤癌患者提示预后良好，而在结肠和皮肤黑色素瘤则相反。而 PAI - 3 属于蛋白酶连接素，功能尚不清楚。

（五）基质金属蛋白酶

基质金属蛋白酶（MMPs）是一个庞大的蛋白溶解两家族。按结构和基质特性不同可分为胶原酶（MMP－1，－8，－13，－18）、明胶酶（MMP－2，－9）、基质降解素（MMP－3，－7，－10，－11）和膜型 MMP（MT－MMP）4 类。关键酶是 MT－MMP 和 MMP2。MMPs 功能主要为降解基质膜和细胞外基质，还可促进肿瘤血管生成，调节原发和继发肿瘤的生长。基质金属蛋白酶组织抑制剂 TIMPs 有 TIMP－1（抑制活化的胶原酶）和 TIMP－2（抑制 MMP－2 活性），关键酶是 TIMP－2。

（六）机体免疫状态

进入循环的肿瘤细胞需逃逸机体细胞和体液免疫抗肿瘤作用，才能在继发器官定位生长。只有极少的肿瘤细胞能获得这种能力最终形成转移瘤处。在特定的局部组织，肿瘤细胞逃逸免疫系统的排斥作用，往往通过调控一些特殊生长因子的产生以及这些因子参与下的信号传递，在肿瘤周边形成一种免疫特定环境。

基因突变、血管生成、细胞熟连是肿瘤转移的 3 个关键环节，针对这些环节发挥作用的生物分子进行深入研究，在进一步揭示肿瘤转移规律的基础上，有利于发现发挥侵袭与转移核心作用的靶点，特异性地抑制肿瘤的生长和转移。

（李晓江）

第五节　肿瘤与宿主

一、肿瘤对机体的影响

恶性肿瘤在自身生长的同时对机体会产生严重影响，主要表现为肿瘤直接局部压迫与刺激引起的异常改变；肿瘤通过分泌某些物质扰乱机体内环境产生的相应症状。肿瘤对患者心理方面的影响也会左右患者的生活质量。

（一）局部压迫

肿瘤对病灶所在局部器官的影响由病灶大小、部位和局部血供特点等因素决定。主要归纳为：①占位效应：如颅内肿瘤引起颅压增高、肝肿瘤引起肝功能减退或衰竭；②阻塞效应：空腔器官肿瘤可以引起管腔阻塞，出现相应症状；③癌性疼痛心肿瘤侵犯或压迫局部神经引起，为晚期肿瘤最严重的影响生活质量的原因之一；④出血感染：常因肿瘤生长快、血供不足引起器官表面的肿瘤坏死、糜烂所致。

（二）癌性发热

肿瘤通过外源或内源性发热机制引起机体发热，称为癌性发热。癌性发热通常为低－中度热，快速生长的肿瘤也可出现高热。

（三）食欲不振与恶病质

恶病质（Cachexia）是指患者由于纳差、乏力、贫血等原因引起极度消瘦和全身衰竭的状态。肿瘤患者在就诊时 25%～40% 有食欲不振，晚期患者占 80% 以上。食欲不振与恶病质常伴随出现，是肿瘤患者最常见的晚期病症和直接死因之一。

（四）激素效应

少数内分泌肿瘤可分泌大量激素而引起内分泌功能失调，出现相应症状。如胰岛细胞瘤可分泌大量胰岛素引起低血糖休克；胃泌素瘤可分泌大量胃泌素引起顽固性消化性溃疡（Zollinger - Ellison 综合征）；嗜铬细胞瘤分泌大量儿茶酚胺引起阵发性高血压等。

（五）肿瘤伴随综合征

肿瘤伴随综合征（paraneoplastic syndrome）是指肿瘤通过分泌异位激素或其他活性产物引起的内分泌异常，出现的肿瘤伴随性病变。大约有15%的肿瘤患者到了晚期可出现肿瘤伴随综合征，常见肿瘤有肺癌、肝癌、肾癌、乳腺癌等。临床上可出现肾上腺皮质功能亢进、高钙血症、低钾血症、低钠血症、高血糖、肌无力、皮肌炎等。有时肿瘤伴随综合征可以成为患者的首发症状。

二、机体对肿瘤的反应

机体对肿瘤在体内发生、增殖和转移过程的影响，主要表现为针对肿瘤的免疫应答。对某些激素敏感性肿瘤，体内的激素分泌状况影响肿瘤的生长。

（一）肿瘤免疫

肿瘤可以诱发机体的免疫应答（immune response）。免疫应答包括非特异性免疫应答和特异性免疫应答两大类。非特异性免疫应答是机体在进化过程逐渐建立起来的一系列天然防御功能，对抗原无特异性。特异性免疫应答是指免疫活性细胞对抗原分子的识别、自身活化、增殖、分化及产生效应的全过程，抗原是启发特异性免疫应答的始动因素。特异性免疫应答又可分为由 B 细胞介导的体液免疫和 T 细胞介导的细胞免疫两部分，对肿瘤免疫应答而言，非特异性免疫应答和体液免疫应答发挥的效应较弱，细胞免疫应答在肿瘤免疫应答中发挥着主要作用。

1. 肿瘤抗原　肿瘤抗原是指细胞癌变过程中出现的新抗原物质的总称。肿瘤抗原可分为肿瘤特异性抗原（tumor - specific antigen，TSA）和肿瘤相关抗原（tumor - associated antigen，TAA）两大类。TSA 只存在于癌变细胞表面，在正常细胞中不表达。TAA 不是肿瘤细胞所特有，正常细胞也存在，只是在细胞癌变时其含量明显增加。在肿瘤免疫治疗领域，通常不强调某一种肿瘤抗原是 TSA 还是 TAA，只要具有激活机体的细胞免疫功能，诱发排斥肿瘤细胞的免疫应答，就有实际应用的潜能。这一类抗原被称为肿瘤排斥抗原（tumor rejection antigen，TRS）。

2. 肿瘤抗原的递呈过程　在以往较长时间里，人们对肿瘤抗原递呈过程的认识不够深入，认为肿瘤在 MHC - 1 分子协同下可直接与 CD8$^+$T 细胞表面的 TCR 受体结合进而引起 CD8$^+$T 细胞的活化，发挥细胞毒作用。这一过程也被称为肿瘤抗原的直接递呈过程。经过近 10 年的研究，已经明确，在自然状态下，肿瘤细胞不具备将肿瘤排斥抗原直接递呈给 T 细胞的能力。肿瘤抗原需经过抗原递呈细胞（antigen presenting cell）的摄取、加工，才能够完成抗原向 T 淋巴细胞的有效递呈。APC 细胞在肿瘤抗原的递呈中发挥了关键作用。

具有抗原递呈作用的细胞主要有树突细胞、B 细胞和单核巨噬细胞 3 类，它们最主要的特征是能够加工处理摄入的抗原和表达 MHC - I、II 类分子，还表达共刺激分（Costimulator）如 B$_7$分子等，使 T 细胞充分活化。

树突细胞（dendritic cell, DC）是迄今为止发现抗原递呈作用最强的细胞，可通过胞饮或利用其树突捕捉和滞留抗原异物，其表面有丰富的 MHC - I、Ⅱ类分子，能有效地把抗原决定簇以多肽 - MHC - I 或Ⅱ类分子复合体的形式递呈给 CD8⁺T 细胞或 CD4⁺T 细胞。该细胞也表达 B₇（CD80）分子，作为第二信号，使 T 细胞充分活化。单核吞噬细胞和 B 细胞也具有较强的抗原递呈功能。

T 细胞识别的是经过 APC 处理并与 MHC 分子结合的抗原肽，抗原被摄入 APC 细胞内，经蛋白水解酶降解成多肽片段（8～12 个氨基酸），在粗面内质网与新合成的 MHC - I 类分子形成多肽 - I 类分子复合体，或者与 MHC - Ⅱ类分子形成多肽 - Ⅱ类分子复合体，并从粗面内质网移入高尔基体，最后移到细胞表面，将多肽 - I 类分子复合体递呈给 CD8⁺T 细胞，将多肽 - Ⅱ类分子复合体递呈给 CD4⁺T 细胞。

3. T 细胞活化与增殖　肿瘤抗原经过 APC 细胞的加工，以多肽 - MHC 类分子复合体的形式递呈给 T 细胞，与细胞表面的 T 细胞受体（T cell receptor, TCR）结合，构成向 T 细胞信息传递的第一信号。这是 T 细胞活化的基础，TCR 接受刺激后，苏氨酸激酶首先被活化，使苏氨酸磷酸化，进而激活磷酸脂酶，将磷酰肌醇二磷酸盐转变为三磷酸肌醇和乙酰甘油。前者可显著增加细胞内钙含量，后者能够激活蛋白酶 C。在两者协同作用下最终激活白细胞介素 - 2（interleuken - 2, IL - 2）基因转录因子，使 T 细胞产生 IL - 2。但是仅凭此途径尚不足以引起 T 细胞活化。相反，容易引起免疫耐受。T 细胞至少需要来自肥细胞的 B₇ 分子与 T 细胞表面的 CD28 结合，形成第二信号后，才能够充分活化。

B₇ 分子是最先证实可以引起 T 细胞活化的第二信号分子。虽然现已明确除了 B₇ 分子以外尚有不少分子可以起到第二信号分子的作用，但是 B₇ 分子与 CD28 之间形成的第二信号传递途径发挥着主要作用。CD28 与 B₇ 分子的结合，可以使 T 细胞表达 IL - 2 量至少增加 30 倍。IL - 2 等细胞因子含量的增多可以进一步促进 T 细胞的分裂及活化，成为具有杀伤靶细胞功能的细胞毒 T 淋巴细胞（CTL），使细胞免疫效应得以充分发挥。

B₇ 分子表达于树突细胞、单核吞噬细胞和活化的 B 细胞，肿瘤细胞由于不表达 B₇ 分子，不具备抗原递呈的能力。

4. 活化的 T 细胞对肿瘤细胞的杀伤作用　CD4⁺T 细胞活化后，产生一系列淋巴因子，激活其他效应细胞如 CD8⁺T 细胞、巨噬细胞、自然杀伤细胞及 B 细胞等，共同发挥抗肿瘤效应，如 IL - 2 能诱导细胞毒 T 细胞分泌 IFN - γ 等淋巴因子，增强巨噬细胞和自然杀伤细胞的抗肿瘤作用；淋巴毒家能特异地抑制瘤细胞的代谢与分裂；炎症因子使肿瘤局部血管通透性增加，有利于免疫活性细胞进入肿瘤组织；移动抑制因子使巨噬细胞停留于病灶局部发挥作用；巨噬细胞活化因子、特异性巨噬细胞武装因子使巨噬细胞特异性地发挥细胞毒活性等。

CD8⁺T 细胞活化后，成为具有较强杀伤靶细胞活性的细胞毒 T 淋巴细胞（CTL），这种杀伤有 MHC 限制性和抗原特异性。CTL 可通过以下两种机制发挥细胞毒作用：一种是 CTL 细胞可直接与靶细胞通过抗原受体和抗原紧密结合在一起，在 Ca²⁺ 的参与下，CTL 细胞释放穿孔素介进入细胞间隙并迅速嵌入靶细胞膜，在 Ca²⁺ 和 ATP 依赖下，多个穿孔素单体聚合成跨膜孔道，引起靶细胞膜的不可逆损伤，大量 Ca²⁺、Na⁺ 及水分进入靶细胞内，靶细胞内部的电解质及大分子代谢产物不断流失，导致细胞死亡，裂解成碎片，此过程一般需要 1 小时或稍长一点时间。CTL 细胞自身具有保护性蛋白，能防止穿孔素等物质对自身的裂解，与行将裂解的靶细胞分离后，又可攻击其他靶细胞。1 个 CTL 在数小时内可以杀伤数十个靶细胞。另一种途径是通过 CTL 的 Fas 配体激发 Fas$^+$ 肿瘤细胞死亡信号系统，引起细胞凋亡。

5. 肿瘤免疫逃逸　　虽然有免疫系统的存在，但是事实上肿瘤患者仍然发生了细胞癌变、肿瘤生长甚至转移。肿瘤细胞能够成功逃避机体免疫监视系统抑制作用的现象称为免疫逃逸。免疫逃逸的发生与以下因素有关：①肿瘤抗原无法被免疫系统识别：肿瘤抗原性弱、MHC - Ⅰ 类分子表达缺陷、缺乏第二信号等，使肿瘤细胞不被免疫系统认识；②肿瘤细胞干扰机体免疫反应：肿瘤细胞能够分泌抑制免疫反应的分子如前列腺素 E2、白细胞介素 - 10、转化生长因子等抑制抗肿瘤免疫应答；肿瘤细胞通过表达 Fas 配体与肿瘤浸润 CTL 细胞的 Fas 结合引起 CTL 细胞凋亡；④机体免疫功能低下。

（二）激素

一些肿瘤如乳腺癌、子宫内膜癌、卵巢癌、睾丸肿瘤、前列腺癌和甲状腺癌，肿瘤细胞的生长与激素水平关系密切，称为激素依赖性肿瘤。一般而言，激素可以通过以下机制促进肿瘤细胞增殖：①促进癌基因表达；②促进表皮生长因子（EGF）和胰岛素样生长因子（IGF - Ⅱ）的表达而促进细胞增殖。不同的激素作用的靶器官有所差异，雌激素分泌过多可促使子宫内膜癌和乳腺癌的发生和发展，雄激素分泌过多与前列腺癌有一定关系。临床上可根据肿瘤细胞激素受体表达情况选择激素受体拮抗剂进行抗肿瘤内分泌治疗。

（李晓江）

第六节　肿瘤诊断的基本原则

肿瘤的诊断一般遵循以下基本原则：①重视肿瘤筛查：通过健康查体和对高危人群的筛查可以发现无症状的亚临床肿瘤病灶；②重视肿瘤的早期信号：对患者表现出来的症状要提高警惕，首先宜排除肿瘤再考虑良性疾病，减少对肿瘤的漏诊；③全面准确把握病情：对肿瘤的临床诊断要求定性、定位和定量。

一、肿瘤的筛查

无症状人群肿瘤的筛查包括健康查体和高危人群筛查两方面内容。随着我国经济的发展和人口老龄化，健康查体日益受到重视，在部分地区已经成为定期进行的常规工作。健康查体能对多器官、脏器进行检查，较为全面。由于肿瘤是威胁人类生命的主要疾病，肿瘤相关的检查已经成为健康查体的主要内容之一，对提高肿瘤检出率十分有益。

高危人群的筛查是针对特定的、肿瘤发生率较高人群进行的定期筛查，这种方式的筛查肿瘤检出率较高。首先需要根据流行病学资料确定肿瘤的高危人群。在美国和欧洲国家，乳腺癌、大肠癌、前列腺癌等肿瘤的高危因素及筛查流程已经写进肿瘤临床指南之中。我国医务人员针对我国常见肿瘤的高危因素也开展了长期保人的研究，确定了肝癌、胃癌、食管癌和肺癌等肿瘤发生的高危因素。

（一）乳腺癌高危因素

女性 35 岁以上，月经初潮 < 12 岁或绝经 > 55 岁，或月经不规则者；没有生育或 > 30 岁生育者；乳腺良性增生性病变者如乳腺导管内乳头状瘤；接受过放疗者；有乳腺癌家族史者；有 BRCA1、BRCA2、p^{53} 或 PTEN 基因突变者；接受雌激素或孕激素替代治疗者。

（二）大肠癌高危因素

大肠腺瘤患者；家族性腺瘤样息肉病（FAP）家族成员；遗传性非腺瘤病性结直肠癌（HNPCC）家族成员；有慢性炎症性肠病史和相应肠道症状；有 APC、hMSH2 或 MLH1 基因变异者。

（三）肝癌高危因素

肝炎病毒携带者；有肝炎肿硬化病史；肝癌高发地区的人群；有长期酗酒史。

（四）肺癌高危因素

有长期吸烟史者；有长期吸入有害物质经历；肺部良性疾病反复发作。

（五）其他肿瘤高危因素

男性 >50 岁，血清 PSA 升高，宜警惕前列腺癌的发生；长期饮用污染的水、食用熏烤食物者警惕食管癌和胃癌发生；慢性溃疡者警惕皮肤恶性肿瘤的发生等。

二、肿瘤的早期发现

肿瘤生长到一定程度就会引起人体不适，出现相应的症状。虽然患者表现出来的症状常不具有肿瘤特异性，但应引起接诊医师的高度重视，以期尽早发现肿瘤。经过临床长期观察，以下表现可以被视为常见肿瘤的早期信号，需要引起高度警惕，做进一步检查，小心甄别。

贫血、发热、淋巴结肿大：警惕消化系统肿瘤、淋巴瘤、恶性血液病。

吞咽不畅、上腹饱胀：警惕食管癌、胃癌。

肝区疼痛、消化不良：警惕肝胆系统肿瘤。

咳嗽血痰、胸闷胸痛：警惕肺癌。

鼻涕带血、鼻塞耳鸣：警惕鼻咽癌。

乳房肿块、乳头溢液：警惕乳腺癌。

无病血尿、间歇出现：警惕泌尿系统肿瘤。

白带增多、阴道流血：警惕宫颈癌。

大便变形、尿液带血：警惕大肠癌。

慢性溃疡、久治不愈：警惕恶变。

三、肿瘤的临床诊断

肿瘤的诊断要以临床表现和体格检查为线索，结合实验室、影像学和病理学检查，做到定性诊断：明确肿瘤的良恶性、组织学分类、分化程度及肿瘤细胞其他生物学行为特点；定位诊断：明确肿瘤的原发部位；定量诊断：明确肿瘤的侵犯和转移程度。

（一）临床表现

肿瘤引起的症状可以分类为：①肿瘤引起的局部症状。根据肿瘤发生的部位不同，表现为消化道狭窄引起进食或排便不畅、呼吸道狭窄引起肺不张或继发感染症状、肿瘤压迫周围血管引起静脉怒张及局部肿胀、压迫神经引起疼痛、肿瘤局部糜烂引起溃疡及病理性分泌物、破坏靶器官引起器官功能障碍等。浅表肿瘤可以以肿块为主诉；②全身症状。贫血、乏力、消瘦、发热、多发性疼痛是恶性肿瘤常见的全身症状；③肿瘤伴随综合征。表现较为复杂，可以为皮肤色素沉着、红斑、关节疾病、肌炎、神经炎、静脉炎以及高血糖症、血清离子异常等内分泌与代谢紊乱。当患者出现上述症状时宜进行必要检查排除恶性肿瘤的可能，免致漏诊。

（二）体格检查

体格检查的重点在于发现浅表或深处肿块。如果发现肿块则需要描述：部位、大小、形状、质地、边界、活动度，以及是否伴随红、肿、热、痛等症状。

（三）实验室检查

实验室检查包括：①肿瘤相关血清标志物的检查，不仅有益于肿瘤的诊断，在肿瘤治疗效果评价、预测肿瘤复发等方面也有意义；②患者排泄物检查，如痰液和尿液查肿瘤细胞、类隐血检查对肿瘤的诊断有重要价值；③器官功能测定，对肿瘤治疗模式的选择有帮助。

（四）影像学检查

影像学检查是判断肿瘤原发部位和转移范围的主要手段。根据患者的临床表现和体格检查结果，可以选择适宜的影像学检查方法。包括：①内窥镜影像，如胃镜、肠镜、支气管镜、膀胱镜等。内镜检查不仅能够发现病灶，还可以钳取可疑组织送病理检查；②常规影像检查，如 X 摄片、计算机 X 线断层扫描（CT）影像、磁共振（MRI）影像、超声影像等；③功能影像检查，如核医学的 ECT、PET – CT 扫描等。

（五）病理学检查

病理学检查是肿瘤获得明确诊断的最终依据。主要检查方法有：①脱落细胞学检查对于肺癌、宫颈癌、膀胱癌、恶性浆膜腔积液的诊断有决定意义；②活检诊断：对于影像学发现的病灶，通过活检获得组织，明确肿瘤的性质。如果是恶性肿瘤，需进一步明确其组织来源、分化程度。现代医学追求在肿瘤治疗决策之前获得肿瘤的病理学诊断，以期尽可能减少因诊断的失误导致治疗上的错误，增加患者痛苦；③术中快速冷冻病理学检查：内脏肿瘤术前难于获得病理诊断者，在手术时需进行术中快速冷冻病理学检查，确定肿瘤性质，指导手术方式的选择。

四、肿瘤病情评估

恶性肿瘤诊断成立之后，必须经过全面地检查的评估，根据国际抗癌联盟（UICC）的标准进行临床分期，才能够科学地、个体化地指导治疗。国际统一的临床分期为 TNM 分期（表 2 – 4）。

表 2 – 4　TNM 与分期的对应关系表

	T_0	T_1	T_2	T_3	T_4	M_1
N_0	0	I	IIA	IIIA	IIIB	IV
N_1	IIA	IIA	IIB	IIIA	IIIB	IV
N_2	IIIA	IIIA	IIIA	IIIA	IIIB	IV
N_3	IIIB	IIIB	IIIB	IIIB	IIIB	IV
M_1	IV	IV	IV	IV	IV	

T 表示原发肿瘤的范围，用 $T_1 \sim T_4$ 表示浸润范围的递增，T_0 表示未发现原发灶，Tis 表示原发癌，T_x 为原发病灶无法评估。

N 表示区域淋巴结情况，用 $N_1 \sim N_3$ 表示转移程度的递增，N_0 表示无区域淋巴结转移，N_x 为区域淋巴结转移情况无法评估。

M 表示远位转移情况，M_0 表示无远位转移，M_1 表示有远位转移，M_x 为无法评估远处转移的情况。

如分期需要参考组织学分级时，用 G 表示。G_1 为高分化，G_2 为中分化，G_3 为低分化，G_4 为未分化。

临床 TNM 分期需要通过体格检查和影像学检查才能完成。随着影像学技术的进步，尤其是 PET – CT 的日益广泛应用，TNM 分期的精确性明显提高，对肿瘤治疗决策的指导作用越来越大。需要指出的是，不同的肿瘤由于生物学行为有各自特点，检查方法也有所不同。

（李晓江）

第七节　肿瘤病理学与肿瘤诊断

临床病理学诊断通常包括组织病理学和细胞病理学。组织病理学诊断（histopathology diagnosis）通常称为肿瘤诊断的"金标准"。缺乏组织病理或细胞病理学诊断（cytopathology diagnosis），无论临床如何怀疑为肿瘤，都不能确诊。肿瘤的病理诊断，直接影响着治疗决策和患者的预后。

一、肿瘤的组织病理学诊断

（一）标本采集

10% 标本可以通过针切穿刺活检、切开活检和切除活检等方式获得。标本获得后应立即浸入 10% 中性福尔马林中。外科医师应对标本做适当标记，以提供病变解剖方向、切缘等信息，并记录于病理申请单上。

（二）大体观察

病理医师应了解病史、实验室及影像学检查结果，以便确定如何取材，是否需要做特殊研究。病理医师需对标本（形状、大小、重量、色泽、质地、表面及切面形态、病变距切缘最近的距离与周围组织的关系等）进行细致的解剖、取材、记录和摄影。达到的目标有：首先，要确定是否为有代表性的组织，判断标本是否适合进一步的研究；其次，切缘要用擦洗不掉的墨水做标记，以便在以后组织学分析时保持标本的方向；最后，打开标本用刀切成断面，记录肿瘤的质地、色泽及生长范围。将肉眼特点与已知的临床情况相结合，做出初步的诊断，为确定这一诊断而选取适当的标本。如腹膜的软组织肿瘤肉眼上可呈现平滑肌肉瘤的外观，但要确定它应取组织放置于特殊的固定液，日后进行电镜检查。有时仅凭肉眼便足以提示最终的诊断。

（三）组织切片

1. 常规石蜡切片　石蜡切片（paraffin – embedded tisssue section）又称常规切片，是病理学中最常用的制片方法。基本过程包括将肉眼确定为病变的组织取材、中性福尔马林溶液

· 33 ·

固定、石蜡包埋制成切片，再经不同的方法染色后用光学显微镜观察。目前最常用的染色方法是苏木精 - 伊红（hematoxylin and eosin，HE）染色。HE 染色可基本上观察到各种组织和细胞的一般形态、组织结构特点和病变的发生、发展及修复的全过程。通过对 HE 染色的组织切片进行综合分析可做出肿瘤的病理学诊断。全部制片过程一般 1 天左右，3 天内可完成病理诊断。石蜡切片的优点为取材广泛，制片质量稳定，阅片清晰，适用于切取、切除等各种标本的组织学检查。在 HE 染色基础上，对于区分或确定病变组织或细胞中出现的异常物质、病原体及需要鉴别的病变的组织成分，可以进一步选择特殊染色的方法。

2. 冷冻切片　冷冻切片（frozen section）是术中快速诊断最常用的一种方法，在恒冷切片机上完成切片。制片质量稳定良好，与石蜡切片相似，并可用于组织化学和免疫组织化学的制片。单个组织块可在 15 ~ 30 分钟发出报告，诊断准确率 >98%。

3. 印片和刮片　在没有条件进行冷冻切片时，可根据大体检查取可疑组织做印片或刮片（imprint and smear）。此法一般属应急措施，其确诊率要低于冷冻组织学诊断，诊断医师需具备足够的经验。

（四）病理报告

一项完整的组织学诊断应包括：标本性质、大体标述、组织学类型、病理分级、浸润深度、脉管神经是否受累、淋巴结转移情况、标本切线是否有肿瘤细胞浸润等。此外，还需提供与肿瘤生物学行为相关（治疗靶点、预后指标）的免疫组织化学检查结果。

二、肿瘤的细胞病理学诊断

（一）标本采集

1. 脱落细胞　对体表、体腔或与体表相通的管腔内的肿瘤、留取其自然脱落或分泌排出物，或用特殊器具吸取、刮取、刷取表面细胞进行涂片检查，如痰液、尿液、乳头分泌物，宫颈刮片、食管拉网涂片、各种内窥镜下刷片，抽取胸水、腹水、心包液涂片等。此法诊断阳性率较高，如宫颈癌、食管癌可高达 90% 以上，也适用于宫颈癌和食管癌的普查。

2. 穿刺细胞　细针穿刺吸取（fine neddle aspiration，FNA）细胞学检查技术指采用外径≤0.7mm 的细针刺入实体瘤内吸取细胞进行的涂片检查，阳性检出率高达 80% ~ 90%。FNA 的适应证很宽，凡是手可触及或影像介导下穿刺针可安全到达的肿块均可穿刺。由于穿刺采用的是细针，而肿瘤数量 >106 才能形成种植转移，曾经担心的穿刺引起肿瘤沿针道播散的现象罕有发生。目前仅在怀疑下列疾病时将 FNA 列为禁忌：颈部副神经节瘤—化学感受体瘤，嗜铬细胞瘤、肝包虫病、血管性疾病及有出血倾向的患者。

浅表肿块穿刺方法：皮肤常规消毒，包块用一手手指固定，另一手持配细针头的 10ml 注射器刺入肿块，拉出针芯维持负压吸取，在不改变针道方向的情况下来回移动针头若干次，最后释放负压，退出针头，棉球压迫止血。在吸取中若需改变针道方向，需将针退出肿块至皮下调整角度再进针，避免针道拓宽增加风险。体表穿刺适用于浅表淋巴结、涎腺、甲状腺、乳腺、皮肤及浅表软组织肿块的检查。深部肿块穿刺需要在 B 超、CT 定位下穿刺，适用于甲状腺、乳腺、肺、纵隔、肝、胰、肾、肾上腺、后腹膜等处的深部肿瘤。

（二）涂片制作

获取标本后应立即涂片。涂片操作宜轻巧，避免损伤细胞。涂片后应在干燥前立即置于

95%乙醇或乙醇乙醚（各50%）固定15分钟。常用染色法有苏木精－伊红（HE）、巴氏（Papanicoloau）法和瑞氏（Wright）法等。

（三）病理报告

1. 三级法

（1）阳性：找到肯定的癌细胞；

（2）可疑：为难以确诊的异型细胞，但不能肯定为高度异型细胞或癌细胞；

（3）阴性：为正常或炎症变性细胞。

2. 四级法

（1）阳性：找到肯定的癌细胞；

（2）癌疑：涂片内异型细胞的形态基本上符合癌细胞的标准，但由于数量过少或形态不十分典型，还难以完全排除重度间变细胞；

（3）间变：涂片中找到间变细胞；

（4）阴性：为正常或炎症变性细胞。

3. 五级法　又称 Papanicolaou 法，国内外广泛应用。Ⅰ级：无异型或不正常细胞；Ⅱ级：细胞学有异型，但无恶性证据；Ⅲ级：细胞学疑为恶性，但不能确定；Ⅳ级：细胞学高度怀疑为恶性；Ⅴ级：细胞学确定为恶性。

4. Betheda 分级　为美国国家癌症研究所 1988 年在 Bethesda 会议上制定的宫颈和阴道细胞病理学诊断报告方法，其中包括涂片满意程度的标准和诊断名称的定义。诊断名称包括良性细胞变化（感染及反应性）、不典型鳞状/腺细胞（轻、重度病变）以及浸润癌。

需要说明的是，肿瘤的细胞学诊断阴性结果不能否定肿瘤的存在，对临床高度怀疑为肿瘤而细胞学检查为阴性者应复查或行进一步检查。

三、肿瘤病理诊断的特殊检查技术

（一）免疫组织化学技术

免疫组织化学（immunohisto chemistry）是利用抗原抗体的特异性结合反应来检测和定位组织或细胞中的某种化学物质的一门技术。免疫组织化学除了具有特异性强和灵敏度高的特点外，最大优点是将形态与功能代谢相结合，一方面保持了传统形态学对组织和细胞观察客观细致的优点；另一方面克服了传统免疫学反应只能定性和定量，而不能定位的缺点。免疫组化与光镜、电镜已成为在病理学诊断中不可缺少的三大基本技术。

1. 淋巴瘤的分型和鉴别诊断　免疫组化在当前恶性淋巴瘤的分类和淋巴瘤与淋巴结反应性病变的鉴别诊断中起着重要的作用。B 细胞淋巴瘤常表达 B 细胞标记，如 CD20、CD79a；而 T 细胞淋巴瘤表达 T 细胞标记，如 CD3 和 CD45RO。Bcl－2 可区分滤泡性淋巴瘤和淋巴结滤泡性反应性增生。B 细胞淋巴瘤由于其单克隆特性，常显示 κ 或 λ－种轻链阳性，据此可与反应性增生鉴别。

2. 肿瘤的组织起源　应用一组免疫组织化学抗体，可用以区分不同组织起源的肿瘤，如上皮性表达 EMA、CKpan，间叶性表达 VIM，肌源性表达 MyoDl、desmin 和 SMA，血管源性表达 CD34 和 CD31，神经内分泌源性表达 NSE、Syn 和 CgA 等。

3. 内分泌肿瘤的功能分类　检测内分泌腺肿瘤细胞内各种激素的类型，有助于了解其组织起源和进一步的功能分类。如甲状腺髓样癌常分泌降钙素，脑垂体肿瘤可根据分泌的激素分为促生长素腺瘤、催乳素腺瘤、促性腺激素腺瘤等。

4. 肿瘤细胞的增殖活性　恶性肿瘤的生物学行为很大程度上与肿瘤细胞的增殖活性有关。通过免疫组化检测肿瘤细胞中 Ki - 67、PCNA 等抗体的表达，可间接确定肿瘤细胞的增殖活性，从而为临床估计肿瘤的恶性程度和确定治疗方案提供重要的资料。

5. 指导临床治疗　如检测乳腺疡患者 ER 和 PR，ER 阳性者可采用三苯氧胺治疗，c - erbB - 2 阳性者可用 Herceptin 治疗，胃肠道间质瘤 CD117 阳性者可采用格列卫治疗。

6. 确定病原体与肿瘤的关系　应用免疫组化方法可以在组织切片上证明人乳头状瘤病毒（HPV）在尖锐湿疣和宫颈癌中的存在；乙肝病毒（HBV）在肝细胞肝癌中的存在，EB 病毒在鼻咽癌和伯基特淋巴瘤中的存在等，为肿瘤的病毒病因学研究提供了有力的手段。

7. 判断肿瘤预后　如目前开展的癌基因的免疫组化检测、肿瘤细胞抗药性的检测等。

（二）电子显微镜技术

电子显微镜（electron microscopy），简称电镜，分辨率高，能观察细胞的超微结构，尤其是细胞质内细胞器和分泌颗粒，还能观察细胞膜表面特殊结构和细胞间的相邻关系，能为肿瘤的诊断和鉴别诊断提供极有价值的信息。对于常规石蜡切片光学显微镜甚至免疫组化检查后仍难确诊的病例，电子显微镜技术对提供最后诊断具有重要使用价值。不同组织起源的肿瘤具有各自的超微结构特征，因此可根据电镜观察超微结构以资鉴别肿瘤的组织学类型。

（三）原位杂交技术

原位杂交技术（in situ hybridization，ISH）是以标记的特定的已知序列核酸为探针与细胞或组织切片中核酸进行杂交，以检测组织细胞中有无此种相应序列的存在。其优点为特异性强、应用范围广。同时原位杂交不需要从组织中提取核酸，可完整地保持组织和细胞的形态，因此能更准确地反映出组织细胞的相互关系及功能状态。此外，新鲜组织和石蜡组织、穿刺涂片或细胞涂片均可检测。

（四）流式细胞技术

流式细胞技术（flow cytomertry，FCM）是利用流式细胞仪进行的一种单细胞定量分析和分选技术。FCM 主要用于细胞核 DNA 含量的测定。根据细胞周期中各种细胞 DNA 含量不同，把 DNA 直方图分解为 G_0/G_1 期、S 期和 $G_2 + M$ 期，并以 DNA 指数表示倍体。如出现 DNA 异倍体则表示有异常 DNA 下系存在，而大量研究结果表明恶性肿瘤细胞 DNA 大多表现为异倍体，而良性肿瘤细胞多为二倍体。此外，FCM 中 S 时相细胞在细胞周期中百分比可反映细胞增殖活力，而恶性肿瘤细胞大多增殖活力强，因此测定肿瘤细胞的 DNA 倍体和增殖活力不仅可以作为诊断恶性肿瘤的参考指标之一，而且可以反映肿瘤的恶性程度和生物学行为，对肿瘤治疗和预后判定提供依据。FCM 在淋巴样及其他造血系统恶性肿瘤诊断中已较完备地建立细胞表面抗原分析的方法。利用一组针对表面抗原的单克隆抗体进行多参数评估利于作不同亚型的淋巴瘤、白血病的分类，并在许多医学中心成为诊断的常规方法。

（五）生物芯片技术

生物芯片技术（biochtp tecbnlque）是近年来才发展起来的生物医学高技术系列，是将以往需要进行成千上万次实验的材料，大规模地集成在微小的芯片上，一次实验即可完成以往若干次的实验。具有快速、大规模、高通量、同步性好和节省经费等优点。生物芯片技术包括基因芯片（gene chips）又称 DNA 阵列（DNA array）、蛋白质芯片（protein chips）又称蛋白质微阵列（protein microarray）和组织芯片（tissue chips）又称组织微阵列（tissue microarray）技术。

基因芯片可用于基因功能的研究，遗传病、代谢病和某些肿瘤的诊断或病原微生物的检测等，是研究细胞分化过程中最理想的工具．在临床上可用于抗生素和抗肿瘤药物的筛选和疾病的诊断等方面。对新鲜组织或培养细胞样本的研究相对容易，但对实体瘤的研究受到限制。蛋白质芯片适合于蛋白表达的大规模、多种类筛查，并能用于受体－配体、多种感染因素的筛选和肿瘤的诊断。组织芯片在科研工作中可单独或与基因芯片配套用于基因及其人蛋白表达产物的分析和基因功能的研究，也可用于基因探针的筛选和抗体等生物制剂的鉴定，还可作为组织学和病理学实习材料、外科病理缩微图谱等。

（六）显微切割技术

显微切割术（Microdissection）是 20 世纪 90 年代初发展起来的一门新技术，它能够从组织切片或细胞涂片上的任一区域内切割下几百个、几十个同类细胞，甚至单个细胞，再进行有关的分子生物学方面的研究，如 PCR、PCR－SSCP 及比较基因组杂交等。

用于显微切割的组织切片可以是冷冻切片、石蜡包埋的组织切片或细胞涂片。显微切割的方法有手工操作和激光捕获显微切割（laser capture microdissecton，LCM）技术。显微切割术的特点是可从构成复杂的组织中获得某一特定的同类细胞或单个细胞，尤其适用于肿瘤的分子生物学研究，如肿瘤的克隆性分析、肿瘤发生和演进过程中各阶段细胞基因改变的比较研究和肿瘤细胞内某些酶活性的定量检测等。

四、临床与病理的联系

正确和及时的病理诊断需要临床和病理工作者良好的合作。临床医师应当主动与病理医师联系，提供临床表现和各种检查结果；病理医师不仅应当熟悉各种类型肿瘤的组织形态特点和诊断指标，还应熟悉肿瘤的临床表现和影像学改变。在疑难病例的诊断中，病理医师的亲自检查和询问，常常是解决诊断难题的关键：在病理诊断时，病理医师应常存同临床医师商讨有关的发现，进一步了解病灶，只有全面掌握了必要的临床资料，具备了较丰富的临床经验，病理医师所做的诊断报告才能完整、准确。

完整、准确的病理诊断固然依赖于病理医师对疾病的临床及病理形态的了解及正确判断，也取决于临床医师对病理诊断的全面了解及积极参与。对于临床医师来说，要想获得一个快速、可信的病理诊断，首先，应认真填写好病理申请单。患者姓名、性别、年龄及部位对于诊断皆有重要意义，因为形态相似的肿瘤，发生于不同的年龄，不同的部位病理医师可能会有不同的诊断考虑。其次，临床医师在计划实施获得病理标本前应该熟悉各种病理技术的能力及局限性。再次，所取的病理标本应具有代表性。最后，还要求临床医师将病理标本及时送检。

此外，临床医师掌握一些必要的病理诊断知识对于正确理解病理诊断是至关重要的。例如，很多肿瘤都有一些介于良、恶性之间的交界性病变，如卵巢潜在恶性的乳头状囊肠瘤，它不是完全良性的肿瘤，但与一般的囊腺癌生物学行为也不同，因此治疗方法也应有所不同。若将潜在恶性的肿瘤或低度恶性的肿瘤与典型的或高度恶性的肿瘤做同样的公理，将会由于过度治疗给患者带来一些不良后果。

（张晓娜）

第八节　肿瘤诊断的影像技术

在现代临床肿瘤诊疗过程中，影像学检查已经成为必不可少的组成部分，主要用途有以下4个方面：筛查与明确诊断、病情评价与分期、影像学引导下的微创诊疗、疗效评价与随访。临床常用的肿瘤影像学检查技术，包括：X线成像、CT成像、磁共振成像、超声成像和核医学成像。

一、X线技术

（一）透视

透视的优点在于能够观察器官的动态变化，费用低，常用于体检筛查；但难以清晰显示细小病变，不易随访对比，射线辐射量较X线摄影大。

（二）摄影

尽管在对比度与清晰度上不如CT成像，普通X线摄影因费用较低、操作简易等待点，仍是临床最常用的影像学检查之一。胸部平片是发现肺部病变最常用、最基本的方法，可以观察胸部各结构和全貌。椎体和骨筋摄片有助于发现局部病灶。腹部立位片若出现多发性气液平面则可以判断肠梗阻，若有腹下积气则有助于消化道穿孔等病变的诊断。

（三）造影

消化道X线造影通常采用钡剂或碘剂作为对比剂。硫酸钡剂最为常用，但是在消化道穿孔或高度怀疑穿孔时忌用，代之以40%碘油或60%泛影葡胺，以免引起腹膜炎和肠粘连。怀疑消化道完全梗阻时也不宜用钡剂造影。上消化道造影通常于检查前12小时禁食，可以显示食管、胃及十二指肠病变。钡灌肠者检查前需要行肠道准备。尿路造影则是经静脉注入碘对比剂，待对比剂经肾代谢排入尿路内摄影而成，主要用于判断泌尿系统功能及尿路梗阻程度。

（四）数字减影血管造影（digital subtraction anaiography，DSA）

在血管造影过程中，利用计算机图像处理技术消除成像中骨骼与软组织影，从而使血管清晰显示。为有创性检查手段，常用于显示肿瘤血供、诊断肿瘤相关性血管疾病及介入治疗等。

将造影导管经股动脉置入腹主动脉，选择性进入肝固有动脉后注入造影剂，可以显示血管密集、排列紊乱的肿瘤供血区域，因造影剂浓聚成为特有的肿瘤染色表现。

二、CT技术

CT是X线计算机体层摄影术（x-ray computed tomography）的简称。CT检查获得为是数字化的图像，类似但并非真正的解剖断面图像，而是人体中具有一定厚度层面的图像重建。某一组织器官或病变在图像上的描述有形态大小和密度高低两个方面。CT密度采用CT值为尺度，单位是HU（Hunsfield Unit）。设定水的CT值为OHU，人体中密度最高的骨皮质CT值为+1000HU，密度最低的气体CT值为-1000HU。通常软组织的CT值介于：0～50HU，脂肪组织在-90～-70HU。CT值的测定有助于病变区域组织构成的辨别。不同部位的 CT 成像应采用相应的窗宽、窗位进行观察，以获取更多的成像细节。

CT 的检查方式包括：

平扫：用于骨骼系统、尿路及胆道结石的检查，有时用于肿瘤治疗后的疗效评价。

增强扫描：即从静脉注入造影剂后进行扫描，能更好地显示血管、实质性脏器及肿瘤病吐的血供特点，为肿瘤 CT 检查的主要方式。

其他方式：包括图像重建技术、血管成像技术、仿真内镜技术等。

三、磁共振

磁共振成像（magnetic resonance imaging，MRI）的原理是利用原子核在磁场内共振立生信号，经处理形成的数字化图像。当原子核受到外加磁场射频脉冲激发，原子核在特定的条件下将产生共振现象，激发停止后，原子核相位和能级恢复到原来状态的时间，称为弛豫时间，长短不同的弛豫时间产生高低不同的 MRI 信号。弛豫时间分为两种：T_1 和 T_2。体内不同组织在周围环境中有特定的 T_1、T_2 值（表 2 - 5）。

表 2 - 5　人体正常组织在 T_1WI 与 T_2WI 上的成像信号差异

加权像	脑白质	脑灰质	脑脊液	脂肪	骨皮质	骨髓质	脑膜
T_1WI	白灰	灰	黑	白	黑	白	黑
T_2WI	灰	白灰	白	白灰	黑	灰	黑

磁共振成像序列较多，对各部位肿瘤显示主要涉及 T_1WI、T_2WI、DYN/C +（同层动态增强）、FLAIR（压水）、STIR（压脂）、MRA（表 2 - 6）。其中前 3 种加权成像方法最为基本。判断序列方法很多，最直接的办法是找相应图片的序列名。如果没有标示序列名则可通过组织信号特点来判断，要熟记几种常见组织如水和脂肪的信号特点，有助于判断序列。

表 2 - 6　MRI 特殊序列临床应用

序列	含义	临床应用
DYN/C	同层动态增强	恶性肿瘤血供特点分析，尤其是肝癌动脉供血特点显示具有明确的鉴别诊断价值
FLAIR	压水成像	鉴别游离水及细胞内结合水，提高肿瘤诊断敏感性
STIR	压脂成像	抑制高信号脂肪背景，提高肿瘤诊断敏感性，对于观察肿瘤向周围侵犯程度方面具有极大的诊断价值
MRA	磁共振血管成像	不需造影剂即可使血管成像
PWI	MRI 灌注成像	对各部位良恶性肿瘤首次通过血供特点分析，可以作为鉴别诊断依据

四、超声及腔内超声检查

超声检查具有费用低廉、方便快捷、无创的优点。B 超检查能明确肿瘤的位置、数目和大小，并能通过观察肿瘤内部回声来初步判定肿瘤的性质，分辨肿块是实性还是囊性。彩色多普勒超声在二维超声图像的基础上，采用彩色多普勒血流显像图和彩色多普勒能量图技术，通过观察肿瘤内部及周边彩色血流信号多少或有无，进一步判断肿瘤的血供及与大血管关系。超声检查常用于体检筛查，也可以在超声引导下行细针穿刺活检、微创治疗。近年来，随着胸腹腔镜、胃镜、纤支镜等内镜检查技术的发展，腔镜超声成为重要的诊断手段，对精确分期诊断及引导内镜下穿刺活检与治疗很有价值。

五、ECT 及 PET - CT 检查

发射型计算机断层（emission computed tomography，ECT）是核医学显像技术的重要组成部分，又称单光子发射型计算机断层（single photon emission computed tomography，SPECT），属于功能成像，可以反映肿瘤细胞的某些代谢特点，因而与通过组织的密度或信号获得解剖学信息进行诊断的 CT、MRI 等影像技术比较，SPECT 具有独特的优势，但空间分辨率较低。PET - CT 是将正电子发射断层扫描（positron emission tomography，PET）和电子计算机断层扫描（computed tomography，CT）两种影像技术有机地结合在一起的一种新型影像设备，既能进行功能成像，又有较好的对比度与分辨率，因而更有助于恶性肿瘤的精确诊断，已经广泛应用于恶性肿瘤的定位、定性诊断、疗效评价、判断预后等各个方面。

（李晓江）

第九节　肿瘤血清标志物

一、肿瘤标志物的概念

肿瘤标志物（tumor marker）是在肿瘤发生、发展过程中，肿瘤细胞合成、释放或是宿主对肿瘤反应性释放的，反映肿瘤存在和生长的一类物质。肿瘤患者血液或体液中肿瘤标志物的检测，对肿瘤的辅助诊断、鉴别诊断、疗效观察、病情监测以及预后的评价具有一定的价值。

理想的肿瘤标志物应具有以下特性：

（1）灵敏度高，使肿瘤能早期发现，早期诊断；

（2）特异性好，能对良、恶性肿瘤进行鉴别；

（3）能对肿瘤进行定位，即具有器官特异性；

（4）与病情严重程度、肿瘤大小或分期有关，即肿瘤越大或越晚期，肿瘤标志物浓度越高；

（5）监测肿瘤治疗效果，即肿瘤标志物浓度增高或降低与治疗效果密切相关；

（6）监测肿瘤的复发，肿瘤治疗后浓度降低，肿瘤复发时明显升高；

（7）预测肿瘤的预后，即肿瘤标志物浓度越高，预后越差，反之亦然。

近 10 年来，伴随着免疫学相关技术的迅速发展，肿瘤标志物得到广泛应用。在这里重点介绍常用的肿瘤血清标志物。

二、常见的几类肿瘤血清标志物

肿瘤标志物根据其性质可分为蛋白质类、糖类、酶类、激素类、病毒类等。

（一）蛋白质类

1. 胚胎蛋白（alpha - fetoprotain，AFP）　AFP 是胚胎发育早期由 590 个氨基酸组成，分子质量为 69kDa 的糖蛋白。这种蛋白在胎儿发育到 6 周时开始出现，新生儿 AFP 在 1 周

后消失。成人血清中的 AFP 含量极微，患恶性肿瘤的成人、妊娠 2~3 个月或患有肝硬化、肝坏死患者的血清中 AFP 水平可升高。AFP 是原发性肝细胞肝癌的最灵敏、最特异的肿瘤标志物，可用于原发性肝癌的诊断和鉴别诊断。目前多认为 AFP > 300ng/ml 且持续 4~8 周者不排除肝癌，低浓度（50~200ng/ml）持续 > 2 个月阳性的患者，应视为肝癌高危者。结合临床，如 AFP > 400ng/ml 即可确诊为原发性肝癌。睾丸、卵巢、腹膜后恶性畸胎瘤、消化道肿瘤如胃癌伴肝转移，AFP 亦有升高。AFP 还可用于鉴别绒毛膜癌与妊娠。值得注意的是，统计表明，AFP 对原发性肝癌的敏感性也只有 70% ~75%，因此，对于 AFP 阴性、临床怀疑为原发性肝癌的患者，应结合其他检查或用多指标联合检测以避免漏诊。

2. 癌胚抗原（carcino embryonic antigen，CEA）　　CEA 是一组主要存在于结、直肠癌组织和胚胎黏膜细胞上的酸性糖蛋白，分子质量 180~200kDa，易被癌细胞分泌或脱落至血液或其他体液中。CEA 从发现至今已有 30 余年历史，目前较为公认的认识有：①CEA 是一种广泛使用的肿瘤相关抗原，是各脏器恶性肿瘤的广谱肿瘤标志物；②CEA 不是结肠癌及胃肠道肿瘤的特异性抗原，不适用于这方面的肿瘤筛查，但可作为肿瘤患者手术前后的监测指标；③CEA 虽无助于肿瘤的早期发现，但对鉴别良、恶性肿瘤有价值，可有助于肿瘤术后观察、判断根治性手术的成败及肿瘤复发的早期发现等；胆汁中 CEA 浓度可用于结、直肠癌肝转移的预测。

3. 前列腺特异性抗原（prostate specificantigen，PSA）　　正常人血清中 PSA 含量很低，升高仅见于前列腺癌、前列腺良性增生及相邻泌尿生殖系统炎症，对前列腺癌的检出率大大高于直肠指检。应注意的是 PSA 不能作为良、恶性前列腺病变的诊断标记；少数前列腺癌 PSA 阴性，可与前列腺酸性磷酸酶（PAP）同时检测，提高诊断准确率。

4. 细胞角蛋白 19 片段（CYFRA21-1）　　CYFRA21-1 在非小细胞肺癌患者血清中明显升高，阳性率可达 60% ~75%，对小细胞肺癌的检出率为 21%，特异性高于 CEA 和 SCC。该项目也可用来筛查膀胱癌、鉴别乳腺癌和乳腺良性疾病。

5. β_2-微球蛋白（β_2-microglobulin，β_2-M）　　β_2-M 是一种组织相关性抗原的轻链，在急性、慢性单核细胞性白血病和慢性淋巴细胞性白血病明显升高，在多发性骨髓瘤、脑瘤、霍奇金淋巴瘤和其他多种肿瘤中也有一定程度的升高。血清 β_2-M 还有助于鉴别良、恶性口腔肿瘤。

（二）糖类抗原

1. CA199　　CA199（carbohydrate antigen 199）是由结肠癌细胞株免疫小鼠所获得单克隆抗体识别的抗原。血清中 CA199 的升高可见于多种肿瘤，但升高幅度和几率最大的是胰腺癌。胰腺癌手术后 CA199 迅速降低，若重新上升往往是肿瘤复发的先兆。此外，CA199 对胆管癌、结肠癌、胃癌等也有较高的灵敏度，特别是对 AFP 阴性的好癌患者，CA199 有相当的阳性检出率。

2. CA50　　表达无器官特异性，许多肿瘤患者的血清水平均可升高，特别是胃肠道肿瘤患者。与 CA199 不同，非胃肠道肿瘤也可出现 CA50 水平升高。临床上，CA50 的诊断应用价值不大，但对于胰腺癌患者的随访有一定作用。肝胆系统良性病变，特别是黄疸患者可有血清 CA50 水平的升高。

3. CA125　　是卵巢癌最敏感的指标，对卵巢上皮腺癌有重要的诊断价值。血清 CA125 水平升高检测出的肿瘤复发比临床发现早 1~14 个月。尤其是卵巢癌发生远处转移时血清

CA125 更明显升高。肺癌、乳腺癌、其他妇科肿瘤及一些炎症患者中血清 CA125 水平也可升高。用于乳腺癌的预后判断和疗效观察。

5. CA724 和 CA242　CA724 也是肿瘤相关糖蛋白抗原，称为 TAG - 72；CA724 在胃肠、结肠、乳腺、卵巢肿瘤中均有增高。CA242 是从人结直肠癌细胞系 CoLo205 单克隆抗体发现的，也是一种唾液酸化的鞘糖脂抗原，它是胰腺癌和结直肠癌的肿瘤标志。

（三）酶类

1. 神经元特异性烯醇化酶（neuron - speafic enolase，NSE）　是神经元和神经内分泌细胞持有的酶，在小细胞肺癌和神经母细胞瘤中有异常过量的表达。对于小细胞肺癌诊断灵敏度达 80%，特异性达 80% ~ 90%；诊断神经母细胞瘤灵敏度达 90%。同时也可作为精原细胞瘤的肿瘤标志物。

2. 前列腺酸性磷酸酶（prostate acid phosphatase，PAP）　为酸性磷酸酶的一种同工酶，是前列腺分泌的正常成分。血清 PAP 列高多见于原发性和转移性前列腺癌，也可见于部分膀胱癌和有些部位的类癌。因此最好与 PSA 同时应用以提高诊断准确率。

3. 岩藻糖苷酶（α - L - fucosidase，AFU）　AFU 是原发性肝癌的一种标志物，在原发性肝癌患者血清 AFU 活性明显升高，但与 AFP 之间无一定相关性。在 AFP 检测结果正常的原发性肝癌患者 AFU 阳性率为 90%，两者联合检测诊断率可达 93.4%。原发性肝癌患者血清 AFU 活性与肿瘤是否转移分化程度有关，肿瘤切除后 AFU 下降，复发时重新升高。

4. 碱性磷酸酶（alkaline phosphatase，ALP）及其同工酶　血清 ALP 总活力测定对肝及骨骼系统疾病的诊断具有一定价值。当恶性肿瘤累及骨或肝时 ALP 常明显升高达正常的 4 ~ 10 倍。>90% 的活动性精原细胞瘤患者胎盘型 ALP 升高，并随病情或治疗的好转而同步降低。

5. 乳酸脱氢酶（lactate dehydrogenase，LDH）及其同工酶　恶性肿瘤患者血清 LDH 活力常明显上升，恶性淋巴瘤患者 LDH 明显升高者往往提示预后较差。此外，恶性肿瘤累及中枢神经系统常可测出脑脊液 LDH 活力升高。转移至胸、腹膜者，胸水和腹水 LDH 的活力也有不同程度的升高。

6. M_2 型丙酮酸激酶（tumor M_2 pyruvate kinase，TU M_2 - PK）　丙酮酸激酶（PK）是糖酵解途径的一个关键酶有 4 种同工酶，分别为 L 型、R 型、M_1 型和 M_2 型。在正常细胞中，M_2 - PK 主要以三聚体形式存在，而在肿瘤细胞中，M_2 - PK 大量表达并转变为主要以二聚体形式存在，这有利于肿瘤细胞进行有氧酵解。几乎所有的不同组织来源的肿瘤均伴有 M_2 - PK 的过度表达。尽管不同组织来源的肿瘤或同种肿瘤的不同阶段，其血清中 M_2 - PK 的平均水平有一定差别，但作为一个广谱的肿瘤标志物，M_2 - PK 是有一定应用价值的。

7. 基质金属蛋白酶 2（matrix metalloproteinase2，MMP_2）　基质金属蛋白酶中的 MMP_2 和 MMP_2 是降解Ⅳ型胶原最主要的酶，在肿瘤的血管生成、肿瘤细胞的侵袭和转移灶的形成过程中起重要作用。血清 MMP_2 和 MMP_9 水平在多种肿瘤均有增高并与预后有关。

（四）激素类

1. 绒毛膜促性腺激素（human chorionic gonadotrophin，HCG）　HCG 是由胎盘滋养层细胞所分泌的糖蛋白类激素，是睾丸肿瘤和胎盘肿瘤即绒毛膜上癌或葡萄胎最基本的标志物。在乳腺癌、卵巢癌、子宫颈癌、子宫内膜癌、肝癌、肺癌、血病及淋巴瘤患者常有 HCG

升高。

2. 降钙素（calcitoin，CT）　是由甲状腺滤泡旁 C 细胞合成和释放。甲状腺髓样癌患者的 CT 升高，由于其半衰期短，可作为观察临床疗效的标志物。肺癌、乳腺癌、胃肠道肿瘤及嗜铬细胞瘤患者可因高血钙或异位分泌而使血清 CT 增加。

3. 儿茶酚胺类　儿茶酚胺的代谢产物香草扁桃酸（VMA）可作为嗜铬细胞瘤的首选诊断标志物，且约有 70% 的神经母细胞瘤患者 VMA 增高。在神经母细胞瘤、儿童交感神经肿瘤时高香草酸（HVA）常作为诊断和随访的一种主要标志物。

（五）病毒类

1. 单纯疱疹 2 型病毒（HSV-2）　生殖道单纯疱疹病毒感染的女性比正常女性发生宫颈癌的危险度高 6 倍，宫颈癌患者血清中对 HSV-2 的各种特异性抗体都显著高于正常人；从宫颈癌的脱落细胞中可检出 HSV-2 抗原。

2. EB 病毒　EB 病毒与鼻咽癌关系密切。与 EB 病毒相关的抗原有衣壳抗原（VCA）、膜抗原（MA）、早期抗原（EA）、核抗原（EBNA）等。虽然 >40 岁的成人几乎都曾有 EB 病毒感染，但感染后宿主多产生 IgG 类 EA 的抗体，无 IgA 类抗体。VCA-IgA 抗体对鼻咽癌的诊断特异性最高，对鉴定头颈部原因不明的淋巴结肿块等有积极意义。EA-IgA 抗体对鼻咽癌具有诊断价值。此外，EB 病毒与伯基特淋巴瘤也有密切的关系。

3. 肝炎病毒　慢性乙肝病毒感染和丙肝病毒感染和肝癌有着密切的关系。我国乙肝病毒感染是发生肝癌的主要因素，肝癌患者中检出乙肝病毒标志物的可达 70% ~90%。

三、肿瘤标志物的用途

（一）早期诊断

用免疫学或生物化学方法在血清中检出一个显著增高的肿瘤标志物将有助于该肿瘤的诊断，有助于高危人群的甄别和群体随访监测的实施。用于普查的肿瘤标志物种类不多，CEA、AFP、CA125、PSA 等较为实用；对于无症状或有症状的肿瘤则相应地选择一些器官特异性标志物。

（二）疗效判断和随访

肿瘤标志物是肿瘤细胞本身或宿主针对肿瘤细胞产生的物质。当外科手术将肿瘤根治性切除后，这些标志物也随之减少并逐渐消失，在排除了这些标志物半衰期的影响之外，其含量无变化或再度升高应考虑到残存病灶或术后复发。同时，一些公认的肿瘤标志在血清中的含量往往和肿瘤组织的生长、消退或转移有直接的定量关系。因此，对于已确诊的患者，动态测定肿瘤标志物水平的变化，可作为一方便经济的预后或疗效观察指标。由于 22% ~35% 的病例肿瘤标志物的升高出现在临床或影像学检查出复发之前，因此对于肿瘤患者在随访中定期复查相关肿瘤标志物具有一定意义。

四、肿瘤标志物的联合应用

一种肿瘤可分泌多种肿瘤标志物，而不同的肿瘤或同种肿瘤的不同组织类型可以有相同的肿瘤标志物，在不同的肿瘤患者体内，肿瘤标志物的质和量变化也较大。因此，单独检测一种肿瘤标志物，可能会因为测定方法的灵敏度不够而出现假阴性，联合检测多种肿瘤标志物有利于提高检出的阳性率。为此，选择一些特异性较高，可以互补的肿瘤标志物联合测定，对提高肿瘤的检出率有很大的价值（表2－7）。

表2－7　常用肿瘤标志物联合检测的临床应用

肿瘤	主要标志物	补充标志物
肺癌	CEA，NSE，CA125，CYFRA21－1	TPA，SCC，ACTH，降钙素，TSA
肝癌	AFP	AFU，γGT，CEA，ALP
乳腺癌	CA15－3，CEA	CA549，hCG，降钙素，铁蛋白
胃癌	CA72－4，CEA	CA19－9，CA242
前列腺癌	PSA，f－PSA	PAP
结直肠癌	CEA，CA242	CA19－9，CA50. CA724
胰腺癌	CA19－9	CA50，CEA，CA125
卵巢癌	CA125	CEA，hCG，CA19－9
睾丸肿瘤	AFP，hCG	
宫颈癌	SCC	CA125，CEA，TPA
膀胱癌	／	TPA，CEA
骨髓瘤	本－周氏蛋白 β2－M	

（张晓娜）

第十节　病理学检查技术

病理学是研究疾病的病原、发病机制、病理变化（形态的、功能与代谢的）和转归的科学。其任务是揭示疾病本质，确立新的病种或变型（variant），根据病原和病理变化明确疾病诊断，解释临床表现，预测疾病的转归。

病理学检查是诊疗过程中进行的各种检查中的一种，是病理医师应用病理学知识、有关技术和个人专业实践经验，对送检的标本（或称检材，包括活体组织、细胞和尸体等）进行全面检查，并结合有关临床病史、影像学检查和其他实验室检查资料，通过分析、综合后获得关于该标本病理变化性质的判断和具体疾病的病理诊断。与其他检查报告不同，作为病理学检查结论的病理学诊断，其反馈的信息既不是某些生理和生化指标的变化，也不是有无定位和（或）占位病灶及其在影像学上的特征，而是反映疾病的本质，即病变的性质和（或）疾病的种类，为临床医师诊断疾病、制订治疗方案、评估疾病预后和总结诊治疾病经验等提供重要的（有时是决定性的）依据，并在疾病预防，特别是传染病预防中发挥重要作用。

一、常规病理制片技术

疾病的发生常具有其各自的形态特征，病理诊断属形态学范畴，通常依据大体标本的肉眼检查和组织切片的显微镜下观察做出。常规病理技术包括取材、固定和石蜡切片的制作。

1. 取材　此步骤在技术员协助下由病理医师完成：有经验的病理医师往往能借助大体观察（巨检）确定或大致确定病变性质（如肿瘤的良恶性等）并准确采取到显微镜下观察

所需要的检材。

（1）肉眼检查的一般原则：可概括为看、触、切、取。

看：标本的种类、性状、病变的部位、形状、数目、大小、色泽、与周围的关系等。

触：标本的坚度、质地。

切：切面观察标本的结构，囊性时注意内容物的性状和含量。

取：选取合适的组织块切片诊断。

（2）剖验标本的一般原则：虽然标本的大小、形状各不相同，切法有所区别，但应遵循下列原则：①暴露最大切面，其中一个切面须通过病灶中心。②做切面时勿切到底，使一端互相连着，便于观察标本各部分的相互关系。③能显示脏器标本的主要管道分布。

实性标本：一般沿最大面切开，并相隔 0.5～1cm 做多个平行切面。皮肤、黏膜等标本应由表及里垂直切开，观察横切面。

管状标本：一般从病变对侧将管道纵行剖开。小器官如阑尾、输卵管等可横切数个切面。

囊状标本：无定向，视病变情况选择囊壁厚处或病变穿透囊壁处做多个切面。

（3）取材的一般原则：小块活检组织的取材：内镜所取食管、胃、肠、支气管、膀胱等处组织，肝、肾等穿刺组织及宫颈活检，必须全部取材，标记包埋面，并用吸水纸包裹，以防遗失。其他较小或不规整组织，如刮宫内膜、部分肿瘤组织等，可选择有代表性的病变包埋制片。

大标本的取材：切除的大标本取材应有代表性。不同特点的病变分别取材，不可遗漏重要病变。一般应包括病变、正常组织、病变与正常组织交界处、切缘以及其他附带组织。切片要用墨汁标记，便于镜下观察定位。如系恶性肿瘤，局部淋巴结须分组逐个检出取材。切取组织块的面积一般不超过 2.0cm×1.5cm，厚度不超过 3mm。切面须尽量平整。如系骨组织或钙化物质，先行脱钙处理。

2. 固定　通过添加固定剂让组织中的所有细胞及细胞外成分迅速死亡，以免细胞中溶酶体成分的破坏作用，保持离体组织细胞与活组织时的形态相似，并防止细菌繁殖所致的腐败，以保存蛋白质与核酸的基本结构。病理标本的制作和组织切片都必须先进行固定。常用固定剂有 10% 甲醛溶液（福尔马林）、乙醇等。固定应"适当"，其内涵为：①固定方法和固定剂选择恰当（如欲观察糖原，宜选用纯乙醇或 Carnoy 液作固定液）；②固定液量恰当，以常规使用的 10% 甲醛溶液为例，标本与固定液的比例约为 1：5；③固定时间恰当。一般固定液在 24h 内，不能穿透厚度超过 3mm 的实体组织，或超过 5mm 的多孔疏松组织。依此推算，大的实体标本，即使采取 1cm 为间距的书页式切开，按固定液由两面同时透入计算，固定时间也应在 24h 左右。但在取材后，因组织块厚度为 2～3mm，依双面透入计，约 12h 即可。考虑到 10% 甲醛溶液固定 >24h 可能会影响以后的免疫组化效果，故一般情况下，固定时间应为 12～24h；较小标本（厚 1mm）固定 4～6h 即可。④因另有目的（如杀死结核杆菌等），其固定时间应在 5～7d。

手术切除的组织标本，应及时投入固定液中固定。固定液为 10% 甲醛溶液时其量不得少于标本体积的 5 倍。标本容器上要标明病人的姓名及所取组织部位、块数，以免混淆。做术中冷冻切片及做酶组织化学染色的标本，均不要固定。胃黏膜和子宫内膜取出后，应先平铺于小滤纸片上，黏膜表面向上，然后放入固定液中。肌肉组织取出后平铺于卡片纸上，按原来肌肉的张力用大头针钉住固定。

各种体液、穿刺液细胞学检查标本应于获取后立即送检。因故不能及时送检时，可经离心沉淀，取沉渣均匀涂片 2 张，晾干后放入 95% 乙醇中固定，然后连同固定液或涂片表面涂以甘油后送检。其他如穿刺液涂片、印片、刮取细胞和刷取细胞涂片等，亦应如上固定后送检。

3. 石蜡切片　是常规病理最基本的技术，切片制作的优劣、完美与否将直接影响病理诊断的准确性。石蜡切片的制作除组织固定外，还包括脱水、包埋、切片、染色、封片等几个主要步骤。

（1）脱水：利用脱水剂将组织内的水分置换出来，以利于有机溶剂的渗入。其彻底与否，直接关系到组织是否能充分透明；而脱水过度则容易造成组织变脆。目前绝大多数医院的组织脱水通过脱水机来完成，按一定的程序进行，主要试剂为二甲苯和乙醇。

（2）包埋：用包埋剂来支持组织的过程。其关键一是平整，二是方位。蜡的熔点应在 $56 \sim 58 \, ^\circ\text{C}$。

（3）切片：用切片机将包埋有组织的蜡块切成薄片。切片厚度一般为 $4 \sim 6 \mu\text{m}$，切片的要求是完整、薄、均匀。

（4）染色：未经染色的组织切片不能直接在光学显微镜下观察。苏木素和伊红染色（HE）是最通用的染色方法。

（5）封片：切片滴中性树胶后加盖玻片封片。

二、细胞制片

细胞制片包括各种来源的样本制备，如宫颈脱落细胞、痰涂片和呼吸道刷片、胸腔积液、腹水、尿液、脑脊液脱落细胞，消化道脱落细胞等。涂片的制片方式包括手工涂片或膜式、沉降式及甩片式液基细胞涂片等，染色可为 HE（苏木素 - 伊红）或 Giemsa，依各实验室的习惯而定。宫颈脱落细胞多用巴氏染色。

三、冷冻切片

冷冻切片是利用物理降温的方法将新鲜的组织标本冷冻使其产生一定的硬度进行切片的技术方法。制冷的方法有氯乙烷喷洒、二氧化碳喷射、半导体等，恒温冷冻切片机可以制作适于各种目的的冷冻切片，是目前最为常用的理想冷冻切片制片方式。与石蜡切片相比，由于冷冻切片不需脱水包埋，故制片速度快，是术中为手术医师提供病理诊断的良好方法。此外由于冷冻切片的标本是未经固定的新鲜组织，也是脂肪染色、酶组织化学染色以及某些免疫组织化学染色和原位分子杂交的理想制片方法。冷冻切片的不足是组织细胞的形态略逊于石蜡切片。

四、特殊染色

为了显示与确定组织或细胞中的正常结构或病理过程中出现的异常物质、病变及病原体等，需要分别选用相应的显示这些成分的染色方法进行染色。常用的有：胶原纤维染色（Masson 等）、网状纤维染色、弹性纤维染色、肌肉组织染色（磷钨酸苏木素）、脂肪染色（苏丹Ⅲ）、糖原染色（PAS）、黏液染色（PAS）等。

五、免疫组化

免疫组化是应用免疫学基本原理——抗原抗体反应，即抗原与抗体特异性结合的原理，通过化学反应使标记抗体的显色剂（荧光素、酶、金属离子、放射性核素）显色来确定组织细胞内的抗原（多肽和蛋白质），并对其进行定位、定性及定量的方法。多用于组织病变的诊断与鉴别诊断、肿瘤预后的评估并指导药物的选择等。免疫组化方法有直接法和间接法；按照标记物的种类可分为免疫荧光法、免疫酶法、免疫铁蛋白法、免疫金法及放射免疫自影法等。

六、电镜技术

电镜技术分为透射电镜和扫描电镜，两者标本的制备和用途各有不同，与光学显微镜（LM）相比，透射电镜（TEM）的主要优势在于其分辨力得到了极大提高，能够显示细胞亚结构或超微结构。由于电镜产生的电子束穿透能力很弱，必须把标本切成厚度 < 0.1 μm 的薄片才能适用，这种薄片称为超薄切片，切片的制作过程基本上和石蜡切片相似，只是组织需要包埋在极硬的可耐受电镜镜筒内的真空环境及电子穿过切片所产生的热的环氧树脂材料里。扫描电镜标本经过喷涂处理后用于观察细胞表面的微细结构。

七、流式细胞术

流式细胞术是一门综合了光学、电子学、流体力学、细胞化学、免疫学、激光和计算机等多门学科和技术的方法，可在液流系统中，加速测定单个细胞或细胞器的生物学性质，并把特定的细胞或细胞器从群体中加以分类和收集，既是细胞分析技术，又是精确的分选技术。其特点是快速测定库尔特电阻、荧光、光散射和光吸收来定量测定细胞 DNA 含量、细胞体积、蛋白含量、酶活性、细胞受体和表面抗原等许多重要参数；此外可根据这些参数将不同性质的细胞分开，以获得供生物学和医学研究用的纯细胞群体。目前最高分选速度已达到每秒钟 3 万个细胞。在肿瘤的诊断中多用白血病的分型、肿瘤细胞染色体的异倍性测定等。

八、分子诊断技术

通过从分子水平上完成 DNA、RNA 或蛋白质检测，从而对疾病作出诊断的方法。目前常用的有基因诊断和肿瘤标记物检测。

1. 基因诊断　用分子生物学的理论和技术，通过直接探查基因的存在状态或缺陷，从基因结构、定位、复制、转录或翻译水平分析基因的功能，从而对人体状态与疾病作出诊断的方法。基因诊断不仅能对某些疾病作出确切的诊断，如确定某些遗传病，也能确定基因与疾病有关联的状态，如对疾病的易感性、发病类型和阶段的确定等。基因诊断的主要技术有核酸分子杂交（原位杂交、Southern 杂交、Northern 杂交、斑点杂交等）、PCR、基因测序和生物芯片技术。

2. 肿瘤标记物检测　指肿瘤细胞和组织由于相关基因或异常结构的相关基因的表达所产生的蛋白质和生物活性物质，在正常组织中不产生或产量甚微，而在肿瘤病人组织、体液和排泄物中可检测到。此外，在病人机体中，由于肿瘤组织浸润正常组织，引起机体免疫功能和代谢异常，产生一些生物活性物质和因子，虽然这些物质和因子特异性低，但与肿瘤的发生和发展有关，也可用于肿瘤辅助诊断。肿瘤标记物分别有：原位性肿瘤相关物质、异位性肿瘤相关物质、胎盘和胎儿性肿瘤相关物质、病毒性肿瘤相关物质，癌基因、抑癌基因及其产物等。肿瘤标记物测定方法包括：流式细胞术、Western Blot 和组织芯片等。

3. 激光微切割　激光显微切割技术是快速可靠的从组织切片的特定显微区域获取纯的单个或多个细胞的有力工具，可应用于不同的分子分析技术中。该技术在获取细胞的同时，既可以保留细胞和组织的形态，又可以保持 DNA、RNA 和蛋白质的完整性。

细胞可以从冰冻、石蜡或塑料包埋的组织切片、血涂片及细胞培养（活的或者固定的）中获取。组织切片可以是未染色的或用改良的苏木素和伊红（HE）染色的。其他的染色方法可包括用荧光剂或显色剂的免疫组织化学（IHC）、原位荧光杂交技术，这些可根据后续要做的检测来选择。

激光显微切割、激光捕获显微切割以及激光电压弹射操纵显微切割这些术语的命名与获取细胞时使用的仪器有关，每种仪器有其特有的细胞获取方法。一些仪器的系统是激光移动代替镜台移动，另一些是组织切片/细胞被黏附到膜上以用来切取。这些方法的特征是：切取的细胞如何从玻片上或从培养皿里转移到收集容器中。

激光显微切割技术的一个主要优点是能够获取纯的细胞来做分子学分析。来自纯细胞的资料意味着比来自含有异源性细胞的同源组织更加特异（Curran et al, 2000）；另外的优点还包括最大限度减少标本丢失，提供对标本进行不同染色和准备程序的机会。

（张晓娜）

第十一节　肿瘤标志物分子诊断

肿瘤标志物（tumor markers）是指伴随肿瘤出现，在量上通常是增加的抗原、酶、受体、激素或代谢产物形式的蛋白质、癌基因和抑癌基因及其相关产物等成分。这些成分是由肿瘤细胞产生和分泌，或是被释放的肿瘤细胞结构的一部分，它不仅仅存在于肿瘤细胞内，而且还经常释放至血清或其他体液中，能在一定程度上反映体内肿瘤的存在。

一、理想的肿瘤标志物

理想的肿瘤标志物应符合以下几个条件：①敏感性高。②特异性强。③肿瘤标志物和肿瘤转移、恶性程度有关，能协助肿瘤分期和预后判断。④肿瘤标志物浓度和肿瘤大小有关，标志物半衰期短，有效治疗后很快下降，较快反映治疗后的疗效及体内肿瘤发展和变化的实际情况。⑤存在于体液中的肿瘤标志物特别是血液中，易于检测。

二、肿瘤标志物的分类

国内学者根据肿瘤标志物的来源、分布、生物学特性及其与肿瘤关系的基本原则，一般将肿瘤标志物分为 5 类：

1. 原位性肿瘤相关物质　此类物质在同类的正常细胞中含量甚微，但当细胞癌变时迅速增加，如 Bence - Jones 蛋白。随着测定方法灵敏度的提高，此类物质对肿瘤诊断的意义和作用更加明显。

2. 异位性肿瘤相关物质　此类物质，如异位性激素，是由恶变的肿瘤细胞产生，不是同类正常细胞的组分。例如，在肺癌时，血液中促肾上腺皮质激素（adrenocorticotropic hormone，ACTH）可以明显升高，这是由于肺癌细胞分泌 ACTH 所致。这类物质表达的特异性一般较强。

3. 胎盘和胎儿性肿瘤相关物质　当胎儿成长后，一些物质消失，而在成人组织细胞癌变时，这类胚胎性物质又再次产生或表达。此类物质可分为 3 类：①癌胚性物质，如癌胚抗原（CEA）、甲胎蛋白（AFP）、碱性胎儿蛋白（basicfetoprotein，BFP）和组织多肽抗原（tissue polypeptide antigen，TPA）。②癌胎盘性物质，如妊娠蛋白（pregnancy protein，SP）。③激素（如人绒毛膜促性腺激素 hCG）和酶及同工酶。

4. 病毒性肿瘤相关物质　凡能引起人或动物肿瘤生成或细胞恶性转化的病毒，统称为肿瘤病毒。与肿瘤有关的病毒有 HTL - 1 病毒（成人 T 细胞白血病）、EB 病毒（Burkitt 淋巴瘤）、HPV 病毒（宫颈癌与皮肤癌）、乙型和丙型肝炎病毒（肝癌）和人巨细胞病毒等。

5. 癌基因、抑癌基因及其产物　癌是基因性疾病，相关基因的突变和调控异常可促使细胞癌变。在癌变中首先是各种致癌因素诱发癌基因激活和抑癌基因失活及其产物表达异常，而这些变化是肿瘤发生和发展的重要标志。前四类是肿瘤基因表型标志物，而癌基因、抑癌基因以及肿瘤相关基因的改变是肿瘤的基因型标志物，这里仍归到肿瘤标志物。

三、肿瘤标志物的生物学意义

细胞遗传特征分析表明，所有体细胞均由基因相同的亲本细胞继代衍生而来。细胞癌变，癌的特征也可由亲代癌细胞传给子代癌细胞，一个癌细胞就可繁衍为一个恶性肿瘤组织块，而这些变化的生物学基础就是肿瘤相关基因的异常改变。这些基因的改变是决定细胞增殖、生长、分化的关键因素。无论是致癌剂引起的体细胞基因突变和（或）遗传因素导致生殖细胞突变，或是正常基因丢失以及正常细胞分化过程中基因调控异常，均可使基因发生突变或表达调控紊乱，出现异常表型，影响细胞形态和生物活性，导致癌变发生。

在细胞癌变过程中，癌细胞主要表现为无限制地增殖，分化不良，浸润周围组织和向邻近组织转移、扩散，这些均是致癌因素引起靶细胞基因表达和生长调控异常的结果，结果导致蛋白质合成紊乱，产生异常的酶和同工酶、胚胎性抗原的产生等。这些物质均可作为临床辅助诊断、判断疗效、观察复发、鉴别诊断的基础。但目前由于缺少非常特异性的肿瘤标志物，以此进行肿瘤的早期诊断尚有困难，很难反映出癌前病变。

四、肿瘤标志物研究内容及相关技术

肿瘤标志物的研究内容包括生物化学、免疫组织学和肿瘤免疫显像等几个方面。分子生物学、蛋白质组学等相关技术的发展，为肿瘤标志物的研究大大拓展了研究内容和思路。

（一）生物化学和组织学鉴定技术

用生化分析法无损伤性地分析肿瘤细胞或与之相关的机体反应所产生并分泌到体液中的物质，同时进行定量测定。它对于肿瘤患者的检测是很有意义的。而组织化学技术则可从形态学上详细阐明细胞分化、增殖和功能变化的情况，有助于确定肿瘤组织类型分布，进行肿瘤定位、分期、预后和临床特征的分析。

（二）分子生物学技术

随着人类基因组计划研究的完成，应用新的生物学技术，通过分析基因结构和功能的改变，进行肿瘤发病机制，特别是癌基因、抑癌基因、转移抑制基因、耐药基因与肿瘤相关基因及其产物的研究也是肿瘤标志物的重要研究内容。基因诊断技术具有其特有的高灵敏度和高特异性，可以直接查明基因水平的变化。该部分目前包括很多新的技术，如基因芯片、组织芯片、蛋白质芯片等。

1. 基因芯片技术　基因芯片或 DNA 微阵列（DNA Chip Microarray）是指将大量靶基因或寡核苷酸片段有序地高密度固定（包被）在固相载体（玻璃、硅等）上，与探针杂交，经激光共聚焦显微镜扫描，通过计算机系统对荧光信号做出比较和检测。可以高通量分析数千种基因表达情况，从而可以观察肿瘤发生过程中不同基因的变化，为肿瘤病理基因分类、肿瘤早期发现，尤其是肿瘤相关基因发现，提供了非常大的可能。

2. 组织芯片技术　组织芯片或组织微阵列技术（tissue microarray）是在 DNA 微阵列基础上发明的，该技术先根据染色结果确定肿瘤类型、分期，再确定取样组织的位置，以研究基因或其表达产物在不同肿瘤组织中异常表达的情况。因此，组织芯片应用范围很广，可用于检测基因表达、寻找未知基因表达突变体与多态性、筛选药物以及发现不同肿瘤基因表达谱，从而观察不同肿瘤不同的基因异常表达。

3. 蛋白质芯片技术　蛋白质芯片技术是高通量、微型化与自动化的蛋白质分析技术。蛋白质芯片主要有两种：一种类似 DNA 芯片，即在固相支撑物表面高密度排列的探针点阵，可特异地捕获产品中的靶蛋白，然后通过检测器对靶蛋白进行分析；另一种是微型化的凝胶电泳板，在电场作用下，样品中蛋白质通过芯片上的泳道分离开来，经喷雾直接进入质谱仪中进行检测，以确定样品中蛋白质的量及种类。

4. 组学技术　由于基因组学和蛋白质组学及其技术的发展，而形成新的"组学技术"。它包括：基因组学——研究人类基因变异所需测定的基因组组成及其序列；转录组学（基因表达的策略）——从基因的转录水平即 RNA 水平研究所有基因表达；蛋白质组学——用质谱法研究人体蛋白质的表达；代谢组学——用磁共振（nuclear magnetic resonance，NMR）和图像识别技术研究体液代谢物。组学技术是新的标志物的"发现工具"，目前已用于寻找和筛选新的肿瘤标志物。目前，在蛋白质组学中常用的是飞行时间质谱技术（SELDI - TOF - MS），也称蛋白质指纹图谱技术。该技术的原理是将蛋白样品点在特殊的基质上，在激光照射后，蛋白发生解离作用，带电的分子在通过电场时加速，记录仪记录飞行时间的长短，质量越轻，相对所带的电荷越多（质荷比：M/Z 越小），飞行时间越短。信号由高速的模拟数字转化器转化并记录，被测定的蛋白质以一系列峰的形式呈现，这些特异的峰可看成此类蛋白的指纹图谱。利用该技术可从样本中分离出大量感兴趣的蛋白或标志物。

此外，肿瘤免疫显像技术与分子影像学也是肿瘤标志物研究的重要工具。该技术有助于肿瘤定位。具体来说就是主要利用放射性标记的肿瘤标志物的特异性抗体，进一步确定肿瘤细胞在组织和器官的定位，不仅利于对肿瘤的定位和诊断，同时帮助进一步施行外科手术等相应治疗。

五、肿瘤标志物的临床应用

肿瘤标志物的变化是反映肿瘤细胞生物学行为改变的生物信号。多种肿瘤标志物的联合检测甚至能早于常规检查（X 线、CT、磁共振、B 超、细胞病理）诊断和发现肿瘤，为临床治疗赢得宝贵时间。肿瘤标志物不仅可用于健康人群或肿瘤高危人群的筛查，还可在临床中作为早期诊断、鉴别诊断、治疗检测、疗效评价、复发转移、预后判断、寻找治疗靶位的可靠依据。有时甚至能在无症状情况下早期发现肿瘤。下面对常见的恶性肿瘤标志物及其临床应用给予详细介绍。

（一）肺癌肿瘤标志物

在我国城市居民中，男性肺癌发生率和死亡率居首位。肺癌主要分为两个细胞类型：小细胞肺癌（SCLC）和非小细胞肺癌（NSCLC）。SCLC 侵袭性强，预后差，约占肺癌总数的 20%，化疗、放疗效果好，联合化疗的总缓解率可达 80%；NSCLC 包括鳞癌、腺癌和大细胞癌，约占肺癌总数的 75%，根治性切除是 NSCLC 患者获得治愈的唯一机会。肺癌的肿瘤标志物是一种很有价值的工具，这些标志物应用于临床将对肺癌的诊断和治疗带来巨大帮助。

1. 神经元特异性烯醇酶（NSE）　　NSE 是一种应用于 SCLC 诊断和病情监测的有用指标。对 SCLC 和 NSCLC 的研究提示：血清 NSE 的高表达是 SCLC 的重要特征。它在 SCLC 中的灵敏度是 55% ~ 99%，而在 NSCLC 中仅为 5% ~ 21%。目前在已知的肿瘤标志物中对 SCLC 灵敏度最高的就是血清 NSE，其次是血清 LDH 水平。除了 SCLC 外，溶血、小肠和肺部类癌、嗜铬细胞瘤、腺癌和黑色素瘤等也可出现 NSE 升高。在 NSCLC 中出现 NSE 升高提示预后极差，可能是由于出现肿瘤细胞异质化或伴有神经内分泌亚型特征。血清 NSE 在区别 SCLC 和 NSCLC 时的灵敏度和特异度都不够高，不能用于替代组织病理学分型。NSE 在初次治疗后一个半衰期（约 24h）后下降是治疗有效、预后好的第一个信号。治疗前 NSE 的低水平和初次治疗后 NSE 的显著下降和疾病取得完全缓解一样是决定缓解期长短的重要因素。

2. 角蛋白 19（CK19）片段和 CYFRA21 - 1　　CK19 是蛋白质中间代谢物中的一种组分，存在于包括肺癌在内的上皮肿瘤细胞的胞浆中，是一种酸性胞浆蛋白。CYFRA21 - 1 是 CK19 片段，在正常志愿者中血清浓度为 1.8ng/ml。CYFRA21 - 1 是 NSCLC 的一种很有价值的标志物，吸烟对其血清浓度没有影响。各种类型的肺癌 CYFRA21 - 1 均可升高，鳞癌和腺癌升高更显著。对于监测疾病复发，CYFRA21 - 1 也具有较高的灵敏度和特异度。CYFRA21 - 1 是诊断鳞癌的可靠手段之一。

3. 癌胚抗原（CEA）　　CEA 的正常参考值是 <5ng/ml。NSCLC 患者的 CEA 血清水平均可升高，包括腺癌、大细胞癌和鳞癌。另一方面，重度吸烟患者中有 13.6% CEA 升高，不吸烟者中仅有 1.8% CEA 的升高。慢性阻塞性肺病（COPD）和肺部感染患者包括肺结核也经常出现 CEA 的升高，但它们与恶性肿瘤相比，无论是升高的幅度还是出现的频率均远不及后者。

4. 乳酸脱氢酶（LDH）　　SCLC 细胞中可表达 LDH，但传统上认为它的高表达提示肝脏受累及，近 25% 的 SCLC 患者会发生肝转移。LDH 正常的患者较不正常者有明显的生存优势，LDH 升高的患者对治疗的敏感性较差，完全缓解的概率很低。对 LDH 连续不间断的检测可以动态观察临床疗效。有骨转移的患者血 LDH 水平几乎都是明显升高的，因此建议血 LDH 正常的患者可以不必行创伤性骨髓分期检查。

5. 前胃液素释放肽（ProGRP）　　前胃液素释放肽是胃液素释放肽的一种前体，在人的胃肠道细胞、支气管肺泡细胞和神经元中均发现它的存在。ProGRP 是 SCLC 的一种特异性肿瘤标志物，在 NSCLC 患者中 ProGRP 升高者很少（<3%）。如果 NSCLC 患者的 ProGRP 血清浓度 >100pg/ml，那么临床上就应怀疑是否混合小细胞成分、神经内分泌亚型或肾功能不良。

6. 组织多肽抗原（tissue polypeptide antigen，TPA） TPA 是一种单链的多肽，能从恶性肿瘤细胞的细胞膜和滑面内质网中分离得到。在一些良性疾病中 TPA 也可以升高，如肝炎、肝硬化、糖尿病和胆囊炎。NSCLC 患者的血清 TPA >100U/L 提示生存期更短。TPA 的升高常早于临床可见的疾病复发和进展。

7. 鳞状细胞癌抗原（squamous cell carcinoma antigen，SCCA） 它是一种由 NSCLC 分泌的糖蛋白，在 95% 的健康对照组中，其正常值低于 1.5ng/ml。NSCLC 的部分病理类型 SCCA 血清水平升高，肝、肾功能不良时也会升高。但吸烟不影响其血清浓度。35% 的鳞癌患者 SCC-Ag 血清浓度升高，在非鳞癌患者中仅有 17% 是升高的。

（二）乳腺癌肿瘤标志物

乳腺癌是女性最常见的恶性肿瘤之一，全世界每年约有 120 万妇女患乳腺癌，50 万人死于乳腺癌。在欧美等发达国家，乳腺癌发病率占女性恶性肿瘤首位。近年来我国乳腺癌的发病率也逐年增加，严重威胁着妇女的身心健康。因此，乳腺癌的早期诊断、治疗和预防一直是国内外研究学者们关注的热点。

1. CEA 和 CA15-3 的联合应用 CEA 对于乳腺癌的诊断并无特异性，但 CEA 可在大多数乳腺癌转移患者的血清中检测到，因此它可作为晚期乳腺癌患者的预后标志。CA15-3 是监测乳腺癌患者术后复发的良好指标。对于乳腺癌患者，单项检测 CEA 或 CA15-3 的灵敏度仅为 10%，而且在乳腺良性肿瘤及正常人中均可检测到阳性结果，因此两者对于乳腺癌的早期诊断无实际意义。因此联合应用 CEA 和 CA15-3，可增加对转移性乳腺癌检测的灵敏度，对于乳腺癌预后判断具有较好的临床价值。

2. Her-2/neu Her-2/neu 是近年来乳腺癌研究较深入的癌基因之一，是判断乳腺癌的预后因子，它对于乳腺癌的发生发展、转移复发、疗效观察及预后具有重要作用。Her-2/neu 是一种原癌基因，是人类表皮生长因子受体家族成员之一，具有内源性酪氨酸激酶的活性。在乳腺癌患者中，Her-2/neu 基因扩增和过度表达率约为 90%，其中原发性浸润性乳腺癌为 20%~30%，粉刺型导管原位癌几乎为 100%。由此可见，Her-2 在乳腺癌的自然发生中具有重要作用。Her-2 主要表达于乳腺、胃肠道、呼吸道和泌尿生殖道上皮。过表达的 Her-2 蛋白在细胞表面聚合而发生自身活化后，通过 MAPK、P13K-Akt、cAMP 等不同的信号转导途径等最终导致细胞恶性转化。乳腺癌细胞表面常存在过表达的 Her-2 蛋白，而正常细胞表面 Her-2 蛋白表达很低。

3. 组织多肽特异性抗原（TPS） 组织多肽特异性抗原（tissue polypeptide specific antigen，TPS）是一种癌胚蛋白，无器官特异性。TPS <80U/L 时患者死亡率为 3%，与同龄妇女相比无明显差异，而 TPS 在 80~400U/L 或 >400U/L 时患者死亡率分别升高 19% 和 72%。因此，TPS 可作为判定乳腺癌的预后标志。此外，TPS 和 CA15-3 联合应用，将在评价预后和治疗方面获得最佳的结果。

4. BRCA1 与 BRCA2 乳腺癌中有 20% 的患者有家族史，这与两种乳腺癌易感基因 BRCA（breast cancer susceptibilitygene）1 和 BRCA2 有关。BRCA1 和 BRCA2 蛋白具有相似

性，都是受细胞周期调节的核蛋白，在成人睾丸、胸腺、乳腺和卵巢中高表达，都含有转录激活域，可通过与序列特异性转录因子的直接作用而作为共同的调控子，参与 DNA 损伤修复。遗传性乳腺癌 BRCA1 和 BRCA2 都是肿瘤抑制基因，编码抑癌蛋白，对肿瘤生长起到抑制作用。尽管 BRCA1 和 BRCA2 突变可导致乳腺癌、卵巢癌等的发生，但并非每个携带者都能诊断出。如果 BRCA1 和 BRCA2 两者都有突变，那么从出生到 70 岁之间，发展为乳腺癌的危险概率是相同的。对于女性而言，其危险率可由 38% 增加至 86%。

（三）胃癌肿瘤标志物

胃癌的发病率及死亡率在我国仍居高位。同肝癌、前列腺癌等肿瘤相比，迄今为止，尚未发现某一肿瘤标志物能独立应用于胃癌的诊断或对胃癌的预后判断，但将对不同肿瘤标志物的检测进行合理组合并结合临床的其他相关检查，对提高胃癌早期诊断的阳性率及预后判断的准确性，依然具有重要意义。

1. 癌胚抗原（CEA）　CEA 一般被认为是消化道肿瘤的标志物，在临床的原发性胃癌中，CEA 的阳性率仅为 25% 左右，但在胃癌发生转移，特别是发生肝转移时，血清中 CEA 的水平明显升高，且与转移程度有关。对血清中 CEA 水平进行动态观察，是临床判断疗效及有无复发的重要指标。

2. CA19－9　血清中 CA19－9 含量在消化系统肿瘤中会有明显升高，故又将其称为消化道肿瘤相关抗原。在消化道良性病变中 CA19－9 也能升高，但幅度较小。在胰腺癌的血清中，CA19－9 的升高最为明显，是胰腺癌的第一标志物。CA19－9 在胃癌中的阳性率在 35% 左右，在胃癌中单独检测 CA19－9 的临床意义较为有限，但若联合 CEA 一起检测，将有助于对胃癌的诊断及患者生存期的判断。

3. CA724　CA724 在各种消化道肿瘤及卵巢癌中均可升高，较之其他肿瘤标志物，CA724 的升高在胃癌中也较为常见，是胃癌的首选标志物。在胃癌中，常对 CA724 与 CEA 进行联合检测，可明显提高对胃癌诊断的敏感性。单纯检测 CA724 不能作为胃癌复发的指标。

4. 甲胎蛋白（AFP）　AFP 是肝癌诊断的重要指标，在部分组织类型的胃癌中也可检测到 AFP 的含量增高，但它不同于肝癌产生的 AFP，具有胃肠道特异性，其与凝集素反应的特征是 AFP－C1 等增多。AFP 升高的胃癌患者易发生肝脏转移，预后较差，并多见于胃癌进展期。在极少最早期胃癌中，如 AFP 升高或经化疗后 AFP 仍持续升高，证明胃癌易发生肝转移或对化疗不敏感。因此，胃癌中 AFP 的检测有助于对预后及化疗疗效的判断。

5. CA125　CA125 是卵巢癌的首选标志物，但在其他肿瘤，主要在消化道肿瘤中也有较高的敏感性。胃癌发生远处转移，尤其当发生腹腔转移时，常伴有 CA125 的升高。在临床上，CA125 结合腹腔镜检查是判断胃癌腹腔转移的良好指标。

（四）肝癌肿瘤标志物

肝癌肿瘤标志物在临床应用中的价值在于：①原发性肝癌的诊断。②肝癌高危人群的普查。③肝癌复发和转移的监测。④肝癌的鉴别诊断。⑤肝癌的疗效观察和预后判断。⑥肝癌病情发展程度判断。⑦肝癌的治疗等。肝癌肿瘤标志物要具备上述临床价值，应具备特异性强，灵敏度高，表达量或血清浓度与肿瘤组织的大小、病程呈相关性等特点。

1. 甲胎蛋白　甲胎蛋白（alpha－fetoprotein，AFP）：AFP 成为第一个被发现的肝癌标志物。我国有 60%~70%原发性肝癌 AFP 高于正常值，AFP 作为第一个肝癌标志物已经 30 余年的验证，其诊断肝细胞癌准确率仅次于病理检查。单项 AFP 指标诊断肝细胞癌的标准是：AFP≥500μg/L 持续 1 个月或 AFP≥200μg/L 持续 2 个月以上，并能排除妊娠、活动性肝病与生殖腺胚胎性肿瘤者即可做出诊断。诊断准确率达 98%，余 2%假阳性率主要来自良性肝病及卵黄囊，与内胚层有关的生殖腺、胃肠道等少数恶性肿瘤。值得注意的是，在临床肝癌诊治过程中应重视血清 AFP 的动态变化，并结合影像定位检查。这将有助于肝癌的早期诊断、诊断鉴别以减少漏诊。

AFP 是目前公认的最好的早期肝癌诊断标志物。对于原发性肝癌与其他肝病的鉴别诊断，观察肝癌疗效及病情变化以及术后的复发与转移中有重要应用价值。AFP 联合超声显像已成为目前临床常用的、方便、经济且有效的肝癌术后监测手段。

AFP 作为肝癌标志物也存在一些问题。首先是假阳性，在生理情况下 AFP 主要存在于胚胎血清中，出生后迅即消失。AFP 重现于成人血清除考虑原发性肝癌外，尚可见于卵黄囊、胚胎源性肿瘤，故 AFP 也是睾丸、卵巢等生殖腺癌及畸胎瘤的良好标志物。AFP 增高也常见于胃癌、胰腺癌和胆管癌。另外，胎儿先天性畸形和产科疾患也可有 AFP 明显增高。其次是假阴性，我国有 30%~40%肝细胞癌患者血清小于 20μg/L，即所谓假阴性。其原因可能与产生 AFP 肝癌细胞的数量比例、肝癌细胞所处生长周期、肝癌的大小、肝癌细胞分化程度有关。此外，癌组织变性坏死程度严重或纤维结缔组织成分多的肝癌 AFP 浓度可下降或不升高。对于 AFP 假阴性肝癌的定性诊断，可借助于其他肝癌标志物检测。

2. 酶与同工酶

(1) 异常凝血酶原（abnormal prothrombin，AP）：肝癌患者 AP 阳性率较接近，在 55%~75%。良性肝病的假阳性率较低，如慢性肝炎、肝硬化的阳性率在 10%左右，故在鉴别良性肝病时优于 AFP。AP 与 AFP 无关，在 AFP 阴性或低浓度的肝癌中，AP 阳性率也在 60%名左右。至于 AP 测定对小肝癌的诊断价值，意见尚不一致。通常，对肿瘤直径小于 2cm 的微小肝癌无诊断价值，而对 2~5cm 小肝癌具有 50%~60%的阳性率。AP 作为肝癌标志物，其血浆含量变化尚具有以下特点：①随肝癌的生长和发展而逐渐增高。②肝癌经外科治疗后血浆含量逐渐下降，乃至正常。③肝癌复发后又见回升。因此，AP 测定能较好地反映肝癌的生长过程，有助于评价肝癌疗效和监测复发。

(2) 铁蛋白（ferritin）：铁蛋白是人体内重要的储铁蛋白质，大部分存在于肝、脾、胰、骨髓及血细胞中。血清铁蛋白水平是反映铁缺失或铁负荷过重的有效指标。血清铁蛋白常用抗 L 亚基较多的铁蛋白抗体作放射免疫测定，正常人为 10~150μg/L，一般不超过 200μg/L。肝癌有 50%~70%铁蛋白明显升高，其原因可能是：肝癌细胞坏死铁蛋白释放入血，铁蛋白的清除减少，铁蛋白合成释放增多。但在大多数良性肝细胞疾病中，血清铁蛋白也异常增高，因此血清铁蛋白测定诊断肝癌的价值因特异性低而相当有限。

(3) 转铁蛋白（transferrin，TF）：转铁蛋白是血液中重要的运铁蛋白，肝癌血液 TF 较健康对照组略有下降，且肿瘤越大，合并肝硬化越严重者，TF 值也就越低。提示 TF 不是一种肝癌早期诊断标志物。

3. 血清酶类 γ-谷氨酰胺转肽酶同工酶Ⅱ（γ-GTP-Ⅱ）与 AFP 无关，两者可同步或先后异常，也可各自单独阳性。可见 γ-GTP-Ⅱ 是肝癌的良好标志之一。碱性磷酸酶同工酶Ⅰ（ALP-Ⅰ）的血清检测几乎仅见于肝细胞癌和极少数转移性肝癌患者。ALP-Ⅰ 敏感性虽低，但特异性高（96.7%），与 AFP 和 γ - GTP - Ⅱ 无关，故不失为诊断肝癌的补充手段。α - 岩藻糖苷酶（α - L - fucosidase，AFU）在肝癌组织活性比宿主正常肝脏高 7 倍，可作为原发性肝癌的标志物并用于原发性和继发性肝癌的鉴别。此外 MMP - 9 水平也有可能成为肝癌，特别是代表其侵袭力和转移方面的标志物。

4. 肝癌标志物的联合检测应用　临床应用于肝癌诊断的标志物都有其局限性，存在单项检测时阳性率不高或特异性不强的问题。因此，多种标志物的联合检测，尤其与 AFP 联合检测可互补，提高阳性率，这是解决肝癌诊断中 AFP 假阴性和假阳性问题的有效途径。国内文献报道，联合检测 γ - GTP - Ⅱ、AFU 及 AP 对肝癌的诊断阳性率达 91.7%；AFP 联合检测 AP、低氧诱导因子（HIF - 1）和 AFU 的阳性率分别为 84.2%、93.2% 和 93.9%；联合检测 AFP、铁蛋白及 CEA 的阳性率高达 97.3%；同步检测 AFP、γ - GTP - Ⅱ、ALP - Ⅰ、AP 诊断肝癌的阳性率高达 98%。可见联合检测明显提高了上述标志物对肝癌诊断的阳性率。当然联合检测项目过繁也势必影响其临床实用性，目前推荐联合检测 AFP 与 γ - GTP - Ⅱ 对肝癌诊断阳性率达 94.4%，较为简便、实用。

（五）结、直肠癌肿瘤标志物

结肠癌和直肠癌是常见的恶性肿瘤，发病率和病死率在消化系统恶性肿瘤中仅次于胃癌、食管癌。由于早期大肠癌无转移，通过手术切除往往可获得良好的治疗效果。因此大肠癌的早期发现和诊断很重要。到目前为止，还没有发现具有结、直肠癌特异性的肿瘤标志物，在与结、直肠癌相关的肿瘤标志物中，癌胚抗原（CEA）敏感性较高。

CEA 是临床上大肠癌辅助诊断的常用检查方法和主要的参考指标之一，但目前 CEA 还不能作为大肠癌早期检测指标。如结合细胞学检查，可使大肠癌的诊断率提高。目前在临床上对 CEA 的测定，多用于进行动态观察，如 CEA 维持在高水平或不断升高，则提示恶性肿瘤的可能性增加，这对肠癌、肝癌、胰腺癌等具有一定的辅助诊断价值。

（六）食管癌肿瘤标志物

食管癌早期发生比较隐匿，临床上所见的食管癌患者大多数已达中晚期，这些患者往往预后不良，他们总的 5 年生存率低于 10%，而早期食管癌综合治疗的 5 年生存率可高达 90% ~ 100%。因此，早期发现、早期诊断是提高食管癌患者生存率的关键，肿瘤标志物在食管癌的诊治中更具重要意义。

1. 细胞角蛋白 - 19 片段（CYFRA21 - 1）　CYFRA21 - 1，又称细胞角蛋白 19 片段，界值为 1.4ng/ml 时，敏感性分别为 46% 和 45.5%，特异性分别为 89.3% 和 97.3%。术后 CYFRA21 - 1 水平同生存率及肿瘤存活明显相关。食管鳞癌患者血清中 CYFRA21 - 1 的阳性率随疾病的进展而升高，并且治疗后肿瘤复发者，血清 CYFRA21 - 1 水平在术前已明显升高，提示其可用于监测食管癌的复发。

2. 鳞状上皮细胞癌抗原（SCCA）　SCCA 水平与肿瘤负荷、肿瘤细胞的活跃程度相关，连续动态测定有助于监测治疗效果，尤其是监测手术疗效的敏感指标。SCCA 在血液中的生物半衰期仅数分钟，一旦根治性肿瘤切除后，术前异常升高的 SCCA 可在 72h 内迅速降至正常；而在姑息性切除后，SCCA 水平可暂时下降，但多数仍高于正常。SCCA 可作为治疗后随访的重要参考指标。

3. 癌胚抗原（CEA）　CEA 对食管癌的阳性率较低，可能和食管癌的病理分型有关，食管癌以鳞癌最为多见，约占食管癌的90%，腺癌较少，而 CEA 主要用于腺癌诊断。因此，CEA 用于食管癌的临床分期和术后监测可能有一定价值。

（七）胆囊、胰腺的肿瘤标志物

在胆囊癌、胰腺癌早期诊断中，肿瘤标志物检测已在临床广泛应用，一般用分子生物学或免疫学方法检测在肿瘤中合成和分泌的蛋白质抗原、酶、激素、多肽等物质，以及肿瘤发生过程中基因的异常改变。

1. 癌胚抗原（CEA）　　CEA 不是恶性肿瘤的特异标志物，在诊断上仅有辅助价值。CEA 最大用途是监测肿瘤的病情演变、疗效观察及预后评估。对于肿瘤的早期诊断无价值，但可作为中晚期肿瘤诊断的参考指标。CEA 正常参考值：血清 $<5\mu g/L$。

2. 胰腺癌胚胎抗原（POA）和胰腺癌相关抗原（PCAA）　　POA 是从胚胎期胰腺中提取的一种糖蛋白，可以作为胰腺癌比较特异性的标志物。部分肝癌、胃癌、胆管癌和肺癌患者血清中 POA 亦可升高，与胰腺癌鉴别有一定困难。但良性胰腺疾病 POA 浓度大多偏低。PCAA 是由胰腺癌腹水中分离出来的一种糖蛋白，正常人血清 PCAA 含量 $<16.2\mu g/L$。胰腺癌、肺癌、乳腺癌都有一定阳性率，组织化学研究表明，在正常人胃、十二指肠、大肠、肝胆上皮组织内均有 PCAA 存在。上述各组织中发生的癌症，尤其是含有黏液的癌细胞内含量明显增多。胰腺高分化腺癌内 PCAA 的阳性率高于低分化腺癌。目前这两类胰腺癌的肿瘤标志物理论上对胰腺癌诊断有一定特异性，实际应用价值有待进一步检验。

3. 碳水化合物抗原类及酶　　CA19 - 9 这是目前对胰腺癌敏感性最高、临床应用最多和最有价值的肿瘤标志物。采用放免法测定血清中的参考值为 $<37U/ml$，以 $>37U/ml$ 为标准诊断胰腺癌，灵敏度和特异性分别为70% ~93% 和60% ~85%。血清 CA19 - 9 水平与胰腺癌 TNM 分期呈明显正相关，而与患者生存期呈负相关。临床意义：①腺癌、胆囊癌、胆管壶腹癌时，血清 CA19 - 9 水平明显升高，尤其是胰腺癌晚期患者，阳性率约为74.9%。②急性胰腺炎、胆囊炎、胆汁淤积性胆管炎、肝硬化、肝炎等疾病 CA19 - 9 也有不同程度升高。尽管目前 CA19 - 9 在胰腺癌诊断中运用有一定价值，但仍然不能单独作为胰腺癌与良性疾病鉴别的指标。此外，CA50、CA125 和 CA242 的应用也有报道。

（八）前列腺癌肿瘤标志物

目前对前列腺癌的初步诊断主要应用 PSA 测定和直肠指诊，而确定诊断必须用前列腺穿刺活检。用前列腺癌标志物 PSA 进行筛查是大多数西方国家推荐的方法。有关前列腺癌的标志物比较多，如总 PSA（t - PSA），游离 PSA（f - PSA），复合 PSA（c - PSA），fPSA/tPSA 比值，前 PSA（proPSA），良性 PSA（b - PSA），前列腺特异性膜抗原（PSMA），人腺体激肽释放酶2（hK2）等。

1. 前列腺特异性抗原　　前列腺特异性抗原（PSA）是前列腺组织中的一种具有丝氨酸蛋白酶活性的单链糖蛋白。PSA 主要由前列腺上皮细胞合成，在精液中有大量的 PSA 参与精液的液化过程。血清内 PSA 含量极微，当前列腺发生癌变时，前列腺和淋巴系统间组织屏障被破坏，前列腺内容物进入血液循环，使血液中 PSA 升高，每克前列腺癌组织可使血清 PSA 升高约 $3.5\mu g/L$。但前列腺增生、前列腺炎也能引起血清 PSA 轻度升高。因此，它并不具有肿瘤特异性。尽管 PSA 在临床应用中具有局限性，但它仍是目前前列腺癌筛查、辅助诊断和监测疗效的最好指标。

（1）在血清中 PSA 以两种生化形式存在：一部分（5%～40%）是以分子量 33kDa 的游离 PSA（f－PSA）形式存在；大部分（60%～90%）是以 f－PSA 和 α_1－抗糜蛋白酶、α_2－巨球蛋白等结合的形式存在，称复合 PSA（c－PSA）。临床上测定的总 PSA（t－PSA），包括血清中 f－PSA 和 c－PSA。PSA 半衰期为 2～3d。

（2）PSA 参考范围：PSA 用于前列腺癌检测的参考范围是 0～4μg/L。大约 25% 已明确诊断为前列腺癌的患者，其 PSA 水平正常；而大约有 50% 的良性前列腺疾病患者 PSA 水平增高。

（3）游离 PSA 和复合 PSA：血清中 5%～40% 名的 PSA 是以未结合的形式存在，称为 f－PSA。良性前列腺疾病具有较高的 f－PSA，而前列腺癌患者 f－PSA 较低。f－PSA 与 t－PSA 的百分率（%f－PSA）有助于发现早期前列腺癌，在 t－PSA 浓度为 4～10μg/L 的诊断灰区时，若%f－PSA≤25%，可保持 95% 的癌症检出率，而免去 20% 不必要的活检。有些专家还认为%f－PSA 有助于判断预后，理由是较低的游离 PSA 百分率可能预示前列腺癌的恶性度较高。血液中的 PSA 有 60%～90% 与多种内源性蛋白酶抑制物结合形成 c－PSA。与 t－PSA 相比，c－PSA 可以增强前列腺癌诊断的特异性，但还需要更多的临床资料来证实。

2. 前 PSA（proPSA）和良性前列腺特异性抗原（b－PSA）　前 PSA（proPSA）是 f－PSA 组成成分之一，在血清中测定 proPSA 可明显增加前列腺癌诊断的特异性，在 PSA 浓度为 4～10μg/L 的诊断灰区时，proPSA 的测定在鉴别前列腺癌和前列腺肥大方面价值更大。

良性前列腺特异性抗原（b－PSA）是 f－PSA 的降解形式，一种内部经过剪切或分解的 f－PSA。b－PSA 最初是从前列腺移行带结节性组织标本中发现的，后来从精液和患良性前列腺疾病的男性血清中也发现了 b－PSA。但血清中的量比在前列腺组织中和精液中的量少得多。许多研究认为，b－PSA 是 f－PSA 中一个特殊的亚群，它与良性前列腺增生密切相关。b－PSA 与前列腺癌并不相关，单独使用并不能鉴别前列腺癌和良性前列腺增生（benign prostatic hyperplasia，BPH）。

3. 前列腺特异性膜抗原（PSMA）　前列腺特异性膜抗原（prostate specific membrane antigen，PSMA）是表达在前列腺上皮细胞表面的一种跨膜糖蛋白，由 750 个氨基酸组成，相对分子量为 100kDa，是一种细胞膜表面标志。PSMA 似乎只在前列腺表达，而前列腺癌组织 PSMA 表达上调，比 BPH 显著得多。最近有报道指出，前列腺癌患者 PSMA 高表达与肿瘤分级、病理分期和复发有关；在前列腺癌早期就可发现 PSMA mRNA 高表达；在前列腺癌转移时也可见 PSMA 蛋白过度表达。因此认为，PSMA 是一种很好的肿瘤标志物和肿瘤治疗的靶抗原。

（九）睾丸恶性肿瘤肿瘤标志物

发生于睾丸的恶性肿瘤大约有 95% 为生殖细胞肿瘤，另外 5% 多为淋巴瘤、睾丸间质细胞肿瘤和间皮瘤。生殖细胞肿瘤有 2 种主要类型：精原细胞瘤（seminomas）和睾丸的非精原细胞性生殖细胞瘤（non seminamatous germ cell cancers of the testis，NSGCT）。睾丸肿瘤患者在治疗过程中其血清肿瘤标志物的检测极其重要。它可用于肿瘤诊断，疗效评价、疾病监测等方面。肿瘤的复发在起始阶段可能仅表现为肿瘤标志物浓度的增加。在睾丸肿瘤最常用的血清标志物是甲胎蛋白（AFP）和人绒毛膜促性腺激素（hCG），大多数 NSGCT 患者至少有其中一项血清标志物水平升高，而且 hCG 和其游离 B 亚基对检测精原细胞瘤非常重要。乳酸脱氢酶（LDH）和胎盘碱性磷酸酶（PLAP）可以用于检测精原细胞瘤和非精原细胞性生殖细胞瘤。

1. hCG 和 β – hCG hCG 是一种异二聚体糖蛋白激素，包含 α 和 β 两个亚基。α 亚基包含 92 个氨基酸，其在 hCG、黄体生成素（LH）、卵泡刺激素（FSH）、甲状腺刺激素（TSH）中是相同的，而 β 亚基则是 hCG 特有的，通常测定 hCG 均是测定其 β 链的生物学活性。单一亚基没有 hCG 的活性，但是 β – hCG 对培养的肿瘤细胞有增强生长和抗细胞凋亡作用。夹心 ELISA 分析法有助于检测男性和非妊娠女性血浆中低浓度的 hCG 和 β – hCG。5U/L 是公认的诊断睾丸肿瘤患者的临界值。另外，化疗可导致性腺功能的抑制，从而使 hCG 水平升高。因此，在化疗期间 hCG 水平由 < 2U/L 上升至 5 ~ 8U/L 并不预示肿瘤的复发。

2. AFP AFP 对睾丸的卵黄囊肿瘤是十分敏感的标志物。AFP 对于成人含有卵黄囊成分的肿瘤也是可靠的标志物，并且它在某些胚胎癌中也有表达。此外，AFP 在血清中的含量升高通常是由于肝细胞肿瘤造成的，一些胃肠道肿瘤有时也会使其升高。源自肝脏和卵黄囊的 AFP 其碳水化合物的成分不同，与外源凝集素实验结合可区分升高的 AFP 是来源于睾丸癌组织，还是肝脏疾病。此外，AFP 在鉴别是否是睾丸精原细胞瘤和非精原细胞瘤有一定价值，主要考虑是肿瘤中混杂有胚胎成分。

3. 胎盘碱性磷酸酶（placental alkaline phosphatase，PLAP） PLAP 作为一个与肿瘤有关的碱性磷酸酶的同工酶，对精原细胞瘤的诊断是非常有用的，在 60% ~ 70% 的精原细胞瘤患者中均有升高，但其含量的升高也常见于吸烟者。PLAP 的免疫组织化学染色对生殖细胞肿瘤的诊断非常有用，它有助于诊断管内型精原细胞瘤，可作为睾丸癌的早期诊断指标。

由于睾丸肿瘤的发生部位和类型的多样性，其血清中肿瘤标志物的分布也有相应的特点，结合以上三种肿瘤标志物有助于肿瘤分型的诊断、预后和治疗评价。

（十）鼻咽癌肿瘤标志物

鼻咽癌（nasopharyngeal carcinoma，NPC）尚无严格意义上的特异性肿瘤标志物，目前开展有 EB 病毒抗体 VCA – IgA、EA – IgA 及 EB 病毒特异性 DNA 酶（EBV – specific DNase）抗体等；其他肿瘤分子标志物如 SCCA、TPA、TPS 和 CEA 等，也常常升高。

1. VCA – IgA 和 EA – IgA EB 病毒感染细胞后，在感染潜伏期时主要表达 LMP 和 EB 病毒核抗原（EBNA），在裂解复制期主要表达早期膜抗原（early membrane antigen，EMA）、早期细胞内抗原（early intracellular antigen，EIA）、病毒衣壳抗原（EB virus capsid antigen，VCA）、晚期相关抗原。在鼻咽癌患者的血清中可检出上述抗原的相关抗体。鼻咽癌患者血清中 VCA – IgA 和 EA – IgA 水平的升高非常常见。有报道在鼻咽癌患者中 VCA – IgA 高达 96.5%，而对照组非鼻咽癌患者的血清中 VCA – IgA 的检出率只有 4%。在鼻咽癌的诊断中，抗 VCA – IgA 的敏感性高于抗 EA – IgA，但后者的特异性要高于前者。将两者联合检测则特异性和敏感性都将提高。抗 VCA – IgA 的水平可作为筛选高危人群和观察治疗预后的指标。

2. 抗 EB 病毒特异性胸腺嘧啶脱氧核苷激酶（TK）抗体 TK 是一种能催化胸腺嘧啶脱氧核苷转化为单磷酸脱氧胸腺嘧啶的酶，在 DNA 的合成中起着关键作用。研究表明，TK 与 TK 抗体水平有很好的相关性，采用 ELISA 方法可以检测出患者体内的抗 TK – IgA。

3. Lmp – 1 许多实验证明 Lmp – 1 基因是癌基因，采用 PCR 方法能从鼻咽癌的脱落细胞里检测到 Lmp – 1 基因，特异性和敏感性分别达 100.0% 和 94.7%。对于放射治疗后复发者，尽管肿瘤体积很小，但仍然可以检测到 Lmp – 1 基因，而对于放射性骨坏死（ORN）却是阴性，因此 Lmp-1 基因可作为区别鼻咽癌复发和 ORN 的标志。

4. 抗 EB 病毒特异性脱氧核糖核酸酶（DNase）抗体　DNase 是一种核酸内切酶，临床上常用 DNase 来判断系统性红斑狼疮（SLE）的病情变化。抗 EB 病毒特异性的 DNase 抗体可以作为鼻咽癌早期发现的分子标志，高水平的 DNase 抗体可以提示鼻咽癌发病的高风险性。

（十一）妇科生殖系统肿瘤标志物

1. 卵巢癌肿瘤标志物　卵巢癌的早期诊断一直是卵巢癌研究中最具挑战性的课题，研究早期卵巢癌检测的肿瘤标志物有深远的意义。由于多数卵巢恶性肿瘤是上皮性肿瘤（卵巢癌），肿瘤标志物的研究主要集中在与卵巢癌相关的血清中分泌性肿瘤标志物。

（1）CA125：卵巢癌患者最好的肿瘤标志物。CA125 的临界值为 35U/ml，其临界值随绝经及年龄的增高而下降。在月经周期的卵泡期其值增加。还发现在 1%~2% 正常妇女中，5% 良性疾病和 28% 的非妇科肿瘤中 CA125 值升高。血浆 CA125 水平在卵巢非黏液性癌的升高程度明显高于妇科其他肿瘤、非妇科肿瘤及某些生理状态的升高。血浆 CA125 水平大于 65U/ml 的患者，提示卵巢上皮性肿瘤的存在，故测定血浆 CA125 水平对筛查卵巢癌患者及其早期诊断具有重要意义。

（2）叶酸受体：正常组织由于叶酸受体的表达水平极低，但很多肿瘤细胞则表现为高度表达叶酸受体，如皮肤癌、乳腺癌和卵巢癌。90% 以上的卵巢癌为叶酸受体表达阳性，正常卵巢上皮组织则为叶酸受体表达阴性。因此，叶酸受体的表达可作为卵巢癌的良好生物标记。

（3）雌、孕激素受体：雌激素受体（ER）和孕激素受体（PR）主要分布于子宫、宫颈、阴道及乳腺等靶器官。ER、PR 测定的大量研究表明，长期、大量的激素作用与妇科肿瘤的发生密切相关，可表现为肿瘤组织上的受体增加、减少或受体功能丧失。ER、PR 的表达还与组织学类型有关，卵巢黏液性癌的受体阳性率低于浆液性癌及子宫内膜癌，说明不同组织类型的肿瘤，其 ER、PR 的表达率不同，可能受激素的作用程度不同或对激素的反应性不同。

2. 子宫颈癌及子宫内膜癌肿瘤标志物

（1）CA125 和 CA19-9：CA125 是鉴别宫颈腺癌及宫颈鳞癌的首选方法。CA19-9 水平对宫颈癌的诊断也具有一定的意义，同时 CA19-9 局限在癌组织中，而不存在于正常组织中，故 CA19-9 是宫颈癌复发和进展的标志。

（2）CA15-3：在卵巢肿瘤的阳性率高于妇科其他肿瘤。妇科肿瘤患者血浆 CA15-3 水平的高低可反映其病情进展。

（3）癌胚抗原：CEA 检测水平可用于判断宫颈腺癌的浸润情况。CEA 的阳性率宫颈腺癌浸润癌高于原位癌。CEA 的阳性着色部位，宫颈腺癌的原位癌分布于鳞状上皮表层而基底层阴性，浸润癌则出现于基底层。CEA 阳性染色分布于腺腔侧的细胞膜，而子宫内膜癌的细胞膜及胞浆均有 CEA 阳性反应物分布。

（4）鳞状细胞癌肿瘤相关抗原（SCC-Ag）：广泛存在于不同器官正常组织（含量极微）和恶性病变的上皮细胞中。SCC-Ag 还可作为宫颈鳞癌患者化疗反应的指标，化疗后若 SCC-Ag 持续不降，说明对化疗不敏感，应立即停止；若血浆 SCC-Ag 维持高水平，则病情可能复发。

（5）性激素及激素受体：子宫内膜癌的发病与雌激素的长期刺激有关，多数子宫内膜癌有 ER、PR 表达。宫颈癌的 ER、PR 检测结果也显示，分化越好的肿瘤，ER、PR 的阳性率越高，且受体阳性患者生存时间长。

（十二）神经系统肿瘤标志物

我们对中枢神经系统的肿瘤分子机制仍知之甚少。由于血—脑屏障的存在，血浆肿瘤标志物很少被用在原发或转移性脑肿瘤。

1. 透明质酸黏合蛋白（brain enriched hyaluronan binding，BEHAB/brevican）　透明质酸（hyaluronan，HA）广泛存在于各种组织的细胞外基质中，其功能的发挥依靠特定的透明质酸黏合蛋白的调节作用。BEHAB/brevican 是脑组织中特有的一种透明质酸黏合蛋白，是迄今为止特异性最高的脑胶质瘤标志物。中枢神经系统中表达 BEHAB/brevican 量与有丝分裂活跃程度有关，有丝分裂越活跃，表达的量越多。在少突胶质瘤、星形细胞瘤中均检出了 BEHAB/brevican，而在正常的大脑皮质对照标本、颅内转移性乳腺癌、颅内原发性非胶质性肿瘤均未检出 BEHAB/brevican。

2. 中间丝蛋白　包括神经巢蛋白和胶质纤维酸性蛋白。

（1）神经巢蛋白（nestin）：nestin 是中枢神经系统神经干细胞标志，其表达与有丝分裂密切相关。包括胶质瘤在内的各种颅内肿瘤均可表达 nestin。从恶性度最高的多形性胶质母细胞瘤到恶性度最低的纤维性星形细胞瘤，nestin 表达呈现明显地降低趋势，因此 nestin 在判断肿瘤恶性程度上具有特别意义，但是它缺乏脑胶质瘤的特异性，并且一般仅通过免疫组化方法在脑胶质瘤组织中测定。

（2）胶质纤维酸性蛋白（glial fibrillary acidic protein，GFAP）：GFAP 存在于胶质细胞，尤其是星形细胞和星形细胞瘤中，GFAP 的含量在正常星形细胞高于星形细胞瘤，恶性度低的星形细胞瘤高于恶性度高的星形细胞瘤。体内胶质瘤中通常 GFAP 表达水平下降，可以提示肿瘤的进展。

3. 神经元特异性烯醇化酶（NSE）　NSE 分布于全身各个系统，但 90% 集中于神经系统中，其在神经系统中分布顺序为大脑 > 脊髓 > 外周神经系统。正常情况下，NSE 主要分布于神经元和神经内分泌系统细胞，所以 NSE 被认为是一种神经样内分泌细胞的标志。NSE 浓度与手术切除程度有直接关系，手术全切肿瘤后，NSE 浓度迅速下降至正常，而次全切者，术后 NSE 浓度居高不下，也说明恶性胶质瘤是血清及脑脊液（cerebrospinal fluid，CSF）中 NSE 的直接来源。

（十三）血液系统肿瘤标志物

在血液系统中，肿瘤相关基因被激活的最常见原因是染色体易位，尤其是平衡易位，其结果或是造成某一基因表达量的变化，或是使之结构发生改变，形成新的融合基因。这些基因往往是调节造血细胞分化、生长、凋亡的重要基因。由于它们的质或量的变化，而导致肿瘤的发生。其中部分与某一特定的肿瘤类型相关，如 PML－RARα 仅与急性早幼粒细胞白血病（APL），BCR－ABL 与慢性粒细胞白血病（CML）等。

1. PMI－RARα　急性早幼粒细胞白血病（APL 或 M₃）具有特征性的染色体异常 t（15；17）（q22；q11－22），使得 15 号染色体上的 PML 基因与 17 号染色体的 RARα 仅发生重排。PML 是一种磷酸蛋白，仅在髓系表达，抑制细胞生长和转化，PML 的过量表达可以诱导凋亡。RARα 属于类固醇/甲状腺受体超家族的成员，是一种细胞内受体，有促进分化、抑制增殖的作用。两种基因融合后，PML－RARα 可以与 PML 形成异源二聚体，抑制野生型 PML、RARα 的功能，从而诱发 APL。95% 以上的 APL 均有 PML/RAR 仪，因此认为 PML/RARα 是 APL 的分子标志，是致癌的主要原因。临床检测可以用常规核型分析、FISH 以及巢式 RT－PCR。

2. BCR－ABL　Ph 染色体的存在是慢性粒细胞白血病（CML）的特征之一，它是第 9 号和第 22 号染色体的易位，即 t（9；22）（q34；q11），该易位使得 ABL 基因从 9 号染色体易位到 22 号染色体上，与 BCR 基因头尾融合为 BCR－ABL，形成特征性 Ph 染色体。有 95% 的 CML 患者携带这种染色体，在 10%～30% 成人急性淋巴细胞白血病（ALL）、大约 5% 儿童 ALL 以及少数（接近 2%）急性粒细胞白血病（AML）、淋巴瘤及骨髓瘤等也发现了这种基因。BCR－ABL 具有酪氨酸激酶活性，并在信号转导方面发挥作用。特异的酪氨酸激酶抑制剂伊马替尼，能特异有效地抑制 BCR－ABL。

（十四）临床肿瘤标志物应用的展望

肿瘤标志物的发现和应用在临床上具有重要的价值，这些标志物不仅有助于一些肿瘤的诊断，为临床辅助诊断提供依据，而且还具有预测或监视肿瘤复发或转移的作用，有助于评估治疗效果并预测预后疗效。遗憾的是，迄今为止，还未发现理想的具有 100% 灵敏度和特异性的肿瘤标志物。以上所述的各种肿瘤标志物仅是一项临床辅助诊断，不能以点代面。目前来讲，早期诊断更多的还需要结合病史、症状、体征、影像学检查（B 超、CT、X 线、胃镜、肠镜）等手段来综合分析，明确诊断还需要进一步的病理学检查。另外，肿瘤标志物呈阴性也不能完全排除相关肿瘤。如 AFP 单项指标阳性，但低于标准时，临床是不轻易考虑让患者随诊，而是会结合至少两种影像学检查（B 超、CT 或 MRI）以及患者既往乙肝病史和乙肝两对半结果，及时做出判断。

此外，许多良性疾病都可以有肿瘤标志物的异常，如前列腺肥大、前列腺炎可以有 PSA 的轻、中度升高，子宫内膜异位症可以有 CA125 的轻、中度升高，急、慢性肝病时可以有 CA125、CA19－9、CA50、铁蛋白的不同程度的升高。再次，肿瘤标志物的联合应用确实能在一定程度上提高阳性检出率，部分肿瘤标志物之间的相关性极高，如 CA19－9 和 CA50 之间的相关性可达到 95%～98%，即 95%～98% 的被检者如 CA19－9 正常，则 CA50 也正常，CA19－9 异常，则 CA50 也异常，但并不是简单地认为检测标志物越多就越肯定。临床上，对于肿瘤标志物的应用应该根据不同情况、不同目的选择或联合使用之，同时结合其他检查综合分析判断。WHO 对肿瘤疗效评价标准中对肿瘤标志物作如下规范描述："肿瘤标志物不能单独用来进行诊断。然而，如开始时肿瘤标志物高于正常水平的上限，当所有的肿瘤病灶完全消失，临床评价为完全缓解时它们必须恢复到正常水平"。这一规定表明了肿瘤标志物的临床意义及肯定了其临床应用的价值。

相信随着肿瘤标志物研究方法的完善，结合基因组学和分子流行病学的成果，将会有更加敏感、特异且重复性好的肿瘤分子标志物出现，从而为肿瘤预警和早期诊断、个体化治疗提供新的途径和策略。

（张晓娜）

第十二节 其他检查方法

一、内镜将检查方法

身体多数内腔，如咽喉、气管、支气管、食管、胃、小肠、直肠、结肠、膀胱，以及胸膜腔、腹腔等等均可采用内窥镜检查。现代内窥镜多数是利用光导纤维以传导光源和影响的可弯性窥镜。其长度可达一米以上。除可提供光亮清晰的视野外，还有注气、灌洗、吸引、活组织检查、扩张、切开、摘取异物、引导激光等功能。因此不仅可用于诊断，也用于治疗。

内窥镜检查对肿瘤的诊断有时是必不可少的。事实上内窥镜检查的普遍应用已使不少肿瘤获得早期发现。

二、手术探查

对于体内病变，在疑为恶性肿瘤而又无法确诊的情况下，为了不延误治疗时机，如果病人身体许可，有时也采用手术检查的方法对病变进行检查、活体组织检查或切除，已明确病变的部位、范围、与周围器官的关系，以及病理类型，从而得出诊断，为治疗提供依据。手术探查的目的往往不只是诊断，而且也包括相应的治疗。

三、细胞学检查

对身体的分泌物、体液以及粘膜上皮或病变表面的细胞进行检查 以确定细胞有无癌变或癌前病变，是诊断肿瘤的重要方法之一。细胞标本的采集方法根据来源和部位的不同而异。体液细胞采集需要穿刺抽液和对液体的处理，如抗凝、离心浓缩等。体腔表面的细胞则多采用摩擦或刮取的方法采样，如子宫颈的刮取、支气管粘膜表面的刮取或灌洗以及痰的检查等。对食管和胃贲门部的细胞除可用内窥镜刷区外，还可采用吞下线网的气囊惊醒摩擦刮取的方法。肺和肝的体表肿物或淋巴结也可采用经皮针吸的方法取得细胞进行检查。

细胞学检查对于肿瘤的诊断和早期发现以及明确肿瘤的细胞学类型有着重要的作用，有时还可作为对高危人群的普查方法。但它的阳性率和准确性在很大的程度上取决于细胞的采集方法、标本的质量以及细胞学检查者的技能和经验。目前，细胞学检查结果难免有假阳性和假阴性，阴性细胞学检查结果一般不能排除肿瘤的可能性。

四、活组织检查

在人体中取的组织进行病理学检查的方法。这是肿瘤诊断的另一常用的重要方法。或组织可通过内窥镜活检钳咬取，也可于治疗前后或手术中对病灶和淋巴结进行切取（切取一部分）或切除（取出全部标本）活检。

活体组织检查，不但可以观察细胞的形态，而且可以看到部分组织的细胞结构，因此较细胞学检查更为准确可靠。但有时由于取材不佳，也会出现不够明确或假阴性的结果。

（张晓娜）

第三章

放射免疫技术

标记免疫技术是利用多种标记技术与免疫学技术相结合而建立的分析技术体系。在当前各种免疫诊断技术中，标记免疫技术是发展最快、最具活力的检测技术。免疫技术是以抗原抗体特异性免疫反应原理为基础，对样品中相应抗体或抗原进行检测的方法，其最主要的特点是抗原抗体反应的高度特异性。标记免疫技术是将多种可微量或超微量检测的示踪物（如荧光素、放射性核素、酶、化学或生物发光剂等）对抗原或抗体进行标记制成标记抗原或抗体，并加入到抗原抗体反应体系中与相应未标记抗体或抗原进行反应，使免疫反应结果可以通过检测标记物而灵敏地进行分析。在标记免疫分析中，测定的不是免疫复合物本身，而是对标记物进行检测即可以确定待测物质的含量。

1959 年，美国科学家 Berson 和 Yalow 首先以放射性碘标记胰岛素测定血清中的胰岛素含量，使体外检测超微量物质成为可能。放射免疫技术即是以放射性核素作为示踪物，同时结合抗原抗体反应的特异性而创立的一类标记免疫分析技术。基于体外竞争性或非竞争性放射结合的免疫分析原理，放射免疫分析技术可以分为放射免疫分析（radioimmunoassay，RIA）和免疫放射分析（immunoradio - metric assay，IRMA）；根据放射性核素标记物是否可与特异性的受体进行结合，又衍生出放射受体分析（radioreceptor assay，RRA），也称为放射配体结合分析（radioligandbinding assay，RBA）。

第一节 概述

放射免疫技术是基于抗原抗体结合反应的特异性，运用放射示踪原理对待测物浓度进行检测的一种超微量分析技术。放射免疫技术的基本试剂主要包括放射性核素标记的示踪物、标准品、特异性结合物质（抗体）及分离剂，这些基本试剂与放射免疫技术的准确性、精确性、特异性暨灵敏度等质量控制指标的优劣密切相关。由于利用放射免疫技术可对各种微量蛋白质、激素、小分子药物和肿瘤标志物进行定量检测，目前该技术广泛应用于内分泌学、免疫学、药理学、微生物学、生物化学等多个领域，在临床诊断和科研工作中发挥重要作用。但是放射免疫技术的最大弊端在于它的放射性污染，因此该项技术有逐渐被其他免疫标记技术取代的趋势。

一、基本类型及原理

1. RIA 是经典的放射免疫技术。它是以放射性核素标记的抗原与反应系统中未标记抗原竞争结合特异性抗体为基本原理来测定待测样本中抗原量的分析方法。

2. IRMA 是用放射性核素标记过量抗体与待测抗原直接结合,并采用固相免疫吸附载体分离结合部分与游离部分的非竞争放射免疫分析方法。

3. RRA 是用放射性核素标记配体,在一定条件下与相应受体结合,形成配体 – 受体复合物。由于两者的结合是表示配体与受体之间的生物学活性而非免疫学活性,因此具有更高的特异性。主要用于测定受体的亲和常数、解离常数、受体结合数以及定位分析等。

二、常用的放射性核素

放射性核素是指原子核能自发产生能级变迁,生成另一种核素,同时伴有射线的发射。放射性核素依衰变方式可分为 α、β、γ 三种。

放射免疫技术常用的放射性核素有^{125}I、^{131}I、^3H 和 ^{14}C 等。^3H、^{14}C 在衰变过程中产生 β 射线,β 射线虽然易于防护,但是半衰期长,标记过程复杂,测定 β 射线需要液体闪烁计数器,不适合在一般实验室进行。目前,临床上最常用的是核素标记物是^{125}I,其具有以下特点:①^{125}I 化学性质活泼,容易用简单的方法制备标记物;②其衰变过程中不产生电离辐射强的 β 射线,对标记的多肽和蛋白质等抗原分子的免疫活性影响较小;③^{125}I 释放的 γ 射线测量方法简便,易于推广应用;④^{125}I 的半衰期(60 天)、核素丰度(> 95%)及计数率与^{131}I(半衰期 8 天,核素丰度仅 20%)相比更为合适。

三、标记物制备及鉴定

放射性核素标记物是通过直接或间接的化学反应将放射性核素连接到被标记分子上所形成的化合物。

制备高纯度和具有完整免疫学活性的标记物是进行高质量放射免疫分析的重要条件。用于标记的化合物要求纯度大于 90%,具有完整的免疫活性,以避免影响标记物应用时的特异性和灵敏度测定;如果需要在待标记化合物中引入其他基团时,应注意引入的基团不能遮盖抗原抗体反应的特异性结合位点。以^{125}I 为例介绍标记物的制备和鉴定。

采用放射性碘(如^{125}I)制备标记物的基本原理是放射性碘原子可以通过取代反应置换被标记物分子中酪胺残基或组胺残基上的氢原子。因此,在结构中含有上述基团的蛋白质、肽类等化合物均可以用放射性碘直接进行标记。对于不含上述基团的甾体类激素或药物分子,则需要在分子结构上连接相应的基团后进行放射性核素标记。

(一) 标记方法及类型

标记^{125}I 的方法可分两大类:直接标记法和间接标记法。

1. 直接标记法 通过化学或酶促氧化反应直接将^{125}I 结合到被标记蛋白质分子中的酪氨酸残基或组胺残基上。此法优点是:操作简便,仅需一步即可以将^{125}I 结合到待标记蛋白质分子上,得到比放射性较高的标记物。但此法只能用于标记含酪氨酸残基或组胺残基的化合物。值得注意的是:如果标记的酪氨酸残基或组胺残基决定了该蛋白质的特异性和生物活性,则该蛋白会因为标记而受到损伤。该方法常用于肽类、蛋白质和酶的碘化标记。

几种常用的标记方法如下:

(1) 氯胺 T(Ch – T)法:Ch – T 是对甲苯磺基酰胺的 N – 氯衍生物钠盐,在水溶液中逐渐分解形成次氯酸（强氧化剂），将^{125}I氧化成带正电荷的$^{125}I^+$，后者取代被标记物分子中酪氨酸残基苯环上的氢原子，形成二碘酪氨酸，使蛋白质或多肽被碘化。

（2）乳过氧化物酶法：乳过氧化物酶（lactoperoxidase，LPO）催化过氧化氢释放氧，氧使^{125}I离子活化成$^{125}I_2$，取代标记物中暴露的酪氨酸残基苯环上的氢原子。该标记方法反应温和，可减少对被标记物免疫活性的损伤；同时酶活性有限，稀释即可终止反应，易于控制反应强弱。

2. 间接标记法（又称联接法，Bolton - Hunter 法） 将用 Ch - T 法预先标记的^{125}I化酯（市售 Bolton - Hunter 试剂）与待标记物混合反应后，^{125}I化酯的功能基团即与蛋白质分子上的氨基酸残基反应，从而使待标记物被碘化。Bolton - Hunter 法是最常用的间接碘标记法。尽管该方法操作较复杂，标记蛋白质的比放射性要显著低于直接法，但是该方法避免了标记反应中氧化/还原试剂对待标记物免疫活性的损伤，因此尤其适用于对氧化敏感的肽类化合物，缺乏酪氨酸残基的蛋白质（如半抗原、甾体类化合物、环核苷酸、前列腺素等）和酪氨酸残基未暴露在分子表面的化合物的碘标记。此种标记反应较为温和，可以避免因蛋白质直接加入^{125}I引起的生物和免疫活性的丧失，但是，由于添加了基团可能会使标记蛋白质的免疫活性受到影响，标记过程较直接法复杂，因此碘标记蛋白质的比放射性和碘的利用率低。该方法主要用于标记甾体类化合物等缺乏可供碘标记部位的小分子化合物。

标记物的化学损伤和自身辐射损伤是放射性核素标记中的重要问题。化学损伤是由标记过程中所使用的试剂对被标记物造成的损伤，因此标记时应采取比较温和的反应条件。自身辐射损伤是标记物贮存过程中，由于标记放射性核素原子所发出的射线对标记物造成的损伤，因此，试剂一旦溶解不宜长期保存。

（二）放射性核素标记物的纯化

标记反应后，应将标记物进行分离纯化，去除游离的^{125}I和其他试剂，通常标记的是蛋白质，因此可以用纯化蛋白质的方法纯化被标记物，如凝胶过滤法、离子交换层析法、聚丙烯酰胺凝胶电泳法以及高效液相色谱法等。

标记抗原在贮存过久后，会出现标记物的脱碘以及自身辐射使蛋白质抗原性发生变化，因此需要对标记物进行重新标记。

（三）放射性核素标记物的鉴定

1. 放射化学纯度 指单位标记物中，结合于被标记物上的放射性占总放射性的百分率，一般要求大于95%。常用的测定方法是利用三氯醋酸将待测样品中所有蛋白质沉淀，离心后测定沉淀物的放射性并计算其占待测样品总放射性的百分率。该项参数是观察在贮存期内标记物脱碘程度的重要指标。

2. 免疫活性（immunoreactivity） 反映标记过程中被标记物免疫活性受损情况。方法：用少量的标记物与过量的抗体反应，然后测定与抗体结合部分（B）的放射性，并计算与加入标记物总放射性（T）的百分比（B/T%）。此值应在80%以上，该值越大，表示抗原损伤越少。

3. 比放射性（specific radioactivity） 指单位化学量标记物中所含的放射性强度，即每分子被标记物平均所挂放射性原子数目，常用 Ci/g（或 Ci/mmol）表示。标记物比放射性高，所需标记物越少，检测的灵敏度越高，但是比放射性过高时，辐射自损伤大，标记物免疫活性易受影响，且贮存稳定性差。

标记抗原的比放射性计算是根据放射性碘的利用率（或标记率）：

$$^{125}I \text{ 标记率（利用率）} = \frac{\text{标记抗原的总放射性}}{\text{投入的总放射性}} \times 100\%$$

$$\text{长度（}\mu Ci/\mu g\text{）} = \frac{\text{投入的总放射性} \times \text{标记率}}{\text{标记抗原量}}$$

如：5μg 人生长激素（hGH）用 2m CiNa^{125}I 进行标记，标记率为 40%，则：

$$\text{比放射性} = \frac{200\mu Ci \times 40\%}{5\mu g} = 160\mu Ci/\mu g$$

（四）抗血清的鉴定

用于放射免疫分析的抗体通常是以抗原免疫动物获得的多克隆抗血清（多克隆抗体）。抗血清的质量直接影响分析方法的灵敏度和特异性。检测抗血清质量的指标主要有亲和力、特异性和滴度等参数。

1. 亲和力（affinity）　在特定的抗原抗体反应系统中，亲和力常数 Ka 是正/逆向反应速度常数的比值，单位为 mol/L，即表示需将 1mol 抗体稀释至多少升溶液中时，才能使抗原抗体结合率达到 50%。抗血清 Ka 值越大，放射免疫分析的灵敏度、精密和准确度越好。通常抗血清的 Ka 值要求达到 $10^9 \sim 10^{12}$ mol/L 才适用于放射免疫分析。

2. 特异性（specificity）　是一种抗体识别相应抗原决定簇的能力。抗原之间常有结构相似的类似物，针对某一抗原决定簇具有特异性的抗血清也能识别该抗原的类似物，如抗甲状腺激素的三碘甲状腺原氨酸（T$_3$）抗体可能与四碘甲状腺原氨酸（T$_4$）发生交叉反应，抗雌激素的雌二醇（E$_2$）抗体可能与雌三醇（E$_3$）发生交叉反应等。常用交叉反应率来鉴定抗体的特异性。交叉反应率是将反应最大结合率抑制并下降 50% 时特异性抗原与类似物的剂量之比。交叉反应率越低，特异性越强。

3. 滴度（titer）　能指抗血清能与抗原发生有效反应的最高稀释倍数。通常将一株抗血清做系列稀释并与标记抗原反应，计算不同稀释度时抗体与标记抗原的结合率，绘制抗体稀释度曲线。放射免疫技术中滴度一般是指结合 50% 标记抗原时的抗血清的稀释倍数。

（白志超）

第二节　放射免疫分析

RIA 是以放射性核素标记已知抗原，并与样品中待测抗原竞争结合特异性抗体的免疫分析方法，主要用于样品中抗原的定量测定。由于放射核素测量的灵敏度和抗原抗体反应的特异性，因此，RIA 具有高度的灵敏度和特异性，特别适用于激素、多肽等含量微少物质的定量检测。放射免疫分析技术由 Yalow 和 Berson 于 1959 年首创，用于检测血浆中胰岛素水平。此项技术的问世使人类首次可以利用体外的方法检测血中激素水平，同时该技术被广泛推广，应用于生物医学的各个领域，极大促进了相关学科的发展。1977 年，该技术创始人之一——美国学者 Yalow 获得诺贝尔生理医学或医学奖。

一、基本原理

经典 RIA 利用放射性核素标记抗原（Ag*）与非标记抗原（Ag）竞争结合有限量的特

异性抗体（Ab），反应式为：

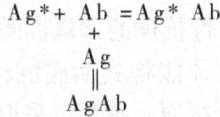

$$Ag^* + Ab = Ag^* \, Ab$$
$$+$$
$$Ag$$
$$\|$$
$$AgAb$$

在该反应体系中，作为试剂的 Ag^* 和特异性 Ab 的量是固定的，即要求 Ag^* 是定量的，特异性 Ab 是限量的，同时 Ag^* 和 Ag（标准抗原或待测抗原）与特异性抗体的结合效率相同，并分别形成 Ag^* Ab 复合物和 AgAb 复合物。当定量的 Ag^* 和 Ag 的数量大于 Ab 的结合数目时，Ag^* 和 Ag 即可通过竞争方式与 Ab 结合。因此，Ag 的量越大则该反应体系中 Ag^* 与 Ab 结合的概率就越低，形成的 Ag^* Ab 复合物就越少，测定时的放射量就越低，因此，Ag^* Ab 复合物的含量与 Ag 在一定范围内呈现反比关系。若以 F 代表未结合的 Ag^*，B 代表 Ag^* Ab 复合物，则 B/F 或 B/（B + F）与 Ag 存在函数关系。

因此，RIA 方法利用定量的 Ag^*，限量的 Ab 以及一系列已知浓度的标准 Ag 共同反应平衡后，将 Ag^* Ab 复合物（B）和游离的 Ag^*（F）分离，测定各自放射性强度，并计算出相应反应参数 B/F 或 B/（B + F）结合率；以标准抗原浓度为横坐标，反应参数为纵坐标，绘制标准曲线（也称为剂量 - 反应或竞争 - 抑制曲线）。待测样品就可以通过查找标准曲线来确定含量。样品中待测抗原的含量与所测放射性呈反比（图 3 - 1）。

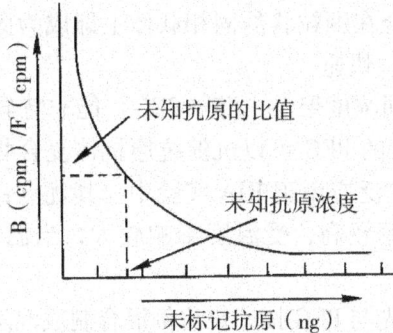

图 3 - 1　剂量 - 反应（竞争 - 抑制）曲线
cpm：记数/每分钟

二、技术要点

RIA 的操作主要有三个步骤，其要点如下：

（一）抗原抗体反应

分别将未标记抗原（标准品或待测样本）、标记抗原和血清按顺序定量加入反应管中，在一定条件（温度、时间及介质 pH）下进行竞争抑制反应。不同质量的抗体和不同含量的抗原对孵育的温度和时间有不同的要求。反应温度和时间可根据待测抗原的理化特点和所用抗体 Ka 大小等进行选择，如待测标本中抗原性质稳定且含量高，抗体的亲和力大，可选择室温或者 37℃ 短时间（数小时）反应；抗原性质不稳定（如某些小分子多肽）或含量甚微，抗体的 Ka 较低，则应选择低温（4℃）做较长时间 20～24h 反应，以形成牢固的抗原抗体复合物。

（二）B、F 分离技术

在 RIA 反应中，标记抗原和特异性抗体的含量极微，形成的抗原抗体复合物（B）不能自行沉淀，因此需加入适当的沉淀剂才能将其彻底沉淀，经过离心后完成与游离标记抗原（F）的分离。另外，对于某些小分子抗原，也可以采取吸附法分离 B 和 F。

B 和 F 分离过程是 RIA 实验误差的主要原因，可影响方法的灵敏度和测定的准确性。理想的分离方法：①操作简单易行、重复性好，适用于大批量样品分析；②B、F 分离彻底、迅速，非特异性结合低；③试剂来源容易、价格低廉、稳定性好，可长期保存；④分离试剂和分离过程不影响反应平衡，而且效果不受反应介质因素的影响；⑤适合自动化分析的要求。目前 RIA 常用的分离方法有以下几种：

1. 第二抗体沉淀法　RIA 中最常用的分离方法。其原理是将产生特异性抗体（第一抗体）的动物（如兔）的 IgG 免疫另一种动物（如羊），获得羊抗兔 IgG 血清（第二抗体）。由于在本反应系统中采用第一、第二两种抗体，故称为双抗体法。在抗原与特异性抗体反应后加入第二抗体，形成由抗原 - 第一抗体 - 第二抗体组成的双抗体复合物。但是由于第一抗体浓度极低，其复合物亦极少，无法进行离心分离，为此在分离时加入一定量的与一抗同种动物的血清或 IgG，使之与第二抗体形成可见的沉淀物，与上述抗原的双抗体复合物形成共沉淀。经离心即可使含有结合态抗原（B）的沉淀物沉淀，与上清液中的游离标记抗原（F）分离。若将第二抗体结合在颗粒状的固相载体上即成为固相第二抗体，利用固相第二抗体分离 B、F，操作更简便、快速。

2. 聚乙二醇沉淀法　不同浓度聚乙二醇（PEG）能非特异性沉淀相对分子质量大小不同的蛋白质，因此，特定浓度的 PEG 可以沉淀抗原抗体复合物而不沉淀小分子抗原。利用此特性，PEG 作为沉淀剂被广泛应用于 RIA 实验中。其优点：沉淀完全，经济实惠，使用方便；缺点：非特异性结合率较高，受温度影响较大，当温度高于 30℃ 时，沉淀物易于复溶。

3. PR 试剂法　是将二抗先与 PEG 按一定比例混合制成混悬液，将二抗法和 PEG 沉淀原理相结合的一种方法。此方法保留了两者的优点，节省了两者的用量，且分离迅速、操作简便。

4. 清蛋白（或葡聚糖衣）活性炭吸附法　活性炭具有吸附小分子抗原和半抗原的性质，而对抗体、抗原抗体复合物等大分子物质没有吸附能力，如在活性炭表面涂上一层葡聚糖，使它表面具有一定孔径的网眼，效果更好。因此，在抗原抗体发生特异性反应后，若加入葡聚糖 - 活性炭颗粒，游离的标记抗原则可以吸附到活性炭颗粒上，通过离心沉淀活性炭颗粒，则上清液中为含有标记抗原抗体的复合物。该方法主要用于测定小分子抗原，如类固醇激素、强心苷等药物。

5. 固相分离法　将抗体或抗原包被在固相载体上，如磁性颗粒、聚苯烯试管或珠子等，利用固相抗体或抗原分离 B 和 F。该方法具有简便、缩短沉淀时间、沉淀易于分离，适合自动化分析等特点，已经逐渐取代了液相分离的方法。

（三）放射性测量及数据处理

B、F 分离后，即可以对标记抗原抗体复合物（B）进行放射性强度测量，也可以根据 RIA 实验方法和目的，测定游离标记抗原（F）的放射性强度。核射线检测仪由射线探测器和后续的电子学单元两大部分组成。核射线探测器即能量转化器，检测原理是当射线作用于闪烁体，闪烁体吸收了射线的能量而引起闪烁体中原子或分子激发，当激发的原子或分子回复基态时，发出的光子进入光电倍增管，形成电脉冲。用于放射性物质放射性强度测定的仪器主要有用于测量 β 射线的液体闪烁计数仪（如^3H、^{32}P、^{14}C 等）和用于测量 γ 射线的晶体闪烁计数仪（如^{125}I、^{131}I、^{57}Cr 等）。液体闪烁计数仪是在闪烁杯内进行的。放射性样品主要被溶剂和闪烁剂分子包围，射线能量首先被溶剂分子吸收，受到激发的溶剂分子在向基态恢复的过程中，释放出能量并激发闪烁剂而产生光子，在光电倍增管的电场作用下，形成脉冲信号。目前临床上 RIA 项目主要以^{125}I 作为核素标记物。

闪烁计数仪是以电脉冲数代表放射性强度，以计数/分钟（counts per minute，cpm）为单位；若要计算放射性核素的衰变，则以衰变/分钟或衰变/秒钟（disintegration per minute，dpm 或 disintegration per second，dps）为单位，但是需要了解仪器的探测效率（η）。

与其他标记分析方法一样，每一批 RIA 实验均需要做标准曲线。标准曲线是以标准抗原的不同浓度为横坐标，以标准抗原在测定中得到的相应放射性强度为纵坐标作图。除直接用放射性强度作为纵坐标外，还可以用计算参数作为纵坐标，如 B/（B + F），B/F 或者 B/B0；此外，为了使曲线易于直线化，标准品浓度常以对数值表示。样品管就可以通过测量值或计算数值对照标准曲线查出相应的待测抗原浓度（图 3 -2）。

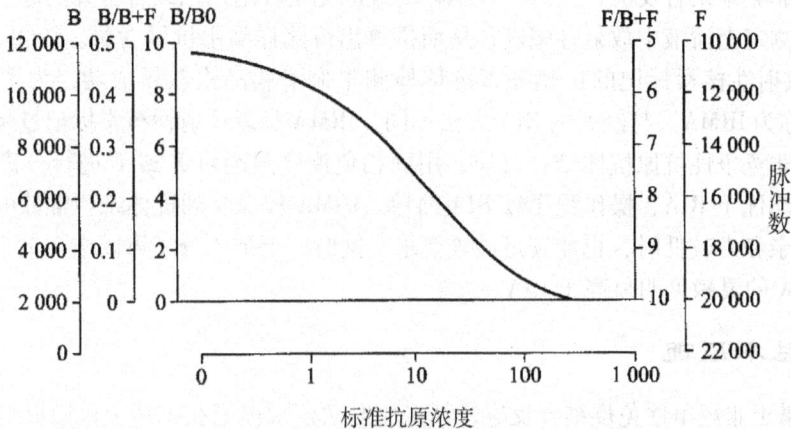

图 3 -2　RIA 标准曲线

三、放射免疫分析中造成测量误差的可能因素

1. 仪器因素　实验过程中要保证各种设备的稳定性，避免由于污染等原因造成的实验误差。产生误差的可能因素有：①放射性测量仪器的稳定性、效率，样品试管的材料和均匀性，及被测物的放射性强度等；②样品的自吸收、本底校正、测定时间、可能的污染等；③实验中所用的移液管、微量取样器以及天平的刻度、校准和使用方法等；④反应试管、移液管以及测定用试管等表面清洁度和所引起的不同吸附性等，都可以对测定结果带来误差。

2. 试剂因素　试剂的纯度、质量和稳定性也是造成误差的重要因素。如标记抗原的比度、纯度，辐射自分解，抗体的稳定性，以及分离剂、阻断剂及缓冲液的质量等。

3. 人员因素　由于工作人员技术熟练程度不同，在放射免疫分析中一些基本操作，如取样（操作移液管垂直程度、下流速度等）、提取、沉淀、分离不规范，以及保温条件不适当等造成的误差。操作者不按规程操作，造成提取及层析分离过程中免疫复合物的丢失等也易造成误差。

4. 样品因素　样品的收集方法、贮存温度、放置条件、微量样品取样的准确度、样品可能造成的污染以及样品的变性（如免疫反应活性的降低、蛋白质的变性等）也都能造成测量的误差。

四、方法评价

RIA 具有以下优点：敏感度高、特异性强；准确性、重复性好，批间和批内误差小；用血量少。缺点：有放射性核素污染，放射性核素易于衰变以及放射性标记物不稳定，导致试剂有效期短。

（白志超）

第三节　免疫放射分析

IRMA 是在 RIA 的基础上发展的一种核素标记免疫分析方法。IRMA 是待测抗原与过量标记抗体的非竞争结合反应，然后加入固相的抗原免疫吸附剂以结合游离的标记抗体，离心除去沉淀，测定上清液中放射性强度，从而推算出待测样品中抗原含量。1968 年，Miles 和 Heles 应用放射性核素标记的抗胰岛素抗体检测牛血清胰岛素获得成功，为了区别经典的 RIA，将其称为 IRMA。与经典的 RIA 方法不同，IRMA 是以放射性核素标记过量的抗体与待测抗原进行非竞争性抗原抗体结合反应，用固相免疫吸附剂对 B 或 F 进行分离，其灵敏度和可测范围均优于 RIA，操作程序较 RIA 简单。IRMA 较少受到抗体亲和常数的限制，当单克隆抗体的亲和力较低时，也能满足试验要求。同时一个抗原分子可以结合多个标记抗体分子，使 IRMA 的灵敏度明显高于 RIA。

一、基本原理

IRMA 属于非竞争性免疫结合反应，其将放射性核素标记在抗体上，用过量的标记抗体与待测抗原反应，待充分反应后，除去游离的标记抗体（F），检测抗原与标记抗体复合物（B）的放射性强度。放射性强度与待测抗原的含量呈正相关，即 B 的放射性强度越高，待测抗原含量越多；反之，则越低。

二、技术类型

1. 直接法 IRMA（单位点 IRMA）　先将待测抗原与过量的标记抗体进行反应，形成抗原抗体复合物，反应平衡后，用固相抗原结合反应液中剩余的未结合标记抗体（F）并将其分离，测定上清液中抗原与标记抗体结合物（B）的放射量（图 3 - 3）。根据标准曲线即可得知待测样品中的抗原含量。

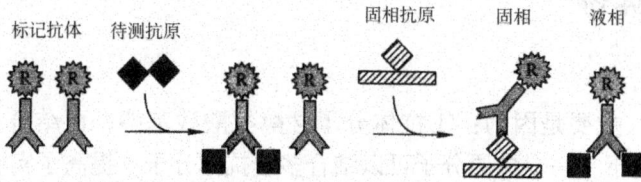

图 3 – 3　单位点 IRMA 反应原理示意图

2. 双抗体夹心 IRMA（双位点 IRMA）　先用固相抗体与抗原反应结合，然后再用过量的记抗体与已结合于固相的抗原的另一抗原决定簇结合，形成固相抗体 – 抗原 – 标记抗体复合（B），洗涤除去反应液中剩余的标记抗体，测定固相上的放射性（图 3 – 4）。根据标准曲线求得测样品中的抗原含量。此法仅适用于检测有多个抗原决定簇的多肽和蛋白质抗原。

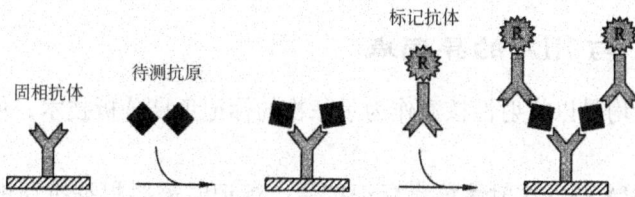

图 3 – 4　双位点 IRMA 反应原理示意图

两种 IRMA 最后测得的放射量均与样品中待测抗原的含量呈正相关。

3. 间接 IRMA 法　此法是在双抗体夹心法的基础上进一步改良，用^{125}I 标记抗 Ab2 的抗体（Ab3*），反应形成固相抗体（Ab1）– 抗原 – Ab2 – 标记抗体（Ab3*）的四重免疫复合物。其中 Ab3* 可作为通用试剂，适用于同种 Ab2 的各种 IRMA，省去了标记针对不同抗原的特异性抗体。

4. BAS – IRMA 法　将生物素 – 亲和素系统引入免疫放射分析，建立了新一代 IRMA。此法的最大优点是使用生物素的抗体和以^{125}I 标记亲和素为示踪剂，可以通用于甾体类、甲状腺激素、前列腺素等多种分子物质的检测。固相半抗原结合物经过无水乙醇处理，结合非常牢固，可长期保存；反应和测定在同一试管内完成，操作十分简便，适用于 IRMA 技术自动化检测。

三、技术要点

1. 抗原抗体反应　向固相载体中加入的是待测抗原和标记抗体，进行抗原抗体结合反应，在一定的温度下孵育，使反应达到平衡。

2. B/F 分离　洗涤或吸弃上清，以便除去未结合的游离标记抗体。

3. 放射性测定　除去游离抗体后，测定反应管中放射性强度。

4. 数据处理　反应管中放射性强度即代表与抗原结合的标记抗体量。IRMA 中抗原抗体复合物放射性强度与待测抗原呈正比，通过标准曲线即可以得出待测抗原的含量。

四、方法评价

（一）优点

1. 敏感性高　主要是因为：①抗体分子含酪氨酸残基多，可结合多个放射性碘原子；②抗体过量的情况下，一个抗原分子可以结合多个抗体分子，提高了实验的灵敏度。

2. 特异性强　双位点 IRMA 法要求待测物必须同时具备两个表位，才能形成有效的双抗体夹心复合物，因此该方法不易产生严重的交叉反应，具有较高的特异性。

3. 标记物稳定，标记容易。

4. 结果稳定　IRMA 法测定结果的稳定性好，因为标记抗体和固相抗体均过量，不易受外界环境的影响，也不易受实验人员操作误差的影响。

（二）缺点

IRMA 抗体用量大，且抗体的纯化比较困难，但是单克隆抗体可以克服这些缺点。

五、IRMA 与 RIA 的异同点

IRMA 与 RIA 均是以放射性核素作为示踪物的标记免疫分析技术，但是两者在方法学上各具特点。

1. 标记物　RIA 是以放射性核素标记抗原，标记时需要根据抗原的理化性质和化学结构不同选择不同的放射性核素进行标记；IRMA 则是以放射性核素标记抗体，由于抗体是相对分子质量较大的蛋白质，性质稳定，有利于抗体的碘化标记，因此标记抗体的方法基本相同，且标记抗体的比活度高，大大提高了测定分析的灵敏度。

2. 反应速率　反应速度与反应物浓度呈正相关，IRMA 反应中，核素标记抗体是过量的，应用亲和力较低的单克隆抗体就可以得到很好的效果，且抗原抗体反应为非竞争的，因此反应速度比 RIA 快速；RIA 反应中，抗体量是微量的，所以一定要用高亲和力的多克隆抗体。

3. 反应模式　RIA 为竞争抑制性结合，反应参数与待测抗原量呈负相关；IRMA 为非竞争性结合，反应参数与待测抗原呈正相关。

4. 特异性　IRMA 采用针对同一抗原不同抗原决定簇的单克隆抗体，其受交叉反应的干扰作用较仅使用单一多克隆抗体的 RIA 低，因此，IRMA 的特异性更高。

5. 灵敏度和检测范围　IRMA 反应中，抗原与抗体属于非竞争结合，微量抗原能够与抗体充分结合；RIA 中标记抗原和待测抗原属于竞争关系，与限量的抗体结合不充分，因此 IRMA 测定的灵敏度高于 RIA。此外，由于抗体量大，能结合较多的抗原量，故 IRMA 用于抗原含量较高标本测定时，结果优于 RIA，同时 IRMA 标准曲线的工作范围比 RIA 宽 1~2 个数量级。

6. 分析误差　RIA 中加入的抗体和标记抗原都是定量的，加样误差可严重影响测定结果。IRMA 中标记抗体和固相抗体在反应中都是过量的，只有受检标本的加样误差才会影响分析结果。因此，IRMA 的批内和批间变异均比较小。

7. 其他　RIA 所用抗体为多克隆抗体，因此对其亲和力和特异性要求较高，但用量较少；IRMA 为试剂过量的非竞争性结合反应，对抗体亲和力的要求没有 RIA 高，但用量大，

一般用来源丰富、特异性较高的单克隆抗体。此外，RIA 可以测定大分子和小分子抗原，而 IRMA 只能测定至少有两个抗原决定簇的抗原。现将 RIA 与 RIMA 异同点总结如表 3－1 所示。

表 3－1　RIA 与 IRMA 异同点

	RIA	IRMA
标记物质	核素标记抗原	核素标记抗体
反应模式	竞争抑制	非竞争结合
特异性	多克隆抗体，有交叉反应	单克隆抗体，交叉反应低
灵敏度	高	比 RIA 更高
反应速度	较慢	较快
反应曲线	呈负相关曲线	呈正相关曲线
线性范围	2～3 个数量级	3 个数量级以上
抗体用量	少，限量	多，过量
加样分析误差	严重影响结果	较小影响结果
测定的物质	测定大分子和小分子物质	只能测定具有 2 个以上抗原表位的物质

（杨　峥）

第四节　放射受体分析技术

应用放射性核素标记可与受体特异性结合的配体，检测待测标本受体的方法，称为放射受体分析（radioreceptor assay，RRA）或放射性配体结合分析（radioligand receptor binding assay，RBA）。配体是与受体呈特异性结合的物质，其不仅局限于化学物质，也可以是光、声、味及嗅觉等。自 20 世纪 60 年代初建立放射配体示踪测定受体的方法以来，极大地推动了受体研究工作。特别是 80 年代以来，由于生物医学技术迅速发展，使受体的研究从间接观测进入了直接检测。RRA 技术已经成为研究神经递质及激素的作用原理、细胞水平的调控机制和受体病及其他疾病发病机制的重要手段。

一、基本原理

RRA 也是放射性核素标记的免疫分析技术。该方法采用放射性核素标记配体，在一定条件下与相应受体结合形成配体－受体复合物，经分离后分别测定配体－受体复合物或游离标记配体的放射性强度，即可对受体进行定量或定位检测。配体与受体的结合可反应配体与受体间的生物活性关系，而放射性核素标记的免疫分析反映的则是抗原与抗体之间的免疫学活性。

二、技术要点

RRA 测定受体的步骤主要包括配体的选择、受体标本的制备、分析条件选择和配体－受体复合物与游离标记配体的分离等重要环节。

（一）配体的选择

配体与受体之间的相互作用是一种分子与分子间的识别过程。对任何一种受体系统而言，通常都有几种可供选择的配体，选择的主要目的就是要找到对靶受体具有特异和适合的分子结构的配体，确保配体与所测受体具有较高特异性和亲和力。

（二）受体标本制备

在 RRA 中，待测受体的标本可以是组织切片、完整的单层培养细胞或游离的活细胞，也可以是纯化的细胞核或细胞膜受体及可溶性受体蛋白等。受体标本的制备原则是在整个制备过程中要保持受体功能的完整性，其测定结果才能真实反映受体的生理学特点。受体标本的纯化过程通常是在低温环境（4℃）和超速离心等条件下进行，标本的制备是 RRA 的重要环节。

（三）分析条件选择

RRA 对实验条件有严格要求，如放射配体的浓度、标本的受体浓度、反应时间、温度及 pH 等均是影响配体与受体结合的重要因素。通常情况下，对单位点饱和试验要求标记配体应与待测受体充分结合，即要求标记配体是过量的；对多位点饱和试验需满足受体的亲和力范围广（Kd 值为 0.1~10），即满足受体及其各种亚型与标记配体充分结合的要求；对标本受体浓度的选择常需要通过预试验来确定，特异性结合量与样品浓度呈线性范围内的较高受体浓度即可作为选择受体浓度；实验反应的环境温度和 pH 及反应时间则要根据检测目的的不同，通过有关试验选定。

（四）配体 - 受体复合物的分离

RRA 是通过测定受体与配体反应达到平衡时受体结合标记配体的量，来获得受体的数量与解离平衡常数。当受体与标记配体反应达到平衡后，要先分离结合物与游离标记配体，再测定结合物的放射性强度。常用的分离方法有离心法、抽滤法、吸附法、透析法和电泳法等，分离时均在低温（4℃）环境下进行，并尽可能在短时间内完成。

（杨　峥）

第五节　放射免疫分析技术的应用

放射免疫分析技术由于其测定的灵敏度高、特异性强、精密度好，并且可以用于相对分子质量大的抗原和相对分子质量小的半抗原测定，对仪器设备要求不高，适于在普通实验室推广，因此广泛用于生物医学检验。常用于测定各种激素（如甲状腺激素、性激素、胰岛素等）、微量蛋白质、肿瘤标志物（如 AFP、CEA、CA - 125、CA - 199 等）和药物（如苯巴比妥、氯丙嗪、庆大霉素等）等小分子物质的检测。大多数检验项目具有 RIA 或 IRMA 试剂盒提供，目前仍然是基层单位对超微量物质测定的主要手段。但是由于近年来生物医学的飞速发展，其他非放射性标记免疫测定技术（酶免疫技术、发光免疫技术等）及其自动化分析的应用，以及放射免疫分析使用的放射性核素的放射污染和危害，半衰期短、无法自动化分析等诸多因素，RIA 将逐步被更优秀的标记免疫分析方法取代。

RRA 对于某些受体异常的疾病，特别是对遗传性受体病、自身免疫性受体病和继发性受体病的诊断与治疗发挥重要作用。目前，临床实验室可利用 RRA 检测盐皮质激素受体、糖皮质激素受体、促肾上腺皮质激素释放激素受体、褪黑素受体、雄激素受体、环孢素受体、细胞因子受体等。此外，RRA 在药物筛选和临床药物作用机制研究等方面均被广泛采用。

基于 RIA 技术的高灵敏度，近年来该技术又取得重大进展，即第五代 RIA 方法问世。该方法的特点是以纳米磁性微粒子作为载体，经共价结合将抗体结合到磁性微粒载体上，以此最大限度地简化了操作步骤和缩短了反应时间，并为实现完全自动化检测创造了条件，使经典的 RIA 技术又焕发了新的生机和活力。

（杨　峥）

第四章

肿瘤标志物的免疫分析

肿瘤标志物是在 1978 年召开的人类免疫及肿瘤免疫诊断会上提出的，1979 年作为专用术语被大家公认，在肿瘤的普查、诊断、预后、转归、疗效评价及高危人群随访观察等方面具有较大的应用价值。

第一节 概述

肿瘤标志物检测是肿瘤实验室诊断的常用手段，已成为现代肿瘤学中发展最快的一个分支，新的早期筛查及预后标志物正逐步应用于临床，在肿瘤的预防、诊断和治疗中发挥着越来越重要的作用。

一、肿瘤标志物进展

肿瘤标志物的发展经历了四个阶段：1846 年从多发性骨髓瘤患者尿中发现了本周蛋白，为世界上首先报道的肿瘤标志物，开创了肿瘤标志物的先河；1928 年后，发现了激素、同工酶、蛋白质等与肿瘤相关的标志物；1963 年后发现了甲胎蛋白（AFP）和癌胚抗原（CEA），使得肿瘤标志物开始得到广泛关注；1975 年至今，随着单克隆抗体技术的诞生，许多癌细胞产生的物质都有相应的抗体，如 CA125 和 CA15 - 3 等，至今现发现的肿瘤标志物已有 200 余种，包括肿瘤抗原、蛋白质、酶、激素及基因等，肿瘤标志物在肿瘤的辅助诊断、疗效监测、预后判断和治疗方案等方面广泛应用。

二、肿瘤标志物的概念及分类

（一）肿瘤标志物的概念

肿瘤标志物（tumor maker，TM）是指在肿瘤发生和发展过程中，由肿瘤细胞合成、分泌或是由机体对肿瘤细胞反应而产生的一类物质。一般存在于血液、体液、细胞和组织中，可通过生物化学、免疫学及分子生物学等方法进行定性或定量检测，帮助肿瘤的诊断、分类、预后判断以及治疗指导。

理想的肿瘤标志物应具备以下条件：①敏感性高，有助于早期发现和诊断肿瘤，便于肿瘤的普查；②特异性高，为肿瘤细胞所特有，能鉴别机体是否存在肿瘤；③器官特异性，可对肿瘤进行定位；④肿瘤标志物浓度与肿瘤的大小及分期相关，有助于预后判断；⑤半衰期短，与肿瘤的发展、转移、复发有较好相关性，可用于监测肿瘤的疗效、复发和转移；⑥存在于体液尤其是血液中，易于检测。但至今所发现的肿瘤标志物还没有一种能完全满足以上条件。

（二）肿瘤标志物的分类

目前尚无统一肿瘤标志物分类的公认标准，临床常根据肿瘤标志物的生物化学及免疫学特性分类，一般分为胚胎抗原类、糖蛋白抗原类、酶及同工酶类、激素类、蛋白质类、基因类及其他标志物（表4-1）。

表4-1 常见的肿瘤标志物

分类	主要标志物	相关肿瘤
胚胎抗原类	甲胎蛋白（AFP）	肝细胞癌、胚胎细胞癌（非精原细胞瘤）
	癌胚抗原（CEA）	结肠癌、直肠癌、胰腺癌、肺癌、乳腺癌等
糖蛋白抗原类	糖类抗原125（CA125）	卵巢癌、子宫内膜癌
	糖类抗原19-9（CA19-9）	胰腺癌、胃肠癌、肝癌
	糖类抗原15-3（CA15-3）	乳腺癌、卵巢癌
	糖类抗原242（CA242）	胰腺癌、结直肠癌
	糖类抗原549（CA549）	乳腺癌、卵巢癌
	糖类抗原72-4（CA72-4）	卵巢癌、乳腺癌、胃肠癌
酶及同工酶类	神经元特异性烯醇化酶（NSE）	小细胞肺癌、神经母细胞瘤
	前列腺特异性抗原（PSA）	前列腺癌
激素类	人绒毛膜促性腺激素（HCG）	胚胎绒毛膜癌、睾丸恶性肿瘤
	降钙素（CT）	甲状腺髓质恶性肿瘤
蛋白质类	细胞角蛋白19（Cyfra21-1）	非小细胞肺癌
	铁蛋白	白血病、肝癌、肺癌、乳腺癌
膀胱癌、肉瘤、肺癌	基因类	H-ras
	K-ras	结肠癌、骨肉瘤、膀胱癌、胰腺癌、卵巢癌
	N-ras	神经母细胞瘤、畸胎瘤
	c-myc	乳腺癌、胃腺癌、肺癌、急性粒细胞白血病、结肠腺癌
	p53	肺癌、结肠癌、胃癌
	循环DNA	胰腺癌、肺癌、前列腺癌、乳腺癌
其他	人附睾蛋白4（HE4）	卵巢癌、子宫内膜癌
	胃泌素前体释放肽（ProGRP）	小细胞肺癌
	S100	中枢神经系统损伤、恶性黑色素瘤
	可溶性间皮素相关肽（SMRP）	间皮瘤

三、肿瘤标志物的临床应用

肿瘤标志物的血清水平与肿瘤的发生、进展和预后具有良好的相关性。随着新检测技术的发展，肿瘤标志物检测被广泛应用于肿瘤的筛查、诊断、治疗及预后。

（一）肿瘤高危人群的筛查

早期发现、早期诊断、早期治疗是肿瘤诊治的重要原则。肿瘤标志物检测是早期发现无症状肿瘤患者的重要线索，大部分肿瘤标志物先于临床症状出现，可用于肿瘤的辅助诊断。

AFP 和 PSA 能用于肿瘤的普查，如对肝癌高发区的慢性 HBsAg 携带者、慢性乙型肝炎检测 AFP，可早期发现肝癌；PSA 检测作为早期前列腺癌筛查手段在世界各地被广泛推广。

（二）肿瘤的鉴别诊断与临床分期

许多肿瘤标志物浓度能在一定程度上反映肿瘤细胞的负荷量，帮助区别肿瘤的类型、良恶性。如 CEA 和 NSE 联合检测可区分胃肠道肿瘤的类型：腺癌时，CEA 阳性，NSE 阴性。定量检测血清肿瘤标志物浓度，可了解肿瘤的大小与分化程度，有助于辅助诊断肿瘤的临床分期。

（三）肿瘤的预后判断

肿瘤标志物浓度增加或降低与肿瘤预后相关。患者治疗后，若肿瘤标志物浓度迅速下降至正常水平，预后好；若肿瘤标志物浓度异常升高，提示病情恶化：肿瘤标志物异常越显著，提示病情越严重，预后越差；如 AFP 大于 10 000ng/mL，患者存活率一般小于 1 年；卵巢癌患者 CA125 持续增高，提示病情进行性发展或治疗效果不佳。

（四）肿瘤的疗效与复发监测

肿瘤疗效监测是肿瘤标志物最重要的临床应用，动态监测肿瘤标志物浓度有助于观察肿瘤的疗效、复发和转移。一般建议，治疗后第 6 周开始复查第 1 次；前 3 年每 3 个月测定 1 次；3~5 年间每半年测定 1 次；5 年后每年测定 1 次；期间如有升高，1 月内再复检 1 次，二次升高可确证肿瘤复发或转移，比临床症状早出现 3 个月到 13 个月。治疗后肿瘤标志物水平变化用于疗效监测（图 4-1），若肿瘤标志物浓度迅速下降且维持在正常水平以下，提示预后好；若肿瘤标志物浓度下降缓慢且持续在参考范围以上，提示肿瘤有残留或已转移；若肿瘤标志物浓度下降一段时间后又重新升高，预示肿瘤复发。如 CA15-3 是监测乳腺癌患者术后复发、疗效观察的最佳指标，术后 CA15-3 水平增高，高度提示乳腺癌局部或全身复发。

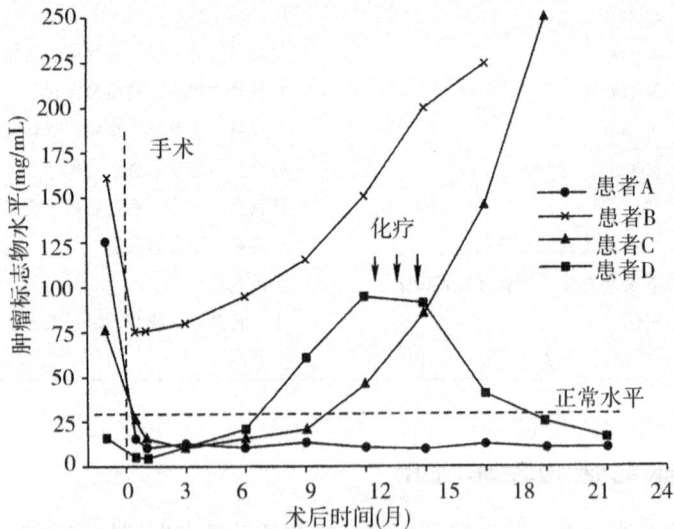

图 4-1 肿瘤标志物检测与疗效监测

患者 A，手术治疗彻底，无复发和转移；患者 B，手术治疗不成功；
患者 C，术后 9 个月复发；患者 D，术后 6 个月复发，化疗后缓解

（白志超）

第二节　常见肿瘤标志物及其检测

临床常用的肿瘤标志物主要包括胚胎抗原类、糖蛋白抗原类、酶及同工酶类、激素类、蛋白质类和基因类等，随着检测方法的自动化和检测技术的迅速发展，肿瘤标志物检测广泛应用于临床。

一、常见肿瘤标志物

(一) 胚胎抗原类肿瘤标志物

1. 甲胎蛋白　甲胎蛋白 (alpha - fetoprotein，AFP) 是胎儿期由卵黄囊和胎肝合成的一种血清糖蛋白，出生后下降，正常成人肝细胞几乎不产生 AFP。健康成人血清 AFP < 11.0ng/mL [电化学发光免疫分析法 (ECLIA)]。

AFP 测定主要用于原发性肝癌的早期诊断，血清含量大于 400ng/mL 为诊断阈值，但 AFP 阴性不能排除肝癌；AFP 也可用于肝癌高危人群的筛查，尤其是乙型肝炎性肝硬化患者；AFP 还可用于肝癌的治疗效果及预后评估，如果 AFP > 500ng/mL，提示患者存活期短；若手术切除肝癌后 AFP 下降，1 周内可降至正常，提示预后好；若术后 AFP > 200ng/mL，提示肝癌有残留或有转移；若下降后又增高则提示肝癌可能复发。肝良性病变和妊娠，AFP 也可升高，但一般在 400ng/mL 以下；在生殖系统及胚胎性肿瘤如睾丸癌、畸胎瘤等，AFP 均升高。

2. 癌胚抗原　癌胚抗原 (carcinoembryonic antigen，CEA) 是一种由胎儿胃肠道上皮组织、胰和肝细胞合成的可溶性糖蛋白。健康成人血清 CEA < 5.0ng/mL (ECLIA 法)。

CEA 是一种广谱肿瘤标志物，虽不能作为某恶性肿瘤的特异性指标，但可作为高危人群的早期预警指标，也可用于恶性肿瘤病情监测、预后判断、疗效评价及复发预测。血清 CEA 升高主要见于：①结直肠癌、胰腺癌、胃癌、肺癌、乳腺癌、转移性肝癌等，一般 > 60ng/mL；②良性肿瘤、炎症和退行性疾病也有部分升高，一般 < 20ng/mL；③约有 30% 吸烟者 CEA 浓度 > 5ng/mL。连续随访检测 CEA 水平，对肿瘤病情判断具有重要意义，肿瘤切除后，CEA 降至正常，提示预后好；CEA 含量升高，病情发展，提示预后不良。

(二) 糖蛋白类抗原肿瘤标志物

1. CA125　是一种与上皮性卵巢癌相关的高分子糖蛋白，正常成人的输卵管、子宫内膜可见表达，主要存在于上皮卵巢癌组织及其患者血清中。健康成人血清 CA125 < 35.0ng/mL (ECLIA 法)。

CA125 是上皮性卵巢癌与子宫内膜癌的肿瘤标志物，是观察疗效、判断复发的良好标志，还可用于卵巢包块的良恶性鉴别。动态监测其水平还有助于卵巢癌的预后分析及治疗控制。卵巢癌经治疗有效者 CA125 很快下降；复发时，CA125 升高可先于临床症状出现。研究表明，CA125 在未分化卵巢癌、子宫内膜癌、透明细胞癌等恶性肿瘤中含量明显升高；在良性卵巢疾病 (如子宫内膜异位症、卵巢囊肿等) 亦见升高；在早期妊娠 CA125 也可能升高，联合 CA19 - 9 可用于子宫内膜癌的病情评估。

2. CA15 - 3 　是一种多形态上皮糖蛋白，在多种腺癌细胞表达，如乳腺癌、肺腺癌、胰腺癌等，是乳腺癌相关抗原。健康成人血清 CA15 - 3 < 31.0U/mL（ECLIA 法）。

CA15 - 3 对早期肿瘤阳性检出率低，不宜作为早期筛查指标。CA15 - 3 可用于判断乳腺癌的进展、转移及疗效监测，对转移性乳腺癌的敏感性和特异性高于 CEA，可作为诊断转移性乳腺癌的首选指标。当 CA15 - 3 > 100U/mL 时，可认为有转移性病变；治疗后CA15 - 3 增高，提示乳腺癌复发，经化疗病情缓解后再次下降（图 4 - 2）。其他恶性肿瘤如卵巢癌、结肠癌、肝癌也可有CA15 - 3增高；肝、胃肠道、乳腺及卵巢等非恶性肿瘤疾病CA15 - 3阳性率一般低于 10%。联合 CA125 检测，可用于卵巢癌复发的早期诊断。

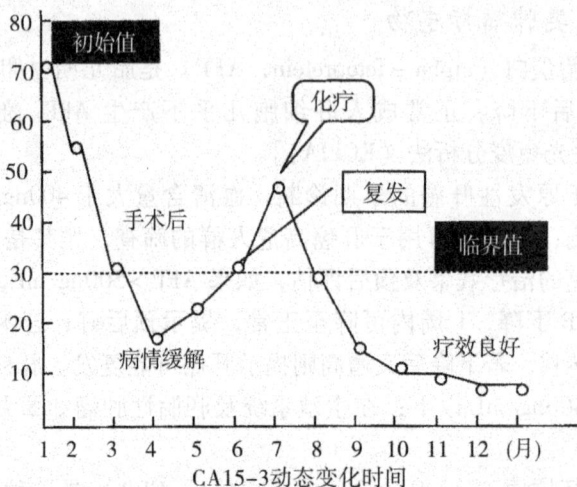

图 4 - 2　CA15 - 3 在乳腺癌治疗中的动态变化

3. CA19 - 9 　是细胞膜上的糖脂质，是至今报道的对胰腺癌敏感性最高的标志物，正常胎儿的胰腺、胆囊、肝、肠等组织存在这种抗原。正常血清中含量较低，健康成人血清 CA19 - 9 ≤ 37.0U/mL（ECLIA 法）。

CA19 - 9 是一种胃肠道肿瘤相关抗原，在胰腺癌和胆管癌中阳性率最高。升高主要见于胰腺癌、胆管癌、结肠癌和胃癌等恶性消化道肿瘤；良性疾病如慢性胰腺炎、胆石症、肝炎及肝硬化等也有一定程度增高，但往往为一过性增高。CA19 - 9 还可用于病程评估、预后判断和转移复发监测，若手术治疗后 2 ~ 4 周不能降至正常，则手术失败；若降低后又升高，预示肿瘤复发；当 CA19 - 9 > 1000U/mL 时，几乎均存在外周转移。CA19 - 9 与 AFP、CEA 联合检测可提高胃肠道肿瘤的检出率。

4. CA242 　是一种唾液酸化的鞘糖脂类肿瘤相关抗原，表达于多种器官恶性肿瘤上，可作为胰腺癌和结直肠癌的第三代肿瘤标志物，健康成人血清 CA242 < 10.0U/mL（ECLIA 法）。

CA242 测定可用于胰腺癌、胃癌和结直肠癌等消化道恶性肿瘤的辅助诊断、疗效监测和预测复发，根据治疗前后 CA242 的水平还可估计疾病的预后。与 CEA、CA19 - 9 联合检测可提高肿瘤诊断的敏感性。

5. CA72 - 4 　是一种高分子糖蛋白类癌胚抗原，是胃肠道肿瘤和卵巢癌的标志物，诊断胃癌的特异性优于 CA19 - 9 和 CEA。健康成人血清 CA724 < 5.7U/mL（ECLIA 法）。

CA72 - 4 对胃癌、结直肠癌和胰腺癌的诊断、疗效判断及预后监测具有重要的参考价值，是疾病分期和判断胃肠道癌症患者是否有肿瘤残存的良好指标，尤其是对于 CA125 阴性的卵巢肿瘤患者。

6. SCC 鳞状细胞癌抗原（SCC）属于丝氨酸/半胱氨酸蛋白酶抑制物家族的糖蛋白，由 SC - CA1 和 SCCA2 组成。健康成人血清 SCC <1.5ng/mL（CLIA 法）。

SCC 抗原是鳞状细胞肿瘤特异性较好标志物，其浓度与鳞状细胞癌的分化程度有关，可用于宫颈癌、外阴癌、肺癌、头颈癌及食管癌的辅助诊断、预后评估和复发早期监测。也可用于健康人群肿瘤的早期筛查。

（三）激素类肿瘤标志物

1. 人绒毛膜促性腺激素及其 β 亚单位 人绒毛膜促性腺激素（human chorionic gonado-trophin，HCG）是人胎盘滋养层细胞分泌的一种糖蛋白类激素，有 α 和 β 两种亚单位。β 亚单位是 HCG 特有的，临床常用 ECLIA 法测定血清 β - HCG 浓度。

HCG 测定主要用于早期妊娠、妊娠相关疾病、滋养细胞肿瘤等疾病的诊断、鉴别诊断、病程观察、疗效及复发监测，并有助于诊断非精原细胞性睾丸癌。β - HCG 是公认的诊断滋养层细胞肿瘤最敏感的标志物，升高主要见于滋养层肿瘤和生殖细胞肿瘤，100% 滋养体瘤和绒毛膜上皮细胞癌 β - HCG 异常升高，在睾丸癌中，70% ~75% 的非精原细胞瘤伴有 β - HCG 升高，可用于监测睾丸癌的疗效和复发。其他恶性肿瘤（如乳腺癌、卵巢癌、宫颈癌等）和良性疾病（如卵巢囊肿、子宫内膜异位、肝硬化等）亦见 HCG 轻度升高。

2. 降钙素 降钙素（calcitonin，CT）是由甲状腺滤泡旁细胞合成和分泌的一种激素，健康成人血清 CT <100μg/L（放射免疫测定，RIA）。主要用于无症状甲状腺髓样癌的早期筛查，升高可见于甲状腺癌、小细胞肺癌和乳腺癌等，CT 水平可反映肿瘤大小、浸润和转移。

（四）酶类肿瘤标志物

1. 前列腺特异性抗原 PSA、f - PSA 前列腺特异性抗原（prostate specific antigen，PSA）是一种由前列腺上皮细胞分泌的蛋白酶，正常人血清内含量极微，前列腺癌时血清 PSA 含量升高。血液中有游离型 PSA（free PSA，f - PSA）和结合型 PSA 两种形式存在。健康成人血清总 PSA（t - PSA）≤4.0ng/mL，f - PSA≤0.93ng/mL（ECLIA），f - PSA/t - PSA >25%。

PSA 具有高度器官特异性，虽在前列腺肥大及前列腺炎等良性前列腺疾病有升高，但在前列腺癌的筛查、辅助诊断、疗效监测及复发预测等方面仍发挥重要作用，目前推荐 50 岁以上男性应每年进行一次 PSA 检查。如前列腺癌患者的 f - PSA 值低于良性前列腺疾病患者的水平，则 f - PSA/t - PSA 比值可用于诊断前列腺癌，当 f - PSA、t - PSA 同时升高，且 f - PSA/t - PSA <15%，则高度提示前列腺癌变，是前列腺良恶性疾病的鉴别点，其诊断敏感性为 90.9%，特异性为 87.5%，准确性为 88.6%。PSA 检测还可用于观察治疗复发情况，前列腺癌手术后，t - PSA 可降至正常，若术后 t - PSA 浓度不降或降后又升高，提示肿瘤转移或复发。

2. 神经元特异性烯醇化酶 神经元特异性烯醇化酶（neuron specific enolase，NSE）是烯醇化酶的同工酶，主要存在于神经元、轴突和神经内分泌组织中。健康成人血清 NSE <

16.3ng/mL（ECLIA 法）。

NSE 是小细胞肺癌（SCLC）和神经母细胞瘤主要的肿瘤标志物，SCLC 患者血清 NSE 明显增高，其灵敏度达 80%，特异性达 80% ~ 90%，而非小细胞肺癌（NSCLC）NSE 并无明显增高，可作为 SCLC 与 NSCLC 的鉴别诊断指标，NSE 是目前公认的小细胞肺癌高特异性和高灵敏性的肿瘤标志物。NSE 水平与 SCLC 转移程度和治疗反应性有良好相关性，动态监测可判断 SCLC 的病情进展和治疗效果。在嗜铬细胞瘤、胰岛细胞瘤、甲状腺髓样癌和黑色素瘤等肿瘤也可见 NSE 升高。

（五）蛋白类肿瘤标志物

1. 细胞角蛋白 19　细胞角蛋白 19（Cyfra21 - 1）是角蛋白 19 的可溶性片段，是一种新的上皮源性肿瘤标志物，存在于正常组织表面。健康成人血清 Cyfra21 - 1 < 3.3ng/mL（ECLIA 法）。

Cyfra21 - 1 对不同组织类型的肺癌敏感性不同，对小细胞肺癌敏感性最低，对非小细胞肺癌敏感性较高，是检测非小细胞肺癌的首选肿瘤标志物，其血清水平与肿瘤的分期、恶性程度、转移和预后密切相关。在宫颈癌、膀胱癌、食管癌也有一定的阳性率。对膀胱癌检出的敏感性可达 96%，特异性可达 74%，所以 Cyfra21 - 1 也是一个较好的膀胱癌辅助诊断标志物。

2. 铁蛋白　铁蛋白（ferritin）是一种含铁最丰富的蛋白，主要在肝合成，是判断体内是否缺铁的敏感指标，健康成人血清铁蛋白范围在 21.8 ~ 274.6ng/mL（ECLIA 法）。癌细胞具有较强的铁蛋白合成能力，因此可作为非器官特异性肿瘤标志物。铁蛋白增高见于肝癌、白血病、淋巴瘤、肺癌和乳腺癌等恶性肿瘤；各种炎症感染、肝硬化、肝坏死和急性心肌梗死早期等，铁蛋白含量亦可增加。

（六）基因类肿瘤标志物

1. ras 基因　是一种原癌基因，由 K - ras、H - ras、N - ras 组成。ras 基因的第 12、13、61 位碱基发生点突变可触发癌症形成。ras 基因突变见于各种肿瘤，K - ras 见于结肠癌、膀胱癌等；H - ras 见于黑色素瘤、皮肤鳞癌等；N - ras 见于胃腺癌等。

2. myc 基因　是较早发现的癌基因，包括 c - myc、N - myc 和 L - myc，可促进细胞增殖、永生化、去分化和转化等，对肿瘤形成起重要作用。myc 基因过度表达于小细胞肺癌、胃癌、乳腺癌、结肠癌和宫颈癌等肿瘤。

3. p53 抑癌基因　是抑制细胞癌变的基因，其抑癌机制可能为改变基因表型和间接调控 DNA 的合成，使不正常的细胞停止生长。人类大部分肿瘤可见 p53 抑癌基因异常，如乳腺癌、肝细胞癌、胃肠道肿瘤及呼吸道肿瘤等。

4. 循环 DNA　血清游离 DNA（又名循环 DNA）是血循环中胞外游离 DNA，由单链或双链 DNA 及单双链 DNA 混合物组成。正常外周血含量极微，肿瘤细胞死亡或释放致循环血中 DNA 含量增高。循环 DNA 检测具有无创伤性、简便易行等优点，为临床微小转移肿瘤和肿瘤的早期复发、预后判断及跟踪随访等提供方便；循环 DNA 水平增高提示肿瘤晚期、肿瘤进展和预后差。

（七）其他肿瘤标志物

1. HE4　人附睾蛋白 4（human epididymis protein 4，HE4）是一种蛋白类抑制剂酸性蛋

白，高表达于卵巢癌与子宫内膜癌，低表达于癌旁、正常组织及良性肿瘤。健康成人血清 HE4 < 150pmol/L（ECLIA 法）。

HE4 是最新的盆腔肿瘤标志物，是唯一的卵巢癌早期筛查指标，是卵巢癌最敏感和特异的标志物。检测 HE4 有助于卵巢癌的诊断、监测及疗效评估，联合 CA125 可以提高卵巢癌检测敏感性。HE4 是目前最佳的子宫内膜癌标志物，敏感性可达45%。

2. ProGRP 胃泌素释放肽前体（pro - gastrin - releasing peptide，ProGRP）是一种新发现的 SCLC 标志物，属于脑肠肽激素的一种，正常存在于胃肠道、呼吸道和中枢神经系统的神经内分泌组织中。血清 ProGRP 检测，不受标本溶血和神经系统疾病的影响，在 SCLC 的早期诊断、疗效判断及复发预测中特异性较高；在慢性肾衰竭、甲状腺髓样癌及前列腺小细胞神经内分泌癌中亦有增高趋势。

3. S100 血清100蛋白（S100）是一种钙结合蛋白，在脑脊液和血清中出现 S100 蛋白，可认为存在中枢神经系统损伤、恶性黑色素瘤、神经胶质瘤或一些软组织肿瘤。因此，S100 可作为脑损伤的生物化学标志，恶性黑色素瘤的辅助诊断、疗效评价及转移复发的独立预后指标。

4. SMRP 可溶性间皮素相关肽（soluble mesothelin - related peptides，SMRP）是间皮瘤唯一的生物标志物，敏感性达84%，可用于间皮瘤的辅助诊断、手术效果评价及随访监测，也用于筛查石棉接触者的间皮瘤。

二、肿瘤标志物的检测

随着科技的发展，肿瘤标志物的检测技术从最早的血凝法发展为免疫学、生物化学、免疫组织化学、流式细胞术、分子生物学及生物芯片等测定技术，使得肿瘤标志物的定量检测在肿瘤的诊治方面发挥了较大的优势。

1. 免疫学测定技术 肿瘤标志物的免疫学测定技术有放射免疫测定（RIA）、酶联免疫吸附试验（ELISA）、时间分辨免疫荧光分析和化学发光免疫测定等，这些方法主要用于肿瘤标志物检测。RIA 受外界因素影响小、灵敏、高效，但存在放射性污染；ELISA 多为手工操作，影响因素多，灵敏度不及 RIA；化学发光免疫分析的自动化程度、灵敏性和特异性高，且避免了 RIA 的放射性污染问题，被广泛用于肿瘤标志物的检测。

2. 生物化学测定技术 常用的生物化学测定方法有比色法和电泳法，多用于酶和同工酶的测定，如碱性磷酸酶及其同工酶等。

3. 免疫组织化学测定技术 免疫组织化学测定技术常用于肿瘤细胞表面的肿瘤标志物的检测，可辅助诊断肿瘤的组织类型、分化程度及预后状况。

4. 流式细胞术测定技术 流式细胞术测定技术主要检测细胞表面分化抗原（CD 分子），对淋巴瘤和白血病的诊断有重要意义。

5. 分子生物学测定技术 分子生物学测定技术主要是利用 DNA 重组、基因扩增、PCR 等技术从基因水平检测肿瘤相关基因的变化，实现肿瘤的早期诊断和早期预防，具有高敏感性和高特异性。

6. 生物芯片技术 生物芯片技术是一项微量分析技术，具有高通量、微型化和自动化的特点，临床上主要应用于肿瘤标志物的联合检测。

三、肿瘤标志物检测影响因素

1. 分析前

（1）标本采集：正确采集血液标本是保证肿瘤标志物测定结果准确的重要因素。如前列腺按摩、穿刺、射精、导尿和直肠镜检查会引起 PSA 和前列腺酸性磷酸酶（PAP）升高，应 1 周后检测；肝、肾功能异常和胆道排泄受阻可造成肿瘤标志物（如 CEA 等）浓度增高；唾液、汗液污染标本使 SCC 升高；标本溶血使血 NSE 浓度增高。

（2）标本保存：标本采集后应及时离心保存于 4℃ 冰箱中，某些标志物（如酶类、激素类）不稳定，易降解，应及时测定或低温保存。

2. 分析中

（1）使用不同的测定方法和不同试剂盒检测，结果也会存在差异。在工作中尽量采用同一厂家试剂盒、同一方法及同一仪器检测。

（2）若待测抗原浓度过高，易出现"钩状效应"，使结果偏低，应对标本进行适当稀释。

（3）标本被交叉污染和标本中存在异嗜性抗体会出现假阳性。

3. 分析后

（1）每个实验室应根据不同标本、不同地区、不同人群、不同方法、不同试剂和设备建立不同的参考值范围。

（2）对上升或下降 25% 的测定结果，必须复查。

（3）知道肿瘤标志物的半衰期，了解肿瘤标志物浓度变化，有助于临床疗效判断。

（白志超）

第三节　肿瘤标志物的联合应用

检测肿瘤标志物是为了早期诊断、早期治疗肿瘤，理想的肿瘤标志物表达量或血清浓度与肿瘤的进展、大小呈正相关，然而目前应用的肿瘤标志物均未能达到要求，因此寻找高敏感性和高特异性的肿瘤标志物是肿瘤研究领域的重要课题。

大部分肿瘤标志物无器官和组织特异性。同一肿瘤可分泌多种肿瘤标志物，不同肿瘤也可分泌相同肿瘤标志物，且同一肿瘤在不同的患者体内，肿瘤标志物的质与量也存在差异；大多数肿瘤标志物可同时出现在疾病或健康状态下。单独检测一种肿瘤标志物，会因缺乏足够的敏感性和特异性而影响疾病的筛选，不能满足临床需求。

为提高肿瘤标志物的辅助诊断价值，提高肿瘤的阳性检出率，应联合检测肿瘤标志物。但联合检测的指标须经科学分析、严格筛选，选用性质不同、特异性互补、相对敏感的 3 ~ 5 个标志物构成最佳组合，进行联合检测。过多的组合会导致特异性下降，因此，应选用特异性较强的主要标志物与其他相对敏感的标志物进行联合检测。表 4 - 2 为临床常见肿瘤标志物联合检测的组合，以供参考。

表4-2 临床常见肿瘤标志物联合检测组合

恶性肿瘤	肿瘤标志物选择顺序
肝癌	AFP CEA CA19-9
胃癌	CA72-4 CA19-9 CEA CA242 CA50
结直肠癌	CEA CA19-9 CA125 CA242 CA72-4
肺癌	NSE Cyfra21-1 SCC CEA CA125 CA153
乳腺癌	CA153 CA125 CEA
卵巢癌	CA125 HE4 CEA CA19-9 AFP CA50
胰腺癌	CA19-9 CEA CA242 CA125 CA50
前列腺癌	f-PSA/t-PSA PAP CEA
宫颈癌	SCC CA125 CEA CA50
子宫内膜癌	HE4 CA125 CA19-9 CEA SCC CA50
黑色素瘤	S100
恶性间皮瘤	SMRP
生殖细胞/睾丸肿瘤	AFP CEA HCG

（白志超）

第五章

肿瘤的外科治疗

第一节　肿瘤外科的历史

　　早在公元前 1600 年，关于肿瘤外科治疗的论述已经出现在埃及的 Edwin Smith 的草纸文稿中。但在其后相当长的时期内，外科医师对肿瘤的治疗，仅局限于对四肢，乳房及其他体表肿瘤的简单切除或烧灼，因而在中世纪以前理发师就成为了实施手术的匠人。而现代肿瘤外科学可追溯于美国殖民时期。1809 年 12 月，美国的 Ephaim Mcdowell 为 Jane Crawford 夫人切除了一个 22.5 磅重的卵巢肿瘤。在当时看来，手术既原始又野蛮，然而却是有效的，术后患者生存了 30 年。这次手术也成为第一个有记录的选择性肿瘤外科手术。之后，肿瘤外科治疗相关的理论体系也随着医学科学基础研究的深入而蓬勃发展起来。如 19 世纪中叶，德国的 Johannes Muller（1838 年）及 Rudolf Virchow（1858 年）建立了较完整的细胞病理学。1543 年，比利时的 Andreas Vesalius 发现了淋巴系统并建立了癌症的淋巴学说，首次提出恶性肿瘤是涉及淋巴系统的疾病。18 世纪中叶，法国的 Henri Francois Le Dran 描述了乳癌自原发部位转移至区域淋巴结，但其后又发生更广泛的播散而成为全身疾病。诸如此类的研究成果与理论学说进一步丰富和完善了肿瘤外科治疗的理论体系。

　　同时，肿瘤外科专业也伴随着外科的发展而进步。根据美国的 William Halsted 的记载，美国麻省总医院在刚发明乙醚后的 10 年内，手术例数仅为 400 例，但其后的手术量以每 10 年 4～5 倍的速度递增。另外，无菌外科技术的创立，使与感染相关的围术期死亡率明显降低。因而，可以这样评价：麻醉技术及抗菌术的建立和广泛应用，使手术能在"无痛"与"无菌"的保驾护航下更安全地施行，肿瘤外科也随之得到了更为迅速的发展。

　　19 世纪中后叶，欧洲的两位外科医师 – 奥地利的 Theodor Billroth 及其学生瑞士的 TheodorKocher 成为开创肿瘤外科的先驱。Theodor Billroth 在 1881 年首次报道了对远端胃癌成功地施行胃部分切除术及胃十二指肠吻合术；1872 年他成功地施行了食管胃切除术；次年又实施了喉切除术、小肠广泛切除术及重建术，因而 Theodor Billroth 被誉为现代胃肠外科之父。Theodor Billroth 对于肿瘤外科的另一项重要贡献就是在报告手术结果时采取实事求是的科学态度，客观地总结手术的并发症和死亡率，从正反两方面对手术效果进行评价，这种优良的作风至今仍是培养外科医师及维持外科高水准必不可少的条件。此外在 1909 年，Theodor Kocher 因在甲状腺生理及外科方面杰出的划时代贡献而成为第一个被授予诺贝尔奖的外科医师。如果说老师 Theodor Billroth 是一位粗线条的、快速的手术者，那么学生 Theodor Kocher 则以其精巧、细腻的解剖技术而为人称道。

继两位先驱者之后，19 世纪后叶，各种肿瘤切除手术相继开展，有些术式甚至沿用至今。如 1879 年，第一例胃癌根治性切除顺利完成，1887 年，经骶部人路的直肠癌切除被首次描述，又如 1883 年的第一例经腹直肠癌切除术，1894 年的第一例经腹会阴联合入路的直肠癌切除术等。至此，肿瘤外科凭借各种相关基础学科及外科手术技术的进步，逐渐成为外科的一个重要分支。

1890 年，William Halsted 根据肿瘤解剖及生理学特点制订了将原发肿瘤与转移淋巴结区域做广泛整块切除的原则，即所谓的"en bloc"（整块）切除肿瘤。Halsted 认为，由于乳癌有首先转移至腋部的倾向，因而实施乳癌根治术时，须将乳腺连同覆盖其上的皮肤、乳头、胸肌以及腋窝组织一并整块切除。Halted 还提出：乳癌早期仅是一局部区域性疾病，顺序地从局部病变向第一、第二站淋巴结发展，只有晚期才向全身扩散，因而其认为当锁骨上淋巴结受累时，应同时施行锁骨上淋巴结清除术。这一整块切除肿瘤的外科原则被广泛接受，且应用于其他绝大多数的实体瘤，成为广大肿瘤外科医师遵循的准则。同时，乳癌手术也在此原则的指导下发展成包括乳内动脉及锁骨上淋巴结的乳腺扩大根治术。

1906 年美国的 George Crile 医师介绍了颈淋巴整块切除术。该术式至 20 世纪 50 年代仍作为治疗颈部原发肿瘤的经典颈部淋巴结清扫术。但头颈部鳞癌常因诊断时病变已进入晚期，而导致术后复发，以致在 20 世纪初期，许多肿瘤医师均主张选用镭治疗。其后，至 20 世纪 40 及 50 年代，头颈外科迅速发展，在美国的 Hayes Martin 医师的领导下，不但率先建立了针吸细胞学诊断技术，而且成立了头颈外科学会。从而，一些过去头颈部肿瘤的手术禁区也逐步被突破，比如鼻窦癌等均可施行肿瘤扩大切除并辅以镭治疗。

虽然，在 18 世纪末医师已经可以对结肠癌施行切除术，但在当时并未见有关彻底的淋巴结清除的描述，直至 20 世纪初典型的结肠癌区域淋巴结清除及一期吻合术才被建立。1908 年英国的 William Miles 创立了直肠癌经腹、会阴联合切除技术，该术式被作为经典的直肠癌根治术沿用至今，其理论基础是：直肠癌的淋巴转移途径不仅向上，同时也向侧方及下方转移。1926 年美国的 Rankin 医师报道了 387 例腹会阴联合的直肠癌切除，手术死亡率为 8%。此外，美国的 Alexander Brunschwig 于 1948 年创建了盆腔多个脏器一并整块切除治疗晚期盆腔肿瘤的技术，对于个别仍局限于盆腔，但局部难以切除的直肠癌甚至考虑行半体切除术（hemicorporectomy）。结直肠癌手术方式及切除范围的改变不仅大大改善了结直肠肿瘤的手术切除率，也有效地延长了该类肿瘤患者的生存时间，并改善了患者的术后生存质量。

美国的 Wangensteen（时间难于考证）观察到胃肠道恶性肿瘤常因术后局部复发而导致手术失败，因而其建议在术后 6～9 个月尚未见明显复发前，常规进行再探手术（second look laparotomy）以切除可能存在的复发灶。美国的 Allen O. Whipple 于 1935 年开始对 3 例壶腹癌患者施行了分期的胰十二指肠根治术，并于 1940 年完成此手术。

在 20 世纪初期，不仅胃肠道等体腔内肿瘤的外科术式得到不断的发展与完善，而且体表肿瘤如皮肤癌的外科治疗方法也有了巨大的发展。1907 年，Handley 观察到黑色素瘤细胞可通过皮下淋巴管转移，因此其建议对此类癌肿的皮肤切缘至少距病灶 1 英寸，皮下切缘应更广，达 2 英寸，直到深筋膜一并切除。其后，他又建议对肢端的恶性黑色素瘤做截肢及区域淋巴结清扫，而此观点被沿用多年。

从历史的整体观点来看，单纯以解剖学为基础、主张广泛切除肿瘤的观念的建立，无疑是肿瘤外科由传统向现代迈进的一大步，也为现代肿瘤外科学奠定了坚实的基础。但是，随着对肿瘤各种生物学行为研究的不断深入，以及放疗、化疗、内分泌治疗学等交叉学科的发展，人们逐渐认识到肿瘤外科治疗的不仅仅是局部的肿瘤，而是患有癌症的患者。因此，人们开始反思扩大根治术后可能发生的并发症及其对患者生活质量、精神、心理及功能方面带来的影响。综合客观地评价根治术的社会效果，要求肿瘤外科不仅能够延长患者的生存时间，而且要最大程度地改善患者的术后生活质量。因而，在这种思想的指导下，关于肿瘤外科治疗方式的认识也有了巨大的转变。

20 世纪中期，美国的 Bernard Fishes 医师修正了 Halsted 的观点，指出乳癌在早期就已经是一种全身性疾病，目前此观点已被广泛接受。另外，关于头颈部肿瘤单纯广泛根治性切除术也有了更新的认识。即对于头颈部肿瘤即便单纯施行更为广泛的根治性切除手术，也常因淋巴结外的播散而导致手术失败；而多学科的综合治疗效果往往比单纯手术或放疗效果更佳，从而出现了各种保留功能的颈淋巴结清扫术。现已证实在甲状腺癌或某些病情较轻的颈部肿瘤施行保留副神经、胸锁乳突肌及颈内静脉的预防性颈淋巴结清扫，其结果与经典的颈淋巴结清扫同样有效，甚至考虑到对外观及功能的影响，主张对某些头颈部肿瘤不必进行颈淋巴结清扫。

1939 年美国的外科医师 Dixon 注意到在 Hartmann 手术后遗留的直肠远端很少见肿瘤局部复发，因而报道了直肠癌的低位前切除术。其后，他又观察到直肠癌主要向近侧发生淋巴结转移，且其沿肠壁浸润很少超过 2cm，从而使多数直肠癌患者可安全地保留肛门，并减少膀胱及性功能障碍。随后，自动吻合器的发明又克服了因保留肛门手术而受限于盆腔过狭等制约因素。到 80 年代初期，对于肛管癌的治疗已经明确氟尿嘧啶、丝裂霉素及放射治疗的疗效优于经腹会阴联合切除术的疗效。目前，除了癌肿已经侵及肛周皮肤及肛缘时首选手术治疗外，放化疗联合治疗已成为肛管癌的第一线治疗方案。

综上，肿瘤外科的发展虽然已经历了将近三个世纪的发展，对于多种实体瘤的单纯手术治疗已经发展成为如今的多学科综合治疗；但是有一点是不容置疑的，即在未来肿瘤外科医师依然是为肿瘤患者提供治疗的主要执行者，因此追寻更新合理的治疗观念，不断完善改进治疗方法应该是每一个肿瘤外科医师责无旁贷的工作核心。

（李晓江）

第二节　肿瘤外科的概念

一个多世纪以来，肿瘤外科在历经了单纯肿瘤切除阶段及广泛切除阶段后迈向了功能保全型肿瘤外科阶段。尤其在近年来，随着对肿瘤本质及生物学特性认识的不断深入，以及肿瘤治疗技术和设备的不断创新与完善，肿瘤外科的基本概念，也随之发生了巨大的变化。目前，建立在以解剖学、病理生物学和免疫学基础上的现代肿瘤外科学，已经替代了以解剖学为基础的传统肿瘤外科学概念。

1. 掌握肿瘤外科解剖学概念，是科学实施肿瘤手术治疗的基础　由于实体肿瘤是以局部病变表现为主的全身性疾病，因此，目前在实体肿瘤的治疗上外科手术仍然为首选治疗方法，在大多数情况下只有外科手术才能比较彻底地根除局部的病灶，而局部病灶的根治或者良好的控制是减少全身转移、达到治愈目的的最首要措施。而放疗和化疗在理论上尚达不到这一个水平，这是外科最具特色之处，也是其总的治愈率最高的原因所在，因而外科手术仍然是治疗肿瘤的重要手段。那么，作为一名肿瘤外科医师，首先应明确肿瘤的外科治疗是一种局部治疗，是使用手术刀在尽可能完整切除肿瘤组织的同时，尽量保护正常组织不受到损伤；同时，还应明确癌肿和正常组织共存于同一机体中，它们之间的关系不是简单的机械组合，而是通过血管、淋巴、神经密切结合，各自按照其本身的生物学规律生长、增殖，同时又在同一机体中互相依存、互相斗争。因此，肿瘤外科医师不仅要将正常人体解剖学知识烂熟于心，还必须对癌浸润后引起的解剖学变异及淋巴结转移的特点及规律有深刻的了解。譬如，在胃癌手术时要掌握胃动、静脉血管的正常位置与异常走行，胃周围淋巴结的分组分站及其准确的范围界限，胃周围脏器受癌浸润后的位置变异等。又如，在直肠癌手术时要了解淋巴结转移的三条途径及各组淋巴结与血管的关系；直肠与膀胱、子宫、输尿管之间的位置关系及受癌浸润时的异常变化。只有这样才能将肿瘤的根治性手术建立在合理的解剖学基础上，达到整块切除肿瘤并避免手术并发症的目的。

2. 明确肿瘤外科的病理生物学概念、掌握肿瘤的生物学特性和扩散规律，是改善肿瘤预后和治疗效果的必要条件　虽然外科手术是治疗肿瘤的重要手段，但是外科手术仅可用于肿瘤发展过程中的某些阶段，如在癌前期（诱发期）及时行癌前期病变切除术，可防止肿瘤的发生；又如在原位癌时期，若处理及时肿瘤也将得到治愈。然而事实上，在临床治疗中肿瘤一旦确诊，大多数已进入浸润期和播散期，此时癌细胞可以蔓延到区域淋巴结，也可以有血源性转移。因此，手术治疗肿瘤的自然病程中可能出现2种结局：①治疗后可获得长期生存，最终可死于非肿瘤性疾病；②在一个明显缓解期后出现新的病灶，即出现复发或转移。因此，随着对肿瘤生物学特性研究的深入，越来越多的肿瘤医师认识到：肿瘤外科作为一种治疗方法既有它解剖上的局限性，又有肿瘤发展上的时限性。因而作为肿瘤外科医师，应明确肿瘤外科的生物学概念、掌握肿瘤生物学特性和扩散规律，才是确保肿瘤治疗效果及改善预后的必要条件。

恶性肿瘤本身的病理生物学表现，包括肿瘤的大体类型、组织学类型、分化程度、浸润深度、生长方式、转移规律等。这是决定肿瘤发生、发展规律和临床病理特点的重要依据。生长在不同器官上的肿瘤，有不同的生物学特征，例如：胃癌与直肠癌虽然同属消化道肿瘤，但胃癌以浸润型、低分化及未分化型为主，恶性程度高；而直肠癌以局限型、高分化型为主，恶性程度低。所以，直肠癌的预后较胃癌好。生长在同一器官的肿瘤，其恶性程度也不尽相同，例如：甲状腺癌分为乳头状腺癌、滤泡状腺癌、髓样癌及未分化癌四种，其中未分化癌恶性程度极高，很快发生血行转移，预后极差。而乳头状腺癌恶性程度低，即使出现了颈部淋巴结的明显转移，手术效果也是很满意的。绝大多数的癌肿都是以淋巴结为主要转移途径的，但转移的淋巴结大小与预后好坏并不是呈平行关系，即不是转移淋巴结越大，预后越差，在临床实际工作中可见，大结节融合型转移的淋巴结，多为局限型，手术后的效果较好。而小结节孤立型转移的淋巴结，多为广泛型，预后较差。外科医师决不能因转移淋巴结较大而放弃根治手术的机会。因此，掌握肿瘤的病理生物学特征是决定治疗方针的一个重要依据。

另外，肿瘤的发生是一个多阶段发展过程，大致可分为四个阶段：诱发期，原位癌，侵袭期和播散期。在诱发期和原位癌期，单纯外科手术治疗不仅可以预防肿瘤的发生，还有可能达到治愈肿瘤的可能。但是随着肿瘤进入侵袭期，其淋巴结和血道转移增多，并进一步进展至失去手术根治可能的播散期。一般在手术时发现肿瘤侵袭组织周围，即意味着术后有很大可能发生远处转移。此时，若只是一味地扩大手术范围，不仅不能够获得满意的治疗效果，甚至可能使患者的预后更为恶化，加速患者的死亡。这就是为什么肿瘤的外科治疗要遵循多学科综合治疗这一理念，在手术尽可能完整切除肿瘤的基础上，配合化疗、放疗、生物治疗等多种手段，控制肿瘤的局部复发和远处转移。

3. 注重肿瘤外科的免疫学概念，使肿瘤的外科治疗具有更强的目的性和准确性　免疫力是人体对外来刺激的抵抗能力。在肿瘤的发生发展过程中，机体的免疫反应具有重要的作用，正常的免疫组织被破坏，可能是肿瘤发生的重要因素。机体的免疫功能一方面能抵御病原的侵袭，另一方面可防止体细胞由于基因突变向恶性转化。在肿瘤的发生、发展过程中，机体的免疫反应也经历了非常复杂的变化。机体免疫功能正常时，即使存在致癌因子，也未必一定发生恶性肿瘤；即便是已经发生了肿瘤，免疫功能也能够限制其生长，不至于短期内发生侵袭和转移。而当机体免疫功能有缺陷或减弱时，肿瘤的生长和转移则难以受到有效抑制，癌肿迅速变大并扩散，进一步打击机体的免疫系统。因此，肿瘤的逐步发展可以使机体的免疫功能降低，而手术切除肿瘤和有效的放疗、化疗可使病情得到缓解，免疫功能则获得不同程度的改善和恢复。Fisher 等认为手术切除肿瘤的目的是，为了提高机体的免疫功能。这与我国金元时期张从正"祛邪即是扶正"的观点吻合。

另外，有学者曾做过这样的研究：将恶性肿瘤手术切除的淋巴结分别做免疫学测定，结果证明有癌转移的淋巴结或靠近肿瘤的淋巴结免疫功能是低下的，而远离肿瘤的没有癌转移的淋巴结免疫功能是正常的。根据淋巴结距离肿瘤的远近及转移的难易，将肿瘤周围淋巴结分为一、二、三站，第一、二站淋巴结靠近瘤，免疫功能低下，应随同肿瘤整块切除。第三站及其以远的淋巴结，如果手术中发现有癌转移，应该切除。外科手术对淋巴结广泛的切除，虽然能够防止肿瘤的淋巴结转移，但对免疫系统造成的损伤使肿瘤很容易复发和转移，并不能取得很好的远期手术效果。同时，外科手术也不可能完全清除体内所有癌细胞，少量的癌细胞最终还是靠机体的免疫功能来杀伤。在切除肿瘤后，改变了机体与肿瘤的比势，只有在免疫功能恢复的情况下，才能将残留的癌细胞杀灭。因此，手术时必须权衡肿瘤的进展程度、手术侵袭范围及机体免疫状态三者间的关系，以达到最大限度地切除肿瘤的同时保护机体免疫状态的目的。

综上，肿瘤外科治疗已从单纯解剖学模式，逐步转变为与生物学、免疫学相结合的观念。设计合理的手术不单切除肿瘤，同时还是提高机体免疫力的一种手段；在决定手术治疗时，不仅要依据肿瘤的期别和不同肿瘤的生物学特性，还要符合根治性、安全性、功能性的三条基本原则，注重综合治疗，保护机体的免疫功能，以达到防止肿瘤发生、转移、复发的目的，最终才能取得理想的效果。

（李晓江）

第三节　外科手术治疗的原则

实施肿瘤外科手术除遵循外科学一般原则（如无菌原则等）外，还应遵循肿瘤外科的基本原则。肿瘤手术必须遵循无瘤原则，采用无瘤技术。恶性肿瘤的生物学特性决定了肿瘤手术不同于一般外科手术，任何检查或不当的操作都有可能造成肿瘤的扩散。医源性肿瘤扩散和转移是造成手术失败的一个重要环节，如术前皮肤准备时的摩擦、手术时的挤压、触摸肿瘤均可以使肿瘤细胞转移和污染手术创面。因此，人们提出了无瘤技术的观念，自1894年Halsted发明经典的乳腺癌根治术以来就已奠定，逐渐发展为"无瘤原则"和"无瘤技术"。肿瘤外科手术的基本原则有：

（1）不切割原则：手术中不直接切割癌肿组织，由四周向中央解剖，一切操作均应在远离肿瘤的正常组织中进行，同时尽可能先结扎进出肿瘤组织的血管。

（2）整块切除原则：将原发病灶和所属区域淋巴结作连续性的整块切除，而不应将其分别切除。

（3）无瘤技术原则：目的是防止术前和术中肿瘤细胞的种植或转移，包括防止肿瘤细胞扩散和防止肿瘤细胞种植两个方面。

防止肿瘤细胞扩散的措施有：①术前检查应轻柔，尽量减少检查次数。②尽量缩短活检手术与根治手术之间的时间间隔；若能通过术中快速病理切片检查，将两次手术合并一次完成则更为理想。③术前皮肤准备应轻柔，尽量减少局部摩擦，以防止癌细胞的扩散。④尽量不用局麻药，因为局部麻醉药注射后导致组织水肿，造成解剖困难，局麻药还可使局部压力增高，容易造成肿瘤细胞的扩散，如乳房肿块的活检可以在肋间神经阻滞麻醉下进行。此外，除了抗癌药物外，不应在肿瘤内注射任何药物。⑤手术切口要充分，暴露要清楚，以利于手术操作。⑥手术时应尽量采用锐性分离，少用钝性分离。用电刀切割不仅可以减少出血，还可以封闭小血管及淋巴管，而且高频电刀也有杀灭癌细胞的作用，所以可以减少血行和淋巴途径的播散与局部种植。⑦手术时先结扎静脉，再结扎动脉，可能减少癌细胞的扩散。⑧先处理区域引流淋巴结，再处理邻近淋巴结；先处理手术切除的周围部分，再处理肿瘤的邻近部分，一般与原发灶一齐作整体切除。⑨手术操作要稳、准、轻、巧，避免挤、压、轧、损坏。⑩需要截肢者不采用抬高患肢以减少出血的办法。

防止肿瘤细胞种植的措施有：①活检后要重新消毒铺巾，更换手套和手术器械。②应用纱布垫保护创面、切缘及正常脏器。③肿瘤如果有溃疡和菜花样外翻时，可用手术巾保护，或者用塑料布、纱布将其包扎，使其与正常组织及创面隔离。④切除的范围要充分，包括病变周围一定的正常组织。⑤勤更换手术器械，用过的器械应用蒸馏水或1：1000的氯化汞液冲洗后再用。⑥手术者手套不直接接触肿瘤，术中遇到肿瘤破裂或切开时，须彻底吸除干净，用纱布垫紧密遮盖或包裹，并更换手套和手术器械。⑦探查胸、腹、盆腔时，应以癌肿为中心，先远后近地探查。⑧结肠癌、直肠癌术后局部复发，常常发生在吻合口及切口附近，因此，手术时在搬动肿瘤前先用纱布条结扎肿瘤的上、下端肠管，可于结扎间肠管内注入5-Fu等抗癌药，防止癌细胞种植于创面及沿肠管播散。在吻合肠管前，先用1：500的氯化汞或5-Fu液冲洗两端肠管。⑨手术结束时，可以用抗癌药物如氮芥、噻替哌、顺铂等冲洗创面，然后再依次缝合。⑩结、直肠癌手术前用泻药准备肠道而不用灌肠。

尽管严格遵循无瘤原则，仍然有肿瘤的转移，这主要决定于肿瘤的扩散途径和生物学特性，也与机体的免疫状况有关。

（李晓江）

第四节　外科手术治疗的方式

外科手术是治疗实体肿瘤最有效的方法，也是癌症治愈的唯一可能方法。但肿瘤外科医生在进行肿瘤手术前应考虑到许多因素的影响：①正确选择单纯手术治疗的患者。②正确判断患者的疗效、预后。③考虑手术后局部控制与功能损伤间的关系，最大限度地保留器官功能；④具体情况具体分析，选择最佳的综合治疗方案。肿瘤外科手术按其目的可以分为预防性手术、诊断性手术、探查性手术、根治性手术、姑息性手术、辅助性手术、重建与康复手术、远处转移癌和复发性癌瘤切除术、减瘤手术和介入治疗等。术前要做好整体评估，根据不同的情况，考虑患者的生理状况、肿瘤的位置和分级、肿瘤治愈和缓解的可能性以及肿瘤的病理组织学特征和分期，采取相应的手术方式，并且一定要和家属沟通好，说明病情、手术目的、手术方式、手术效果、术前术后所需的综合治疗、可能的并发症、费用及预后等，取得家属的理解和同意后再作手术，以避免误解和不必要的医疗纠纷。

（一）预防性手术

有些疾病或先天性病变在发展到一定程度时，可以引起恶变（表5-1）。

表5-1　可能引起恶变的常见疾病

症状	可能发生的恶性病变
睾丸未降	睾丸癌
溃疡性结肠炎	结肠癌
家族性多发性结肠息肉病	结肠癌
大肠腺瘤	大肠癌
多发性内分泌增生症	甲状腺髓样癌
白斑	鳞形细胞癌
小叶增生（有上皮高度或不典型增生）	乳腺癌
黑痣	恶性黑色素瘤
胃溃疡	胃癌
胃息肉	胃癌
胃上皮化生	胃癌
胆囊腺瘤性息肉	胆囊癌
胆总管囊状扩张	胆管癌
子宫颈上皮不典型增生	子宫颈癌
乳头状瘤	乳头状瘤
甲状腺瘤	甲状腺癌
骨软骨瘤	软骨肉瘤、骨肉瘤或恶性组织细胞瘤

肿瘤外科医生有义务向患者说明其疾病发展规律，及时治疗一些有恶变可能的病变，以防止恶性肿瘤的发生。

临床常采用的预防性手术有：先天性多发性结肠息肉瘤作全结肠切除术，因为到40岁时约有一半发展成结肠癌，70岁以后几乎100%发展成结肠癌；溃疡性结肠炎患者作结肠切除术；隐睾或睾丸下降不良作睾丸复位术或睾丸切除术，在幼年行睾丸复位术可使睾丸癌发生的可能性减少；口腔、外阴白斑患者作白斑切除术；易摩擦部位的黑痣作黑痣切除术；重度乳腺小叶增生伴有乳腺癌高危患者作乳房病灶切除术等。

（二）诊断性手术

正确的诊断是治疗肿瘤的基础，而正确诊断必须依据组织学检查，需要有代表性的组织标本。诊断性手术能为正确的诊断、精确的分期，进而采取合理的治疗提供可靠的依据。获取组织标本的外科技术如下。

1. 细针吸取 通过用细针头对可疑肿块进行穿刺做细胞学检查。方法简单易行，诊断准确率因操作技术、病理科医生经验和肿块所在部位而异，一般在80%以上。本方法存在一定的假阴性和假阳性，偶见有针道转移的病例。

2. 针穿活检 一般在局部麻醉下应用较粗针头或特殊的穿刺针头（如True－Cut，Core-Cut），对可疑肿块进行穿刺并获得少许组织做病理检查。如果取得足够组织，诊断准确率高，如果取得组织太少，诊断较困难。同时，由于针穿活检亦可造成创伤出血，甚或引起癌细胞播散、针道转移等，因此务必严格掌握适应证。

3. 咬取活检 一般用于表浅的溃疡型肿块，用活检钳咬取组织做病理检查。诊断准确率高，但咬取时应注意咬取部位和防止咬取后大出血。

4. 切取活检 常在局部麻醉下，切取一小块肿瘤组织做病理检查以明确诊断。有时在探查术中，因肿块巨大或侵及周围器官无法切除，为了明确其病理性质，也常作切取活检。施行切取活检时必须注意手术切口及进入途径，要考虑到活检切口及进入间隙必须在以后手术切除时能一并切除，不要造成癌瘤的播散。切取活检与第二次手术切除间隔的时间应越短越好，最好是在准备彻底切除情况下行冰冻切片检查。

5. 切除活检 在可能的情况下，可以切除整个肿瘤送病理检查以明确诊断。这样诊断准确率最高，如果是良性肿瘤也就不必再作第二次手术，如果是恶性肿瘤也不至于引起太多播散。但是，切除活检常在麻醉下进行，切口较大，所以活检手术切口选择必须考虑到第二次手术能否将其切除，同时也需要十分注意不要污染手术创面，以免造成肿瘤接种。

如果临床上拟诊为恶性黑色素瘤时，则不应作针穿、咬取或切取活检，应该在准备彻底切除时作切除活检。

（三）探查性手术

探查性手术目的：一是明确诊断；二是了解肿瘤范围并争取肿瘤切除；三是早期发现复发以便及时作切除术，即所谓二次探查术。它不同于上述的诊断性手术，探查性手术往往需作好大手术的准备，一旦探查明确诊断而又能彻底切除时，及时作肿瘤的根治性手术，所以术前准备要充分，备有术中冰冻切片检查。探查时动作轻柔，细致解剖。也应遵循由远及近和不接触隔离技术的原则。

（四）根治性手术

根治性手术指手术切除了全部肿瘤组织及肿瘤可能累及的周围组织和区域淋巴结，以求达到彻底治愈的目的，是实体肿瘤治疗的关键。凡肿瘤局限于原发部位和邻近区域淋巴结，或肿瘤虽已侵犯邻近脏器但尚能与原发灶整块切除者皆应施行根治性手术。根治性手术最低要求是切缘在肉眼和显微镜下未见肿瘤，切除范围视肿瘤类型不同和具体侵犯情况而定，对恶性肿瘤而言，一般要求切除范围应尽可能大，在达到根治的前提下才考虑尽可能多地保留功能（表5-2）。

表5-2 常见根治手术治疗最少切缘

原发肿瘤	切缘	原发肿瘤	切缘
基底细胞癌	2~5mm	甲状腺癌	全腺叶
恶性黑色素瘤		乳腺癌	3cm
厚度<0.75mm	1cm	软组织肉瘤	全部肌肉
>1.0mm	3cm	下咽及食管癌	3~5cm
舌癌	1~2cm	胃癌	6cm
喉癌	2~5mm	结肠、直肠癌	3~5cm

根治性手术对上皮癌瘤而言为根治术，根治性手术对肉瘤而言为广泛切除术。根治术是指肿瘤所在器官的大部分或全部连同区域淋巴结作整块切除，如癌瘤侵犯其他脏器，则被侵犯的器官亦作部分或全部切除，例如胃癌侵及胰腺尾部，除作胃次全或全胃切除及胃周围区域淋巴结清除外，尚须切除胰尾及脾脏。若切除的淋巴结扩大到习惯范围以外，则称为扩大根治术，如乳腺癌扩大根治术除根治术切除范围外，还包括胸骨旁淋巴结清扫。所谓广泛切除术是指广泛整块切除肉瘤所在组织的全部或大部分以及部分邻近深层软组织，例如肢体的横纹肌肉瘤应将受累肌肉的起止点及其深层筋膜一起切除，有时需将一组肌肉全部切除，因肉瘤易于沿肌间隙扩散，若为骨肉瘤常需超关节截肢。

（五）姑息性手术

姑息性手术是相对于根治性手术而言的，适用于恶性肿瘤已超越根治性手术切除的范围，无法彻底清除体内全部病灶的患者。因此，姑息性手术的目的是为了缓解症状、减轻痛苦、改善生存质量、延长生存期、减少和防止并发症。适用于晚期恶性癌瘤已失去手术治愈的机会或由于其他原因不宜行根治性手术者。姑息性手术包括姑息性肿瘤切除术和减瘤手术。前者是指对原发灶或其转移灶部分或大部分切除，肉眼尚可见肿瘤残留；后者则根本未切除肿瘤而仅仅解除肿瘤引起的症状。常用的姑息性手术如下。

1. 癌姑息切除术 如晚期乳腺癌溃烂出血，行单纯乳房切除术以解除症状。胃大部分切除或肠段切除术以解除晚期胃肠道癌瘤梗阻，防止出血、穿孔等，术后再配合其他治疗。肺癌、食管癌、上颌窦癌有时也作姑息性切除手术，术后再添加放疗或化疗。当转移瘤引起致命的并发症时，可行转移瘤切除以缓解症状。

2. 空腔脏器梗阻时行捷径转流或造口术 为了解除消化道梗阻、胆道梗阻，临床上常需作食管胃吻合、胃空肠吻合、胆囊空肠吻合、小肠结肠侧侧吻合等内吻合转流术。有时为了解除食管梗阻、肠梗阻、尿道梗阻、喉梗阻须作胃造口、肠造口、膀胱造口、气管造口等。利用手术或内镜在因肿瘤而发生梗阻的生理腔道内置入内支架也可解除梗阻。

3. 供应血管结扎或栓塞术 晚期肿瘤可引起大出血，临床常须结扎或栓塞供应肿瘤部位的动脉以达到止血目的，例如鼻咽癌、口腔癌合并大出血，若填塞无效，则须结扎或栓塞颈外动脉；恶性葡萄胎、绒毛膜上皮癌、宫体癌、直肠癌合并大出血而肿瘤难以切除，常须作髂内动脉结扎或栓塞。

4. 内分泌腺切除术　对激素依赖性肿瘤通过切除内分泌腺体，使肿瘤退缩缓解，如卵巢切除治疗绝经前晚期乳腺癌或复发病例，尤其是雌激素受体阳性者；晚期男性乳腺癌、前列腺癌行双侧睾丸切除等。

（六）减瘤手术

当肿瘤体积较大，或累及邻近重要器官、结构，手术无法将其完全切除的恶性肿瘤，可作肿瘤大部切除，术后进行化疗、放疗、免疫治疗、激素治疗、中医中药治疗、逆转录治疗等综合治疗，以控制残留的癌细胞，争取较好的姑息性治疗效果，称为减瘤手术或减量手术。但减瘤手术仅适用于原发病灶大部切除后，残余肿瘤能用其他治疗方法有效控制者，否则单用减瘤手术对延长患者生命的作用不大，相反增加患者的创伤和痛苦，加重患者及家属的负担，浪费医疗资源。

不过应该指出的是，经减瘤手术后，体内瘤负荷减少，大量 G_0 期细胞进入增殖期，有利于采用化疗或放疗等综合治疗措施杀伤残余的肿瘤细胞，这与常规的辅助性化疗或放疗有本质上的区别。

（七）远处转移癌和复发性癌瘤切除术

转移瘤则指原发瘤以外的部位出现的与其生物学类型相同的肿瘤。肿瘤术后复发是指根治性手术后获临床治愈，经一段时间后又发生与原切除肿瘤生物学类型相同的肿瘤。临床所指的肿瘤复发多指局部复发，如残余器官、手术野、受累毗邻器官的复发。肿瘤术后复发的诊断需排除多中心起源和多原发恶性肿瘤。

转移和复发肿瘤的治疗比原发肿瘤更为困难，疗效也较差。但近年来对复发和转移肿瘤的手术治疗已受到重视。不过，转移癌瘤和复发癌瘤手术效果总的来说较差，必须与其他治疗配合进行。

远处转移癌属于晚期癌瘤，难以手术治愈，但临床上确有部分转移癌患者手术后获得长期生存，故此对转移癌手术不能一概否定。转移癌手术适合于原发灶已得到较好的控制，而仅有单个转移性病灶者，如孤立性肺、脑、骨转移，施行切除术后再配合其他综合治疗可获得良好效果。肺转移癌术后 5 年生存率 15% ~ 44%；肝转移癌术后 5 年生存率 20% ~ 30%；肺癌脑转移术后 5 年生存率 13%。有时多达 3 个转移灶，但局限于肺叶或肝叶，仍可施行切除术。若为皮下多个转移，则无手术指征。

复发性癌瘤应根据具体情况及手术、化疗、放疗对其疗效而定，凡能手术者应考虑再行手术，配合其他综合治疗，仍可获得一定疗效。例如皮肤隆突性纤维肉瘤，术后反复复发，但反复切除，也获得延长寿命的效果；乳腺癌术后复发可再行局部切除术；软组织肉瘤术后复发可再行扩大切除乃至关节离断术、截肢术；肢体黑色素瘤术后复发可以截肢，以挽救部分患者生命；直肠癌保肛手术后复发可以再作 Miles 手术。

部分肿瘤在少数情况下切除原发瘤后转移瘤会自动消失，如切除原发性甲状腺腺癌或子宫绒毛膜细胞癌可导致肺部广泛血行转移的癌结节消退。临床医生应有这样的认知并努力争取这样的治疗。

（八）辅助性手术

为了配合其他治疗，需要作辅助性手术，例如喉癌放疗，为了防止放疗中呼吸困难，有时需作放疗前气管切开术；直肠癌放疗有时亦需先做人工肛门术，以免放疗中肠梗阻；乳腺癌和前列腺癌内分泌治疗常需作去势手术。此外，各部位晚期癌瘤局部灌注化疗时常需作动脉插管术等。

（九）重建与康复手术

为了提高肿瘤病患者的生存质量，重建和康复手术越来越受到重视。由于外科技术，特别是显微外科技术的进步，使肿瘤切除术后的器官重建有很大的进展。头面部肿瘤切除术后常用带血管皮瓣进行修复取得成功。舌再造术、口颊和口底重建使患者生活质量大大提高。乳腺癌根治术后乳房重建、巨大肿瘤切除后胸壁重建、腹壁重建等已广泛开展。

（十）介入治疗

是指在X线等设备的监视下将肿瘤药物和（或）栓塞剂经动脉导管或直接注入肿瘤组织，对肿瘤进行治疗。常用的有：肿瘤的介入放射学治疗和超声波导向的介入治疗。由于介入设备的不断完善，技术不断提高，各类栓塞剂的广泛应用，进一步提高了此疗法的有效率和患者生活质量。

（李晓江）

第五节　外科手术治疗的优缺点与注意事项

外科治疗有很多优点：肿瘤对外科切除没有生物抵抗性，外科手术没有潜在致癌作用，其治疗效果也不受肿瘤异质性的影响；大多数尚未扩散的实体瘤均可行外科治疗，而且手术可为肿瘤组织学检查和病理分期提供组织来源。外科治疗也有其缺点：切除术对肿瘤组织并无特异性，即正常组织和肿瘤组织同样受到破坏；外科治疗可能出现危及生命的并发症，并可造成畸形和功能丧失；如果肿瘤已超越局部及区域淋巴结时则不能用手术治愈。

肿瘤外科是外科学的一个分支，既具有外科学的共同特点，如无菌操作、选择适应证、尽量少损伤正常组织等，也具有其特殊性，还要注意以下几点：

（1）准确性：正确的诊断对正确的治疗是非常必要的，对肿瘤患者获得有关病理组织并进行病理学检查，了解相关疾病信息（包括诊断、分期、病理类型、预后判断）是肿瘤外科医生的基本任务之一。肿瘤外科手术不同于一般手术，其手术范围广、创伤大、组织器官损伤多，不少情况下甚至终身残疾。假若不以准确的诊断为依据而草率地贸然实施肿瘤根治切除术，有时会丧失患者的劳动能力、终身幸福甚至造成残疾，例如不该截肢的截了肢，不该肛门改道的作了肛门改道等。更多的情况则是实为肿瘤而未能正确确定，未能获得正确恰当的外科手术治疗或其他治疗，给患者造成不应有的损失而过早地失去生命。术前要尽可能做出准确的诊断和正确的分期，选择恰当的治疗方法，要充分估计手术切除的可能性，是根治性切除还是姑息性切除，手术与其他治疗方法的配合等，注意手术后肿瘤的控制与功能损伤的关系。为了保证肿瘤诊治工作的准确性，肿瘤外科医生不仅要有丰富的病理学知识，尤其是肿瘤病理学知识，而且要与病理学医师保持密切联系，反复进行磋商，深入了解肿瘤性质、癌细胞的生物学特性，联合有关科室会诊，共同制订合理治疗方案，以便更好地发挥外科手术在综合治疗中的重要作用，为患者实施合理治疗。

（2）及时性恶性肿瘤：一旦进入进展期，发展往往很快，常在数月或一二年之内即可致患者死亡。所以要坚持早期发现、早期诊断、早期治疗的原则，对适合外科手术的癌症患者抓紧时机，赶在癌肿尚未蔓延播散或尚未明显蔓延播散之前，及时进行外科手术，多能收到良好的效果。反之，如果错过良机，让癌瘤病灶超越了手术能够肃清的范围，手术治疗的效果就会大大降低。不少患者由于就诊不及时、延误诊断或其他原因，使手术不及时，造成本来能够外科治疗的病变失去手术治疗机会，是十分令人惋惜的。

（3）彻底性与功能性：由于癌肿切除手术易有残留，肿瘤细胞易发生种植和播散，而一旦有残留、种植或播散，就极易发生复发和转移，其后果不堪设想。所以外科手术治疗肿瘤一定要坚持完全、彻底、全部、干净消灭之。除非某种肿瘤对放疗或化疗特别敏感且手术后有条件辅助进行放疗或化疗，不要实行"削切"手术。当然，彻底干净切除也是相对而言，不能要求外科医生的手术刀切净最后一个肿瘤细胞，也不能为了彻底干净切除而超越限制地扩大手术切除范围，造成组织器官和功能的过分损失。另外，不同期别的癌肿对手术切除彻底性的要求也不尽相同。对早期和病变局限的肿瘤应特别强调手术切除的彻底性，同时最大限度地保留组织器官功能，尽量做到器官功能保全性根治术；对较晚期的肿瘤，则不宜过分强调彻底性而片面扩大切除范围，而应把着眼点放在综合治疗上。此外，由于肿瘤的恶性程度不同和瘤细胞的生物学特性不同，对手术切除彻底性和切除的范围也不尽相同，应根据不同情况制定实施个体化的手术治疗方案。

（4）综合性：由于目前已认识到恶性肿瘤是全身性疾病，外科手术属局部治疗，而局部治疗难以完全解决全身性问题，所以应重视和强调多学科治疗，恰当、合理、有计划地实施综合治疗已成为肿瘤学工作者的共识。肿瘤外科医生要正确认识肿瘤外科在综合治疗中的地位和作用，恰当运用外科手术这一重要而锐利的武器，发挥其优势与特点，辨清其局限与不足，积极参与肿瘤诊断、分期、制定治疗方案等工作，搞好外科手术与放疗、化疗、新辅助放疗、新辅助化疗、生物治疗及其他治疗的衔接与联合，多科协作、联合作战，共同为恶性肿瘤患者提供最佳治疗，争取最佳治疗效果。其综合治疗的最终目的是：使原本不能手术的患者能接受手术，降低复发和播散，提高治愈率，提高疗效和生活质量。

（5）关于前哨淋巴结和前哨淋巴结活检的采用：在长期随访结果出来之前，前哨淋巴结活检尚不能成为标准的治疗措施。前哨淋巴结和前哨淋巴结活检的概念必须符合以下条件：①淋巴流向是有序和可预测的。②癌细胞的淋巴结播散是渐进的。③前哨淋巴结是最先遭受肿瘤细胞侵犯的淋巴结。④前哨淋巴结活检的组织学检查结果应代表整个区域淋巴结的组织学状态。很显然，要全部满足这些条件是很难的，甚至是不可能的，所以要谨慎采用之。

（6）心理因素：随着心身医学研究的进展，肿瘤患者心理状况已备受关注。人的精神因素与全身机能活动有密切关系。心理状况能影响免疫功能，如恐惧、悲观、失望、紧张可使机体免疫监视作用减轻，相反医务人员的鼓励、关心、尊重、信心有利于患者免疫功能的稳定，增强抗病能力，调动内在积极因素，配合治疗，提高生活质量。因此，科学地掌握癌症患者的心理状况，及时有效地给予心理照顾，对患者的治疗、康复、预后能起积极作用。

（李晓江）

第六节　肿瘤外科的手术分类及应用

肿瘤外科的手术方式包括很多种，对于不同类型的肿瘤其作用也有所不同，例如，对于呼吸、消化、泌尿等一些系统的早期肿瘤外科主要起根治作用；对于淋巴系统的淋巴瘤主要是诊断作用。所以肿瘤外科手术有些意在预防，有些旨在诊断，有些为了达到根治，而有些仅以缓解症状、解除生命威胁为目的。总之，我们应根据患者个体化的病情和不同的治疗目的而采用最适合的手术方式。以下是最常见的几类肿瘤外科手术方式。

一、预防性手术 （preventive surgery）

所谓的预防性手术不是用于治疗肿瘤，而是用于预防肿瘤的发生。有些先天性或遗传性疾病发展到一定程度时，可能会恶变，如能提早手术，则可以防止其向恶性发展。肿瘤外科医师有责任教育患者及时治疗一些有恶变可能的病变，以防止肿瘤的发生。例如，隐睾症是睾丸癌相关的危险因素，在幼年行睾丸复位术可使睾丸癌发生的可能性减小；家族性结肠息肉病的患者，到 40 岁时约有一半将发展成结肠癌，而 70 岁以后几乎 100% 发展成结肠癌，行预防性结肠切除，可有效地防止本病患者发生结肠癌；多发性内分泌增生症常伴有发生甲状腺髓样癌的风险，对这些患者定期检测血清降钙素水平，如降钙素水平增高，应做预防性甲状腺切除，以防止甲状腺髓样癌的发生；在经常易受摩擦部位的黑痣，如位于指甲下、足底、外阴等部位的黑痣，尤其是交界痣，有发展成为恶性黑色素瘤的危险，应考虑行手术切除；此外，为包茎者及早做包皮环切术也是预防阴茎癌的有效措施。临床较为常见的预防性手术还有溃疡性结肠炎的患者做结肠切除术；口腔、外阴白斑者行白斑切除术；重度乳腺囊性增生且有多项乳腺癌高危因素者做乳房切除术。此外，成年人的声带乳头状瘤、膀胱乳头状瘤、卵巢皮样囊肿、结直肠腺瘤等均有潜在的恶性趋势或已属低度恶性肿瘤，都需做彻底的预防性切除。因此，肿瘤外科医师必须非常熟悉哪些疾病具有恶性倾向或为癌前病变，恰当掌握预防性手术原则，从而防止肿瘤进一步发展。

二、诊断性手术 （diagnostic surgery）

为获得检查用的组织样品而进行的手术称为诊断性手术。诊断性手术能为确定诊断、明确分期，进而采取合理的治疗提供可靠的依据。诊断性手术的主要目的在于诊断，所以应尽量选择创伤和风险较小的术式。近年来腔镜技术逐渐用于肿瘤诊断。如电视胸腔镜下胸膜病变活检术、纵隔镜下纵隔淋巴结活检术等。但是，无论选择何种术式，如需第二次手术，则两次手术时间的间隔越短越好。常用的诊断性手术方法有细针吸取、针穿活体组织检查、切取活检及切除活检等。

1. 针吸活检术 （fine - needle biopsy）、针穿活检术 （needle biopsy）　对于体表一些肿块可考虑行细针穿刺吸取来做诊断，主要是对被怀疑的组织活检来获取一些组织细胞，以确定是否为肿瘤细胞。此种方法相对简单可靠，但由于取材有限，故存在一定的假阳性或假阴性。为了取得更多的组织，一些较为特殊的穿刺针如 Turle - Cut、Core - Cut 被应用于临床，穿刺针的结构可分为针芯和套管，针芯上带有倒钩，这样就可以取出细条状组织用于病检，活检的准确性较高。因为上述两种方法都存在肿瘤随针道转移的可能，故较少用于要行手术治疗的内脏肿瘤患者。除体表肿瘤可直接穿刺外，对于较深的肿瘤组织或淋巴结，临床常在 B 超或是 CT 定位下行穿刺诊断。目前，还有一些方法如经支气管镜针吸活检术（TBNA）、支气管镜超声引导下针吸活检术（EBUS - TBNA）等相继用于临床的诊断和分期，方法简单易行，效果切实可靠。

2. 咬取活检（bite biopsy）　用活检钳通过内镜或其他器械来咬取或钳取病变组织做组织病理学诊断，如鼻咽癌、胃、宫颈等处的活体组织检查。

3. 切取活检（incisional biopsy）　指在病变部位切取一块组织做组织学检查以明确诊断。切取活检可用于体表肿瘤，也可用于内脏肿瘤。对体表肿瘤如骨肿瘤行活检时应注意在止血带的远端进行。而在一些内脏肿瘤的手术中，因肿瘤较大或切除困难时可通常先切取部分肿瘤组织以明确诊断，然后根据术中快速冰冻病理决定下一步手术方案。切取时应注意保护周围组织和脏器，以避免发生肿瘤的转移和播散。同时应注意活检部位最好能选在肿瘤和正常组织交界处，以便能够观察到从正常向异常过渡的变化过程。做切取活检时必须注意手术的切口和进入途径，要考虑到活检切口即进入的间隙必须在以后手术时能一并切除，不要造成肿瘤的播散。

4. 切除活检（excisional biopsy）　指将肿瘤完整切除进行组织学检查。切除活检主要适用于一些体积较小、位置较浅的肿块或淋巴结，既达到活检目的，同时也达到了切除肿瘤的治疗目的，是肿瘤活检的首选方式。肿块切除的范围应包括肿瘤组织及周边的少许正常组织，淋巴结的活检则要求必须切除整个完整的淋巴结。还有一些皮肤肿瘤如黑色素瘤的活检需要慎重，不当的活检方式会造成其扩散，必须行切除活检术，并且切除范围需要相对扩大。切除活检的切口须仔细设计，以适合再次扩大手术之需要。

三、根治性手术（radical surgery）

肿瘤根治性手术的原则是指将原发肿瘤行广泛切除的同时连同区域淋巴结一并作整块切除，即遵循 Htalsted 原则。一般来说，对局限于原发部位及区域淋巴结而未发现有远处转移的肿瘤，在患者全身状况能耐受手术的情况下，均可行根治性手术。

原发灶的切除主要是切除原发病灶及可能受累的周围组织，并且必须保证足够的切除范围。如胃癌侵及肝左叶需联合切除部分肝左叶、食管癌侵及心包需切除部分心包，纵隔肿瘤侵及肺需联合切除部分肺组织、腹膜后肿瘤侵及结肠需联合切除部分结肠等。当然，手术切除的范围还需要考虑到肿瘤的生物学特性及病理组织学类型等因素。例如，皮肤基底细胞癌主要表现为局部浸润，很少发生淋巴道转移及血行转移，所以不必行区域淋巴结清扫，局部切除即可，而皮肤黑色素瘤则需要根据病变大小、深度决定切除范围以及是否行淋巴结清扫。根治性切除对肉瘤而言为广泛切除术，所谓的广泛切除术指广泛切除肉瘤所在组织的全部及大部分邻近深层软组织。例如，肢体横纹肌肉瘤应将受累的肌肉起止点及深层筋膜一并切除，有时甚至须将一组肌肉全部切除，以免肉瘤沿肌间隙扩散。

区域淋巴结清扫在肿瘤治疗过程中的作用主要有二：一是清除转移的淋巴结，避免残留，以提高治疗的效果；二是清扫下来的淋巴结术后做病理可帮助明确分期，为下一步治疗的评定提供依据。淋巴结的清扫范围一般依据其解剖和引流情况而定，如胃癌需清扫到第 2、第 3 站淋巴结，肺癌需常规清扫 6 站淋巴结。理论上，区域淋巴结清扫对临床未触及肿大淋巴结，但病理上已有转移的患者意义最大，而对于临床淋巴结未有明确转移的患者，是否清扫则需要根据肿瘤的生物学特性、病理类型、部位及扩散情况。如皮肤的基底细胞癌无需行预防性清扫，而乳腺癌在临床上未触及淋巴结者，术后病理检查却发现30%有肿瘤转移，并已有报道证实淋巴结内存在微小转移灶（直径<0.2cm），对其预后影响有显著差异。所以，在肿瘤的治疗中，清扫区域淋巴结的地位相当重要，对预后会产生很大的影响。随着对淋巴结清扫的认识不断加深，近些年来有人提出"前哨淋巴结活检"（sentinel lymph nodebiopsy）的概念，并逐渐应用于临床。肿瘤细胞随着淋巴管首先回流到某一个淋巴结或某一站特定的淋巴结，此淋巴结被称之为"前哨淋巴结"。前哨淋巴结无转移，从理论上来说更远一站的淋巴结出现转移的可能性很小，可考虑不行广泛的淋巴结清扫；而如果前哨淋巴结出现转移，则更远一些的淋巴结转移的可能性很大，则需进一步扩大清扫范围，明确淋巴结转移情况并加强局部控制。前哨淋巴结的检测方法有染色法和核素标记两种，各有优缺点，如果两种方法能同时应用，则准确率更高。但前哨淋巴结的检测仍存在假阴性的可能，故目前尚未作为判断淋巴结转移的常规检查手段。

从20世纪50年代以后，随着肿瘤综合治疗水平的不断提高，一些外科医师对手术方案也做了相应的改进，缩小了切除范围，保存了器官功能，在不影响根治原则的基础上，提高了患者治疗后的生活质量。这一方法，我们称之为功能保全性肿瘤根治术。例如，乳腺癌以往根治手术要求在肿瘤外3～5cm切除肿瘤，手术将全乳腺、胸大肌、胸小肌切除，加上腋下淋巴结清扫术，现在已常规行乳腺癌改良根治术，不用再切除胸大肌及胸小肌，对整个胸部外形和功能的保留都有了很大的提高，现在针对单一病灶的早期乳腺癌（肿瘤直径≤3cm，术前临床检查腋窝淋巴结无转移），可行局部区域性切除，然后再加上放疗和化疗，既保留了乳房又达到了根治的目的，并且与经典根治术的预后基本相同。肝癌的不规则切除替代了以往的肝规则切除；喉癌的喉部分切除替代全喉切除术；低位直肠癌的保留肛门手术随着低位吻合技术的提高也逐渐替代了一些腹壁人工肛门的术式；四肢肉瘤的局部切除结合放化疗，既保全了肢体又提高了疗效。

四、姑息性手术（palliative surgery）

姑息性手术是指对原发病灶无法彻底切除，难以达到根治的目的。姑息切除肿瘤的目的主要是为了缓解某些无法耐受的症状、减轻痛苦、防止一些可能发生的严重并发症以及提高患者的生活质量。例如，对于很多消化道肿瘤，姑息性切除虽不能根治，但能在一定程度上防止消化道的出血、穿孔及梗阻的发生。

五、减瘤性手术（cytoreductive surgery）

对于有些肿瘤体积较大、外侵犯严重的肿瘤，手术已不能达到根治，肿瘤无法完全切除，手术切除大部分原发病灶后以便于应用其他方法来控制残存的瘤细胞，此类手术称为减瘤性手术。这种手术仅适合于原发病灶大部分手术切除后，残留肿瘤能用其他治疗方法控制的病例。临床上适合做减瘤性手术的肿瘤有卵巢癌、软组织肉瘤及Burkitt淋巴瘤等。卵巢肿瘤及Burkitt淋巴瘤在巨大的肿瘤被切除后，残存的肿瘤需应用放疗或化疗达到有效的治疗目的。而软组织恶性肿瘤如恶性纤维组织细胞瘤、横纹肌肉瘤等在手术将大的肿瘤切除后，怀疑残存的部位可以用后装或体外照射等方法来进行局部控制。

六、复发或转移病变的外科治疗

转移性肿瘤属晚期肿瘤，难以手术治愈，但转移性肿瘤并非手术治疗的绝对禁忌证，转移瘤是否行手术治疗需要根据原发性肿瘤的生物学特征以及原发肿瘤经手术或其他治疗后的效果来决定。一般来说，转移性肿瘤的手术适应证包括：①原发灶控制良好。②肿瘤转移灶为单发。③无其他转移灶。④除手术外无其他有效的治疗方法。⑤患者一般状况良好，能耐受手术。临床上常见的孤立性肺、肝、脑、骨转移，施行切除术后可获得良好效果。肺的孤立性转移病灶应用手术切除效果较为肯定，而在病例选择上从手术时间到复发时间间隔越长效果越好，间隔一年以上效果最佳，此外肿瘤生长越缓慢、倍增时间越长手术效果越好。肝脏的转移瘤对生命威胁较大，其中以消化道肿瘤来源最多，原发灶最常见的是结肠或直肠癌。若肝转移与原发灶同时发现，可在切除原发灶的同时局部楔形切除肝转移灶，若在原发灶切除后发现肝转移（通常表现为术后 CEA 水平急剧升高），但只要转移灶为单发或局限在一叶内也可考虑手术切除。脑转移的风险最大，严重威胁着生命，单发转移是手术指征，最常见的原发灶来源于肺。肺转移癌术后 5 年生存率 15% ~ 44%；肝转移癌术后 5 年生存率 20% ~ 30%；肺癌脑转移术后 5 年生存率 13%，有时可多达两到三个转移灶，如果局限在同一肺叶或是同一肝叶上也可考虑手术切除。但是，如果皮下出现多发转移灶，则无手术指征。

复发性肿瘤的治疗效果也较差，手术切除配合其他治疗也能达到一定的治疗效果。如食管癌术后吻合口复发可根据病变的位置行空肠或结肠代食管术；胸壁的纤维肉瘤术后常反复复发，可反复手术切除；直肠癌保肛手术后局部复发可考虑再次行 Miles 手术。

总之，转移性肿瘤和复发性肿瘤均属晚期肿瘤，预后较差，再次手术效果欠佳，需配合其他治疗进行。

七、重建与康复

肿瘤患者治疗后的生存质量非常重要，肿瘤外科医师应尽可能地使手术后的外形和功能接近正常。随着外科显微技术的不断进步，肿瘤切除后修复、重建的水平也不断提高，特别是在一些头颈部肿瘤和体表肿瘤中更为常见。如：口腔部肿瘤侵犯下颌骨后需用游离腓骨肌皮瓣来修补；舌癌行舌切除术后应用带状肌肌皮瓣行舌再造术；乳腺癌根治术后应用腹直肌或背阔肌皮瓣行乳房重建；胸壁巨大肿瘤切除术后用钛合金板行胸壁修复等。当然，修复和重建术是能很好地保存其外形和功能，但必须注意的是，首先得满足肿瘤根治性切除范围的要求，决不能因为重建困难而缩小肿瘤切除范围。

八、内分泌器官切除治疗激素依赖性肿瘤

激素依赖性肿瘤通过切除内分泌器官，使其退缩缓解或减少复发。临床上常用内分泌器官切除的方法，通过切除卵巢治疗绝经前的晚期乳腺癌。1896 年，Beatson 首先报道 2 例晚期乳腺癌患者应用切除卵巢的方法，使肿瘤得以缓解，此种方法对那些激素依赖性的乳腺癌可达到 50% 左右的有效率。近年来，随着激素拮抗剂的发展和应用，此术式也只在个别病例中采用。此外，晚期男性乳腺癌应用双侧睾丸切除可获得良好效果。在 Crichlow1972 年收集的文献中，261 例晚期男性乳腺癌切除双侧睾丸后有效率达 55%；前列腺癌的发生和发展

与内分泌有着密切的关系。对晚期不适合手术以及年龄较大无法耐受根治性手术者，可考虑行双侧睾丸切除术。术后配合放疗及药物治疗，有时也可达到满意的效果。目前已经发现，很多肿瘤和内分泌有着一定的关系。随着激素受体测定的不断发展，内分泌治疗肿瘤将会更为广泛地应用于临床。

九、肿瘤外科急症

肿瘤外科急症是指肿瘤在发生、发展以及治疗过程中出现一些紧急情况需要应用外科手术予以解决的急症，因其可突然导致严重并发症甚至死亡，故较癌症本身更需紧急处理。这些常见的急症有憋气、呼吸困难、出血、消化道梗阻、空腔脏器穿孔、破裂以及肿瘤引起的继发感染等。如喉癌、甲状腺癌侵犯、压迫气道导致憋气时需紧急气管切开解除气道梗阻；较大的气管肿瘤堵塞气道导致呼吸困难时需紧急行手术切除；胃肠道肿瘤引起消化道大出血、肺癌侵犯血管导致大咯血都需急诊手术切除肿瘤；消化道肿瘤引起梗阻时也需及时处理，患者一般状况良好时可考虑一期手术切除肿瘤，对于那些不能耐受一期切除的患者，可一期先行造瘘术解决症状，待情况好转后再行二期手术切除；空腔脏器穿孔亦为肿瘤急症，胃肠道肿瘤引起穿孔需急诊手术，如一期无法切除肿瘤也可先行修补或引流术；中心型肺癌堵塞支气管导致肺叶不张、肺部感染，出现高热时，需急诊行手术切除；还有一些颅内肿瘤或脑转移瘤引起颅内压增高威胁生命时，可考虑急诊行颅骨开窗减压术以解除紧急状况。肿瘤外科的急症常出现在一些病期较晚的肿瘤患者中，乃肿瘤发展到一定程度所致。然而，有些肿瘤由于生长的部位较为特殊，早期就有出现急症的可能。在手术解除紧急症状后，再配合一些其他的根治性治疗的手段，仍可以达到较好的治疗效果。

（李晓江）

第六章

肿瘤的内科治疗

第一节　肿瘤内科治疗的原则

一、在综合治疗中的合理应用

根据肿瘤的综合治疗原则，肿瘤的内科治疗应遵循全面的综合治疗计划，有计划地、合理地在特定的阶段进行。内科治疗是全身性治疗手段，而手术和放疗则为局部治疗手段。根据肿瘤的病理类型、遗传和细胞分子生物学特征、临床分期、病变范围、发展趋势和患者机体状况等因素的综合特点，在综合治疗的合适时机采取内科治疗，以达到最好的治疗效果。内科治疗在综合治疗中的作用和应用阶段包括：根治性治疗、术前新辅助治疗，术后辅助治疗，与放疗联合治疗和晚期患者的姑息性治疗等。

二、肿瘤内科的治疗水平

肿瘤内科治疗已经从单纯的姑息性治疗手段向根治性治疗过渡，配合综合治疗的其他手段，可以提高近 20 种肿瘤的治愈率，在这些肿瘤的综合治疗中占有相当重要的地位。肿瘤内科治疗水平可分为 4 类：①可根治的肿瘤（治愈率 > 30%）：主要有滋养叶细胞肿瘤、睾丸生殖细胞肿瘤、霍奇金淋巴瘤、部分非霍奇金淋巴瘤、儿童急性淋巴细胞白血病、儿童成神经细胞瘤和 Wilms 瘤等。②少数患者可能根治的肿瘤（治愈率 < 30%）：包括急性粒细胞白血病、成人急性淋巴细胞白血病、骨肉瘤、小细胞肺癌、乳腺癌和卵巢癌等。③有姑息疗效的肿瘤：肾癌、肝癌、黑色素瘤、子宫内膜癌、前列腺癌、慢性白血病、多发性骨髓瘤、头颈部癌和胃肠道肿瘤等。④配合手术或放疗可以提高治愈率的肿瘤：乳腺癌、大肠癌、骨肉瘤、软组织肉瘤、非小细胞肺癌、视网膜母细胞瘤和成神经细胞瘤等。下面试举出不同肿瘤的内科治疗水平（表 6 - 1）。

表 6 - 1　内科治疗可能治愈的肿瘤类型

肿瘤类型	治疗模式	5 年生存率（%）
儿童急性淋巴细胞白血病	化疗	75 ~ 90
成人急性淋巴细胞白血病	化疗	30 ~ 50
急性早幼粒细胞白血病	化疗	70 ~ 80

肿瘤类型	治疗模式	5 年生存率（%）
急性粒细胞白血病	化疗	20~40
睾丸生殖细胞肿瘤	化疗＋手术±放疗	70~80
妊娠性绒毛膜细胞癌	化疗±生物治疗	80~90
霍奇金淋巴瘤	化疗±放疗	70~90
弥漫大 B 细胞淋巴瘤	免疫化疗±放疗	50~60
肾母细胞瘤	化疗＋手术±放疗	70~90
儿童成神经细胞瘤	化疗＋手术±放疗	50~80
尤文肉瘤	化疗＋手术＋放疗	50~80
小细胞肺癌	化疗＋放疗	15~25

三、肿瘤内科的治疗领域

随着肿瘤内科治疗水平的提高，治疗的领域不断拓宽和发展，大致可以归纳为以下几个方面：

（一）根治性治疗

血液、淋巴和生殖细胞系统肿瘤属于化疗药物高度敏感性肿瘤，部分可以通过药物获得根治，内科治疗在这类肿瘤的综合治疗中占据主要位置。

（二）姑息性治疗

姑息性治疗是指对于药物治疗无法根治的部分晚期上皮或结缔组织来源的肿瘤，如晚期的乳腺癌、肺癌、大肠癌、胰腺癌、肾癌、恶性黑色素瘤和胃肠间质肿瘤等，内科治疗可以改善生活质量或延长生存期。

（三）辅助治疗

辅助治疗是指根治手术后的化疗、内分泌治疗等全身治疗。术后化疗的优势在于：手术可以有效降低体内肿瘤负荷，从而可能降低耐药细胞的发生率，提高化疗敏感性，并达到提高治愈率的目的。已证实的通过术后辅助化疗可以提高治愈率的肿瘤有乳腺癌、结直肠癌、非小细胞肺癌、卵巢癌和骨肉瘤等。

（四）新辅助治疗

新辅助治疗是指手术前的化疗等全身治疗。新辅助化疗的作用主要包括：①降低临床分期，提高手术切除率及减少手术损伤。②减少手术过程中的肿瘤细胞播散机会。③体内药物敏感实验。为进一步的药物治疗提供重要指导。新辅助化疗策略已广泛地应用于局部晚期的乳腺癌、骨肉瘤、头颈鳞癌、结直肠癌和胃癌等。除了可提高局部晚期肿瘤的切除率，新辅助化疗还可以在不影响治愈率的前提下，提高乳腺癌、骨肉瘤和头颈鳞癌患者的器官保全率和生活质量。

（五）同步放化疗

同步放化疗是指同时进行化疗和放疗，一方面可以通过化疗药物的增敏作用，提高放疗对肿瘤的局部控制效果，另一方面可以发挥化疗的全身治疗作用，减少远处转移的发生率。同步放化疗可以提高疗效的肿瘤主要有小细胞肺癌和头颈部鳞癌。

（六）支持治疗

肿瘤内科的支持治疗主要包括化疗相关毒副作用的预防和处理、肿瘤相关并发症的预防和治疗、止痛治疗、营养支持和心理治疗等。支持治疗领域的主要进展包括：恶心呕吐的预防性治疗、化疗相关骨髓抑制的造血生长因子治疗、骨转移患者的双磷酸盐治疗以及癌痛患者的三阶梯止痛治疗等。

（七）控制癌症发生的预防性治疗

控制癌症发生的预防性治疗是指针对病因明确的某些恶性肿瘤采取针对病因的干预措施，以阻断癌症的发生，如人乳头状瘤病毒（Human Papillomavirus，HPV）疫苗预防此类病毒的感染，从而阻断子宫颈癌的发生。

（李成浩）

第二节　肿瘤化疗的基础理论

一、肿瘤细胞增殖动力学

肿瘤细胞增殖动力学是研究肿瘤细胞群体生长、增殖、分化、丢失和死亡变化规律的学科。和正常体细胞相同，肿瘤细胞由 1 个细胞分裂成 2 个子代细胞所经历的规律性过程称为细胞增殖周期，简称细胞周期，这一过程始于一次有丝分裂结束时，直至下一次有丝分裂结束。经历一个细胞周期所需的时间称为细胞周期时间。细胞周期时间短的肿瘤，单位时间内肿瘤细胞分裂的次数更多。处在细胞周期中的肿瘤细胞依次经历 4 个时相，即 G_1 期、S 期、G_2 期和 M 期。部分细胞有增殖能力而暂不进行分裂，称为静止期（G_0 期）细胞。G_0 期的细胞并不是死细胞，它们不但可以继续合成 DNA 和蛋白质，完成某一特殊细胞类型的分化功能，还可以作为储备细胞，一旦有合适的条件，即可重新进入细胞周期。这一期的细胞对正常启动 DNA 合成的信号无反应，对化放疗的反应性也差。G_0 期细胞的存在是肿瘤耐药的原因之一。

处于细胞增殖周期的肿瘤细胞占整个肿瘤组织恶性细胞的比值称为肿瘤的生长分数。恶性程度高，生长较快的肿瘤一般生长分数较高，对化放疗的反应较好；而恶性程度低，生长缓慢的肿瘤的生长分数较低，对化疗不敏感，反应性差。

二、生长曲线分析

细胞增殖是肿瘤生长的主要因素，内科治疗通过杀灭肿瘤细胞或延缓其生长而发挥作用。生长曲线分析通过数学模型描述肿瘤细胞在自然生长或接受治疗时数量随时间变化的规律。

1. SkipperSchabel - Wilcox 生长模型　20 世纪 60 年代，Skipper 等为肿瘤细胞增殖动力学做出了影响深远的开创性工作，建立了肿瘤细胞的指数生长模型和 Log - kill 模型（对数杀伤模型）。他们对小鼠 L1210 白血病移植瘤进行研究，观察到几乎所有肿瘤细胞都在进行有丝分裂，并且细胞周期时间是恒定的，细胞数目以指数形式增长，直至 10^9（体积约为 $1cm^3$）时引起小鼠死亡。在 L1210 白血病细胞的生长过程中，无论其大小如何，倍增时间是不变的。假设 L1210 白血病细胞的细胞周期时间为 11 个小时，则 100 个细胞变为 200 个细胞大约需要 11 个小时，同样用 11 个小时，10^5 个细胞可以增长至 2×10^5 个，而 10^7 个细胞可以增长至 2×10^7 个。类似地，如果 10^3 个细胞用 40h 增长到 10^4 个细胞，则用同样的时间 10^7 个细胞可以增长为 10^8 个细胞。

在 Skipper – Schabel – Wilcox 模型中，肿瘤细胞数目呈指数增长，其生长分数和倍增时间恒定，不受细胞绝对数和肿瘤体积大小的影响。如果用图形表示肿瘤细胞数目随时间的变化，在半对数图上是一条直线（图 6 – 1A）；而纵坐标取肿瘤细胞绝对数时，得到的是一条对数曲线（图 6 – 1B）。这条对数曲线形象地说明了恶性肿瘤细胞在相对短的时间内迅速增殖的巨大潜力。

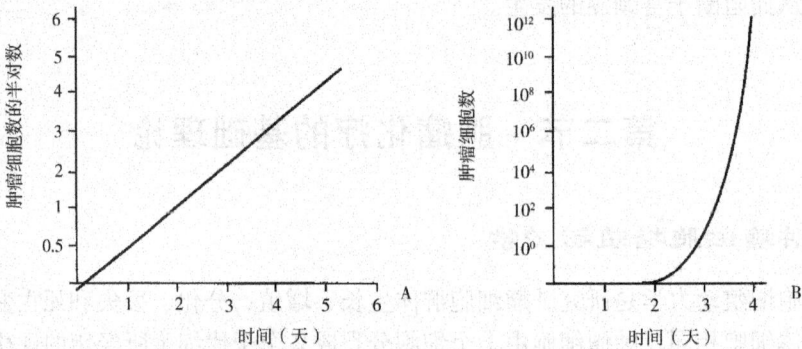

图 6 – 1　Skipper – Schabel – Wilcox 模型

Log – kill 模型提示，对于呈指数生长的肿瘤，细胞毒类药物的细胞杀伤是按照一级动力学进行的，即对于特定的肿瘤，一定的药物剂量能够杀死细胞的比例是个常数，而无论肿瘤负荷大小如何。如果一周期药物治疗能将肿瘤细胞数目由 10^6 减少至 10^4，则同样的治疗能够使肿瘤负荷从 10^5 变成 10^3。研究还表明，对数杀伤的比例与药物的剂量相关（图 6 – 2）。

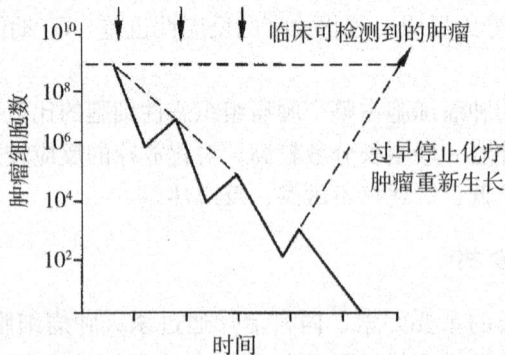

图 6 – 2　Log – kill 模型，化疗杀伤恒定比例的肿瘤细胞

图中每周期化疗细胞杀伤 3 个对数级细胞，化疗间期肿瘤细胞增殖 1 个对数级。虚线表示每周期化疗净杀伤 2 个对数级细胞

2. Goldie－Coldman 模型　Log－kill 模型提示，只要给予足够周期的化疗，肿瘤细胞的数目终将降到 1 个以下，而治愈肿瘤。但实际上，很多肿瘤不能治愈。这是由于肿瘤细胞存在异质性，部分细胞对化疗耐药。

肿瘤细胞具有遗传不稳定性，在增殖过程中可以自发突变，由对特定剂量的某种药物敏感变为不敏感。Goldie 和 Coldman 对基因突变和耐药发生之间的关系做出了定量的阐释，提出耐药发生率与肿瘤大小（或肿瘤细胞数）以及肿瘤细胞自发突变率呈一定的函数关系。Goldie－Coldman 模型指出了肿瘤负荷对于疗效的重要性，为体积大的肿瘤难以治愈提供了生物学解释。

3. Gompertzian 生长模型　实验数据和临床观察表明，多数人类肿瘤的生长并不符合指数生长模型，而符合 Gompertzian 生长曲线（图 6－3）。这一曲线的起始端近于指数增长，但随着时间的推移和细胞数量的增加，其生长分数减小，倍增时间变长，最终细胞数量达到平台。在 Gompertzian 的起始端，肿瘤体积小，虽然生长分数高，肿瘤倍增时间短，但肿瘤细胞绝对数量增加较少；在曲线的中部，尽管总的细胞数和生长分数都不是最大的，但是它们的乘积达到最大，因此肿瘤数量增长的绝对值最大；在曲线的末端，肿瘤细胞数量很大，但是生长分数很小。

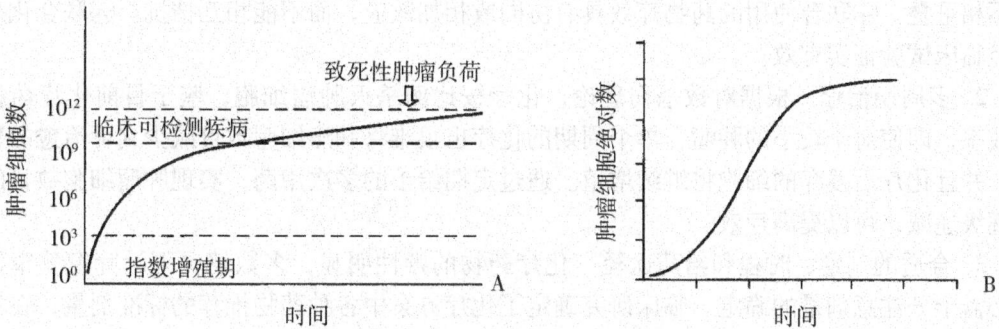

图 6－3　Gompertzian 生长曲线

Gompertzian 生长曲线显示当早期肿瘤数量少的情况下肿瘤细胞呈指数性快速生长，随着肿瘤体积的增大，生长速度相对变慢，出现相对的平台期。

A. 纵坐标为对数；B. 纵坐标为绝对数

在 Gompertzian 模型中，肿瘤细胞的生长速度与肿瘤负荷相关。当有效治疗使肿瘤负荷减小后，肿瘤细胞的生长会加速。

4. Norton－Simon 模型　根据 Norton－Simon 模型，化疗杀伤肿瘤细胞的比例是随时间变化的，与此时 Gompertzian 生长曲线上的生长速率成正比。在 Gompertzian 生长曲线中，生长速率随着肿瘤的长大而逐渐变小，因此在 Norton－Simon 模型中，化疗对大肿瘤的杀伤比例低于小肿瘤，大肿瘤的缓解率较低。当肿瘤负荷减小后，分裂较慢的细胞将加速增殖，对化疗将更加敏感。

5. 动力学模型研究的新领域　上述动力学模型对于理解肿瘤生长规律和探索有效治疗方案具有重要意义，但并未涵盖所有肿瘤的生长特性，也不能指导所有药物的使用。例如，生物治疗不是成比例杀伤肿瘤细胞，而是定量杀伤，这样，如果残留的细胞数量较少，则可以通过免疫治疗提高抗肿瘤效应，达到治愈。

前述模型都是在研究细胞毒类药物的过程中建立起来的。细胞毒类药物对肿瘤细胞有一定的杀伤作用，并且对处于有丝分裂中的细胞效果更好。而分子靶向药物可以通过信号调控和使细胞稳定发挥作用，不一定需要杀灭肿瘤细胞，这为肿瘤细胞增殖动力学研究提出了新的课题。

三、肿瘤内科治疗的原则和策略

1. 联合化疗　联合化疗是肿瘤内科治疗最重要的原则之一。目前大多数肿瘤的标准化疗方案中都包括两种或多种抗肿瘤药。

联合化疗的依据在于：①由于肿瘤细胞的异质性，在治疗开始前就存在对某种化疗药物耐药的细胞，单一药物对这些耐药细胞是无效的，这些细胞会继续生长，成为肿瘤进展的根源。②根据 Goldie - Coldman 模型，随着肿瘤细胞的增殖，由于基因的不稳定性，会产生随机突变，使得原来对某种药物敏感的肿瘤细胞产生耐药，并且肿瘤负荷越大，耐药的发生率越高。因此当治疗时应及早应用多种有效药物，尽快减少肿瘤负荷，降低或延缓对一种药物耐药的肿瘤发展为对其他药物耐药，以提高治愈率，延长生存期。

设计多药联合方案时，需要遵循一定的原则。这些原则包括：①选择的药物已证实在单独使用时确实有效。②联合使用的药物具有不同的作用机制。③联合使用的药物之间毒性尽量不相重叠。④联合使用的药物疗效具有协同或相加效应，而不能相互拮抗。⑤联合化疗方案经临床试验证实有效。

2. 多周期治疗　根据对数杀伤理论，化疗按比例杀灭肿瘤细胞，鉴于目前化疗药物的有效率，即使对于较小的肿瘤，单个周期的化疗也很难将肿瘤细胞数目减少到可治愈的数量级，并且化疗后残存的细胞将继续增殖。通过定期给予的多次用药，实现肿瘤细胞数目的持续逐级递减，可以提高疗效。

3. 合适的剂量、时程和给药途径　化疗药物的毒性明显，多数情况下治疗窗狭窄，因此必需十分注意剂量的确定。临床研究确定了化疗方案中各种药物推荐的标准剂量，在治疗前和治疗过程中还需要根据患者的耐受性进行调整。在患者能耐受的前提下，应给予充足剂量的治疗，随意减少剂量会降低疗效。

在应用药物时，需要注意药物给药的持续时间、间隔时间和不同药物的先后顺序。细胞周期非特异性药物的剂量反应曲线接近直线，药物峰浓度是决定疗效的关键因素；对于细胞周期特异性药物，其剂量反应曲线是一条渐近线，达到一定剂量后，疗效不再提高，而延长药物作用时间，可以让更大比例的细胞进入细胞周期中对药物敏感的时相，提高疗效。因此，细胞周期非特异性药物常常一次性静脉推注，在短时间内一次给予本周期内全部剂量；而细胞周期特异性药物则通过缓慢滴注、肌内注射或口服来延长药物的作用时间。

4. 不同化疗周期的合理安排　序贯、交替、维持和巩固治疗，如前所述，根据 Goldie - Coldman 模型，避免肿瘤细胞发生耐药的最佳策略是尽早给予足够强度的多药联合治疗，最大程度地杀灭肿瘤细胞。交替化疗是将非交叉耐药的药物或联合化疗方案交替使用。序贯化疗指先后给予一定周期数的非交叉耐药的药物或化疗方案。维持治疗和巩固治疗都是在完成初始化疗既定的周期数并达到最大的肿瘤缓解疗效后，继续进行的延续性治疗，其中维持治疗采用初始治疗中包括的药物，而巩固治疗采用与初始治疗不同的药物。

（李成浩）

第三节　抗肿瘤药物

一、药物分类及作用机制

（一）根据药物的化学结构、来源及作用机制分类

依此将抗肿瘤药物分为 6 大类：

1. 烷化剂　主要有氮芥（HN_2），环磷酰胺（CTX），异环磷酰胺（IFO），硝卡（AT - 1258），苯丁酸氮芥（CB - 1348），美法仑（LPAM），N - 甲酰溶肉瘤素（N - 甲），卡莫司汀（BCNU），洛莫司汀（CCNU），司莫司汀（Me - CCNU），白消安（马利兰，BUS），噻替派（TSPA），二溴甘露醇（DBM）等。

作用机制：这类化合物具有活泼的烷化基因，能与生物细胞中核酸、蛋白质及肽的亲核基团作用（如羧基、氨基、巯基、羟基、磷酸基团的氢原子等），以烷基取代亲核基团的氢原子。烷化剂的主要作用部位在 DNA。结果使 DNA 分子的双螺旋链发生交叉联结反应，还可形成异常的碱基配对，导致细胞的变异；也可引起核酸脱失或 DNA 断裂，从而造成细胞的严重损伤，导致细胞的死亡。

2. 抗代谢类　叶酸拮抗剂类，主要有甲氨蝶呤（MTX）；嘧啶拮抗剂类，有 5 - 氟尿嘧啶（5 - FU）、替加氟（FT207）、阿糖胞苷（Ara - C）、羟基脲（HU）、卡莫氟（HCFU）、优氟啶（UFT）。嘌呤拮抗剂类，主要有 6 - 巯基嘌呤（6 - MP），6 - 巯鸟嘌呤（6 - TG）等。

作用机制：此类药物为细胞生理代谢药物的结构类似物，能干扰细胞正常代谢物的生成和作用发挥，抑制细胞增殖，进而导致细胞死亡。抗代谢物的作用机制各不相同，但均作用于细胞增殖周期中的某一特定的时相，故属于细胞周期特异性药物。

3. 抗生素类　醌类（蒽环类），主要有阿霉素（ADM），柔红霉素（DNR），表柔比星（EPI），吡柔比星（THP - ADM），米托蒽醌（MTT）；糖肽类，如博莱霉素（BLM），平阳霉素（PYM）；放线菌素类，如放线菌素 D（ACTD）；丝裂霉素类，如丝裂霉素 C（MMC）；糖苷类，如普卡霉素（MTM）；亚硝脲类，如链脲霉素（STZ）。

作用机制：抗肿瘤抗生素主要抑制 DNA、RNA 及蛋白质的合成。直接作用于 DNA，如丝裂霉素、博莱霉素、链脲霉素，它们可直接与 DNA 结合而干扰 DNA 的复制；抑制 RNA 的合成：如放线菌素 D，柔红霉素、阿霉素、普卡霉素等，这些化合物可与 DNA 发生嵌入作用，阻断依赖 DNA 的 RNA 产生，抑制转录过程，从而抑制蛋白质的合成；嘌呤霉素类，它们作用于核糖体水平，干扰遗传信息的翻译，从而抑制蛋白质的合成。

4. 植物类　①生物碱类：长春新碱（VCR），长春碱（VLB），长春地辛（长春花碱酰胺，VDS），长春瑞滨（去甲长春花碱，NVB），秋水仙碱（COLC），羟基喜树碱（HCPT），三尖杉酯碱（HRT）。②木脂体类：依托泊苷（鬼臼乙叉苷，VP - 16），替尼泊苷（VM - 26）。③紫杉醇类：紫杉醇（PTX），紫杉特尔（Taxotere）。

作用机制：植物类药物可抑制 RNA 合成，与细胞微管蛋白结合，阻止微小管的蛋白装配，干扰增殖细胞的纺锤体的生成，从而抑制有丝分裂，导致细胞死亡。

5. 激素类　①雌激素类：己烯雌酚（DES），溴醋己烷雌酚（HL - 286）。②雌激素受

体阻断剂及抑制雌激素合成药物：三苯氧胺（TMX），氯三苯氧胺（toremifen）。③雄激素类：苯丙酸睾丸酮，甲基睾丸酮，氟羟甲睾酮。④抗雄激素类：氟他胺（Fugerel）。⑤孕酮类：甲孕酮（MPA），甲地孕酮（MA）。⑥芳香化酶抑制剂：氨鲁米特（AG），福美司坦（FMT），瑞宁得（Arimidex）。⑦肾上腺皮质激素：泼尼松，地塞米松。⑧甲状腺素类：甲状腺素。

作用机制：肿瘤的生长与某种激素水平相关，通过应用某种激素或抗激素与某一受体竞争性结合，从而阻断激素作用；另一作用通过抑制激素的合成来改变肿瘤生长所依赖的内分泌环境，从而达到抑制肿瘤生长之目的。

6. 杂类　①金属类：抗癌锑（sb-71），顺铂（顺氯氨铂，DDP），卡铂（CBP）。②酶类：L-门冬酰胺酶（L-ASP）。③抗转移类：丙亚胺（ICRF-159）。④其他：丙卡巴肼（丙卡巴肼，PCZ），达卡巴嗪（氮烯咪胺，DTIC），羟基脲（HU），去甲斑蝥素（norcantharidin）等。

作用机制：这类药物来源、化学结构及作用机制均不相同。①铂类：主要具有烷化剂样作用，与细胞亲核基因结合，引起 DNA 的交叉联结，导致 DNA 复制障碍，从而抑制癌细胞的分裂，为细胞周期非特异性药物。②酶类：L-门冬酰胺酶，能将肿瘤组织周围的门冬酰胺水解为门冬氨酸及氨，造成门冬酰胺减少，而肿瘤组织中无门冬酰胺合成酶，完全依赖外源性门冬酰胺供应，干扰了肿瘤细胞蛋白质的合成，肿瘤细胞生长受到抑制，导致肿瘤死亡。③丙亚胺：其双内酰亚胺键在体内可解开与核酸、蛋白质中的氨基、巯基等发生酰化反应，从而抑制 DNA、RNA 和蛋白质合成。

（二）按抗肿瘤药物对各期肿瘤细胞的敏感性不同分类

依此分为两大类：

1. 细胞周期非特异性药物（cell cycle nonspecific agents, CCNSA）　CCNSA 能杀死增殖周期中各时相的肿瘤细胞甚至包括 G0 期细胞，这类药物可直接作用 DNA，或与 DNA 形成复合物，影响 DNA 的功能，从而杀死癌细胞。这类药物包括全部的烷化剂、大部分抗癌抗生素及铂类药物。

2. 细胞周期特异性药物（cell cycle specific agents, CCSA）　CCSA 主要杀伤处于增殖周期的某一时相细胞，G0 期细胞对其不敏感，S 期和 M 期细胞对其敏感。这类药物包括抗代谢药（S 期）和植物药（M 期）。

抗代谢药中的阿糖胞苷（Ara-C）和羟基脲（HU），主要干扰 DNA 的合成，而不抑制 RNA 和蛋白质的合成，因此是典型的 S 期药物，有的称之为 S 期时相特异性药物。抗代谢药中的 6-巯基嘌呤、5-氟尿嘧啶和甲氨蝶呤在干扰生物大分子 DNA 合成的同时，也抑制 RNA 和蛋白质的合成，使细胞分裂速度减慢，因而使处于 S 期的细胞减少，故不是典型的 S 期药物。

植物药中的 VCR、VLB 等能干扰微管蛋白的装配，从而阻断纺锤丝的形成，使恶性细胞处于中期而不继续增殖，称之为 M 期时相特异性药物。

二、细胞周期非特异性药物和周期特异性药物与疗效的关系

1. CCNSA　对肿瘤细胞的作用较强而快，能迅速杀灭癌细胞，其作用特点呈剂量依赖性（dose dependent）。其杀伤肿瘤细胞的疗效和剂量成正比，即增加剂量，疗效也增强，其剂

量－反应曲线接近直线。这提示，在使用 CCNSA 时，只要机体能耐受，应大剂量给药，但考虑大剂量给药时毒性也增加，因此大剂量间歇给药是最佳选择。

2. CCSA　药效作用缓慢且较弱，其剂量—反应曲线是一条渐近线，即在开始小剂量类似于直线，达到一定剂量后不再升高，而形成一个坪，即使再增加剂量也无济于事，除 S 期或 M 期细胞外，其他细胞时相对其不敏感，在治疗策略上应小剂量持续给药。

三、常见的抗肿瘤药物相关毒性

随着抗肿瘤药物种类的迅速增多以及作用靶点的日益丰富，其相关的毒性反应正变得越来越复杂。充分地了解、监控和预防毒性反应的发生，不仅可以更加有效地利用药物的治疗作用，减少或避免药物毒性造成的损害，还有助于更好地理解药物的药理学作用。

（一）消化系统毒性

1. 恶心和呕吐　恶心和呕吐是常见的化疗相关不良反应。化疗药物诱发呕吐的机制包括：①直接作用于呕吐中枢。②刺激消化道黏膜内的嗜铬细胞释放大量的 5 - 羟色胺和多巴胺等神经递质，激活中枢的化学感受器，并进一步将信号传导至呕吐中枢引起呕吐。已知参与恶心、呕吐反射的神经递质有 5 - 羟色胺、多巴胺、组胺、阿片类物质、P 物质和乙酰胆碱等。化疗引起的恶心、呕吐可分为三种形式：急性、迟发性和预期性。急性是指恶心、呕吐发生于给药后的 24h 以内，高峰期在 5 ~ 6h。迟发性指给药 24h 后发生的呕吐。预期性呕吐指未经历用药或发生于给药前的呕吐，与心理作用有关。

2. 口腔黏膜炎　口腔黏膜炎与细胞毒性药物对细胞分裂旺盛的口腔黏膜细胞的直接损伤和继发性感染等因素有关。典型的临床表现是在化疗后 1 ~ 2 周左右，口腔内出现伴有烧灼样疼痛的黏膜萎缩、红肿，甚至深浅不一的溃疡，严重者可形成大片的白色伪膜。黏膜炎可因感染或其他损伤加重，也可随着化疗药物的停止应用而逐渐修复。

3. 腹泻　化疗相关性腹泻的主要原因是药物对肠道黏膜的急性损伤所导致的肠道吸收和分泌失衡。腹泻的程度可以从轻度到生命威胁，并可严重影响患者的生活质量和对治疗的依从性。

（二）骨髓抑制

化疗药物可以诱导骨髓中分裂旺盛的造血细胞凋亡，并导致不同功能分化阶段的血细胞，主要包括白细胞、血小板和红细胞数量的减少。除博莱霉素和左旋门冬酰胺酶外，大多数细胞毒性药物均有不同程度的骨髓抑制。不同药物对白细胞、血小板和红细胞的影响程度有所不同。粒细胞单核细胞集落刺激因子、粒细胞集落刺激因子、促血小板生成因子和促红细胞生成素等可以通过诱导造血干祖细胞向不同血细胞的分化和增殖，一定程度上降低药物对骨髓抑制的程度和持续时间。

（三）肺毒性

多种化疗药物可以导致肺、气道、胸膜和肺循环系统的损伤。导致药物性肺损伤的机制目前认为主要有以下几种：①药物或其在肺内的代谢产物对肺的直接损伤。②超敏反应。③药物代谢的个体差异，某些个体可表现为对药物的高吸收、低代谢和高蓄积。最常见的药物性肺损伤为间质性肺病和肺纤维化。临床症状主要为隐匿性发病的呼吸困难和咳嗽，可伴有发热。在病变初期，胸片检查可无异常征象，以后逐渐出现典型的弥漫性肺间质浸润的表现。

（四）心脏毒性

心肌细胞属于有限再生细胞，因此心脏的毒性可表现为慢性和长期性，临床表现可包括充血性心力衰竭、心肌缺血、心律失常和心包炎等。心脏毒性的发生，可与药物的累积剂量有关。

（五）神经毒性

化疗药物可以造成中枢和外周神经毒性。中枢神经毒性可表现为急性的非细菌性脑膜炎以及慢性进展的偏瘫、失语、认知功能障碍和痴呆。外周神经毒性是因药物对缺少血－脑屏障保护的外周神经细胞的损伤，包括感觉和运动神经损伤。感觉神经损伤可表现为四肢末端的感觉异常、感觉迟钝、烧灼感、疼痛和麻木，运动神经损伤可表现为肌无力和肌萎缩。

（六）皮肤毒性

化疗药物所致的皮肤损伤多种多样，随着药物种类的迅速增多，皮肤损伤的临床表现越来越复杂和多样。主要的皮肤毒性包括手足综合征、放射回忆反应、痤疮样皮疹、色素沉着、甲沟炎和指甲改变等。

（七）脱发

正常人体的毛囊生发过程十分旺盛，化疗药物或放疗可以使毛囊的生发功能受到抑制甚至破坏，可以导致暂时性或永久性脱发。脱发可发生于化疗后的数天至数周内，其程度与化疗药物的种类、剂量、化疗间期长短和给药途径等相关。脱发主要表现为头发脱落，也可有眉毛、睫毛、阴毛等其他部位毛发的脱落。因多数化疗药物对毛囊干细胞没有损伤，脱发通常是暂时性，但如果毛囊干细胞损伤，则可能导致永久性脱发。

（八）肾和膀胱毒性

化疗药物可以直接损伤肾小球、肾小管、肾间质或肾的微循环系统，导致无症状的血清尿素氮、肌酐升高，甚至急性肾衰竭，也可因药物在肾小管液中的溶解度饱和导致的排泄障碍和肿瘤溶解综合征等间接因素导致损伤。预防和治疗肾脏毒性的方法主要有根据肾小球滤过率调整药物剂量、水化利尿以及碱化尿液等。

大剂量环磷酰胺和异环磷酰胺可引起出血性膀胱炎，主要与其代谢产物对膀胱黏膜的损伤有关，同时应用硫乙磺酸钠可预防出血性膀胱炎的发生。

（九）肝脏毒性

化疗药物引起的肝脏毒性可以是急性肝损害，包括药物性肝炎、静脉闭塞性肝病，也可以因长期用药引起肝慢性损伤，如纤维化、脂肪变性、肉芽肿形成和嗜酸粒细胞浸润等。药物性肝炎通常与个体特异性的超敏反应和代谢特点相关。化疗药物也因可对免疫系统的抑制作用，激活潜伏的乙型和丙型肝炎病毒，导致肝损伤。

（十）其他

一些抗癌药物也可以引起过敏反应、不同程度的血栓性静脉炎，有些药物一旦外渗，可导致局部组织坏死。

（十一）远期毒性

化疗药物的远期毒性主要包括生殖毒性和第二肿瘤的发生。前者包括致畸和不育等。化疗可引发第二肿瘤，主要为非淋巴细胞性白血病，烷化剂类药物引起的白血病通常发生于初次治疗的两年以后，5~10 年是高峰期。

四、肿瘤药物的疗效评价

在使用抗肿瘤药单药或联合化疗方案治疗后，须予以疗效评价，以评估它们在治疗中的价值。为了便于国际间和地区间的交流，应该使用统一的疗效评价标准，目前国内外均采用世界卫生组织（WHO）制定的疗效评价标准。

（一）肿瘤病灶的种类

1. 可测量病灶　临床或影像学可测双径的病灶。

2. 临床单径可测病灶　如肺内病灶，可扪及的腹块或软组织肿块，仅可测 1 个径者。

3. 可评价，不可测量病灶　细小病灶无法测径者，如肺内粟粒状或点片状病灶、溶骨性转移病灶。

4. 不可评价病灶　包括成骨性病灶；胸腔、腹腔和心包腔积液；曾经放射过的病灶且无进展者；皮肤或肺内的癌性淋巴管炎。

（二）WHO 疗效测量指标

1. 可测量病灶

（1）完全缓解（complete remission，CR）：所有可测病灶完全消失，而且病灶完全消失至少维持 4 周后复测证实者，才能评定为 CR。

（2）部分缓解（partial renussion，PR）：双径可测病灶，各病灶最大两垂直径之乘积总和减少 50% 以上，并在至少 4 周后复测证实。单径可测病灶，各病灶最大径之和减少 50% 以上，并在至少 4 周后复测证实。

（3）无变化（no change，NC）或稳定（stable disease，SD）：双径可测病灶，各病灶最大两垂直径之乘积总和增大 <25%，或减少 <50%，并在至少 4 周后复测证实；单径可测病灶，各病灶直径的总和增大 <25%，或减少 <50%，并在至少 4 周后复测证实。

（4）进展（progressiong，PD）：至少有 1 个病灶，双径乘积或在单径可测病灶时单径大于 25% 以上，或出现新病灶。新出现胸、腹水，且癌细胞阳性，也评定为 PD，新出现病理性骨折或骨质压缩，不一定评为 PD。必须经 6 周以上治疗才能评为 PD，如在 6 周内出现病情进展，则称为早期进展（early progression）。脑转移的出现，如新出现脑转移，即使其他部位病灶有所消失，也应认为系肿瘤进展。

2. 可评价、不可测量病灶

（1）CR：所有可见病灶完全消失，并至少维持 4 周以上。

（2）PR：肿瘤总量估计（estimate）减少 50% 以上，并维持 4 周以上。

（3）NC：至少经 2 周期（6 周）治疗后，病灶无明显变化，包括病灶稳定，估计肿瘤减少 <50%，估计肿瘤增加 <25%。

（4）PD：出现新病灶，或原有病灶估计增加 >25%。

3. 溶骨性或成骨性病灶

（1）CR 溶骨性病灶消失，骨扫描恢复正常，至少维持 4 周以上。

（2）PR 溶骨性病灶部分缩小、钙化，或成骨性病灶密度减低，至少维持 4 周以上。

（3）NC 病灶无明显变化，因骨病灶改变缓慢，故至少在治疗开始后 8 周以上方可评定为 NC。

（4）PD 经 X 线、CT、MRI 或骨扫描发现新病灶，或原有骨病灶明显增大，但出现骨压缩、病理性骨折或骨质愈合，不作为疗效评定的唯一依据。

4. 不可评价病灶

（1）CR：所有可见病灶完全消失，持续 4 周以上，在成骨性病灶，骨显像亦须恢复正常，并不少于 4 周。

（2）NC：病灶无明显变化，至少持续 4 周，而成骨性病灶无变化须持续 8 周以上，包括病灶稳定，估计病灶减少 <50% 或增加 <25%。

（3）PD：出现任何新病灶，或拥有病灶估计增加 25% 以上，而腔内积液时，如不伴有其他进展病灶，只是单纯积液增多，则不能评价为 PD。

5. 远期疗效指标

（1）缓解期：自出现达 PR 疗效之日起至肿瘤复发不足 PR 标准之日为止的时间为缓解期，一般以月计算，亦有以周或日计算的。将各个缓解病例的缓解时间（月）列出，由小到大排列，取其中间数值（月）即为中位缓解期，或按统计学计算出中位数。

（2）生存期：从化疗开始之日起至死亡或末次随诊之日为止的时间为生存期或生存时间，一般以月或年计算，中位生存期的计算方法与中位缓解期的计算方法相同。

（3）生存率：如 5 年生存率 = 生存 5 年以上的病例数/随诊 5 年以上的总病例数×100。

6. 患者生活质量的评价　生活质量通常以一般状况评分（performance status，PS）或体能评分来表达，常用的评分方法和标准如下。

（1）卡氏评分（Karnofsky 评分，KPS 评分）：

100 分—能进行正常活动，无症状和体征

90 分—能进行正常活动，有轻微症状和体征

80 分—勉强可进行正常活动，有一些症状和体征

70 分—生活可自理，但不能维持正常生活或工作

60 分—有时需人扶助，但大多数时间可自理

50 分—常需人照料

40 分—生活不能自理，需特殊照顾

30 分—生活严重不能自理

20 分—病重，需住院积极支持治疗

10 分—病危，临近死亡

0 分—死亡

（2）Zubrod – ECOG – WHO 评分（简称为 ZPS 评分或 ECOG 评分）：

0 分—能正常活动。

1 分—有症状，但几乎可完全正常活动

2 分—有时卧床，但白天卧床时间不超过 50%

3分——需要卧床，白天卧床时间不超过50%

4分——卧床不起

5分——死亡

（张喜爱）

第四节　造血干细胞移植

造血干细胞移植（hematopoietic stem cell transplantation，HSCT）是指经过大剂量化疗和（或）放疗等其他方法，清除患者体内的肿瘤细胞，异常的克隆细胞以及异常的发病机制，再将采集的自体或异体的造血干细胞移植给患者，使患者重建造血和免疫功能，从而达到治疗疾病的目的。由于移植的细胞既含有造血干细胞又含有造血祖细胞，因此也有称为造血干-祖细胞移植。HSCT是恶性肿瘤有效的根治方法，目前已被广泛地应用于各种恶性血液系统肿瘤（如白血病、淋巴瘤、多发性骨髓瘤等）、非肿瘤性的难治性血液病（如再生障碍性贫血等）、遗传性疾病［珠蛋白生成障碍性贫血（地中海贫血）、血红蛋白病］、实体瘤（如乳腺癌等）、免疫缺陷性疾病以及一些免疫性疾病（如系统性红斑狼疮等）。同时造血干细胞移植也是大剂量细胞毒性制剂和放射线导致严重造血损伤救治中一个不可缺少的重要措施。由于移植技术的发展以及移植后治疗方法的进步，HSCT的疗效获得了较大的提高。

一、造血干细胞移植类型

随着临床与实验血液学及相关学科的迅速发展，特别是对造血干细胞特性及造血与调控的深入研究，人类白细胞抗原（HLA）配型技术、血液制品及抗生素等支持疗法的发展，全环境保护治疗的应用特别是血细胞分离机及多种造血细胞生长因子的广泛应用，极大地推动了造血干细胞移植的迅猛发展，移植的种类也逐渐增多。分类见表6-2。

表6-2　造血干细胞移植的类型

干细胞来源	免疫学	供体与受体的血缘关系
骨髓移植	自体造血干细胞移植	血缘相关的造血干细胞移植
（bone marrow transplantation，BMT）	（zutologous HSCT）	（related HSCT）
外周血干细胞移植	同基因造血干细胞移植	非血缘相关的造血干细胞移植
（peripheral blood stem cell transplantation，PBSCT）	（syngeneic HSCT）	（umrelated HSCT）
脐血移植	异基因造血干细胞移植	
（umbilical cord blood transplantation，UCBT）	（xenogeneic HSCT）	

二、造血干细胞移植的适应证

进行HSCT的患者在移植之前必须接受大剂量化疗和放疗，清除体内的肿瘤细胞以及异常无克隆细胞，以阻断发病机制。选择肿瘤患者进行移植之前应考虑其肿瘤细胞是否对放、化疗敏感，否则不能达到清除体内肿瘤细胞的目的。另外，所进行的预处理方案必将对心、肝、肾等重要脏器产生较大的毒副反应。因此，要求接受移植的患者主要脏器的功能必须能够耐受预处理的毒性损伤，否则，将会增加移植相关的死亡率。造血干细胞移植的适应证如下。

（1）血液系统恶性肿瘤：慢性粒细胞白血病（CML）慢性期、急性粒细胞白血病（AML）、慢性淋巴细胞白血病（CLL）、霍奇金淋巴瘤（HD）、非霍奇金淋巴瘤（NHL）、多发性骨髓瘤（MM）、骨髓异常增生综合征（MDS）等。

（2）非肿瘤性血液系统恶性疾病：再生障碍性贫血、范可尼贫血、珠蛋白生成障碍性贫血（地中海贫血）、骨髓纤维化、阵发性睡眠性血红蛋白尿等。

（3）实体瘤：非小细胞肺癌、乳腺癌、卵巢癌、睾丸癌、神经母细胞瘤、尤文瘤、复发性骨肉瘤、肾胚母细胞瘤等。

（4）其他严重自身免疫性疾病：如系统性红斑狼疮（SLE）、重症联合免疫缺陷症、严重放射损伤等。

移植本身具有一定的风险，相关死亡率为 10% ~ 30%，而且移植后不可能保证原来疾病不复发，或需要进行多次移植。因此，选择移植的适应证需要综合考虑患者的年龄、机体状况、疾病的种类和治疗的时间。异体移植一般 <50 岁，自体移植可放宽到 60 岁。CML 患者最好选择在慢性期，AML、急性淋巴细胞白血病（ALL）应选在疾病的缓解期，对于预后较好的儿童 ALL 可在复发后再考虑移植。对化疗和放疗敏感的恶性肿瘤，患者全身状况可以耐受强烈化疗和放疗且有足够的顺应性时宜尽早进行移植。

三、造血干细胞移植在恶性实体瘤中的应用

在恶性实体瘤患者中所进行的造血干细胞移植主要是自体造血干细胞移植。由于自体造血干细胞来源主要有外周血和骨髓，故造血干细胞移植主要分为自体骨髓移植和自体外周血干细胞移植两种。无论骨髓或外周血干细胞移植都需要经过干细胞采集、保存以及回输 3 个步骤。

（一）自体骨髓移植

1. 病例选择　选择恶性血液系统疾病已取得完全缓解 6 个月以上；实体瘤尚未累及骨髓病例应在放化疗前保存骨髓。

2. 采集方法

（1）采集时间：白血病采集时间大多选择在最后一次强化疗后的造血恢复期，且骨髓仍处于完全缓解期。采集前一天做好术前准备，包括个人清洁洗澡、备皮，采集当日清晨禁食水。

（2）麻醉：国外多采用全麻，国内多采用硬膜外麻醉。

（3）采集部位：主要应用两侧的髂后上棘，必要时可采用髂前上棘。采集时应多部位、多层次、多方向，每次抽取 4~6ml，每部位间隔 1cm。

3. 骨髓采集量以及采集后的处理

（1）采集量：采集的骨髓不经浓缩处理，宜选择 4℃保存，有核细胞（1~1.5）×10^8/kg 即可；分离成单个核细胞（MNC）后保存则需 >2×10^8/kg；若采集的骨髓需体外净化则需 3×10^8/kg 以上。

（2）采集后的处理：采集后的骨髓含有骨髓小粒以及脂肪，直接输注有引起栓塞的危险。因此，应经过 100 目金属网过滤以除去骨髓小粒，同时将骨髓离心或存放于 4℃让脂肪凝集后析出。

（3）骨髓保存：骨髓保存液为含有肝素的灭菌 RPMI1640 或 T199，肝素含量为 40U/ml，庆大霉素 20U/ml，1ml 保存液可保存 3~8ml 的骨髓。

4. 骨髓的回输

（1）骨髓回输应在预处理后间隔一定时间由静脉回输，回输前应准备好急救药品以及急救器械以备急救使用。

（2）低温保存的骨髓从液氮中取出后应立即置于 $39℃ \sim 40℃$ 水浴中解冻，在 $1min$ 内融化。然后，不加处理即刻从静脉回输，争取 $10min$ 内输完。为防止 DMSO 破坏活细胞所产生的变态反应，回输前应给予抗组胺药物和皮质激素预防。

5. 注意事项

（1）采集骨髓前必须进行体格检查以及全身主要脏器功能的相关检查。

（2）术前每周采集自身血 $1 \sim 2$ 次，每次 $200 \sim 400ml$，采集自身血后予以适当补充叶酸、维生素 B_{12} 以及铁剂等。

（3）采集前准备的异体血，需要配型以及交叉验血，并照射 $15 \sim 25Gy$，以防止发生输血相关的移植物抗宿主病。

（4）采集骨髓后的患者应回病房仰卧 $4h$，观察体温、局部出血，以及疼痛等情况，连续 $3d$ 给予抗生素预防感染。

（二）自体外周血干/祖细胞（PBSC）移植

1. PBSC 的动员

（1）化疗药物动员：由于大剂量化疗在杀灭肿瘤细胞的同时也损伤了正常的造血细胞，从而引起反馈的造血增生，促进造血细胞从骨髓进入外周循环。以环磷酰胺 $4 \sim 7g/m^2$ 应用最为常见，其次是依托泊苷（VP - 16），阿糖胞苷（Ara - C）和顺铂。

（2）单用造血生长因子动员：G - CSF 或 GM - CSF 每天 $5 \sim 19\mu g/kg$，也可几种造血生长因子联合应用。

（3）联合动员：大剂量化疗联合造血生长因子，效果好于两者单用。

2. PBSC 的采集时机

（1）异基因 PBSCT：用 G - CSF 每天 $10\mu g/kg$，CD_{34}^+ 细胞峰值是第 5d，其次是第 6 天、第 4 天和第 7 天。因此，采集时间不应早于第 3d 或不超过第 7 天。

（2）自体 PBSCT：实体瘤患者多数采用的是大剂量化疗联合造血生长因子。最佳采集时机应是白细胞上升至 $5 \times 10^9/L$ 时。另外动态监测血液中 CD_4^+ 细胞的比例是确定采集 PBSC 的可靠指标，一般 CD_4^+ 细胞的比例 $>1\%$ 采集较好。

3. PBSC 的采集　PBSC 的采集应用血细胞分离机，主要有连续和不连续两种方式。

（1）异基因的 PBSCT 所需的有核细胞数一般为 $(5 \sim 8) \times 10^8/kg$，$CD_{34}$ 细胞数为 $(2 \sim 5) \times 10^6 kg$、CFU - GM 为 $(2 \sim 5) \times 10^4/kg$。

（2）自体 PBSCT 所需的有核细胞数一般为 $(2 \sim 3) \times 10^8/kg$，$CD_{34}^+$ 细胞数为 $>2 \times 10^6/kg$。

4. 影响 PBSC 采集效果的因素

（1）性别：动员后男性患者采集的效果不及女性患者。

（2）年龄：年龄超过 50 岁的患者往往不易采集到足够数量的 PBSC。

（3）疾病状况：动员前化、放疗的剂量及疗程均是影响动员和采集效果的重要因素。对于反复接受化疗的患者，往往动员效果比较差，不易采集到足够数量的 PBSC。因此，大多主张在疾病早期骨髓尚未受损之前进行 PBSC 的动员和采集。

（4）动员的细胞因子：GCSF 的动员效果往往优于 GM – CSF，G – CSF 分次应用的效果优于一次性应用。最好在 GCSF 应用后的 3h 采集。

5. PBSC 动员的不良反应与禁忌证

（1）不良反应：应用 GCSF 动员供者可能有疲乏和轻中度的骨痛。采集后可发生一过性的白细胞或（和）血小板减少，尤其容易发生在采集的循环血量超过 2 倍者，通常无须治疗，可在 1~2 周恢复。中心静脉插管可能会引起气胸、动脉损伤、血肿、出血以及血管阻塞等并发症。应用抗凝剂可能发生低钙血症。

（2）禁忌证：白细胞以及血小板过低如血小板 $< 70 \times 10^9/L$ 者，有动脉硬化病、静脉栓塞史以及严重的自身免疫性疾病的患者在应用生长因子时有可能加重原来疾病。

6. 造血干细胞的保存　采集到的造血干细胞将要在体外保存一段时间，然后回输给患者。回输时造血干细胞的数量和质量是 HSCT 成败的关键，保存的目的是尽量减少造血干细胞的受损和死亡。因此，造血干细胞的保存方法显得极其重要（图 6 – 4）。

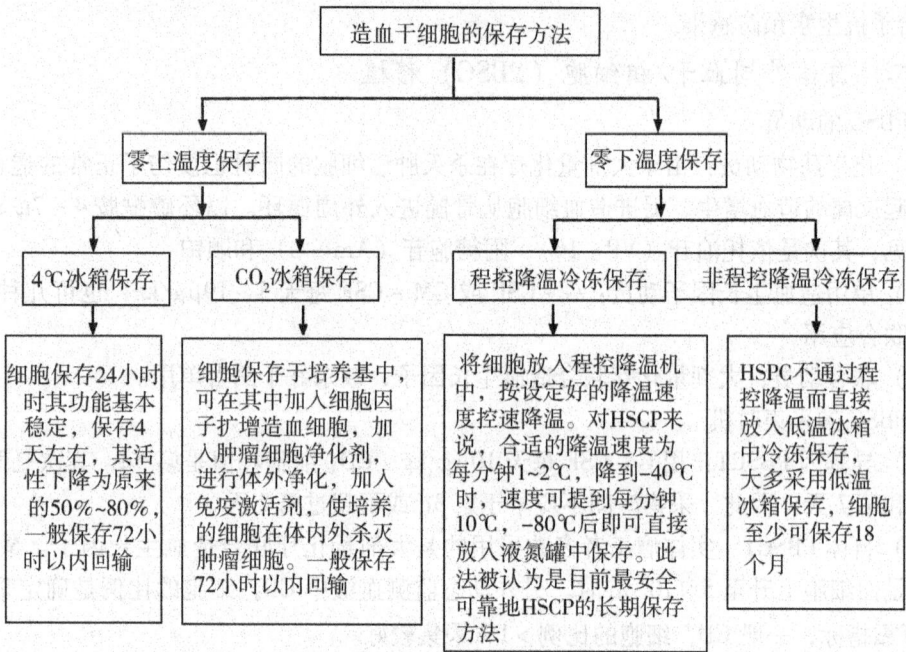

图 6 – 4　造血干细胞的保存方法

四、造血干细胞移植的预处理

预处理是造血干细胞移植中非常重要的环节，关系到移植的成败。其目的在于：①最大限度地消灭患者体内的肿瘤细胞或异常细胞，减少肿瘤的复发。②清空患者骨髓，为造血干细胞的植入提供必要的空间。③破坏患者的免疫系统，为输入的 HSPC 植活创造条件，同时防止移植物被排斥。

（一）预处理方案设计的原则

预处理方案应既具有抑制造血又具备抑制免疫的双重作用，需要有多种药物和（或）

放疗组成才能达到此目的。同时方案的设计要考虑到患者的身体及疾病状况，是否同时进行全身照射，药物疗效之间的互补作用及毒性叠加等药理学因素的影响。所用的药物其半衰期应尽可能短，避免对移植的 HSPC 长期细胞毒作用。

预处理方案根据是否含全身照射（TBI）可分成含全身照射和不含全身照射的预处理方案两类。前者单次照射 10Gy 或分次进行 TBI，同时加用化疗药物，常用方案为：CTX 每天 60mg/kg，共 2d。后者不含 TBI，可减少因 TBI 所引起的白内障、第二肿瘤的发生以及性功能障碍等毒副作用，常用实体瘤的联合化疗预处理方案见表 6-3。

表 6-3 常用实体瘤预处理方案

实体瘤名称	方 案	组 成	剂 量	用 法
淋巴瘤	BEAM（多用于 HD）	BCNU	$0.3g/(m^2 \cdot d)$	静滴 $-d_7$
		VP—16	$0.2g/(m^2 \cdot d)$	静滴 $-d_7$ to $-d_4$
		Ara-C	$0.2g/m^2$	静滴 $-d_6$ to $-d_3$ bid
		Melphalan（MEL）	$140mg/(m^2 \cdot d)$	静滴 $-d_2$ to $-d_1$
	CBV（多用于 NHL）	CTX	$1.5g/(m^2 \cdot d)$	$-d_7$ to $-d_1$
		BCNU	$0.3g/(m^2 \cdot d)$	$-d_1$
		VP-16	$0.1g/m^2$	$-d_7$ q 12h
	BAVC	BCNU	$0.8g/(m^2 \cdot d)$	静滴 $-d_1$
		VP-16	$150mg/(m^2 \cdot d)$	静滴 $-d_3$ to $-d_1$
		Ara-C	$0.3g/(m^2 \cdot d)$	静滴 $-d_3$ to $-d_1$
		AMSA	$150mg/(m^2 \cdot d)$	静滴 $-d_3$ to $-d_1$
乳腺癌	CBP	CTX	$1875mg/(m^2 \cdot d)$	静滴 $-d_3$ to $-d_1$
		BCNU	$0.6m^2mg/(m^2 \cdot d)$	静滴 $-d_3$ to $-d_1$
		DDP（顺铂）	$55mg/(m^2 \cdot d)$	静滴 $-d_3$ to $-d_1$
	CCT	CTX	$1.5g/(m^2 \cdot d)$	静滴 $-d_7$ to $-d_4$
		THPA	$125mg/(m^2 \cdot d)$	静滴 $-d_7$ to $-d_4$
		CBP（卡铂）	$200mg/(m^2 \cdot d)$	静滴 $-d_7$ to $-d_4$
	CT	CTX	$1.5g/(m^2 \cdot d)$	静滴 $-d_7$ to $-d_4$
		THPA	$200mg/(m^2 \cdot d)$	静滴 $-d_7$ to $-d_4$
	CEP	VP-16	$125 \sim 150mg/m^2$	静滴 $-d_1$ to $-d_3$ q 12h
		CDDP	$60 \sim 75mg/(m^2 \cdot d)$	静滴 $-d_1$ to $-d_5$
		CTX	$2.2g/(m^2 \cdot d)$	静滴 $-d_4$ to $-d_5$
卵巢癌及睾丸癌	CEC	CDDP	$40mg/m^2$	静滴 $-d_5$ to $-d_1$
		VP-16	$350mg/m^2$	静滴 $-d_5$ to $-d_1$
		CTX	$1.6g/(m^2 \cdot d)$	静滴 $-d_4$ to $-d_1$
	CCE	VP-16	$450mg/(m^2 \cdot d)$	静滴 $-d_6$ to $-d_3$
		CBP		静滴 $-d_6$ to $-d_3$

· 119 ·

实体瘤名称	方　案	组　成	剂　量	用　法
神经母细胞瘤	MMC	CTX	$1.6g/（m^2 \cdot d）$	静滴 $-d_6$ to $-d_3$
		Mel	$160mg/m^2$	静滴 $-d_4$
		MTZ	$250mg/m^2$	静滴 $-d_4$ to $-d_3$
		CBP	$1.0 \sim 1.6g/（m^2 \cdot d）$	静滴 $-d_3$
	MBE	BCNU	$200mg/（m^2 \cdot d）$	静滴 $-d_1$
		Mel	$60mg/（m^2 \cdot d）$	静滴 $-d_3$ to $-d_1$
		VP – 16	$300mg/（m^2 \cdot d）$	静滴 $-d_3$ to $-d_1$
	CE	CBP	$400 \sim 700mg/（m^2 \cdot d）$	$-d_3$ to $-d_1$
		VP – 16	$300 \sim 500mg/（m^2 \cdot d）$	$-d_3$ to $-d_1$
	MCE	Mel	$30 \sim 35mg/（m^2 \cdot d）$	静滴 $-d_4$ to $-d_1$
		CBP	$500mg/（m^2 \cdot d）$	静滴 $-d_3$ to $-d_1$
		VP – 16	$60mg/（m^2 \cdot d）$	静滴 $-d_1$
	MV + 放疗	Mel	$140mg/（m^2 \cdot d）$	静滴 $-d_1$
		VCR	$4mg/（m^2 \cdot d）$	静滴 $-d_4$ to $-d_1$
		FTBl	$3.33Gy$	静滴 $-d_3$ to $-d_1$
	CMA	CY	$60mg/（kg \cdot d）$	静滴 $-d_2$ to $-d_1$
		Mel	$140 \sim 180mg/（m^2 \cdot d）$	静滴 $-d_1$
		Ara – C	$1.0/（m^2 \cdot d）$	静滴 $-d_2$ to $-d_1$
Ewing 瘤	方案一	白消安	$1mg/kg$	静滴 q6h $-d_4$ to d_1
		Mel	$140 \sim 160mg/m^2$	静滴
	方案二	Mel	$60mg/（m^2 \cdot d）$	静滴 $-d_2$ to $-d_1$
		VP – 16	$500mg/（m^2 \cdot d）$	静滴 $-d_3$ to $-d_1$
Wilm'S 瘤	MEC	Mel	$180mg/m^2$	静滴 $-d_2$
		VP – 16	$100mg/m^2$	静滴 q12h $-d_7$ to $-d_3$
		CBP*		静滴 $-d_7$ to $-d_3$

注：*：CBP 的剂量根据 EDTA 的清除率来确定。清除率 $< 30ml/（min \cdot 1.7m^2）$，CBP 禁用；清除率 $30 \sim 59ml（min \cdot 1.7m^2）$，CBP $250mg/（m^2 \cdot d）$；清除率 $60 \sim 100ml（min \cdot 17m^2）$，CBP $400mg/（m^2 \cdot d）$；清除率 $> 100ml（min \cdot 1.7m^2）$，CBO$550mg/（m^2 \cdot d）$。

"—"表示骨髓移植前。

（二）自体造血干细胞移植相关并发症及其防治

造血干细胞移植过程中不可避免地要发生各种移植相关并发症，对这些并发症的认识和防治是提高造血干细胞移植成功率和有效性的关键。

1. 心脏毒性　含有 CTX 方案的约 50% 的患者发生心脏毒性。严重者表现为进行性心力衰竭和心包积液。90% 的轻症者可有 ECG 的改变、心律失常以及心包炎。心脏毒性的发生率和严重程度与 CTX 的剂量有关。对已知既往有心功能障碍以及心律失常者，不用含心脏毒性的预处理方案，或减少 CTX 用量。治疗包括应用营养心肌、抗自由基，扩张血管和抗心律失常的药物等，必要时加用皮质激素类。

2. 口腔黏膜炎　约 90% 的患者 HSCT 后发生口腔黏膜炎，尤其易发生于含有白消安、VP－16、THPA 方案患者。实施预处理方案前应注意保持口腔清洁，黏膜炎发生后可用抗生素、过氧化氢溶液等漱口，疼痛明显者予以局部麻醉，同时注意防止真菌或病毒感染。

3. 肝静脉闭塞病（HVOD）　大剂量放、化疗等原因可引起肝小叶中央静脉和小叶下静脉、血窦内皮细胞的损伤而导致肝内小静脉和血窦的非血栓性闭塞，同时伴有肝小叶中心肝细胞的变性和坏死。重型的 HVOD 表现为肝终末小静脉以及小叶下静脉同心圆性增生、纤维化、阻塞、狭窄，小叶中心窦状隙纤维化伴有肝细胞坏死。

（1）临床表现：高胆红素血症，肝大伴疼痛，各项酶学指标升高以及钠、水潴留，严重者可发展为肝性脑病。

（2）诊断标准：目前常用的美国西雅图 BMT 中心的诊断标准为：BMT 后 20 天内至少有下列 3 项：①肝大伴疼痛。②黄疸。③腹水或不能解释的体重增加。

（3）HVOD 的易患因素：①移植前肝功能异常。②移植前使用过万古霉素、两性霉素等。③大剂量照射（12Gy 以上）。④应用过白消安 + CTX 或大剂量 MTX 方案。

（4）预防：肝素是预防 HVOD 最常用的药物；PGE_1 能抑制血小板聚集激活纤溶酶，同时可扩张血管，改善肝小静脉及血窦的血流，成人剂量为每天 500μg，儿童为每天 250μg，疗程从预处理开始到移植后 30 天。

（5）治疗：①试用 PGE_1 每天 500μg。②重组人组织纤溶酶原激活物（rh－Tpa）每天 50mg 有一定疗效。③最近有报道应用去纤苷 defibrotide（DF）可取得较好的疗效。④各项酶学指标升高者，可用抗氧化剂、细胞膜稳定剂等保肝治疗。

4. 间质性肺炎（IP）　IP 分为感染性和原发性两种。前者常由巨细胞病毒（CMV）引起，其他少见的致病体如病毒、真菌以及肺卡氏囊虫等。后者主要由移植前反复强烈化疗以及移植后应用免疫抑制剂等，对肺的直接损害所致。血气分析表现为：血氧分压以及血氧饱和度降低；肺活检提示：肺间质水肿伴有不同程度的纤维化，淋巴细胞浸润，由肺卡氏囊虫或 CMV 引起者，可见肺卡氏囊虫以及 CMV 包涵体。

（1）临床表现：早期往往先有发热，或轻度咳嗽，逐渐发展为胸闷、呼吸急促，进而发展为呼吸困难、发绀。肺功能检查表现为：限制性通气功能障碍或弥散功能低下；X 线检查可见两肺间质性病变，浸润区为弥漫性毛玻璃样不透光改变。

（2）预防：放疗的照射剂量率不能过高，尤其要控制肺部受照射的剂量；应用相关的药物预防病毒以及肺卡氏囊虫感染。预防 CMV 的关键是改善检测手段，提高检测水平，及时发现高危人群，避免患者接触和暴露于 CMV，早期给予预防性治疗。可预防性应用免疫球蛋白或 CMV 高效免疫球蛋白，以及大剂量阿昔洛韦（每天 $0.5g/m^2$）、更昔洛韦以及膦甲酸钠等。

（3）治疗：对于 CMV－IP，更昔洛韦（5mg/kg，每天 2 次，共 21d），对部分患者有效，对于肺卡氏囊虫感染所致的 IP，可应用复方新诺明等。

5. 出血性膀胱炎　出血性膀胱炎（hemorrhagiccystitis，HC），主要与应用的预处理药物 CTX 有关。CTX 的代谢产物丙烯醛从尿中排出，对输尿管以及膀胱黏膜直接损害所致，病毒也可能是 HC 的致病因素之一。膀胱镜检查显示：毛细血管扩张，黏膜严重水肿、溃疡和出血，以及局灶性坏死。病理检查显示：黏膜间质水肿、出血，中性粒细胞浸润，上皮脱落，平滑肌坏死。

（1）临床表现：血尿伴有尿频、尿急以及排尿困难，尿细菌培养阴性。

（2）预防：治疗 HC 目前尚无特别有效的方法，应以预防为主。①使用美司纳，该药能结合丙烯醛，减少其毒性。②利尿和碱化尿液，保持每天足够的尿量，尿液 pH 值在 7.0 以上。③防治病毒感染。

（3）治疗：可输注血小板、应用止血药、碱化尿液以及使用皮质类固醇激素等，前列腺素对部分 HC 有效。近来有人应用Ⅻ因子深缩物治疗 HC 获得一定疗效。

6. 肾毒性　HSCT 后常发生肾功能不全，致病因素有药物因素，如 DDP、IFO、Mel、CSA，全身照射等。另外，化疗后肿瘤溶解综合征、尿量不足，以及合并应用一些诸如氨基糖苷类抗生素、两性霉素 B 等均可引起肾功能不全。

（1）预防：化疗前开始碱化尿液并保持足够的尿量，对于既往有长期高血压、糖尿病等慢性病患者尽量避免使用肾毒性药物，化疗期间不合并使用其他肾毒性药物。

（2）治疗：首先停用肾毒性药物，注意水、电解质平衡。口服肾衰宁胶囊，静脉使用抗氧化剂、细胞膜稳定剂、肾血管扩张剂等。根据每天尿量适当应用利尿剂，以保证足够的尿量，尿少或无尿者应行透析治疗。

五、造血干细胞移植期间的护理及支持治疗

（一）全环境保护（TEP）

患者于移植前应进行详细的体格检查及全面的整体评估。经毛发准备、清洁洗澡、药浴后方能进入移植病房。移植期间患者在 100 级空气层流病房中进行全环境保护性隔离治疗，其主要内容：①无菌层流病房的维持。②空气、物品消毒。③消化道灭菌（肠道消毒）。④饮食消毒。⑤五官、皮肤及肛周的消毒和护理。⑥医护人员的无菌化处理。

（二）支持治疗

移植期间的支持治疗对保障移植成功起着十分重要的作用。近年来，正是由于支持治疗的改善，才使干细胞移植的移植相关死亡率有了明显的降低。支持治疗是一个总体的综合治疗，除包括对感染以及各种并发症的防治外，还涉及以下内容。

1. 造血刺激因子的应用　移植后给予 GMICSF 和 G－CSF 能加快白细胞的恢复，促进骨髓的重建。有人观察到粒细胞最早可从移植后 9d 左右开始恢复。另一种集落刺激因子 TPO 正在进行临床Ⅱ期试验，初步结果显示可以促进血小板的恢复。集落刺激因子均为基因重组产品，用药期间可以伴发热、头痛、身痛、全身不适等不良反应，但一般可耐受，停药或减量后症状消失。

2. 成分输血　移植期间患者将丧失造血功能，而新植的骨髓一般需在 3 周以后才具有足够的造血能力。因此，患者必须进行成分输血。一般每周需输注压积或洗涤红细胞，使血红蛋白浓度维持在 $85g/L$ 以上。若血小板计数低于 $10 \times 10^9/L$，亦应给予血小板输注。临床上一般不采用粒细胞输注。血液制品在输注前须经射线照射（50Gy）。

3. 胃肠外营养支持　由于预处理对胃肠黏膜的损伤，移植期间患者一般不能进食。为保证患者营养的需要及维持电解质、酸碱平衡，必须给予静脉高营养治疗。合理调配总热卡

量以及糖、脂肪和蛋白质的比例，补充适量的维生素以及各种微量元素，尤其需注意纠正低钾、低钙及低镁的发生。静脉高营养一般从锁骨下静脉给予，因此应注意导管的护理，防止感染、堵管、脱管以及栓塞等并发症。

4. 精神及心理支持　患者在移植期间由于孤独，加上发热、感染以及自理能力的下降，心理比较脆弱，可能发生性格行为的改变，严重者可影响治疗的顺利进行。因此，精神和心理的支持治疗与其他治疗有同样重要的意义。应经常关心、体贴和鼓励患者，耐心倾听患者的诉说，耐心向患者解释各种疑问，加强巡视，防止各种意外。

（张喜爱）

第五节　化学治疗临床应用

一、肿瘤化疗的几个概念

1. 根治性化学治疗（curative chemotherapy）　根治性化疗即应最大限度地消灭恶性肿瘤细胞，并采用必要的巩固和强化治疗，以期达到治愈。有效的根治性化疗可分为几个阶段：

（1）诱导缓解化疗：是最大限度地杀灭肿瘤细胞降低肿瘤负荷，使肿瘤细胞数降至10^9以下，以达到临床完全缓解。

（2）修整扶正的阶段：使患者的免疫功能和骨髓功能得到恢复，有利于病情的巩固，以后再采取巩固治疗。

（3）缓解后的巩固与强化治疗：使肿瘤细胞继续受到杀伤，使肿瘤细胞数目降到10^6以下，可为机体正常或强化了的免疫细胞所消灭，从而达到治愈。如急性淋巴性白血病、恶性淋巴瘤、精原细胞瘤和绒毛膜上皮癌等采取积极的全身化疗，可取得完全缓解。

2. 辅助化疗（adjuvant chemotherapy）　指在采取有效的局部治疗（手术或放疗）后，主要针对可能存在的微转移癌，为防止复发转移而进行的化疗。例如，乳腺癌手术后辅助化疗已被证明能明显改善疗效，提高生存率。

3. 新辅助化疗（neoadjuvant chemotherapy）　也称之为初始化疗，指对临床表现为局限性肿瘤，可用局部治疗手段（手术或放疗）者，在手术或放疗前先使用化疗。其目的有：

（1）希望化疗后局部肿瘤缩小，降低肿瘤分期，从而提高手术切除率，缩小手术范围，减少手术造成的损伤，最大限度地保留器官。

（2）化疗可抑制或消灭可能存在的微小转移灶，从而改善预后，降低肿瘤细胞的活力，减少术后转移，了解化疗敏感性，指导术后化疗。新辅助化疗在肛管癌、膀胱癌、乳腺癌、喉癌、骨肉瘤及某些软组织肉瘤等起到有效作用。

4. 姑息性化疗（palliative chemptherapy）　对癌症的晚期病例，已失去手术治疗的价值，化疗也仅为姑息性。主要目的是减轻患者的痛苦，提高其生活质量，延长其寿命。

5. 研究性化疗（investigational chemotherapy）　肿瘤化学治疗是一门发展中的学科，研究探索新的药物和新的治疗方案、不断提高疗效是很有必要的。另外，对一些目前尚无公认有效治疗方案的肿瘤可以进行研究性化疗。

二、联合化疗设计的基本原则

1. 联合化疗方案组成原则 ①构成联合化疗方案的各药，应该是单独使用时证明对该癌症有效者。②应尽量选择几种作用机制、作用时相不同的药物组成联合化疗方案，以便更好地发挥协同作用。常常应用时相特异性药物与时相非特异性药物配合。③应尽量选择毒性类型不同的药物联合，以免毒性相加，使患者难以耐受。④最重要的是，所设计的联合化疗方案应经严密的临床试验证明其确实有效。

2. 确定化疗治疗目标 根据治疗可能达到的效果，确定不同的治疗目标，并制定相应的策略与具体化疗方案；化疗方案均应选用标准化疗方案。

所谓标准治疗方案，是指已经过足够病例的临床研究，疗效已得到充分证实，且可以重复，得到普遍承认的治疗方案。根据顺序选择一线、二线、三线治疗方案。

三、剂量强度

剂量强度（dose intensity，DI）是指不论给药途径、用药方案如何，疗程中单位时间内所给药物的剂量，通常以 mg/（$m^2 \cdot w$）来表示。

剂量强度的基础是剂量－反应曲线，为线性关系。对药物敏感的肿瘤而言，剂量愈高疗效也愈大。在临床上，这种线性关系只见于对化疗比较敏感的淋巴瘤、睾丸肿瘤、乳腺癌和小细胞肺癌等的治疗。对有治愈可能的患者，应尽可能使用可耐受的最大剂量强度的化疗以保证疗效。

四、肿瘤内科治疗原则、适应证和禁忌证

（一）治疗原则

（1）首先，明确肿瘤诊断，肿瘤病理性质和分化程度，临床分期，此次化疗的目的。

（2）其次，是了解患者情况，包括年龄、平素体质状况、既往肿瘤治疗情况，心、肝、肾功能状况等。

（3）此次治疗可能选择方案及药物，对该肿瘤的敏感性、需要的有效剂量、给药途径、用法、疗程及患者可能承受的能力。

（4）时刻有肿瘤综合治疗的观念。

（二）适应证

（1）对化疗敏感的全身性恶性肿瘤，如白血病、多发性骨髓瘤和恶性淋巴瘤等患者为化疗的首选对象。

（2）已无手术和放疗指征的播散性晚期肿瘤或术后、放疗后复发和转移患者。

（3）对化疗疗效较差的肿瘤，可采用特殊给药途径或特殊的给药方法，以便获得较好疗效。如原发性肝癌采用肝动脉给药或大剂量化疗加解救治疗的方法。

（4）癌性胸、腹腔和心包腔积液，采用腔内给药或双路化疗的方法。

（5）肿瘤引起的上腔静脉压迫、呼吸道压迫、颅内压增高患者，先作化疗，以减轻症状，再进一步采用其他有效的治疗措施。

（6）有化疗、内分泌药物治疗、生物治疗指征的患者。

（7）手术前后或放疗前后需辅助化疗的患者。

（三）禁忌证

（1）白细胞总数低于$4.0 \times 10^9/L$或血小板计数低于$50 \times 10^9/L$者。

（2）肝、肾功能异常者。

（3）心脏病心功能障碍者，不选用蒽环类抗癌药。

（4）一般状况衰竭者。

（5）有严重感染的患者。

（6）精神病患者不能合作治疗者。

（7）食管、胃肠道有穿孔倾向的患者。

（8）妊娠妇女，可先做人工流产或引产。

（9）过敏体质患者应慎用，对所用抗癌药过敏者忌用。

（四）注意事项

（1）需要综合治疗的患者，应系统安排合理的综合治疗计划。

（2）内科治疗必须在有经验医师的指导下进行，治疗中应根据病情变化和药物毒副反应随时调整治疗用药以及进行必要的处理。

（3）治疗过程中密切观察血象、肝肾功能和心电图变化。定期检查血象，一般每周检查1~2次，当白细胞和血小板降低时每周检查2~3次，直到化疗疗程结束后血象恢复正常时为止；肝肾功能于每周期之前检查1次，疗程结束时再检查1次；心电图根据情况复查。

（4）年龄65岁以上或一般状况较差者应酌情减量用药。

（5）有骨髓转移者应密切注意观察。

（6）既往化疗、放疗后骨髓抑制严重者，用药时应密切观察血象，并及时处理。

（7）全骨盆放疗后患者应注意血象，并根据情况掌握用药。

（8）严重贫血的患者应先纠正贫血。

（五）停药指征

（1）白细胞低于$3.0 \times 10^9/L$或血小板低于$80 \times 10^9/L$时，应停药观察。

（2）肝肾功能或心肌损伤严重者。

（3）感染发热，体温在38℃以上。

（4）出现并发症，如胃肠道出血或穿孔、肺大咯血。

（5）用药两个周期，肿瘤病变恶化，可停用此方案，改换其他方案。

五、耐药性

（一）概念

1. 天然抗药性（natural drug resistance）　肿瘤细胞在化疗开始前即有抗药性。

2. 获得性抗药性（acquired drug resistance）　一些肿瘤细胞开始时对化疗敏感，在化疗过程中，敏感细胞不断被杀灭，残留的肿瘤细胞逐渐获得抗药性。

3. 多药耐药性（multi‑drug resistance，MDR）　有些癌细胞不仅对同类药产生抗药性，同时对非同类、多种作用机制和化学结构不同的药物也产生耐药，这种广谱耐药的现象称为

"多药耐药性"。MDR 多见于植物类药和抗癌抗生素。

（二）肿瘤细胞耐药性机制

肿瘤细胞耐药性机制有以下几点：①药物的转运或摄取过程障碍。②药物的活化障碍。③靶酶质和量的改变。④增加利用内替的代谢途径。⑤分解酶增加。⑥修复机制增加。⑦由于特殊的膜糖蛋白增加，而使细胞排出药物增多。⑧DNA 链间或链内交联减少。⑨激素受体减少或功能丧失等。多药耐药（MDR）产生的机制包括转运蛋白（P-糖蛋白、多药耐药相关蛋白、肺耐药蛋白）、谷胱甘肽（GSH）解毒酶系统、DNA 修复机制与 DNA 拓扑异构酶含量或性质的改变等。

（三）P-糖蛋白（permeability-glycoprotein，PgP）耐药机制

P-糖蛋白是一种能量依赖性药物输出泵，能将细胞内药物"泵"出细胞外，降低细胞内药物浓度，一般称为典型 MDR。P-糖蛋白其分子量为 1.7×10^5，约1280 个氨基酸组成，它由 mdr-1 基因编码，位于细胞膜。PgP 有两个端：N 端位于细胞膜内侧，具有药物结合的特殊功能，可与胞浆中的药物结合；C 端位于细胞膜外侧，可将 N 端结合的药物"泵"出。当化疗药物入细胞内时，P-糖蛋白选择性的把胞浆内的化疗药物排除细胞外，降低细胞内药物浓度，减少化疗药物对"靶"分子的杀伤作用，而产生耐药。P-糖蛋白整个过程需要 ATP 酶的参与，是一个主动耗能的过程。因此，PgP 是一种能量依赖性药物输出泵。

六、肿瘤药物的不良反应及处理

（一）抗肿瘤药物的双重性

一是抗肿瘤药具有杀伤癌细胞的作用，即其治疗作用（therapeutic action）；同时，对人体的某些正常组织器官细胞亦有一定损害，这就是抗肿瘤药的不良反应。不良反应包括不良反应、毒性反应、后效应和特殊反应等。

（二）按不良反应的性质分类

1. 一般分类　①急性毒性。②亚急性毒性。③慢性毒性。

2. WHO 分类　①急性毒性和亚急性毒性。②慢性毒性和后期毒性。

3. 临床分类　①立即反应：过敏性休克、心律失常、注射部位疼痛。②早期反应：恶心、呕吐、发热、过敏反应、流感样症状、膀胱炎。③近期反应：骨髓抑制、口腔炎、腹泻、脱发、周围神经炎、麻痹性肠梗阻、免疫抑制。④迟发反应：皮肤色素沉着、心毒性、肝毒性、肺毒性、内分泌改变、不育症、致癌作用。

4. 按脏器分类　造血器官；胃肠道；肝；肾和尿路系统；肺；心脏；神经系统；皮肤；血管和其他特殊器官；局部反应；全身反应：发热、倦怠、变态反应、感染、免疫抑制、致畸性和致癌性等。

5. 按转归分类　①可逆性。②非可逆性。

6. 按后果分类　①非致死性。②致死性。

（三）按程度分类

1. Karnofsky 分级　①轻度反应（+）：不需治疗。②中度反应（++）：需要治疗。③重度反应（+++）：威胁生命。④严重反应（++++）：促进死亡或致死。

2. WHO 分级　分0、1、2、3、4度。

3. ECOG 分级　分0、1、2、3、4度，因毒性死亡者为5度。

七、胃肠肿瘤化疗

（一）食管癌化学药物治疗

20世纪60年代和70年代食管癌化学药物治疗（简称化疗）以单一药物为主，对象为晚期食管癌，由于病变过于广泛，患者全身状况差，病程进展快，并发症多，故疗效差，缓解期短，故认为食管癌对化疗不敏感。最常用的药物有博来霉素（BLM）、丝裂霉素C（MMC）、多柔比星（ADM）、氟尿嘧啶（5-FU）、甲氨蝶呤（MTX），有效率在15%左右，无完全缓解的报道，缓解期为1~4个月。自20世纪80年代顺铂应用以来，尤其多种药物联合应用以来，食管癌化疗的疗效有所提高，缓解期延长，而且部分病例获得完全缓解，给食管癌的化疗带来希望和生机。目前化疗不仅用于治疗晚期食管癌，而且用于与手术和放射治疗的综合治疗。

1. 适应证

（1）不宜手术或放射治疗的各期患者或术前、放射治疗前需要化疗的患者。

（2）术后有癌灶残留，癌旁组织的血管或淋巴管中有癌栓者。

（3）大剂量放射治疗后局部癌灶未能控制者。

（4）手术或放射治疗后的巩固治疗或治疗后复发转移的患者。

（5）骨髓及肝、肾、心、肺功能基本正常。

（6）预期生存时间在8周以上的患者。

2. 禁忌证　食管癌患者化疗的禁忌证为恶病质、骨髓及心、肺、肝、肾功能不全者。有食管穿孔、出血及感染等并发症的患者，有明确诊断的精神病患者亦不适于化疗。

3. 疗程设计

（1）疗程时间：应以肿瘤细胞增生周期的长短来确定。通常主张以多个治疗周期给药，应至少超过2个以上肿瘤细胞增生周期，从而使在第1个治疗周期没有被杀伤的肿瘤细胞可以在以后的治疗周期中被杀伤。食管癌属生长缓慢的肿瘤，其细胞增生周期时间为5.4~8.1天，倍增时间在10天以上，因此食管癌的化疗多以21~28天为1个治疗周期，3~4个治疗周期为1疗程。

（2）疗程间隔：应以停药后化疗引起的毒副反应完全消失，机体正常功能基本恢复，而被杀伤的肿瘤细胞尚未修复的时间设计。由于骨髓造血干细胞及食管黏膜上皮细胞的增生周期均较食管癌细胞的增生周期短，故目前认为化疗每个周期间隔时间以10~14天，疗程间隔时间以35~45天为宜。

4. 单药化疗　单药化疗药物中DDP、5-FU、TAX、MTX是治疗食管癌仍有发展潜力的药物。主要适用于治疗食管鳞癌。近年来随着发达国家食管腺癌发病率的增加，新型抗肿瘤化疗药如taxol、CPT-11等的单药临床试验，包括了一定数量的食管腺癌。这些药物对食管癌只表现出中度抗瘤活性，很少有获完全缓解者，且缓解期缩短。

（1）氟尿嘧啶：属嘧啶类抗代谢药，抑制胸腺嘧啶核苷酸合成酶，阻断尿嘧啶脱氧核苷酸转变为胸腺嘧啶脱氧核苷酸，影响DNA的生物合成。本药属细胞周期特异性药物，对增殖细胞各期都有杀伤作用，但对 S 期的作用较强。一般静脉滴注给药，$375mg/m^2$，每周 2 次，总量 $8 \sim 12g$ 为 1 疗程。口服给药每天 $150 \sim 300mg$，分 3 次服用。其对食管癌的有效率为 30% 以上。

（2）博来霉素：从轮生链霉菌培养液中提取的碱性糖肽类化合物，具有广谱抗肿瘤作用。其作用机制系引起 DNA 单链及双链断裂，在细胞学上表现为染色体缺失或断片，属于细胞周期非特异性药物。一般用法为 $10 \sim 20mg$ 静脉或肌内注射，每周 $2 \sim 3$ 次，总剂量 $300 \sim 600mg$。其对食管癌的有效率可达 50% 左右，但缓解期短，仅 $17 \sim 90$ 天左右，停药后易复发。

（3）长春花碱酰胺：为半合成的长春花生物碱，具有广谱抗肿瘤作用。它可抑制微管蛋白的聚合，阻断微管的形成，亦能破坏已形成的微管，使核分裂停止于中期。此药可改善食管癌患者的主观症状，使部分瘤体缩小。一般用法为 $2 \sim 4mg/m^2$ 静脉注射，每周 1 次，连用 6 周。其对食管癌的有效率约 30%。

（4）顺铂：系含铂无机络合物。它与 DNA 结合形成交叉连接，从而破坏了 DNA 的功能，为周期非特异广谱抗肿瘤药物，但对 G_1 期细胞较敏感。一般用法为 $20mg$ 静脉推注，每天 1 次，连用 5 天为 1 疗程，间隔 $1 \sim 2$ 周重复应用。其对食管癌的有效率约 20% 左右。近年来合成了一系列水溶性好、毒性较小的新一代铂化合物，其中卡铂已在临床上广泛使用。对食管癌的疗效较顺铂为佳。

（5）冬凌草：唇形科香茶菜属植物，其抗肿瘤成分为贝壳杉烯骨架类型的四环二萜类化合物，分子中环戊酮伴有环外亚甲基是其抗肿瘤活性基因。此药对 DNA 聚合酶有抑制作用，使肿瘤细胞 DNA 合成受阻，系细胞周期非特异性药物。国内研究表明其有效率超过 30%，能明显延长患者的存活期。

5. 联合化疗　临床和实验研究证明选择 $2 \sim 3$ 种有效单药组成联合化疗方案，对实体瘤的疗效远较单药化疗为好，目前食管癌的化疗也已广泛采用联合化疗的方法，使临床疗效有了大幅度提高。但目前食管癌联合化疗的有效率报道差异很大，有效率在 15% $\sim$ 86% 之间。由于没有显著提高生存率，故近 10 年来化疗多与放射治疗、手术相结合应用。

治疗食管癌有一定临床疗效的化疗方案有 27 种之多，但应用最为广泛的是 BLM – DDP – VDS 及 DDP – 5 – FU 两种。前者也因其毒性，临床已渐趋少用，只有 DDP – 5 – FU 方案及以其为基础的派出方案，因临床疗效较高、耐受性较好、便于与放射治疗、手术联合等优势，而临床应用日渐增多。随着新药的出现，治疗食管癌的新型方案初步凸现出较好的效果。在 DDP – 5 – FU 方案基础上加用 leucovorin 的生化修饰方案（DDP – LV/5 – FU），加用 taxol 的 TAX – DDP – 5 – FU 方案，因对食管鳞癌、腺癌都有较高缓解率和轻度毒性及便于参与综合治疗，已成为目前我国治疗食管癌的常用方案。

6. 治疗周期

（1）初治患者，一般化疗 $4 \sim 6$ 个周期，必要时 8 周后加强化疗。

（2）术前化疗 4 个周期。

（3）术后 4 周开始化疗 $4 \sim 6$ 个周期，术后病理证实术前化疗方案有效者，仍用原化疗方案，无效者改换方案。

1）术后病理证实，癌侵及食管黏膜层和黏膜下层，细胞高分化者，术后一般可不化疗。但低分化者应化疗。

2）低分化，癌侵及食管壁肌层或侵及食管壁全层或有食管外癌转移者，术后化疗 4 个周期，8 周后化疗 4 个周期。

（4）放射治疗前化疗 2 ~ 4 个周期，放射治疗后酌情化疗 4 个周期。

（5）介入性化疗经导管直接向肿瘤供血动脉灌注化疗药物，可增加局部肿瘤组织的药物浓度，因而提高了疗效，减轻了不良反应，一般对下端效果较好，但对食管的多源性失血和插入动脉的选择还应进一步研究。常用的药物有 DDP（80mg/m²）、CBP（300mg/m²）、BLM/PYM（20 ~ 30mg/m²）、5 - FU（750mg/m²）、MMC（10 ~ 15mg/m²）、ADM（40mg/m²）等，可选择 2 ~ 3 种不同作用的药物同时给药，4 周 1 次，3 次为 1 个疗程。介入性化疗可与放射治疗合并使用，也可做术前治疗，以增强肿瘤局部控制作用。

目前尚未明确食管癌动脉灌注化疗的最佳适应证，可根据病灶的位置、肿瘤分期和患者的一般状况而定。动脉灌注化疗可适用于：癌灶局限于食管一个动脉供血段，无明显远处转移灶；胸段食管癌可能侵及周围器官而不适宜手术，待灌注化疗使瘤体缩小后再行切除术；血管造影证实肿瘤有供应血管；符合化疗适应证，非禁忌证患者。有主要脏器功能不全，年迈体弱，血凝障碍和感染发热，食管有出血、穿孔倾向者禁用。

（6）化疗停药指征：①吞咽完全梗阻、食管出血或食管穿孔。②感染性发热，体温在38℃以上者。③呕吐频繁或引起电解质紊乱。④便血或严重腹泻，每天 5 次以上。⑤一般情况严重恶化或出现主要脏器毒性。

（7）肿瘤细胞的抗药性和不良反应：肿瘤细胞对化疗药物有着不同的敏感性，因此存在疗效差异。肿瘤细胞的抗药性包括天然抗药性及获得性抗药性，从而限制了抗肿瘤药物的应用范围与疗效发挥。化疗药物在抑制肿瘤生长、杀伤癌细胞的同时往往机体正常细胞亦有影响，从而产生各种不良反应。如胃肠道反应、骨髓抑制、心脏毒性、肺部毒性、神经系统毒性等。

辅助性放射治疗和化疗作为提高手术切除率和提高术后长期生存率的方法，因不良反应大，在提高治疗效率的同时也增加了死亡率，其有效性也正在进一步评估中。一项多中心前瞻性随机性研究比较了食管鳞癌患者术前联合放化疗后手术与单纯手术的疗效差异，发现总体生存率并无提高，而术后死亡率在联合治疗组要显著高于单纯手术组，且费用亦明显增高。但目前许多比较研究中 EUS 的应用有限或根本没有应用，故分期不准确可能影响了结论的可靠性，因此，联合治疗的作用尚有待进一步证实。

（二）胃癌化学治疗

胃癌对抗癌药相当不敏感，有天然抗药性并容易发生获得耐药与多药耐药。抗癌药本身还有不可避免的不良反应，胃癌治疗的可治愈手段是根治性切除。为了提高手术切除率以及根治后巩固疗效，围手术期的辅助化疗是必要的。不能手术、非根治术及根治术后复发转移不可再切除的晚期患者，行以化疗为主的综合治疗。

1. 治疗的作用、目的与地位　胃癌化学治疗用于围手术期辅助治疗及进展转移期（advanced or recurrent/metastatic gastric cancer，又称晚期）主导治疗，当确诊晚期时经荟萃文献5 篇分析，PS 均为 0 ~ 2 级，随机分组，比较化疗组与最佳支持治疗组结果中位生存期，化疗组 10 个月，对照组 3.1 个月（P < 0.006），1 年生存率为（35% ~ 40%）：10%、2 年生存率（60% ~ 10%）：0，且化疗组生活质量改善，从循证医学证明全身化疗使晚期患者受益。在围手术期辅助化疗中新辅助化疗（术前化疗）效果已被公认。术后辅助化疗随机试

验结果不同，有的报告术后化疗与单纯手术组 5 年生存率无显著差别，近年大多数认为Ⅲ期根治术后化疗有益，胃癌化疗的终点目标是延长生存期及提高生存质量。化疗在胃癌综合治疗中占有重要地位。

2. 化学治疗的适应证

（1）必须有病理学诊断。

（2）年龄应 <75 岁，≥75 岁须十分慎重。

（3）体力状况评级（PS）0～2，预计生存率 ≥3 个月。

（4）术后辅助化疗指规范根治手术患者，晚期者必须具有明确客观可测病灶，肿瘤 ≥10cm，肝转移灶占肝总面积 ≥50%。肺转移 ≥25%，全身化疗难以获效，慎重使用。

（5）初治化疗效果好，复治（二线以上方案）有效率差，难以超过 20%，复治选药应选择与以前化疗无交叉耐药者。

（6）术后辅助化疗后复发者，需与末次辅助化疗相隔 1 个月以上，可进行化疗。晚期初治化疗失败者应至少间隔 1 个月，检验指标正常时方可二线化疗。

（7）心、肝、肾、造血功能正常，血常规指标：WBC ≥4.0×10^9/L，ANC ≥2.0×10^9/L，PLT ≥100×10^9/L，Hb 100g/L。

（8）无严重并发症。活动性消化道大出血、胃肠穿孔、黄疸、消化道梗阻、非癌性发热 >38℃。

每周期（或疗程）化疗前由患者本人签署知情同意书，患者授权家属代签时，患者应写书面授权书，无知情同意书医师不得进行化疗。

3. 中止化学治疗标准

（1）本次化疗中病情进展时停止此方案。

（2）与化疗相关严重不良反应，出现以下 1 项及以上者。

1）不能进食，呕吐不能控制，出现水电解质紊乱。

2）严重腹泻，水样或血性便 >5 次/天。

3）WBC <2.0×10^9/L，ANC <1.0×10^9/L，PLT <60×10^9/L。

4）中毒性肝炎：ALT >正常 5 倍，胆红素 >5.0mmol/L。

5）中毒性肾炎：BUN >10.0mmol/L、Cr >200μmol/L、蛋白尿、血尿。

6）心肌损害、心律失常、心力衰竭。

7）间质性肺炎、肺纤维变、肺水肿、过敏性肺炎。

8）严重药物过敏反应。

（3）出现严重消化系统并发症，合并严重感染。

（4）患者拒绝继续化疗，不必提出理由，但要本人签名。

4. 制定化疗方案遵守的原则

（1）从循证医学原则即全面、客观、明确利用证据制定化疗方案。

（2）药物选用、组合、给药剂量与方法有循证科学依据，不以个别报告、个人经验、主观推断为根据。

（3）国际公认大样本、随机对照分组、盲法试验（RCT）与系统评价（SR）为最可靠依据。

（4）以 GCP（药品临床试验规范）作为遵循准则。

5. 评价全身化疗的指标

（1）中间指标：近期有效率（RR），无进展生存期（TTP）。以 RECIST，NCI 标准判定。

（2）终点指标：症状改善，生活质量（QOL），总生存期（OS）。

（3）相关指标：不良反应、化疗相关并发症与相关死亡。

（4）可行评估：患者依从性，药品经济学，相关技术与设备投入。

6. 化疗新方法

（1）手术或放射治疗的辅助化疗：目前辅助化疗受到重视，因为近年对肿瘤开始转移时间的看法与过去有明显不同。过去认为肿瘤开始时仅是局部疾病，以后才向周围侵犯，先由淋巴道转移，最后经血路全身转移，因此治疗肿瘤的关键是早期将肿瘤彻底切除，手术范围力求广泛。但近年已认识到肿瘤发生后，肿瘤细胞即不断自瘤体脱落并进入血循环，其中的大部分虽能被身体的免疫防御机制所消灭，但有少数未被消灭的肿瘤细胞确会成为复发和转移的根源，因此当临床发现肿瘤并进行手术时，事实上大部分患者已有远处转移。因此手术后应当早期配合全身化疗，抓住大部分肿瘤已被切除的机会，及时消灭已转移的微小病灶。

1）术前化疗：胃癌的分期是决定其预后的重要因素，分期偏低的胃癌有可能通过扩大根治方案获得治愈，分期偏高的病例不应奢望通过扩大手术方案以寻求根治。应争取采用以手术为主的临床综合性治疗，以期能延长患者的术后远期生存率。

胃癌的术前辅助性化疗在以手术为主的临床综合治疗中具有以下优点：①术前辅助性化疗能使胃癌病灶缩小或消失，转移淋巴结玻璃样变及纤维化。②能提高胃癌 R0 切除率。③有利于评估胃癌对化疗的反应，避免术后无意义的化疗，或选择了无效的抗癌药而于患者的治疗无益。

2）术中腹腔内温热化疗：术中腹腔内温热化疗（intraoperlative peritonea hyperthermo chemotherapy，IPHC）是十余年逐渐发展起来的一项化疗新技术，适用于预防、治疗胃癌术后腹膜转移或复发。对于进展期胃癌患者，术中应尽可能切除肉眼所见的转移病灶，包括已种植于腹膜的瘤结节，以减少患者肿瘤的负荷，辅以 IPHC 治疗，可望进一步提高疗效。

符合下列情况之一者，可列为行 IPH 的治疗对象：①术中腹腔游离癌细胞检测阳性。②癌肿浸润至浆膜或浆膜外。③腹膜已有散在性转移。

3）术后辅助化疗：国内目前将化疗作为胃癌患者术后的常规治疗，随着新药的不断开发，肯定的治疗方案、确切的效果尚待不断的探讨研究证实之中。

A. 术后辅助化疗的目的：主要是试图消灭术后存在的亚临床转移灶，其应用是属半盲目性的，目的是以巩固手术疗效，减少术后复发，达到治疗。

B. 进展期胃癌患者的化疗原则：①病理类型恶性程度高。②脉管癌栓或淋巴结转移。③浅表广泛型癌灶，面积 $>5cm^2$。④多发性癌灶。⑤40 岁以下的青年患者：所以如胃癌患者情况许可，均应行术后化疗。

C. 术后辅助化疗的给药途径：目前主要还是以全身静脉化疗或口服给药的方法。

D. 术后辅助化疗的效果：判定治疗的效果，还将看化疗药物对肿瘤的敏感性；胃癌是对化疗相对敏感的肿瘤，虽然化疗药物进展很快，表现近期有效率提高，改善生存质量和延长生存期不甚明显，不断有新的方案推出，但至今没有一个规范方案可循。在胃癌术后化疗效果的对照研究中，国内的化疗方案许多设计不尽完善，有待于大样本、高质量、多中心的 RCT 研究。进展期胃癌化疗的效果有明显提高，主要表现在下述几个方面：①近期单药的客观有效率≥20%，两药合用为 30% ~ 50%，三药合用为 40% ~ 70.2%，三药以上合用未见更高。②中位无病进展期约为 6 个月（3 ~ 8 个月）。③中位生存期为 9 个月（5 ~ 16 个月）。④生存质量改善者为 50%。

（2）新辅助化疗：新辅助化疗是在手术前给予辅助化疗。手术前给予辅助化疗的时间不可能太长，一般给予 3 个疗程左右。它的作用机制可能不同于手术后 6 ~ 12 个疗程的辅助化疗，因此不称为术前辅助化疗，而称为新辅助化疗或诱导化疗。化疗开始越早，产生抗药性的机会就越少，因此近年不少肿瘤如乳腺癌采用新辅助化疗。

1）胃癌新辅助化疗的主要优点：近年来，许多文献表明新辅助化疗可以增进进展期胃癌的手术切除率及改善预后，因而广受重视。胃癌新辅助化疗的主要优势在于：①杀灭癌细胞，缩小肿瘤，降低临床分期（downstaging），增加手术切除的机会。②杀灭手术区域以外的亚临床转移灶，预防源性瘤播散。③获得肿瘤的体内药敏资料，为术后选择辅助化疗方案提供依据。④对肿瘤迅速进展者免于不必要的手术。⑤肿瘤对化疗的反应可作为判断患者预后的指标之一。早中期胃癌手术根治率高，行新辅助化疗的意义不大，而肿瘤腹腔广泛播散或远处转移者预后太差，也不应纳入其范畴内，所以准确的术前分期对病例的选择至关重要。

2）新辅助化疗对象：早、中期胃癌行新辅助化疗的意义不大，术前分期为 Ⅲ/Ⅳ 期的胃癌患者，腹腔广泛播散和肿瘤远处转移者不应纳入新辅助化疗的范畴内。

3）新辅助化疗方案：多选用联合化疗方案。一般进行 1 ~ 3 个疗程，以 6 ~ 8 周为 1 个周期。给药途径以静脉或口服为主，亦有采用介入治疗，即术前经皮选择性或超选择性动脉内插管将化疗药物直接注入肿瘤血管床，大大增加了肿瘤区域的化疗药物浓度，而减轻了毒副反应，初步研究显示，疗效优于静脉全身化疗。

4）新辅助化疗的疗效：疗效好坏与手术切除率及患者预后直接相关；除根据肿瘤缩小程度判断以外，对手术切除标本的病理组织学观察也很重要。此外，还需指出，新辅助化疗的直接效果虽以有效率、手术切除率作为评价标准，但最终仍以能否延长生存期为准。

（3）腹腔内化疗：进展期胃癌术后 5 年生存率在 40% 左右，术后复发多源于术前已存在的淋巴、血行微转移，浆膜及转移淋巴结表面的脱落癌细胞在腹膜种植形成的转移灶。文献报道，浸润型胃癌、浆膜型或弥漫型患者 60% 以上腹腔脱落癌细胞阳性。腹腔化疗能够实现高浓度化疗药，直接作用于脱落癌细胞或腹膜转移结节，可明显提高物的有效浓度，延长作用时间；化疗药经脏层腹膜吸收，经淋巴管和静脉入门静脉，可起到淋巴化疗和防止肝转移的作用；大部分化疗药经肝代谢后以非毒性形式进入体循环。不良反应明显降低。加热可增加细胞膜通透性，增加瘤细胞或组织对化疗药的渗透和吸收。提高细胞内药物的浓度及反应速度，使瘤细胞膜结构和核 DNA 同时受损，所以温热和顺铂具有良好的增效和协同作用。同时顺铂与 5 - FU 也有协同作用，顺铂能改变癌细胞膜的通透性，加强 5 - FU 对瘤细胞的杀伤作用。5 - FU 阻碍 mRNA 的成熟，抑制修饰酶提高顺铂的抗肿瘤效果。因进展期胃癌术后，腹腔热灌注化疗较静脉化疗疗效高，且不良反应轻，所以进展期胃癌术后应常规行腹腔热灌注化疗。腹腔化疗给药方法有单点穿刺给药法、留置导管法等。腹腔内化疗的并发症有切口感染、腹膜炎、切口出血、化疗药外漏等。

1）腹腔灌注化疗的机制：胃癌腹腔积液的形成多是晚期肿瘤侵犯胃壁浆膜层和淋巴管的广泛转移和淋巴管堵塞所致，其中含有大量的脱落癌细胞，是造成腹膜种植转移的重要原因。并进一步加重腹腔积液的形成，大量腹腔积液的形成不仅使患者丢失大量的营养成分，而且对心肺功能和患者心理也产生极不利的影响。腹腔灌注化疗使化疗药物直接与腹膜腔广泛接触，充分有效地直接作用于原发灶和癌细胞，并通过联合用药，通过多种途径作用于癌细胞和癌细胞的不同生长周期，杀死和减少癌细胞，改善淋巴循环等，从而达到控制腹腔积液的目的。

2）高热腹腔灌注抗癌的依据：肿瘤组织和正常组织一样，都有营养血管。但是，不同时期的肿瘤其内部的血管分布和血滤情况却不一样，即使是很小的肿瘤也是如此。肿瘤在迅速增长时，肿瘤中的部分血管床发生进行性退变。很多肿瘤特别是小肿瘤，瘤体内的血流比正常组织内的要少。在加热过程中，肿瘤内的血流停留时间比正常组织内为长，热的消散比正常组织慢，因而癌体内的温度比正常组织内为高。Song 在实验中发现高热可明显损坏肿瘤中的血管，而正常组织内的血管则不受损害。Gerweck 发现热可使肿瘤组织内的糖酵解率上升，乳酸产物增加，pH 降低。Roberts 发现，单核白细胞在 >42.5℃ 时，总蛋白合成减少，DNA 和 RNA 合成延迟。

高热损坏了肿瘤内的血管、糖酵解加快、乳酸产物增多、内环境变成酸性。加上低氧、营养缺乏等，使肿瘤的内环境发生急剧的变化。这种亚适应环境，增加了肿瘤细胞耐高热的敏感，抑制耐热损坏的修补，干扰对热的耐受力，同时增大某些药物对肿瘤细胞的作用。肿瘤细胞对高热的敏感并不是它内在的固有改变或对热所发生的特殊敏感性，而是由于灌注不足，内环境酸化、缺氧和细胞功能丧失所造成的区域性变化所致。这一系列的变化，可能就是人工高热加抗癌药物治疗胃癌癌细胞腹膜种植有效的生物、生理的物质基础。

3）腹腔灌注化疗药的选择：在选择药物方面，目前尚无统一标准。Brenner 建议采取以下原则：①药物能直接或通过组织内代谢转化物杀灭肿瘤细胞。②药物具有较低的腹膜通透性。③药物在血浆内能迅速被清除。④药物对腹腔肿瘤细胞有剂量－药物的正相关效应。目前常用的腹腔内化疗药物有：顺铂、卡铂、氟尿嘧啶、多柔比星、羟基喜树碱、博来霉素、足叶乙苷、丝裂霉素、噻替哌等。

4）腹腔灌注化疗的注意事项：①腹腔积液不宜放尽，进药后应保持残留腹腔积液量在 500ml 左右为宜，以免化疗药物浓度过大造成肠坏死。②留置的导管在皮下潜行有利于避免腹腔积液和化疗药的外渗。③化疗药注入后，加入几丁糖，利于防止癌性粘连或化疗药引起的纤维性粘连，从而有利于药物达到每一个部位。④化疗药的搭配，应根据癌细胞的生长期与化疗药的不同作用机制进行。⑤化疗药的剂量应根据患者的一般情况、腹腔积液的程度及病理类型而定。⑥化疗期间，应及时复查血常规和肝肾功能的情况，若 WBC <4000/mm³ 则应及时处理。⑦化疗期间，应加强水化治疗，静脉补液 1500～2000ml，保持尿量 1500～2000ml/d，必要时给予呋塞米 20～40mg。⑧套管针为软性硅胶管，对肠道无任何刺激性，可较长时间放置，但应注意避免滑脱与无菌。⑨注入化疗药时，操作者应戴手套，保护自己不被化疗药污染，同时也应避免化疗药外渗至患者的皮肤或皮下，造成皮肤坏死等。⑩可用输液夹来控制放腹腔积液的速度，放腹腔积液的量可达到每次 1500～2000ml。

5）腹腔灌注化疗与介入联合化疗的优点：①腹腔局部给药，局部药物浓度高，组织渗透性好，不良反应轻。②腹腔局部给药与胃左动脉给药可互补，一方面有利于控制腹腔积液，另一方面局部血管给药，还有利于控制胃癌的血道转移。③腹腔内化疗药的排泄途径是经过门静脉循环的，对微小肝转移灶有治疗作用，因为微小肝转移灶的营养主要来自门静脉。④腹膜有吸收功能，化疗药可通过腹膜吸收而达到全身化疗的目的。⑤可作为晚期胃癌伴腹腔积液的姑息疗法，并可能使一部分患者获得再次手术的机会。⑥化疗药对腹膜引起的炎性刺激可致腹膜肥厚，壁层腹膜与脏层腹膜发生粘连有利于腹腔积液的包裹，减少腹腔积液产生的空间，但我们认为，另一方面也可能导致肠粘连和影响下一次治疗的疗效。

（4）动脉灌注化疗：介入放射学的发展，为胃癌的综合治疗提供了一项新的途径。术前经动脉灌注化疗及栓塞治疗能达到杀灭癌细胞、使癌灶局限或缩小、提高手术切除率。有效病理组织学所见：癌细胞核浓缩，细胞质嗜酸性，有空泡，癌腺管结构破坏，癌细胞坏死、核变性等，变性的癌细胞出现异型怪状的核或多核，癌间质炎性细胞浸润较明显，可见泡沫细胞及多核巨噬细胞，出现钙化及纤维化等。但介入治疗有着一定操作的风险和缺乏大样本的随机试验，以及详尽的临床研究资料，如近远期生存率，RO 的切除率，可接受的并发症等数据，目前尚处在一个临床研究的阶段。

动脉灌注化疗与全身静脉化疗相比有以下特点：①局部肿瘤组织药物浓度明显提高，全身体循环药物浓度明显降低。②全身不良反应明显降低，而局部脏器药物反应相对较重。③局部灌注所用化疗药的剂量可以大大提高。④疗效明显提高。动脉灌注化疗使用方法主要是将导管插入肿瘤供血区域动脉内并经该导管灌注化疗药物。目前动脉灌注化疗主要用于肝癌的治疗，动脉插管的方法有开腹插管（经胃、十二指肠动脉或经胃网膜右动脉插管）及经股动脉插管。近年来皮下灌注泵的应用大大地简化了动脉灌注的操作。动脉灌注化疗的并发症主要有导管感染、导管堵塞、导管脱落以及化疗本身的并发症如肝功能损害、骨髓抑制等。

（三）小肠腺癌化学治疗

小肠腺癌对化疗药物不是很敏感，且研究发现化疗并不能提高原发性小肠腺癌的生存期，但对于不能切除的小肠癌患者应用化疗后可使某些不能切除的肿块缩小，暂时缓解症状，并对控制亚临床转移灶可能有一定作用，若患者情况允许，则应采取化疗。有关小肠腺癌化疗的经验比较少，现有国内外有关小肠腺癌的临床研究中，涉及的化疗药物及方案均以老药为主，包括 5－FU、MMC、CCNU 和 ADM 等，疗效均不能令人满意。而目前以草酸铂、伊立替康等为代表的新一代化疗药物已经在大肠癌辅助化疗和姑息性化疗中广泛应用，提高了大肠癌患者的生存率。同时，化疗联合生物靶向治疗的临床研究也在进行中，因此，十分有必要借鉴大肠癌治疗的经验。

目前，参照结肠癌的方案进行，即使在小肠癌氟尿嘧啶（5－FU）也是明显有效的药物。但 Coit 证实十二指肠癌与胃癌有相似性。目前还没有明确的推荐方案。对小肠癌患者，考虑选用含 5－FU 的结直肠癌的化疗方案时，必须根据个体的情况来决定。在十二指肠癌的治疗中，我们可以选择有效的包含有 5－FU 的胃癌的治疗方案。

结肠直肠癌标准化疗方案：

（1）叶酸/5－FU（Machover 方案）：

叶酸 200mg 加入 5% 葡萄糖溶液 250ml，静脉滴注，2h 内滴完。

滴至一半时，静脉注入 5－FU 370～400mg/m²，每天 1 次，连用 5 天。

每月 1 个疗程，可连用半年。叶酸能够增强 5－FU 的抗肿瘤作用，可将大肠癌的缓解率提高 1 倍，被认为是目前治疗晚期大肠癌的最新和较有效的方案。

5 - FU 的剂量调整：

根据在治疗间期观察到的按 WHO 标准毒性程度调整下个治疗周期的剂量：

WHO 0 级　5 - FU 的每天剂量增加 30mg/m^2。

WHO 1 级　5 - FU 的每天剂量维持不变。

WHO≥2 级　5 - FU 的每天剂量减少 30mg/m^2。

（2）叶酸/5 - FU：

叶酸 300mg/m^2，静脉滴注，第 1～5 天。

紧接着，5 - FU 500mg/m^2，2h 内静脉滴注，第 1～5 天。

每 3～4 周重复。

5 - FU 的剂量调整：

根据化疗期间观察到的按 WHO 标准的毒性作用程度确定下个治疗周期的调整剂量，大多数情况下可提高 5 - FU 的每天剂量，注射时间必须保持不变：

WHO 0 级　5 - FU 的每天剂量增加 50mg/m^2。

WHO 1 级　5 - FU 的每天剂量维持不变。

WHO≥2 级　5 - FU 的每天剂量减少 50mg/m^2。

（3）低剂量的亚叶酸钙/5 - FU（Poon 方案）

亚叶酸钙 20mg/m^2，静脉滴注，第 1～5 天。

5 - FU 425mg/m^2，静脉滴注，第 1～5 天。

4 周和 8 周重复 1 次，以后每周 1 次。

如果在化疗期间没有明显的骨髓和非血液系统的毒副作用，可将 5 - FU 的剂量增加 10%每周 1 次的亚叶酸钙/5 - FU 方案：

亚叶酸钙 500mg/m^2，2h 内静脉滴注。

在叶酸注射后 1h，5 - FU 600mg/m^2，静脉滴注。

每周 1 次共 6 周为 1 个疗程，接着休息 2 周，然后再开始下一周期剂量调整。

骨髓毒性 WHO≥1，5 - FU 的剂量减少到 500mg/m^2。

粒细胞 < 3000/ml 和（或）血小板 < 100 000/ml，停止治疗直到粒细胞≥3000/ml 和（或）血小板≥100 000/ml。

胃肠道毒性≥1，5 - FU 的剂量减少到 500mg/m^2。

在所有检查正常后才再次开始化疗，在任何情况下不能应用于 60 岁以上的患者。

（四）大肠癌化疗

据统计大肠癌就诊病例中约有 20%～30%已属于Ⅵ期，单纯手术已经无法根治，因此必须综合考虑是否需要化疗。还有近 50%左右的患者在手术治疗后的 5 年内出现复发或转移。此外，为了提高治愈率，减少复发，术后辅助化疗也被寄予了较高的期望。

但近 30 年来，尽管对大肠癌的化疗已进行了较广泛的研究，总的来说没有显著的进展，迄今无论单药化疗或联合化疗的疗效均不能令人满意，缓解期限较短。因此对术后辅助化疗与否至今仍存在争议。一些国外的肿瘤科医师则更倾向于术后给予辅助化疗。

1. 大肠癌化疗的适应证　①术前、术中应用化疗以减少扩散。②术后化疗防止复发或手术不彻底等。③手术后癌肿复发不宜再次手术。④晚期不能手术或已有远处转移者。

⑤Duke B 期和 C 期根治术的辅助治疗。⑥癌肿大，切除有困难。术前化疗使其缩小以利肿瘤切除。

2. 大肠癌化疗常用药物

（1）氟尿嘧啶（fluorouracil, 5 - FU）：它是一种嘧啶拮抗剂，抗代谢药，影响 DNA 及 RNA 的生物合成，对细胞增殖周期 S 期最敏感，从而抑制肿瘤生长。此药最早用于治疗大肠癌，自 1957 年氟尿嘧啶应用于临床以来，对其有效率报道不一，为 5% ~ 85%，至今仍是大肠癌化疗的基本药物。一般 10 ~ 15mg/kg 体重，总量 6 ~ 8g 为 1 个疗程。一般缓解期 2 ~ 6 个月，亦有个别应用 5 - FU 全身化疗治愈直肠癌的报道。近年来对 5 - FU 不同给药途径、给药方案是研究的一大热点。部分学者认为 5 - FU 的半衰期极短，仅 10 ~ 20min，因此持续静脉滴注效果更好，并能减轻毒副反应，并为欧洲各国列为首选的给药方式，但美国学者则认为推注较为方便、简单，而滴注麻烦，影响生活质量，且需放置中心导管，不但增加费用并增加感染的风险等，故美国继续应用推注给药的方法。不良反应有骨髓抑制，消化道反应，严重者可有腹泻，局部注射部位静脉炎，也有极少见的急性小脑综合征和心肌缺血等，后者为短时性。用药期间应注意监测白细胞计数。

（2）替加氟（tegafur, FT - 207）：为氟尿嘧啶的衍生物，在体内经肝脏活化逐渐转变为氟尿嘧啶而起抗肿瘤作用。能干扰和阻断 DNA、RNA 及蛋白质合成，主要作用于 S 期，是抗嘧啶类的细胞周期特异性药物，其作用机制、疗效及抗瘤谱与氟尿嘧啶相似，但作用持久，口服吸收良好，毒性较低。剂量一般 800 ~ 1200mg/d，分 4 次口服，20 ~ 40g 为 1 个疗程。直肠栓剂每次 0.5 ~ 1g，每日 1 次。注射剂每次 15 ~ 20mg/kg，每日 1 次，静脉注射或点滴，疗程总剂量 20 ~ 40g。此药不良反应同氟尿嘧啶，但毒性较低，疗效亦不及氟尿嘧啶。

（3）亚硝基类：亚硝基类药物对大肠癌也有一定疗效，常用的有氯乙亚硝尿（BCNU）、环已亚硝尿（CCNU）、甲环亚硝尿（Me - CCNU）和链尿霉素（streptozotocin）等。通过比较，BC - NU 有效率明显低于 5 - FU，MeCCNU 有效率约 15%。近年来对 MeCCNU 的研究认识到了它的远期毒性，它可引起累计性肾损害，并使第 2 个原发恶性肿瘤的危险增加。

（4）丝裂霉素 C（mitomycin MMC）：对肿瘤细胞的 G_1 期、特别是晚 G_1 期及早 S 期最敏感，在组织中经酶活化后，它的作用似双功能或三功能烷化剂，可与 DNA 发生交叉联结，抑制 DNA 合成，对 RNA 及蛋白合成也有一定的抑制作用。MMC 亦广泛用于胃肠道肿瘤，治疗大肠癌的有效率为 12% ~ 16%，有效者缓解期为 3 ~ 4 个月。剂量为每次 6 ~ 10mg，每周 1 次，40 ~ 60mg 为 1 个疗程。此药的不良反应有骨髓抑制、胃肠道反应和对局部组织有较强的刺激性，此外少见的不良反应有间质性肺炎、不可逆的肾衰竭、心脏毒性等。对骨髓抑制的不良反应较大而限制了它的应用。

（5）长春新碱（vincristine VCR）：主要抑制微管蛋白的聚合而影响纺锤体微管的形成，使有丝分裂停止于中期。成人剂量 25μg/kg（一般每次 1 ~ 2mg），儿童 75μg/kg，每周 1 次静脉注射或进行冲击疗法。不良反应有胃肠道反应、骨髓抑制、周围神经炎（如四肢麻木、腱反射消失、肌肉震颤、头痛、精神抑郁等）、脱发、体位性低血压、乏力、发热、局部刺激等。注意该药与吡咯类抗真菌剂合用增加神经系统不良反应，与苯妥英钠合用，降低苯妥英钠的吸收，肝功能异常时注意减量使用。

（6）顺铂（ciplatin, DDP, CDDP）：为金属铂的配位化合物，主要作用靶点为 DNA，作用于 DNA 链间及链内交链，形成 DDP - DNA 复合物，干扰 DNA 复制，或与核蛋白及胞浆蛋白结合。剂量一般为每次 $20mg/m^2$，每天 1 次，连用 5 天，或 1 次 $30mg/m^2$，连用 3 天，静脉滴注，并需利尿。治疗过程中注意血钾、血镁变化，必要时需纠正低钾、低镁。不良反应有消化道反应、肾毒性、神经毒性、骨髓抑制、过敏反应、心脏功能异常、肝功能改变及其他少见不良反应。

3. 联合化疗 联合化疗具有提高疗效、降低毒性、减少或延缓耐药性产生等优点，迄今已有不少联合化疗方案用于大肠癌的治疗，5 - FU 仍为大肠癌化疗的基础用药。常用的方案有以下几种。

（1）传统的 MVF 方案：即 5 - FU + VCR（长春新碱）+ Me - CCNU（甲基洛莫司汀）。5 - FU $10mg/kg \cdot d$ 静脉注射，共 5 天，VCR $1mg/m^2$ 静脉注射，第 1 天用 1 次，此两药均每 5 周重复 1 次；Me - CCNU $175mg/m^2$，第 1 天口服，隔周重复。

（2）FLE 方案：5 - FU + 左旋咪唑（levamisole）。左旋咪唑原为驱虫剂，单一用药对大肠癌无抗肿瘤活性，但有国外临床研究显示此方案能降低 Duke C 期结肠癌患者术后复发率、死亡率，提高生存率，故有人推荐作为Ⅲ期结肠癌术后辅助化疗的标准方案。此方案于大肠癌根治术后 28 天开始，5 - FU $450mg/m^2$ 静脉注射，每天 1 次，连用 5 天，以后改为每周 1 次，连用 48 周。左旋咪唑 50mg，每 8h 1 次连服 3 天，每 2 周重复 1 次，共服 1 年。

（3）CF + 5 - FU（leucovorin，柠檬胶因子，醛氢叶酸）方案：CF 能够增强 5 - FU 的抗肿瘤作用，提高大肠癌的缓解率。此治疗方案有多种剂量组合的报道，CF 多用每天 $200mg/m^2 \times$ 5 天，5 - FU 每天 $370 \sim 500mg/m^2 \times 5$ 天，28 天 1 个疗程，可连续用半年。但 CF/FU 方案的最佳剂量方案组合至今仍未确定。

（4）5 - FU + 干扰素（interferon，α - IFN）：5 - FU 与干扰素并用对多种实验性肿瘤包括人结肠癌细胞株有协调作用，机制尚不明了。一般为 5 - FU 750mg/d，连续滴注 5 天，以后每周滴注 1 次；α - IFN 900 万 U 皮下注射，每周 3 次。有报道此方案神经系统毒性反应达 37%。还有人推荐在 5 - FU + CF 基础上第 1 ~ 7 天加用 INF $500 \sim 600$ 万 U/m^2，加用 INF 组黏膜炎、腹泻和血小板下降比较明显。

（5）FAM 方案：即 5 - FU $500mg/m^2$ 静脉滴注，第 1 ~ 5 天。ADM（多柔比星）$30mg/m^2$，静脉滴注第 1 天，28 天重复，MMC（丝裂霉素）$6 \sim 8mg/m^2$，静脉滴注第 1、8 天。8 周为 1 疗程。

（6）其他还有：FAP 方案（5 - FU + ADM + DPP）、FMEA 方案（5 - FU + Me - CCNN + EPI）等。

4. 局部化疗方案 目前临床上对化疗药物、化疗方法的应用提出了更高的要求，目的是发挥最佳的杀灭肿瘤细胞的生物学效应，而对机体正常细胞及组织产生最小不良反应，为此学者们提出了许多解决方法。给药时间从过去单一的术后给药，改为现在的术前、术中、术后、间断或持续给药，且收到了一定临床效果。给药途径的改变，包括从静脉、动脉、淋巴管、局部注射，化疗药浸泡（如洗胃、灌肠），区域动脉灌注等。以下对大肠癌的局部化疗作简要介绍。

（1）肠腔内化疗：1960 年，Rousselot 提倡用肠腔化疗以提高结肠癌根治术疗效。患者按常规施行根治性手术，术中给予 5 - FU（30mg/kg 体重）注入癌瘤所在大肠腔内，按常规实施手术。据报道，术中肠腔化疗可提高 C 期大肠癌患者的远期生存率并可减少肝转移，其机制是通过肠壁吸收5-FU进门静脉系统和引流的区域淋巴结，杀灭可能进入门静脉和区域淋巴结的癌细胞；同时肠腔内的5-FU可杀伤和消灭癌细胞，防止癌细胞扩散，有减少局部复发的可能性。也有临床研究将5-FU制成栓剂或乳剂，对直肠癌患者在手术前经肛门直肠腔内给药，发现用药后直肠癌均发生不同程度的组织学改变，效果远较静脉给药好。

（2）动脉灌注化疗：动脉灌注化疗是恶性肿瘤综合治疗的重要手段之一。正确选择靶血管，是动脉灌注化疗成功的关键。动脉造影可为动脉灌注化疗提供解剖依据。由于术后肿瘤的营养血管被切断，因此，动脉化疗只适用于术前、术中和直肠癌术后髂内动脉化疗。方法：经皮股动脉插管至肠系膜下动脉近端，行血管造影以明确载瘤肠段血管分布，用5-FU1g、丝裂霉素12mg做选择性肠系膜下动脉及直肠上动脉灌注给药。动脉灌注化疗的优点：使肿瘤供血动脉内注入高浓度化疗药物，使其痉挛、收缩、甚至闭塞细小血管，使癌巢坏死，缩小；手术中出血减少，且术中见肿瘤坏死主要出现在边缘区，与周围组织分界较清楚，少有致密粘连，有利于完整切除肿瘤；灌注化疗药物刺激局部瘤组织引起大量细胞浸润及纤维组织增生，加强对肿瘤的抑制作用，防止癌细胞扩散和转移，减少癌细胞术中种植；化疗药物经过静脉回流门腔静脉，可达到全身化疗目的；动脉化疗给药局限，选择性高，全身毒副作用少。

（3）门静脉灌注化疗：大肠癌在原发灶根治术后5年内约50%发生肝转移。为预防肝转移，1979年Taylor等开始进行术后门静脉灌注5-FU的随机对照研究。其方法为，完成大肠癌切除后经大网膜静脉注入5-FU 250~500mg，或者经胃网膜右静脉插管，引出腹壁外，待术后持续灌注5-FU 1g/d，连续7天，同时加用5000U肝素。结果表明该疗法可延长Duke B期和Duke C期直肠癌患者的生存期。这一初步结果的报告引发了世界范围内多个类似的随机对照研究。因为门静脉灌注应用简便，毒性低、增加费用不多，采用该方法作为结肠癌术后的辅助化疗具有较大的吸引力。但其临床结果至今仍存在争议。

（4）腹腔化疗：大肠癌相当多的患者发生转移，最常见的部位依次是切除部位、腹膜表面和肝脏。大肠癌的腹腔化疗是近年来国内外研究较多的课题。经腹腔化疗，可直接提高腹内抗癌药物浓度，直接作用于复发部位和转移病灶，提高病灶局部的细胞毒性作用，减少全身不良反应，故对大肠癌术后复发和转移的防治有其独到之处，为大肠癌的术后辅助化疗开辟了新的途径。

化疗药物可选用5-FU、MMC、DDP等，以5-FU应用最多。腹腔化疗要求大容量贯注，一般每次以1.5~2.0L为宜，保留23h，24h内大多由腹膜吸收完毕，连续5天为1个疗程。

腹腔内反复注入大量化疗药物使其在腹腔内积蓄，增加了局部药物毒性，有的引起肠浆膜甚至肌层坏死。因此，应用过程中要严密观察腹部体征及白细胞计数变化。腹腔化疗的并发症与导管有关者有出血、肠穿孔、肠梗阻、液体外渗、腹腔和皮肤感染等。此外尚有白细胞减少、肺部感染等全身并发症。

腹腔化疗除了直接注入化疗药物外还有灌洗化疗，于手术切除病灶后关闭腹腔前用氮芥溶液（浓度20mg/L）浸浴腹腔、盆腔5~10min，吸净后，再放置5-FU 500~1000mg（加水500~600ml），不再吸出，然后常规关腹。一些临床研究报道，灌洗化疗可有效地杀伤腹膜表面的微小病灶、降低复发和转移。目前多数学者认为，高温、低渗化疗药液灌洗有明显的药代动力学方面的优越性，值得临床推广应用。但选哪种化疗药物最有效以及其浓度和用量尚待进一步研究。

综上所述，近些年来大肠癌手术后辅助化疗取得了巨大进步并获得了一定肯定，有利于防止局部复发和远处转移，提高长期生存率，已经成为综合治疗中必不可少的重要组成部分，无论在晚期患者的姑息性治疗或者术后辅助治疗都已获得一定疗效。

5. 新辅助治疗　近年来，新辅助化疗作为综合治疗的一种方法在结直肠癌中的应用已得到越来越多的关注。新辅助化疗是指在施行手术或放射治疗之前应用的全身性化疗，其目的是使原发肿瘤或转移病灶缩小，降低肿瘤分期，使不能切除的肿瘤变成可以切除，提高治愈性手术切除率，降低复发率；控制术前存在的微小癌及亚临床灶，抑制由于手术作用引发的肿瘤增殖刺激，控制医源性转移；在损伤肿瘤病灶的血管应及淋巴管之前，化疗药物容易使肿瘤局部达到有效浓度，起到高剂量杀伤作用；帮助术后选择化疗方案，为术后判定或选择抗癌药物提供依据，并可协助评价预后，防止远处转移。因此，新辅助治疗有可能提高结直肠癌的治疗效果。尽管目前缺乏临床随机资料肯定其疗效。但结直肠癌患者术前放化疗的应用已经越来越普遍。但国外亦有临床研究显示大肠术前化疗加术后化疗及单纯术后化疗对可切除结直肠癌患者的 5 年生存率、术后并发症差异没有统计学意义。

目前新辅助化疗对大肠癌远期生存率的影响还没有明确的结论，且长程的术前治疗会耽误根治切除的时机，其临床应用有待进一步循证医学证据。

（李成浩）

第七章

肿瘤的放射治疗

第一节 放射治疗的基础

一、一般临床知识

如前所述，放射肿瘤科是一个临床学科，放射肿瘤医师是一位临床医师，他直接接受患者，进行诊断及治疗，因此必须具有一般的临床知识及经验，并能处理放射治疗前、中、后的临床问题。

二、肿瘤学知识

放射治疗主要用于治疗恶性肿瘤，所以必须具有一般的肿瘤学知识，如肿瘤流行病学、病因、发病机制以及肿瘤分子生物学等，特别是应熟悉临床肿瘤学，要了解不同肿瘤的生物学行为、转归，每一个肿瘤的分期以及不同期别的治疗，放射治疗在各种肿瘤不同期别治疗中的作用等。

三、临床放射物理学知识

放射治疗是用射线治疗肿瘤，因此必须具有射线的物理知识，如熟悉各种设备的性能、各种射线的特点及其应用、剂量及临床剂量学，了解剂量计算等，这是每天都要用的，对放射肿瘤医师来讲是十分重要的。

四、肿瘤放射生物学知识

肿瘤放射生物学的最基本目的是解释照射以后所产生的现象并建议改善现在治疗的战略，也就是从三个方面为放射治疗提供了发展，即提供概念，治疗战略以及研究方案（protocol）。概念：首先是放射治疗基本知识，照射后正常组织及肿瘤效应的过程及机制，它将有助于我们了解照射后发生的现象，如有关乏氧，再氧合，肿瘤细胞再增殖以及 DNA 损伤后的修复。治疗战略：协助我们研究放射治疗的新方法，如乏氧细胞增敏剂，高 LET 放射治疗，加速分割及超分割放射治疗。研究方案：可为临床放射治疗研究方案提供意见，如为不同的分次治疗及剂量率提供转换因子，在治疗过程中何时应用增敏剂，将来进一步建议个体化治疗方案。综上所述放射肿瘤医师必须具备肿瘤放射生物知识，吴桓兴教授曾生动的形容说，肿瘤放射生物就是肿瘤放射治疗的药理学。

五、放射治疗过程

放射肿瘤医师、放射物理师、放射技师等，在放射治疗过程中各有不同的任务，如表7-1所述。

表7-1　放射治疗过程

临床检查及诊断 （明确诊断，判定肿瘤范围，做出临床分期，了解病理特征）	放射肿瘤医师
确定治疗目的 根治、姑息、综合治疗（与手术综合，术前，术中或术后放射治疗，与化疗综合） 或单一放射治疗	放射肿瘤医师
确定放射源 （体外照射——常规照射、三维适形照射、调强放射治疗等，近距离照射）	放射肿瘤医师
制作患者固定装置与身体轮廓	模拟机技师
模拟机下摄片或CT模拟	模拟机技师
确定靶区体积	放射肿瘤医师
确定肿瘤体积及剂量	
确定危险器官及剂量	
制定治疗计划 设计照射野并计算选择最佳方案	放射物理师
制作铅挡块	模室技师
确定治疗计划	放射肿瘤医师 放射物理师
验证治疗计划	放射肿瘤医师 模拟机技师
签字	放射肿瘤医师 放射物理师
第一次治疗摆位	放射肿瘤医师 放射物理师 放射治疗技师
摄验证片	放射治疗技师 放射肿瘤医师
每周摄验证片	放射治疗技师 放射肿瘤医师
每周核对治疗单	放射肿瘤医师 放射物理师
每周检查患者（必要时更改治疗计划）	放射肿瘤医师

临床检查及诊断 （明确诊断，判定肿瘤范围，做出临床分期，了解病理特征）	放射肿瘤医师
治疗结束时进行总结	放射肿瘤医师
随诊	放射肿瘤医师

六、放射治疗前的准备工作

1. 患者及患者亲友的思想准备　包括病情、治疗方案、预后、治疗中及治疗后可能发生的反应及晚期反应等，并取得同意，签订知情同意书。

2. 医疗上的准备　如纠正贫血、脱水、控制感染等；头颈部照射时保持口腔清洁、洁牙，拔除照射野内残牙等。

（杨　峥）

第二节　放射治疗的生物学

一、放射敏感性与放射治愈性

早在 1906 年，Bergonie 及 Tribondeau 基于他们的照射大鼠睾丸实验，提出了关于放射敏感性的定律。"放射对有较大繁殖能力，较长期分裂，形态及功能尚未固定的细胞更有效"。从中可以看出放射可以破坏肿瘤细胞而很小损伤正常组织，但是这一定律后来的实践证实并不完善。肿瘤的放射敏感性取决于它们的组织来源、分化程度、肿瘤的大体类型以及患者的一般状况如是否贫血，肿瘤有无感染等等。

放射治疗是一种局部及区域治疗的手段，放射治愈是指治愈了原发及区域内转移的肿瘤，因此可能与患者的最终结果不一致。

放射敏感性是指放射效应，按放射治疗肿瘤的效应把不同肿瘤分成放射敏感，中等敏感及放射抗拒的肿瘤。放射敏感的肿瘤常常是分化程度差，恶性程度高的肿瘤，它们易转移，放射治疗局部疗效虽好，但由于远地转移而患者最终未能治愈。但是，目前有了较强的全身治疗，其生存率较高，如小细胞肺癌，淋巴瘤等。放射抗拒的肿瘤经过放射治疗难以治愈。中等敏感的肿瘤由于它有一定敏感性且远处转移相对少，放射治疗疗效好，如子宫颈癌、头颈部鳞状上皮细胞癌等。

放射敏感性的四个主要因素是肿瘤细胞的固有敏感性，是否乏氧细胞，乏氧克隆细胞所占的比例以及肿瘤放射损伤的修复等。

二、肿瘤控制概率

已公认，放射治疗剂量高其肿瘤局部控制率高，所以从很早的文献就开始报道剂量效应的资料。1934 年 Miescher 发表了放射治疗皮肤癌的剂量效应资料，10 年以后，Strandqvist 发表了著名的放射治疗皮肤癌的剂量效应曲线，以后又出现了 NSD TDF 等公式。Fletcher 指出只有在一些均一的肿瘤放射治疗时，才能应用这些公式说明剂量与肿瘤控制概率的关系。

肿瘤控制概率（tumor control probability，TCP）诸如肿瘤的敏感性，肿瘤的大小等的很多因素，如亚临床病灶 45～50Gy 则可能控制 >90%，显微镜下残存的癌需要较高的剂量如60～65Gy，临床检查出的肿瘤则需更大的剂量，如 T_1 期的肿瘤需 60Gy，T_4 期则需 75～80Gy 甚至更高（上述剂量是指常规照射方案，即每日一次 2Gy，每周照射 5d）。

三、正常组织并发症概率

工作中，我们不仅考虑 TCP，而更主要的是考虑正常组织并发症概率（normal tissue complicationprobablity NTCP）。控制肿瘤的同时不能给患者造成不可接受的放射损伤。放射诱发的正常组织改变取决于放射治疗的总剂量，单次剂量以及照射体积。放射治疗的早期反应与晚期反应常常是不平行的，因此结果不一。例如，照射膀胱 50Gy～60Gy，会产生非常痛苦的急性膀胱炎（反应），但消退后无明显后遗症。低剂量照射全肾不会产生明显的早期反应，但肾实质可产生进行性萎缩，导致肾功能丧失，脊髓也是这样。这些晚期反应是不可逆的，有时是致命的，因此我们更应重视放射的晚期损伤，这也就二次线性方程式取代NSD，TDF 的重要原因。

晚期正常组织损伤可以将不同的器官按其次级功能单位（functional Subunits，FSUs）的排列方式来划分。次级功能单位可分为串形排列，平行排列还是两者均有。串形排列的器官如脊髓，肠道，当其中一部分受损时，可能导致整个器官功能丧失。平行排列的器官如肺，肝等等，当其中一部分受损时，不会导致整个器官功能丧失。

需要指出的是，照射肿瘤的剂量是取决于正常组织的耐受量及肿瘤控制剂量的平衡而主要考虑正常组织耐受剂量。NTCP 影响因素很多，故仅能参考。

Andews 根据 Shukovsky 放射治疗舌腭沟癌的材料发表的图（图 7－1）可以清楚地看出肿瘤控制率与正常组织损伤概率的关系，最佳剂量的范围是很小的。

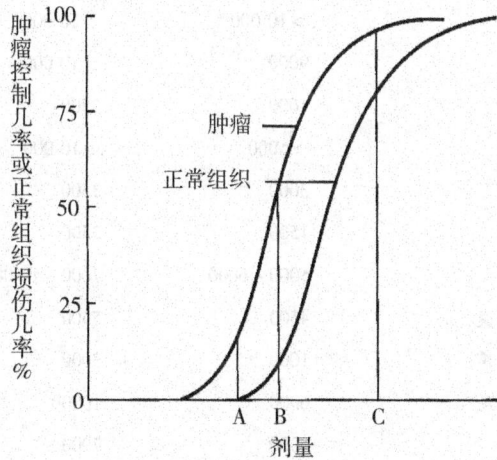

图 7－1 肿瘤控制概率及正常组织损伤概率的关系

四、正常组织的耐受剂量（表7-2）

表7-2　正常组织的耐受剂量　　　　　　剂量单位：cGy

器官	损伤	1% ~ 5% （TD5/5）*	25% ~ 30% （TD50/5）*	照射面积或长度
皮肤	溃疡，严重纤维化	5500	7000	100cm²
口腔黏膜	溃疡，黏膜发炎	6000	7500	50cm²
食管	食管炎，溃疡，狭窄	6000	7500	75 cm²
胃	溃疡，穿孔，出血	4500	5500	100cm²
小肠	溃疡，穿孔，出血	5000	6500	100cm²
结肠	溃疡，狭窄	4500	6500	100cm²
直肠	溃疡，狭窄	6000	8000	100cm²
涎腺	口腔干燥	5000	7000	50cm²
肝脏	急性，慢性肝炎	2500	4000	全肝
		1500	2000	全肝条状照射
	肝功能衰竭、腹水	3500	4500	全肝
肾脏	急、慢性肾炎	2000	2500	全肾
		1500	2000	全肾条状照射
膀胱	挛缩	6000	8000	整个膀胱
输尿管	狭窄	7500	10000	5 ~ 10cm
睾丸	永久不育	100	400	整个睾丸
				(5cGy/d，散射)
卵巢	永久不育	200 ~ 300	625 ~ 1200	整个卵巢
子宫	坏死，穿孔	>10 000	>20 000	整个子宫
阴道	溃疡，瘘管	9000	>10 000	全部
乳腺　儿童	不发育	1000	1500	全乳
成人	萎缩，坏死	>5000	>10 000	全乳
肺	急、慢性肺炎	3000	3500	100cm²
		1500	2500	全肺
毛细血管	扩张，硬化	5000 ~ 6000	7000 ~ 10 000	
心脏	心包炎，全心炎	4500	5500	60%
骨及软骨　儿童	生长受阻，侏儒	1000	3000	整块骨或10cm²
成人	坏死，骨折，硬化	6000	10000	整块骨或10cm²
脑	梗死，坏死	6000	7000	全脑
	梗死，坏死	7000	8000	15%
脊髓	梗死，坏死	4500	5500	10cm
眼	全眼炎，出血	5500	10 000	全眼
视网膜				全眼

续　表

器官		损伤	1% ~ 5%	25% ~ 30%	照射面积或长度
			（TD5/5）＊	（TD50/5）＊	
角膜		角膜炎	5000	＞6000	整个角膜
晶体		白内障	500	1200	整个或部分晶体
耳（中耳）		严重中耳炎	6000	7000	整个中耳
前庭		梅尼埃综合征	6000	7000	整个前庭
甲状腺		功能低下	4500	15000	整个甲状腺
肾上腺		功能低下	＞6000		整个肾上腺
垂体		功能低下	4500	20 000 ~ 30 000	整个垂体
肌肉	儿童	萎缩	2000 ~ 3000	4000 ~ 5000	整块肌肉
	成人	纤维化	6000	8000	整块肌肉
骨髓		再生不良	200	450	全身骨髓
			3000	4000	局部骨髓
淋巴结及淋巴管		萎缩，硬化	5000	＞7000	整个淋巴结
胎儿		死亡	200	400	整个胎儿
外周神经		神经炎	6000	10 000	10cm^2
大动脉		硬化	＞8000	＞10 000	10cm^2
大静脉		硬化	＞8000	＞10 000	10cm^2

注：＊TD5/5 为最小耐受剂量，指在标准治疗条件下，治疗后 5 年内小于或等于 5% 的病例发生严重并发症的剂量。TD50/5 为最大耐受剂量，指在标准治疗条件下，治疗后 5 年，50% 的病例发生严重并发症的剂量。此处标准治疗条件是指超高压治疗（1 ~ 6MeV），1000cGy/周，每天一次，治疗 5 次，休息 2d。整个治疗根据总剂量在 2 ~ 8 周内完成。

五、时间—剂量

在 20 个世纪初就已知道，相同的剂量分次照射比一次照射的生物效应小，当时只是每天照射一次，还不了解疗程中分次的关系。Strandvist 1944 首次建立了总治疗时间与放射效应的数学模式，根据 1933 ~ 1937 年治疗的 97 例皮肤癌，15 例复发，14 例发生并发症，Strandvist 建立了著名的散布图（scattergram）。Cohen1949 年对其进行了仔细研究及修正。Ellis1969 根据 Cohen 的观察及 Fowler 的照射猪皮肤的实验提出了 NSD（nominal standard dose）公式。这个公式沿用了多年，其主要缺点是低估了正常组织的晚期并发症。二次线性方程式（LQ 模式），不但考虑了正常组织的晚反应，同时还适用于总等效剂量与分次剂量从每次 1Gy 到单次很大的剂量照射，被认为是近年来肿瘤放射生物学对治疗最大的贡献。值得提出的是，总剂量影响晚反应组织，而分次剂量影响早反应组织。

分割照射的基础是正常组织的修复，肿瘤细胞再氧合以及肿瘤细胞的再增殖。目前常用的分割方案有：超分割，加速超分割，后程加速超分割等，前者的目的是保护正常组织，后两者是克服肿瘤细胞再增殖。

（一）疗程延长对疗效的影响

目前已证实延长放射治疗疗程将导致局部控制率下降，复发率升高。中国医学科学院肿瘤医院放射治疗 $T_1 N_0 M_0$ 声门癌 223 例，对于疗程≤42d，43～49d 以及≥50d，局部分控制率分别为 94%，76.9% 以及 66.2%。放射治疗鼻咽癌疗程延长时复发率上升（表7－3）。表7－4 报告了头颈部癌放射治疗疗程延长对局部控制率的影响，非小细胞肺癌也获得同样的结论。

表7－3　放射治疗鼻咽癌疗程延长与复发

疗程延长天数	复发例数/总例数	复发率（%）
0	9/45	20.0
1～4	38/124	30.7
5～10	20/44	45.5
>10	14/17	82.3
共计	81/230	35.2

表7－4　放射治疗头颈部癌疗程延长与局部控制

作者	肿瘤部位	例数	延长时间（天）	对局部控制影响（%）
Taylor	喉	473	7	15～25
Amdur	头、颈	161	14	35
Maciejewski	喉	310	20	50
Wang CC	口咽	140	11	16～34
Overgard	喉	92	28	40～50
Bataini	扁桃体	466	10	29
Mandenhall	舌	31	10	13～20
Budihna	喉	52	21	13～45
Barton	喉	1012	14	17
Parson	声门上	468	10	4
Hoekstra	头	203	14	7～12

（二）超分割放射治疗

总剂量与常规放射治疗相同，只是把每天照射一次改为两次，每次 1.1～1.2Gy，两次照射间隔 4～6h，其目的是保护正常组织。因此，大多数放射治疗医师用它来增加总的剂量而不增加正常组织并发症。例如，EORTC 22791 下咽癌研究，超分割放射治疗组：80.5Gy/70 次/7 周（1.15Gy 每天两次）。常规放射治疗组：70Gy/35 次/7 周。结果是超分割放射治疗组提高了局部控制率及生存率，而不增加并发症。RTOG83~113 超分割放射治疗Ⅲ期非小细胞肺癌的研究，每天照射两次，每次1.2Gy，两次照间隔4h，848 例入组，分为60Gy，64.8Gy，69.6Gy，74.4Gy 及79.0Gy 共5组，其2 年生存率分别为18%，18%，29%，19%及22%，急性反应64.8Gy组以上各组都一样，晚期反应各组都一样说明超分割放射治疗保护了正常组织。

（三）加速超分割放射治疗

Saunder1997 报道了连续加速超分割放射治疗（continuous hyperfractionation accelerated radiation therapy，CHART）Ⅲ期非小细胞肺癌的结果，英国13 个中心参加，随机分组研究，共563 例入组。CHART 组，1.5Gy，每天照射3 次，8am，2pm 及6pm，总剂量54Gy/36 次/12d，其中大野照射37.5Gy，小野照射16.5Gy；常规放射治疗组每日照射1 次，每次2Gy，每周照射5d，总剂量60Gy/30 次/6 周，其中大野照射44Gy/22 次，小野照射16Gy/8 次。2 年生存率CHART 组为29%，常规放射治疗组为20%，P = 0.004，其中鳞状上皮细胞癌2 年生存率CHART 组为33%，常规放射治疗组为19%，P < 0.001。当然，CHART 组正常组织反应大，只能进流质饮食的急性放射性食管炎CHART 组为19%，常规放射治疗组为3%。

（四）后程加速分割放射治疗

考虑照射后肿瘤细胞加速增殖，上海医科大学肿瘤医院施学辉报告后程加速超分割放射治疗食管癌的结果，85 例入组，随机分常规分割组及后程加速超分割组，常规分割组42 例，1.8Gy/次/天，每周照射5 次，总剂量为68.4Gy/7.6 周；后程加速超分割组42 例，常规分割41.6Gy/4.6 周，然后每日照射2 次，每次1.5Gy，总剂量68.4Gy/6.4 周。1、3 及5 年生存率常规分割组分别为47.7%、19.0% 及14.3%，后程加速超分割组分别为72.1%、41.9% 及32.6%。Fu 1999 年报道晚期头颈部鳞癌各种分割照射随机分组研究结果，其中包括口腔、口咽、下咽及声门上癌共1073 例，915 例随访2 年以上，分为标准分割组（SFX）2Gy/次/天，5d/周，总量70Gy/35 次/7 周，超分割组（HFX）1.2Gy/次，2 次/天，间隔6h，5d/周，总量81.6Gy/68 次/7 周，加速超分割＋分段组（AFX－S1）2Gy/次2 次/天，间隔6h，5d/周，总量67.2Gy/42 次/6 周，在38.4Gy 时休息2 周，加速超分割＋小野加量组（AFX－C）标准分割照射36Gy 后大野1.8Gy/次/天，小野照射5Gy/次/天，5d/周，2 次照射间隔6h，结果见表7－5，说明后程加速组疗效好，能耐受，晚期反应大但为短暂的。需要注意的是，每日照射超过一次，其间隔时间应不小于6 个h。

表7－5 头颈部鳞癌各种分割照随机分组研究结果

组别	例数	LRC（%）	Dss（%）	DFs（%）	Os（%）	3 级以上急性反应（%）	3 级以上晚反应（%）
SFX	231	45	55	31	45	36	26
HFX	229	53	61	37	54	55	28
AFX－S	228	47	56	33	46	52	27
AFX－C	227	54	61	39	51	59	37

（五）分段照射

RTOG 曾报道，在头颈、宫颈、肺及膀胱癌行分段治疗未获得好处。佛罗里达大学报道分段治疗头颈部、子宫颈及前列腺癌其肿瘤控制率及生有率均较低，我国过去曾用于治疗鼻咽癌，疗效不好，已不再使用。现仅用鼻咽癌分段与连续放射治疗的结果来说明（表 7 - 6 及表 7 - 7）。

表 7 - 6　鼻咽癌分段或连续放射治疗后的复发比较

组别	例数	复发部位			
		鼻咽或颅底		颈淋巴结	
		例数	%	例数	%
分段	56	18	32.1	11	19.6
连续	51	6	11.8	6	11.0
P			<0.05		<0.05

表 7 - 7　鼻咽癌分段或连续放射治疗后的 5 年，10 年生存率及 5 年无癌生存率的比较

组别	例数	5 年生存率		10 年生存率		5 年无癌生存率	
		例数	%	例数	%	例数	%
分段	56	12	21.4	7	12.5	9	16.1
连续	51	21	41.2	15	29.4	20	39.2
P			<0.05		<0.05		<0.05

（杨　峥）

第三节　分次放射治疗的生物学基础

（一）分次放射治疗的生物学因素

现代放射生物学的知识使人们有可能解释时间 - 剂量因子对生物效应的影响并了解其作用机制：著名放射生物学家 Withers 曾在 "改变分次放射治疗方案的生物学基础" 一文中指出：临床放射治疗医师在设计分次治疗方案时，应注意把握两个要点：即生物学的合理性和处方剂量设定的科学性。因此临床放射治疗医师除医学专业知识外，还应掌握肿瘤放射治疗的生物学原理和照射剂量 - 生物效应的量效关系。欲达此目的，必须了解影响分次放射治疗的生物学因素。其中临床放射生物学中的 "4Rs" 概念是重要环节。

"4Rs" 是指，细胞放射损伤的修复（repair of radiation damage），周期内细胞的再分布（redistribution within the cell cycle），氧效应及乏氧细胞的再氧合（oxygen effect and reoxygenation）以及再群体化（repopulation）。

1. 细胞放射损伤的修复（repair of radiation damage）

（1）细胞的放射损伤：DNA 是放射线对细胞作用最关键的靶。早期实验显示，用放射线照射会导致 DNA 溶液的黏度下降，接下来的实验证实了这主要是由于 DNA 链的断裂所致。DNA 链的断裂主要有两种形式，即单链断裂（single - strand breaks，SSB）和双链断裂（double strand breaks. DSB）。那么我们为什么会认为 DNA 损伤是放射线造成细胞死亡和突变的最关键事件呢？主要证据和理由有如下几方面：

1）微辐射研究显示，用放射线杀死细胞时，单独照射细胞质所需的照射剂量要比单独照射细胞核大得多。

2）放射性核素（如 ^3H，^{125}I）参入核 DNA 可有效地造成 DNA 损伤并杀死细胞。

3）受放射线照射后染色体畸变率与细胞死亡密切相关。

4）当特异地把胸腺嘧啶类似物，如碘脱氧尿核苷或溴脱氧尿核苷参入染色体时可修饰细胞的放射敏感性。

照射在 DNA 水平所致损伤的数量远比最终导致的细胞死亡数量大。对哺乳动物的有氧细胞而言，用 D_0 剂量（通常在 1～2Gy）照射后即刻，每个细胞 DNA 损伤的大致数目是：单链断裂～1000；双链断裂～40。另外还有 DNA 链间及 DNA - 核蛋白之间的交联。因此，临床上所用的照射剂量会造成大量的 DNA 损伤，但其中的大部分被细胞成功地修复了。

为了便于叙述和理解，一般将细胞的放射损伤概括为 3 种类型，即亚致死损伤（sublethal damage），潜在致死损伤（potential lethal damage）和致死损伤（lethal damage）。

亚致死损伤是指受照射以后，细胞的部分靶而不是所有靶内所累积的电离事件，通常指 DNA 的单链断裂。亚致死损伤是一种可修复的放射损伤，对细胞死亡影响不大，但亚致死损伤的修复会增加细胞存活率。

潜在致死损伤是指正常状态下应当在照射后死亡的细胞，若在照射后置于适当条件下由于损伤的修复又可存活的现象。但若得不到适宜的环境和条件则将转化为不可逆的损伤使细胞最终丧失分裂能力。

致死损伤指受照射后细胞完全丧失了分裂繁殖能力，是一种不可修复的，不可逆和不能弥补的损伤。

（2）细胞放射损伤的修复：

1）亚致死损伤的修复是一专业术语，指假如将某一既定单次照射剂量分成间隔一定时间的两次时所观察到的存活细胞增加的现象。

1959 年 Elkind 发现，当细胞受照射产生亚致死损伤而保持修复能力时，细胞能在 3h 内完成这种修复，将其称之为亚致死损伤修复。后来许多学者的实验都证实了 Elkind 实验的正确性。因此这种修复也称为 Elkind 修复。

图 7 - 2 显示了用培养的仓鼠细胞得到的分次照射实验资料。单次照射 15.58Gy 的存活分数是 0.005，如果把这个剂量分成相等的 2 次，其间间隔 30min，细胞的存活分数要比单次照射明显高一些，随着间隔时间的延长细胞存活分数会继续增高而在 2h 左右达到平台，这时所对应的细胞存活分数是 0.02，大约为单次照射细胞存活分数的 4 倍。此后如果进一步增加分次剂量的间隔时间其细胞存活分数并不继续增高。图中资料的实验条件是，在两次照射之间将哺乳动物细胞保持在室温（24℃），以防止细胞在这段间隔时间内发生细胞周期的移动而干扰实验结果，因此它特异说明了分次照射时细胞所存在的亚致死损伤修复现象。

亚致死损伤的修复受许多因素影响，主要有：①放射线的性质：低 LET 射线照射后细胞有亚致死损伤和亚致死损伤的修复，高 LET 射线照射后细胞没有亚致死损伤因此也没有亚致死损伤的修复。②细胞的氧合状态：处于慢性乏氧环境的细胞比氧合状态好的细胞对亚致死损伤的修复能力差。③细胞群的增殖状态：未增殖的细胞几乎没有亚致死损伤的修复等。细胞亚致死损伤的修复速率一般为 30min 到数小时。常用亚致死损伤半修复时间（$T_{1/2}$）来表示不同组织亚致死损伤的修复特性，目前尚不完全清楚所有组织亚致死损伤的修复速率。在临床非常规分割照射过程中，两次照射之间间隔时间应大于 6h，以利于亚致死损伤完全修复。

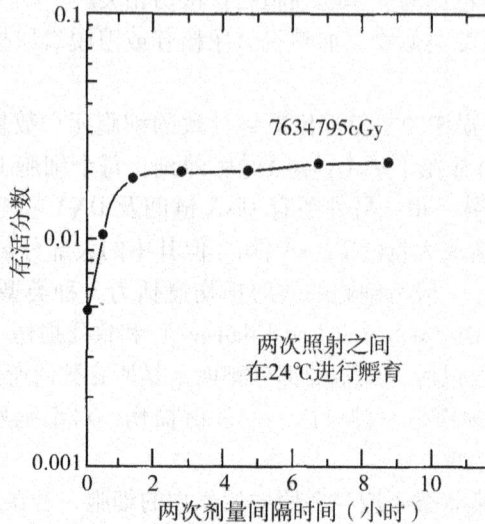

图 7 - 2　中国仓鼠细胞受 2 分次 X 射线照射后的细胞存活

2）潜在致死损伤的修复：指照射以后改变细胞的环境条件，因潜在致死损伤的修复或表达而影响既定剂量照射后细胞存活比的现象。由于在通常情况下这种损伤是潜在致死的因此可能会引起细胞的死亡。但如果照射后环境改变则会导致细胞存活的增加，这被认为是潜在致死损伤修复的结果。如果照射后把细胞放在平衡盐而不是完全培养基中培养几个小时潜在致死损伤会被修复。

Little 及其同事用密度抑制的平台期细胞培养研究潜在致死损伤，如果照射后在进行克隆形成分析实验前把细胞保持在密度抑制状态 6～12h 细胞存活率同步增加。当存在潜在致死损伤修复时，潜在致死损伤与放射治疗的关系变得更加明显。这种现象既存在于离体实验也存在于在体实验肿瘤。图 7 - 3 说明了这点。

和亚致死损伤修复一样，潜在致死损伤修复也和许多因素有关，如高 LET 射线照射时没有潜在致死损伤的修复。乏氧以及细胞密度接触都是影响潜在致死损伤修复的重要因素。而且潜在致死损伤的修复也与细胞所处的周期时相有关，如果照射后 6h 或更长时间细胞没有分裂则会发生潜在致死损伤的修复，这表现为细胞存活增高。这种修复现象在离体实验可用照射后 6h 的平台期来证实，在体内实验，可用动物肿瘤或正常组织细胞的分析以及移动延缓来证实。

潜在致死损伤修复对临床放射治疗是重要的，研究提示，某些放射耐受的肿瘤可能与它们的潜在致死损伤修复能力有关。即放射敏感的肿瘤潜在致死损伤修复不充分而放射耐受肿瘤具有较为充分的潜在致死损伤修复机制。

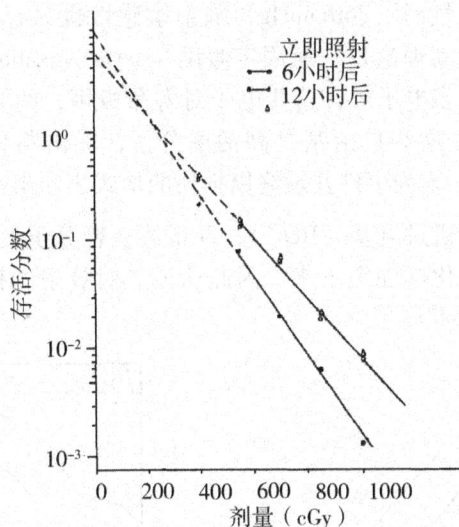

图例：
立即照射
6小时后
12小时后

纵轴：存活分数（10^0, 10^{-1}, 10^{-2}, 10^{-3}）
横轴：剂量（cGy）（0, 200, 400, 600, 800, 1000）

图7-3 密度抑制的平台期细胞的 X 射线细胞存活曲线

2. 周期内细胞的再分布（redistribution within the cell cycle） 离体培养细胞实验表明，处于不同周期时相的细胞放射敏感性是不同的，细胞的放射敏感性随它们在周期内所处的时相不同而不同。在实验室已用大量的细胞系研究了这种现象，总的倾向是处于 S 期的细胞（特别是晚 S 期）是最耐受的，处于 G_2 和 M 期的细胞是最放射敏感的。可能的原因是，G_2 期细胞在分裂前没有充足的时间修复放射损伤。

图 7-4 显示了 Sinclair 和 Morton（1965）的经典研究结果。他们先把仓鼠细胞分别同步化在细胞周期的 5 个不同时相，然后进行细胞存活分析实验。细胞存活曲线显示，变化主要在曲线的肩区。G_2 期或 M 期细胞的存活曲线没有肩区，而 S 期细胞存活曲线的肩区最大。右图显示用这些资料重建的周期内细胞的杀灭变化。照射后即刻所有细胞倾向于处在与照射前相同的时相点，而一些将会失去它们再繁殖的完整性，而保持再繁殖完整性的细胞在数量上倾向于 S 期最多。

照射以后，在下一个周期过程中重要的效应关系变得明显了，有丝分裂延缓（mitotic delay，指从 G_2 进入 M 期的延缓）是经常被观察到的现象，另外还有从 G_1 到 S 期的延缓。这些过程所涉及的遗传学机制正在受到广泛关注。

一般认为，分次放射治疗中存在着处于相对放射抗拒时相的细胞向放射敏感时相移动的再分布现象，这有助于提高放射线对肿瘤细胞的杀伤效果；但如果未能进行有效的细胞周期内时相的再分布，则也可能成为放射耐受的机制之一。

3. 氧效应及乏氧细胞的再氧合（oxygen effect and reoxygenation）

（1）氧的重要性：早期的研究发现（上世纪初），细胞对电离辐射的效应强烈地依赖于氧的存在。人们把氧在放射线和生物体相互作用中所起的影响，称为氧效应。把在乏氧及空气情况下达到相等生物效应所需的照射剂量之比叫作氧增强比（oxygen enhancement ratio，OER），通常用 OER 来衡量不同射线氧效应的大小。

实验表明，氧效应只发生在照射期间或照射后数毫秒内。随着氧水平的增高放射敏感性有一个梯度性增高，最大变化发生在 0 ~ 20mmHg。氧浓度进一步增高增至空气水平（155mmHg），甚至100%氧气时（760mmHg）放射敏感性也只有很小的增加。氧效应的机制尚不完全清楚，比较公认的理论是"氧固定假说（oxygen fixation hypothesis）"，即当带电粒子穿过生物物质时产生许多电子对，这些电子对寿命极短，约为 10^{-10} 秒，生物物质吸收了放射线以后形成自由基。这些自由基是高活度分子，能击断化学键造成靶分子的损伤（通常是DNA），从而启动一系列事件并最终以损伤的形式表达出来。在有氧存在的情况下，氧与自由基 R· 作用形成有机过氧基（$RO_2^·$），并最终在靶分子上形成ROOH，它是靶物质的不可逆形式，于是损伤被化学固定下来，因此认为氧对放射的损伤起了"固定"作用称之为"氧固定假说"（图7－5）。

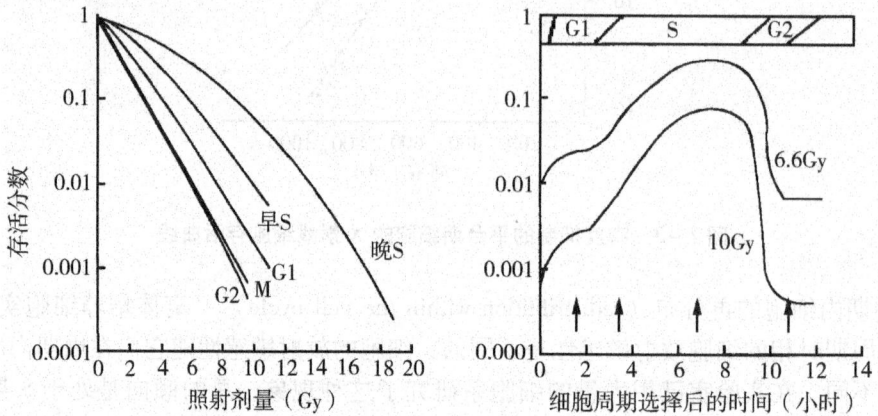

图7－4　不同周期时相仓鼠细胞的放射敏感性变化

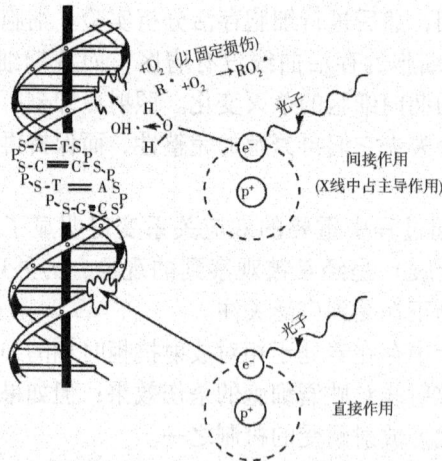

图7－5　氧固定假说

在20世纪50年代和60年代，关于细胞杀灭中氧作用的观点在放射生物及放射治疗学家中很流行，提出了许多办法改进临床治疗，如用高压氧舱提高氧含量，及采用新的射线如中子、重离子等。

（2）肿瘤乏氧：实体瘤的生长需要不断地诱导血供，这个过程称之为血管生成。新形成的血供是原始性的，不能满足生长中肿瘤的需要，因此造成营养不良和供氧不足区域，乏氧细胞便存在于这些区域，但这些乏氧细胞仍是有活力的，至少在一段时间内如此。

首先指出实体瘤内有乏氧细胞存在是在 1955 年，由 Thomlinson 和 Gray 根据他们对人支气管癌组织切片的观察提出的。他们观察了有血管间质围绕的有活力的肿瘤部位，从间质中这些肿瘤细胞获得所需的营养和氧。随着肿瘤的生长这个区域膨大，在中心部出现坏死区域，有活力组织的厚度为 $100 \sim 180 \mu m$ 与计算所得的氧扩散距离相似。提示，氧在基质的扩散被细胞所消耗。当肿瘤细胞层的厚度超过氧的有效扩散距离时，细胞将不能存活。那些处于即将坏死边缘部位的细胞即是仍有一定活力的乏氧细胞，时常被称为是慢性乏氧细胞。除此之外，最近的研究提示，肿瘤的血管可以周期性的开放和关闭，导致短暂的一过性或急性乏氧。这种现象的机制还不太清楚，可能是由于血管被血细胞或循环中的肿瘤细胞堵塞，肿瘤内压高部位的血管崩溃，宿主整体血管的自发性舒缩影响下游毛细血管的血流所致。

已进行了许多测定动物肿瘤乏氧水平的尝试，但那些用于测定动物肿瘤乏氧水平的直接方法（如对存活曲线的分析或夹持肿瘤血管等）均不能用于人的情况。对人肿瘤乏氧的临床调查主要采用间接的方法，如测量血管间距、血管密度，以及肿瘤细胞到最近的血管的距离；或用生化的方法测定肿瘤代谢活性；采用"Comet"法研究 DNA 损伤程度对肿瘤内乏氧细胞的含量进行间接评估；或采用特异的放射活性物质或荧光标记的化合物结合到乏氧细胞等。直接测定人肿瘤乏氧细胞的方法是采用氧电极以决定氧分压。用这些方法进行的几个临床试验已间接地证明了人实体肿瘤内有乏氧细胞存在，并能影响放射效应。

（3）乏氧细胞的再氧合：研究表明，直径 < 1mm 的肿瘤是充分氧合的（Stanley et al，1977）。超过这个大小便会出现乏氧。如果用大剂量单次照射肿瘤，肿瘤内大多数放射敏感的氧合好的细胞将被杀死，剩下的那些活细胞是乏氧的。因此，照射后即刻的乏氧分数将会接近100%，然后逐渐下降并接近初始值，这种现象称为再氧合。研究表明，再氧合现象发生于许多不同类型的肿瘤且再氧合的速度变化范围很大，有些肿瘤发生在几小时以内，而另一些却需几天时间，与照射前的值相比，再氧合后的最终乏氧水平可以高于或低于照射前值。乏氧细胞再氧合的发生机制还不甚清楚。如果再氧合发生得快，可能是由于曾短暂关闭的血管的再通或细胞呼吸的下降（这会增加氧弥散距离）。

再氧合对临床放射治疗具有重要意义，图 7 - 6 说明分次放射治疗后肿瘤内的假定情况。在这个例子里，98% 的肿瘤细胞是氧合好的，2% 是乏氧的。图中说明了大剂量分次照射氧合好的细胞和乏氧细胞的效应。假如没有再氧合发生，则每分次剂量照射后只能期望杀死极小数量的乏氧细胞，乏氧细胞存活曲线将会比氧合好的细胞的存活曲线平坦。在疗程后期，乏氧细胞群体的效应将占重要地位，如果分次间有再氧合发生则放射对初始乏氧细胞的杀灭将会增大，从而使乏氧细胞的负面效应减少。目前，尚不能直接检测到人肿瘤的再氧合，2×30 次分次放射治疗所达到的局部控制率的事实间接地支持有再氧合现象的存在。分次照射有利于乏氧细胞的再氧合，因此可采用分次放射治疗的方法使其不断氧合并逐步杀灭之。

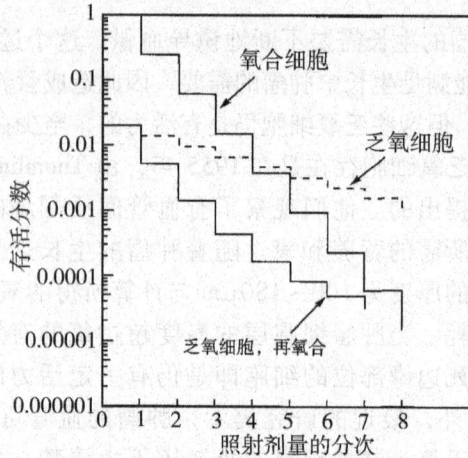

图7-6　计算所得的分次照射肿瘤细胞再氧合的存活曲线

4. 再群体化（repopulation）　损伤之后，组织的干细胞在机体调节机制的作用下，增殖、分化、恢复组织原来形态的过程称作再群体化。这一概念早先用于描述正常组织损伤之后的恢复过程。例如，皮肤割伤以后出现了一连串的细胞丢失，数天以后，这个缝隙便被填满了。伤口边缘部位的细胞快速倍增使皮肤的原来的形态得到正确恢复。再群体化效应可以被增殖层次细胞的缺失或非增殖性功能细胞层的缺失所启动。

再群体化的概念也用于肿瘤，但涵义有所不同。照射或使用细胞毒性药物以后，可启动肿瘤内存活的克隆源细胞，使之比照射或用药以前分裂得更快，这称之为加速再群体化（accelerated repopulation）。图7-7说明单次20Gy X射线照射后大鼠移植瘤肿瘤消退和再生长的总生长曲线。值得重视的是，在这段时间里肿瘤还在明显皱缩和消退着，而存活克隆源细胞的分裂数目比以前更多更快。

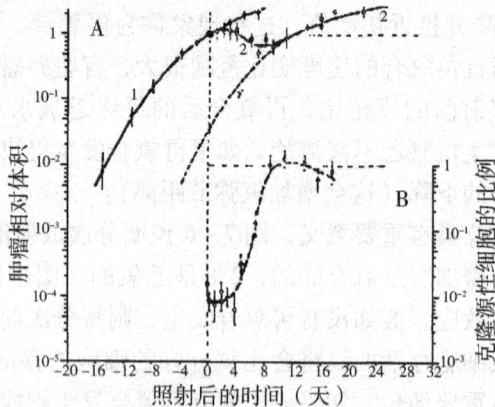

图7-7　加速再群体化

大鼠横纹肌肉瘤的生长曲线，A. 曲线1是未照射的对照组的生长曲线；曲线2是照射后即刻的肿瘤生长曲线；B. 照射以后不同时间克隆源细胞的比例变化。

在临床上，人的肿瘤也存在着相似现象。Withers 及其同事总结了头颈部肿瘤的文献，分析了达到 50% 控制剂量（TCD_{50}）与分次治疗总时间的关系，结果见图 7 – 8，提示，在头颈部肿瘤干细胞的再群体化在开始治疗后的 28d 左右开始加速，因此每天增加 0.6Gy 是需要的，以补偿加速再群体化所损失的效益。

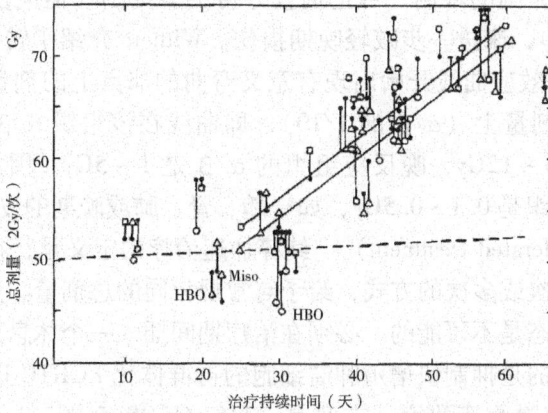

图 7 – 8 头颈部鳞癌总治疗时间和 TCD_{50} 剂量的关系

受照射组织的再群体化反应的启动时间在不同组织之间有所不同。放射治疗期间存活的克隆源性细胞（clonogenic cell）的再群体化是造成早反应组织、晚反应组织及肿瘤之间效应差别的重要因素之一。在常规分割放疗期间，大部分早反应组织有一定程度的快速再群体化。而晚反应组织由于它的生物学特性一般认为疗程中不发生再群体化。如果疗程太长，疗程后期的分次剂量效应将由于肿瘤内存活干细胞已被启动进入快速再群体化而受到损害。正如 Withers 在资料中所显示的，头颈部肿瘤在疗程后期（4 周左右）出现加速再群体化。因此从生物学角度来看，根据情况对治疗方案进行时间—剂量的必要调整是可行的。

除上述因素外，近年来的研究表明，肿瘤内的干细胞数和细胞内在放射敏感性也会从不同角度影响肿瘤放疗疗效。

（二）临床放射治疗中非常规分割治疗研究

分次放射治疗的生物学基本原理是，把一次剂量分成数次时可由于分次剂量之间亚致死损伤的修复以及在总治疗时间足够长的情况下由于干细胞的再群体化而保护正常组织（但如果总治疗时间太长也会同时损失肿瘤治疗效益）。与此同时，把一次剂量分成数次还可由于分次照射之间肿瘤细胞的再氧合和再分布而对肿瘤有敏化作用。

临床上探索将上述生物学原理应用于放射治疗的主要研究实践如下。

1. 超分割放射治疗（hyperfractionation）　超分割的基本目的是进一步分开早反应组织和晚反应组织的效应差别。纯粹的超分割可以被定义为：在与常规分割方案相同的总治疗时间内，在保持相同总剂量的情况下每天照射 2 次。但这个定义是不能令人满意的，因如果降低每分次的剂量则可能会增加总剂量。因此，在实践中的超分割往往是不纯粹的，包括总剂量的提高，有时也因一天照射 2 次而改变了总治疗时间。主要目的是在早反应相同或轻度增加的情况下，进一步减轻晚期反应而肿瘤的控制与常规相同或更好。欧洲协作组（TheEuropean Cooperation Group，EORTC）实施了头颈部肿瘤的超分割临床实验 EORTC 22791 方案是：超分割 80.5Gy/70 次/7 周（1.15Gy×2/天）与常规 70Gy/35 次/7 周相比，结果如下：

1）肿瘤控制和 5 年生存率升高（从 40% 提高到 59%），说明提高了疗效。

2）没有明显增加副作用。

3）此方案对口咽癌的优点是明显的。

每天 2 次并不是超分割的限制，可把剂量分得更多更小（但应使分割剂量处在剂量—效应曲线弯曲部位以上），来进一步减轻晚期损伤。Withers 介绍了转折剂量的概念（flexure dose, Df），指在剂量—效应曲线开始出现有意义弯曲的那点上的剂量。他提示，在实践中这点是在 0.1α/β 比值剂量上（α/β 的 1/10），即曲线在该组织 α/β 比值的 1/10 处弯曲。早反应组织的 α/β 是 6~12Gy，晚反应组织的 α/β 是 1~5Gy。因此早反应组织的 Df 是 0.6~1.2Gy，晚反应组织是 0.1~0.5Gy，如脊髓、肾、肺或晚期的皮肤挛缩。

2. 加速治疗（accelerated treatment）　纯粹加速治疗的定义是，在 1/2 常规治疗的总时间内，通过一天照射 2 次或多次的方式，给予与常规相同的总剂量。然而，在实践中因急性反应的限制达到这种状态是不可能的。必须在治疗期间插入一个休息期或降低剂量。

加速治疗的主要目的是抑制快增殖肿瘤细胞的再群体化 EORTC 进行了头颈部肿瘤（不包括口咽癌）的随机前瞻临床研究。方案是：72Gy/45 次/5 周（1.6Gy×3/天）中间休 2 周，常规方案是 2Gy×35/70Gy/7 周。EORTC22851 的结果是：①局控率增加 15%，但对生存率无明显优点。②急性反应增加。③晚期反应增加（包括致死性并发症）。④因此，纯粹的加速治疗只有在极端小心的情况下才能被使用。

（1）连续加速超分割放射治疗（continuous hyperfractionated accelerated radiationtherapy）：唯一的也是最有趣的加速治疗研究是由英国 Mount Vernon 医院和 Gray 实验室合作进行的，这个方案叫作连续加速超分割治疗（CHART）。方案是 36 次/12d，每天 3 次间隔 6h，1.4~1.5Gy/次，总剂量 50.4~54Gy。按常规标准它的总剂量是非常低的，当然是在很短的时间内完成治疗。这个方案主要思路是，降低分次剂量以减轻晚期反应，缩短总治疗时间以抑制肿瘤的增殖。

1）CHART 方案的特点是：

a. 小剂量/次，36 次。

b. 总治疗时间短，连续 12d。

c. 治疗期间无休息，3 次/天，间隔 6h。

d. 1.4~1.5Gy/次，总剂量 50.4~54Gy。

2）结果如下：

a. 肿瘤局部控制率是好的，因总治疗时间短。

b. 急性反应明显，但峰在治疗完成以后。

c. 大部分晚期反应是可以接受的，因每次剂量小。

d. 脊髓是例外，在 50Gy 出现严重的放射性脊髓病。因为 6h 间隔时间对脊髓而言太短。

（2）加速超分割放射治疗合并 nicotinamide 和 carbogen：

这个方案的思路是：

1）加速，以克服肿瘤的增殖。

2）超分割以保护正常组织。

3）吸入 carbogen 以克服慢性乏氧。

4）给予 nicotinamide 以克服急性乏氧。

（三）剂量率效应

正确认识肿瘤及正常组织在生物学上的剂量率效应特点，对合理进行近距离治疗具有重要意义：

1. 剂量率范围的时标　放射可以按其剂量率效应的不同分别称为急速照射、慢速照射和迁延性照射。急速照射是指剂量率在 2Gy/min 以上照射。在多数真核细胞系统中有生物学意义的照射剂量将在数分钟内给完，在照射过程中极少发生或不发生 DNA 单链断裂的修复，也看不见剂量率效应。慢速照射是指剂量率低于 $2 \times 10^{-3} Gy/min$，在多数真核细胞系统中，有生物学意义的照射剂量将需要数小时才能给完，DNA 单链断裂的修复大致是完全的。介于急速和慢速之间的是迁延性照射。

2. 剂量率效应的机制　放射生物研究细胞和组织最常用的剂量率是 1~5Gy/min，这也是临床外照射常用的剂量率。因此对每次 2Gy 的照射而言，照射时间不会超过几分钟。在这段时间里可发生由照射引起的初始化学效应（如自由基的形成）但对 DNA 损伤的修复或任何其他生物过程的发生是不够的。随着剂量率的下降，给予既定剂量所需的照射时间延长，照射期间便可能发生一些生物学过程以修饰所观察到的放射反应，这个过程可用"4Rs"来描述。

所谓"4R"是指：①亚致死损伤的修复（repair of sublethal damage）：细胞受照射发生亚致死损伤的修复，它的速率一般为 30min 到数小时。计算说明，当剂量率范围从 1Gy/min 降低到 0.1Gy/min，这个速度的修复将会修饰放射效应。②周期内细胞的再分布（redistribution within the cell cycle）：快增殖组织在几天内发生周期细胞的再分布。③再群体化（repopulation）：再群体化是一个很慢的过程，人肿瘤或正常组织的再群体化不会低于 1d，这个范围可能是很宽的，从几天到几周。只有当照射时间成为有意义的时间函数时，单次照射才会发生有意义的再群体化（快增殖组织在数周内再群体化）。因此，无论是肿瘤还是正常组织，当剂量率在很低的范围（低于 2cGy/min），将影响细胞的效应。④乏氧细胞的再氧合（reoxygenation）：乏氧细胞的再氧合是一很重要的生物学因素，尤其是在肿瘤。目前还不知道再氧合的确切发生时间，可能是几天（Steel 1986）。

降低剂量率将会导致某一既定照射剂量的完成时间延长。因此，上述因素在用 LDR 进行连续照射时将会影响生物效应。在 LDR 治疗，由于总照射时间的关系，亚致死损伤的修复是最重要的因素，再分布的影响相对次要。再分布可能只与用相对长的半衰期的放射性核素（如 ^{125}I 半衰期 59.6d）的植入有关。最近的一些实验室工作显示，同步化的停滞大大长于一个细胞周期，于是也影响进一步的放射以及近距离治疗与外照射的结合（Williams 等 1991）。再氧合在 LDR 比 HDR 更有效，特别是那些只进行近距离治疗的患者。这是由于 LDR 与 HDR 相比，用 LDR 乏氧细胞所受的损伤大于分次 HDR 治疗；而用 HDR 氧合的肿瘤细胞所受的损伤大于氧合的正常细胞（Joslin 1992）。

3. 组织内插植围绕放射源细胞杀灭的变化　插植源周的不均匀照射体积会产生重要的放射生物学结果。靠近源的部位剂量率高，对细胞的杀灭类似于急速照射的存活曲线。随着细胞距源的距离变远，在较低剂量率处的细胞会不太敏感，在插植照射期间累积剂量率也将下降。这两个因素会导致随源距的不同在细胞杀灭方面非常快的变化。组织内（肿瘤或正常组织）靠近放射源部位的细胞杀灭水平很高，不管敏感还是不敏感的细胞都会被杀灭，而距源稍远的细胞效应又会很低甚至可能那些最敏感的细胞也会存活。在这两种极端情况之间会有一个临界带，在此将会发生不同水平的细胞杀灭。正如 Steel 等 1989 年指出的，对任何既定水平的放射敏感性而言，在数微米的照射距离内将会出现局部控制率从高到低的峭壁样变化。

4. 近距离放疗等效生物剂量　剂量率效应在近距离放疗中的影响比起外照射更明显。临床实践表明，两种相同剂量分布的治疗方案可能由于剂量率的不同而产生完全不同的疗效，这表明剂量率的作用绝不仅仅是个简单的物理剂量问题，而涉及复杂的放射生物学范畴。如前所述，近距离放疗中实施的剂量率被划分为低、中、高 3 个区段；此外，还有永久植入（permanent implant）和脉冲（pulsed irradiation）照射两个特殊模式。它们之间的相互区别、内在联系和等效转换一直是临床医师和放射生物学家锲而不舍的研究课题，研究方向包括细胞存活随照射剂量率变化的机制、数学表达式、等效转换模式及其临床验证等。

（1）α/β 理论对细胞存活曲线随剂量率变化的解释：α/β 理论是目前比较成功解释细胞存活曲线随剂量率变化机制的有说服力的理论。它用 DNA 的单链与双链断裂导致细胞亚致死和直接致死机制替代传统的靶学说，认为单次急速（acute）照射的细胞存活曲线由初始斜率随剂量增加出现肩部，进而变化愈加陡峭的现象是由于上述两种致死机制相对份额变化导致的。其中，非修复直接死亡份额用函数 exp（−αD）表示，有修复可能的亚致死份额用 exp（−βD_2）表示，总存活函数

$$S = \exp\left[-\left(\alpha D + \beta D^2\right)\right] \tag{9-1}$$

α/β 比值反映两种机制达到平衡，即份额相等时的剂量，它随细胞类型不同而异。

关系式 $$\alpha D = \beta D^2, \quad D = \alpha/\beta \tag{9-2}$$

剂量率改变时，仅影响亚致死份额的改变。降低照射剂量率，亚致死状态下的死亡积累相对自身修复作用变得更加缓慢，细胞的死亡以直接致死方式为主，曲线斜率变缓，在半对数坐标中趋向于与 D 呈正比的 $\ln S = \alpha D$ 直线。这表明，欲产生相同的细胞存活比例，即相同生物效应，就必须加大照射剂量（由 Ds 增至 Dm）。剂量率有效变化范围取决 a/β 比值，但一般说来限于 0.25Gy/h ~ 10Gy/h。剂量率高于 10Gy/h 时，照射时间变短，修复可能性越小；剂量率低于 0.25Gy/h 时，细胞死亡完全由非修复型死亡支配，变得与剂量率变化无关。这表明近距离照射低、中、高剂量率区段的划分应主要依据生物效应的特征，而不是物理剂量率量值。

（2）亚致死损伤修复和再群体化：剂量率变化导致细胞存活曲线的变化仅仅是外因作用，内因是细胞本身具有亚致死修复的能力。人们通常认为修复的动力学过程也遵从时间 t 的指数函数 exp（t/Tr），Tr 被称之为半修复时间，量级在 1 ~ 1.5h，修复快的组织 Tr 数值小，当剂量率低至 1Gy/h 时，若组织的 Tr 值小，等效剂量与 Dm 不相上下；反之，若组织的 Tr 值大，亚致死份额就大，等效剂量将随剂量率变化发生显著涨落浮动。

将 α/β 与 Tr 一道考虑，表明在已知剂量照射下所产生的生物效应是剂量率的函数；换言之，不同组织欲获得相同的生物效应所需的照射剂量取决于细胞的生物特征，也就是亚致死的份额及修复速度。

尽管细胞修复是剂量率效应最重要的生物学因素，但另外一个因素，即再群体化（repopulation）也不容忽视。在近距离治疗中，它近乎不予考虑，因为在短暂的治疗过程中不可能发生大量细胞增殖（cellular multiplication）现象；不过在永久植入治疗中，若肿瘤具有很高的有丝分裂活动的话，则需加以考虑。

（3）剂量率作用的理论公式：放射生物学家（Liversage 1969，Dale 1985，Thams 和 Hendrv1987）很早就提出了等效生物剂量 D 作为剂量率 $\dot{D}$ 的函数与照射时间 t 的关系式：

$$D\ [\alpha/\beta + 2 \times \dot{D} \times Tr/0.693] = Constant（常数）\qquad(9-3)$$

若两种不同剂量（D_1，D_2）和剂量率（$\dot{D}_1$，$\dot{D}_2$）条件下取得等同的疗效，则

$$D_2/D_1 = [\alpha/\beta + 2 \times \dot{D}_1 \times Tr/\ln2]\ /\ [\alpha/\beta + 2 \times \dot{D}_2 \times Tr/\ln2]\qquad(9-4)$$

这一基本公式被广泛用于临床实践，在法国著名放射肿瘤学家 Bemard Pierquin 和放射物理学家 Cinette Marinello 1997 年编著的《近距离放疗实用手册》一书第五章中由 Jean Dutreix 列举了大量运算示例和分析，本章将节选相关内容供国内放疗专业人员学习参考：

1）晚反应组织对剂量率变化较早反应组织更敏感：

例一：某肿瘤组织照射总剂量 D_1 为 60Gy，在低剂量率 $\dot{D}_1$ 为 0.42Gy/h 条件下，需连续照射 6d，即 144h，试计算早反应组织（$\alpha/\beta=10$Gy）和晚反应组织（$\alpha/\beta=3$Gy）在 Tr=1h，$\dot{D}_2$ 提高至 0.83Gy/h（20Gy/d 天）时对应的等效剂量。

解：将数据带入公式（9-4），得出 $D_{2早}$（$\alpha/\beta=10$Gy）=54Gy，需照射 65h；$D_{2晚}$（$\alpha/\beta=3$Gy）=47Gy，需照射 57h，表明晚反应组织对剂量率的改变具有较高的灵敏度。

需指出的是，目前对 α/β 值的研究表明动物实验确立的数据亦可用于人类，而且直接用人体组织测定 α/β 值也不是件很困难的事情；但 Tr 值尚不够准确，大部分实验 Tr 值接近 1h，但也有的买验指出 T 可能与分次剂量大小有关，所循规律不是简单的指数函数关系。

公式（9-1）隐含着等效剂量 D 与治疗时间 t 的关系，即 $t=D/\dot{D}$，我们可根据经典治疗方案推算出与其等效的其他治疗方式，并表述成曲线或表格，以方便使用。

2）缩短治疗时间，必将加重晚期反应的程度。以维持疗效不变为前提，若缩短治疗时间，必将加重晚期反应的程度。因此新方案的实施应以晚反应组织的耐受程度为依据。

例二：试计算在 8d 内实施与 55Gy/5d 方案等效的照射剂量，α/β 分别为 10 和 3Gy。

解1：$\alpha/\beta=10$Gy，$D_1=49$Gy/5d 与 $D_2=51$Gy/8d 等效，$D_2/D_1=1.04$；且 $D_1=59$Gy/5d 与 $D_2=61.5$Gy/8d 等效，$D_2/D_1=1.04$，则 $D_1=55$Gy/5d 大致与 $D_2=57$Gy/8d 等效。

解2：$\alpha/\beta=3$Gy，$D_1=48$Gy/5d 与 $D_2=53$Gy/8d 等效，$D_2/D_1=1.10$ 且 $D_1=57.5$Gy/5d 与 $D_2=64$Gy/8d 等效，$D_2/D_1=1.11$，应用 $D_2/D_1=1.11$，则 $D_1=55$Gy/5d 与 $D_2=61$Gy/8d 等效。

从表 7-8 可以看出：

表7-8 等效剂量随治疗时间的变化

	肿瘤组织（α/β=10Gy）Tr 取值 1h							
治疗天数	3	4	5	6	7	8	10	15
等效剂量	28.5	29	30	30	30	30.5	31	31
	37.5	39	39.5	40	40.5	40.5	41	42
	46	48	49	50	50.5	51	52	53
	55	57	59	60	61	61.5	62.5	64
	64	66.5	68.5	70	71	72	73	75
	72	76	78	80	81	82.5	84	87
	80	85	88	90	92	93	95	98

治疗天数	晚反应组织（α/β=3Cy）Tr取值1h							
	3	4	5	6	7	8	10	15
等效剂量	26.5	28	29	30	31	31	32	33
	34.5	37	39	40	41	42	43	45
	42.5	46	48	50	51.5	53	55	58
	50	54	57.5	60	62	64	66	71
	58	63	67	70	73	75	78	84
	65.5	71.5	76	80	83	86	90	97
	73	80	85.5	90	94	97	102	111

a. 当照射剂量大时，等效剂量增量也大。例如 $\alpha/\beta=3Gy$，在疗程为 5d 和 8d 的等效剂量由 39Gy 增至 42Gy，涨幅 8%；而从 76Gy 增至 86Gy，涨幅 13%。

b. 以 6～7d 的治疗方案为例，缩短治疗时间引起等效剂量的改变幅度要比延长治疗时间更显著。例如 $\alpha/\beta=3Gy$，63Gy/4d，70Gy/6d 与 75Gy/8d 等效剂量级差变小。

c. 等效剂量转换过程中，晚反应组织的剂量变化幅度比早反应组织大，例如 $\alpha/\beta=3Gy$：70Gy/8d 等效 59Gy/4d；$\alpha/\beta=10Gy$：70Gy/8d 等效 65Gy/4d。这就意味着照射总量不变，若改变疗程，则必改变疗效；若保持肿瘤疗效不变，晚期反应将更加严重。所以必须明确缩短治疗时间所带来的负面影响，尤其是处方剂量很大时更要谨慎。

3）用于不同治疗方案的比较：

例三：等效剂量与治疗时间的关系转换还可用于不同放疗部门之间对同部位肿瘤、采用相同剂量分布，但不同剂量与照射时间的各种方案做评估比较。

设 A 方为 55Gy/4d，B 方为 65Gy/8d：

若 $\alpha/\beta=10Gy$：A 方为 55Gy/4d 等效 59Gy/8d，表明 B 方方案的生物效应高出 A 方 10%；

若 $\alpha/\beta=3Gy$：A 方为 55Gy/4d 等效 65Gy/8d，表明 AB 两方案对晚反应组织的生物效应相同。

（4）近距离放疗中剂量和剂量率的不均匀性的影响：近距离放疗中剂量和剂量率的不均匀性是不可避免的一个问题，无论采用何种优化处理手段，处方剂量（dose specified）对应的等剂量面内外的剂量（率）落差都很大。对一般临床治疗来说，我们排除剂量大于 120Gy 和低于 30Gy 的区域不予考虑，前者对应体积甚小，但属于可能导致组织破坏的剂量值；后者对应疗效甚少的剂量限，上下限剂量（率）变化指数可能高达 4.0。

临床效果是剂量高的位置生物效应会更好。例如，在接受 120Gy 剂量的位置，其剂量率为 0.83Gy/h，参考上述等效转换公式和表格，它比参考剂量率为 0.42Gy/h 的位置，对肿瘤而言（$\alpha/\beta=10Gy$）剂量等效性增加了 10%，对健康组织（$\alpha/\beta=10Gy$）造成的损伤则提高了 30%。又如，只接受了 40Gy 吸收剂量的部位，由于剂量率下降到 0.28Gy/h，等效剂量低了 10%，对正常组织晚期反应要轻得多。正如放射肿瘤学家 Dutreix 指出的那样，对近距离治疗而言，不光要审视剂量分布，这仅仅是物理剂量概念；还应将等剂量值用剂量率因数加权，该因数的大小取决于剂量、治疗时间和被照组织的生物学特征（α/β）。

（5）低剂量率照射和分次照射的等效性及其疗效关系：对分次照射，当分次数增加时，分次剂量减小，但总等效剂量增加。假设我们只考虑治疗过程中的修复效应，忽略再增殖效应，等效剂量值将从单次急速照射剂量 D_s 增至分次量甚低时的 D_m，这时细胞杀伤仅存直接致死方式。这一变化范围（$D_s \sim D_m$）与近距离治疗剂量率由很高向很低变化时效果相同。

于是我们可以说用剂量率 $\dot{D} = D/t$ 做近距离连续照射，与它对应的、能产生相同效应的分次照射的分次数可用 N 表示，分次剂量为 $d = D/N$。其中 N 值表达式为（Thams and Hendry 1987）：

$$N = \frac{1}{d} \times \frac{\ln 2}{Tr} \times t \qquad (9-5)$$

在低剂量率近距离放疗中 $t \gg Tr$

$$d = \dot{D} \times t/N = \frac{2}{\ln 2} \times Tr \times \dot{D} \approx 2.89\ Tr\ \dot{D} \qquad (9-6)$$

这时，d 与 $\dot{D}$ 的关系与 α/β 无关，也就是说，对低剂量率近距离放疗，当我们认定修复时间 $Tr = 1h$ 时，d（Gy）数值上等于 $2.89\dot{D}$。例如，当 $\dot{D} = 0.42$（Gy/h），即10Gy/天的低剂量率近距离放疗与 $d = 1.2$Gy 分次照射等效。

这一结果可引申很多推论，即不管是用 $\dot{D} = D/t$ 做连续照射，还是用 d（Gy）数值上等于 $2.89\dot{D}$ 做分次照射，它们在任何剂量 D 的效果都是相同的。当连续照射的剂量率为 0.42Gy/h，它与经典的 5 次/周，2Gy/次照射方案相比，$d = 1.2$Gy，单次量减少了许多，因此有潜在的治疗优势；反过来说，当剂量率高于 0.69Gy/h（16.6Gy/d），它对应的等效分次剂量 $d > 2$Gy。例如20Gy/d，对应 $d = 2.4$Gy。

至此，我们已经可以在近距离连续照射、分次照射和经典的以 2Gy 为分次量的常规照射之间做相互转换。后者转换公式为：

$$D_2/D_1 = (\alpha/\beta + d_1) / (\alpha/\beta + d_2) \qquad (9-7)$$

例四：不考虑再增殖因素，建立连续照射 60Gy/6d（$\dot{D} = 0.42$Gy/h）与分次剂量为 2Gy 的分次照射等效转换关系。

解：我们已得出 $\dot{D} = 0.42$Gy/h 连续照射对应的等效分次照射剂量关系，即连续照射 $D = 60$Gy/6d 相当 50 次分次量 $d_1 = 1.2$Gy，总剂量 $D_1 = 50 \times 1.2$Gy $= 60$Gy 的分次照射，再利用公式（9-7）求解 $d_2 = 2$Gy 对应的总照射剂量 D_2。

当 $\alpha/\beta = 10$Gy，$D_2 = 60$（$10 + 1.2$）/（$10 + 2$）$= 56 = 28 \times 2$Gy；

当 $\alpha/\beta = 3$Gy，$D_2 = 60$（$3 + 1.2$）/（$3 + 2$）$= 50 = 25 \times 2$Gy。

不难看出在相同疗效前提下，近距离连续照射全程只用 6d 时间，而分次照射需要几周时间，可见对可实施近距离放疗的肿瘤部位和类型，低剂量率近距离放疗较外照射有很大的优越性，这也是近距离放疗至今仍占有相当比例的原因。

（6）肿瘤的再群体化因素：分次照射需延续几周的时间，在此期间再群体化因素会产生什么影响呢？先假设忽略分次照射中晚反应组织的再群体化问题，对发生在皮肤和黏膜上的早期反应组织而言，实验和临床都表明：照射头 10d 内动力学没有多大改变；但照射头两周内对细胞倍增（cellularmultiplication）的刺激十分明显，但随后则迅速减弱。所以人们理所当然地考虑，可能需要增加剂量 M 以抵消细胞的增殖效应，经验表明对照设时间在 4~8 周的分次照射而言，M 值大约为 15Gy。

例五：在例四的转换基础上，考虑细胞再群体化，结果可修正为：

当 $\alpha/\beta = 10Gy$，$D_2 = 56 + 15 = 71Gy \approx 35 \times 2Gy/7$ 周；

当 $\alpha/\beta = 3Gy$，$D_2 = 50 + 0 = 25 \times 2Gy/5$ 周。

随着对再群体化效应研究的深入，可把肿瘤再群体化考虑为恒定的过程，并用潜在倍增时间 T_{pot} 来表述。它是指两次相继分裂的平均时间间隔，它的数量级约为 5~10d，也有的学者认为短至 2d，为了抵消这种有丝分裂活动，有必要在 T_{pot} 间隔至少给予 50% 杀灭的剂量，该剂量大约是 2Gy，因此用来抵消增殖的剂量 M 等于

$$M = 2Gyt/T_{pot} 6.8 \qquad (9-8)$$

表 7-9 列出不同疗程（overall time）t 和倍增时间 T_{pot} 对应的 M 剂量值，数据表明当疗程长到几周时，M 将占有重要的份额。近距离连续照射则不然，其疗程长度短、可在几天内完成，M 即或不能忽略，也只占很小比例，何况肿瘤治疗有效性相对较高，同时又不会增大晚期反应；分次照射则不同，它必须保持较低的分次剂量，且分次间隔又要长到足以保证亚致死损伤得以修复。

表 7-9　不同疗程 t 和倍增时间 T_{pot} 对应的抵消肿瘤细胞增殖的 M 剂量值

T_{pot}	t				
	5	10	20	30	40
	剂量 M（Gy）				
2	5	20	20	30	40
5	2	4	8	12	16
10	1	2	4	6	8

例六：某分次治疗总剂量为 50Gy，5 次/周，2Gy/次，随后进行 3d20Gy 近距离照射，试求它对应的等效单纯分次照射方案。

解：利用公式（9-8），3d 20Gy 近距离放疗相当剂量率 $\dot{D} = 0.28Gy/h$，分次照射量 d = 0.8Gy，且 20Gy = 25 × 0.8Gy。若对早反应组织，$\alpha/\beta = 10Gy$，它的等效转换为 18Gy = 9 × 2Gy。

上述混合治疗模式等效于 50 + 18 = 68 = 342Gy 单纯分次治疗；不过上述等效性是在假设两种照射总时间相同的前提下成立，如果不是这样，疗程短的方案则更有效。

上述混合治疗模式对晚反应组织（$\alpha/\beta = 3Gy$），3d20Gy 近距离放疗等效 15Gy = (7.5 × 2Gy)，等效剂量为 50 + 15 = 65Gy。

例七：近距离连续照射较经典 52Gy/周分次照射的优点。

首先，采用低剂量照射可修复细胞损伤，只要剂量率低于 0.69Gy/h，剂量 D 的生物效应将与分次剂量为 2Gy 的分次照射等效，同时又能使邻周涉及的正常组织具有较低的晚期反应。

其次，从疗程长短看，主要优势表现在疗程较短的连续照射中肿瘤干细胞再群体化不明显；而在长达几周的分次照射中则问题很突出，如补偿剂量 M 考虑不周，甚至会导致放疗最后的失败。

(7) 治疗中断对疗效的影响：治疗中断的原因很多，如护理中断、来访探视中断、设备故障中断以及医师临时决定的治疗暂停等；它还可按时间间隔另外划分为短暂 1h 左右的中断和长达几小时甚至几天的中断。短暂中断仅导致照射的平均剂量率下降，部分亚致死修复，生物效应减弱。不过这种中断较治疗时间短得多，对疗效影响不大。这是由于生物效应随剂量率变化不是很急遽，通常 10% 的剂量率变化，即连续照射每天中断 2 ~ 3h 并不十分重要；与此相反，长时间中断导致所有亚致死病变修复。若超过一周，问题就更大了，这时总治疗时间不得不延长，若肿瘤倍增时间短，再群体化就会发生，疗效不可能好。

(8) 永久植入：永久植入治疗所用的核素的半衰期短，照射剂量率会逐日下降，理论计算表明如果剂量率效应仅仅与细胞修复有关，而忽略再增殖的影响的话，永久植入过程的总照射剂量 D 的生物效应与接受恒定 0.5 倍初始剂量率 $\dot{D}_i$ 的照射等效，其中，初始剂量率 $\dot{D}_i = \ln 2 \times D / T_{H/2}$，$T_{H/2}$ 为核素的半衰期。例如，用金 Au – 198 做永久植入治疗，$T_{H/2}$ = 2.7d，总剂量为 60Gy，初始剂量率 $\dot{D}_i$ = 0.64Gy/h，其等效治疗方案为用恒定剂量率 0.32Gy/h 照射 7.8d（187.2h）给予同样 60Gy 的剂量。

该例表明，对金 Au – 198，选用它做永久植入核素时，对总剂量量值的考虑是和 LDR 恒定剂量率照射类同的；但若选用碘 I – 125（$T_{H/2}$ = 59.89d）则不同，它的初始剂量率低，接近 0.1Gy/h，半衰期相对长，疗程也长。这时我们不得不考虑再增殖因素，结果通常总剂量要高达 150 ~ 200Gy。

若只考虑修复的影响，与金 Au – 198 实施总剂量 60Gy 等效的治疗若换用碘 I – 125 时，总剂量需增加，对 α/β = 10Gy D = 65Gy；对 α/β = 3Gy D = 77Gy。若再考虑疗程长导致的再增殖因素，等效剂量还要高。除此之外还需看到当剂量率减低到所谓"临界值"，即剂量刚好抵消再增殖，也就是在 T_{pot} 时间内施与的剂量达到 50% 的杀灭，该剂量为 2Gy（对 T_{pot} = 6d 的组织剂量率降至 0.014Gy/h）。

例八：设碘 I – 125 永久植入处方剂量 150Gy，初始剂量率 $\dot{D}_i$ = 0.07Gy/h，若 T_{pot} = 6d，则约在第 140 天剂量率衰减到临界值，这时累积剂量为 120Gy，为抵消剩余的 23.5 个 T_{pot} 期间内产生的再增殖，要增补 M = 47Gy 的剂量。对肿瘤而言，有效剂量为 73Gy，在剂量率由 0.07 ~ 0.014Gy/h 期间进行。这一附加的剂量尽管对正常组织不利，但毕竟由肿瘤组织的控制改善得以补偿。

(9) 高剂量率近距离放疗：在短时间内施予高剂量照射引起的放射生物学问题并不仅仅是近距离放疗所特有的，外照射积累的大量经验也得出同样的结论，即单次大剂量照射不会得到满意的治疗结果，因为为保证相同的肿瘤控制，必然增加晚期正常组织的反应。

从放射生物学解释，有以下几个方面：

1）短时间内大剂量照射增加了晚反应正常组织亚致死损伤的积累。

2）瘤体内存活的乏氧细胞的比例会增加，因为产生再氧合的条件，即两次打击之间的间隔变小。

尽管临床实践表明单次量 3Gy 的外照射效果并不如 2Gy，但对近距离治疗却可以承受，原因是外照射的治疗体积（TV）通常比近距离治疗大。临床经验还表明，高剂量单次近距离照射是不可取的，但单次量为 5～7Gy，治疗拉开，长达几周，尚能较好地耐受。我们可以用以前提到的公式（9-7）将分次量为 d_1，总量为 D_1 的高剂量率近距离放疗方案，转换为分次量为 $d_2 = 2Gy$，等效剂量为 D_2：即 $D_2 = D_1 (\alpha/\beta + d_1) / (\alpha/\beta + 2)$ 的方案。表 7-10 列举了与单次高剂量率近距离放疗 $D_1 = 4～8Gy$ 等效的、分次量 $d_2 = 2Gy$ 的治疗方案。

D_2 与 D_1 等效的前提是忽略再增殖或者两方案的再增殖情况相同，同时不考虑乏氧细胞再氧合的问题，而该因素在分次数较少时对治疗有影响。

表 7-10　与单次高剂量率近距离放疗 $D_1 = 4～8Gy$ 等效的、分次量为 $d_2 = 2Gy$ 的治疗方案

单次剂量（Gy）	分次量为 $d_2 = 2Gy$ 的等效方案总照射剂量	
	$\alpha/\beta = 10Gy$	$\alpha/\beta = 3Gy$
4	4.7	5.6
5	6.3	8
6	8	10.8
7	9.9	14
8	12	17.6

例九：计算与 5×7Gy 高剂量率近距离治疗等效，且单次量为 2Gy 的治疗方案。

解：参考表 7-12，对于与单次大剂量 7Gy 的高剂量率近距离照射等效的，分次量为 2Gy 的方案当 $\alpha/\beta = 10Gy$ 时是 9.9Gy；$\alpha/\beta = 3Gy$ 时是 14Gy。所以，与 5×7Gy 高剂量率近距离治疗等效的分次照射总剂量对 $\alpha/\beta = 10Gy$ 和 $\alpha/\beta = 3Gy$ 分别是 5×9.9Gy≈50Gy=25×2Gy 及 5×14Gy≈70Gy=35×2Gy。

这种等效关系还可进一步扩及 LDR 近距离放疗。因为前面已经提到了分次量为 2Gy 的照射与相同处方剂量，剂量率为 0.69/h 的连续 LDR 照射等效；而公式（9-3）D～D 又给出其他剂量率条件下对应的剂量。这样就把 HDR 近距离放疗、2Gy 分次照射和 LDR 连续照射在生物等效的原则下联系起来，彼此不再无端地或仅从物理剂量角度被割裂开来。

总体上说来采用 HDR 对肿瘤做几次大剂量照射的生物效果不如 LDR 照射，因为它趋向于产生较严重的晚期反应，加上疗程长，肿瘤的再群体化因素也变得明显。不过 HDR 毕竟有它的优点，特别是对姑息患者，临床上还需积累更多的克服其负面效应的经验。

（10）脉冲照射（pulsed dose rate，PDR）：高剂量率近距离放疗的一个衍生分支是所谓脉冲照射，是指用分次数量多，但单次剂量小，间隔时间短（1h 左右）的照射，这种超分割照射与 LDR 连续照射相类似。每天 24 次，0.5Gy/次的 PDR 照射与每日剂量 12Gy、剂量率为 0.5Gy/h 的连续照射等效。这启示我们对国内现有的 HDR 后装机用户，可考虑进行放射生物学研究和临床试验，对合适的肿瘤用 HDR 机型进行 PDR 模式治疗，获得 LDR 连续照射效果。

小结：本节概括介绍了近距离放疗中剂量率效应的影响及其等效生物剂量转换的理论基础、运算公式和示例，对国内占绝对比例的 HDR 机型用户提供了必要的启示，它有助于我们更深刻的理解 HDR、MDR、LDR、PDR 和永久性植入各类照射模式之间的区别、内在联系以及与 2Gy 分次外照射为转换关系；有助于医师更理性地、更客观地总结以往临床成功经验与失败的教训，以利不断改善治疗效果；当然，还应指出放射生物学研究的进展总体上还落后于临床实践需求，很多机制还未明朗，数学表达式还很近似，所以在临床实践中更要讲求严谨的科学态度和实事求是的作风。

（四）肿瘤放射治疗中生物剂量等效换算的数学模型

进行"生物剂量"等效换算的作用主要有：①对临床研究中的不同分割方案进行比较。②改变原有治疗方案或开展一个新的治疗模式与常规治疗进行"生物剂量"等效估算，以获得最好的治疗效益并使患者的利益得到保护。因此，正确理解和运用"生物剂量"的概念及相关数学换算模型是非常必要的。

1. "生物剂量"的概念　自20世纪30年代开始创立和制定辐射量化标准和剂量单位制以来，物理剂量学系统不断完善，使临床放疗、放射物理和放射生物的研究工作有了统一的标准和依据。但应注意的是：临床意义上的放射剂量学中的物理学涵义和生物学涵义有所不同，各自侧重的角度也不同。根据国际原子能委员会第30号报告定义，"生物剂量"是指对生物体辐射反应程度的测量。"生物剂量"与"物理剂量"是两个不同的概念，正如刘泰福教授所指出的"单野下的等剂量曲线，实际生物效应剂量（Gy）与物理剂量并不一致。这是由于随每次剂量的大小，生物效应也发生变化。根据Fowler公式，每次剂量越大，生物效应越大，尤其是晚反应组织；相反也如此。例如，100Gy的照射剂量时，70%物理剂量（70cGy）按Fowler公式计算其生物剂量是74.2cGy，而50%处的生物剂量就变成40.5cGy。此事实导致照射一个野与每天照射所有野的差别，这种差别在物理剂量图上是看不出来的"。

此外，在比较不同治疗中心计划的优劣时所用的也是生物剂量。在做反向治疗设计时也要首先了解重要器官和组织的耐受性和耐受剂量，然后才是进一步设计具体的放射治疗方案，这靠物理剂量是无法达到目的的。

2. 放射治疗中的生物剂量等效换算模型　在放射治疗计划中有3个因素是应经常被注意的：①当改变常规治疗计划时应计算保持相等生物效应所需的总剂量。②争取一个合理的分次方案。③比较不同分次剂量、分次数、和总治疗时间的治疗技术。

通观分次放射治疗的历史，曾提出过很多生物剂量换算的模型，但只有极少数的模型具有实用价值。主要为：①立方根规则（cube root rule）。②名义标准剂量（norminal standard dose NSD）。③LQ模型（linear quadratic modle，LQ）。前两者可认为是经验性公式，后者是理论性公式。

（1）立方根规则（cube root rule）：1944年由Strandqvist提出，是第一个对现代分次放射治疗发展具有指导意义的时间剂量模型。在他的文章中，证明了皮肤反应（皮肤红斑和皮肤耐受）的等效剂量。用皮肤和唇基底细胞癌及鳞癌的复发和皮肤损伤的总剂量与总治疗时间在log-log坐标上作图得到一条直线，斜率为0.22（图7-9）。1949年Cohen在Strandqvist工作的基础上精心分析了3种不同皮肤损伤的资料（指标分别是轻度红斑、重度红斑和皮肤耐受性），用皮肤耐受剂量与总治疗时间在对数坐标上作图所得到的直线的斜率是0.33。因此，等效剂量D（rad）与总治疗时间T（天）的立方根呈正比。由于在Strandqvist曲线上的所有点都是按每周5次的照射方式匹配的，T是分次数N的线性函数，因此D也与分次数N的立方根呈正比。因此也被称为立方根规则。在NSD被提出以前，立方根规则一直被用来换算总治疗时间和分次数两方面关系。

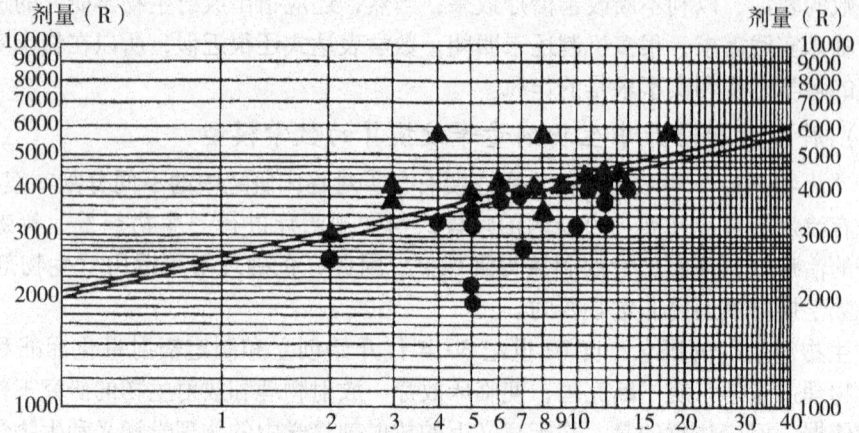

图 7 - 9　Strandqvist 散布图

（引自 G G Steel. Basic clinical radiobiolozy）

（2）名义标准剂量模型（nominal standard dose model，NSD）：1969 年英国放射肿瘤学家 FrankEllis 以"时间、剂量和分次——临床假说"为题发表了一篇文章，在文章中他提出了一个以 3 个假设为基础的数学关系式。这 3 个假设是：①皮肤表皮损伤的愈合依赖于其下方结缔组织间质的状况。②除了骨和脑，全身其他部位的结缔组织是相似的。③在肿瘤内及周围，正常结缔组织成分构成间质。

$$D = NSD \times N^{0.22} \times T^{0.11}$$

式中 NSD 为名义标准剂量，以 ret 表示。其关系式如下：

$$D = (NSD) \times T^{0.11} \times N^{0.24}$$

式中 NSD 是指发生某一特定水平皮肤损伤的比例系数，即随着皮肤反应的增加 NSD 增加。在此，NSD 代表着生物效应水平。

$$NSD = D \times T^{-0.11} \times N^{-0.24}$$

注意，这里 N 的指数不是 0.22，所以 T 和 N 的两个指数之和并不像人们所期望的那样是 0.33。

对两个不同方案的比较而言，所需要做的就是比较两方案的 NSD 值即可。NSD 可被认作是一个生物效应剂量（即是时间和分次数的校正剂量）。然而，不同于物理剂量的是，NSDs 不能进行线性相加，因为 NSD 不是分次数的线性函数。事实上，对一个每周固定的分次数（T/N = 常数）和每分次固定的照射剂量（d）而言，NSD 与 $N^{0.65}$ 呈正比。因此在基本的 NSD 等式中，可用 Nd 代替 D，于是得到：

$$NSD = d \times (T/N)^{-0.11} \times N^{0.65}$$

由于 NSD 作为一个剂量单位不如物理剂量方便。但幸运的是，这可以通过等号两侧同乘 1/0.65 或 1.54）来补救，从而使 $NSD^{1.54}$ 成为一个生物效应剂量单位，这就是 TDF（time-dose - fraction，TDF）模型的基础。

$$TDF = 10^{-3} \times NSD^{1.54} = Nd^{1.54} (T/N)^{-0.17} \times 10^{-3}$$

式中 10^{-3} 只不过是一个简单的刻度因子。在 SI 单位，d 用"Gy"表示，T 用"天"表示。

$$TDF = 1.19Nd^{1.54} (T/N)^{-0.17}$$

当疗程中断时休息期间干细胞的再群体化是必须考虑的。根据 Ellis，治疗中断前的 TDF 应减去消减因子（decay factor），以计算中断后的 TDF。

消减因子 $= [T/(T+R)]^{0.11}$

式中 T（天）是指疗程开始时到治疗中断的时间（天数），R 是休息期间的时间长度。

虽然 NSD 在比较长的一段时间内用做生物剂量换算的常用公式，但存在着不少争议。NSD 的主要缺欠如下：

1）NSD 低估了大分次剂量照射后晚期损伤的发生率：Singh（1978）的临床资料，宫颈癌腔内加外照射，两组的腔内计划是相同的（为 Manchester 系统 A 点 40Gy），外照射计划具有相等的 TDF 值，改变分次数对早反应无明显效应（每组都是 33%），但晚期损伤明显增加了（33% ~ 83%，P = 0.001）。Overgard 1987 年的结果也说明了同样的问题，在 73 例（12 分次）和 66 例（22 分次）的患者，3 级红斑的发生率是相似的（35%：31%），但 >2 级皮下纤维化在 12 分次组明显的高（68%：5%）。值得注意的是有些患者未出现早期反应即发展成晚期纤维化。这些资料揭示了 NSD 的缺点。

2）不存在鉴别晚期损伤的治疗时间因子。

3）延长总治疗时间使肿瘤控制率下降：Bentzen 和 Overgaard 归纳了在统一规划的情况下头颈鳞癌的 3 个治疗结果，肿瘤的局控率损失了 7% ~ 10%。

4）分次数 n 的指数不是常数：即便对特定的指标也是如此。支持这个结论的工作主要来自放射生物动物实验资料。

（3）线性二次模型（linear quadratic model，LQ）：LQ 模型比 NSD 或 TDF 获得更多认可的主要原因是，它可从细胞存活曲线直接推导而得出。因此它不像 NSD 是一个纯粹的经验公式，当从它的初始公式外推到剂量和分次方案时会相差较多容易发生错误。LQ 是一个数学模型，根据照射与生物系统关系的基本机制，LQ 可以拟合比较大的分次范围。

LQ 是 Chadwick 和 Leenhouts 于 1973 年提出的，是将 DNA 双链断裂与细胞存活联系起来的数学模型。单次剂量 D 的效应（如细胞杀灭）可写作：

$$SF = exp (-\alpha D - \beta D^2)$$

或

$$E = \alpha D + \beta D^2 \qquad (9-9)$$

LQ 公式又称线性二次方程（linear quadratic formula），现已日趋广泛地应用于放射生物学研究和临床放射治疗，它对近 20 多年来的放射生物理论研究和临床放射治疗实践产生了重大影响。临床上应用 LQ 等效公式的基本条件如下：①组织的等效曲线是相应靶细胞等效存活率的表达。②放射损伤可分成两个主要类型（能修复及不能修复），而分割照射的保护作用主要来自于能修复的损伤。③分次照射的间隔时间必须保证可修复损伤的完全修复。④每次照射所产生的生物效应必须相等。⑤全部照射期间不存在细胞的增殖。

1）等效换算的基本公式：在以后的演进过程中，根据 LQ 公式推出了几种计算临床放射治疗中等效关系换算的方法（即 LQ 的临床应用公式），所有这些方法均是以相似的假设为基础的。主要的两个原则公式是，1982 年 Barendsen 推荐的外推耐受剂量（extrapolated tolerance dose，ETD）和 1987 年 Thames 和 Hendry 的总效应（total effect，TE）。1989 年 Fowler 进行了进一步完善，提出了生物效应剂量（Biological effective dose，BED）。BED 具有的优点是可计算低于正常组织耐受性的效应水平而 ETD 的涵义是总耐受效应。

一般来说，与等效有关的细胞存活分数是不清楚的，习惯上以术语组织效应水平来表达，以"E"表示。等式两边除以 α，得：

$$E/\alpha = D + (\beta/\alpha) D^2 \qquad (9-10)$$

E/d 被称作生物效应剂量（biological effective dose，BED），它具有剂量的大小和量纲，对衡量生物效应很有用。是指分次数无穷多分次剂量无穷小时产生相等生物效应所需的理论总剂量。因此它也是极低剂量率单次照射所需的总剂量。BED 的单位是 Gy。必须注意它不同于物理剂量。BED 代表了整个分次照射或低剂量率连续照射过程中的生物效应，当分次剂量趋向于 0 时，BED 就相当于 D，即总剂量。在整个照射过程中，每一部分的 BED 能相加，这样可得到总的生物效应剂量。

值得一提的是在文献中 Thames 的 TE 概念也被使用着，在这个公式中是除以 β 而不是 α，从而得到 TE = E/β = D (α/β + d)，TE 的单位是 (gray)^2，使用起来不如 BED 方便，但有以下关系式：TE = (α/β) × BED

若分次剂量为 d，采用分隔时间大于 6h 的分割照射，分次数为 n，且允许亚致死损伤获得完全修复，等式 2 可改写为：

$$BED = nd \times [1 + d/(\alpha/\beta)] \qquad (9-11)$$

式中 n 为分次数，d 为分次剂量，nd 为总剂量（D），α/β 比值可查表获得。α/β 比值作为 LQ 临床应用公式、细胞存活曲线形状或等效分割公式中 α 参数和 β 参数之比，一个特定组织或细胞群体的 α/β 比值意味着在这个剂量值单击和双击所产生的生物效应相等。α/β 比值的意义不仅反映了不同组织分次敏感性的差异，它在数值上相当于一个特征性剂量，在该剂量照射下 DNA 双链断裂与两个单链断裂组合发生概率相等。

根据以上推导，不同分割方案的等效变换基本公式为：

$$n_2 d_2 \left(1 + \frac{d_2}{\alpha/\beta}\right) = n_1 d_1 \left(1 + \frac{d_1}{\alpha/\beta}\right) \qquad (9-12)$$

或

$$\frac{D_2}{D_1} = \frac{1 + \dfrac{d_1}{\alpha/\beta}}{1 + \dfrac{d_2}{\alpha/\beta}}$$

2）带有时间因子的 LQ 等效换算公式：研究表明，在临床放射治疗期间，经常会发生总治疗时间的改变。一般来说，对晚反应组织而言，总治疗时间的变化对生物效应影响不大。但对大多数早反应组织和肿瘤来说，总治疗时间的延长会使既定方案的生物效应下降（这是受照射组织靶细胞增殖的结果），应对此进行校正。若假设肿瘤细胞的再群体化，则 InS 将随 (0.693/T_{pot}) T 而增加。于是：

InS = − N (αd + βd^2) + (0.693/T_{pot}) T

等式两侧同除 −α：

− InS/α = BED = Nd [1 + d/(α/β)] − 0.693/αT_{pot}

由于几乎没有来自个体肿瘤的 T_{pot} 和 α 值，即使有患者间也差别很大，因此用总再群体化速率参数 K，来代替 0.693/αT_{pot}。K 可由一些特殊患者的临床资料分析确定。例如，回顾性资料分析显示对再群体化快的肿瘤可采用 K = 0.6Gy/天，增殖慢的肿瘤如前列腺癌 K = 0.1Gy。注意：因晚反应组织疗程中没有再群体化因此 K = 0。

另外，如果考虑到 kick‐in 时间 T_K 以后的加速再群体化，T_K 以前的再群体化忽略不计，以后的过程以每天 K Gy 表示，则：

$$BED = Nd [1 + d/ (\alpha/\beta)] - K (T - T_K)$$

当 $T < T_k$ 时，K = 0

值得一提的是，动物实验结果显示，效应不是时间的线性函数，恢复剂量将随初始损伤的时间函数而变化。目前尚无任何一个数学模型能够描述这种广泛时间跨度的组织恢复情况，这方面的研究还在继续着，需要不断加以关注。

3）带有不完全修复因子的 LQ 等效换算公式：LQ 基本临床公式（公式 9 – 12）所假设的条件是分次之间每次照射剂量后的亚致死损伤完全修复，这种修复至少要 6h [但在一些情况下（如脊髓）却可以长达 1d 甚至更长]，如果分次间隔时间短于这个值，整个治疗的总损伤会由于每次照射前上次照射损伤修复的不完全而加重。不完全修复的影响用组织的半修复时间 $T_{1/2}$ 来决定。$T_{1/2}$ 是分次剂量之间或低剂量率治疗期间修复一半损伤最大可能性所需的时间。不完全修复会降低等效剂量，因此应校正由此而损失的正常组织耐受性。未修复损伤用 Hm 来表达，由此得到分次照射的带有修复因子的 BED 公式：

$$BED = D [1 + d/ (\alpha/\beta) + Hm \cdot d/ (\alpha/\beta)]$$

式中 d 是分次剂量，D 是总剂量，Hm 可查表获得。

另一种常见情况是，临床连续照射期间发生的不完全修复。随着剂量率的降低（低于外照射所用的范围）照射时间延长，一部分损伤会被抵消从而使等效剂量增高。对应于基本 BED，连续照射的 BED 公式加入了允许不完全修复的 g 因子。g 因子可查表获得。

连续低剂量率照射的 $BED = D [1 + g \cdot d/ (\alpha/\beta)]$

式中 D 是总剂量（= 剂量率×时间），d 是分次放射治疗的保留以便处理分次的低剂量率照射。对单次连续低剂量率照射 d = D。等式假设，低剂量率照射之间损伤完全恢复。如果没完全恢复 Hm 是应加上的。

$$\phi = \exp [-\mu (t + \Delta T)]$$

$$g = 2 [\mu t - 1 + \exp (-\mu t)] / (\mu t)^2$$

$$C = g + 2 \frac{\cosh (\mu t) - 1}{(\mu t)^2} \cdot H_m$$

$$BED = D [1 + C \cdot d/ (\alpha/\beta)]$$

4）常规与非常规分割方案的等效换算：沿用多年的经典常规分割治疗方案是以临床经验为基础的，它基本符合肿瘤和正常组织对放射线反应的生物学规律，因此在一部分肿瘤取得了较好的疗效。随着肿瘤放射治疗经验的积累以及放射生物专业知识的不断深化，放射治疗医师更清楚地认识到：更好地分类和设计治疗方案，并逐步使其个体化是提高肿瘤局部控制率的重要方向。其中正确进行不同治疗方案的等效换算是重要环节。换算的主要步骤是根据上述公式将新方案中的变量正确带入公式。为便于理解下面简要举例说明。

例：头颈部癌，原计划治疗方案是 70Gy/35 次，由于头 6 次发生给量错误给成了 4Gy/次而不是 2Gy/次，于是累计剂量是 24Gy/6 次，接下来的治疗将继续用 2Gy/次治疗，问：

保持与2Gy/次相等晚期损伤应给多少次？

设：纤维化的 $\alpha/\beta = 3.5Gy$

计算结果：

BED = 70 × （1 + 2/3.5） = 110

PE_1 = 24 × （1 + 4/3.5） = 51.4

PE_2 = BED − PE_1 = 58.6

PE_2 = D_2 × （1 + 2/3.5） = 58.6

D_2 = 58.6/1.57 = 37.3

2Gy/次方案的剩余分次数：37.3/2 = 18 或 19 次。

（五）三维适形调强放射治疗的生物学问题

放射治疗的战略，几乎从一开始就是依据患者肿瘤的解剖部位和正常组织结构特点来实施照射的。也就是说，实际上适形放疗一直是在尝试着的，只不过这种适形多年来是在逐步改进的。近年来，随着工程技术和计算机科学的进步，照射技术的开发，包括线束眼观察治疗计划的计算机、多叶准直器、计算机控制的放射治疗机等，使高精度和高剂量的放射治疗成为可能并得以实施。这些潜在改进的治疗技术模式，通常称为三维适形放射治疗（3D – CRT）。

那么，增加了物理学上的适形性是否会改善治疗结果呢？一般来说，物理学上的"适形"所假设的是期望肿瘤边缘遗漏将被降到最低，并且尽量减少所涉及的正常组织。后者的改进可能会减轻正常组织损伤，换言之，即可能允许提高所给予的肿瘤治疗剂量。于是，乐观的看法认为：增加肿瘤剂量，减少边缘偏差将会增加肿瘤的控制。然而，一些放射生物学研究者指出，影像学所显示的肿瘤边缘是不太可靠的，真正靠得住的应是显微镜下的肿瘤边缘，后者才是生物学意义上的边缘。目前所增高的适形性可能只是一种奇迹。另外，生物学的研究还显示，一些肿瘤的局部控制率与照射剂量的效应曲线的斜率是很浅平的，因此提高剂量可能性的大小也是不确定的，从而引出了所能提高的剂量的程度问题。尽管如此，三维适形照射技术的推出，在改进治疗结果方面的潜力仍值得关注和探索。

1. 三维适形调强照射模式下的生物学问题 一般来说，不管照射模式如何改变，生物体对放射线的反应是有一定规则的。某种照射方式是否能取得预期效果，主要取决于所采用的照射方案是否符合生物体对放射线的反应规律，即是否具有生物学的合理性。著名的放射生物学家Withers曾指出：临床放射治疗医师在设计分次治疗方案时，应注意把握两个要点：生物学的合理性和处方剂量设定的科学性。这在常规放射治疗如此，在进行适形放疗方案的设计时也应如此。那么应如何考虑和把握生物学的合理性呢？正确理解和认识临床放射生物学中"4Rs"的概念，对适形放疗方案的设计也是非常重要的。Tubiana指出在"4Rs"中，"再群体化"和"细胞修复"在影响分次照射生物效应，增加正常组织耐受性及肿瘤控制可能性方面起重要作用。

（1）细胞亚致死损伤的修复 vs 适形照射：在适形调强放疗中，为达到物理剂量分布的适形性要求，物理师会根据具体情况设置若干子野。在照射期间对这些子野的照射是分步进行的，既有先后顺序又有不同强度，这样做的结果是使某一既定照射剂量的完成时间延长。例如，同样是200cGy剂量，常规照射只需几分钟，理论上在这样短的时间内完成照射基本可以忽略细胞亚致死损伤的修复对治疗效应的影响。进行适形调强照射时情况则会发生变化，同样 200cGy 的剂量随子野数的不同其完成照射时间可从 10～30min 不等，延长照射时间以后，生物效应会发生什么变化呢？放射生物学基本理论认为：延长照射时间细胞会因亚致死损伤的修复而导致生物效应的下降。因此，对靶区肿瘤组织的照射而言，根据所延长时间的多少相应增加照射剂量是必要的。鉴于上述问题在三维适形调强放射治疗中的重要性，国外已进行了这方面的研究。如美国马里兰大学放射肿瘤科的 Morgan 等用人及仓鼠细胞（GM10115，RKO 细胞）进行了 IMRT 生物效应的研究（IMRT：7 分次，29cGy/每分次，剂量率 1Gy/min，每分次间隔 3min，总时间为 20min。常规照射：3 分次，66.7cGy/每分次，剂量率 1Gy/min，每分次间隔 2min，总时间 6min。急速照射：2Gy 单次急速照射，剂量率 1Gy/min，总照射时间 2min），实验结果显示：IMRT 延长了相同剂量的照射完成时间其生物效应（细胞杀灭）比常规和急速照射有所下降，看来可能是在照射期间发生了 DNA 损伤的修复。

国内，中国医学科学院肿瘤医院放疗科放射生物室也对 IMRT 照射模式的生物效应进行了初步研究。实验采用克隆形成分析法，模拟 IMRT 照射模式对人大肠癌细胞系 HT-29 进行了 3 种不同照射时间（急速照射、15min 和 30min 完成照射）的照射。结果显示：15min 组与急速照射组相比 D0Dq 和 N 分别增加了 8.8%、13.6% 和 8.8%，SF2 增加了 10%；30min 组更明显。这说明 IMRT 照组与对照组相比生物效应下降了 10% 左右，表明随着照射完成时间的延长，相对剂量率的下降，照射期间细胞发生了亚致死损伤的修复，从而导致生物效应的下降。上述实验的研究结果从实验室角度证实了临床放射生物学基本理论的正确性。

（2）低剂量高敏感性（low dose hypersensitivity）问题：IMRT，相对于常规放射治疗属于一种新的治疗模式。对常规放射治疗而言，它的放射效应特点是比较明确的，而 IMRT 在这方面还处于不断的研究和探索之中，其中低剂量高敏感性问题是其中一个方面。

1）低剂量高敏感性的概念：已知高剂量或中等剂量的辐射对生物体从分子到整体水平都表现为明显的损伤效应，而低剂量辐射的生物效应具双向性。早期研究低剂量的生物效应一般根据高剂量的损伤效应外推。1965 年以后，法国 Plane 和美国 Argonne 等实验室对草履虫和果蝇卵的研究发现，在低天然本底环境下，细胞分裂及生长发育过程减慢。生物在长期进化中天然辐射亦会对生物体产生兴奋效应（hormesis）。兴奋效应是指某因素在大剂量时有害而在微小剂量时对机体产生的有益作用。兴奋效应可表现于许多基本生命活动，如促进生长、繁殖，提高适应能力（如增强免疫力），刺激修复等。

从首次描述哺乳动物细胞存活曲线到意识到源于不同人肿瘤的细胞系它们的放射敏感性不同，且这些差别会反映在电离辐射治疗肿瘤的临床反应性上（这在 1981 年首先被 Fefiil 和 Malaise 所强调，1984 年被 Deacon 所证实），其间经历了近 30 年。Malaise 认为，造成拖延的原因主要是一个不太合适的数学模型（单击多靶模型）的普遍使用。单击多靶模型拟合的细胞存活曲线由初始的肩区和随后的指数性部分构成。参数值 n 和 D0 通常是从曲线的末端部分（第二、三级）得到的，因此低估了存活曲线初始部分低剂量段的杀灭作用。LQ 模型的提出和应用对研究和认识存活曲线初始部分低剂量段的效应做出了有益的贡献。

2）低剂量高敏感性的实验研究：CRC Cray 实验室的 Marples 和 Joiner 用中国仓鼠 V79 细胞研究了单次 X 射线照射 0.01～10Gy 剂量的细胞存活。实验结果显示：1～10Gy 照射后的细胞存活曲线可被 LQ 公式很好的拟合，但低于 0.6Gy 照射后观察到效应增高的现象。单位剂量效应（$-\log_e$SF/dose）增高（从 1Gy 的 0.19 Gy^{-1} 到 0.1Gy 的 0.37Gy^{-1}）。这种现象在中子射线照射后未看到。这种低剂量高敏现象也存在于 0.016~1.7Gy/min 的低剂量率照射。这些结果的可能解释是，这种现象反映了"诱导修复（induced repair）"或是一种"应力反应（stress response）"在体外低剂量（或体内每分次低剂量），每 gray 比高剂量的效应大，因只有在较高剂量才存在足够的损伤以启动修复系统或其他防护机制。

用 LQ 模型分析了多种细胞系的存活曲线，分析结果显示，线性部分（以 α 值为特征）或 SF2 是关键的生物学参数。认识到：①存活曲线初始部分（不是末端部分）反映了细胞内在放射敏感性的特征。②初始部分的参数 α 值和 SF2 与临床放射反应性有关联。③指数生长细胞的总存活曲线由于细胞周期异质性的影响，具有 2 个以上的 α 值和 β 值（多相存活曲线）。④觉察到低剂量（<0.5Gy）的高敏感性（hypersensitivity，HRS）以及随后稍高剂量（0.5Gy~1.0Gy）细胞群体放射耐受性增高现象（increased radiosistance，IRR），这种现象不能被常规模型所解释，认为是一种启动了修复机制的诱导性的放射耐受。

已经在近 30 种细胞系观察到低剂量高敏感性现象，包括结、直肠癌，前列腺癌，宫颈癌，膀胱癌，恶性黑色素瘤，肺腺癌，神经母细胞瘤等；但也有一些细胞系未显示这一特点，如宫颈癌细胞系 SiHa 和胶质瘤细胞系 U373 等。一般对 2Gy 更耐受的那些细胞系的 HRS 更明显，但有例外。在大多数细胞系不论其高剂量的放射敏感性的倾向如何，细胞存活曲线的 HRS 部位的放射敏感性（α_s）相似。

"Top up"动物实验结果显示，分次剂量非常小时也存在低剂量 HRS，分次剂量 <1Gy，间隔时间 7~8h 产生皮肤、肺和肾损伤所需的总剂量下降。尽管体外及动物实验有关 HRS 的研究给人印象深刻，但有关临床研究还不多，需不断关注。瑞典 Gothenburg 和 Uppsala 的放射肿瘤科（Turesson 等）对 40 例前列腺癌患者进行了研究，疗前及治疗期间取皮肤活检（3mm），包括照射野对侧皮肤以及野外 1.5~3.0cm。肿瘤剂量 2Gy×35 次，7 周；皮肤剂量 0.07，0.2，0.45 和 1.10Gy/次。终点指标：基底细胞密度（basal cell density BCD），Ki-67 指数。结果显示：0.45Gy/次，效应大于 1.1Gy/次，斜率比为 1.89，出现低剂量高敏现象。最初 3 周 Ki-67 指数低于未照射皮肤，后 4 周显著升高（意味着细胞的再群体化模糊了 HRS/IRR 现象）。另 14 例患者进行了 0.07Gy~1.0Gy/次/20 次/4 周的基底细胞密度分析。高敏感性至 0.2Gy/次，其后平缓，然后耐受性增高。0.07Gy/次和 0.2Gy/次的 DMF 分别是 3.8 和 3.4。这个临床结果符合体内、体外 HRS/IRR 实验现象。Lambin 等进行了 21 例头颈部癌的研究，评价指标为涎腺排泄功能（观察对卡巴胆碱的排泄），根据 CT 和 SPECT 图像建立每个患者的剂量-效应关系。结果显示：6 例患者 35 次照射后腮腺存在着较大的剂量梯度，最小剂量 <20Gy（0.57Gy/次）。剂量—效应曲线表明，在每分次低剂量时存在高敏感性现象。

3）低剂量高敏感性的临床意义：在临床放疗中，低剂量高敏感性的意义主要两个方面，正常组织反应（早期和晚期损伤）和辐射致癌概率。①正常组织反应：从宏观角度看，低剂量高敏感性仍是一亚临床现象。2Gy/次的分割方案，出现临床可见的放射损伤的剂量，通常在 20Gy（造血、淋巴细胞除外，EP Malaise）常规治疗（2Gy/次，总剂量 50~70Gy），照射技术好一般也有相当体积的正常组织受到 0.1~0.2Gy/次的照射，如，宫颈癌 4 野照射盆腔，（2~3）×10³cm³ 体积受到照射，0.1~0.2Gy/次 35 次，总量 3.5~7.0Gy。累积剂量不大。②适形调强放射治疗，在优化物理剂量时，为肿瘤的适形分布，常使用多野非共面照射。这意味着与常规相比，更大体积的正常组织受到低剂量的照射。由于理论上低剂量照射可能存在低剂量高敏，单位剂量的正常组织的生物效应相对于肿瘤区域增加，因此靶区外正常组织的生物效应将可能高于预测值。当大幅提高总剂量时应考虑野外正常组织的低剂量高敏感性问题。因此，应结合生物效应特点，设计最优的照射野数，射线方向和射线强度，野数不宜过多。

上述研究结果提示，在进行三维适形调强放射治疗时，随子野数的增多，既定照射剂量的照射完成时间延长，从而可能导致相对剂量率下降。这些变化，是否会引起正常组织低剂量高敏现象是目前放射生物研究人员和临床放疗医生所热切关注的，需对这方面的研究结果继续追踪和关注。

2. 多维放射治疗（MD–CRT）——关于"生物显像"和"生物适形"的研究 三维适形放射治疗（threedimensional coformal radiotherapy，3D CRT）所取得的成就大大提高了治疗计划设计和实施中的物理适形性。调强放疗（intensity–mudulated radiotherapyIMRT）的发展增强了"描绘剂量"和"雕塑剂量"的能力，从而使所给予的剂量更符合要求。多维放射治疗（multidimen–sional radiotherapy，MD–CRT）则是一个"物理适形"和"生物适形"相结合的概念，它所期望的是，通过性能增强的磁共振显像、波谱学以及 PET 和 SPECT 等先进成像技术，除了解解剖学信息外还能提供更丰富的肿瘤和周围正常组织的生理和功能上的信息，并融合物理学的研究进展使放射治疗水平出现飞跃性发展。

自 1895 年伦琴发现 X 射线后，放射影像在医学领域中一直起着重要作用。近 20 余年来，CT 和 MRI 的出现使我们摹想人体解剖结构的能力大大提高了。与传统的主要提供解剖学信息的放射成像相比，生物显像期望可以显示代谢的、功能的、生理和基因表型的信息，以及无创的三维放射生物学信息，这对放射治疗是很重要的。即在放疗计划中除 GTV、CTV、PTV 一之外，还应绘出生物靶体积 BTV。IMRT 具有"绘制"和"三维雕塑"剂量从而产生精妙的适形剂量分布的能力。但人们还希望借助生物显像技术获得更多的放射生物学信息（如细胞增殖潜力 Tpot，放射敏感性 SF2，乏氧细胞等）。长期以来，生物靶区问题一直受到研究人员的关注，并在此基础上提出了生物适形性（biological conformality）的概念，本文仅就这方面的研究工作进行简要概述。

(1) PET 的生物显像：人们对 PET 扫描的关注不断上升的部分原因是可用 FDG 作示踪剂。与正常组织相比，癌细胞的糖代谢增加，这是恶性生长细胞摄取 FDG 增多的根本原因。对一些部位（如乳腺、头颈，结、直肠，卵巢等）的临床研究表明，用 FDG–PET 扫描有可能提高疾病的检测、分期、治疗设计和评价的水平。FDG–PET 检测微小病变比较敏感，因此已被开发用来评估结、直肠和头颈肿瘤放疗后的治愈和复发。但也有研究表明，尽管肿瘤对 FDG 的摄取增加主要是因为代谢的变化，但仍存在一些其他影响因素，如肿瘤负荷、血流充沛度、组织炎症及乏氧等。显然，还需对这些因素对 FDG–PET 图像的影响进行更深入的研究。

除了 FDG 以外，其他 PET 示踪剂也在研发中。其中一类化合物是 DNA 前体，如胸腺嘧啶、脱氧尿嘧啶。这些分子用[11]C 或[124]I，标记后作 PET，或[131]I 标记后作 SPECT，这些物质在细胞周期 S 期时被整合入 DNA。另一类化合物是蛋白质合成的底物，如[11]C 标记的蛋氨酸或胆碱。因已知在前列腺癌中胆碱会升高。

PET 显像的另一个研究热点是检测乏氧细胞，主要示踪剂有硝基咪唑类和生物还原性化合物。硝基咪唑类示踪剂的主要作用机制是硝基基团在组织内经酶作用可形成活性阴离子，氧分压正常时该分子很快被再氧合。但在氧分压低的乏氧细胞中，该分子不能再氧合反会产生更多的还原物并与细胞内的大分子物质结合从而滞留在乏氧组织内。因此，硝基咪唑类化合物可以显示乏氧区域。代表性药物主要有：①卤素标记的硝基咪唑，以^{18}F – FMISO 研究得最多。用^{18}F – FMISO 进行肿瘤乏氧 PET 显像的研究很多，主要有晚期头颈肿瘤、肺癌、前列腺癌、鼻咽癌和胶质瘤等，所得到的研究数据大多支持这项技术有一定可行性。②含碘化糖的硝基咪唑衍生物，有 IAZR、IAZA、IAZP 等，其中 IAZP 具有较低的分配系数并且能很快从血中被清除出去。③锝 – 99m 标记的硝基咪唑，代表性化合物是 BMS181321 和 BRU56 – 21。虽然利用乏氧细胞标志物进行实体肿瘤内乏氧细胞显像研究已经做了不少工作，也取得了一些进展，但该技术目前仍不够成熟。存在的主要问题是如何正确选择肿瘤乏氧显像的时机，以及如何界定肿瘤灌注显像与真正乏氧细胞之间的区别。另外，目前仍缺乏这些研究指标与经典指标和方法的比较研究。而肿瘤乏氧细胞寿命及放疗开始以后的动力学变化是对以乏氧图像指导的治疗计划系统的最大挑战。

（2）分子显像与生物表型的研究：使用 NMR 或核医学技术作分子显像通常有几种策略，通常采用某种药物的酶催化过程和/或一种底物的代谢途径来提供显像信号，如 Tjuva-jeu 等成功地用 PET 或 SPECT 监测了用^{131}I 或^{124}I – FIAV 为受体底物的 HSV1 – tk 标记基因在体内的转导。另外一种策略是以细胞表面受体为显像示踪剂。如 Moore 等用立体保护顺磁核的新奇探针通过 NMR 显像观察到了人转铁蛋白受体的调节和表达。

虽然在分子显像与生物表型的研究方面做了不少工作，但都不够成熟，尚处于探索性研究阶段。目前需要发展和深入研究的内容至少应包括两个方面；首先应确定影响放射敏感性的基因型和表型，然后是设计出使它们显像的无创性方法。尽管一些基因（如 ATM、DNAPK 的化合物等）对 DNA 损伤修复和放射敏感性有显著作用，但它们尚不能解释临床放疗中遇到的放射治愈性的变化，还有很多研究工作要做。另外尽管有大量关于检测 myc、ras、p53、cyclins 等基因表达对细胞放射敏感性的作用，但至今尚未能确立一种可信的相关性。这方面的研究还在继续。此外，经典的放射敏感性预测分析研究，如 Tpot、SF2 肿瘤乏氧等研究也在进行着。这些研究和探索性工作将为今后开展生物适形放疗奠定基础。

综上所述可以看出，随着科学技术的不断进步和各项生物学研究的深入，将为今后肿瘤多维放射治疗的开展奠定基础，从而促进肿瘤放射治疗总体水平的提高。

（杨　峥）

第四节　放射治疗原则与实施

一、根治性治疗

1. 根治性放疗　指应用放疗方法全部而永久地消失恶性肿瘤的原发和转移病灶。通过此法治疗，患者可望获得长期生存。

2. 根治性放射治疗的主要适应证　①病理类型属于放射敏感或中度敏感肿瘤。②临床Ⅰ、Ⅱ期及部分Ⅲ期。③患者全身状况较好，重要脏器无明显功能损害。④治疗后不会出现严重并发症或后遗症，患者自愿接受。

3. 根治放射治疗剂量　也就是达到肿瘤致死剂量。根据病理类型和周围正常组织的耐受尽有很大差异。如淋巴网状内皮系统肿瘤一般为（20~40）Gy/（2~4）周，鳞状细胞癌为（60~70）Gy/（6~7）周；腺癌一般为（70~80）Gy/（7~8）周。

二、姑息性放疗

对病期较晚、治愈可能性较小的患者，以减轻患者痛苦、改善生存质量、尽量延长生存期为目的放射治疗，称姑息性放射治疗。又可分为高姑息和低姑息治疗两种。

姑息性放疗的适应证：①止痛，如恶性肿瘤骨转移及软组织浸润所引起的疼痛。②止血，由癌引起的咯血、阴道流血等。③缓解压迫，如恶性肿瘤所引起的消化道、呼吸道、泌尿系统等梗阻。④促进癌性溃疡的清洁、缩小甚至愈合，如伴有溃疡的皮肤癌、乳腺癌等。⑤改善器官功能和患者的精神状态，尽管肿瘤已广泛播散，但当患者看到肿瘤在缩小，症状在缓解或消失，其精神状态就会获得很大的改善。

治疗技术相对简单，剂量也是根据需要和具体情况而定。高姑息治疗用于一般情况尚好的晚期病例，所给的剂量为全根治量或2/3根治量。低姑息治疗用于一般情况差或非常晚期的病例。照射方法可采用常规照射，也可使用大剂量少分割方式。

三、综合治疗

（一）与手术结合综合治疗

1. 术前放疗　术前放射治疗的目的是抑制肿瘤细胞的活性防止术中扩散；缩小肿瘤及周围病灶，降低分期提高手术切除率；减轻肿瘤并发症，改善患者状况，以利于手术治疗。

2. 术后放疗　术后放疗的适应证主要有：①术后病理证实切缘有肿瘤细胞残存者。②局部淋巴结手术清扫不彻底者。③因肿瘤体积较大或外侵较严重，手术切除不彻底者。④原发瘤切除彻底，淋巴引流区需预防照射。⑤手术探查肿瘤未能切除时，需给予术后补充放疗。

3. 术中放疗　很少应用。

（二）与化疗结合综合治疗

1. 化疗和放疗综合治疗的目的　①提高肿瘤局控率。②降低远处转移。③器官结构和功能的保存。

2. 化疗和放疗综合治疗的生物学基础　①空间联合作用。②化疗和放疗独自的肿瘤杀灭效应。③提高杀灭肿瘤的效应。④正常组织的保护作用。⑤阻止耐药肿瘤细胞亚群出现。⑥降低放疗剂量。

3. 放疗化疗结合综合治疗的基本方法　主要有序贯疗法、交替治疗和同步治疗。

四、急症放疗

1. 脊髓压迫征（spinal cord compressim，SCC）　是指肿瘤或非肿瘤病变压迫脊髓、神经根或血管，从而引起脊髓水肿、变性及坏死等病理变化，最终导致脊髓功能丧失的临床综合征。由癌骨转移引起症状的病例，早期放疗效果比晚期放疗效果好。照射剂量应根据肿瘤的敏感情况而定，一般为40~50Gy，不宜超过55Gy。

2. 上腔静脉综合征（superior vena cava syndrome，SVCS） 是上腔静脉或其周围的病变引起上腔静脉完全或不完全性阻塞，导致经上腔静脉回流到右心房的血液部分或全部受阻，从而表现为上肢、颈和颜面部瘀血水肿，以及上半身浅表静脉曲张的一组临床综合征。源于恶性肿瘤的上腔静脉综合征，尤其是对放疗敏感的肿瘤，一般首选放射治疗。一般开始剂量用4Gy，每天一次，连续3天后改为2Gy，每周5次，病灶总剂量在（40～50）Gy/（3～5）周。

（杨　峥）

第五节　放射治疗技术

一、临床剂量学原则

（1）肿瘤剂量要准确，放射治疗时，照射野一定要对准肿瘤组织，同时给以足够的剂量，使肿瘤组织受到最大的杀伤。

（2）治疗的肿瘤区域内剂量分布要均匀，剂量梯度变化不能超过±5%，即90%的等剂量曲线要包括整个靶区。

（3）照射野设计应尽量提高肿瘤治疗区域内剂量，同时，降低周围正常组织受量。

（4）保护肿瘤周围重要器官，如食管癌治疗时保护脊髓免于照射，至少不能使其接受超过其耐受剂量的范围。

治疗比（therapeutic ratio，TR）为正常组织的耐受剂量与肿瘤致死剂量之比。治疗比（TR）＞1有可能治愈肿瘤；TR＜1，放射治疗治愈肿瘤的可能性很小。

二、分次放射治疗的类型

（1）常规分割治疗（conventional fractionation）每周5次照射，每次2Gy。此为目前最常用的放射治疗方案。

（2）超分割治疗每日照射次数较常规分割多，超过1次，每次剂量较常规剂量少。如每周5日，每日2次，两次间隔6小时以上，日剂量超过常规分割15%～20%，疗程与常规放疗相似。

（3）加速治疗（accelerated fractionation）通过增加每周照射次数或每次剂量使整个疗程缩短，总剂量不增加。

（4）加速超分别治疗（accelerated hyperfractionation）每天照射次数超过1次，次剂量和日剂量高于超分割治疗，总疗程缩短。

（5）减少分割治疗，减少每周照射次数，每次剂量相应增加。

（6）分程间歇治疗（split – course fractionated radiation therapy）分割方法同常规治疗，疗程中间有休息，总疗程延长。

三、立体定向适形放疗的几个基本概念

（一）立体定向（位）

立体定向（stereotaxy）是利用现有的影像技术，如CT、MRI、DSA、血管造影、X线

等，借助计算机的特殊软件得到病变在体内精确三维空间位置的一种技术。

（二）立体定向放射外科（SRS）

1. 定义　立体定向放射外科是借助于立体定向装置和影像设备准确定出靶区的空间位置，经计算机优化处理后通过 γ 线（γ 刀）或 X 线（X 刀）聚焦照射，使靶区接受高剂量照射而周围组织受量很低，达到控制或根除病变的目的。由于高剂量集束在靶，周围正常组织剂量很小，形成了像刀割一样的效应边界故称放射手术。

2. SRS 特点　小野、集束、大剂量照射。

3. 立体定向放射外科照射后病理过程的特点分为 3 期

（1）坏死期：一次性接受 200Gy 剂量照射后 3 ~ 4 周。

（2）吸收期：病灶边缘还可见到慢性炎性反应、新生毛细血管形成和血管内充血、细胞增生。此期大约持续 1 年以上。

（3）晚期：此期的特点是永久性瘢痕形成，病灶处于稳定状态，炎性反应消退。

（三）立体定向放射治疗（SRT）

立体定向放射治疗是利用立体定向技术进行病变定位，用小野分次照射靶区的放射治疗技术。

SRT 分次放射治疗基本原理：①恶性肿瘤内部分细胞乏氧。有氧细胞和乏氧细胞的放射敏感性差别很大，即使单次剂量很高（大于 25Gy），亦不能将含有 1% ~ 2% 乏氧细胞的肿瘤全部控制，因而只能用分次放疗的方法，使其乏氧细胞不断再氧化，逐步灭之。②早期和晚期反应组织的 X（γ）线的剂量反应曲线存在较大的差别。小剂量分次有利于避免晚期组织的损伤，而加大单次剂量对控制肿瘤有利。

由此得出结论：即使肿瘤的体积很小，分次放疗也能得到较好的治疗增益比。立体定向放疗的分次剂量一般在 2 ~ 5Gy 的范围。

（四）立体造型放疗

立体适型放疗（3 dimensional conformal radiation therapy，3DCRT）是在立体定向照射技术的基础上，通过对照射野的控制，使高剂量分布的形状在三维（立体）方向与被照病变的形状一致，靶区获得高剂量，而靶区周围的正常组织和重要器官也得到保护。

3DCRT 使用多野同中心照射，放射野设置在同一平面或多个平面，各个放射野的几何形态必须和肿瘤在该射野视观的形状一致，在和射野线束垂直的平面上，放射的强度是均匀的。

（五）束流调强立体适形放疗

所谓束流调强立体适形放疗（intensity modulated radiation therpy，IMRT）就是把一个射野分割成若干个小射野，每个小射野的照射强度，应根据需要实施调节，即在一个射野内的照射剂量是不均匀的。

IMRT 是 3DCRT 的高级阶段，从 3DCRT 到 IMRT 的过程中，一个重要的发明是动态楔形滤片技术。该技术在放疗进程中通过动态移动直线加速准直器中的一个铅门，控制其移动速度来调节所给予的剂量，最终形成与楔形滤片一样的等剂量分布。根据治疗的需要可形成任何角度楔形滤片所产生的等剂量分布。这种动态移动铅门的方法是现代动态 IMRT 技术的基础，即在计算机控制下用固定野或旋转野放疗的过程中动态移动 MLC 的一对叶片，从而进行束流调强。

四、计划设计中的有关概念

1. 巨检肿瘤体积（gross tumor volume，GTV） 又称肿瘤区，指肿瘤的临床灶，为一般的诊断手段能够诊断出的可见的具有一定形状和大小的恶性病变的范围，包括原发肿瘤、淋巴结的转移和其他转移。

2. 临床靶体积（clinical target volume，CTV） 指按一定的时间剂量模式给予一定剂量的肿瘤的临床灶（肿瘤区）、亚临床灶以及肿瘤可能侵犯的范围（淋巴引流区）。

3. 内靶区（internal target volume，ITV） 在患者坐标系中，由于呼吸或器官运动引起的 CTV 外边界运动的范围。

4. 计划靶体积（planning target volume，PTV） 计划靶区指包括临床靶区 CTV 本身、照射中患者器官运动和由于日常摆位、治疗中靶位置和靶体积变化等因素，需扩大照射的组织范围，以确保临床靶区 CTV 得到规定的治疗剂量。由 CTV 及外面的安全边界所组成的体积被定义为计划靶体积。

5. 治疗体积（treatment volume，TV） 对一定的照射技术及射野安排，某一条等剂量线面所包括的范围。通常选择 90% 等剂量线包括的范围作为治疗区的下限。一个好的治疗计划，应该使其剂量分布的形状与计划靶区的形状相一致。

6. 照射体积（irradiation volume，IV） 对一定的照射技术及射野安排，50% 等剂量线面所包括的范围。照射区的大小，直接反映了治疗方案设计引起的体积积分剂量即正常组织剂量的大小。

7. 靶区最大剂量 计划靶区内最高剂量值。当面积大于或等于 $2cm^2$ 时，临床上才认为有意义；面积小于 $2cm^2$ 时，临床上不考虑其影响。

8. 剂量热点 指内靶区 ITV 外大于规定的靶剂量的热剂量区。与靶区最大剂量一样，当剂量热点的面积等于或大 $2cm^2$ 时临床上才考虑，但对较小器官，如眼、视神经、喉等，小面积也必须给予注意。

五、放射治疗的质量保证（QA）

放射治疗的 QA 是指经过周密计划而采取的一系列必要措施，保证整个放射治疗过程中的各个环节按国际标准，准确安全地执行。

1. 质量保证组织 从放射治疗的全过程看，执行 QA 是一个组织问题。放射治疗医生负有治疗方针的制订、治疗计划的评定、监督治疗计划执行等责任。物理师主要任务是进行治疗机和其他辅助设备特性的确定及定期检查，射线剂量的定期校对，参与治疗计划的设计等。放疗技师是放疗计划的主要执行者，治疗计划能否被忠实执行的关键决定于放疗技师对具体治疗计划的理解程度、对机器性能的掌握。

2. 靶区剂量的确定 靶区剂量定义为得到最大的肿瘤局部控制率而无并发症所需要的剂量。该剂量一般通过临床经验的积累和比较分析后得到。对不同类型和期别的肿瘤，应该有一个最佳的靶区剂量。ICRU 第 24 号报告总结了以往的分析和研究后指出"已有的证据证明，对一些类型的肿瘤，原发灶的根治剂量的精确性应好于 ±5%"。

3. 放射治疗过程及其对剂量准确性的影响 放射治疗主要分为治疗计划的设计和治疗计划的执行。目标是在患者体内得到较好的或较佳的靶区及其照射周围的剂量分布。

（1）在靶区剂量的总不确定度为 ±5% 中，计划设计模体中处方剂量不确定度为 2.5% ；剂量计算（包括使用的数学模型）为 3.0% ；靶区范围的确定为 2% 。

（2）在治疗摆位过程中，可能产生两类误差：随机误差和系统误差。随机误差会导致剂量分布的变化，进而导致肿瘤局部控制率减少或正常组织并发症的增加。

（3）物理技术方面的质量保证：主要包括 4 个方面内容：①治疗机和模拟机的机械几何参数的检测与调整。②加速器剂量监测系统和 ⁶⁰钴计时系统的检测与校对。③治疗计划系统。④腔内组织间治疗和治疗安全。各项内容的 QA 必须包括建立定期检查常规，使其各项技术指标达到机器安装验收时的标准值。定期和常规检查的所有数据必须记录，并留意观察机器运行状态的变化情况，即时分析比较。

4. 照射野特性的检查

（1）灯光野与射野的一致性：灯光源或其虚光源的位置，应位于准直器的旋转轴上与放射源相同的位置。灯光野大小对应于实际射野的 50% 等剂量线的范围，两者的符合性应小于 ±2mm。通常用胶片法用剂量仪检查两者的符合性。

（2）射野平坦度和对称性：射野均匀性、平坦度和对称性是射野剂量分布特性的重要指标。射野的对称性和平坦度的变化不应超过 ±3% ，⁶⁰钴机应每月检查 1 次，加速器（X 射线和电子束）应每月检查 2 次。

（3）射野输出剂量的检测：模体内射野中心轴上参考点（一般在最大剂量点）处的输出剂量的准确性应不大于 ±2% ，加速器每天或至少每周 2 次，并对所有能量进行校对；而 ⁶⁰钴治疗机，应每月测量一次，并与衰变计算的结果进行比较。如果两者之差超过 ±2% 时，应该找出原因，首先应检查使用的剂量仪，确认剂量仪无误之后再查治疗机本身。

（4）楔形板及治疗附件质量保证：楔形板、射野挡块和组织补偿器是影响剂量分布和剂量输出的重要的治疗附件，对楔形因子和挡块托架因子必须每年校测一次，变化不能超过 ±2% 。

5. 剂量测量和控制系统　在整个治疗过程中，剂量不准确性包括以下几个方面：①物理剂量的不准确性。②处方剂量测定时的不准确性。③照射部位解剖结构的差异，包括肿瘤的位置、大小和形状以及身体外轮廓和组织不均匀性等方面确定的不准确性。④剂量计算方法的不精确，包括对组织剂量进行校正和补偿过程中所产生的不准确性。⑤照射时患者摆位和给予处方剂量时的不准确性。⑥治疗机发生故障。⑦上述各步骤中工作人员的操作失误等。

上述各项中，①、②项决定了处方剂量的误差，③至⑥项决定了从处方剂量到靶区剂量转换过程中可能产生的误差。要求靶区剂量的不准确性不超过 5% 。

6. 治疗计划系统　治疗计划系统的应用，有助于治疗计划的改进和治疗精度的提高。为保证系统的正常运行，必须建立完整的质量保证体系。它包括系统文档、用户培训、验收、常规质量保证和患者治疗计划的检查等内容。影响剂量准确性的因素，即剂量误差的来源有四个方面：①基本剂量学数据测量误差。②根据 CT、MRI 图像确定患者或测试模体几何尺寸时引入的误差，由 CT 值计算电子密度时引入的误差。③剂量算法的局限性，射线与物质相互作用过程很复杂，为保证能实时交互地设计治疗计划，系统采用的算法在模拟这个作用过程时、往往需要做某些假设或近似，对假设或近似成立条件的满足程度越低，误差越大。④硬件输入输出设备空间位置准确性，应要求准确性优于 1mm。

（刘海艳）

第八章

恶性肿瘤化疗的适应证和禁忌证

在对恶性肿瘤进行化疗前，必须全面了解，周密考虑，才能治疗得当，取得良好效果，否则可能适得其反。首先要对患者情况有一系统的了解，包括年龄、体质状况、既往重要病史，心、肝、肾功能状况，目前的一般状况，既往抗肿瘤治疗情况，如手术及手术后对患者的影响，放疗日期、照射部位和剂量，尤其对既往化疗情况需作详细的了解，如化疗各疗程的起止日期，每周期所用药物、剂量、用法和疗程的周期数，以及药物的不良反应（近期和远期的）、程度和恢复情况，特别是造血功能状况；其次是了解肿瘤情况，肿瘤病理性质和分化程度，原发肿瘤部位、波及的范围，肿瘤对周围组织和功能的影响；再次就是对可能选择的药物，对该肿瘤的敏感性、需要的有效剂量、给药途径、用法、疗程及患者可能承受的能力要进行了解。选择治疗之前必须认清以下几个问题：要明确此次化疗的目的和预计治疗后可能达到的结果；诊断明确，摸清肿瘤波及的范围；患者当前需要解决的主要矛盾，全身治疗和局部治疗的关系；要有肿瘤综合治疗的观念，是否需要综合治疗及治疗的总体安排。

第一节　化疗药物的应用原则

临床中常采用单药、两药或多药联合组成化疗方案的形式进行抗肿瘤治疗，只有在了解药物作用机制、药动学、肿瘤生物学特点及患者临床特点的基础上，针对不同治疗目的，把握好用药时机，合理选择药物的组合、剂量和疗程等，以达到最佳疗效。

一、联合化疗

联合化疗是肿瘤内科治疗最重要的原则之一，目前大多数肿瘤的标准化疗方案中都包括两种或两种以上的抗肿瘤药。

肿瘤具有异质性，并且肿瘤细胞在组织中分别处于不同周期时相，对药物敏感性各异，单用一种药物很难完全杀灭。如将不同作用机制的药物联合应用，有助于更快速地杀灭不同类型、不同时相的肿瘤细胞，减少耐药的发生，提高疗效。细胞动力学研究表明，肿瘤是由处于细胞周期不同时相的肿瘤细胞组成，各类抗癌药物由于作用机制不同，有些仅对处于增殖状态的细胞有作用，有些对 G_0 期细胞也有作用。多数肿瘤都包含了对化疗药物敏感不同的细胞，因此联合应用作用于不同细胞周期时相的抗癌药物，有助于提高化疗的疗效。联合化疗的药物通常需要兼顾不同的细胞周期，规避相同的毒性，而且应该是由单独应用有效的药物组成，以获得最好的疗效，同时使不良反应得到最大限度的控制。理想状况下，联合给药应出现协同效应。联合用药的另一个关键因素是不良反应是否会叠加。遗憾的是多数细胞毒类药物的不良反应类似，主要为骨髓抑制，这就需要在联合给药时予以减量。而且两次给药的间隔也是无法避免的，主要就是为了能有足够的时间从严重的不良反应中得到恢复。抗肿瘤化疗，最为重要的是提高疗效，同时不良反应可以接受，但不影响患者的生活质量。

联合化疗并非随意选择几种药物进行简单相加拼凑，在设计方案时需要遵循一定的原则，包括：①选用的药物一般应为单药应用有效的药物，只有在已知有增效作用，并且不增加毒性的情况下，方可选择单用无效的药物；②选择不同作用机制的药物或作用于不同细胞周期的药物；③各种药物之间有或可能有互相增效的作用；④毒性作用的靶器官不同，或者虽然作用于同一靶器官，但是作用的时间不同；⑤各种药物之间无交叉耐药性；⑥合适的剂量和方案，根据药动学及作用机制安排给药顺序，避免拮抗。需要注意的是，在进行合理思考和设计后，联合方案的疗效和安全性仍然必须经临床研究证实，特别是考虑替代现有的标准治疗时，更加需要进行严谨的比较。

联合化疗对于提高疗效的重要性已经在临床实践中得到了广泛的证实。例如，急性淋巴细胞白血病单药化疗时，完全缓解率不足40%，治愈率为0，而目前的标准联合化疗方案完全缓解率超过95%，治愈率可达到80%。大多数细胞毒类药物的毒性较大，临床上使用患者所能耐受的最大剂量时，单一药物的疗效仍不够满意，联合使用多种药物是进一步提高疗效的必要手段。

二、多周期化疗

根据对数杀伤理论，化疗药物按比例杀伤肿瘤细胞，鉴于目前化疗药物的有效率，即使对于较小的肿瘤，单周期化疗也难以将肿瘤细胞减少到可治愈的数量级。多周期治疗即通过定期给予的多次用药，实现肿瘤细胞数目的持续逐级递减，可以提高疗效。

三、合适的用药剂量、时间和顺序

多数化疗药物的治疗窗狭窄，在组成联合方案时尤其需要谨慎确定剂量。通过临床研究进行剂量爬坡确定各种药物的推荐剂量，并根据患者的体表面积计算具体用量，目前描述剂量使用情况的度量单位仍为剂量强度，是指化疗周期内单位时间内给予的药物剂量，单位为 mg/m^2。虽然临床研究确定了化疗方案中各种药物推荐的标准剂量，但是在治疗前和治疗过程中还需根据患者的耐受性进行调整，在患者能耐受的前提下，应给予充足剂量的治疗，随意减低剂量会降低疗效。

药物给药的持续时间、间隔时间和顺序都可能会影响其疗效和毒性，其设定需依据所选药物的作用机制。如化疗药物主要作用于增殖旺盛的细胞，因此剂量限制性毒性往往为骨髓毒性和消化道等其他系统或器官的毒性反应，一定的给药间隔是保证正常组织及时修复所必需的，在不良反应消失或减低至Ⅰ度前不宜给予同种药物或具有相同毒性的其他药物。细胞周期非异性药物的剂量反应曲线接近直线，药物峰浓度是决定疗效的关键因素，对于细胞周期特异性药物，其剂量反应曲线是一条渐近线，达到一定剂量后，疗效不再提高，而延长药物的作用时间，可以让更大比例的细胞进入细胞周期中对药物敏感的时相，以提高疗效。因此，细胞周期非特异性药物常常一次性静脉注射，在短时间内一次给予本周期内全部剂量，而细胞周期特异性药物则通过缓慢静脉滴注、肌内注射或口服来延长药物的作用时间。

药物的给药间隔时间可能影响其疗效和毒性。细胞毒类药物对正常细胞也会产生毒性，常见的如骨髓毒性和胃肠道反应，这些毒性需要一定时间以恢复，在毒性恢复前不宜给予同种药物或具有相同毒性的其他药物。考虑到不同药物对细胞周期和其他药物代谢的影响，合适的间隔时间是重要的，如 MTX 滴注 6 小时后再滴注 5 - Fu 的疗效最好而且毒性减低。

出于细胞周期和药动学的考虑，一些化疗方案中规定了给药顺序。联合化疗中常用的策略之一为先使用细胞周期非特异性药物，以减小肿瘤负荷，待更多 G₀ 期细胞进入增殖周期后，再使用细胞周期特异性药物，以杀灭增殖活跃的肿瘤细胞。又如，DDP 可使 PTX 的清除率减低，若使用 DDP 后再给 PTX，可产生较为严重的骨髓抑制，因此应先给予 PTX，再给予 DDP。

四、合适的给药途径

化疗药物的给药途径可分为静脉给药、口服给药和局部给药等方式。各种方式分别具有不同的优缺点，治疗时应根据治疗的目的，选择合适的给药途径。

1. 静脉给药　静脉给药可以减小药物吸收过程中的差异，便于准确给予剂量，同时也可避免刺激性药物对胃肠道、皮肤和肌肉的毒性，因此是最常用的给药途径。但是静脉给药多为一次性或短时间内几次给予，一旦给药后发生严重的不良反应，可能会持续一段时间或者出现后延加重，恢复过程受制于肝肾功能及药物本身的代谢清除特点。

2. 口服给药　口服药物治疗具有药物作用持久、平缓、用药方便和毒性低的特点，并且易于随时调整或撤除药物，但也受到药物生物利用度等的影响，部分药物胃肠道吸收不完全，可能会影响疗效。

3. 局部给药　在一些特殊的情况下，需要通过局部给药以达到最佳治疗效果。局部给药包括腔内化疗、鞘内化疗和动脉内化疗。腔内化疗又分为胸膜腔内化疗、腹膜腔内化疗、心包内化疗和膀胱灌注。这种治疗模式是通过药物直接与局部肿瘤细胞接触，杀死局部肿瘤细胞，而对全身正常组织影响较少，能够减轻全身的毒性反应。胸膜腔内化疗还能产生局部化学性炎症，导致胸膜腔闭塞而起到控制胸腔积液的作用。腔内给药，药物仅能渗透到肿瘤大约1mm 的深度，对治疗体积较大的肿瘤效果并不理想，但对于弥漫性肿瘤引起的体腔积液有较好的效果。腔内给药既可给予单药，也可根据肿瘤类型联合应用几种药物，一般选择局部刺激性小的药物，以免引起剧烈胸痛或腹痛。由于多数药物不能透过血脑屏障，在中枢神经系统受侵或受侵风险大时，需要鞘内注射药物。对于浓度依赖性的抗肿瘤药物，局部药物浓度对于疗效是至关重要的，而动脉内给药化疗既可提高肿瘤局部浓度，又不增加全身毒性。药动学表明，动脉内药物的灌注术，药物首先进入靶器官，使靶器官的药物分布量不受血液分布的影响，同时靶器官的首过效应使其成为全身药物分布最多的部位。动脉内给药对于某些实质性器官肿瘤的治疗具有优越性，如原发性肝癌的动脉内化疗可以使肿瘤缩小，从而达到可手术的水平，并能够最大程度地减少对肝功能的损害。

五、不同化疗方案的合理安排

为避免肿瘤细胞发生耐药的最佳策略是尽早给予足够强度的多药联合治疗，最大程度地杀灭肿瘤细胞。因此，选取最有效且毒性不相重叠的药物组成联合化疗方案，多周期给药，是临床上最常用的方法。但这种方法也存在不足，多种药物存在相同的毒性时，毒性叠加会限制药物剂量。此外药物间的作用可能存在竞争性的干扰，这些都限制了联合治疗方案的疗效、化疗的周期数及在一个方案中能联合应用的有效药物的数量。为克服以上不足，人们对化疗方案的使用策略进行了调整，提出了序贯化疗、交替化疗、维持化疗和巩固治疗等一些治疗方法。交替化疗是将非交叉耐药的药物或联合化疗方案交替使用，更易于使药物达到最适治疗剂量，与序贯化疗相比，更能保障尽早使用多种非交叉耐药的药物，并且与同时使用多种药物相比，其毒性较低。序贯化疗是指先后给予一定周期数的非交叉耐药的药物或化疗方案，然后再序贯给予另一药物或化疗方案，通过序贯化疗，药物易于达到较高的剂量，并且可以避免单一化疗方案对耐药细胞的选择作用。此外，当序贯治疗采用联合方案时，也易于实现在整个治疗过程中使用更多种类的药物，从而减少发生耐药的可能性。序贯化疗在乳腺癌的辅助治疗中显示出了一定的优势。序贯化疗模式的优势可能归功于剂量密度的增加，而交替治疗与序贯化疗相比，可能会降低某些优势药物的剂量密度，从而影响其疗效。维持治疗和巩固治疗都是在完成初始化疗既定的周期数并达到最大的肿瘤缓解疗效后，继续进行的延续性治疗，其中维持治疗采用初始治疗中包括的药物，而巩固治疗采用与初始治疗不同的药物。如前所述，当肿瘤负荷减小时，细胞增殖加快，如果此时不继续治疗，不仅肿瘤增长加速，而且可能产生继发耐药，给今后的治疗带来困难。维持治疗前的初始治疗可以作为体内药敏试验，为维持治疗选择合适的药物，而巩固治疗则设想在肿瘤负荷较小时尽早使用非交叉耐药的药物以防止耐药发生。并且，在初始治疗后肿瘤进展时，部分患者由于耐受下降等原因难以接受二线治疗，维持治疗和巩固治疗可以为更多的患者争取到接受后续治疗的机会，以期提高疗效。维持治疗和巩固治疗的疗效已经在淋巴细胞白血病和非小细胞肺癌取得了一定的疗效，但在多数肿瘤中的地位尚未确立。

（李成浩）

第二节　化疗在恶性肿瘤治疗中的应用

随着新机制及新剂型药物的不断研发，化疗亦从单纯的姑息性治疗向根治性治疗过渡，在肿瘤治疗中发挥着日益重要的作用。但是单纯通过药物即能够治愈的肿瘤依旧较少，多数仍需要配合放疗、手术等局部治疗手段进行多学科综合治疗，以最终达到提高疗效及延长生存期的目的。根据化疗的目的，化疗可分为以下几类：

一、根治性化疗

有些肿瘤经积极化疗后有望治愈，如急性白血病（特别是小儿急性淋巴细胞白血病），绒癌、恶性葡萄胎、霍奇金淋巴瘤、非霍奇金淋巴瘤及睾丸癌等。一旦确诊，应尽早给予正规化疗，强调足剂量、足疗程的标准化疗；应积极给予强力止吐药物、集落刺激因子等对症支持治疗，以保证治疗的安全性、患者的耐受性和依从性。尽量避免减低剂量及延长化疗后间隙期，不可在取得临床完全缓解后即终止治疗，应要求患者完成根治性的全程治疗方案，治疗不正规或半途而废将会使患者失去宝贵的治愈机会。

二、辅助化疗

辅助化疗是指恶性肿瘤在局部有效治疗（手术或放疗）后所给予的化疗。目前辅助化疗越来越受到广泛的重视，这是因为近年来对肿瘤开始转移时间的看法较过去有显著改变，而且通过辅助化疗使许多肿瘤患者获得了生存的益处。过去普遍认为肿瘤开始时仅是局部疾病，以后才向周围侵犯，并由淋巴结和血液向全身转移，因此，治疗肿瘤的步骤是早期将肿瘤彻底切除，手术范围力求广泛，如根治术、扩大根治术等。但是，近年来已认识到肿瘤自发生后，肿瘤细胞就不断自瘤体脱落并进入血液循环，其中的大部分虽能被自身的免疫防御机制所消灭，但有少数未被消灭的肿瘤细胞却会成为复发和转移的根源。因此，当临床发现肿瘤并进行手术时，大部分患者事实上已有远处转移。是否需要辅助化疗是根据疾病的复发概率、病理变化（浸润和细胞分化程度）、疾病分期（侵犯程度和淋巴结转移状态）来确定的，而且要参考所用的化疗方案所带来的不良反应。对化疗敏感或复发危险性较大的患者，辅助化疗的意义更大。早期肿瘤，局部治疗即可治愈，复发的概率很小，相对于化疗的不良反应，其给患者带来的收益不大，不需要辅助化疗，如ⅠA期非小细胞肺癌、低危的Ⅱ期结肠癌等。事实上，是否需要辅助化疗及采用什么方案用于辅助化疗，是基于大样本随机对照研究的结果来确定的。只有那些能够显著降低术后复发并带来生存优势的方案才会被推荐应用于辅助化疗。一般认为，辅助化疗应在术后1个月内进行，单一疗程不足以杀灭所有残留的肿瘤细胞，需要多疗程化疗。目前，辅助化疗主要用于乳腺癌、结直肠癌、骨肉瘤、胃癌、非小细胞肺癌等。

三、新辅助化疗

新辅助化疗是指局限性肿瘤在手术或放疗前给予的化疗。对于未发生远处转移的局部进展期肿瘤患者，在接受手术或放疗前，先进行化疗，主要作用在于：缩小肿瘤体积，降低临床分期，提高手术切除率；在不影响治愈率的前提下，提高乳腺癌、骨肉瘤、头颈部鳞癌和直肠癌的器官保全率和患者的生活质量；可清除或抑制可能存在的微转移灶；作为体内药敏试验，为进一步药物治疗提供重要指导。新辅助化疗策略已应用于局部晚期乳腺癌、骨肉瘤、头颈部鳞癌、直肠癌和胃癌等的治疗。根据新辅助化疗的目的，可以看到，追求肿瘤体积缩小、降期是其特点。因此，在选择药物时强调高效药物的强强联合，针对可能发生的不良反应，提早预防积极处理，避免因此而影响疗效；在决定治疗方案和时限时既要考虑疗效又要兼顾安全性，不能增加围术期合并症；同姑息性化疗仅依赖于影像学判断疗效不同，新辅助化疗后可以获得手术标本，因此病理学观察肿瘤退缩分级也将提供重要的参考价值，决定后续治疗。

四、姑息性化疗

晚期肿瘤多已全身扩散，不再适合手术或放疗等局部治疗手段，化疗往往是主要的治疗手段，大多数实体肿瘤是无法通过单纯药物治疗来实现治愈的。晚期肿瘤通过药物治疗，可使部分患者的肿瘤体积缩小，症状减轻，疾病得以控制，延长生存期。尽管不能治愈肿瘤，但通过姑息性化疗可以延长患者的中位生存期（median survival time，MST）。更重要的是，伴随着肿瘤体积的缩小，肿瘤所导致的相关症状缓解了、肿瘤负荷所导致系统反应综合征减轻了、营养状况改善了、患者生活质量提高了。总之，姑息性化疗的主要目的为提高患者生活质量和延长生存期。

（李成浩）

第三节　恶性肿瘤化疗的适应证和禁忌证

恶性肿瘤化疗前应获得病理或细胞学诊断，个别确实难以取得组织学或细胞学材料的病例，也应通过临床物理学及实验室检查获取比较确切的诊断依据，并结合临床征象体检，充分了解肿瘤的侵犯范围，在经验丰富的专家指导下，获取充分的临床证据以支持诊断，并考虑到化疗可能给患者带来的益处远远超过其害处时，再酌情使用化疗。接受化疗的患者体质状况应比较好，生活基本能自理。无伴发其他严重的疾病，血常规、肝肾功能及心电图均正常。凡骨髓或肝肾功能有轻度损伤时，可参照有关标准调整化疗药物的用量。

化疗必须在肿瘤专业医生指导下进行，应该让患者熟悉有关药物的常见副作用，加强临床观察和复查生化及血细胞分析等检查，详细了解药物不良反应的发生情况，做好各项指标的监测，以便及时发现情况，做出相应的处理，尽可能减轻毒副作用，提高治疗效果。应根据肿瘤病理类型和分期，是否存在高危复发因素，按初治或复治等情况，制订合适的策略.选择合理的、最佳的化疗方案。化疗方案应选择经实践检验过的、疗效肯定的、国内外通用的"标准"联合化疗方案，必要时可邀请有关专科（如肿瘤外科、放疗科）医生共同研究制订综合治疗计划。对有望治愈的患者，应争取首次治疗取得完全缓解，此后再予巩固强化治疗，争取达到根治的目的。化疗期间应加强化疗药物过敏、粒细胞减少及并发感染、恶心、呕吐等常见毒副作用的观察和处理。应帮助患者树立战胜肿瘤的信心，消除对化疗的恐惧心理，对可能出现的消化道反应及脱发要有足够的思想和心理准备，需及早采取预防措施，尽量减轻化疗的不良反应。治疗期间应注意卧床休息，进清淡、富于营养、易消化吸收的饮食，也要补充适量的新鲜水果及液体以便促进药物的代谢物从尿中排泄。此外，必须注意保持口腔清洁，防止黏膜损伤，减少并发感染的机会。

一、恶性肿瘤化疗的适应证

（1）对化疗敏感的恶性肿瘤，化疗为首选治疗。对于这类肿瘤，部分患者可通过化疗治愈，如白血病、精原细胞瘤等。

（2）化疗是综合治疗的重要组成部分，可以控制远处转移，提高局部缓解率，如恶性淋巴瘤、肾母细胞瘤等。

（3）辅助化疗用于以手术为主要治疗方式的肿瘤，可消除微小残留病灶，有利于降低术后复发率。

（4）为了局限肿瘤，在应用局部治疗手段前先使用新辅助化疗，可促使局部肿瘤缩小，清除或抑制可能存在的微小转移灶，达到降低分期、缩小手术和放疗范围、增加手术切除率的目的，有利于最大限度地保持机体功能、防止转移、延长患者的生存时间。

（5）无手术或无放疗指征的播散性晚期肿瘤患者，或术后、放疗后复发转移的患者。

（6）因病情需要，选择经胸、腹膜腔，骨髓，椎管内及动脉内插管，给予局部区域化疗。

二、恶性肿瘤化疗的禁忌证

化疗药物一般都有明显的毒副作用，不宜用于预防性、诊断性治疗，或作为安慰剂使用，使用时需要权衡利弊得失。有下列情况之一者，应禁用或慎用：

（1）一般情况较差、年老体弱、恶病质等无法耐受化疗者。

（2）骨髓功能差、严重贫血、白细胞和血小板低于正常范围而无法满足正常化疗要求者（治疗前中性粒细胞计数 $<1.5\times10^9/L$，血小板计数 $<80\times10^9/L$ 者）。

（3）伴有心、肝、肾、肺功能异常，肾上腺功能不全，有出血倾向者，慎行化疗，并禁用对有关器官功能有严重毒副作用的药物。

（4）以往做过多程化疗、骨髓转移者慎行化疗；进行重大手术及大面积放疗者，应避免同时进行化疗。

（5）过敏体质，尤其对化疗药物过敏者，应慎行化疗。

（6）严重感染、高热、出血、失水、电解质紊乱、酸碱平衡失调等并发症及有其他严重内科疾病的患者忌行化疗。

（7）精神病未能控制及无法自控的患者；由于依从性差，无法对化疗毒副作用进行及时全面的观察和处理者，慎行化疗。

（8）食管、胃肠道有穿孔倾向或肠梗阻患者。

三、化疗过程中需要调整药物的情况

在化疗中如出现以下情况应考虑减药、停药或换药：

（1）判断化疗无效者，如化疗1个周期后在间歇期中发生病情恶化，或治疗2个周期后病变评价为进展者。

（2）出现3~4级血液学毒性或非血液学毒性，如骨髓抑制，心、肝、肾功能损害，化学性肺炎等，应根据情况决定是否要在下个周期调整用药或停药。

（3）出现严重的相关并发症，如胃肠道出血、穿孔、大咯血等。

（4）出现较为严重的化疗药物过敏反应。

（5）因患者无法耐受或经济等原因，拒绝进一步化疗者。

四、注意事项

（1）化疗必须在有经验医师的指导下进行，治疗中应根据病情变化和药物毒副作用随时调整治疗用药，以及进行必要的处理。

（2）治疗过程中密切观察血象、肝肾功能和心电图变化，定期检查血象（包括血红蛋白、白细胞和血小板计数），一般每周检查1~2次，当白细胞和血小板降低时每周检查2~3次，直到化疗疗程结束后血象恢复正常为止；肝肾功能于每周期前检查1次，疗程结束时检查1次，如有异常应进行相应的治疗，并增加复查的次数；心电图根据情况复查。

（3）年龄 65 岁以上或一般状况较差者应酌情减量用药。

（4）有骨髓转移者应密切注意观察。

（5）既往化疗、放疗后骨髓抑制严重者用药应注意。

（6）全骨盆放疗后应注意患者血象，并根据情况调整用药。

（7）严重贫血的患者应先纠正贫血。

（刘崇华）

第九章

肿瘤的其他治疗方法

第一节　生物免疫学治疗

手术切除、放射治疗、化学药物治疗目前仍是恶性肿瘤的 3 大传统治疗方法。这些传统的治疗方法虽然不断在改进，但始终存在有一方面杀伤肿瘤细胞；另一方面也使正常细胞受到不同程度损伤，且往往不可能将患者体内残存或隐匿的肿瘤细胞完全杀死，因而对绝大多数恶性肿瘤患者仍存在易复发和转移，导致根治率低。近年来，随着分子生物学、遗传学、免疫学及信息技术等的迅速发展，特别是多学科的交叉融合，对肿瘤的发生发展有了更深入的认识。目前认为，肿瘤的发生首先是由于基因的突变，突变的发生与遗传因素和环境因素有关；突变基因导致突变细胞表面抗原及其功能的改变，而机体免疫系统有强大的识别和清除这些突变细胞的能力；机体的这种抗肿瘤免疫在清除反复发生的突变细胞过程中，突变细胞与免疫系统相互作用，最终有少数突变细胞在免疫压力下产生基因不稳定，导致弱免疫原性的肿瘤细胞克隆得以逃逸免疫系统的杀伤，因而认为机体免疫系统在免疫监视的同时，也选择并推动了肿瘤组织恶性化程度的增加；逃逸了免疫系统杀伤的肿瘤干细胞得以局部分化生长，即肿瘤的免疫编辑学说。随着肿瘤内的血管生成，肿瘤迅速生长，进入临床期。由此形成了肿瘤的发生是多因素起因、多步骤发展的全身性、系统性疾病的系统生物学观点，同时也逐渐形成了肿瘤的免疫治疗、分子靶向治疗及基因治疗。由于近年各学科间的纵深交叉融合，上述免疫治疗、分子靶向治疗和基因治疗相互渗透，统称为肿瘤的生物治疗。

一、肿瘤的免疫治疗

（一）肿瘤免疫机制——免疫编辑学说

19 世纪末，William Coley 开始采用混合的细菌毒素来治疗恶性肿瘤，掀开了肿瘤免疫治疗的帷幕。1959 年 Burnet 和 Thomas 正式提出肿瘤的免疫监视理论。近年随着基因打靶技术、转基因技术的成熟及高特异性单克隆抗体技术的发展，对肿瘤免疫机制有了进一步的认识，Schreiber 和 Dunn 等于 2002 年首次提出了肿瘤免疫编辑学说（tumor immunoediting）。

肿瘤免疫编辑包括免疫监视和免疫逃逸，它反映了免疫系统具有抵抗肿瘤的保护功能，同时又对肿瘤具有塑型功能（tumor - sculpting functions），即对肿瘤细胞实施免疫选择压力，使弱免疫原性的肿瘤细胞得以逃逸并进一步生长。免疫选择压力与肿瘤细胞基因不稳定性协同作用，使得对免疫识别至关重要的分子，如抗原提呈过程中的一些分子缺失或改变。肿瘤免疫编辑是一个动态发展的过程，主要由 3 个阶段组成，即免疫清除期（监视）、免疫相持期（重塑期）及免疫逃逸期。

1. **免疫清除期** 是指免疫系统识别肿瘤组织并通过多种途径杀伤肿瘤细胞的过程，即免疫监视。在该阶段如果机体成功清除肿瘤组织，肿瘤免疫编辑到此结束，而不涉及后两个时期。免疫清除又可分 4 个时期。

（1）第 1 时期：固有免疫系统中的多种细胞和分子，如巨噬细胞、NK 细胞、NKT 细胞、CTT 细胞和 B 淋巴细胞以及机体中原有的干扰素 γ（interferon γ，INF - γ）、乳铁蛋白等分子可识别并杀伤新生的肿瘤细胞，肿瘤细胞表达的多种分子可以激活多种免疫细胞，如主要组织相容性复合体 I 类相关链基因 A（major histocompatibility complex I chain - related gene A，MICA）可激发 NK 细胞，NKGZD 的受体可激活 NK 细胞等。

（2）第 2 时期：固有免疫系统对肿瘤的识别杀伤作用进一步扩大。首先最初识别肿瘤的 INF - γ，能刺激机体产生白细胞介素 - 12（interleukin - 12，IL - 12）等一些化学物质，这些化学物质能趋化更多的固有免疫细胞到达肿瘤组织。IL - 12 又可刺激浸润肿瘤的 NK 细胞产生少量的 INF - γ，产生的 INF - γ 活化浸润在肿瘤组织的巨噬细胞产生大量的 IL - 12，IL - 12 刺激 NK 细胞产生大量的 INF - γ，形成正反馈。INF - γ 可通过多种途径清除肿瘤：①直接增加表面 MHC 抗原和肿瘤坏死因子（TNF）的表达。②直接抗肿瘤血管生成。③间接通过上调 Fas/Fasl 分子的表达从而下调免疫细胞的凋亡，抑制肿瘤的恶性增殖。④间接通过 bcl - 2 家族的 bcl - 2、bc - xl 和 bak 蛋白水平的调控起到抗肿瘤增殖的作用。⑤通过对半胱氨酸天门冬氨酸酶（caspase）家族中多种成员的调控起到促进肿瘤细胞凋亡的作用等。

（3）第 3 时期：在固有免疫系统杀伤肿瘤组织的过程中，浸润肿瘤的 NK 细胞与肿瘤细胞的相互作用产生的细胞因子，可激活趋化到肿瘤组织的未成熟的树突状细胞（dendritic cell，DC），使其成熟，成熟的 DC 可直接摄取抗原，也可通过热休克蛋白/肿瘤抗原复合物间接摄取抗原。结合抗原的 DC 迁移到淋巴结，在淋巴结中激活肿瘤特异性 $CD_4^+ Th_1$ 细胞，活化的 $CD_4^+ Th_1$，细胞通过协助交叉提呈树突状细胞 MHC I 类分子提呈的抗原肽，活化 $CD_8^+ T$ 细胞。另外，次级淋巴细胞趋化因子（SLC）、TNF/TNFR 等也参与了该时期的抗肿瘤反应。

（4）第 4 时期：$CD_4^+ T$ 细胞产生的 IL - 12 与宿主细胞产生的 IL - 15 之间相互作用，可维持肿瘤特异性 $CD_8^+ T$ 细胞的功能和活力。另外，机体的 IL - 21 也可激活 $CD_8^+ T$ 细胞。肿瘤特异性的 $CD_8^+ T$ 细胞可通过 2 种方式杀伤肿瘤细胞：①有效识别肿瘤抗原并对肿瘤组织进行直接杀伤。②产生大量的 INF - γ 来诱导肿瘤细胞死亡。

2. **免疫相持期** 淋巴细胞和 INF - γ 等对肿瘤细胞发挥着有效的选择压力，使肿瘤含有多种基因不稳定和突变的肿瘤细胞，但免疫系统又不足以完全清除肿瘤细胞，类似于达尔文的物种选择：尽管大多数的肿瘤细胞突变体被免疫系统杀伤，但新的携带不同突变位点的肿瘤细胞又产生了，并对免疫攻击具有更强的耐力，其结果是产生了弱免疫原性的新的肿瘤克隆。肿瘤细胞的突变型主要来自于 3 种类型的基因不稳定：核苷酸切除修复不稳定（NIN）；微卫星不稳定（MIN）；染色体不稳定（CIN）。其中 CIN 是基因组完整性失稳的主要机制，肿瘤细胞基因组可表现出获得或缺失整条染色体，从而反映了与 CIN 表型相关的基因组变异程度。该期可能是 3 个时期中历时最长的阶段，在人类可达数十年之久。

3. 免疫逃逸期　经过免疫选择保留下来的肿瘤细胞变异体能够通过多种机制逃避免疫系统的杀伤，这一过程称为免疫逃逸。肿瘤免疫逃逸的原因主要为肿瘤和宿主免疫系统两个方面。

肿瘤细胞通过多种途径逃脱免疫系统攻击：

（1）肿瘤细胞表达 Fas/Fasl 异常，不能进行正常的凋亡作用。

（2）肿瘤抗原的免疫原性降低及抗原调变。

（3）肿瘤细胞表面 MHC 分子表达缺陷或表达量降低。

（4）肿瘤细胞通过非经典的 HLA 分子抑制 NK 细胞的杀伤作用。

（5）肿瘤细胞分泌免疫抑制因子如 IL - 10、TGF - β 等。

（6）肿瘤细胞协同刺激分子及黏附分子表达下降。

（7）肿瘤细胞释放出肿瘤抗原分子，与抗体结合成复合物，通过抗体的 FC 段与淋巴细胞、NK 细胞、巨噬细胞的 FC 受体结合，封闭抗体依赖的细胞毒（ADCC）效应。

（8）肿瘤细胞分泌可溶性活化受体的配体，下调免疫细胞表面活化受体的表达，使免疫效应细胞功能丢失或下降。

（9）肿瘤对 HLA I 类分子的溶解。

（10）肿瘤细胞 bcl - 2 的过量表达等。

宿主方面：如 T 细胞对肿瘤特异性抗原的耐受、专职抗原提呈细胞功能缺陷及老年人抗原识别库减少等均是易患肿瘤的原因。

（二）肿瘤免疫治疗的基本原理

基于免疫系统在肿瘤发生发展过程中所起的作用，充分利用患者自身的免疫系统来杀灭肿瘤细胞是肿瘤免疫治疗的出发点。进行有效的肿瘤免疫治疗需要 3 个基本条件：首先需要有足够数量识别肿瘤抗原的淋巴细胞；其次这些淋巴细胞必须能够到达肿瘤局部；第三到达肿瘤局部的淋巴细胞具有杀伤肿瘤细胞的能力。

肿瘤免疫治疗的基本原理是根据不同患者的不同特点，采用各种相应的方法充分激活患者自身的免疫系统来特异性杀伤肿瘤细胞，如采用非特异性免疫刺激剂如卡介苗及各种调节免疫功能的细胞因子如 INF、IL - 2、TNF 等来增加机体的免疫功能，采用肿瘤疫苗激活肿瘤特异性细胞毒性 T 淋巴细胞（cytotoxic T lymphocyte，CTL）等。其目标是提高肿瘤细胞的免疫原性，增强免疫系统的识别和清除能力。

（三）肿瘤免疫治疗的方法与策略

1. 非特异性免疫刺激剂　肿瘤治疗中常用的非特异性免疫刺激剂有：卡介苗（BCG）、棒状杆菌、细胞壁骨骼（CWS）、内毒素、脂质 A、海藻糖、胸腺肽、左旋咪唑等。如膀胱癌手术切除后采用 BCG 膀胱内滴注可明显提高患者的无病生存率。应用左旋咪唑联合氟尿嘧啶治疗 Dukes C 期结肠癌，5 年生存率增加 15% ~ 17%，死亡率降低 33%。

2. 细胞因子　多种细胞因子具有调节免疫细胞的激活、增殖与功能活性的作用，在抗肿瘤免疫反应的诱导、效应与维持中起重要作用。20 世纪 80 年代以来，基因工程可大量生产细胞因子使其得以临床应用。进入临床试验的细胞因子有：IL - 2、INF - γ、INF - α、IL - 4、IL - 6、IL - 12 等，其中以 IL - 2 和 INF - γ 应用最为广泛。

IL - 2 可以引起 T 淋巴细胞及大颗粒淋巴细胞增殖并产生肿瘤溶解活性，产生 INF - γ、INF - α、及 IL - 2 受体 α（IL - 2Ra）。对 IL - 2 治疗最敏感的肿瘤是黑素瘤及肾癌，尚可应用于乳腺癌、卵巢癌、结肠癌、小细胞肺癌、淋巴瘤、急性髓性白血病等，但缓解期一般不持久。而膀胱癌、肝癌、肉瘤、胰腺癌、神经母细胞瘤、慢性淋巴细胞白血病往往对全身性IL-2治疗反应差。IL-2在腹腔、胸腔、颅内、肝动脉及膀胱内局部应用对结肠癌、卵巢癌、恶性胸水、膀胱癌、间皮瘤、头颈部肿瘤有一定疗效。

INF-γ主要通过上调肿瘤细胞的MHC分子表达和激活巨噬细胞等机制来治疗肿瘤。主要用于治疗毛细胞白血病、慢性髓性白血病、卡波西肉瘤、非霍奇金淋巴瘤、黑素瘤、肾癌等。

细胞因子全身性应用时失效快，在肿瘤局部的浓度低，因而需要反复多次大剂量注射，副作用较大，疗效尚不十分理想。

3. 肿瘤疫苗　肿瘤疫苗治疗是给患者体内导入肿瘤抗原来激发患者的特异性抗肿瘤免疫反应。疫苗治疗具有特异性高、在体内维持免疫效应时间长等优点。最早的肿瘤疫苗是将肿瘤细胞经放射线照射或机械破碎等方法灭活后回输给患者，称全细胞疫苗，但有引起自体免疫反应、体外培养细胞污染等缺点，同时疗效有限。将肿瘤细胞与卡介苗等免疫佐剂联合应用可适当提高疗效，但重复性差。

1991年发现了人类第一个肿瘤特异性抗原MAGE-1，到目前已有2000种以上肿瘤特异性/相关性抗原得到实验室证实。这些抗原按其来源或表达类型可以分成以下几类：①肿瘤特异性共享抗原。②组织分化抗原。③突变基因编码的抗原。④病毒抗原。⑤过量表达基因编码的抗原。⑥已知基因剪接变异体的产物。

以肿瘤特异性或肿瘤相关性抗原作为疫苗的肿瘤免疫治疗需要复杂的分离鉴定过程，而单独使用一种抗原成分的疫苗可能会在免疫压力下筛选出该抗原分子丢失或HLA丢失的肿瘤细胞变异体，同时目前大多数肿瘤抗原尚未被识别等是其缺点。近年来，多肽疫苗、蛋白疫苗、核酸疫苗、抗独特型抗体疫苗、重组病毒疫苗、DC疫苗、基因修饰的肿瘤疫苗等得到广泛研究，而多价疫苗成为肿瘤疫苗研究的一个方向。

常用的肿瘤疫苗有：

（1）多肽或蛋白疫苗：一些肿瘤的MHC限制性多肽抗原已被识别、纯化，且可大量扩增，这使得疫苗的制备更为简单方便，合成的多肽可以直接与抗原提呈细胞（antigen presenting cells，APC）的MHC分子结合，从而激活细胞毒性T淋巴细胞。合成的多肽疫苗的缺点：分子量小，免疫原性差，在体内的半衰期短，易被蛋白降解酶迅速降解，亦可引起抗原特异性免疫耐受。近年热休克蛋白肿瘤多肽复合疫苗在胰腺癌等的治疗已进入临床试验。

（2）细胞疫苗：由于肿瘤逃逸的核心是肿瘤抗原不能被有效地提呈给T淋巴细胞，最有效的抗原提呈方式是抗原提呈细胞既有肿瘤抗原，又有功能完整的第1、第2信号系统，因此目前的肿瘤疫苗更多地集中在细胞疫苗上，或通过增强肿瘤细胞的第1、第2信号系统，使之成为功能完善的APC，称为修饰后的肿瘤细胞疫苗；或使职业APC摄取、处理、提呈肿瘤抗原，多采用荷肿瘤抗原的树突状细胞疫苗。

采用基因修饰的肿瘤细胞疫苗可避开肿瘤抗原的识别、分离等问题，如将共刺激分子（如B7分子）基因，MHC分子基因、病毒基因，一些细胞因子基因如TNF、INF、GM-CSF、IL-12、IL-2等转移入自体或异基因肿瘤细胞内，其目的是使其成为功能完备的APC，以直接向T细胞提呈抗原。但研究发现，细胞因子基因或B7分子基因修饰的肿瘤细胞主要通过激活职业APC来激活CTL，而非直接激活CTL；MHC分子基因修饰的肿瘤细胞主要通过直接或间接方式激活 CTL。在各种细胞因子中，以 GM－CSF 基因修饰的肿瘤疫苗效果最好。

DC 是功能最强的职业 APC，表达 MHC 分子的水平是巨噬细胞的 50 倍，表达其他黏附分子的水平也明显高于其他 APC。DC 疫苗是目前研究最广泛、深入的细胞疫苗。采用 GM—CSF、IL－4、TNF－α、Fit3－L 等细胞因子培养患者的外周血或骨髓单个核细胞可获得大量的树突状细胞，让 DC 负载肿瘤抗原，这样的疫苗进入体内不仅保证肿瘤抗原被有效摄取提呈，且通过 DC 可提供攻击肿瘤细胞必需的共刺激信号，即 DC 作为肿瘤疫苗的载体，或称佐剂，是一种概念上的肿瘤疫苗。制备 DC 疫苗的基本原理是：在大多数情况下，肿瘤细胞本身的抗原性较弱，或抗原特异性不强，不足以引起有效的抗肿瘤反应，通过应用分子生物学方法及生物工程技术处理肿瘤细胞，制备出肿瘤相关抗原（TAA）、肿瘤特异性抗原（TSA）等不同形式的疫苗，注射到肿瘤或肿瘤患者体内，以改变肿瘤细胞的抗原结构，提高免疫原性，并由 APC 摄取并提呈给免疫细胞，使机体 T 淋巴细胞致敏、活化，生成肿瘤特异性 CTL，专一性地结合并杀伤肿瘤细胞。

DC 疫苗抗肿瘤的机制有：①诱导产生大量 CD_8^+ 的 CTL，依靠 CTL 的免疫应答来杀伤肿瘤细胞，该效应 T 细胞是有效的抗肿瘤细胞免疫的关键。②DC 具有较强的定向迁移能力，在摄取抗原后可自身成熟，同时在迁移过程中激发 T 细胞应答，并能通过分泌细胞因子和趋化因子，选择性趋化初始型 T 细胞，通过促进 T 细胞聚集，增强对 T 细胞的激发，从而增加肿瘤部位效应 T 细胞的数量。③DC 可能通过释放某些抗血管生成物质，如 IL－12、INF－γ 及前血管生成因子而抑制肿瘤的血管形成。

DC 疫苗的种类有：①肿瘤特异性抗原肽刺激的 DC。采用的特异性抗原肽由于纯度高、浓度大，可激发较强的免疫反应，目前应用最广泛，且抗原单纯，无诱发自身免疫反应之忧。缺点是受 MHC 的限制，同时目前绝大多数肿瘤的特异性抗原表位仍是未知的。②肿瘤细胞溶解物致敏 DC。利用超声波破碎、反复冻融、诱导细胞凋亡的方法制备肿瘤抗原。此方法操作简单，无须明确肿瘤特异性抗原及 MHC 限制性，可在体内产生较强的抗肿瘤免疫反应。③肿瘤细胞与 DC 融合。④独特型蛋白（idiotypic protein，Id）。Id 是理想的肿瘤特异性抗原，可通过 DC 的交叉提呈激发 Id 特异性 CD_4^+ T 细胞，通过 Id 负载的 DC 回输，可诱导 B 细胞淋巴瘤和多发性骨髓瘤等患者体内针对独特型蛋白的体液和细胞免疫。⑤抗独特型抗体，以独特型蛋白为抗原进行免疫治疗因其弱免疫原性而受到限制，一般通过与自身抗独特型抗体致敏后的 DC 回输患者可进一步提高疗效。⑥胞外小体（Exosomes）致敏 DC。⑦DC 的基因修饰疫苗。DC 的基因修饰是指将外来的基因导入 DC，通过提高其对抗原的摄取、加工及提呈能力而提高机体对肿瘤的抵抗力。常用的有：导入编码肿瘤相关抗原基因、导入编码细胞因子基因和肿瘤细胞 mRNA 致敏 DC。

（3）抗独特型抗体疫苗：肿瘤抗原可诱导抗体（Ab1）产生，该抗体可变区的独特性决定簇具有免疫原性，可诱导抗体 Ab2 产生，称为抗独特型抗体。在这些 Ab2 中，有的可模拟原来的抗原结构诱导抗原的特异性免疫反应，又称为内影像抗原，可作为肿瘤疫苗应用。抗独特型抗体疫苗诱导的肿瘤特异性免疫主要通过两条途径起作用：①与 T 和 B 细胞上的抗原特异性受体结合，从而选择出肿瘤特异性 T 和 B 淋巴细胞并放大其功效。②作为内影像抗原激发机体对抗独特型抗体和肿瘤相关抗原共有的抗原决定簇的识别。两种途径均能促进抗肿瘤效应细胞的产生和最大限度地降低肿瘤免疫抑制。

抗独特型抗体疫苗的基本种类有：①Ab1 疫苗。②Ab2 疫苗。③单链抗体（scFv）疫苗。④微抗体等。

同时可联合运用各种细胞因子或应用佐剂等来增强疫苗的免疫效果，或用树突状细胞和抗独特型抗原制备联合疫苗，即前述的 DC 疫苗中的一种。

抗独特型抗体疫苗有以下优点：①抗独特型抗体可偶联到强的免疫原载体后而成为 T 细胞依赖性抗原，在免疫系统不成熟或处于抑制状态时，T 依赖蛋白抗原起主要作用，产生强烈抗肿瘤免疫反应。②对某一获得抗原耐受状态可用一种具有相同抗原性的不同分子形式加以消除，抗独特型抗体能模拟抗原三维结构，打破免疫耐受。③不包含肿瘤抗原及其片段、不含有病毒等传染性致癌性物质。④特异性高，不会出现自身免疫反应。⑤与减毒疫苗接种后易引起发热和感染相比，安全性更高。⑥某些保护性抗原决定簇为碳水化合物，不能用基因重组技术获得，可用抗独特型抗体来模拟碳水化合物抗原决定簇。⑦无抗原调变缺陷。⑧可从抗独特型抗体杂交瘤抗原获得序列信息，合成抗独特型抗体疫苗，能在体外大量制备。

4. 过继性免疫治疗　是指将体外激活的自体或异体免疫效应细胞输注给患者，以杀伤患者体内的肿瘤细胞。过继性免疫细胞治疗对细胞免疫功能低下的患者，如大剂量化疗、放疗后，骨髓移植后，病毒感染损伤免疫细胞数量及功能的患者，尤其是血液/免疫系统肿瘤的患者更合适。

理想的过继性免疫细胞治疗应具有以下特点：①可大量获得，临床治疗量的免疫细胞应在 1×10^{10} 以上，甚至达 1×10^{11}。②为肿瘤特异性。③抗肿瘤活性强。④体内应用可耐受。⑤可聚集在肿瘤病灶。⑥可在体内存活、增殖。

在各种肿瘤免疫治疗中，过继性免疫治疗有以下优点而受到重视：①免疫细胞在体外处理可绕过体内肿瘤免疫障碍的种种机制，从而选择性地操作抗肿瘤免疫反应。如新鲜分离的肿瘤浸润性淋巴细胞（tumor infiltrating lymphocyte，TIL）往往缺乏抗肿瘤效应，而在体外一定条件下培养后可恢复特异性抗肿瘤作用，在体外培养条件下肿瘤抗原特异性耐受的免疫细胞可被逆转。②免疫细胞的活化及效应过程往往由一些细胞因子介导，而目前基因工程可大量克隆不同的细胞因子或多肽，这使体外活化扩增大量的抗肿瘤免疫细胞更为方便可行。③免疫细胞的体外活化扩增可避免一些制剂体内大量应用带来的严重毒副作用，如 IL-2，TNF-α 等。④目前已能在体外大量扩增自体或异基因的抗肿瘤免疫细胞，其数量大于肿瘤免疫在体内激活的效应细胞。

在过继性免疫效应细胞治疗中，研究最多的是淋巴细胞因子激活的杀伤细胞（lymphhokine activated killer，LAK）、TIL 及细胞因子诱导的杀伤细胞（cytokine inducedl killer CIK）。

（1）LAK 细胞：是一类在淋巴因子（主要是 IL-2）刺激下能非特异性杀伤自身或异体肿瘤细胞的免疫效应细胞，为 MHC 抗原非限制性杀伤，其主要效应细胞表达 CD_{56}、CD_{16} 标志，对黑素瘤、肾癌、恶性淋巴瘤、卵巢癌、结肠癌效果较好，对其他肿瘤疗效差。

（2）TIL 细胞：是从肿瘤组织中分离出的淋巴细胞经 IL-2 培养产生，其肿瘤杀伤活性为 MHC 限制性，即为自体肿瘤特异性杀伤细胞。TIL 表达 $CD_3^+CD_8^+$ 或 $CD_8^+CD_4^+$ 标志。TIL 的制备较困难、耗时费力、易污染，甚至部分患者不能分离培养出有效数量的 TIL 等缺点。

（3）CIK 细胞：系采用 IL-2、IFN-γ、IL-12 和抗 CD_3 抗体培养正常人外周血淋巴细

胞获得，CIK 细胞的扩增效率、肿瘤细胞杀伤能力及体内的活性比 LAK 细胞明显增高。

（4）其他过继性免疫细胞治疗：体外培养的自体或异体的肿瘤抗原特异性 CTL、基因修饰的 TIL 激活的巨噬细胞、激活的自然杀伤细胞、抗 CD_3 单抗激活的杀伤细胞等。

5. 单克隆抗体治疗　肿瘤细胞的一些抗原可诱导多价抗体或单克隆抗体的产生。进入临床试验用于恶性肿瘤治疗的单抗有：抗白血病分化抗原 CD_{19}、CD_{20}、CD_{22}、CD_{33}，表皮生长因子受体（EGFR），黏蛋白－1（MUC－1），前列腺特异抗原（PSA），前列腺特异性膜抗原（PSMA），癌基因 c－erbB2 产物，神经节苷脂 GD_3、GM_2 等抗原的单抗。单抗可单独应用，称为未结合的单抗，在部分患者获得疗效，可能与其诱导的抗独特性抗体及 ADCC 效应有关。但大多数未结合的单抗与抗原结合后不足以诱导有效的抗肿瘤免疫反应。将单抗与一些毒素、放射线同位素、免疫佐剂或一些细胞因子结合，单抗作为导向物（靶向）可增加药物在肿瘤局部的浓度，增加对肿瘤的杀伤力，诱导肿瘤局部的免疫反应。另外，将抗肿瘤的单抗与抗免疫效应细胞表面的抗体结合起来，成为双特异性抗体，可增加免疫效应细胞激活和对肿瘤细胞的杀伤。单抗治疗也是肿瘤分子靶向治疗中的主要方法之一，对恶性血液病、卵巢癌等有较好的疗效。

单抗治疗存在的主要问题有：

（1）单抗主要为鼠源性单抗，在体内易引起抗免疫球蛋白的抗体，很难反复应用，而目前已有人源化单抗用于临床。

（2）血清中存在的肿瘤抗原易与单抗结合，使治疗性单抗与肿瘤细胞的结合大大降低。

（3）标记单抗与非特异性的 Fc 受体结合导致对正常组织的损伤。

（4）肿瘤抗原的凋变、异质性及表达量低也影响了单抗与肿瘤细胞的结合。

（5）标记抗体对肿瘤的穿透力低等。

二、肿瘤分子靶向治疗

（一）肿瘤分子靶向治疗的概念

肿瘤的靶向治疗是将具有一定特异性的载体、药物或其他杀伤肿瘤细胞的活性物质选择性地运送到肿瘤部位，把治疗作用或药物效应尽量限定在特定的靶细胞、组织或器官内，而不影响正常细胞、组织或器官的功能，从而提高疗效，减少毒副作用的一种方法。肿瘤的靶向治疗分 3 个层次：器官靶向、细胞靶向和分子靶向。肿瘤靶向治疗按所使用的方法或载体可分为微球、磁性药物、脂质体、单克隆抗体、超声介导微泡、信号靶向药物、介入靶向及基因靶向等。靶向药物治疗是使药物瞄准肿瘤部位，在肿瘤局部保存相对较高的浓度，延长药物作用时间，提高对肿瘤细胞的杀伤力。用于肿瘤靶向治疗的药物有：控缓释化疗药、脂质体化疗药、分子靶向药、放射性核素等。药物可通过多种途径给予，如血管介入给药、超声介导靶向经皮给药等。

肿瘤分子靶向治疗（molecular targeted therapy）是以肿瘤细胞过度表达的某些标志性分子为靶点，选择针对性的阻断剂，有效干预该标志性分子调控、并与肿瘤发生密切相关的信号传导通路，从而达到抑制肿瘤生长、进展及转移的效果。肿瘤分子靶向治疗专门针对在肿瘤发生中起关键作用的靶分子及其调控的信号传导通路，增强了抗癌治疗的特异性和选择性，避免了一般化疗药物无选择性所致的毒副作用及耐药性等，是靶向治疗中特异性最高的层次。

（二）肿瘤分子靶向治疗的分类

针对肿瘤分子靶向治疗的生物学制剂，按其作用靶点和作用机制可分为以下 6 类（表 9 - 1）。

表 9 - 1   肿瘤靶向药物按作用靶点分类

靶点属性	特异性靶点	代表制剂
信号传导	EGFR	西妥昔单抗、吉非替尼、埃罗替尼
	RAS/RAF	伊马替尼
新生血管生成	VEGF	贝伐单抗，VEGFR 酪氨酸激酶抑制物
	内皮细胞	重组人内皮抑素（恩度）
侵犯、转移、播散	MMP 黏附分子	小分子抑制物，合成的 glycoamine 类似物
肿瘤抑制	p53	MDMZ 拮抗剂
细胞凋亡	COX - 2	COX - 2 抑制剂
多靶点 1	RAF/MEK/ERK	索拉非尼
	VEGFR 和 PDGFR	
2	TK. EGFR VEGFR RET - TK	范得他尼
	其他 TK 和丝 - 苏氨酸 TK	
3	VEGFR1、2、3，PDGFR - β.	舒尼替尼
	KIT. FLL - 3 和 RET - TK	

1. 按分子结构特点分类

（1）肿瘤细胞单克隆抗体，如抗 CD_{20} 嵌合性抗体利妥昔单抗（Rituximab）、抗表皮生长因子受体（EGFR）的西妥昔单抗（Cetuximab）、抗血管内皮生长因子（VEGF）的重组人源化单抗贝伐单抗（Bevacizumab）等。

（2）小分子化合物类，如 EGFR 酪氨酸激酶抑制剂吉非替尼、埃罗替尼，多靶点小分子抗肿瘤药索拉菲尼等。

2. 按功能分类

（1）主要抑制肿瘤细胞增殖的靶向药。

（2）直接靶向杀伤肿瘤细胞的药。

（3）抗肿瘤血管生成药。

（4）促肿瘤细胞凋亡药物及其他如针对肿瘤细胞侵袭转移的蛋白和酶的抑制剂。

3. 理想的肿瘤分子靶向治疗的靶点特点

（1）是一种对恶性表型非常关键的大分子。

（2）在重要的器官和组织中无明显表达。

（3）具有生物相关性。

（4）能在临床标本中重复检测。

（5）与临床结果有明显的相关性，当这些靶点受到干预或抑制时，表达这类靶点的肿瘤患者绝大部分能取得有意义的临床效果，而不表达此类靶点的患者则基本无效。

（三）肿瘤分子靶向治疗常用药物

1. 单克隆抗体药物 细胞的无限增殖和肿瘤血管的形成为肿瘤生长进程中至关重要的因素，在许多上皮性肿瘤中存在有 EGFR 等的异常活化，近年来研究证实阻断 EGFR、VEGF 的作用可有效抑制肿瘤的生长。由此依据肿瘤患者的受体、基因过度表达或多种激酶研制的单克隆抗体，配合化疗等在近几年被认为是一大突破，在一定程度上明显提高了肿瘤治疗的效率。目前，全球基因工程抗体已有近千种，其中 500 余种单克隆抗体在临床诊疗中得到应用，目前已上市的应用于肿瘤治疗的单克隆抗体药物见表 9-2。

表 9-2 肿瘤分子靶向治疗常用的单克隆抗体药物

药物名称	抗体类型	作用靶点	主要适应证	上市年代
曲妥珠单抗 Trastuzmab（赫赛汀，Herceptin）	人源化 IgG_1	表皮生长因子受体-2（EGFR-2）	转移性乳腺癌	1996.12
利妥昔单抗 Rituximab（美罗华，Mabthera）	鼠人嵌合性 IgG_1	B 淋巴细胞表面 CD_{20} 抗原	B 细胞非霍奇金淋巴瘤	1997.11
吉妥珠单抗 Gemtuzumab（Mylotary）	人源化 IgG_4	淋巴 CD_{38} 抗原	急性髓样白血病	2000.5
阿来珠单抗 Alemtuzumah（Campath）	人源化 IgG_1	淋巴 CD_{52} 抗原	慢性 B 淋巴细胞白血病	2001.7
泊特佐米单抗 Bortezomib（硼替佐米，Velcade）		蛋白酶，C_{20}	骨髓瘤	2003.5
托西莫单抗 Tositumomab（Bexxar）	鼠嵌合性 IgG_{2a}	B 淋巴细胞表面 CD_{20} 抗原	阳性滤泡非霍奇金淋巴瘤	2003.7
西妥昔抗体 Cetuximab（爱必妥，Erbitux）	人鼠嵌合性 IgG_1	表皮生长因子受体（EGFR）	晚期转移性结肠癌	2003.12
贝伐单抗 Bevacizumab（阿瓦斯汀，Avastin）	人源化 IgG_1	血管内皮生长因子（VEGF）	直/结肠癌或胰腺癌	2004.2

（1）单克隆抗体药物合理应用原则：①对妊娠及哺乳期妇女禁用，育龄妇女在接受治疗过程中及治疗结束后 12 个月内应采取有效的避孕措施，对有严重骨髓抑制者禁用，对过敏者或过敏体质者禁用或提示医师注意监控。②单克隆抗体重复应用时，有些患者会导致显著的免疫球蛋白水平下降，可能增加肺部等感染。③对肺部疾病患者，充血性心力衰竭、高血压等心脏病患者，肝肾功能不全患者慎用。④单克隆抗体药物首次使用时输液反应发生率较高，为预防发生严重的过敏反应，可于用药前先口服苯海拉明等，一旦发生过敏性休克，应立即给予肾上腺素、肾上腺皮质激素、苯海拉明、支气管扩张剂及吸氧等处理。⑤其他副作用尚包括发热、皮疹、腹泻、水肿、关节肌肉疼痛等，一般可耐受。

（2）单克隆抗体治疗实体瘤存在的问题：①嵌合型抗体可引起严重的过敏反应和其他不良反应。②实体瘤的细胞有一层致密的基质包裹，单克隆抗体难以穿透此屏障。③生产成本高，价格昂贵。④肿瘤细胞具有异质性，单一清除含某种受体的肿瘤细胞并不代表治愈肿瘤。

（3）单克隆抗体药物的发展趋势：①功能基因组和蛋白质组的研究进展将为研制抗体药物提供各种新的分子靶点，这是靶向药物治疗的关键。如能找到特异性更高的理想靶点，在肿瘤组织有高表达而在机体各重要器官与组织无显著表达，同时该分子靶点对于肿瘤的恶性表型具有关键性作用，受到阻断、干扰时肿瘤的生长与扩散将被抑制。②抗体的人源化。③抗体的小型化，使之更容易到达实体瘤深部的肿瘤细胞。④抗体药物与化疗药物、放疗及多种抗体药物联合应用的研究。⑤抗体靶向治疗的个体化，同一肿瘤在发生、发展过程中涉及多个生物靶点的作用，而同一个生物靶点也可表达于多种肿瘤，各生物靶点在不同个体间的表达不尽相同，因此肿瘤个体化的分子病理学诊断是实施个体化靶向治疗的基础。

2. EGFR 酪氨酸激酶抑制剂

（1）吉非替尼（Gefitinib，商品名：Iressa，易瑞沙）：2003 年美国上市，2005 年中国上市，临床推荐剂量为每日口服单剂 250mg，主要用于非小细胞肺癌（NSCLC）的治疗。对前列腺癌、乳腺癌、头颈部肿瘤、胃癌、肠癌等实体瘤也有一定的抗肿瘤活性。常见不良反应为腹泻和皮疹，此外还可见恶心、呕吐、皮肤干燥、间质性肺炎，多数于停药后或经对症处理可缓解，间质性肺炎罕见却可致命，值得临床高度重视。

（2）埃罗替尼（Erlotinib，商品名：Tarceva，它赛瓦）：2004 年美国上市，主要用于 NSCLC（150mg/d）和胰腺癌（100mg/d）的治疗，亦用于头颈癌、肝癌、肾癌等。主要不良反应为腹泻、皮疹、恶心、呕吐、食欲减退、腹痛、皮肤干燥、瘙痒、结膜炎、间质性肺炎、肝损害等，禁用于孕期妇女及哺乳期妇女。

（3）拉帕替尼（Lapatinib，商品名：Tykerb）：2001 年美国上市，口服缓释片剂，主要用于晚期乳腺癌的治疗。已知主要不良反应有腹泻、恶心、呕吐、皮疹、手足综合征，少部分可出现心功能可逆性下降。

3. BCR - ABL 酪氨酸激酶抑制剂

（1）伊马替尼（Imatinib）：2001 年上市，主要用于慢性髓性白血病、bcr/abL 基因错位的急性粒细胞白血病、复发性和转移性胃肠道间质瘤。

（2）达沙替尼（Dasatinib，商品名：Sprycel）：2006 年美国上市，主要用于对既往治疗失败或不耐受的成人慢性髓性白血病（CML）的所有病期患者，对其他疗法耐药或不耐受的费城染色体阳性的急性淋巴细胞性白血病成人患者（Ph$^+$ALL）。作为一种 BCR - ABL 酪氨酸激酶抑制剂，达沙替尼对该酶的多种变异均有抑制作用，其抑制强度较伊马替尼显著提高，在疗效和有效性方面均优于伊马替尼。主要不良反应包括发热、胸腔积液、发热性中性白细胞减少、胃肠道出血、肺炎、呼吸困难、血小板减少、贫血、腹泻和心脏衰竭等。

4. 多靶点小分子药物

（1）索拉非尼（Sorafenib）：2005 年美国上市：索拉非尼同时具有针对包括 VEGFR 和 PDGFR 的广泛的酪氨酸激酶受体抑制功能，通过抑制 VEGFR 和 PDGFR 刺激产生的新生血管生成和抑制 RAF/MEK/ERK 通路信号传导引起的肿瘤细胞增殖两种途径来抑制肿瘤生长。主要用于治疗晚期转移性肾癌，对黑素瘤、肝癌、胰腺癌、NSCLC、乳腺癌等均有一定抑制作用。用法为每天口服 2 次，每次 400mg。不良反应有手足综合征、乏力、腹泻、皮疹、脱发、恶心、瘙痒、高血压、呕吐、食欲减退等。

（2）舒尼替尼（Sunitinib，商品名：Sutent）：2006 年上市，为抑制 PDGFR、VEGFR、干细胞因子受体（KIT）、类 Fms 酪氨酸激酶 3（FLT3）、集落刺激因子 I 受体（CSF - IR）

和胶质细胞源性神经营养因子受体（RET）的多靶点酪氨酸激酶抑制剂。主要用于治疗晚期肾细胞癌和服用伊马替尼后疾病出现进展或不耐受伊马替尼的胃肠道间质肿瘤。用量每天500mg。不良反应有：腹泻、恶心、呕吐、消化不良、皮疹、乏力、高血压、出血、味觉障碍等。严重的不良反应有：心衰、高血压、出血、肾上腺毒性、静脉栓塞、癫痫、甲状腺功能减退、肝肾功能异常、胰腺炎及电解质紊乱等。孕产妇禁用。

（3）范得他尼（Vandetanib，商品名：Zactima）：为口服的小分子 VEGFR-2、EGFR 和 RET 孤儿受体多靶点抑制剂，还可选择性抑制其他酪氨酸激酶如 CDK2、AKT、PDK 等。2006 年 FDA 批准用于治疗甲状腺癌，正在用于 NSCLC、乳腺癌、多发性骨髓瘤、神经系统肿瘤、头颈部鳞癌等的临床试验。不良反应较少，有面部潮红、皮疹、疲劳、腹泻、恶心、高血压、QT 间期延长、肺栓塞等，与剂量相关。

5. 其他　国产重组人内皮抑素（Endostatin），商品名为恩度，主要用于 NSCLC 的 Ⅲ ~ Ⅳ 期患者的联合治疗；国产阿帕替尼，主要用于胃癌的临床治疗等。

（四）肿瘤分子靶向治疗的评价

随着近年分子生物学等基础研究的进展，逐渐认识到肿瘤是一多因素起病、多步骤发展的全身性、系统性疾病，同一肿瘤在发生发展过程中涉及多个生物靶点的作用，而同一个生物靶点也可表达于多种肿瘤，同时各生物靶点在不同个体间的表达也不尽相同，药物对机体的作用也不一致，需要在个体化的分子病理诊断基础上的个体化的分子靶向治疗才能在获得最大疗效的同时将不良反应降到最低。一方面需要进一步深入研究肿瘤发生发展过程中有关靶点及其信号通路及相互作用，找到理想的分子靶点进行干预，同时分子靶向药物的联合应用尚需更深入研究，包括通过大规模临床随机试验的证实，分子靶向药物的毒副作用也应在考虑之列。分子靶向药物的价格太高也是推广应用的一大瓶颈。研究肿瘤分子靶向治疗的时间并不长，可以说才刚起步，但就已初步显示了广阔的前景。虽然肿瘤分子靶向治疗还有许多问题有待解决，相信随着对肿瘤分子生物学研究的不断深入，肿瘤分子病理诊断方法的不断完善，新靶点药物的不断开发，肿瘤的分子靶向治疗将会有灿烂的前景。

三、肿瘤生物治疗的现状与展望

肿瘤的免疫治疗、分子靶向治疗、基因治疗在近 10 年来取得了迅速的发展，不断有新的药物、治疗方法或策略涌现，初步形成了肿瘤的生物学治疗的概念。这些新的治疗方法使许多肿瘤患者明显延长了生命，初显了肿瘤生物治疗巨大的潜力和广阔前景。目前认为肿瘤是一种全身性系统性疾病，即肿瘤不仅仅是一种局部异常生长的疾病，而且是伴随有基因组稳定性和免疫监控能力低下的一种系统性、慢性全身性疾病。肿瘤的生物治疗正是从这一角度来寻求自身的定位和价值。在肿瘤的治疗中，不光要把眼光对准局部异常生长的肿瘤细胞，还要努力纠正存在的全身性缺陷。肿瘤的生物治疗不是对常规手术、放疗或化疗的替代，而是一种有效的补充，而且生物治疗只有与常规治疗有机结合，作为综合治疗中的一个部分，才能收到最佳的疗效。因为，肿瘤细胞产生大量的细胞因子干扰机体的免疫功能，以求得自身的快速生长，这些细胞因子也同样会影响生物治疗所可能取得的效果。生物治疗前先采用常规治疗方法有效去除肿瘤负荷，减少肿瘤细胞分泌的免疫抑制因子等，生物治疗才能进一步发挥其应有的疗效，同时放疗等对肿瘤细胞的杀伤使肿瘤抗原释放到血液中，以增加免疫细胞识别肿瘤抗原的机会，亦可提高生物治疗的疗效。常规手术、放疗及化疗能治愈部分肿瘤患者，大多不是因为常规治疗杀灭了所有的肿瘤细胞，而是由于常规治疗降低了肿瘤负荷，使得机体受抑制的免疫系统得以恢复，从而进一步杀灭少数残存或转移的肿瘤细胞所致。

肿瘤的生物治疗还刚刚起步，各种生物治疗方法有各自的作用机制和优势，各种生物疗法同时也存在有自身的缺点或副作用及毒性等问题，都需要进一步完善，如何合理联合不同的生物治疗方法以达到疗效最优化等都是迫切需要解决的问题。

近10年来，分子生物学技术发展迅速。随着基因组测序和作图计划及单倍型作图计划的完成，目前科学工作者又把目光转向了建立生物样本库－生物银行，同时不断完善易感基因、癌基因和抑癌基因的筛查和鉴定方法，出现了包括遗传分析、动物模型转基因和基因敲除分析、杂合性分析、定位克隆、受体信号途径的数学分析、细胞表型分析、逆向药物反应分析、基因芯片、蛋白芯片和代谢组分析等方法。多学科的交叉融合如癌基因组学、癌蛋白组学及癌代谢组学的相互结合等，使得肿瘤患者不同的个体基因组结构多态性与疾病发生发展、治疗敏感性、分类、分型、分级、预后、侵袭与转移、并发症预警预测、危险性评估等临床表型、表现之间的关系得以逐步明确，使得肿瘤的个体化诊疗初显端倪。多学科的融合使得系统生物学也正在逐渐走上历史舞台。系统生物学是一门研究生物系统中所有组成成分—基因、mRNA、蛋白质、分子等的构成及在特定条件下相互作用和调控的科学。其整合分析的重点是机制分析，特别是对信号转导级联与代谢途径的相互关系及网络调控的机制的分析。这些分析可直接指导新一轮全新原理药物的发现和疾病防治策略的制订，即"以机制为依据的药物发现"和"以机制为依据的疾病防治"。这些技术的发展与完善必将为肿瘤的诊治带来一场全新的革命。

近年提出的肿瘤干细胞理论亦将对肿瘤的治疗产生深远的影响。既往认为肿瘤组织中大多数的肿瘤细胞都具有无限增殖和再次形成肿瘤细胞的能力，然而近年研究证实肿瘤组织中绝大部分肿瘤细胞没有或仅有有限的增殖能力，经短暂的分化后即死亡，而仅有少数细胞具有自我更新能力，能分裂生成新的致瘤性肿瘤细胞及异质性肿瘤细胞群的肿瘤细胞，这些少数具有自我更新、分裂能力的细胞称为肿瘤干细胞。肿瘤是一种干细胞疾病，是具有成瘤能力的肿瘤干细胞增殖而成的异常组织，肿瘤干细胞在肿瘤的形成、生长、浸润、耐药、转移及复发中起关键作用。

关于肿瘤干细胞的起源目前尚无定论，有以下几种假说：①起源于正常干细胞。②起源于分化祖细胞或成熟体细胞。③起源于异常融合细胞。④起源于发生水平基因转移的异常细胞。

目前有两种方法分离纯化肿瘤干细胞：①利用肿瘤干细胞免疫表型特征采用特异性抗体及流式细胞术。②利用肿瘤干细胞膜高度表达ATP结合膜转运蛋白这一生物学特性采用旁群（sidepopulation，SP）细胞分选。

目前尚难从形态学鉴定肿瘤干细胞，只能采用功能学方法在体内或体外培养来鉴定肿瘤干细胞。肿瘤干细胞最早从急性髓性白血病患者血液中分离，随后在乳腺癌、肺癌、视网膜母细胞瘤、胰腺癌、肺癌、恶性黑素瘤、前列腺癌、大肠癌、脑肿瘤等多种实体瘤中分离鉴定出了肿瘤干细胞。

目前已尝试了多种方法针对肿瘤干细胞的靶向治疗：①针对肿瘤干细胞表面分子的靶向治疗，如选择CD123分子治疗白血病。②分离纯化肿瘤干细胞并进行致死性辐射后回输的干细胞疫苗治疗。③通过改变肿瘤干细胞的微环境来诱导肿瘤干细胞向正常细胞分化等。

随着对肿瘤干细胞特殊的细胞表型，分子生物学特性，独特的分子调控机制及肿瘤干细胞起源、分离纯化和鉴定方法等的认识不断深入，肿瘤干细胞将成为肿瘤治疗的新靶标，肿瘤的根治有可能不再只是梦想。

（白志超）

第二节　基因治疗

一、肿瘤基因治疗常用载体系统

（一）病毒性载体

病毒性载体是指野生型病毒基因组经过基因改造后，减少或去除其病原性而保留高转染效率的特性，通过生物学感染途径就可将目的基因导入细胞内表达的一类缺陷型病毒。由于制备困难、目的基因容量较小及免疫原性和生物安全性问题，只有少数病毒能够改造成为基因治疗所需要的载体。根据病毒基因组类型可分类为 DNA 病毒载体（腺病毒载体、腺相关病毒载体和单纯疱疹病毒载体）、RNA 病毒载体（反转录病毒载体和慢病毒载体）和嵌合型病毒载体。

1. 腺病毒载体　腺病毒（adenovirus, Adv）为线性双链 DNA 病毒，直径约 90 ~ 100nm，基因组全长约 30 ~ 50kb，两端各有长约 100bp 的反向末端重复序列（ITR）。Adv 载体的设计主要分为三代：第一代腺病毒载体中，病毒的 E1 区（包括 E1A、E1B）和 E3 区被删除，E1 区常由目的基因取代，载入量 7kb 左右，由于 E1A 是病毒复制的重要元件，所以必须在体外由转染细胞系（如 HEK293 细胞）提供，随着科学技术的发展，一些新颖的细胞系如 PER. C6 和 N52. E6 已表现出更大的优势；第二代腺病毒载体是在第一代的基础上再删减了 E2 区和 E4 区，基因载入量增加到 11kb，细胞毒性和免疫原性有所减弱，目的基因表达时间更长；第三代载体又被称为 helper 依赖型 Adv 载体，已经完全删减了病毒所有的开放阅读框，只保留了必要的顺式作用元件和包装信号序列，所以需要在 helper 的存在下，在转染细胞系中增殖。第三代载体的优点是可容纳较大的外源基因（最高可达 32kb），安全性很高。此外，还有一种新型的条件复制型腺病毒载体，只在靶向的肿瘤细胞内复制，且具有溶瘤效应、旁观效应等优势，提示其在作为基因载体的同时，还具有肿瘤治疗作用。Adv 载体的优点有：

（1）宿主范围广，对人致病性低，人群中感染比例高达 70% ~ 80%，感染后仅产生轻微的亚临床自限性症状。

（2）在增殖和非增殖细胞中均可感染和表达。

（3）能有效进行增殖生产，滴度高（腺病毒载体系统生产制备滴度就可达 1E + 11vp/ml，浓缩后可高达 1E + 13vp/ml 以上）。

（4）不整合到染色体中，无插入致突变性，安全性好。

Adv 载体的缺点是不能整合到宿主细胞染色体上，易随着细胞分裂或死亡而消失，不能长期发挥治疗作用，需要重复给药，缺乏特异性靶向性等。

目前常用的 2 代 Adv 载体还含有病毒衣壳蛋白，具有免疫原性和细胞毒性，基因容量小

（不超过11kb）。为了提高Adv载体的靶向性，研究人员在改造Adv基因结构和Adv纤维蛋白结构等方面进行了研究。截至目前，已有387例临床试验是基于人类Adv载体的基因治疗，其中287例试验项目是在肿瘤基因治疗领域，9例进入Ⅲ期临床，1例已经在中国上市。

2. 腺相关病毒载体　腺相关病毒（adeno-associated virus，AAV）属细小病毒科，是目前已知动物病毒中的最小的缺陷型单链DNA病毒，基因组大小约4.6kb，直径约20nm，无包膜。AAV基因组主要由2例开放读码框（rep和cap），3例启动子（P5、P19和P40）和2例反向末端重复序列（ITR）组成，rep编码DNA复制和转录必需的非结构蛋白，cap编码三个组成病毒衣壳的结构蛋白。AAV为天然复制缺陷型病毒，其复制需依赖腺病毒、痘苗病毒等helper的存在。以腺相关病毒为基础构建的载体具有以下优点：

（1）能感染分裂和非分裂细胞，感染谱广。

（2）免疫原性和细胞毒性低，不引起明显的炎症和免疫反应。

（3）可高效特异地整合到人类第19号染色体上（19q13.3）且稳定存在。

（4）外源基因能持续稳定表达，并受周围基因的调控，病毒重组可能小。

（5）理化性质稳定，可以耐受pH值和温度等外界环境变化，抗有机溶剂处理，便于储存和分离纯化。

（6）重组载体去除了所有的病毒基因，只保留了两端的ITRs，在做转基因治疗时将不带任何病毒基因，无免疫原性，生物安全性好。

不足之处是：外源基因容量小（<4.9kb）；滴度不高，制备纯化复杂；需辅助病毒参与复制；因为无rep和cap的包装细胞系，常需要包装质粒辅助，有AAV野生型病毒产生的可能。尽管如此，腺相关病毒载体在临床肿瘤基因治疗领域仍然展现了巨大的应用前景，在国外肿瘤基因治疗进入Ⅲ期临床试验的项目有NL-013、UK-133、US-653，均治疗转移性前列腺癌。

3. 单纯疱疹病毒载体　人类单纯疱疹病毒（herpes simplex vims，HSV）属于疱疹病毒科，是双链DNA病毒，病毒直径约180nm，根据抗原性不同该病毒可分为1型和2型，其中1型单纯疱疹病毒（HSV-1）载体应用最广泛。HSV-1是一种传染性很强的嗜神经性病毒，基因组大小在150kb以上，能长期潜伏于神经元细胞中而无任何伤害。虽然病毒本身是嗜神经性的，但HSV-1的载体可感染的细胞类型和宿主范围却很广泛，能够感染分裂和不分裂细胞，加之具有高转导效率，可容纳大片段外源基因（可达30~50kb），病毒滴度高等优点，近年来发展迅速，尤其在神经系统疾病的治疗（如Parkinson syndrome、Alzheimer syndrome等）方面。但是，由于其在宿主细胞内表达时间短（1周左右），具有高免疫原性和细胞毒性等缺点，其临床基因治疗中的应用受到限制。

目前根据HSV载体作用方式可分为：裂解细胞型和非裂解细胞型。在肿瘤基因治疗领域，国外发展趋势是研究开发复制裂解型HSV载体，这类载体的特点是选择性在肿瘤细胞内复制，造成肿瘤细胞的裂解死亡，可在瘤体内实现有效的生物扩散，经动物实验证明其抑瘤效果明显高于其他病毒载体。国外肿瘤基因治疗进入Ⅲ期临床试验的项目中，US-947、UK-182（治疗Ⅲ/Ⅳ期黑素瘤）、UK-136（治疗胶质母细胞瘤）等均采用这类载体。

4. 反转录病毒载体　反转录病毒（retrovirus，RV）的遗传物质为核糖核酸（RNA），多具有反转录聚合酶，直径约为100nm，在感染宿主细胞时，需要先转录RNA为DNA，再整合到宿主细胞的染色体中。反转录病毒科有7例病毒属，其中最常见的有两种：莫洛尼鼠白血病病毒（Moloney murine leukemia virus，MMLV）和慢病毒，分别属于 γ - 反转录病毒属和慢病毒属。目前基因治疗临床试验的 RV 载体大多是 MLV 改造而成。

野生型 MLV 基因组含有 3 个结构基因：gag（编码病毒衣壳蛋白）、pol（编码反转录酶和其他酶类）、env（编码结合细胞受体的包膜糖蛋白），两侧是长末端重复序列和包装信号序列，可以有效转导分裂细胞。RV 载体构建时，gag - pol - env，结构基因常被替换为基因治疗的目的基因。RV 载体的优点有：

（1）宿主细胞广泛。

（2）感染效率高。

（3）外源基因能整合到宿主细胞染色体上，利于长期稳定表达。

（4）不表达具有免疫原性的病毒蛋白。

不足之处是：无靶向性的随机插入可引起插入位点附近基因异常而导致细胞恶变；装载外源基因能力有限（<8kb）；只能转染分裂细胞；靶细胞表面需要反转录病毒受体；病毒滴度低，不易纯化。

RV 载体在临床基因治疗中主要针对肿瘤和遗传性疾病，在肿瘤治疗领域，180 例临床试验正在进行或已完成，其中进入Ⅲ期试验的有 3 例（US - 157、BE - 002、XX - 003），均是针对胶质母细胞瘤。

5. 慢病毒载体　慢病毒（lentivirus，LV）属于反转录病毒科慢病毒属，但较一般反转录病毒结构更复杂，也有更广的宿主范围，对分裂细胞和非分裂细胞均具有感染能力，有报道称 LV 在基因治疗卵巢癌的体内实验中转染效率比 RV 高 10 倍，表达效率高 100 倍。最为人熟知的 LV 是人类免疫缺陷病毒（HIV），复制缺陷型 HIV 可作为基因治疗载体，且因为病毒本身具有结合 CD4 或趋化因子受体（如 CXCR4）等特性而使基因转移具有特殊的靶向性。LV 载体的生产同样需要包装细胞（通常为 HEK293 细胞）。由于存在毒力恢复、垂直感染等安全性问题，目前 LV 载体多处于动物实验阶段，在全球范围内，LV 载体介导的肿瘤基因治疗临床试验项目仅有 5 例，且均为 I 期，要更好地应用于临床还有待深入研究。

6. 嵌合型病毒载体　以上各种病毒载体具有各自的优缺点，因此将几种病毒载体的有效部分拼接可重新组装成新型的嵌合病毒载体，按病毒种类可分为同种病毒嵌合载体和异种病毒嵌合载体。同种病毒嵌合载体如腺病毒嵌合载体（如 Ad5 - H3）、腺相关病毒嵌合载体（如 AAV2/8）等，可以有效减轻或避免机体免疫中和与免疫应答。异种病毒嵌合载体（如 HSV - AAV、Adv - AAV、Adv - RV 等）通过结构的改造后，均有高效、减毒、扩容、持续表达等优点，具有良好的应用前景。

（二）病毒性载体的免疫原性问题

基因治疗的病毒载体具有免疫原性，能激发机体针对自身的免疫反应。病毒载体来源于对野生型病毒或父本病毒（parent viruses）的基因改造。由于人类免疫系统曾经遭遇过这些病毒载体的父本病毒，产生了先存的抗体和可能存在的针对载体的免疫记忆反应。因此，先天免疫和抗原特异性过继免疫反应可以削弱或降低病毒载体基因治疗的有效性和稳定性。在常用载体中，腺病毒载体免疫反应最为突出。

Adv 颗粒会激发强烈的先天免疫反应，静脉输入后，90% 的腺病毒载体 DNA 在 24h 内会从组织中清除。目前认为，免疫系统通过 Toll 样受体（Toll - like receptor，TLR）依赖和非依赖的信号通道，导致 I 型 IFN 上调和炎症因子如 IL - 1、TNF、MIP - 2 释放。与此免疫反应密切相关的 TLR 是 TLR－2 和 TLR－9，TLR－2 位于细胞表面，TLR－9 是胞内受体。而 NK 细胞摄取腺病毒载体后又进一步释放细胞因子并产生过继性免疫反应。同样，腺病毒载体也激发过继或适应性免疫反应（adaptive immunesystem），经过先天和过继性免疫的相互作用，激活 CD_4^+ 和 CD_8^+ T 细胞，以及 B 细胞，进而产生针对抗腺病毒载体的 CTL 和中和抗体（NAB）。

目前，降低或弱化腺病毒载体基因治疗免疫反应的策略主要有以下几种。

1. 降低载体的免疫原性　修饰衣壳蛋白序列如 Ad5/f45；使用较低 NAB、T 细胞反应的血清型如 Ad35，以及其他种群（如黑猩猩）来源的腺病毒。

2. 降低 CTL 免疫反应　应用复制依赖性腺病毒载体（gutted vector）；使用器官特异性启动子如 A1AT 启动子。

3. 改变给药方式　重复吸入给药，能较好地逃逸体液免疫；局部直接注射；使用脂质体包裹等。

4. 改变治疗方式　高免疫原性虽是腺病毒载体基因治疗的不利因素，却是肿瘤疫苗载体的良好选择。

（三）非病毒载体

非病毒载体具有低毒、低免疫反应、外源基因随机整合率低且携带基因大小不受限制等优点，缺点主要是转导效率低、表达不稳定、需重复给药等。对于非病毒载体的基因导入方法可分为物理方法和化学方法。以下是几种常见的非病毒载体基因导入的特点。

1. 裸 DNA（naked DNA）　裸 DNA 能够转染大多数细胞，易大量制备，但由于转染效率低、基因表达时间短（半衰期短）、在血浆中不稳定、易被核酸酶降解及靶向性差等缺点，在临床应用上受到很大的限制。目前，裸 DNA 主要通过如局部注射、电穿孔、基因枪等方法，将目的基因导入细胞中。

2. 脂质体和脂质体复合物　脂质体是由磷脂双层构成的具有水相内核的脂质微囊，为多层囊泡结构，作为药物载体具有靶向性、无免疫原性、缓释时间长、毒副作用低及载药率高等优点。由于脂质体既能包封脂溶性药物，又能包封水溶性药物，在肿瘤治疗中显示出明显的优越性。依据不同的分类方法，脂质体可分为阳离子脂质体、pH 敏感脂质体、免疫脂质体、长循环脂质体、磁性脂质体，其中基因治疗常用的阳离子脂质体是一种带有正电荷的脂质囊泡，可作为荷负电物质的传递载体（如蛋白质、多肽、DNA、RNA）等，具有体外稳定性好，体内可被生物降解的特点，但有一定的细胞毒性。阳离子脂质体可通过静电作用与 DNA 形成复合物，能够有效地避免细胞内溶酶体的降解，使 DNA 获得高效表达。

3. 阳离子多聚物　阳离子多聚物载体可以通过带正电的多聚物静电结合浓缩 DNA，再通过静电作用结合细胞膜或通过携带的靶向配体与细胞膜受体结合，通过内吞进入细胞质，利用两性分子肽可逃脱胞浆内吞噬泡溶酶体系统的降解，再通过核定位信号肽使 DNA 进入细胞核。阳离子多聚物具有易合成和改性的特点，无免疫原性，能与 DNA 紧密结合，保护DNA 免受核酸酶的降解，便于进行靶向性及生物适用性等诸多优点。常见的阳离子多聚物有聚赖氨酸、聚乙烯亚胺、聚氨基酯、聚脒、壳聚糖树枝状聚合物等。

4. siRNA 和 RNA 干扰　RNA 干扰（RNAi）是通过在体内导入双链 RNA（dsRNA），经：Dicer 酶切割成小分子干扰 RNA（smallinterfering RNA，siRNA），再结合成 RNA 诱导沉默复合体（RNA－induced silencing complex，RISC），激活的 RISC 通过碱基互补配对原则定

位到同源 mRNA 上，切割使其降解，从而高效特异地阻断体内同源基因表达，诱使细胞出现特定基因缺失的表型。RNAi 可以应用于研究基因功能、基因敲除、基因治疗、基因表达调控等领域。在肿瘤基因治疗中，RNAi 只需微量特异 dsRNA 即可产生明显的抑瘤效果，具有选择余地大、扩增放大效应等特点，比反义 RNA 技术更具优势。

目前 RNAi 给药多使用病毒载体，裸 siRNA 给药可通过局部注射、鼻吸入、电穿孔等方法，非病毒载体主要采用脂质体（多为阳离子脂质体）和阳离子聚合物。

二、常用的肿瘤基因治疗方案

（一）自杀基因治疗

目前研究最多的是单纯疱疹病毒 – 胸苷激酶基因．丙氧鸟苷（HSV – TK – GCV）系统及大肠埃希菌胞嘧啶脱氨酶 – 5 – 氟胞嘧啶（CD – 5 – Fc）系统。HSV – TK 可以作用于 GCV，产生 GCV – TP 毒素，该药物毒素可以抑制细胞中 DNA 聚合酶的活性，从而导致肿瘤细胞的死亡。CD 可以将无毒的 5 – Fc 脱氨基转变成为氟尿嘧啶（5 – FU），5 – FU 再转化为 5 – FUTP 或 5 – FdUMP，产生细胞毒作用。目前应用 TK 进行肿瘤基因治疗的临床试验有 14 个，有 2 个完成 II 期临床试验（治疗转移性肝癌及附件肿瘤）。治疗视网膜母细胞瘤、前列腺癌、胸膜间皮瘤、恶性胶质瘤及头颈部肿瘤等已完成 I 期试验。

HSV – TK – GCV 直接杀灭肿瘤效果较好，CD – 5 – FC 的旁观者效果较好，而单一的自杀基因治疗效果有限，故将它们联合可以获得更好的效果，已有研究显示病毒介导的双自杀基因治疗是安全有效的。此外，还可将自杀基因与其他基因联合进行治疗。有研究者发现，同时表达 HSV – TK 及 IkappaB 的突变体 TOIkappaB 明显增强了 HSV – TK 的作用，裸鼠的生存期也比对照组明显延长。

（二）细胞因子基因治疗

细胞因子在人体免疫系统中具有重要的作用。常用的细胞因子有 IL – 2、IL – 12、IL – 15、INF – γ、GM – CSF、TNF – α 等。通常将细胞因子基因导入免疫效应细胞和肿瘤细胞。

导入细胞因子的免疫细胞经体外回输到体内，提高局部细胞因子的浓度，增强免疫效应细胞的抗肿瘤免疫功能。主要的免疫效应细胞有 TIL、CTL、NK 和 LAK 细胞等。目前部分已进入临床试验。

将细胞因子的基因导入肿瘤细胞，经照射处理使失去致癌性，而保存分泌细胞因子能力，将其制备成疫苗，诱导主动免疫应答，增强抗肿瘤免疫。将 GM – CSF 转染人前列腺癌细胞，制成疫苗皮下注射到 21 例前列腺癌术后 PSA 首先复发的患者体内，有 16 例患者的 PSA 明显下降。使用 TGF – β_2 的反义核酸基因修饰的肿瘤疫苗治疗 75 例非小细胞肺癌患者，患者的生存得到明显改善。

（三）过继细胞免疫基因治疗

过继细胞免疫治疗（adoptive cellular immunoterapy，ACT）是指利用自体或异体淋巴细胞与促进细胞生长的细胞因子一起输入肿瘤患者体内，通过识别和攻击肿瘤细胞达到治疗目的。1988 年，首次报道 ACT 能有效治疗转移性黑素瘤。近期研究发现，通过基因修饰正常淋巴细胞受体可以使 T 细胞作用于上皮性肿瘤细胞，在体内特异性识别肿瘤抗原，进而获得临床效应。

主要的 T 细胞修饰基因有以下几种。

1. 单克隆抗体可变区与 T 细胞信号转导链基因　以此增强非 MHC 限制性的 T 细胞识别。

2. TCR – α 链和 TCR – β 链基因　改变或增强 MHC 限制性的 T 细胞特异性识别。

3. 其他基因　自杀基因、IL – 2 或 IL – 2 受体基因、黏附分子与共刺激分子基因、TNF 基因等。

基因修饰淋巴细胞的研究涉及有关 T 细胞在体内的存活、对肿瘤细胞的识别和免疫杀灭。要获取良好的临床效应，首先需提高修饰基因在原代淋巴细胞中的转导效率和表达水平，此外需实行个体化操作。

三、肿瘤基因治疗的现状和存在的问题

肿瘤基因治疗目前仍处于临床探索性阶段，适应对象常常属于常规治疗失败后的晚期肿瘤患者。截至目前，全球共有 1579 例基因治疗的临床试验获得批准，其中恶性肿瘤占了基因治疗疾病总数的三分之二（64.5%）。目前已注册正在进行的肿瘤基因治疗共有 647 项，其中处在 I、I/II、II、II/III 和 III 期临床研究分别为 411 项、104 项、102 项、2 项和 25 项，绝大多数试验（95.4%）还在早中期阶段，评价其生物安全性或有效性，真正进入 III 期临床试验的仅占 3.9%，仅有 2 项基因治疗药物获 SFDA 批准在我国上市，分别为"今又生"和 H101（基因改造的人血清 5 型溶瘤腺病毒）。

尽管基因治疗的研究较过去的 10 年更加理性和严谨，并取得了较大的进展。但是，阻碍肿瘤基因治疗快速发展并实现临床有效治疗的几个瓶颈因素依然存在。

1. 载体系统未能实现有效和充分的体内基因传递与表达　这在非病毒载体中表现突出。给予全身用药，其游离载体系统的不稳定性和低复制能力常常导致目的基因表达持久性的下降。

2. 载体系统缺乏基因传递的靶向性与病毒载体的免疫原性问题　这是病毒性载体主要缺点，为此，常常采用基因制剂直接注射方式，但恶性肿瘤是一种全身性疾病，就晚期患者而言，局部的高效控制并不能治愈肿瘤。

3. 肿瘤是一种多基因突变或多阶段基因突变的疾病　单一目的基因的表达和预期效应能否带来实质性临床疗效，这是以纠正或改变突变基因为治疗目标的基因治疗的主要障碍。

4. 生物安全性问题　这是肿瘤基因治疗毒理学研究的重要内容，包括：①病毒性载体潜在的致瘤性。②生殖系统转导的可能性与风险。③目的基因在体内表达的毒性，以及在非靶组织中的异位表达的潜在后果。④机体免疫系统对载体和目的基因蛋白的免疫反应及其造成的结果。

（杨　峥）

第十章

头颈部肿瘤

第一节　颅内肿瘤

颅内肿瘤（intracranial tumors）是神经外科最常见的疾病之一，分原发性和继发性两大类。颅内肿瘤发病率为 7~10/（10 万·年），其中半数为恶性肿瘤，约占全身恶性肿瘤的 1.5%。

颅内肿瘤的发生率以神经上皮组织起源的肿瘤（脑胶质瘤）占首位，脑膜瘤居第二位，然后依次为垂体腺瘤、先天性肿瘤、神经鞘膜肿瘤、继发性肿瘤及血管成分起源的肿瘤。在神经上皮组织起源的肿瘤中以星形细胞瘤为最多，其次为胶质母细胞瘤、室管膜瘤、髓母细胞瘤和少突胶质细胞瘤。在先天性肿瘤以颅咽管瘤最多见，其次为表皮样囊肿、皮样囊肿、畸胎瘤和脊索瘤；而在继发性肿瘤中则以肺癌脑转移最多见。

颅内肿瘤可发生于任何年龄，但以 20~50 岁常见。少年、儿童以后颅窝及中线肿瘤较多见，主要为髓母细胞瘤、颅咽管瘤及室管膜瘤。成人以大脑半球胶质瘤最为多见，如星形细胞瘤、胶质母细胞瘤；其次为脑膜瘤、垂体腺瘤及听神经瘤等。老年人以胶质母细胞瘤和转移癌为多。颅内原发性肿瘤发生率在性别上差异并不明显。

颅内肿瘤的病因尚无定论，可能与遗传因素、环境因素和胚胎残留有关。

一、诊断要点

（一）病史

依病变部位及性质而表现各异，位于脑脊液通道附近的肿瘤，因继发脑积水而病史较短。

（二）症状和体征

1. 颅内压增高　症状的发展通常呈进行性加重，少数有中间缓解期。典型表现为头痛、呕吐和视盘水肿。

2. 局灶症状和体征

（1）大脑半球肿瘤：位于功能区或其附近，可早期表现有神经系统定位体征：①精神症状；②癫痫发作；③椎体束损伤症状，力弱，偏瘫，病理征阳性；④感觉异常；⑤失语和视野改变。

（2）三脑室后部肿瘤：①颅内压增高症状和体征；②四叠体症状：a. 双眼上视障碍；b. 瞳孔对光反射及调节障碍；c. 小脑体征，步态不稳，眼球水平性震颤。

（3）后颅窝肿瘤：①小脑半球症状，患侧肢体共济失调；②小脑蚓部症状，躯干性共济失调；③脑干性症状，交叉性麻痹。

（4）小脑脑桥角症状：病变同侧中后颅神经症状，耳鸣、耳聋、眩晕、面部麻木、面肌抽搐、面肌麻痹、声音嘶哑、进食呛咳等。

（三）辅助检查

1. 神经影像

（1）头颅 X 线平片：可表现颅内生理钙化移位，局限性骨质改变，肿瘤钙化，鞍区或内听道骨质改变等。

（2）头颅 CT 和 MRI：根据肿瘤组织形成的异常密度和信号区，以及肿瘤对脑室和脑池系统的压迫和移位来判断。

（3）血管造影（DSA）：表现为正常血管移位和曲度改变、病变的新生血管形成。

2. 脑电图　可有慢波、棘波等表现。

（四）活检

采用立体定向活体组织病理检查可获确诊。

（五）颅内肿瘤通常应与以下几种疾病进行鉴别

1. 脑脓肿　常有原发性感染灶，如耳源性、鼻源性或外伤性。血源性初期可有急性炎症的全身症状，可有脑膜刺激征，但脓肿成熟期后，上述症状和体征可能消失。部分病例可始终无明显颅内感染症状，只表现为慢性颅内压增高。脑脓肿病程一般较短，患者精神迟钝较严重。脑血管造影显示为无血管的占位病变，CT 扫描典型表现为圆形或卵圆形密度减低阴影，增强 CT 扫描呈现壁薄而光滑的环形密度增高阴影；此外，脓肿周围的低密度水肿带较明显。

2. 脑结核瘤　很难与脑肿瘤鉴别，结核感染史或身体其他部位发现结核病灶有助诊断。结核瘤发病年龄较低，30 岁以下者占 80% 以上，单发者居多，呈圆形或卵圆形，中心常有干酪坏死，故 CT 扫描为高密度病变而中心为低密度区。

3. 慢性硬膜下血肿　青年到老年均可发生，通常外伤较轻微，伤后数周或数月之后出现症状，表现为亚急性或慢性颅内压增高并逐渐加重，少数可有局灶体征，晚期可出现脑疝。CT 扫描和 MRI 可确诊。

4. 脑寄生虫病　有疫水接触史或流行区生活史，临床表现与颅内肿瘤相似，免疫学检验常能帮助诊断。

5. 良性颅内压增高　又称作"假性脑瘤"，系指患者仅有颅内压增高症状和体征，但无占位性病变存在。病因可能为蛛网膜炎、耳源性脑积水、静脉窦血栓等，但常查不清病因。临床表现除慢性颅内压增高外，一般无局灶性体征。必须通过辅助检查排除颅内占位病变之后才能做出诊断。

6. 高血压脑出血　有高血压病史，起病前无神经系统症状，发病常有明显诱因，发病多为急性或亚急性起病，有剧烈头痛，可伴呕吐，并有一侧瘫痪、失语等，严重时迅速进入昏迷，一侧瞳孔散大。出血部位多见于丘脑－基底节区，头颅 CT 可见高密度的脑实质内血肿影。

7. 脑血栓形成　多发生在动脉硬化的基础上，可能伴有高血压病，发病多在休息或血压偏低之时。患者常无明显意识障碍，腰穿脑脊液压力不高，化验基本正常。通常1周后症状可逐渐缓解。

8. 脑栓塞 为栓子脱落突然阻塞脑血管所致，故发病急，表现为突然偏瘫，继之头痛、呕吐，严重时出现意识障碍。由于脱落栓子多来自于风湿性心脏病，尤其在发生心房纤颤时，因此鉴别诊断不难。

二、颅内肿瘤的病理学分类和临床分期

中枢神经系统肿瘤最早的分类系统是 Bailey 和 Cushing 根据 Cohnheim（1877）关于胚胎残留细胞形成肿瘤的假说，提出了神经外科初期胶质瘤类比较系统的完整分类。以后 Hortega（1932—1935）根据 Bailey 等人学说，又提出了自己的分类方法。1949 年 Kernohan 等根据肿瘤细胞的分化程度，以间变学说为基础，提出了胶质瘤的 I～IV 级分类法，在国际上有一定的影响。以后 Ressell 和 Robinsteine（1959—1977）根据上述两种分类法，提出了神经外胚层源肿瘤分类法。国际抗癌协会于 1965 年曾提出全部神经系统肿瘤分类，但未被人们所采用。由于颅内肿瘤的病理学分类相当复杂，上述各种方法因有较大的局限性和缺点，1977 年世界卫生组织（WHO）委托有关专家经过 15 年的工作，提出了新的中枢神经系统肿瘤分类，经数次修订，现已公布 2007 年世界卫生组织（WHO）修订的中枢神经系统肿瘤分类及分级方法。该分类方法特点为细致全面、安排合理、符合实际（见附表 10－1）。目前，该分类及分级方法被公认为最具有权威性的分类及分级方法。

表 10－1　WHO 中枢神经系统肿瘤的分级（2007 年）

肿瘤分类	ICD－O	WHO 分级
I 神经上皮组织肿瘤		
1. 星形细胞肿瘤		
毛细胞型星形细胞瘤	9421/1	I
毛细胞黏液型星形细胞瘤	9425/3	II
室管膜下巨细胞型星形细胞瘤	9384/1	I
多型性黄色瘤型星形细胞瘤	9424/3	II
弥漫性星形细胞瘤	9400/3	II
纤维型	9420/3	II
肥胖细胞型	9411/3	II
原浆型	9410/3	II
间变性星形细胞瘤	9401/3	III
胶质母细胞瘤	9440/3	IV
巨细胞型胶质母细胞瘤	9441/3	IV
胶质肉瘤	9442/3	IV
大脑胶质瘤病	9381/3	
2. 少突胶质细胞肿瘤		
少突胶质细胞瘤	9450/3	II
间变性少突胶质细胞瘤	9451/3	III

肿瘤分类	ICD－O	WHO 分级
3. 少突星形细胞肿瘤		
少突－星形细胞瘤	9382/3	Ⅱ
间变性少突－星形细胞瘤	9382/3	Ⅲ
4. 室管膜肿瘤		
室管膜下室管膜瘤	9383/1	Ⅰ
黏液乳头状室管膜瘤	9394/1	Ⅰ
室管膜瘤	9391/3	Ⅱ
细胞型	9391/3	Ⅱ
乳头状型	9393/3	Ⅱ
透明细胞型	9391/3	Ⅱ
伸长细胞型	9391/3	Ⅱ
间变性室管膜瘤	9392/3	Ⅲ
5. 脉络丛肿瘤		
脉络丛乳头状瘤	9390/0	Ⅰ
非典型性脉络丛乳头状瘤	9390/1	Ⅱ
脉络丛癌	9390/3	Ⅲ
6. 其他神经上皮肿瘤		
星形母细胞瘤	9430/3	
第三脑室脊索瘤样胶质瘤	9444/1	Ⅱ
血管中心型胶质瘤	9431/1	
7. 神经元及混合性神经元－胶质肿瘤		
小脑发育不良性神经节细胞瘤	9493/0	Ⅰ
促纤维增生性婴儿星形细胞瘤/神经节细胞胶质瘤	9412/1	Ⅰ
胚胎发育不良性神经上皮肿瘤	9413/0	Ⅰ
神经节细胞瘤	9492/0	Ⅰ
神经节细胞胶质瘤	9505/1	Ⅰ
间变性神经节细胞胶质瘤	9505/3	Ⅲ
中枢神经细胞瘤	9506/1	Ⅱ
脑室外神经细胞瘤	9506/1	Ⅱ
小脑脂肪神经细胞瘤	9506/1	Ⅱ
乳头状型胶质神经元肿瘤	9509/1	Ⅰ
第四脑室菊形团形成型胶质神经元肿瘤	9509/1	Ⅰ
副神经节瘤	8680/1	Ⅰ
8. 松果体区肿瘤		
松果体细胞瘤	9361/1	Ⅰ
中等分化的松果体实质肿瘤	9362/3	Ⅱ～Ⅲ

肿瘤分类	ICD－O	WHO 分级
松果体母细胞瘤	9362/3	Ⅳ
松果体区乳头状肿瘤	9395/3	Ⅱ～Ⅲ
9. 胚胎性肿瘤		
髓母细胞瘤	9470/3	Ⅳ
促纤维增生/结节型髓母细胞瘤	9471/3	Ⅳ
髓母细胞瘤伴广泛结节	9471/3	Ⅳ
间变性髓母细胞瘤	9474/3	Ⅳ
大细胞型髓母细胞瘤	9474/3	Ⅳ
中枢神经系统原始神经外胚层肿瘤	9473/3	Ⅳ
中枢神经系统神经母细胞瘤	9500/3	Ⅳ
中枢神经系统神经节细胞神经母细胞瘤	9490/3	Ⅳ
髓上皮瘤	9501/3	Ⅳ
室管膜母细胞瘤	9392/3	Ⅳ
非典型性畸胎样/横纹肌样肿瘤	9508/3	Ⅳ
Ⅱ 颅神经和脊旁神经肿瘤		
1. 许旺细胞瘤（神经鞘瘤）	9560/0	Ⅰ
细胞型	9560/0	Ⅰ
丛状型	9560/0	Ⅰ
黑色素型	9560/0	Ⅰ
2. 神经纤维瘤	9540/0	Ⅰ
丛状型	9550/0	Ⅰ
3. 神经束膜瘤		
神经束膜瘤，不另行说明	9571/0	Ⅰ
恶性神经束膜瘤	9571/3	Ⅱ～Ⅲ
4. 恶性外周神经鞘膜肿瘤		
上皮样型	9540/3	Ⅱ～Ⅳ
伴有叶间分化	9540/3	Ⅱ～Ⅳ
黑色素型	9540/3	Ⅱ～Ⅳ
伴腺状分化	9540/3	Ⅱ～Ⅳ
Ⅲ 脑膜肿瘤		
1. 脑膜皮细胞肿瘤		
脑膜瘤	9530/0	
脑膜皮型	9531/0	Ⅰ
纤维型（成纤维细胞型）	9532/0	Ⅰ
过渡型（混合型）	9537/0	Ⅰ
砂粒体型	9533/0	Ⅰ

肿瘤分类	ICD－O	WHO 分级
血管瘤型	9534/0	I
微囊型	9530/0	I
分泌型	9530/0	I
富淋巴细胞浆细胞型	9530/0	I
化生型	9530/0	I
透明细胞型	9538/1	II
脊索瘤样型	9538/1	II
非典型性	9539/1	II
乳头状瘤型	9538/3	III
横纹肌样型	9538/3	III
间变性（恶性）	9530/3	III
2. 间叶肿瘤		
脂肪瘤	8850/0	I
血管脂肪瘤	8861/0	I
冬眠瘤	8880/0	I
脂肪肉瘤	8850/3	IV
单发纤维性肿瘤	8815/0	I
纤维肉瘤	8810/3	IV
恶性纤维组织细胞瘤	8830/3	IV
平滑肌瘤	8890/0	I
平滑肌肉瘤	8890/3	IV
横纹肌瘤	8900/0	I
横纹肌肉瘤	8900/3	IV
软骨瘤	9220/0	I
软骨肉瘤	9220/3	IV
骨瘤	9180/0	I
骨肉瘤	9180/3	WHO IV
骨软骨瘤	9210/0	I
血管瘤	9120/0	I
上皮样血管内皮瘤	9133/1	II
血管外皮瘤	9150/1	II
间变性血管外皮瘤	9150/3	III
血管肉瘤	9120/3	IV
卡波西（Kaposi）肉瘤	9140/3	IV
尤文肉瘤－原始神经外胚层肿瘤	9364/3	

肿瘤分类	ICD－O	WHO 分级
3. 原发性黑色素细胞性病变		
弥漫性黑色素细胞增生症	8728/0	
黑色素细胞瘤	8728/1	
恶性黑色素瘤	8720/3	
脑膜黑色素瘤病	8728/3	
4. 其他脑膜相关性肿瘤		
血管母细胞瘤	9161/1	I
Ⅳ 淋巴和造血组织肿瘤		
1. 恶性淋巴瘤	9590/3	
2. 浆细胞瘤	9731/3	
3. 颗粒细胞肉瘤	9930/3	
Ⅴ 生殖细胞肿瘤		
1. 生殖细胞瘤	9064/3	
2. 胚胎性癌	9070/3	
3. 卵黄囊瘤	9071/3	
4. 绒毛膜癌	9100/3	
5. 畸胎瘤	9080/1	
成熟型	9080/0	
未成熟型	9080/3	
伴有恶性转化	9084/3	
6. 混合性生殖细胞肿瘤	9085/3	
Ⅵ 蝶鞍区肿瘤		
颅咽管瘤	9350/1	I
造釉细胞瘤型	9350/1	I
乳头状型	9352/1	I
颗粒细胞瘤	9582/0	I
垂体细胞瘤	9432/1	I
垂体前叶梭形细胞嗜酸细胞瘤	8291/0	I
Ⅶ 转移性肿瘤		

三、治疗思路、程序与方法选择

　　颅内肿瘤的治疗依据患者的年龄和全身情况、患者对治疗的期望、肿瘤的性质、解剖部位的不同而各不相同。总的治疗原则是：根据个体化的治疗原则，采取以微创神经外科手术为主的综合治疗，良性肿瘤尽可能全切，恶性肿瘤切除获得充分的脑减压，合并脑积水时，可行分流术缓解颅内高压。颅内肿瘤的常规治疗流程见图 10－1。

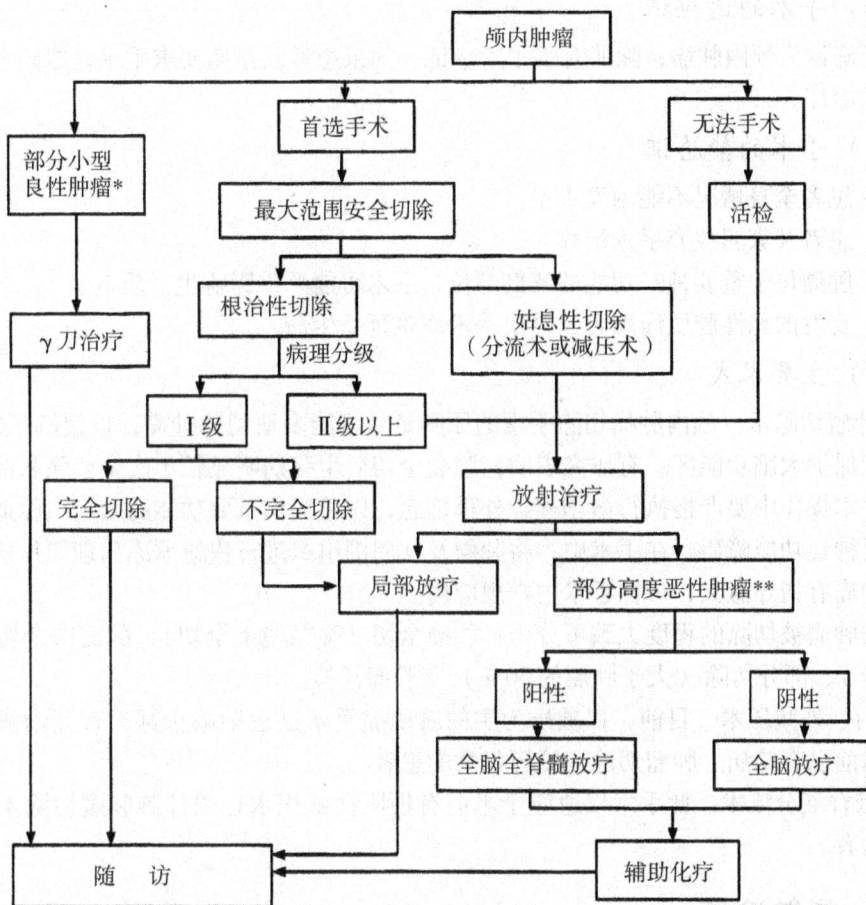

图 10-1 颅内肿瘤的常规治疗流程

*：部分小型良性肿瘤包括垂体微腺瘤，直径小于 3cm 的听神经瘤和脑膜瘤

＊＊：部分高度恶性肿瘤包括髓母细胞瘤、松果体母细胞瘤、室管膜瘤、中枢性神经系统淋巴瘤、生殖细胞肿瘤、高度恶性的位于后颅窝的室管膜瘤、原始神经外胚层瘤

四、外科手术治疗

手术在当今仍然是颅内肿瘤最常用也是最有效的治疗方法，对良性肿瘤尤其如此，即便是恶性肿瘤也有不少能够通过手术治疗，至少可以收到延长寿命的效果。

（一）手术治疗的时机选择

对于颅内肿瘤手术时机的选择原则是：

（1）一般状况允许的前提下，尽早手术。

（2）血供非常丰富的巨大脑膜瘤可先行部分供血动脉栓塞治疗后再行手术。

（3）对有 γ 刀治疗适应证的肿瘤患者，可先行 γ 刀治疗，然后视疗效决定是否须进一步手术治疗。

（二）手术的适应证

一经确诊为颅内肿瘤，除非有手术禁忌证，如果患者及家属要求手术，原则上均应首先采取手术治疗。

（三）手术的禁忌证

（1）患者全身情况不能耐受手术。

（2）患者及家属放弃手术治疗。

（3）肿瘤位于重要神经功能的解剖部位，手术可能严重影响生活质量。

（4）复发的恶性胶质瘤患者，再次手术亦难延长生命。

（四）主要术式

1. 肿瘤切除术　颅内肿瘤切除手术的原则是尽可能多地切除肿瘤，以缓解颅内压升高，并尽可能保护大脑功能区。有研究表明，肿瘤全切后生存期明显长于次全切除和部分切除的患者。手术操作中要严格执行微创神经外科理念，以免损伤重要功能的脑组织而造成术后永久性重要神经功能障碍。在手术中，将肿瘤及其周围组织进行快速冰冻病理切片检查，对手术全切肿瘤有指导意义，可在手术中常规应用。

根据肿瘤被切除的程度大致可分为：肿瘤全切（显微镜下全切）、肿瘤次全切（大于肿瘤的95%）、部分切除（大于肿瘤的50%）和肿瘤活检。

2. 内、外减压术　目前，以减压为主的胶质瘤手术已逐渐减少甚至被逐渐淘汰，现仅限于手术前已有脑疝、肿瘤切除后脑压仍高的患者。

3. 脑脊液分流术　此手术仅适应于术前有梗阻性脑积水且预计脑肿瘤切除术后梗阻仍难以解除者。

五、放射治疗

放射治疗是治疗颅内肿瘤的重要方法之一，适用于各种胶质瘤、垂体瘤、室管膜瘤、松果体瘤、脑膜瘤、髓母细胞瘤、颅咽管瘤、脊索瘤、胚胎细胞瘤及脑转移瘤等。近十几年来，由于电子计算机技术的迅速发展，使影像诊断学和放射治疗设备及技术得到很大改进，出现了立体定向放疗、三维适形放疗、调强适形放疗和组织间插植放疗等多项新技术。这些技术在理论上可以提高肿瘤靶区剂量，且不增加周围正常组织受量，以达到提高肿瘤局部控制率，改善患者生活质量的目的。

（一）放射治疗适应证

（1）手术切除不彻底的恶性肿瘤，包括肿瘤肉眼全切除或部分切除术。

（2）肿瘤位置深在或肿瘤侵犯重要功能区而不能手术切除者。

（3）不适合手术切除而对放疗敏感的肿瘤，如生殖细胞瘤、室管膜瘤、髓母细胞瘤、原发性恶性淋巴瘤、垂体腺瘤、转移瘤等。

（4）恶性肿瘤术后复发者。

（二）放射治疗技术

1. 体位及固定方法　一般采用仰卧在头部托架上，热塑面罩固定。若为后颅窝肿瘤或全中枢神经系统照射，则可采取俯卧位。

2. CT 模拟定位 扫描范围应从第 2 颈椎下缘向上一直扫描至颅顶，扫描层距一般为3mm，需注射造影剂作增强扫描。将图像进行重建，获得肿瘤及正常解剖结构的三维图像。

3. 确定靶区 低级别胶质细胞瘤、少突胶质细胞瘤以及垂体腺瘤，其 CTV 一般在肿瘤边界外扩 1~2cm；高级别的胶质细胞瘤的 CTV 应包括 GTV 边界外扩 2~3cm。计划靶区（PTV），即考虑系统误差，一般为 CTV 外扩 5mm。DT 50Gy 后将 CTV 缩小为 GTV + 1cm。脑干、视交叉限量低于 54Gy，垂体限量低于 50Gy。

原发性淋巴瘤、生殖细胞瘤（局限型）、颅内转移瘤，其 CTV 为全脑；髓母细胞瘤、松果体母细胞瘤（播散型）、生殖细胞瘤（播散型）、间变性室管膜瘤以及白血病，其 CTV 为全脑全脊髓。

4. 常用照射野

（1）全脑照射：一般适用于分化差的胶质瘤、脑转移瘤、恶性程度较高的生殖细胞瘤及髓母细胞瘤等。全脑放疗剂量一般在 35~40Gy/3~4 周，然后进行 CT 或 MRI 检查，使用立体定向方法局部追加剂量至 50~60Gy。

全脑照射野界：上、前、后界沿颅骨外放 1cm，下界沿筛板下 0.5cm，同侧骨性外眦后1.5cm 至中、后颅窝底下 0.5cm。

（2）全中枢神经系统照射：即包括全脑至第二骶椎的照射。治疗体位为俯卧位，全脑采用 SAD 照射技术。下界达颈 4 颈 5 椎体。铅挡颅底线以下部位及椎体前 1/2。脊髓上、下部野采用 SSD 照射技术。野间间距 1cm，每照射 10Gy，将野界向上移动 1cm。全脊髓照射剂量在 30~40Gy/3~4 周。

（3）两野或多野照射：两野对穿或两野、三野、四野交叉照射，注意配合使用楔形板以调节各野权重，使肿瘤剂量分布更均匀、更合理。

（4）立体定向放疗：立体定向放疗技术由计算机系统控制，根据 CT、MRI、PET 等扫描图像进行三维重建，确定病灶区及正常组织器官范围，使射线从三维方向对病变实施"手术"式照射。包括立体定向手术（SRS）——单次大剂量放疗，小野、集束、大剂量，强调手术概念如 γ 刀；立体定向放射治疗（SRT）——分次大剂量放疗，高剂量、低分次、短时间，强调放疗概念，如 X 刀，常使用多弧非共面旋转聚焦技术，附加的三级准直器一般都为圆形，常要求病变直径≤3cm；三维适形放疗（3DCRT）——分次常规剂量不规则野放疗，其临床适应证主要针对头颈及体部形状复杂、体积较大（≥3cm）且相对固定的肿瘤；适形调强放疗（IMRT）即 3DCRT + 靶区内剂量均匀分布。适用于靶区形状不规则，而且沿患者纵轴方向扭曲时，如食管、气管、中枢神经系统、淋巴系统等部位的肿瘤；或者病变周围有很多重要器官，靶区成凹形，如前列腺癌、鼻咽癌等。

5. 照射剂量及生存率（见表 10 - 2）

表 10 - 2 颅内肿瘤常用治疗剂量及生存率

颅内肿瘤	照射剂量（常规分割）	生存率（SR）
星形细胞瘤 Ⅰ、Ⅱ级	54~59.4Gy/30~33 次	SR_5 50%~79%，SR_{10} 30%~70%
星形细胞瘤Ⅲ、Ⅳ级	60Gy，残留灶（GTV + 5mm）10Gy	ⅢSR$_2$ 35%，ⅣSR$_2$ 15%
少突胶质细胞瘤	60Gy/30~33 次	SR_5 48.5%，SR_{10} 36.2%

颅内肿瘤	照射剂量（常规分割）	生存率（SR）
髓母细胞瘤	全脑 35～40Gy，全脊髓 30～35Gy，局部瘤床加量至 50～60Gy	SR$_3$ 68.8%，SR$_5$ 57.8%
室管膜瘤	全中枢 30～36Gy，局部加量至 50～54Gy	SR$_5$60%～70%
脑膜瘤	54～60Gy/6.5～7 周	SR$_5$ 良性 89%，恶性 49%
生殖细胞瘤	全中枢 25～30Gy 局部加量至 45～50Gy	SR$_8$ 91%
颅咽管瘤	成人 55～60Gy/6～7 周，儿童 50～55Gy/6～6.5 周	
脑干肿瘤	54～60Gy，分次剂量 1.6～1.8Gy	弥漫浸润型 SR$_2$ 10%
垂体腺瘤	45～50Gy，分次剂量 1.8～20Gy，直径大于 4cm，54Gy	SR$_{10}$ 69%～76%

（三）放疗合并症

（1）恶心和呕吐：多发生在放射治疗过程中，由于颅内压增高所致。可用 20% 甘露醇或激素对症治疗。

（2）骨髓抑制：多发生在全脑和全中枢照射过程中。

（3）放射性皮炎及脱发：放射过程中可出现轻度放射性皮炎，脱发多为暂时性，若提高放射剂量，可致永久性脱发。

（4）亚急性神经功能损伤：一般发生在治疗后 6～12 周，表现为头晕、肢体短暂性麻痹、低头时有腰部触电感等。用类固醇皮质激素治疗可使症状缓解。

（5）放射性坏死：为最严重的并发症。通常发生在放射后 6 个月，高峰期为 3 年。最好的治疗方法是手术切除坏死灶并予类固醇皮质激素治疗。

表 10－3　中枢神经系统的放射耐受剂量（TD$_{5/5}$）

器官	观察终点	剂量（Gy）
脑	坏死、梗塞形成	60（1/3 脑）
		45（全脑）
视神经、视交叉	失明	50
视网膜	失明	45
眼晶体	白内障	10
脑干	坏死、梗塞形成	60（1/3 脑干）
		50（全脑干）
脊髓	脊髓炎、坏死	50（5～10cm 长）
		47（20cm 长）

（6）白内障、视力下降及视野改变：因眼晶体、视网膜、视神经和视交叉受照射所致。

（7）内分泌功能紊乱：因下丘脑垂体系统受照射所致。

（8）神经精神方面异常改变：表现为学习能力、瞬间记忆和解决问题的能力下降。

（四）联合治疗

1. 星形细胞瘤　加速超分割或结合放射增敏剂与常规放疗比较，对胶质母细胞膜瘤患者生存率和局部控制率的改善并无优势。辅助化疗对高级别星形细胞瘤儿童患者有效，但对成人患者无明显益处。

有报道，应用新型口服化学药物替莫唑胺联合放疗，可以明显延长胶质细胞瘤患者的生命。

2. 髓母细胞瘤　放疗后再行辅助化疗已证明对高危患者（即年龄 < 2 岁，肿瘤部分或次全切除、累及脑干，T_3、T_4 期）有好处。常用化疗方案为 CCNU + VCR，CCNU + VCR + DDP 等。

3. 生殖细胞瘤　放疗前诱导化疗（DDP + VP16 或 IFO + DDP + VP16）3 ~ 5 个疗程，有助于减少放疗体积（代替脊髓预防性照射，减少局部照射野体积）和剂量。

六、化学药物治疗

在颅内恶性肿瘤的综合治疗中，化疗已成为重要的治疗手段，并取得一定的疗效，研究得出了辅助化疗可带来生存受益（1 年生存率 60%，中位生存期延长 2 个月）的结果，动物实验显示，经动脉用高渗性药物如甘露醇可开放血 – 脑屏障脊液（BBB）

颅内恶性肿瘤的治疗，目前大家有所共识，以手术 + 化疗 + 放疗 + 化疗最为理想。且化疗剂量要足，疗程要够。化学治疗应采用联合用药，从不同作用途径杀死或抑制肿瘤细胞的生长，局部化疗能达到最大药物浓度，又能减少副作用，疗效优于全身化疗。

抗肿瘤新药替莫唑胺（TMZ）是一种口服的第二代烷化剂，是 1999 年 8 月经 FDA 批准用于恶性胶质瘤的首选治疗药物，主要用于恶性程度较高或复发的胶质瘤，有效率约 35%，且毒副作用轻微。而 PCV 方案对成人复发或进展的低级别胶质瘤的有效率为 65% 左右。

（一）单药化学药物治疗及注意事项

表 10 – 4　卡莫司汀单药方案

药物名称	剂量	给药方式	实施计划	有效率
卡莫司汀	80mg/m² 或 200mg/m²	加入 0.9% NS 500ml 静滴 30 ~ 45 分钟	第 1 ~ 3 天或第 1 天	33%

注：①每 8 周重复。②主要毒副作用：骨髓抑制、胃肠道反应、皮肤毒素。③累剂量不超过 1000mg/m²，防止肺及肾毒性发生。

表 10 – 5　替莫唑胺单药方案

药物名称	剂量	给药方式	实施计划	有效率
替莫唑胺	200mg/m²（对初治者）	口服	第 1 ~ 5 天	35%
	150mg/m²（对复治者）	口服		

注：①每 4 周重复。②主要副作用：胃肠道反应，可能会出现骨髓抑制。③如中性粒细胞 < 1.0×10^9/L，或血小板 < 50×10^9/L 时，建议下一周期的剂量减少 50mg/m²，但不低于最低推荐剂量 100mg/m²。

（二）联合化学药物治疗方案及注意事项

表 10 – 6　PCV 联合方案

药物名称	剂量	给药方式	实施计划	有效率
洛莫司汀	$110mg/m^2$	口服	第 1 天	
丙卡巴肼	$60mg/m^2$	口服	第 8 ~ 21 天	42%
长春新碱	1 ~ 4mg/m² （最大 2mg）	加入 0.9% NS 40ml 静推	第 8 ~ 29 天	

注：①每 6 ~ 8 周重复。②主要毒副作用：胃肠道反应、骨髓抑制、脱发及神经毒性。③长春新碱应慢推，避免外渗，如发生外渗，常用透明质酸酶或 NS1ml 局部皮下注射；也可局部热敷，不宜使用冷敷和皮质类固醇。

表 10 – 7　AVM 联合方案

药物名称	剂量	给药方式	实施计划	有效率
嘧啶亚硝尿（ACNU）	$90mg/cm^2$	加入 NS 40ml 静推	第 1 天	43%
替尼泊苷（VM26）	60mg/（m² · d）	加入 NS 100ml 静推	第 1 ~ 3 天	

注：①每 6 ~ 8 周重复。②主要毒副作用有迟发性骨髓抑制、胃肠道反应。③嘧啶亚硝尿禁止肌注或皮下注射，避免血管外渗漏，如渗出，可用 1% 的硫代硫酸钠 4ml 与 6ml 蒸馏水混合，局部注射及静滴，同时局部冰敷 6 ~ 12 小时。

（三）转移性脑肿瘤

由于多数脑转移肿瘤对化疗不甚敏感或之前已使用有效药物予以化疗，因此，化疗通常不作为转移性肿瘤的首选治疗，目前同步放、化疗的方案具有较好的安全性。

七、基因治疗

基因治疗是指采用分子生物学技术，向体内导入目的（治疗）基因对体内异常或缺陷的基因进行纠正、修复或补充，以达到治疗疾病的目的。

脑胶质瘤是颅内主要恶性肿瘤，外科手术、放疗和化疗以及其综合应用都很难将其根除，因而成为基因治疗的适应证。采用多项治疗策略从不同环节入手杀伤肿瘤或抑制其发展：①药物敏感基因治疗，亦称自杀基因治疗。以 U_1RV/HSV – IK/GCV 系统为例，即用逆转录病毒（RV）为载体将单纯疱疹病毒 – 胸腺嘧啶核苷凝酶基因（HSV – tR）转染到分裂的肿瘤细胞内，然后给以丙氧鸟苷（ganciclovir，GCV）转染到细胞内的 HSV – tK，基因使 GCV 磷酸化，生成有细胞毒性的代谢产物，阻断肿瘤中 HSV – tK 阳性细胞的 DNA 合成而导致细胞死亡。毒性产物还可通过细胞间隙杀伤邻近的肿瘤细胞，发生所谓"旁观者效应"以扩大其杀伤范围。类似的治疗系统还有 V_2 V – tK、aram，系统和 EL – CD/5 – FL 系统等；②反义寡脱腺氧核苷酸（ODNs）或反义 mRNA 抑制癌基因表达，根据癌基因的特异碱基因序列合成互补的寡核苷酸或反义 mRNA，导入肿瘤细胞以封闭癌基因的翻译进程；③抑制肿瘤的血管生成（angiogenesis），抑制肿瘤的血管生成能有效的抑制肿瘤生长，导入血管生成抑制因子以抑制血管生长，如 angiostatin、AGN – 1470 等；④促进肿瘤细胞凋亡，用 AV 导入野生型 p53 可抑制肿瘤细胞生长并促其凋亡；⑤增强机体耐受化疗，引入多耐药基因（MDR – L）至骨髓造血干细胞，增强机体耐受化疗药物的能力；⑥抗肿瘤活性因子，将抗肿瘤活性因子如肿瘤坏死因子（TNF）或白介素 2（IL－2）导入肿瘤浸润淋巴细胞（TIL），然后植入肿瘤组织以杀死肿瘤细胞。其他策略还有：①增强肿瘤的免疫原性；②增强免疫细胞的抗癌活性；③阻断肿瘤细胞的信号传递系统。

目前，许多基因治疗方法尚处于实验阶段，临床肿瘤基因治疗的效果尚不能令人十分满意。相信在不久的将来，对于颅内恶性胶质瘤，基因治疗将是继手术、放疗和化疗这三大治疗之外的又一重要治疗方法。基因治疗将成为一个新的医学里程碑。

八、降低颅内压治疗

颅内压增高是产生临床症状并危及患者生命的直接原因，因此，降低颅内压治疗在颅内肿瘤的治疗中始终是个中心问题。降低颅内压最根本的办法是彻底摘除肿瘤，而术前、术中、术后采取其他降低颅内压的措施也是十分必要的。

（一）脱水治疗

不应将脱水治疗看作单纯使用脱水药物的问题，而应该视为一组综合治疗措施。

1. 合理体位　除合并休克者外，如需采取体位治疗时应将床头抬高 15°～30°，避免颈部扭曲及胸部受挤压，以利于颅腔静脉回流。

2. 限制水入量　对于需要强烈脱水的患者应严格限制入量，不能进食者每天输液量应限制在 1500～2000ml（小儿按 60～80ml/kg 计算）。

3. 保持呼吸道通畅　对于昏迷患者尤为重要，气管切开同时吸氧通常是必要的。

4. 脱水药物的应用

（1）高渗性脱水药物：①20% 甘露醇：1g/kg（成人剂量，下同），静脉快速点滴或推注，3～4 次/天；②25% 山梨醇：1g/kg，静脉快速点滴或推注，3～4 次/天；③30% 尿素：1g/kg，静脉快速点滴或推注，3～4 次/天；④50% 葡萄糖：60～100ml，静脉快速点滴或推注，4 次/天；⑤50% 甘油盐水：100ml，口服，2～3 次/天；⑥甘油－抗坏血酸钠：2ml/kg，静脉注射，2 次/天。

（2）利尿性脱水药物：①速尿：20mg/次，静脉或肌肉注射，1～2 次/天；②利尿酸钠：25～50mg 次，静脉或肌肉注射，1 次/天；③双氢克尿噻：25～50mg/次，肌肉注射或口服，3 次/天；④氨苯蝶啶：50mg/次，口服，3 次/天；⑤醋氮酰胺：250～500mg/次，口服，3 次/天。

强烈脱水时应特别注意防止水、电解质平衡的紊乱。对于老弱患者及小儿应注意勿因脱水导致休克、虚脱。休克及严重脱水患者未得到纠正前不能应用脱水药物。

（二）冬眠降温

冬眠降温可降低脑组织的代谢率，从而提高脑神经细胞对缺氧的耐受力，改善脑血管及神经细胞膜的通透性，减少脑水肿的发生。冬眠降温多用于高热、躁动及有去大脑强直的患者，持续时间不宜过长，一般为 3～5 天。

（三）激素应用

肾上腺皮质激素有调节血脑屏障、改善脑血管通透性、抑制垂体后叶素、减少储钠和排钾以及促进细胞代谢、增强机体对伤病的应激能力等作用，因而可防治脑水肿的发生。常用的肾上腺皮质激素有地塞米松和氢化可的松。地塞米松成人首次用量 10mg 静脉点滴，以后每 6 小时肌肉注射 5mg，和维持静脉点滴，每天总量 20mg。氢化可的松稀释后静脉点滴，100 ~ 200mg/d，最大可达 300mg。应用肾上腺皮质激素治疗应注意预防感染，大剂量用药还应注意水、电解质平衡失调问题。一般大剂量用药时间不可持续过久，以 3 ~ 5 天为宜。

（刘崇华）

第二节　颅内转移性肿瘤

一、概述

颅内转移瘤（intracranial metastatic tumors）为身体其他系统的肿瘤转移至颅内，即转移性脑肿瘤（metastatic braintumors）和原发中枢神经系统恶性肿瘤转移（metastases of primary CNS tumors）。颅内转移瘤可在原发病的任何时间表现出症状和体征，一般肺癌、黑色素瘤和胃癌易早期转移至颅内，而乳腺癌、肉瘤和其他胃肠道肿瘤转移则较晚。不同国家和地区颅内转移瘤的发生率差别很大，多数报道转移瘤占颅内肿瘤的 10% 左右，但随着生活水平和医疗条件的发展，颅内转移瘤的发生有增高趋势。发病年龄与全身肿瘤相同，男性多于女性，男女比例约为 1.5∶1。最多见于 40 ~ 60 岁。恶性肿瘤转移至颅内有 4 条途径：①经血流。②经淋巴。③直接侵入。④经蛛网膜下腔。其中经血流为最多见的途径。转移途径和转移部位与原发瘤的部位有关，如肺癌、乳腺癌、皮肤癌等主要经血流转移，易在脑内形成多发转移癌；消化道癌瘤较易经淋巴系统转移，而播散于脑膜；室管膜瘤和髓母细胞瘤可经蛛网膜下腔播散。临床表现主要为颅内压增高、精神症状、神经功能障碍及脑膜刺激症状等。

二、诊断（Diagnosis）要点

1. 临床表现　年龄多为 40 ~ 60 岁，急性起病占 40% ~ 50%，出现颅内压增高和神经系统定位体征，并呈进行性加重。临床症状广泛复杂，不能用单一病灶解释，常提示为多灶性。

2. 既往史　有或无癌瘤病史，部分首先出现颅内症状，诊断为转移瘤后才在其他部位找到原发病灶。

3. 辅助检查　头部 CT 可见脑实质内圆形占位，多为高密度或混杂密度，中心时有坏死囊变，强化明显，病灶周围水肿明显；头部 MRI T_1 和 T_2 弛豫时间延长，T_1 图像为高信号或与灰质信号相仿，强化可发现颅内微小和多发病灶，水肿区不强化；正电子发射断层扫描（positron emission tomography，PET）是一种安全无创伤的影像技术，可以获得全身图像，早期发现肿瘤的原发、转移或复发病灶，对转移脑瘤术前及术后评估很有价值；脑脊液细胞学检查是脑膜转移瘤的主要诊断方法，反复多次查找肿瘤细胞，阳性率约为 80%。另外身体其他部位的辅助检查也是不可缺少的。

4. 鉴别诊断

（1）胶质瘤：一般很少多发，无身体其他部位的癌瘤史，肿瘤周围水肿较转移瘤轻。

（2）脑脓肿：囊性转移瘤在影像学上不易与转移瘤区分，但追问病史就不难做出

辨别。

（3）脑出血：当转移瘤卒中出血时需与脑出血鉴别，但根据出血部位、形态，有无高血压病史可判断。

三、治疗思路、程序与方法选择

对脑转移瘤患者来说积极、恰当的治疗措施不仅能阻止或延缓严重的神经系统症状（如偏瘫等）的出现、改善患者的生存质量，同时脑部病灶的控制也可以为治疗原发灶争取时间，有利于延长患者的生存时间。颅内转移瘤治疗困难，不易治愈，经过临床实践，综合治疗是脑转移瘤的较为理想的方法。图 10 - 2 是颅内转移性肿瘤的治疗流程。

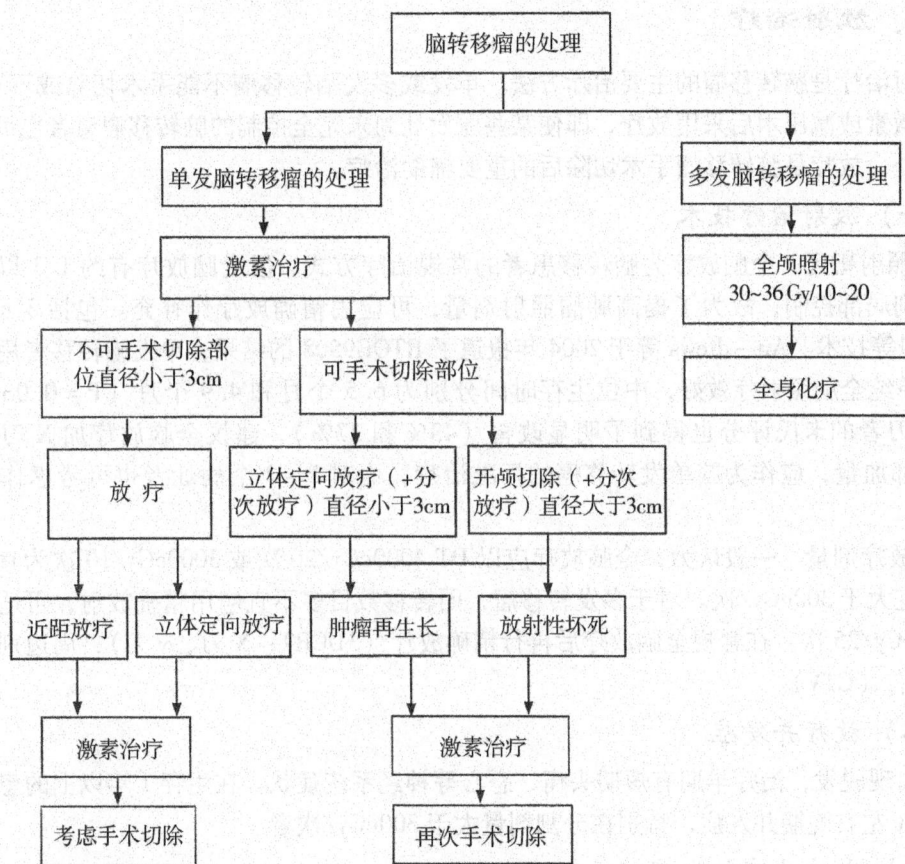

图 10 - 2　颅内转移瘤的治疗流程

四、手术治疗

对于单发转移瘤，手术治疗的指征主要包括：

（1）原发病基本稳定，得到控制。

（2）手术可达到的病变。

（3）颅内高压有脑疝形成危险或威胁生命。

（4）原发病灶不明，为获得病理诊断者。

（5）全身状况好，估计能耐受手术。手术切除脑转移可以消除脑水肿的根源。对颅内压增高症状明显者，手术切除肿瘤可迅速降低颅内压，缓解症状。术前定性诊断不清者可以明确组织学诊断。对放射性治疗不敏感的肿瘤，手术切除是治疗的唯一方法。

对于多发病，因其预后常较单发者差，所以通常建议行放射治疗。其手术指征主要包括：定性诊断不明者；可经单一手术入路切除者；多发转移瘤中，某一肿瘤为主要临床症状源且可经手术切除者。

手术入路的设计主要根据病变的部位，通常遵循病变距离最短的原则，位于功能区或功能区附近的病变除外。术中可见转移瘤边界较清楚，可沿肿瘤与脑组织的分界面进行分离和切除，通常可获得大部切除。

五、放射治疗

放射治疗是脑转移瘤的主要治疗方法。单发或多发脑转移瘤不能手术切除或不全切除，在并用激素或减压术后采用放疗，即使某些原发灶尚未完全控制的脑转移瘤患者也可选择应用。此外，放疗是脑转移瘤手术切除后的重要辅助治疗。

（一）放射治疗技术

1. 照射靶区　全脑放疗为脑转移患者的常规治疗方式。但全脑放疗有约 1/3 以上的病变未达到局部控制，故为了提高肿瘤照射剂量，可应用精确放疗作补充。包括 3DCRT、X刀、γ 刀等技术。An–drews 等于 2004 年报道了 RTOG9508 的结果，单发脑转移者用全脑加 X 刀比单纯全脑照射疗效好，中位生存时间分别为 6.5 个月和 4.9 个月（P = 0.039），而且加 X 刀者的卡氏评分也得到了明显改善（43% 和 27%），建议全脑放疗加 X 刀或 γ 刀肿瘤局部加量，应作为脑单发转移癌的标准治疗，而对 2~3 个病灶者也可考虑作为标准治疗。

2. 放疗剂量　一般认为，全脑放疗应以 DT 4000cGy/20 次或 3000cGy/10 次为宜，分割剂量不宜大于 300cGy/次。对于多发转移瘤，因转移数目多不宜应用精确放射，可适当增加到 5000cGy/25 次。在常规全脑放疗后再行精确放疗（3DCRT、X刀、γ 刀），周边剂量宜达 16Gy 左右（CTV）。

（二）放疗并发症

可出现脱发，治疗早期有短期头痛、恶心等神经系统症状。在生存 1 年以上的患者可能出现 10% 左右晚期并发症，特别在分割剂量大于 300cGy/次者。

（三）全脑放疗加化疗

脑转移癌本身与其他部位转移癌有一样的化疗敏感性，而对化疗药物抗拒的主要原因是血–脑脊液屏障问题。因此，如果希望对脑转移癌有相似的反应率，化疗应在全脑放疗后进行，或者用能够通过血–脑脊液屏障脂溶性化疗药物，如长春新碱（VCR）、顺铂（DDP）、司莫司汀（Me–CCNU）、替尼泊苷（VM–26）等。

（四）疗效如表 10 – 8 所示

表 10 – 8　单发脑转移瘤治疗疗效情况

治疗方式	中位生存（周）	野内复发（%）
全脑 + X 刀	48 ~ 56	8 ~ 14
手术 + 全脑	40 ~ 43	20
单纯全脑	15 ~ 30	52 ~ 100

六、化学药物治疗

对于多发脑转移瘤或原发病未广泛转移的系统性癌症，药物治疗结合放射治疗通常为首选方案。药物治疗主要包括激素治疗和化学治疗。

1. 激素治疗　对病情危重不能耐受手术或病情急性恶化垂危的患者首选药物治疗，如激素、脱水药等，一般都能有很好的降低颅内压的作用，为进一步行其他治疗争取时间。由于转移瘤的症状多与瘤周水肿相关，所以单独应用激素治疗即可明显减轻转移瘤（特别是多发脑转移瘤）的神经系统症状，一般 24 ~ 48 小时即可见效，但这种疗效并非持续性，且长期服用激素可产生应激性溃疡等副作用。

2. 化学药物治疗　一般认为，化疗在治疗脑转移瘤方面作用很小，原因是药物很难透过血 – 脑脊液屏障。但近来的研究表明，一些肿瘤如生殖细胞肿瘤（特别是绒毛膜癌）、小细胞肺癌及一些乳腺癌，化学治疗可以缩小肿瘤的体积，有些肿瘤甚至可以完全消失。对于颅内多发转移瘤，化疗不失为一种可选择的治疗方法。常用的化疗药物有氮芥、洛莫司汀等。可根据原发肿瘤的组织学类型选用适宜的抗癌药物。化疗药物一般为 BCNU（卡氮芥）125mg/d 连续 3 天静滴，注意血象及肝肾功能改变。

（张　翼）

第三节　脑膜瘤

脑膜瘤有颅内脑膜瘤和异位脑膜瘤之分。前者由颅内蛛网膜细胞形成，后者指无脑膜覆盖的组织器官发生的脑膜瘤，主要由胚胎期残留的蛛网膜组织演变而成。好发部位有头皮、颅骨、眼眶、鼻窦、腮腺、颈部、三叉神经半月节、硬脑膜外层等。这里主要讨论颅内脑膜瘤。

（一）发生率

尸体解剖发生率为 30%。儿童发生率为 0.3/10 万，成人为 8.4/10 万，良性脑膜瘤约为 2.3/10 万，恶性脑膜瘤 0.17/10 万。在颅内肿瘤中，脑膜瘤的发生率仅次于胶质瘤，为颅内良性肿瘤中最常见者，占颅内肿瘤的 15% ~ 24%（平均为 19%）。复旦大学华山医院神经外科截至 1999 年收治 20 011 例脑瘤中脑膜瘤 4044 例（20.2%）。

（二）部位

脑膜瘤可见于颅内任何部位，见表 10 – 9，但较好发于蛛网膜粒集中之处（图 10 – 3），以幕上较幕下多见，好发部位依次为大脑凸面、矢状窦旁、大脑镰旁和颅底（包括蝶骨嵴、嗅沟、桥小脑角等）。

表 10 -9　颅内脑膜瘤的分布（%）

部位	华山医院 1993 (2999 例)	Cushing 1938 (295 例)	Chan 1984 (257 例)	Jaaskelainen 1986 (657 例)	Kallie 1992 (9367 例)
大脑凸面	24.9	18	21	25	22
矢状窦旁	14.7	22	31	21	27
大脑镰旁	8.7	2	*	10	*
蝶骨嵴	12.6	18	14	12	23
中颅窝	2.4	3	2	3	*
嗅沟	6.4	10	8	8	18
鞍结节和鞍膈	7.8	10	510	s	?
眶颅	1.6	9	1	?	?
小脑幕	6.9	5.1			
桥脑小脑角	7.1	2.3			
枕大孔	0.7	<1	(16) * *	(3) * *	(10) * *
斜坡	1.7	<2			
小脑凸面	1.5	?		?	?
侧脑室	2.9	?	?	?	?
四脑室	0.1	?	?	?	?

注：＊发生率已包括在其上面部位的数字内；
＊＊包括小脑幕、桥脑小脑角、枕大孔、斜坡、小脑凸面。

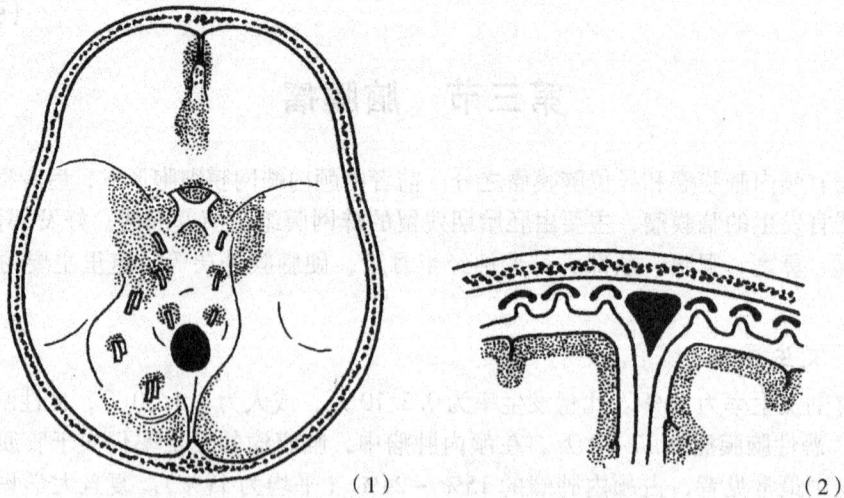

图 10 -3　颅底部蛛网膜颗粒集中的部位
（1）正常分布情况；（2）上矢状窦、血窦与矢状窦旁蛛网膜颗粒

（三）病因

迄今不完全清楚，可能与下列因素有关：

1. 外伤 Cushing（1938）在 313 例脑膜瘤中发现 33% 有外伤史，其中 24 例在肿瘤部位的脑组织有瘢痕、凹陷骨折等外伤性痕迹。Barnett（1986）报告一例 75 岁男性患颞顶脑膜瘤（瘤直径 5cm），肿瘤与 67 年前头部外伤所致的骨折线下硬膜粘连，镜检除具典型的黄色瘤样脑膜瘤内皮型细胞外，还有丰富的多核异物巨细胞环绕大胆固醇裂隙，特别在有慢性炎症的透明变性区内，提示有慢性炎症和异物反应。但也有反对意见，Annegrs 等（1979）报告长期随访 2953 例头外伤者，亦未见有比一般人群更高的脑膜瘤发生率。Ewing 提出外伤后发生脑膜瘤的诊断标准：①可靠的头外伤史。②外伤部位必须完全确定。③肿瘤起源必须在外伤的部位。④伤后相当长一段时间后才发生肿瘤。⑤肿瘤性质必须明确。

2. 病毒感染 病毒感染在脑膜瘤发生中的作用已研究 20 余年，大多集中在 DNA 病毒、乳多泡病毒家族（如猴病毒 40，BK 和其他猴病毒 40 样病毒等）。用原位杂交技术和不同的病毒 DNA 探针，在 3/7 例脑膜瘤中找到猴病毒 40 有关的核酸系列，可将人类脑膜瘤中分离出猴病毒 40 进行克隆，但它们与自然发生的猴病毒 40 在调节和增强活动方面颇不同，因此尽管上述研究提示这些 DNA 病毒可能在脑膜瘤发生上起一些作用，但确切因果关系仍有待阐明。

3. 放射线 放疗可治疗某些不能手术切除的肿瘤，但放疗应用不当却又会促发脑膜瘤等发生。放射线可通过直接或间接机制损伤 DNA，导致肿瘤发生。Modan（1974）报告 1100 例儿童曾用深度 X 线治疗头癣，长期随访发现 19 例发生颅内脑膜瘤，为正常儿童的 4 倍，这些脑膜瘤附近的头皮、颅骨和脑组织均有放疗的痕迹。Ghin（1993）报告 15 例儿童在高剂量放疗后发生脑膜瘤，大多为良性，仅一例为多发。综合文献显示放射剂量越大、患者越年轻，发生肿瘤的潜伏期越短。

（四）分子生物学

大多数认为脑膜瘤的基因在 22 号染色体长臂，位于肌球蛋白与原癌基因 SIS 之间。它是一种抑癌基因，与神经纤维瘤病 II 型的基因在不同位点。因此，瘤细胞内单体型 22 染色体丢失，继之发生随机事件或此肿瘤的抑癌基因发生突变，引起细胞失控生长，导致脑膜瘤。

癌基因 h-ras、c-fos、c-myc、c-erb 和 c-SiS 的 mRNA 在脑膜瘤细胞中提高（Black1994）。c-myc、c-fos 的 mRNA 分别在 72% 和 78% 肿瘤中提高 5 倍以上。脑膜瘤呈不典型或恶性变与癌基因 c-myc 水平肯定有关系。但是，肿瘤组织学与原癌基因表达无关系，许多学者认为抑癌基因的丢失和原癌基因表达调控的丧失可能在脑膜瘤早期和瘤细胞增殖过程中起作用。

常见脑膜瘤与神经纤维瘤病 II 型合并发生，后者又称中枢性神经纤维瘤病，表现为双侧听神经瘤，22 号染色体丢失；脑膜瘤患者中 70% 也表现有 22 号染色体丢失。两者丢失相同的抑癌基因。因此一旦抑癌基因的等位基因缺失，继之发生异常或突变，肿瘤即发生发展。乳腺癌患者也丧失 22 号染色体，他们也可以同时发生脑膜瘤，说明两者存在一定的内在联系。相反，神经纤维瘤病 I 型的基因位于 17 号染色体，这些患者很少发生脑膜瘤。

（五）病理

1. 大体病理　脑膜瘤可小如针头，在尸检中偶尔发现；也可大如苹果，重达 18 909。肿瘤形状依其所在部位而异，一般有 3 种形态：①球状，最常见，多见于脑表面或脑室内，前者与硬脑膜紧密粘连，并嵌入邻近脑组织中；后者与脉络膜丛紧密相连；②扁平状（毡状），位于脑底，其厚薄不一，一般不超过 1cm，与颅底硬脑膜广泛粘连；③马鞍状（哑铃状），位于颅底的骨嵴上或硬脑膜游离缘，如蝶骨嵴、大脑镰、小脑幕、视神经包膜脑膜瘤。

脑膜瘤多有一层由结缔组织形成的包膜，其厚薄不一。瘤表面光滑或呈结节状，常有血管盘曲。瘤质地坚韧，有时有钙化、骨化，少数有囊变。肿瘤多为灰白色，剖面有螺旋纹，少数由于出血或坏死，瘤质变软，色暗红，可呈鱼肉状。脑膜瘤与脑组织之间的界面可光滑、分叶状、指状突起和呈浸润生长，后两种情况肿瘤常无包膜。

脑膜瘤可侵入静脉窦、颅骨、颞肌和头皮。颅骨可因破坏或反应性骨增生而形成外生或内生骨疣。肿瘤血供大多来自于肿瘤粘连的硬脑膜（颈外动脉系统供血），少数来自皮质动脉（颈内或椎基动脉）。静脉回流多经硬脑膜附着处。肿瘤与脑之间有时可有黄色液体囊腔，邻近脑组织可有程度不同的水肿，水肿范围与肿瘤大小不成比例，有时脑水肿严重，似恶性胶质瘤或转移瘤。有时水肿可发生在远离肿瘤处，而使诊断和手术定位发生错误。产生脑水肿的原因复杂，与肿瘤所在部位、组织学特性、瘤细胞分泌功能、脑皮质软脑膜的完整性、脑组织静脉回流和水肿液回流到脑室的通道有关。

2. 组织学分型　WHO 于 1979 年统一脑瘤的分类（表 10-10），把脑膜瘤分成 9 型，但分类中良、恶性脑膜瘤分界不清，恶性脑膜瘤的标准也不明确。因此 1993 年 WHO 对脑瘤分类重新做了修改，在新的分类中脑膜瘤增加了几个亚型：微囊型、分泌型、透明细胞型、脊索样型、淋巴浆细胞丰富型和化生型。

表 10-10　WHO 脑膜瘤分型

1979 年	1993 年
典型	典型
脑膜内皮细胞型	脑膜内皮细胞型
纤维型（成纤维细胞型）	纤维型（成纤维细胞型）
过渡型（混合型）	过渡型（混合型）
砂粒型	砂粒型
血管瘤型	血管瘤型
典型	典型
……	微囊型
……	分泌型
……	透明细胞型
……	脊索样型
……	淋巴浆细胞丰富型
……	化生型
血管母细胞型	……

1979 年	1993 年
血管周围细胞型 *	……
	非典型
乳头状型	乳头状型
间变性	间变性
恶性脑膜瘤	恶性脑膜瘤
脑膜肉瘤	脑膜肉瘤

注：＊脑膜肉瘤和血管周围细胞瘤起源于脑膜间质，异于脑膜瘤，故新分类中从脑膜瘤中分出，归在脑膜间质来源肿瘤中。

1999 年 WHO 根据脑膜瘤复发倾向和侵袭性再次对各种亚型进行分组和分级（表 10 – 11）。

表 10 – 11　脑膜瘤分级（根据复发倾向和侵袭性）

病理分类	WHO 分级
脑膜内皮细胞型	I 级
纤维型（成纤维细胞型）	I 级
过渡型（混合型）	I 级
砂粒型	I 级
血管瘤型	I 级
微囊型	I 级
分泌型	I 级
淋巴浆细胞丰富型	I 级
化生型	I 级
较多机会复发和/或侵袭性强的脑膜瘤	
非典型脑膜瘤	II 级
透明细胞型	II 级
脊索样型	II 级
横纹肌样	III 级
乳头状型	III 级
恶性或间变性	III 级

（1）脑膜内皮型脑膜瘤：为脑膜瘤常见亚型。细胞呈多角形，边界不清，排列成巢状；胞浆丰富，胞核较大，圆形，位于细胞中央；核染色质纤细成网，1～2 个小核仁。间质中嗜银纤维少。漩涡状分布和砂粒小体均不常见，如出现，也不如其他亚型典型。本型细胞可发生退行性变呈所谓黄色瘤样，也可呈鳞形上皮样改变。后者细胞排列呈团块，很像转移瘤，特别在冰冻切片诊断中应注意鉴别。

（2）纤维型脑膜瘤：也为脑膜瘤常见亚型。细胞及其核均呈长梭形，胶质纤维较多。胞核有时排列成网状，类似神经纤维瘤。细胞排列成疏松的同心圆漩涡。但类似脑膜内皮型的细胞分布和细胞核特征也常出现，有助于与神经纤维瘤进行鉴别。该型发生退行性变时可出现星形细胞瘤改变，但磷钨酸苏木精染色为阴性，可以区别。

（3）过渡型脑膜瘤：为常见脑膜瘤亚型。细胞特征介于脑膜内皮型和纤维型之间。细胞排列成漩涡形，常有一个血管在漩涡中央。细胞呈梭形，胞浆内有细胞原纤维。在漩涡中央有时是砂粒小体，后者由同心层的钙盐沉积组成，估计是变性细胞钙化的结果。

（4）砂粒型脑膜瘤：似过渡型脑膜瘤，在排列成漩涡状的细胞中央有很多砂粒小体，在偏振光照射下砂粒小体呈双折射，似不完全的十字。常见于嗅沟处或椎管内，如胸椎，多见于中年女性。

（5）血管瘤型脑膜瘤：细胞丰富，间有许多成熟的微血管，血管壁薄，也可较厚并呈透明样变。血管内皮常增生，管壁内和间质中，网织纤维丰富。需与毛细血管型血管母细胞瘤和血管畸形相鉴别。此型无临床侵袭性表现，不同于以往的血管母细胞型。

（6）微囊型脑膜瘤：又称湿型。囊可大可小，多有细胞外液积贮而成，瘤细胞为脑膜内皮细胞，有伸长的突起，但漩涡排列不明显。此型多见男性患者，有别于脑膜瘤好发女性。

（7）分泌型脑膜瘤：细胞排列成腺样，腺腔内含有 PAS 阳性分泌物，免疫组化测定示角化素（＋），癌胚抗原（CEA）（＋）。在"假砂粒"四周的细胞有上皮分化征象。镜检见胞浆内腔隙有微绒毛和无形分泌物。其临床特点与内皮型或过渡型相同，但有明显瘤周水肿。

（8）淋巴浆细胞丰富型脑膜瘤：瘤内有生发中心和含有 Russell 体的浆细胞，常伴高γ-球蛋白血症。瘤切除后此症消失，复发时又重新出现。

（9）化生型脑膜瘤：上述典型脑膜瘤中含有软骨、骨、脂肪、粘液样或黄色瘤的变化。

（10）非典型脑膜瘤：细胞富有丝分裂，细胞丰富，核浆比例高（即细胞核明显变大），成片生长和存在坏死带等特征，缺少明显退行性变。肿瘤术后易复发。Maier（1992）认为细胞成分增多，10 个高倍镜中有≥5 个有丝分裂者，诊断可以成立。其中乳头型长期被认为属恶性，具高度浸润脑和颅骨结构，易复发和转移的特性。多数形态同一般脑膜瘤，但有乳头状排列。多见于儿童，文献报道约 75％发生局部浸润或侵犯脑组织，约 55％病灶复发。

（11）透明细胞型脑膜瘤：少见，肿瘤有较强的侵袭性。细胞内有丰富的糖原，间质和血管周围间隙有胶原沉积，表示肿瘤的长期性。细胞呈不清楚漩涡排列，少内皮型特征。本型易复发或接种，好发于桥小脑角和马尾。

（12）脊索样型脑膜瘤：肿瘤内局部组织学上与脊索瘤相似，并与脑膜瘤区域交错。瘤间质内产生粘性物质，可有明显慢性炎症细胞浸润。不限于生长在颅底中线结构上。没有上皮细胞膜抗原，细胞角化素的强烈反应，仅半数 S-100 蛋白染色（＋）。属于 WHO Ⅱ级，次全切除后复发率较高。部分患者同时出现血液系统病变。如 Castleman 病。

（13）横纹肌样脑膜瘤：少见。成片横纹肌样细胞，呈圆形，胞核偏心，有明显核仁，胞浆嗜伊红，有漩涡样中间丝。本型可仅见于复发脑膜瘤，具有增生指数高等恶性肿瘤特性。

（14）乳头状型脑膜瘤：少见。在血管周边呈假乳头状排列。好发于儿童。75％浸润局部脑组织，55％复发，20％转移。

（15）恶性脑膜瘤：可从一般或非典型脑膜瘤演变来，也可一开始即为恶性脑膜瘤。丧失脑膜内皮型正常形态，细胞明显增多，伴局灶坏死，10 个高倍镜中有 20 个以上有丝分裂。本型肿瘤浸润脑实质，可转移颅外结构，最常见为肺，其他还有肝、淋巴结、骨骼、肾、胰、甲状腺、乳腺和纵隔等。

（六）几种特殊脑膜瘤

1. 恶性脑膜瘤　约占脑膜瘤总数的 2%~12%。与非典型脑膜瘤一样，多见于男性（异于良性脑膜瘤），好发 50 岁以后和小脑幕上。常见症状：头痛、癫痫、轻偏瘫、个性改变、头皮和颅骨上无痛肿块。病程多短于 1 年。好发矢旁或大脑凸面。放射影像表现：①CT 上呈高密度伴中央坏死呈低密度，表面不规则可呈"蘑菇状"生长。周围有脑水肿。无钙化。半数呈不均匀增强。②MR：T_2 加权为高信号，与脑组织之间无边界，伴广泛脑水肿、骨质破坏和经骨孔向外生长。本型脑膜瘤软而富血管，术时易用吸引器吸除，但是瘤与脑组织间边界不清楚。因此手术疗效欠佳，5 年内复发率为 33%~78%。平均术后生存率为 2~5 年。

2. 多发性脑膜瘤　指颅内有多个互不相连的脑膜瘤，且不伴神经纤维瘤病。如伴神经纤维瘤病，则称脑膜瘤病。发生率：尸检为 8.2%~16%，临床大组病例为 0.9%~8.9%。多发性脑膜瘤可同时，也可间隔数年出现，最长达 20 年。瘤数从数个至十数个，可局限一处或分散于颅内不同区域或伴椎管内脊膜瘤。分子生物学研究发现，多发脑膜瘤的 NF2 基因突变率较一般脑膜瘤高，可达 83%。发生多发脑膜瘤的途径可能为：①肿瘤沿蛛网膜下腔播散；②多中心或不同肿瘤来源。有家族史，后天因素如放射照射也可引起。在病理组织学上与单发者无显著差异，但多发脑膜瘤多为砂粒型，脑膜瘤病则多为纤维型。多发脑膜瘤大多见于女性，平均年龄 50 岁，以小脑幕上大脑凸面和矢旁多见。

3. 囊性脑膜瘤　少见。多发生在小脑幕上、大脑凸面。根据囊肿与周围脑组织的关系，可分下列 4 种类型：①瘤内型：囊肿完全位于肿瘤内；②瘤边型：囊肿位于肿瘤的边缘，但仍完全在瘤内；③瘤周型：囊肿位于肿瘤周围，但实际位于邻近的脑组织内；④瘤旁型：囊肿位于肿瘤与脑组织的分界面中间，既不在肿瘤内，也不在脑组织内。囊肿可大可小，囊液黄色，含高浓度蛋白质（可达 3.5mg/dl）。囊壁和壁上瘤结节可找到脑膜瘤细胞。囊肿形成原因：有多种假设，如瘤细胞分泌或肿瘤内坏死、出血和变性（见于瘤内型），瘤周脑组织水肿、缺血、脱髓鞘或积液（见于瘤周或瘤旁型）。临床上应注意与胶质瘤鉴别：①位于矢旁囊变肿瘤应想到脑膜瘤；②术中活检；③脑血管造影见肿瘤有颈外动脉供血者多为脑膜瘤。

4. 复发脑膜瘤　一指肉眼全切除肿瘤后，在原手术部位又出现肿瘤；另一种指切除肿瘤不全，经一段时期临床改善后，症状复出。后一种实为肿瘤继续生长。在组织学上脑膜瘤大多属良性，但是常有恶性肿瘤的生物学特性，如局部浸润、复发、近处或远处转移等。因此脑膜瘤有时不易彻底切除。

（七）临床表现

除具有脑瘤共同表现外，脑膜瘤还具有下列特点：

（1）通常生长缓慢、病程长，一般为 2~4 年。但少数生长迅速，病程短，术后易复发和间变，特别见于儿童。

（2）肿瘤较大，但症状轻微。

（3）多先有刺激症状，如癫痫等，继以麻痹症状，如偏瘫、视野缺失、失语或其他局灶症状。提示肿瘤向外生长。

（4）可见于颅内任何部位，但有好发部位及相应症状。

（八）辅助诊断

1. X 线平片　除高颅压表现外，可有：①肿瘤钙化，见于砂粒型。钙化较密集，可显示整个肿瘤块影。②局部颅骨增生或破坏。③板障静脉增粗和增多，脑膜动脉沟增粗，棘孔扩大。

2. 头 CT　仍是诊断本病的主要方法，可显示脑膜瘤与邻近骨性结构的关系、钙化等。典型表现：①瘤呈圆形或分叶状或扁平状，边界清晰。②密度均匀呈等或偏高密度，少数可不均匀和呈低密度，为瘤内囊变或坏死，约见于 15% 的病例中。也可见点状钙化，特别是颅底脑膜瘤。③增强后密度均匀增高。④瘤内钙化多均匀，但可不规则。⑤局部颅骨可增生或破坏。⑥半数患者在肿瘤附近有不增强的低密度带，提示水肿、囊变。

3. MRI　为本病的主要诊断方法，可三维成像，有多种成像系列，不受骨伪迹影响等是其优点。特别有利于显示颅底、后颅窝和眶内的肿瘤。T_1 加权增强配合脂肪抑制技术，能准确显示肿瘤生长的范围，与大动脉和静脉窦的关系。脑膜瘤 MR 的特点：①以硬脑膜为其基底，此处也是肿瘤最大直径。②在 T_1 加权上约 60% 脑膜瘤为高信号，30% 为低信号。在 T_2 加权上，肿瘤呈低至高信号，且与瘤病理类型有关，如纤维型多为低信号，内皮型为高信号。③在 T_1 和 T_2 加权上常可见肿瘤与脑组织之间一低信号界面，代表受压的蛛网膜或静脉丛。低信号也可能是瘤内钙化（砂粒型）。如此低信号界面消失，特别在 T_2 加权上可见邻近脑内高信号，常提示蛛网膜界面被破坏。④T_2 加权可清晰显示瘤周水肿，瘤周水肿常见于额叶脑膜瘤、蝶骨嵴脑膜瘤以及脑膜内皮型、过渡型、接受软脑膜动脉供血的脑膜瘤。⑤脑膜尾征：肿瘤附着的硬膜和邻近硬膜可增强（在 CT 也可有），反映该处硬脑膜的通透性增大，并不是肿瘤浸润。

4. 血管造影　可显示肿瘤血供，利于设计手术方案、术前瘤供血动脉栓塞等，以及了解静脉窦受累情况等。血管造影上脑膜瘤的特点：①瘤血管成熟，动脉期有增粗的小动脉，毛细血管期肿瘤染色，静脉期有粗大静脉包绕肿瘤。②颈外动脉（如颞浅动脉、枕动脉、咽升动脉、脑膜中动脉、脑膜垂体干、小脑幕动脉等）增粗、血流速度加快（正常时颈内动脉循环时间快于颈外动脉）。血管造影不再作为诊断的常规方法，特别是判断静脉窦的受累情况，采用磁共振静脉造影（MRV）结合肿瘤增强扫描能清楚显示肿瘤对静脉窦的侵犯情况。仅在需要术前栓塞肿瘤供应动脉时才选择常规血管造影。

（九）治疗

在决定脑膜瘤治疗时应考虑下列因素：①对无症状脑膜瘤应观察 3~12 个月，再决定治疗方案。②伴瘤周水肿者应手术。③有占位效应、伴智力下降者应手术。④幕上大脑凸面、矢旁、镰旁脑膜瘤应早期手术。⑤颅底脑膜瘤如蝶骨嵴、鞍结节、嗅沟、桥小脑角应手术。⑥扁平脑膜瘤、海绵窦内脑膜瘤、斜坡脑膜瘤如无症状，暂可不必手术。

1. 外科手术　为本病首选方法。能做到全切除者应争取做根治性手术，以减少复发。Simpson 脑膜瘤切除术的分类法已公认：①彻底切除（G_1）：脑膜瘤及其附着的硬膜、受侵的颅骨均切除。②全切除（G_2）：瘤体完全切除，但与其附着的硬脑膜没有切除，仅作电灼。③肉眼全切除（G_3）：瘤体切除，但与之粘连的硬脑膜及颅骨未作处理。④次全或部分切除（G_4）：有相当一部分瘤体未切除。⑤开颅减压（G_5）：肿瘤仅活检。上述 $G_{1~4}$ 术后复发率分别为：9%、19%、29% 和 40%。

2. 立体定向放射外科　包括伽马刀、X刀和粒子刀。适用于术后肿瘤残留或复发、颅底和海绵窦内肿瘤。以肿瘤最大直径≤3cm为宜。伽马刀治疗后4年肿瘤控制率为89%。本法安全、无手术风险是其优点，但是长期疗效还有待观察。

3. 栓塞疗法　包括物理性栓塞和化学性栓塞两种，前者阻塞肿瘤供血动脉和促使血栓形成，后者则作用于血管壁内皮细胞，诱发血栓形成，从而达到减少脑膜瘤血供的目的。两法均作为术前的辅助疗法，且只限于颈外动脉供血为主的脑膜瘤。根治性手术一般在栓塞1周后进行。

4. 放射治疗　可作为血供丰富脑膜瘤术前的辅助治疗，适用于：①肿瘤的供血动脉分支不呈放射状，而是在瘤内有许多小螺旋状或粗糙的不规则的分支形成；②肿瘤以脑实质动脉供血为主；③肿瘤局部骨质破坏而无骨质增生。术前放射剂量一般40Gy为一疗程，手术在照射对头皮的影响消退后即可施行。④恶性脑膜瘤和非典型脑膜瘤术后加作辅助治疗，可延缓复发。

5. 药物治疗　用于复发、不能手术的脑膜瘤。文献报告的药物有溴隐亭、枸橼酸三苯氧胺（tamoxifen citrate）、米非司酮（mifepristone）、曲匹地尔（trapidil）、羟基尿和干扰素 α-2β 等。溴隐亭可抑制体外培养的脑膜瘤细胞生长。tamoxifen 是雌激素拮抗剂，mifepristone 为孕酮拮抗剂，trapidil 有抑制血栓素 A2 形成，抑制血小板衍生生长因子的致有丝分裂作用，促进前列环素生成，又有升高血中高密度脂蛋白，降低低密度脂蛋白和扩张血管等作用。羟基尿可抑制核苷还原酶，选择性阻止 DNA 合成。干扰素 α-2β 有抗血管生成，抑制细胞胸腺嘧啶核苷合成的作用。

（十）各部位脑膜瘤的简介

1. 嗅沟脑膜瘤和前颅底脑膜瘤　占脑膜瘤的8%~18%，可见任何类型，但以砂粒型最常见。嗅沟脑膜瘤位于前颅窝底中线，自筛板至鞍结节之间的脑膜长出，常呈双侧生长，少数偏侧生长。因此，嗅神经被推移至外侧，视交叉则向后移位，大脑前动脉的A2段向上推移，额极动脉、眶额动脉则向两侧移位，如肿瘤大时，它们还参与供血。但肿瘤供血主要来自筛前或筛后动脉（眼动脉的分支）。前颅底脑膜瘤从筛板外侧的眶顶部脑膜长出。临床表现：肿瘤早期常无症状，一旦出现下列表现，肿瘤多长得相当大。①精神症状：缓慢进展的额叶精神症状。②慢性高颅压征：头痛、恶心和呕吐等。③失嗅，可单或双侧，具有诊断意义。但是此征仅见于10%~20%患者。④视力障碍，一侧视神经乳头原发性萎缩，对侧视神经乳头水肿，即 Foster-Kennedy 综合征。治疗：外科手术切除。

2. 鞍结节和鞍膈脑膜瘤　约占手术脑膜瘤的4%~10%。鞍结节脑膜瘤附着于鞍结节，鞍膈脑膜瘤则附着于鞍膈。临床表现：鞍结节脑膜瘤依其发展可分为四时期：①初期和症状前期，由于瘤体小，无症状表现。②当肿瘤体积增大压迫视神经和视交叉时可有视力减退，视野缺损等。由于肿瘤偏侧生长，视觉症状常不像垂体瘤的双颞侧偏盲那样典型。由于视觉通路先受压，故垂体功能不足症状较视觉症状出现晚。③肿瘤继续增大压迫其他结构时，可出现尿崩、嗜睡（下视丘）、眼肌麻痹（海绵窦或眶上裂）、钩回发作（颞叶前内部）、不全瘫痪（颞叶深部的内囊或大脑脚）、脑积水和颅内压增高（第三脑室受压）等。④最后视觉通路受压严重，视力完全丧失，颅内压增高明显，甚至引起脑干症状。鞍膈脑膜瘤较容易压迫下视丘和垂体，因此症状似垂体瘤，尿崩也出现较早。治疗：手术切除。手术效果取决于能否在病程早期进行。复旦大学华山医院1978~1989年119例鞍结节和鞍膈脑膜瘤中，肿瘤全切除 77.5%，次全和大部切除分别为 12% 和 10.5%，手术死亡率 6%。

3. 蝶骨嵴脑膜瘤　发病率仅次于矢状窦脑膜瘤和大脑凸面脑膜瘤，占颅内脑膜瘤的 12%。根据肿瘤与脑膜的粘着部分可分为三种：①蝶骨嵴内部（内 1/3），称床突型。②蝶骨嵴中部（中 1/3），称小翼型。③蝶骨嵴外部（外 1/3），称大翼型。其发生频率以内、中、外依次增高。蝶骨嵴脑膜瘤有球状和毡状两种。球状占绝大多数。肿瘤压迫眶上裂引起眶上裂综合征，压迫视神经可引起单侧视力丧失和原发性视神经萎缩，早期表现为单侧鼻侧偏盲，若此时已有颅内压增高。将同时出现对侧视神经乳头水肿，构成 Foster Kennedy 综合征。压迫海绵窦引起同侧突眼及眼睑肿胀等。瘤体常骑跨于蝶骨嵴上。向后嵌在外侧裂中。向前上方生长于前颅窝，向后下方生长于中颅窝。床突型肿瘤深埋在大脑外侧裂的内侧部分，与颈内动脉和大脑中动脉粘连（有时包裹动脉）。常有较大分支进入肿瘤中。小翼型肿瘤部分暴露于大脑外表面，与大脑中动脉主干和主要分支粘连，大翼型肿瘤大部暴露于脑表面仅与大脑中动脉分支粘连。床突型蝶骨嵴脑膜瘤的症状：由于蝶骨嵴内端有许多重要结构，包括同侧视神经、眶上裂和海绵窦内颅神经，颞叶内侧的嗅脑、大脑脚、垂体等，当它们受损或受刺激时就产生相应的症状。比较突出的可有单侧突眼。此种突眼不感疼痛也无搏动，发生率较高，主要因肿瘤引起蝶骨翼或蝶骨嵴的骨质增生，造成眶壁增厚，眶内容积变小，眼部静脉回流受阻而引起的。可有同侧嗅觉丧失，出现幻嗅、幻味或钩回发作。病侧视力减退，垂体功能低下。对侧肢体偏瘫等。颅内压增高症相对较少见。小翼型肿瘤引起的局灶症状较少，颅内压增高症状较常见，累及额叶，可出现精神症状和智能减退，不全偏瘫和运动性失语，累及额叶可有钩回发作，单侧核上性面瘫等。大翼型症状和小翼型相似，常发现颞前部颅骨向外隆起，单侧突眼，可出现颞叶性癫痫发作，肿瘤向后生长时，可造成对侧同向偏盲。蝶骨嵴处毡状脑膜瘤较少见，多为女性，颅压增高症状少见且出现较迟。有患侧颞部骨质显著增生、硬化和隆起。缓慢进行性单侧突眼和眼睑肿胀肥厚、复视、眼球运动障碍，但视力通常到晚期才受累。同时还可伴发癫痫、嗅觉消失、智能减退等症状。

影像学表现：头颅平片上可见蝶骨嵴的破坏或增生，眶上裂和视神经孔狭小，少数有肿瘤钙化，蝶鞍后床突和鞍背吸收。钙化松果体向对侧移动。脑血管造影见颈内动脉虹吸部拉直后移，大脑前动脉各分支略向对侧移位，大脑中动脉分支向后上方抬高，有时有肿瘤血管影，除颈内动脉供血外，颅底脑膜动脉也参与供血。CT 检查可见蝶骨嵴处有均匀强化块影，有骨质破坏或增生硬化征象，在毡状脑膜瘤中，骨质的改变更为明显。MRI 检查 T_1 加权及其增强可显示肿瘤与邻近神经血管结构的关系。

治疗：球状脑膜瘤都需要手术切除，特别是中、外 1/3 者应争取作全切。床突型脑膜瘤如颈内动脉或大脑中动脉与其粘连紧密或长入瘤体内，全切除会损伤这些动脉造成手术危险和术后严重病残，因此术中可保留与血管关系密切的那一部分肿瘤、术后辅助放射治疗或放射外科治疗。有报道经上述方法治疗后患者的多年随访，少见复发。毡状脑膜瘤因生长缓慢，病程长达几十年的病例仍可无颅内压增高症，反之，手术切除时会累及颅神经和重大血管而致病残。因此必须待颅内压明显时才有手术指征。

复旦大学华山医院神经外科 1978—1989 年收治 72 例蝶骨嵴脑膜瘤，内侧型肿瘤全切除率，显微外科手术组和非显微外科手术组分别为 65% 和 20%（$P < 0.01$）；外侧型肿瘤全切除率分别为 100% 和 77%（$P > 0.05$）。显微手术组和非显微手术组死亡率分别为 6.7% 和

11.9%（P>0.05）；手术致残率分别为33.3%和64.3%（P<0.01）；长期随访（平均3.4年）内侧型肿瘤优良率分别为87.5%和16.7%（P<0.05），外侧型肿瘤优良率分别为66.7%和75%（P>0.05）。

4. 中颅窝和鞍旁脑膜瘤　位于中颅窝的脑膜瘤约占颅内脑膜瘤的6%。按肿瘤与脑膜的附着部位分为四种：①鞍旁脑膜瘤位于中颅窝的内侧部，影响海绵窦内结构，与床突型蝶骨嵴脑膜瘤的症状相似。②眶上裂脑膜瘤，位于中颅窝内侧，影响眶上裂结构，与小翼型蝶骨嵴脑膜瘤的症状相似。③岩尖脑膜瘤，位于中颅窝后内部，在三叉神经半月节窝附近。肿瘤来自半月节包膜，也称半月节脑膜瘤。④中颅窝外侧脑膜瘤。前三种合称鞍旁脑膜瘤，而把后一种单独称为中颅窝脑膜瘤，这几种脑膜瘤多为球状，但与硬脑膜粘连面积较大，且常与中颅窝内侧结构粘连，手术切除常较困难。岩尖脑膜瘤患者多属中年，起病时常有患侧三叉神经分布区的感觉异常，疼痛和感觉减退。随着病情的发展，出现三叉神经运动功能减退。随后可有嚼肌群萎缩。当肿瘤压迫海绵窦时，可有眼肌麻痹、睑下垂和单侧突眼。当侵入岩骨压迫耳咽管时，有耳鸣、听力障碍、内耳胀满感等。当侵入后颅窝时，引起桥小脑角、小脑和脑干症状。早期多无颅内压增高，因导水管或环池受压较晚。中颅窝脑膜瘤较少有局灶症状，可手术全切除。鞍旁脑膜瘤的手术难度较大，全切除机会较少。

5. 矢状窦旁和大脑镰脑膜瘤　为最常见颅内脑膜瘤，约占总数的1/4以上。矢状窦旁脑膜瘤多为球状肿瘤，大小不等，其表面有光滑完整的包膜覆盖或大脑镰粘着。肿瘤嵌入脑内，但仍有一部分露于表面，肿瘤可仅向一侧生长，也可向两侧生长，部分大脑镰脑膜瘤有时埋藏较深，在脑表面不易发现，有时一部分肿瘤可嵌入上矢状窦，引起矢状窦的部分或完全阻塞。矢状窦旁脑膜瘤的发病率是大脑镰旁脑膜瘤的4倍，前者以合体型较多见，后者以纤维型较多见，大脑镰脑膜瘤有时呈哑铃状，手术中应尽量将附着的大脑镰切除以预防肿瘤复发。巨大的矢旁脑膜瘤可阻塞蛛网膜粒以使脑脊液循环发生障碍。矢状窦旁和大脑镰脑膜瘤的血供与硬脑膜和脑内血管有关，主要是两侧大脑前动脉，而且也与上矢状窦有关，因此血供较丰富。特别是上矢状窦部分或完全阻塞时侧支循环更发达。按肿瘤与矢状窦或大脑镰附着部位分为前、中、后1/3三种，它们的临床症状不同。当肿瘤位于矢状窦前1/3时，可有长时间的头痛，视力减退，颅内压增高等症状，可有强握反射及摸索动作，并有精神症状（如记忆力减退，懒散，易疲劳，诙谐等）和癫痫发作。部分患者可出现对侧中枢性面瘫或肢体运动障碍。位于中1/3者，可出现对侧下肢、上肢的瘫痪，对侧上肢或下肢的局限性瘫痪，也可出现对侧肢体的感觉障碍，早期有时先引起对侧的下肢无力。特别是踝关节活动障碍，此时由于患者并无脑内症状。临床上常易误诊为腓神经损伤。颅内压增高症状出现较晚，影响旁中央小叶时可出现排尿障碍。位于后1/3者除颅内压增高症状外，局限体征可不明显，有时可有对侧下肢的感觉异常，如针刺感、发热感，这种感觉可呈发作性。扩展至邻近区域，随之出现意识丧失，构成癫痫发作前兆，也可引起对侧视野缺损。脑血管造影可见胼周动脉和胼缘动脉的局部变形移位。特别典型的是矢状窦中1/3肿瘤使这两动脉互相分开成蟹钳状。CT和MR片可显示肿瘤的前后位置，是否向两侧生长以及形态、大小，血供状态。矢状窦旁和大脑镰脑膜瘤都能手术切除，因大脑皮质的静脉大多汇入矢状窦，损伤中1/3的矢状窦及其汇入静脉，皆能引起严重的神经功能障碍，所以术前必须明确肿瘤的位置，在矢状窦的一侧还是两侧，上矢状窦有无阻塞，阻塞是否完全，侧支循环与肿瘤的血供来源。可借脑血管造影和MRV检查判明上述情况。除肿瘤位于矢状窦前1/3外，若肿瘤已长入窦内，而窦尚未完全阻塞，宁可保留部分瘤组织，不作全切除，待以后复发，矢状窦完全阻塞，侧支循环建立时再彻底切除。

6. 大脑凸面脑膜瘤　起源于大脑凸面的脑膜瘤其发生率仅次于矢状窦旁脑膜瘤，约占颅内脑膜瘤的 25%。在大脑前半部的发病率比后半部高，大脑凸面脑膜瘤可有三种类型。第一种类型是脑膜瘤主要侵蚀颅骨向外生长，骨膜也受累，而对大脑半球表面的压迫和粘连较轻。第二种类型是脑膜瘤主要长入颅腔内，肿瘤与脑膜紧密粘连，血供主要来源于硬脑膜。脑皮质被压凹陷，形成深入的肿瘤窝。肿瘤与肿瘤窝粘连很紧。自脑实质也可有动脉供应。相应的颅骨部分则有刺激性增生变化（内生性骨疣）。第三种类型是脑膜瘤长人脑实质内，在硬脑膜上的根部很小，而在脑内的肿瘤结节则较大，血供主要来自脑内，这种类型的脑膜瘤手术时切记不能过多地损伤脑组织。

大脑凸面脑膜瘤的症状没有矢旁脑膜瘤那样典型，其症状主要取决于肿瘤的部位。从精神症状到运动障碍、感觉障碍、视野缺损均可出现。癫痫的发生率较高并常为首发症状。头痛、呕吐等颅内压增高症状见于绝大多数患者，相当多的病例视神经乳头水肿后继发萎缩导致视力减退。

脑血管造影上可见额颞及中央区局部血供的特征性移位，枕区肿瘤血管表现不很明显，椎动脉造影可见大脑后动脉增粗，此外可见异常血管和肿瘤影。CT 片可见肿瘤所在部位有密度均匀，增强明显的团影块，边缘完整，肿瘤周围常可见脑组织水肿带。MR 水平位和冠状位摄片能清晰显示肿瘤与邻近结构的关系。

治疗：手术切除，应包括被肿瘤累及的硬膜、颅骨等一并切除，以减少术后复发。

7. 侧脑室脑膜瘤　其发生率占颅内脑膜瘤的 4% ~ 5%，绝大多数为纤维型。文献记载位于左侧者居多数，女性发病率较高。症状以颅内压增高为主，局灶症状很少。晚期可见对侧肢体的感觉和运动障碍，对侧视野同向偏盲。主侧半球肿瘤可引起言语和阅读困难，脑血管造影示患侧脉络丛前动脉增粗，可见肿瘤的异常血管染色。CT 可见侧脑室内均匀可增强的肿块，并可见后角扩大。治疗方法是手术切除肿瘤，肿瘤直径小于 3cm 者，可做伽马刀治疗。

8. 后颅窝脑膜瘤　后颅窝脑膜瘤占颅内脑膜瘤的 14%，占各种后颅窝脑瘤的 7%，女性较多见，肿瘤绝大多数为球状，临床症状取决于病变部位，按肿瘤与脑膜粘着的部位可分为 6 组。

（1）小脑凸面脑膜瘤：附着于小脑表面的硬膜，占后颅窝脑膜瘤的 10%。肿瘤常起源于横窦和乙状窦附近，或两静脉窦的交接处，可侵入静脉窦内，有时侵犯颅骨。临床上主要表现为颅内压增高症状和小脑征，多以头痛起病伴呕吐和视乳头水肿。小脑征有眼球震颤，闭目难立，小脑步态和肢体共济失调等。颅神经症状仅见于晚期，且程度较轻，CT、MRI 检查小脑处有均匀能增强块影，治疗是手术切除，效果较好。

（2）小脑幕脑膜瘤：包括幕上型、幕下型和穿透型。幕上型比较少见。当肿瘤较大压迫视觉皮质可有视觉症状。本节所述的小脑幕下表面脑膜瘤包括幕下型和穿透型两种，各占后颅窝脑膜瘤的 15%，肿瘤粘着点常在小脑幕的后半部接近横窦和窦汇，肿瘤可侵入静脉窦中，症状以颅内压增高为主，大部分患者可见小脑征。颅神经症状出现较晚，如肿瘤有幕上结节可引起偏盲。大脑镰小脑幕汇合点的脑膜瘤直接压迫脑干，引起局灶症状，CT、MRI 检查可见天幕区有均匀可增强的肿块。

（3）桥小脑角脑膜瘤：是后颅窝脑膜瘤中最常见者，约占40%，肿瘤的附着点多在内耳道内侧，接近岩上窦，颅骨改变很少见，肿瘤多为球状。肿瘤和小脑、脑干以及颅神经的关系与听神经瘤相似，可出现病侧听力障碍，但前庭功能早期多正常，周围性面神经瘫痪、面部感觉障碍、吞咽发音困难、共济失调，对侧锥体束征等桥小脑综合征。脑膜瘤不一定先侵犯第八颅神经，其症状发展过程不如听神经瘤有规律。CT、MRI 检查示桥小脑角有均匀一致的可增强的影块，边界光滑，锐利，肿瘤可手术切除。华山医院1979—1989 年桥小脑角脑膜瘤 117 例的肿瘤全切除80.5%，次全和大部切除率分别为18% 和 1.5%，手术死亡率2%。

（4）斜坡脑膜瘤：约占后颅窝脑膜瘤的11%，肿瘤附着于斜坡，可偏于一侧，大多是球状。肿瘤压迫桥小脑，将之推向背侧和对侧，瘤组织可嵌入桥脑中，颅神经被推移牵张或包裹在瘤内。基底动脉常被推向对侧，同侧椎动脉和基底动脉常有分支进入瘤中。毡状肿瘤占极少数，对脑干推移压迫较少，常将颅神经和颅底动脉包埋入瘤中。症状以颅神经障碍为主，三叉神经和听神经最常受累。颅内压增高症状，眼球震颤和共济失调都很常见。长束征并不多。头颅平片多无颅骨改变，椎动脉造影见基底动脉向背侧移位，或被推向对侧。CT、MRI 示斜坡处有均匀的能增强的块影。手术比较困难且危险较大，难以做到肿瘤全切除，当颅内压增高时才有手术指征。

华山医院 70 例岩斜脑膜瘤全切除率40.25%，次全和部分切除率分别为 12.35% 和48.4%，手术死亡率4.4%。

（5）枕大孔脑膜瘤：占后颅窝脑膜瘤的 1.4%，肿瘤的脑膜附着点常在延脑前方（54%），瘤向左侧或右侧生长，常呈球状，体积多较小，延脑和上颈髓常被肿瘤推移，桥脑不受影响。后组颅神经常受累，而较少影响上颈脊神经，患者表现颅颈交界部位病变的症状：枕下疼痛，上颈髓压迫，后组颅神经障碍，小脑症状，颅内压增高等。CT、MRI 可见枕大孔区域有均匀一致可增强块影。肿瘤可手术切除，但因其位于延髓前方，手术比较困难。

（6）第四脑室内脑膜瘤：甚属少见。肿瘤从脉络丛长出，并与之粘着。主要表现为颅内压增高和脑积水，并见第四脑室症状如眼球震颤、呕吐、眩晕等，脑室造影有助于作出定位诊断。CT、MRI 检查可见第四脑室内有均匀一致可增强块影，治疗用手术切除肿瘤，肿瘤与脑组织粘着不多，全切除可能性较大。

9. 较少见脑膜瘤

（1）视神经鞘膜瘤：完全局限于眶内的脑膜瘤很少见，占全部脑膜瘤不到2%，占眶内肿瘤10%。常见女性，占67% ~ 80%。肿瘤从视神经鞘长出，沿神经生长，常呈扁平状。病理常见内皮型和过渡型。临床表现：无痛性突眼，逐渐视力下降，眼球活动在病早期不受影响。双侧视神经鞘膜瘤者常伴 NFI 型。CT：增强 CT 可见"电车轨"征，在冠状位则呈"油炸圈"征。MRI：除常规 T_1 和 T_2 成像外，应加脂肪抑制技术 T_1W 增强，方能清晰显示肿瘤。治疗：有视力者，只能做肿瘤活检或肿瘤部分切除，术后辅以放射治疗。

（2）儿童脑膜瘤：少见，占儿童脑瘤1% ~4%，每 10 万人口发生率为0.3。具下列特点：①无性别差异，在婴儿则男性多于女性。②后颅窝和脑室系统脑膜瘤多发。③临床表现隐匿，常因头大、脑积水或原因不明呕吐做 CT 或 MRI 而发现。因此肿瘤体积多巨大。④常合并神经纤维瘤病。⑤好发恶性脑膜瘤或脑膜肉瘤。⑥术后易复发。

　　(3) 静止脑膜瘤：又称钙化或不生长脑膜瘤。具下列特点：①多见中老年人。②肿瘤常钙化或骨化。③多无临床表现，常无意中发现。④CT 和/或 MRI 检查肿瘤表面光滑。常不增强和不伴瘤周水肿。治疗：定期（如每年）复查 CT 和/或 MRI，测量肿瘤体积，测算其生长率。由于肿瘤生长极其缓慢或不生长，可不必手术。

（宋长亮）

第十一章

食管恶性肿瘤

第一节　食管癌

一、概述

食管癌（carcinoma of esophagus）是常见的消化系统恶性肿瘤之一。在所有恶性肿瘤中，食管癌的死亡率居第5位。常见的组织类型为鳞癌、腺癌，其中前者最常见，其他不常见的有小细胞癌，未分化癌。不管是什么组织类型均可以出现广泛浸润黏膜。鳞癌经常以多灶性形式出现，可能是大片癌变的结果。腺癌可有不同长度的黏膜和黏膜下层病变，有Barrett黏膜病变的患者更易出现这种情况。然而，分期只考虑肿瘤浸润食管壁的深度和淋巴结的状态。美国食管鳞癌和腺癌的发病率约3.3/10万，每年新发病数约1.23万，每年有1.21万人口死于这种疾病。新发病例中有9200例为男性，3100例为女性。食管癌发病的中位年龄是67岁。

近年来，虽然有关食管癌分子癌变的认识更深入，临床分期方法更先进，多学科临床治疗的策略更好，但食管癌的预后仍不尽如人意。有咽下困难或吞咽痛的食管癌患者5年的生存率低于12%，临床上判断为潜在治愈的食管癌患者（Ⅰ～Ⅲ期）5年生存率低于25%。

二、流行病学

食管癌是人类常见的恶性肿瘤。在亚洲和中东，绝大多数食管癌患者为食管鳞癌，但在西方，近25年来，其流行病学发生戏剧性改变：曾经以中下段食管鳞状细胞癌多发的模式正向远端食管和胃食管交界处（EG）腺癌多发的模式转化。据统计，在北欧国家，食管腺癌发病率每年增加9%～16%，在美国和澳大利亚增加20%（以1970年代以来，增加35%）。在西方，这种戏剧性的增加根本性改变了食管腺癌对食管鳞癌的比例，20世纪60年代为1：20，近10年比例为2：1或3：10大多数食管腺癌的增加与Barrett食管有关，有报道指出，Barrett食管患者发生食管腺癌的发生率增加30～50倍。

食管癌的发病率有明显的地域差异，高发地区食管癌的发病率可高达150/10万以上，低发地区则只在3/10万左右。国外以中亚一带、非洲、法国北部及中南美洲为高发，我国以太行山地区、秦岭东部地区、大别山区、四川北部地区、闽南和广东潮汕地区以及苏北地区为高发。其中河南省林县，年龄调整的食管癌死亡率男性为 161.33/10 万人口，女性为 102.88/10 万人口，其死亡率居各种恶性肿瘤首位。但食管癌的分布在高发区内亦平衡，病例往往集中在某一较小区域内，与邻近地区的发病率与死亡率差别很大。例如在我国太行山周围 181 个县（市）约 5 千万人口的调查报告分析表明，若以县为单位统计、其中阳城、鹤壁的死亡率最高，分别为 135.61/10 万人口和 139.80/10 万人口，而浑源、大同最低，分别为 1.43/10 万人口和 2.80/10 万人口，最高与最低相差达 97 倍。死亡率较高的县、市集中在太行山南段，由此向四周逐渐减低，大体成一同心圆状。国外的流行病学调查也显示相同倾向。对食管癌发病的地理和区域性差异有不同的解释，包括遗传素质、饮食习惯、环境因素、乙醇和烟草等。近年来，采取了一些预防措施，高发区食管癌的发病率有所下降。

食管癌在 30 岁以下的人少见，以后发病率随年龄的增长而显著上升。各年龄组发病率和死亡率的曲线基本相似。在太行山地区 5 000 万人口的调查中，食管癌死亡的构成比以 60～69 岁年龄组比重最大（37%～39%），其次为 70 岁以上和 50～59 岁两组（分别为 28% 和 23%），50～69 岁之间约占全部死亡的 60% 以上。高发区比低发区平均发病大约提前 10 年左右。

通常认为食管癌越高发的地区其性别比例差别越小，在某些低发区其性别比例可较大，但亦不是普遍规律。我国太行山食管癌高发区的男女性别比例为 1.6：1，而低发区的性别比例可达 12：10 男女发病不同可能是接触某些致癌物的量有所不同，也可能是机体对致癌物的敏感性有性别差异。其总体发病率男性高于女性（7：1），但在高发地区性别差异不大。

国内外的调查资料均表明食管癌的发病率有明显种族差异。如美国的黑人高于白种人，亚洲的中国人、日本人高于欧洲人和美洲人；犹太人比较少见，而中亚的哈萨克族、乌兹别克族、土库曼族的食管癌发病率较高。在我国少数民族中，食管癌调整死亡率以哈萨克族最高（33.90/10 万人口），苗族最低（1.09/10 万人口），两者相差 31 倍。

食管癌高发区居民饲养的鸡、牛等也有下咽-食管癌发生。食管癌患病户饲养的家禽下咽-食管癌发生率亦高于非食管癌户。是否高发区或患癌户居民其生活习惯也影响到动物抑或环境因素，值得研究。

三、病因及发病机制（分子生物学、癌前状态）

食管癌的病因尚不完全清楚，但下列因素与食管癌的发病有关：

（一）亚硝胺类化合物

亚硝胺类化合物是一类强致癌物，目前已知有 100 多种亚硝胺能引起 41 种动物的肿瘤，其中有十几种亚硝胺能引起动物的食管癌。亚硝胺是一种不稳定物质，很易光解，在一般情况下自然界含量很少，其前体物如硝酸盐、亚硝酸盐与二级胺普遍存在于水与食物中，并无直接致癌作用。胃内亚硝胺的合成是人类暴露于亚硝胺的主要来源。食物种类、制作及储存方法不当可能使食物中亚硝胺的含量增高。河南林县地区的地壤或谷物含有一种真菌，可催化硝酸盐类为亚硝胺，这与林县地区食管癌高发有关。太行山地区居民喜食酸菜，此酸菜中即含有多种类型亚硝胺类化合物。该地区饮水及粮食中的亚硝胺及其前体物含量均较高；伊朗北部食管癌高发区的土壤内含有较高的硝酸盐；中非食管癌高发区居民喜饮玉米包叶和蔗糖发酵酿造的酒，此酒中亚硝胺类化合物的含量也较高。目前已知从膳食中摄入亚硝胺的量与食管癌的发病率成正相关。食管癌患者胃液亚也硝胺含量明显高于正常人和食管上皮增生者，食管癌高发区居民胃液亚硝胺含量也较低发区为高，表明胃液中亚硝胺的含量与食管癌的发生发展存在着密切的关系。亚硝胺也致食管癌的作用可能是引起食管上皮细胞中的原癌基因与抑癌基因变化，导致上皮细胞分裂分化的异常，使细胞癌变。

（二）真菌

某些真菌产生的毒素可以诱发动物食管鳞癌，但何种真菌的危害性最大目前尚无共识。高发地区居民食用发酵、霉变食物比较普遍，其中含有交链孢霉、镰刀菌及圆弧青霉菌等具诱变作用的真菌，但迄今为止食管癌与真菌的关系尚无定论。目前认为一些真菌能还原硝酸盐为亚硝酸盐，促进二级胺的形成，使二级胺比发霉前增高 50~100 倍。少数真菌能促进亚硝胺的形成，因此真菌与亚硝胺可能有着协同致癌作用。

（三）遗传因素与基因

人群的易感性与遗传和环境条件有关。食管癌具有较显著的家族聚集现象，在食管癌高发区家族史的比例尤为突出。这种家族史可连续追寻到三代或三代以上，河南省林县食管癌有阳性家族史占 60%，在食管癌高发家族中，染色体数目及结构异常者显著增多。根据食管癌高发区高癌家族的染色体畸变率、染色体单体交换、脆性部位、DNA 修复和染色体上等位基因的丢失等多方面研究结果，均反映出高发区部分人群是有食管癌的易感性。且有食管癌家族史者迁移到食管癌低发区，其后代的生活习惯与居住的地理环境已发生巨大变化，但仍保持相对高发食管癌的特点，说明遗传因素在食管癌的发病中作用重大。

从基底细胞过度增生和不同程度的异型增生再到侵袭性鳞癌是一个长期过程，恶变前的阶段可能持续 20 年或更长。从重度异型增生到中度再到无异型增生这种逆向转变也可能发生，但朝癌变的方向发展更为常见，这种转归的不同受到组织学类型、环境因素、遗传因素等的影响。同样，从特异性肠上皮化生到不同程度的异型增生，最终发展成腺癌的过程也各不相同。

食管癌的发生可能涉及多个癌基因（如 C－myc、EGFr、int－2 等）的激活和抑癌基因（如 p53）的失活。食管鳞癌的发生与原癌基因和抑癌基因突变、DNA 错配修复有关。其中环境因素在基因突变过程中起一定的作用。目前认为与食管癌发病最密切相关的原癌基因之一是细胞周期调节蛋白－cyclin Dl。在癌细胞尤其是鳞状上皮来源的癌组织中，cyclin D1 过度表达。食管鳞癌中 cyclin D1 表达量＞正常的 50%，表达量越大其预后越差。

对一些家族性遗传性消化道疾病综合征的研究已使得对肠上皮化生与腺癌发生之间的关系有了初步了解。研究发现食管癌中抑癌基因 p53 基因的突变率高达 70%。E－黏附素也是一种抑癌基因，若 E－黏附素基因发生突变导致 E－黏附素表达缺失，可使肿瘤细胞更易于向远处转移，而且，E－黏附素表达减少可使其靶原癌基因如 COX－2 和 C－myc 活性增强，诱导细胞增殖。Bcl－2 在不典型增生的食管黏膜过表达，随癌变程度加深，其表达水平下降，同时伴有 p53 表达增强，提示在食管上皮化生到腺癌的发展过程中增殖与凋亡失平衡。

IL－1 基因的异常变化使贲门癌发生的危险性增加。有假说认为，检测 E－黏附素基因突变和 IL－1 基因的多态性，有助于判断哪些肠上皮化生的个体更易发展为癌，另外，若这种相关性确实存在，则抗炎药物如 COX 酶抑制剂可能成为一种预防药物。

（四）营养不良及微量元素缺乏

流行病学调查表明，食管癌高发区大都是经济不发达地区。一般认为，摄入动物蛋白、维生素 B_2、维生素 A 和维生素 C、核黄素和新鲜蔬菜较少是世界上食管癌高发区的营养特点。动物实验显示蛋白质供应量不足或热量不足可增加动物对致癌物质的敏感性；维生素 B_2 及维生素 A 缺乏与上皮增生有关；维生素 C 在体内或体外能阻断胺类的亚硝基化，并能抑制亚硝胺对食管的致癌作用；核黄素能影响致癌物的代谢，促进食管癌的发生。微量元素缺乏对食管癌的发生可能亦起一定作用。我国太行山食管癌高发区的粮食、土壤、饮水中钼含量皆低于低发区，而食管癌患者的体内也有低钼现象。目前已知钼与植物的固氮菌有关，粮食作物中钼含量的多少与亚硝酸盐的含量呈负相关。缺钼时玉米因营养不平衡而易受真菌污染。其他微量元素如锌、硒的缺乏在食管癌发生的启动过程中可能有重要意义。

（五）饮食习惯

食管癌患者与饮食中维生素缺乏，进食粗糙食物，进食过热、过快有关，因这些因素致食管上皮损伤，增加了对致癌物的易感性。长期饮酒及吸烟，咀嚼槟榔者食管癌的发病率明显高于不饮酒不吸烟者。有人研究，大量饮酒者比基本不饮酒者发病率要增加 50 余倍，吸烟量多者比基本不吸烟者高 7 倍；酗酒吸烟者的发病率是既不饮酒又不吸烟者的 156 倍。乙醇和烟草二者单一作用或共同作用与鳞癌的发病相关。在欧美，人均乙醇消耗量高的地区鳞癌的发病率也高，乙醇致癌的确切机制尚未完全明了。嗜酒者多有营养不良，虽说营养缺乏使乙醇相关性疾病的患病危险性增加，但良好的饮食并不减少或消除该类疾病。吸食各种烟草包括香烟、烟斗、雪茄和咀嚼烟叶，都是鳞癌发病的危险因素。烟草可产生亚硝胺可能与发病有关。

（六）慢性刺激

贲门失弛缓症、食管裂孔疝、长期严重的反流性食管炎、Barrett 食管等长期刺激均有引起癌变的危险，其中后两者与腺癌的形成密切相关。

1. 食管炎　多数调查表明，食管癌高发区食管炎患病率亦高。食管癌和食管炎都好发于食管中段，因此，许多学者认为伴有不典型增生的食管炎是食管癌的癌前病变。

2. 失弛缓症　失弛缓症是食管的神经肌肉功能紊乱，此症患者的食管癌发病率增加。从失弛缓症到鳞癌发病大约需 20 年时间。失弛缓症患者鳞癌发生率估计为 340/10 万，显著高于普通人群。另有一项研究报道失弛缓症患者鳞癌发病率比普通人群高 16 倍。有人认为其机制可能与食管蠕动丧失和食管下括约肌压力升高导致食管上皮细胞与毒物接触时间延长有关。

3. Plummer – Vinson 综合征　此综合征常伴有缺铁性贫血、口角裂开、食管狭窄。此综合征患者常发生颈段食管癌。

4. 食管狭窄　由于酸或碱使食管长期狭窄者在损伤后 40～50 年内患鳞癌的危险性增加。这种慢性狭窄除导致食物潴留外，损伤引起的慢性炎症和上皮化生也是致病原因，故对患者进行监测有一定的必要性，但效果并不完全肯定。

5. 胼胝体形成　这是一种罕见的常染色体显性遗传病，其特征是手掌和足底过度角化，与鳞癌的发病相关。超过 95% 的胼胝体形成的患者在 65 岁左右患鳞状细胞癌，除定期对患者行内镜检查外，其亲属也能从内镜监测中受益。

6. 病毒感染　食管鳞癌与人乳头状瘤病毒感染有一定相关性。病毒（如 EB 病毒）可影响鳞状上皮细胞的增生和原癌基因相关蛋白质的合成，后二者是肿瘤发病原因之一。有头颈部鳞癌史或现正患头颈部鳞癌与食管鳞癌也高度相关。对于咽喉部鳞癌患者，尤其有饮酒和吸烟者，应定期进行内镜检查以期早期发现食管鳞癌。

胃食管反流、Barrett 食管、体重指数或幽门螺杆菌感染等与鳞癌无明显相关性，但与腺癌的发病相关。

1. 胃食管反流　由于黏膜损伤，尤其是酸反流，使正常的食管鳞状上皮被特异性柱状上皮取代。大多数的食管及食管胃连接部腺癌由肠上皮化生转变而来。胃食管反流与食管及食管胃连接部腺癌相关。

2. Barrett 食管　美国近年来的研究表明 Barrett 食管患者中每年癌症发病率是 0.5% ~ 0.8%（每 100 ~ 200 例患者中有 1 例发生癌症），这一数字比普通人群高 30 ~ 60 倍。Barrett 食管分为 3 种类型。①长片段 Barrett 食管：指内镜检查时发现在食管胃连接部的解剖学位置上，鳞状上皮和柱状上皮交界处的长度超过 3cm 或者更长；②短片段 Barrett 食管：在胃食管连接部鳞状上皮和柱状上皮交界处的片段长度 <3cm；③食管胃连接部的特异性肠上皮化生：食管胃连接部和鳞状上皮和柱状上皮交界处在同一解剖位置上（即无内镜下的 Barrett），但该部位的病理学检查发现有特异性的肠上皮化生。

在有临床症状而进行上消化道内镜检查的患者中，Barrett 食管的发生率约 5% ~ 15%，短片段 Barrett 食管和食管胃连接部的特异性肠上皮化生较长片段 Barrett 食管更常见。研究表明，Barrett 食管的片段长度越长，则肿瘤发生的危险性越大。但因为短片段 Barrett 食管和食管胃连接部的特异性肠上皮化生患者的患者总数要远远高于长片段 Barrett 食管者（保守估计有 7 倍多），因此这一人群的食管腺癌发病数要多得多，这一点有助于解释为何食管和食管胃连接部腺癌的发病有增加趋势。

除了片段长度，其他与 Barrett 食管引发腺癌有关的危险因素还包括食管裂孔疝、体重指数以及一些可能导致下食管括约肌松弛的药物的应用。

3. 幽门螺杆菌（H·pylori）　感染有部分研究表明 Hpylori 感染与食管下段腺癌发病存在负相关。CagA + 菌株活力越强，则 GERD 患者的并发症越轻，此外，CagA + 患者中 Barrett 食管伴异型增生或癌的发生率较其他人群要低，这些说明 Hpylori 感染可能是 Barrett 食管及其相关性腺癌的保护因素。CagA + 菌株的保护作用与 Barrett 食管片段长度无关。Hpyloni 感染在食管腺癌发病中的作用尚有待进一步研究。

四、癌前状态

目前对于人类食管癌的先兆病变了解很少，主要根据食管癌的手术标本或尸检资料，将癌肿周围黏膜的改变看作是癌前状态的改变。食管上皮发育不良被认为是癌前状态。在美国一个低发病区，观察 1000 例死因与食管癌无关的尸检的食管黏膜，发现发育不良的仅 2 例，发生率很低；中国林县北部食管癌高发区食管上皮发育不良为 28%，而在南部低发区仅为 18%。对 184 名上皮发育不良者随访发现，约 15% 发展为重度上皮发育不良。79 例重度发育不良者，其中 26% 发展为食管癌。根据我国标准，严重上皮发育不良的细胞学诊断相当于组织学的非典型增生，有人研究食管炎的上皮改变相似于癌变前的上皮发育不良。基于上述观察，食管癌的发生过程可能是从上皮组织慢性炎症和某些增生性变化开始的，其中一些经进一步演化为上皮发育不良，最后发展为食管癌。

五、食管的解剖（淋巴引流区域）

食管是由肌肉和黏膜所构成，位于纵隔内，上起环咽肌下缘，下止贲门。成人的食管入口相当第 6 颈椎平面，贲门相当第 10～11 胸椎平面，长度约为 23～25cm，食管管壁较薄，成人厚约 3～4mm，由 3 层组织组成，内为黏膜层，中为黏膜下层，外为肌层，肌层的内层系环行肌肉纤维，外层为纵行肌肉纤维，有一定扩张和伸缩性。但外层缺乏坚韧的浆膜层，故穿孔时易引起纵隔炎症。食管（图 11-1）可分为颈、胸、腹 3 段，自上而下颈段先位于颈椎正前方，然后略偏左，入胸后在第 4 胸椎处又渐恢复正前位置，至气管分叉处又逐渐向左，最后穿过横膈的食管裂孔取偏左的方向而入胃。颈段食管与前面的气管相邻，在气管与食管之间小沟内有喉返神经经过。在胸段上端有气管、主动脉弓和左支气管横过。左侧喉返神经绕过主动脉弓后才沿气管与食管之间的小沟上升，胸段下段的食管位于左心室之后。食管的腹段甚短，几乎直接入胃。

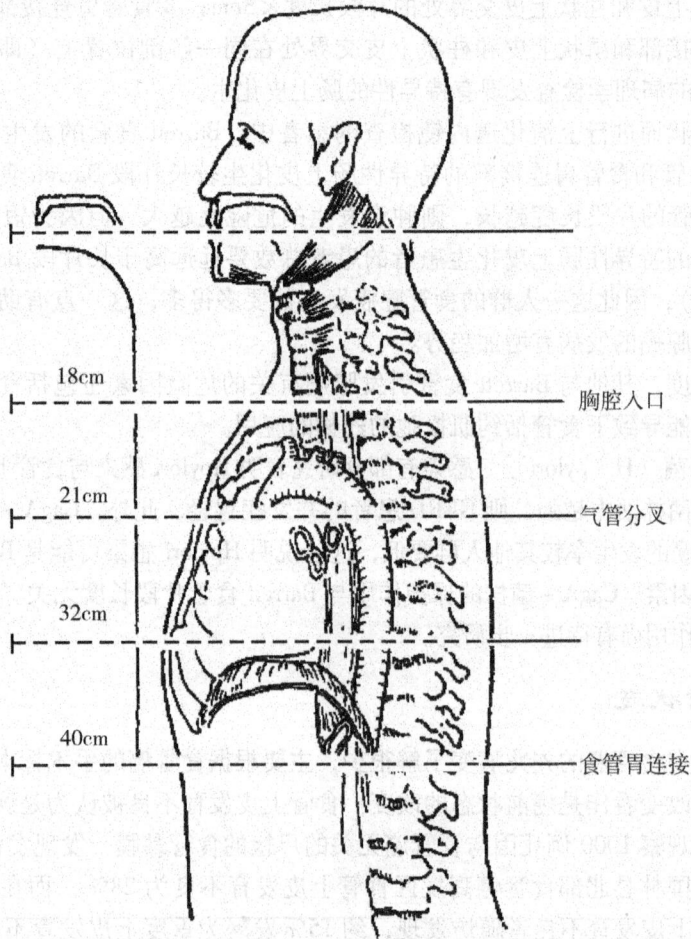

图 11-1 食管分段

鉴于食管的毗邻关系，食管自上而下有4个比较狭窄的部位：第一狭窄是食管入口部，在环状软骨下缘，因环咽肌强有力的收缩将环状软骨拉向颈椎而致，使其成为食管最狭窄处。在环咽肌与咽下缩肌之间，食管入口的后壁有肌缺损区，此处管壁软弱，为食管异物最易停留之处，又系食管镜最难通过，甚易损伤穿破之处；第二狭窄为主动脉弓横过之处，相当第4胸椎平面；第三狭窄相当第5胸椎平面，为左支气管横过食管之处；第四狭窄相当第10胸椎平面，是穿过横膈食管裂孔处。这4个比较狭窄的部位是食管最易受伤和异物最易停留的部位，尤其第一狭窄处更为突出。

食管的黏膜和黏膜下层有丰富的淋巴毛细管，淋巴毛细管之间有密切的交通，形成致密的淋巴管网。食管的淋巴主要沿纵行方向引流，食管上2/3的引流方向主要趋向头端，下1/3趋向尾端。肌层内的淋巴毛细管细而少，互相联结成间隙较宽的网，并与黏膜下淋巴管网相交通。

食管的淋巴引流情况大致如下：颈部的淋巴可分为颈深上和颈深下淋巴，主要汇入颈深淋巴结，在颈部分别注入右淋巴导管和胸导管；食管颈部淋巴结也可经过咽后淋巴结和颈部气管旁淋巴结间接注入颈深淋巴结，少数可以注入锁骨下淋巴结。食管胸部淋巴引流在气管分叉水平以上者首先引流到食管旁淋巴结，再引流到气管旁淋巴结，然后引流到甲状腺下动脉部位的淋巴结，最后注入颈深淋巴结；气管分叉水平以下淋巴下行注入胸主动脉旁淋巴结和（或）气管支气管淋巴结；下肺静脉以下部分食管的淋巴引流大多数下行，经膈肌食管裂孔注入腹腔淋巴结。腹段食管淋巴引流注入贲门旁淋巴结、胃上部淋巴结及腹腔淋巴结。

六、病理与分型

（一）大体病理类型

食管恶性肿瘤绝大多数发生于食管黏膜上皮，少数为中胚叶组织来源的肉瘤。食管癌中95%以上是鳞形细胞癌，少数为起源于食管的腺体或异位胃黏膜的腺癌，偶见鳞形细胞癌与腺癌合并发生在同一个癌中，即腺鳞癌，或由腺癌鳞化而称为腺棘癌。近年来关于食管未分化小细胞癌的报道增加，自1952年以来已有100多例报告。这一类型的食管癌生长快，恶性程度高，较早出现转移，引起人们的重视。此外还有癌肉瘤、恶性黑素瘤等更为少见。食管肉瘤以食管平滑肌肉瘤较常见，食管恶性纤维组织细胞瘤、横纹肌肉瘤等十分罕见。

食管的黏膜上皮在各种致癌因素的长期作用下，可以引起食管黏膜的慢性炎症和上皮增生，从单纯性增生到不典型增生，最后发生癌变，并由原位癌发展成浸润癌。近年来对食管癌高发区大量上皮增生人群进行前瞻性研究和人群干预试验发现，食管上皮重度增生的癌变率为30.3%，食管上皮细胞增生者比平常人群的癌变率高140倍，对食管上皮增生患者进行治疗可以降低食管癌的发生率。从早期食管癌的病理研究发现，绝大多数病例有癌旁上皮细胞的不典型增生，癌与非癌上皮有移行过渡。另一方面也发现食管癌有多点起源，即食管癌发生的多中心学说。

食管癌的发展在病理上可分为4型。①上皮内癌或原位癌：上皮全层为癌细胞所占，但基底膜完整；②黏膜内癌或最早期浸润癌：原位癌的少数细胞浸入或累及黏膜固有层，但未穿透黏膜肌层，浸润范围很小；③黏膜下癌或早期浸润癌：癌细胞已穿透黏膜肌层进入黏膜下层，但未累及肌层，亦无淋巴结转移；④中晚期食管癌：癌细胞已穿透食管黏膜下层，浸润肌层或食管全层，甚至周围组织，有不同程度的淋巴结转移。

食管癌在发展过程中，其早期及中晚期有不同的大体病理形态，根据临床、X线和内镜表现特点可以将早期食管癌分为隐伏型、糜烂型、斑块型和乳头型，中晚期食管癌分为髓质型、蕈伞型、溃疡型、缩窄型和腔内型。具体描述如下：

1. 早期食管癌的病理类型

（1）隐伏型：病变黏膜微血管增生，充血呈粉红色，无其他明显异常。镜下均为原位癌，约占早期食管癌的7%。

（2）糜烂型：癌变处食管黏膜轻度糜烂，形状与大小不一，呈地图状，与周围黏膜分界清楚。糜烂处色泽较深，呈微细颗粒状。此型约占33%，镜下原位癌和早期浸润癌各占一半。

（3）斑块型：癌变处黏膜稍肿胀隆起，色泽灰暗，食管纵行皱襞中断，横行黏膜粗乱，黏膜表面粗糙，呈现粗细不等的颗粒与银屑病样表现，此型约占52%，其中原位癌占1/3，早期浸润癌占2/3。

（4）乳头型：病变呈明显结节状隆起，体积较小，呈乳头状或草伞状，边缘与周围黏膜分界清晰，瘤体表面偶见糜烂。此型约占8%，镜下基本上为早期浸润癌。

2. 中晚期食管癌的病理类型

（1）髓质型：肿瘤多已累及食管壁各层，致使管壁明显增厚并向腔内外扩展，癌上下端边缘呈坡状隆起，表面常有深浅不一的溃疡。多数癌肿累及食管周径之大部或全周。镜检见黏膜可有浅溃疡或糜烂，癌组织在黏膜下层或肌层中浸润。癌细胞分化程度不一，多呈片块状浸润于食管壁各层，间质中炎症较轻。

（2）蕈伞型：瘤体为卵圆形、扁平的肿块，向食管腔内呈蘑菇状突起，边缘与周围黏膜境界清楚。癌肿表面多有大而浅的溃疡，其底部凹凸不平，常覆盖灰褐色炎性渗出物。镜检见黏膜表面的肿瘤呈乳头状突起，癌细胞块状排列或连成大片，间质内的结缔组织轻度增生。

（3）溃疡型：癌肿表面呈边缘清楚、大小与外形不一的溃疡，其底部凹凸不平，常有褐色渗出物覆盖。溃疡一般深入肌层，易发生穿孔。瘤体仅占食管周径的一部分。镜检见溃疡表面为坏死的癌组织，癌组织中炎性细胞浸润明显，有较多的结缔组织增生。

（4）缩窄型：瘤体呈明显的环状狭窄，通常累及全周，长度很少超过5cm，瘤体与附近的正常黏膜境界不清，其上下端食管黏膜呈辐射状皱褶，缩窄上方高度扩张。镜检见癌细胞呈条索状排列，浸润于纵横交错的结缔组织与肌层深部，炎性细胞通常较少。

（5）腔内型：瘤体呈圆形或卵圆形突向腔内，有粗细不等的蒂与管壁相连，瘤体表面有糜烂或浅小溃疡。此类型较少见。

（二）病理组织学类型

1. 早期食管癌的组织学特征　早期食管癌主要是鳞状上皮原位癌，罕见有腺癌。根据癌组织分化程度，可将其分为两型：多形性原位癌（分化较好）和基底细胞样原位癌（分化较差）。

2. 中晚期食管癌组织学类型和组织学分级

（1）鳞状细胞癌：是食管癌最常见的组织学类型，但在西方，近25年来，食管鳞癌的总发生率降低，而食管腺癌的发生率呈戏剧性上升。根据癌细胞的分化程度，可分为3级。Ⅰ级：癌细胞巢有明显角化和癌珠形成，癌巢中可显示出癌细胞的分层性结构；Ⅱ级：癌细胞角化能力降低，但癌细胞巢尚存在分层结构；Ⅲ级：癌细胞缺乏角化能力，在癌巢中既看不到角化，也失去了细胞的分层性分布。

（2）腺癌：腺癌的发生多与胃食管反流病和 Barrett 食管等有关。据国内资料报道：80% 的早期食管腺癌起源于食管固有腺，且多为食管腺导管的上段，且在相邻的几个导管内可同时出现，显示了其多点起源的特点；另有小部分起源于异位的胃黏膜，其多发生在食管胃交界线 2cm 以上。

（3）腺鳞癌：鳞状上皮癌和腺癌合并发生在一个癌中，较罕见。

（4）小细胞癌：更为少见的一型，该癌细胞体积小，胞浆也少，胞内含有神经内分泌颗粒，故又称为小细胞神经内分泌癌。

（5）未分化癌：癌细胞体积较小，呈圆形、不规则形或短梭形，胞浆较少，有时与小细胞癌难以区分。

七、生物学特性

癌组织分化程度越低扩散频率越高，一般而言，未分化癌转移率高于鳞癌和腺癌，而腺癌又高于鳞癌。具体而言，食管癌的转移方式有以下几种：

（一）食管壁内扩散

当癌细胞浸润食管黏膜下层淋巴管后，可沿食管固有膜或黏膜下层淋巴管浸润播散。向上扩散的距离远比向下为大，超过主病灶 5～6cm 者并不少见。有文献报道向上播散超过主病灶以上达 10cm 以上者，但向下播散一般不超过 5cm。癌细胞沿食管黏膜下播散并非连续性。在黏膜下形成的癌灶可以是跳跃式的。黏膜下有癌浸润播散时食管黏膜呈苍白色结节状，一般肉眼不易辨认，只有镜检才能证实。因此手术时切除适当的食管长度是十分重要的，切除长度不足常可导致局部复发，其复发处常在吻合口附近或吻合口处。

（二）直接扩散

食管无浆膜，肿瘤累及食管全层后，常直接侵及邻近组织和器官。如肿瘤侵及邻近器官，淋巴结转移率达 80% 食管上段癌可侵入喉部、气管和颈部软组织；中段癌多侵入支气管、肺、无名静脉、奇静脉、胸导管和胸主动脉，晚期甚至穿透支气管形成气管食管瘘或穿透主动脉引起穿孔造成致死性出血；下段癌常侵入贲门、膈、心包等处。肿瘤直接浸润至肺门、支气管、主动脉等重要脏器时常降低肿瘤的切除率。

（三）淋巴转移

是食管癌最主要的转移途径。转移部位与肿瘤的发生部位和淋巴的引流方向有关。上段癌常转移到气管旁、喉后、颈部及上纵隔淋巴结，体检是可于胸锁乳突肌下端扣及转移淋巴结。患者如出现声音嘶哑，常由于转移淋巴结压迫喉返神经的原因。上端食管癌亦可向下逆行转移。中段癌多转移到食管旁、肺门气管分叉下、心包旁淋巴结，亦可向上和向下转移；下段癌常转移到食管旁、贲门及腹腔淋巴结，有 10% 的病例也转移到颈深和上纵隔淋巴结。无论上、中、下段食管癌均可逆行转移至腹腔淋巴结。由于食管没有浆膜层且淋巴循环十分丰富，故肿瘤易于通过淋巴扩散至周围组织和向远处转移。近 3% 患者在肿瘤本身还局限于食管壁黏膜层时已通过淋巴组织转移至远处，一旦肿瘤穿过浆膜肌层侵犯至黏膜下层，则有 30% 发生淋巴转移，进入固有层时有 60% 发生淋巴转移。食管胃连接部肿瘤患者行根治术时有近90%在肋骨中发现有骨髓的微转移，这有助于解释为何在手术时没有淋巴结转移者其术后复发率仍高。

（四）血道转移

较少见。多在食管癌晚期经奇静脉或胸导管进入血流，导致血源性转移，可至全身各处，以肝最常见，其次是肺、脑及骨。

八、自然病程

各种肿瘤都有其自然的发生、发展过程即自然病程。通过对食管癌的发生学、流行病学、病理学和临床观察研究，其自然病程可以分为以下4个时期，各个时期有不同的临床表现。

（一）始发期（initial phase）

其主要特点是食管上皮细胞的轻度和中度增生性改变，从上皮的基底层细胞开始，逐渐发展到包括中间层细胞的增生，始发期相当长，从这一癌前时期发展到癌可能要二三十年的时间，这一过程是可逆的。流行病学的人群干预试验表明，采取有效的预防措施可以防止癌变的发生。

（二）发展期（developing phase）

此期的特点是食管上皮包括基底细胞和中间细胞的重度增生，并在重度增生的部位出现多点原位癌，进而发展为早期浸润癌。此时癌变已不可逆，但病灶局限于食管的黏膜和黏膜下层，相当于临床病理分期的0～Ⅰ期。这一期常延续数年之久，临床上病变的症状往往轻微而隐蔽，但如仔细询问大多数人可有不同程度的症状，只要仔细检查常可发现早期病灶。

（三）外显期（ovett phase）

此期相当于临床Ⅱ～Ⅲ期。从发展期进入外显期后肿瘤发展迅速，症状明显而持续，呈进行性。有报道未经治疗的病例自症状开始至死亡平均生存期为9.4～9.7个月。

（四）终末期（terminal phase）

病变已明显外侵和转移，或出现严重并发症，如气管食管瘘等。如不治疗患者很快死亡，平均生存期约3个月。

九、临床表现

由于食管平滑肌的弹性，多数患者直到食管腔较正常食管狭窄一半或1/3才有症状，故早期食管癌症状多不明显，到有咽下困难和（或）吞咽痛时，多数肿瘤已穿过食管肌层。

（一）早期症状

多不明显，偶有吞咽食物哽咽、停滞或异物感，胸骨后闷胀或疼痛，呃逆、嗳气，剑突下或上腹部不适等。可能是局部病灶刺激食管蠕动异常或痉挛，或局部炎症、糜烂、表浅溃疡等所致，这些症状可反复出现，间歇期可无症状。

（二）中晚期症状及体征

1. 进行性吞咽困难　是食管癌的典型症状，先是进干食困难，继之是半流质，最后是流质及唾液亦不能咽下，严重时呕吐食物。有些也可表现为间歇性吞咽困难，由于食物堵塞或局部炎症水肿而加重，也可因肿瘤坏死脱落或炎症水肿消退而减轻，但总趋势是持续性发展，进行性加重。

2. 疼痛　早期进食时发生胸骨后灼痛、刺痛，摄入刺激性食物（过热、酸性、辛辣）时更明显。晚期可有放射痛，而持续性、穿透性胸背部疼痛，应疑为癌组织外侵或锥体转移。下胸段或贲门部肿瘤引起的疼痛可以发生在上腹部，疼痛严重不能入睡或伴有发热者，不但手术切除的可能性较小，而且应注意肿瘤穿孔的可能。

3. 反流与呕吐　随着肿瘤的发展，食管腔阻塞、食物残渣潴留，出现反流与呕吐，呕吐物多为食物、唾液、黏液的混合物，有时有血迹、溃烂组织。

4. 出血　少量呕暗色血或大便潜血常由于肿瘤表面坏死渗出所致。部分患者因呕血或黑便就诊，出血量较多，常为肿瘤深大溃疡外穿，侵蚀周围血管引起，若出现主动脉食管瘘可出现致命性大出血。

5. 声音嘶哑　常是肿瘤直接侵犯或转移淋巴结压迫喉返神经所引起，但有时也可以是吸入性炎症引起的喉炎所致，间接喉镜有助于鉴别。

6. 体重减轻和厌食　因梗阻进食减少，营养状况日趋低下，消瘦、脱水常相继出现，但患者仍有一般的食欲。患者在短期内体重明显减轻或出现厌食症状常提示肿瘤有广泛的转移。

（三）终末期症状和并发症

1. 恶病质、脱水、衰竭　系肿瘤梗死致滴水难入和全身消耗所致，常同时伴有水、电介质紊乱。

2. 肿瘤浸润穿透食管侵犯纵隔、食管、气管、支气管、肺门、心包、大血管等，引起纵隔炎、脓肿、肺炎、肺脓肿、气管食管瘘、致死性大出血等。

3. 全身广泛转移引起的相应症状，如黄疸、腹水，气管压迫致呼吸困难、声带麻痹、昏迷等。

十、临床分期

（一）国内的临床分期

我国学者根据食管癌的临床症状、X 线表现、手术所见和术后病理检查结果，于 1976 年全国食管癌工作会议上制定了食管癌的临床病理分期（表 11 - 1）。

表 11 - 1　食管癌临床病理分期

分期		病变长度	病变范围	转移情况
早期	0 期	不定	限于黏膜（原位癌）	无
	Ⅰ 期	<3cm	侵及黏膜下层（早期浸润）	无
中期	Ⅱ 期	3～5cm	犯分肌层	无
	Ⅲ 期	>5cm	浸透肌肌层或外层	区域淋巴结转移
晚期	Ⅳ 期	>5cm	明显外侵	区域淋巴结或器官转移

（二）食管癌的 TNM 国际分期

国际抗癌联盟（union international centre on cancer，UICC）和美国癌症联合委员会（American Join Committee on Cancer，AJCC）1997 年制定的食管癌 TNM 分类及分期标准如下：

1. 食管癌的 T（原发肿瘤）分级标准

T_x 原发肿瘤不能测定。

T_0 无原发肿瘤证据。

T_{is} 原位癌。

T_1 肿瘤只侵及黏膜固有层或黏膜下层。

T_2 肿瘤侵及肌层。

T_3 肿瘤侵及食管纤维膜。

T_4 肿瘤侵及邻近器官。

2. 食管癌的 N（区域淋巴结）分级标准

N_x 区域淋巴结不能测定。

N_0 无区域淋巴结转移。

N_1 区域淋巴结转移。

食管癌的区域淋巴结定义：颈段食管癌包括颈部和锁骨上淋巴结；胸段食管癌包括食管旁淋巴结、纵隔淋巴结、贲门淋巴结及胃周淋巴结，但不包括腹腔动脉干和腹主动脉旁淋巴结。

3. 食管癌的 M（远处转移，即区域淋巴结以外的淋巴结或器官转移）分级标准

M_x 远处转移不能评估。

M_0 无远处转移。

M_1 有远处转移。

胸上段食管癌

M_{1a} 颈淋巴结转移。

M_{1b} 其他的远处转移。

胸中段食管癌

M_{1a} 不应用。

M_{1b} 非区域淋巴结或其他的远处转移。

胸下段食管癌

M_{1a} 腹腔动脉淋巴结转移。

M_{1b} 其他的远处转移。

食管癌病变分段标准：①颈段，自食管入口或环状软骨下缘起至胸骨柄上缘平面，距上门齿约 18cm；②胸上段，自胸骨柄上缘平面至气管分叉平面，其下界距上门齿约 24cm；③胸中段，自气管分叉平面至胃食管交接部（贲门口）全长的上半，其下界约距上门齿 32cm；④胸下段，自气管分叉平面至食管胃交接部（贲门口）全长的下半，其下界约距上门齿 40cm。胸下段也包括食管腹段。跨段病变应以中点归段，如上下长度相等，则归上面一段。

4. 食管癌的 TNM 分期标准见表 11－2。

表 11 -2　食管癌的 TNM 分期标准

0 期	T_{is}	N_0	M_0
I 期	T_1	N_0	M_0
IIa 期	T_2	N_0	M_0
	T_3	N_0	M_0
IIb 期	T_1	N_1	M_0
	T_2	N_1	M_0
III 期	T_3	N_1	M_0
	T_4	任何 N	M_0
IV 期	任何 T	任何 N	M_1
IVa 期	任何 T	任何 N	M_{1a}
IVb 期	任何 T	任何 NM_1	b

2002 年的美国癌症联合委员会对食管癌的分期做了一些修改：

AJCC （O_2）　　修改建议

T_1　T_{1a}（黏膜层）

T_{1b}（黏膜下层）

N 分期　N_0

N_1（0～2 个阳性淋巴结）

N_2（3 个以上阳性淋巴结）

M 分期　M_{1a}取消

十一、诊断

食管癌的主要症状是吞咽不适和慢性消瘦，体检时常无异常发现。外周淋巴结大并不多见，发生肝转移时可有肝大。实验室检查可发现低蛋白血症和继发于出血或慢性疾病的贫血。15%～30% 的鳞癌患者由于骨转移或由于甲状旁腺素相关肽的作用而有高钙血症。肝转移时可有碱性磷酸酶升高和凝血酶原时间延长。目前尚未发现食管癌相关的特异性血清学标志。有研究发现细胞角蛋白 19 片段（CYFRA - 21 - 1）在食管癌患者血清中浓度升高，其敏感性随病情加重而增高，与食管癌的分期呈正相关。鳞癌细胞抗原（SCC - Ag）对多种鳞癌包括食管癌有一定的敏感性和特异性。联合检测可以提高食管癌的检出率，在不久的将来有望能筛选出有价值的标志物并以此为基础建立一个最佳的多元分析方式。

临床上，对于有吞咽困难的患者，特别是 40 岁以上者，除非已证实为良性病变，否则应多次检查和定期复查，以免漏诊和误诊，检查方法有：

（一）内镜检查

食管内镜是最常见的、简便的和有效的诊断食管癌的方法。纤维食管镜镜身柔软，可随意弯曲，光源在体外，插入比较容易，患者痛苦少。通过内镜活检病理检查可确诊，对可疑病灶多点活检是提高诊断率的重要手段。染色内镜有利于发现早期病灶，正常食管黏膜对甲苯胺蓝不着色，而癌组织可被染成深蓝色；正常食管黏膜卢戈液碘染成棕黑色或黄色，而癌组织不着色或呈淡黄色；甲苯胺蓝 - 卢戈液双重染色法则更能显示出黏膜表面的细小凸凹变化，清楚地显示病变及浸润范围，提高指导性活检的阳性率。

1. 适应证

（1）患者有症状，X线钡餐检查阳性，而细胞学诊断阴性时，应先重复做细胞学检查，如仍为阴性者应该做食管镜检查及活检以明确诊断。如X线钡餐检查见食管明显狭窄病例，预计脱落细胞学检查有困难者，应首先考虑食管镜检查。

（2）患者有症状，细胞学诊断阳性，而X线钡餐检查阴性或X线片上仅见食管有可疑病变者，需作食管镜检查明确食管病变部位及范围。

（3）患者有症状，细胞学诊断阳性，X线钡餐检查怀疑食管有双段病变时，为了帮助临床医师决定治疗方案的选择，需通过食管镜检查明确食管病变部位及范围。

（4）食管癌普查中，细胞学检查阳性，而患者没有自觉症状，X线钡餐检查阴性，为了慎重起见，必须做食管镜检查，以便最后确诊。

（5）食管癌放射治疗或化学药物治疗后的疗效评价。

（6）对伴有食管上皮不典型增生的中、重度食管炎高危人群的随访。

（7）已确诊的食管良性病变如贲门失弛缓症或食管憩室患者症状加重时。

（8）食管癌患者的内镜治疗。

（9）食管癌患者术后定期复查随访。

2. 禁忌证

（1）严重心肺疾患、明显胸主动脉瘤、高血压未恢复正常、脑溢血及无法耐受食管镜检查者。

（2）巨大食管憩室，明显食管静脉曲张或高位食管病变伴高度脊柱弯曲畸形者。

（3）口腔、咽喉、食管及呼吸道急性炎症者。

（4）有严重出血倾向或严重贫血者。

（5）恶病质或全身情况极度衰弱者。

（6）精神病患者或检查不能合作者。

3. 并发症及其治疗　纤维食管镜由于镜身柔软、管性较细，故操作灵活、较为安全，但若检查时指征掌握不严，操作不慎，仍可发生并发症。

（1）咽喉部损伤：表现为咽部疼痛并有颈部及锁骨上区皮下气肿，应严密观察，同时可给予抗生素治疗。

（2）食管穿孔：食管穿孔部位常见于中下段，尤其是在横膈上2~3cm处。食管穿孔当时可无任何症状。随即可出现纵隔及皮下气肿。如穿破胸膜腔，可引起气胸或脓胸，患者可出现呼吸困难、咽下困难伴强烈胸痛、高热甚至休克。应予以抗感染治疗，必要时应及时作手术引流。

4. 食管镜下表现　食管镜下早期食管癌的形态表现为：①病变处黏膜充血肿胀，微隆起，略高于正常黏膜，颜色较正常黏膜为深，与正常黏膜界线不清楚，镜管触及易出血，管壁舒张度良好；②病变处黏膜糜烂，颜色较正常黏膜为深，失去正常黏膜光泽，有散在小溃疡，表面附有黄白色或灰白色坏死组织，镜管触及易出血、管壁舒张度良好；③病变处黏膜有类似白斑样改变，微隆起，白斑周围黏膜颜色较深，黏膜中断，食管壁较硬，触及不易出血。

早期食管癌的镜下特征是局部黏膜充血（占38.5%）、浅表糜烂（占53%）、颗粒状粗糙不平（占27.4%）、小肿物（占9.4%）、小溃疡（占6.8%）及小斑块（占6.8%）。内镜检查可将其分成以下4型：

（1）充血型：病变区黏膜平坦，呈局限性斑片状充血，色泽潮红，与正常黏膜境界不清，触之易出血。充血型是食管癌发生的最早期阶段，组织学检查几乎均为原位癌。

（2）糜烂型：病变呈点片状浅表糜烂，大小不一、边界不规则，癌变区呈地图样。该型在早期食管癌中最常见。

（3）斑块型：癌变区轻度隆起，表面呈颗粒状粗糙不平或散在小斑块。此型中18%为原位癌，46%为黏膜内癌，36%为黏膜下癌。其浸润深度较充血型和糜烂型为深。

（4）乳头型：肿瘤呈乳头状或息肉样隆起，直径通常小于3cm，基底宽，表面偶有糜烂或出血。此型约占早期食管癌的3%，较少见。

中晚期（亦称进展期）食管癌镜下所见较明确，表现为结节或菜花样肿物，深在性溃疡、管腔狭窄或黏膜苍白僵硬，触之易出血，因而容易辨识和诊断。内镜下可将其分为3型。

（1）肿块型：肿块呈息肉样、结节状或菜花样突出管腔，使管腔呈不同程度狭窄。此型包括了病理形态分类中的髓质型和蕈伞形，在中晚期食管癌中最常见，约占70%。

（2）溃疡型：病变呈大小与外形不一的深在性溃疡，边缘不齐呈"围堤"状隆起，底部凹凸不平，常有污秽及坏死组织覆盖，触之易出血。此型占中晚期癌的20%左右。

（3）狭窄型：病变浸润管壁形成环状狭窄，在多数病例内镜无法通过狭窄病区。狭窄口不对称，黏膜粗糙不平，可见糜烂及结节状隆起，触之易出血。

（二）内镜超声

内镜超声（endoscopiC ultrasonography，EUS）是一种将内镜和超声相结合的综合技术，既可观察食管病变，又能进行超声扫描，显示食管壁层次及周围结构的清晰图像。超声内镜系将微型超声探头安装于内镜的顶端，除可直接观察病变黏膜的形态外，尚能进行超声扫描，获取病变与食管壁各层次的相互关系及周围邻近脏器的超声影像，扩大内镜的识别范畴，提高内镜的诊断能力。

根据超声扫描方向与内镜轴的相互关系，可将超声内镜分为与镜轴相平行的线型扫描超声内镜及与镜轴相垂直的扇型扫描超声内镜两种类型。目前临床上应用最广泛的为扇型扫描超声内镜，主要用于判断食管癌的浸润深度和外科手术切除的可能性，也能用于确诊食管黏膜下肿瘤，是目前用于食管癌分期最准确的工具。食管的超声内镜扫描均采用水囊法方式进行，即于内镜顶端超声探头的周围固定一个橡皮囊，通过内镜管道注入脱气水3~5ml进行超声扫描。

超声内镜扫描时，正常的食管壁显示5层结构。第1层高回声带及第2层低回声带相当于黏膜层及黏膜肌层；第3层高回声带相当于黏膜下层；第4层低回声带相当于固有肌层；第5层高回声带相当于外膜层。正常食管壁的厚度约3.1~3.3cm。

食管癌的内镜超声图像表现为管壁增厚，层次紊乱、中断及分界消失的不规则低回声。超声内镜能比较客观地判断肿瘤的浸润深度，对食管癌T分期的准确率达75%~85%，对淋巴结的分期准确率相对较低，接近65%~75%。对T1期食管癌的分辨率最高，而对T2期肿瘤的分辨率相对低，多由于肿瘤的微侵袭、瘤周炎症改变、管腔狭窄和扫描假像等影响了准确性。目前尚无一个客观标准判断淋巴结是良性亦或是恶性的，一般说来，恶性淋巴结的特点包括：直径＞1cm、低回声、边缘清晰、圆形，但非一个单一的特征就足以诊断恶性淋巴结，如同时具备上述4个特征则对恶性淋巴结的预测准确率可达80%，然而仅有25%的恶性淋巴结同时具备上述4个特征。超声内镜对食管旁淋巴结的分辨率最好，对判断远离食管的淋巴结则较差。EUS引导下的细针穿刺（FNA）很大程度提高了腺癌的诊断率。食管旁纵隔淋巴结和腹腔淋巴结穿刺均安全有效。但只有在进针途径可以避开原发肿瘤时才适合FNA，否则因进针时穿过原发肿瘤而易造成假阳性。FNA在食管癌应用中的假阳性率尚无确切统计。

研究表明，EUS在判断肿瘤侵袭性方面优于CT扫描。对有局部或区域转移者的食管癌患者术前行EUS检查，由于获得更准确的分期，在术前实施了更为合理的联合治疗，因而其生存率要显著高于未行EUS检查者（22%对10%），手术标本边缘的阴性率也高于未行EUS检查者。EUS对接受联合放化疗的食管癌患者的治疗反应评价也有一定的作用，可以判断哪些患者将从手术或联合放化疗中获得更大的益处。

由于内镜技术的进展，局限于黏膜下的肿瘤可行内镜下治疗，但这在肿瘤的准确分期上提出了很高的要求，尤其是要准确区分T1a和T1b期，EUS在这一方面具有独到的优势。EUS对早期食管腺癌的预测准确率要高于鳞癌。Barrett食管有肉眼可见的结节时，EUS对判断结节的性质最有帮助。伴有重度异型增生的Barrett食管进展而来的食管癌侵犯黏膜下层，EUS具有很高的敏感度、准确度和阴性预测值。

（三）影像学检查

1. X线检查　该法是诊断食管及贲门部肿瘤的重要手段之一，由于其检查方法简便，患者痛苦小，不但可用于大规模普查和食管癌的临床诊断，而且可追踪观察早期食管癌的发展演变过程，为研究早期食管癌提供可靠资料。食管钡餐检查时应注意观察食管的蠕动状况、管壁的舒张度、食管黏膜改变、食管充盈缺损及梗阻程度。食管蠕动停顿或逆蠕动，食管壁局部僵硬不能充分扩张，食管黏膜紊乱、中断和破坏，食管管腔狭窄、不规则充盈缺损、溃疡或瘘管形成以及食管轴向异常均为食管癌重要的X线征象。早期食管癌和食管管腔明显梗阻狭窄者，低张双重造影检查优于常规钡餐造影。X线检查结合细胞学和食管内镜检查，可以提高食管癌诊断的准确性。

（1）早期食管癌X线改变：可分为扁平型、隆起型和凹陷型。扁平型肿瘤扁平无蒂，沿食管壁浸润，食管壁局限性僵硬，食管黏膜呈小颗粒状改变或紊乱的网状结构。隆起型肿瘤向食管腔内生长隆起，表现为斑块状或乳头状隆起，中央可有溃疡形成。凹陷型肿瘤区有糜烂、溃疡发生，呈现凹陷改变。侧位为锯齿状不规则状，正位为不规则的钡池，内有颗粒状结节，呈地图样改变，边缘清楚。

（2）中晚期食管癌的X线表现：①髓质型，在食管片上显示为不规则的充盈缺损，上下缘与食管正常边界呈斜坡状，管腔狭窄。病变部位黏膜破坏，常见大小不等龛影。②蕈伞型，在食管片上明显充盈缺损，其上下缘呈弧形，边缘锐利，与正常食管分界清楚，病变部位黏膜纹中断，钡剂通过有部分梗阻现象。③溃疡型，在食管片上显示较大龛影，在切线位上见龛影深入食管壁内甚至突出于管腔轮廓之外。如溃疡边缘隆起，可见"半月征"。钡剂通过时梗阻不明显。④缩窄型，食管病变较短，常在3cm以下，边缘较光滑，局部黏膜纹消失。钡剂通过时梗阻较严重。病变上端食管明显扩张，呈现环形或漏斗状狭窄。⑤腔内型，病变部位食管管腔增宽，常呈梭形扩张，内有不规则或息肉样充盈缺损，病变上下界边缘较清楚锐利，有时可见清晰的弧形边缘，钡剂通过尚可。中晚期食管癌分型以髓质型最为常见，蕈伞型次之，其余各型较少见。

早期食管癌一般只见于大规模普查，临床上很难见到。一旦有吞咽梗阻症状，食管病灶长度一般已超过2cm，累及食管直径的3/4。食管癌确诊时，85%食管病灶长度大于5cm，其中65%～80%以上的病灶有外侵，即多数已属中晚期，X线表现多数呈混合型改变。所以中晚期食管癌的分型对治疗方案的选择意义十分有限。对于治疗方案选择具有重要指导意义的参数主要有食管病变部位、长度、有无外浸、外侵范围及梗阻程度。食管用X线钡餐检查不但要确定病灶部位、长度及梗阻程度，而且需判断食管病灶有无外侵及外侵范围。食管病灶周围软组织阴影提示肿瘤有外侵，但常规X线钡透和摄片难以满意观察食管周围软组织阴影。判断食管癌外侵主要依赖间接X线征象，如食管轴向扭曲、成角、病灶上下端食管错位、脊柱–气管间隙增宽、气管受压移位、食管–气管间隙增宽、食管病灶出现深溃疡以及食管瘘管形成等。

2. CT检查　其目的在于了解肿瘤有无向外侵犯及其程度，同周围脏器及组织间的关系，有无淋巴结转移或远处脏器转移等。CT扫描可帮助外科医师决定手术方式，指导放射治疗医师确定放射治疗靶区，设计满意的放射治疗计划。正常食管与邻近器官分界清楚，食管壁厚度不超过5mm，如果食管壁厚度增加，与周围气管分解模糊，则表示有食管病变存在。检查时应常规扫描胸部和上腹部，并且根据肿瘤的原发部位或可能侵及的范围来扩大扫描至颈部或下腹部。典型的原发恶性食管肿瘤呈现不规则和不对称的软组织肿块。CT上显示为原发灶管壁的局灶性增厚或更多见的是周围组织的侵犯。CT用于诊断原发性早期食管癌和纵隔/腹部淋巴结转移，相对不敏感，相反，相对于其在T和N分期上的局限性，CT在检测肺、肝或肾上腺转移方面是敏感而特异的。

食管癌的CT分期标准：

Ⅰ期：腔内肿块，食管壁不增厚，无纵隔受累或转移，即食管周围脂肪层清晰。

Ⅱ期：肿瘤处食管壁厚度 >5mm，但无纵隔受累或转移，食管周围脂肪层仍存在。

Ⅲ期：食管壁增厚并直接侵犯周围组织，可有局部纵隔淋巴结转移，但无远处转移。

Ⅳ期：肿瘤已有远处转移。

CT扫描时，重点应观察食管壁厚度、肿瘤外侵的程度、范围及淋巴结有无转移。外侵在CT扫描上表现为食管与邻近器官间的脂肪层消失，器官间分界不清。颈胸段食管癌扫描显示肿块向前挤压气管，形成气管压迹。轻者可见气管后壁隆起，突向气管腔内；重者肿瘤可将气管推向一侧，气管受压变形，血管移位。中胸段食管癌CT扫描显示食管壁增厚，软组织向前侵犯，使食管与主动脉弓下、气管隆突下的脂肪间隙变窄甚至消失，其分界不清。尤其在气管分叉水平。由于肿瘤组织的外侵挤压，造成气管成角改变，有时可见气管向前移位。重者可见气管壁受压而变弯。肿瘤向右侵犯，CT扫描显示食管壁增厚，奇静脉窝变浅甚至消失。向左后侵犯，CT扫描显示食管与降主动脉间的界线模糊不清。下胸段食管癌由于肿瘤的外侵扩展，CT扫描显示左心房后壁出现明显压迹。CT不能诊断正常大小转移淋巴结，难以诊断食管周围转移淋巴结，一方面是CT难以区别原发灶浸润和淋巴结转移；另一方面是良性的炎症改变也可引起淋巴结肿大，特别是当肿瘤坏死时，易引起淋巴结炎症反应，因此CT对食管癌淋巴结转移的诊断价值很有限。一般认为淋巴结直径 <1.0cm 为正常大小，1.0～1.5cm 为可疑淋巴结，淋巴结直径 >1.5cm 即为不正常。

CT 扫描诊断食管癌的依据是食管壁的厚度、肿瘤外侵的范围及程度，但食管黏膜不能在 CT 扫描中显示，因此 CT 扫描难以发现早期食管癌。将 CT 与 X 线检查相结合，有助于食管癌的诊断和分期水平的提高。

3. MRI 检查　在食管癌病变的诊断中很少应用，其在敏感性和特异性方面与 CT 相似，但是在术前分期方面，并没有显示出明显的优势，但其在鉴别肾上腺肿物的良恶性方面有较 CT 具有更高的特异性和敏感性。

（四）食管脱离细胞学检查

食管拉网采集细胞检查，常用于本病的普查，对早期诊断有意义，阳性率可达 90% 左右，分段拉网检查尚可定位。食管脱落细胞学检查结合 X 线钡餐检查可作为食管癌的诊断依据，使大多数患者免受食管镜检查痛苦。但食管狭窄有梗阻时，脱落细胞采集器不能通过，应行食管镜检查。

1. 检查方法　食管细胞采集器是由一条 Y 形双腔管、气囊及网套组成。双腔管有一主管和两分管，主管长 60cm，直径 0.3cm，主管上每 10cm 有刻度。两分管各长 10cm，其中抽液分管腔较粗，可以抽吸胃液或食管液，在吞咽时可以排气；抽气分管的管腔较细，直通气囊，作为气囊充气用。气囊外套上用丝线织成的网套，网套大小应与充气后的气囊体积相一致。气囊分成大、中、小 3 型，检查时可根据患者食管阻塞情况，选用不同型号的细胞采集器。操作时，将食管细胞采集器放入食管，当管下至距门齿 50 ~ 55cm 时，气囊已通过贲门而进入胃中，就可以充气，充气量随气囊大小而不同，然后将气囊缓缓拉出。拉气囊时要使其既能通过又能与食管表面黏膜接触摩擦，以达到能采集细胞的目的。当气囊拉至距门齿 20cm 时，即食管开口部，此处食管较为狭窄，须将空气全部抽尽，较快地将气囊取出。气囊取出后，在气囊内稍充气后立即涂片 4 张，涂片时须转动气囊各部，涂片要均匀，不宜太薄，以免影响诊断。对于气囊上血丝或陈旧性血液应重点涂片。

食管脱落细胞学检查方法简便、安全，大多数患者均能耐受，但对食管癌有出血及出血倾向者，或伴有食管静脉曲张者应禁忌作食管拉网细胞学检查；对食管癌 X 线片上见食管有深溃疡或合并高血压、心脏病及晚期妊娠者，应慎行食管拉网脱落细胞检查；对全身状况差，过于衰弱的患者应先改善患者一般状况后再作细胞学检查；合并上呼吸道及上消化道急性炎症者，应先控制感染再行细胞学检查。

2. 并发症及处理

（1）呕血：当食管球的网套气囊与癌肿摩擦后可引起少量出血，少量出血只需注意观察；如出血虽较多，持续呕血时，给予 8 号止血粉口服治疗。

（2）低血糖休克：由于患者长期不能进食，加之检查时心情较紧张，如因此促发低血糖休克时，应立即中止检查，并给予口服或静脉注射高渗葡萄糖。

（3）食管球误入气管内：吞咽食管球时，患者如有剧烈呛咳、声音嘶哑，同时出现面唇发绀、呼吸困难，表示食管球误入气管，此时应立即抽出食管球。

（4）支气管痉挛：患者吞咽食管球时，可发生反射性支气管痉挛，表现为突发性呼吸困难、发绀、哮喘，同时出现哮鸣音，应立即抽出食管球。有时上述症状仍可持续数分钟之久。可嘱患者咳出痰液，并轻拍患者背部帮助痰液咳出。症状轻者，稍事休息后可继续检查，重者可隔日再行检查。

（5）外伤性食管破裂：由于操作者在插管或取出食管球时用力过猛所致。患者常突发胸痛、呕血，之后可出现纵隔气肿，X线检查可见钡剂流至食管外等，此时应立即住院积极治疗。

（五）转移淋巴结穿刺细胞学检查或活检组织学检查

检查可明确诊断。

（六）正电子发射断层摄影术（PET）

PET使用代谢性示踪剂FDG（18-氟-2-脱氧葡萄糖）来检测局部代谢情况，局部代谢越高，FDG累积率越高，不管是食管鳞癌还是腺癌都能很好显示FDG的累积，其在食管癌的术前分期判定，特别是对诊断淋巴结转移及术后复发有重要意义。PET发现远处转移病灶的敏感度是88%，特异度是93%，准确率是91%；但对于局部淋巴结转移，敏感度仅45%，特异度100%，准确率48%。与CT或EUS比较，PET对局部淋巴结转移的诊断敏感度低于EUS，但特异度高；与CT联合EUS比较，PET对评价区域和远处淋巴结转移的特异度更高，敏感度相似。PET对Ⅳ期食管癌的检出率显著提高，但由于费用高昂，PET并未被广泛应用，它对食管癌的分期标准也尚未确立。

（七）胸腔镜、腹腔镜

可在直视下观察肿瘤外侵与邻近脏器关系，淋巴结的大小及切除活检，有助于判定分期和确定治疗方案。但为有创检查，目前尚处于临床研究阶段。

（八）食管功能的检查

食管功能检查分为食管运动功能检查和胃食管反流情况的测定两大类。此类检查在国外已开展30多年，近年来国内亦相继开展，简单介绍如下：

1. 食管运动功能试验

（1）食管压力测定：本法适用于疑有食管运动失常的患者，即患者有吞咽困难或疼病症状而X线钡餐检查未见器质性病变者，如贲门失弛缓症、食管痉挛和硬皮病等，还可对抗反流手术的效果做出评价或作为食管裂孔疝的辅助诊断。食管测压器可用腔内微型压力传感器或用连于体外传感器的腔内灌注导管系统。测定时像放置鼻胃管那样将测压器先置于胃内，确定胃的压力曲线后，将导管往回撤，分别测贲门部（高压带）、食管体部、食管上括约肌和咽部等处的压力曲线，分析这些压力曲线的改变即可了解食管压力的变化，对食管运动功能异常做出诊断。

（2）酸清除试验：用于测定食管体部排除酸的蠕动效率，方法是测试者吞服一定浓度酸15ml后，正常情况下经10~12次吞咽动作后即能将酸全部排入胃内，需要更多的吞咽动作才能排除或根本没有将酸排除则视为食管的蠕动无效，也就是说食管运动存在障碍。

2. 胃食管反流测定　胃食管反流的原因很多，如贲门的机械性缺陷、食管体部的推进动作不良、胃无张力、幽门功能失常、胃排空延滞等以及食管癌手术后。胃内容物（特别是胃酸）反流食管使食管黏膜长期与胃内容物接触，引起食管黏膜损伤，患者常有烧心、反呕、胸骨后疼痛等症状。下列试验有助于胃食管反流的测定。

（1）食管的酸灌注试验：测试者取坐位，以每分钟6ml的速度交替将生理盐水和0.1mol/L盐酸灌入食管中段，以测定食管对酸的敏感性。灌酸时患者出现烧心、胸痛、咳嗽、反呕等症状，而灌生理盐水后症状消失为试验阳性。灌酸30ml不发生症状为试验阴性。

（2）24h食管pH监测：将pH电极留置于下段食管高压带上方，连续监测pH 24h，以观察受试者日常情况下的反流情况。当 pH 降至 4 以下算是一次反流，pH 升至 7 以上为碱性反流。记录患者在各种不同体位、进食时的情况，就能对患者有无反流、反流的频度和食管清除反流物的时间做出诊断。

（3）食管下括约肌测压试验：食管下括约肌在消化道生理活动中起着保证食物单方向输送的作用，即抗胃食管反流作用。食管下括约肌的功能如何，不仅取决于它在静止时的基础压力，也取决于胸、腹压力的影响以及它对诸如胃扩张、吞咽、体位改变等不同生理因素的反应。另一决定食管下括约肌功能的因素是它在腹内的长度。可由鼻孔插入有换能器的导管至该部位进行测定。

十二、鉴别诊断

食管癌的鉴别诊断除病史、症状和体征外，在很大程度上有赖于 X 线和内镜检查，而最后诊断需经组织病理学诊断证实，其应与以下疾病相鉴别。

（一）反流性食管炎

有类似早期食管癌的症状，如刺痛及灼痛。X 线检查食管黏膜纹正常，必要时应行细胞学和内镜检查。

（二）贲门失弛缓症

多见于年轻人，病程较长，症状时轻时重，X 线吞钡见食管末端狭窄呈鸟嘴状，黏膜光滑。食管动力学测定见食管蠕动波振幅低，末端食管括约肌压力正常。但尚需警惕贲门失弛缓症有时可伴有贲门部腺癌。也应注意其他的食管功能（运动）失常性疾病，如食管功能性痉挛、神经性吞咽困难（重症肌无力、帕金森病等）。

（三）食管静脉曲张

有肝硬化、门脉高压的其他体征，X 线吞钡见食管黏膜呈串珠样改变。

（四）食管瘢痕狭窄

有吞服腐蚀剂的病史，X 线吞钡为不规则线状狭窄。

（五）食管憩室

食管憩室可分为两型。

1. 牵出型　常为纵隔淋巴结结核或炎症产生瘢痕牵拉食管壁所致，憩室入口宽大，常无症状，较少见。

2. 膨出型　系黏膜和黏膜下层通过食管壁的肌层向外膨突形成，憩室一旦悬垂，食物不能完全排空，可伴有炎症，症状亦较明显，亦可见癌变的报道。

（六）食管良性肿瘤

1. 平滑肌瘤　最常见，肿瘤生长缓慢，症状较轻微，且与肿瘤大小无相关性，肿瘤一般最长径 2～10cm，圆形或卵圆形，表面食管黏膜光滑，不受肿瘤侵犯，X 线可见光滑的半月形充盈缺损，黏膜完整，但隆起的肿瘤使黏膜皱褶消失，并可见肿瘤阴影和正常食管相交的近端和远端呈锐角，钡剂通过顺利，肿瘤上段无食管扩张，内镜检查可见食管腔内有隆起肿瘤，表面黏膜有色泽改变，但黏膜完整无溃疡，食管镜通过肿瘤时有滑动感，通过一般无困难，如疑为平滑肌瘤时不应做活检，因活检后黏膜下损伤，手术摘除时可能引起食管黏膜穿孔。

2. 食管息肉　发病率仅次于平滑肌瘤，为食管良性肿瘤中较常见者。大部分发生于颈段食管，以环咽肌附近最多见，息肉起源于食管黏膜下层。食管表面黏膜正常，息肉可向腔内凸出，常有蒂，偶见恶变，恶变时黏膜可有溃疡，有时需与腔内型食管癌相鉴别。

3. 食管乳头状瘤　是由食管黏膜局限性增生形成的分叶状或分支状肿瘤，向腔内突出，表面覆盖正常的黏膜，偶见恶变成食管鳞形细胞癌。

4. 食管颗粒细胞肌母细胞瘤　好发于中上段食管，多见于女性，组织来源不详，有人认为可能来自 Schwann 细胞。少数可恶变。

5. 食管血管瘤　男性较多见，好发于食管中上段，各种类型的血管瘤均可发生，一般发展缓慢，预后良好。

6. 食管腺瘤　来源于食管固有腺体和贲门腺体，少数发生于异位的胃黏膜，食管下段多见，多无临床症状。食管镜检和活检可以确诊。

7. 食管外压性改变　食管邻近的血管先天性异常、主动脉瘤、胸内甲状腺、纵隔肿瘤、纵隔淋巴结肿大、老年人主动脉弓曲屈延长等，患者虽有吞咽梗阻感，但食管黏膜完好，仔细检查不难与食管癌相鉴别。

8. 食管结核　少见，X 线表现与食管癌相似，但脱落细胞与活检不能发现癌细胞。抗结核治疗有效是鉴别诊断的方法之一。

9. 食管的其他恶性肿瘤　如食管肉瘤、食管癌肉瘤、食管黑素瘤、食管恶性淋巴瘤等。诊断有赖于病理证实。

（1）食管肉瘤：以平滑肌、纤维组织、横纹肌组织来源为多见，瘤体常较大，临床症状与食管癌相似。肿瘤自食管壁向腔内隆起，X 线显示充盈缺损、管腔扩大、肿瘤上下端与正常食管呈锐角。

（2）食管癌肉瘤：指肿瘤中包括上皮及间叶来源的恶性细胞。其中癌来源于上皮细胞，肉瘤来源于间叶细胞。也有作者认为肉瘤为原发，以后刺激邻近的黏膜上皮癌变后混合而成。主要症状是吞咽困难，肿瘤表面糜烂、溃破和出血可引起贫血。X 线见肿瘤从食管壁一侧向腔内生长，形成巨大充盈破损。病理诊断如取材不当有时会做出片面的诊断，故需多处取材做切片，仔细观察肉瘤与癌之间有无过渡形态，确无过渡形态者方可确诊。

（3）食管黑素瘤：罕见，常于尸检中发现，病因尚不清楚，多见于老年人。肿瘤呈息肉状、分叶状或结节状，表面黏膜有溃疡，X 线见肿瘤隆起突入腔内形成较大的充盈缺损，如同腔内型食管癌。

（4）食管恶性淋巴瘤：除侵犯食管外，也可有其他内脏器官侵犯，但少见浅表淋巴结受累，诊断需经病理证实。

十三、治疗

食管癌应强调早期发现、早期诊断及早期治疗。其治疗方法有多种，包括手术治疗、内镜治疗、放射治疗、化学药物治疗、免疫及中医中药治疗等，以手术为主的综合治疗是其治疗的原则，应依据临床病理分期、病变位置及长度、病理类型和患者的全身状况等，综合全面考虑来制定治疗方案。具体分述如下：

（一）手术治疗

食管癌的当前治疗首选手术切除。其可用于根治或姑息性减瘤治疗，远期疗效优于其他各种治疗方案。

1. **手术适应证** 全身情况良好，各主要脏器功能能耐受手术；无远处转移；局部病变估计有可能切除；无顽固胸背疼痛；无声嘶及刺激性咳嗽等。TNM 分期中的 0、Ⅰ、Ⅱa、Ⅱb 及Ⅲ期中的 T3、N1、M0 患者，均应首先考虑手术治疗。

2. **手术禁忌证** 肿瘤明显外侵，有穿入邻近脏器征象和远处转移；有严重心肺功能不全，不能耐受手术及麻醉者；恶病质。

3. **手术切除可能性估计** 病变越早，切除率越高，0 期和Ⅰ期的切除率为 100%，Ⅱ期切除率为 95% 以上，Ⅲ期切除率约 80%，Ⅳ期切除率约 50%，以 5 年生存率评价，Ⅰ期可达 80% 以上，而Ⅳ期癌则不足 10%；髓质型及蕈伞型切除率较缩窄型及溃疡型高，但若肿瘤长度大于 5cm，其 5 年生存率较低；下段食管癌切除率高，中段次之，上段较低；病变周围有软组织块影较无软组织块影切除率低，对术前肿瘤切除可能性判断有较大帮助。

4. **术前准备** 除常规心、肺、肝、肾功能和血液等检查外，食管癌患者术前应注意：

（1）呼吸道准备：梗阻严重的患者常因反流引起吸入性肺炎，必要时术前给予抗生素治疗。

（2）营养及水、电解质的补充和纠正。

（3）食管冲洗：严重梗阻者，狭窄段以上食管常扩张，食物潴留，导致局部水肿和炎症，术前冲洗食管可使炎症和水肿消退，有利于减少术中胸腔污染和吻合口的愈合。

（4）术前肠道准备：一般给予流质饮食 2 天，同时给予新霉素口服，如采用结肠代食管术，则需严格按结肠手术进行肠道准备。

（5）手术前准备：术前晚灌肠，并给予适当的镇静药，对患者进行心理护理，减轻紧张心理，使之充分休息。手术当天早晨置胃肠减压管和十二指肠营养管。

5. **手术方法** 食管癌的手术方法众多，手术途径、体位、手术方式和吻合部位的选择应根据肿瘤部位、大小、病理类型、患者全身情况、内镜及 CT 检查结果等多因素综合后再予决定，同时结合术者的擅长与习惯。常见手术方法有：

（1）左胸后外侧切口：由于食管下段的位置偏左及偏前方，选择此切口最适宜于食管下段癌的切除，对食管中段癌病变在气管隆突平面以下者亦可选用。此切口可了解肿瘤与主动脉及左主支气管的关系，易于判断肿瘤能否切除，并可通过膈肌切口，将胃提到胸顶及颈部与食管吻合，既可缩短开胸时间又便于吻合操作，其不足是不容易清除上纵隔及隆突下淋巴结以及胃左血管旁淋巴结，也不利于幽门成形术。

（2）右胸后外侧切口：由于食管中段在胸部偏右，而主动脉弓及其降部位于食管左侧，故此切口最适于食管中段癌的切除。可先行右胸后外侧切口，游离食管癌及清除淋巴结，关胸后平卧行腹部切口、游离胃，扩大膈食管裂孔，最后行颈切口，由颈部将食管胃拉出行胃食管颈部吻合。也可先平卧行腹切口，游离胃后变动体位，行右胸后外侧切口，将胃拉到胸部吻合，或行颈切口将胃食管在颈部吻合。此术式能较好地显露食管，对上纵隔及食管隆突下淋巴结、食管旁淋巴结的清扫也较方便，不足之处在于需要变动体位。

（3）右胸前外侧切口：此术式适用于中上段食管癌的切除。可同时进行右胸前外侧切口与腹切口，而后行颈切口将胃食管吻合，或者先行右前胸外侧切口，探查肿瘤能否切除，然后再行腹切口。此术式优点为可两组同时进行手术操作，缩短手术时间，缺点是有时暴露欠佳，对胸入口及气管隆突下淋巴结的清扫亦不太方便。

（4）非开胸食管内翻拔脱术：适用于早期胸段食管癌、食管颈段癌及胸上段癌肿瘤较小，胸内淋巴结不大的病例。采用颈及上腹两切口，分两组同时进行，根据病情行自上而下或自下而上的食管内翻拔脱术，经食管床用胃或结肠代食管做颈部吻合。

（5）非开胸食管外剥脱术：经膈裂孔食管切除术（THE）适用于食管胸下段癌及部分胸中段癌外侵不明显的，采用经膈食管裂孔向上钝性分离肿瘤及食管，颈切口向下游离食管，上下进行的食管外剥脱术，多用胃重建代食管。

（6）颈胸骨部分劈开切口：适用于主动脉弓下缘以上的上胸段食管癌。

（7）胸腔镜辅助手术：包括3个步骤，第1步经胸腔镜游离食管，第2步经腹（开腹或腹腔镜）游离胃或结肠，第3步颈部吻合。此术式要求手术人员操作技术娴熟，相应器械设备精良，尚需不断总结经验，制定适合的胸腔镜食管癌的统一指征。

6. 姑息性手术　对于不适宜手术和晚期食管梗阻严重者行姑息性手术，以解决进食问题，维持营养，辅以综合治疗，提高生活治疗和延长生命。常用术式有：

（1）胃或空肠造瘘术。

（2）食管支架置入术：操作简单，可有效缓解吞咽困难，提高生活质量。但存在下列并发症：胸痛、食管出血、穿孔、支架脱落及置入后再狭窄和胃食管反流。

（3）食管分流术：术中探查肿瘤不能切除，患者梗阻症状严重，可在胸内用胃与肿瘤上方食管行侧吻合分流。若术前估计肿瘤切除困难，可采用非开胸胸骨后结肠旁路手术，但这一方法已很少应用。

7. 根治性手术应遵循的原则

（1）食管早期癌包括黏膜内癌和黏膜下早期浸润癌，前者又包括黏膜上皮内（ep）、黏膜固有层（Ipm）和黏膜肌层（mm）癌。ep及Ipm癌无淋巴结转移，mm癌有时出现转移，而一旦侵及黏膜下层，淋巴结转移突增，术后复发和转移率也高，另外由于多原发癌灶的存在（同时或异时），故早期癌同样应依照肿瘤外科的原则，在食管癌切除长度和广度上力求根治。

（2）食管癌根治术要求达到肉眼及镜下均无癌残留（RO），最好行食管次全切除，颈部吻合。手术切除要求一定的广度，每例至少切除8~15个以上的淋巴结，将部位、个数分别装入瓶中标记送检。

（3）淋巴结清扫范围：第5届国际胃肠学会及1997年食管癌国际TNM分期规定如下。

1）腹区：清除贲门及胃周淋巴结，下自胰腺上缘，上至横膈孔，左至脾门，右至肝十二指肠韧带和胃左动脉根部，后至腹主动脉前方淋巴结。

2）胸区：清除范围各家差异较大，可以分为3种。①一般常规淋巴结切除：包括全胸段食管周，隆突下和左、右总支气管旁淋巴结；②扩大的淋巴结切除：包括常规淋巴结切除加右顶、喉返神经和气管旁淋巴结；③全淋巴结切除：包括扩大的淋巴结切除加左胸顶、喉返神经和气管旁淋巴结。

3）颈区：至少应包括肩胛舌骨肌三角内的淋巴结缔组织，连同胸锁乳突肌和颈静脉一并切除。上至环状软骨，下至锁骨上缘。

日本食管癌行颈、胸、腹三野淋巴结清扫为标准术式，少数行胸、腹双野清扫，我国则大多采用胸腹双野淋巴结清除术。一般而言，肿瘤在气管分叉以上部位为三野手术的适应证，特别是Ⅰ～Ⅱb期患者，如已有较多淋巴结转移，外科手术仅是姑息切除，无限度扩大手术不仅增加了创伤和手术并发症，损害机体的免疫功能，而且不能解决亚临床转移问题，应采用综合治疗。

4）手术中应遵循无瘤技术原则，关胸前用低渗盐水或含抗癌药溶液冲洗胸腹腔，有助于消灭可能残留的癌细胞。

8. 影响食管癌手术疗效的因素

（1）癌的部位：中上段食管癌的切除率低，死亡率高；下段食管癌的切除率高，死亡率亦低。由于肿瘤切除较充分，下段食管癌切除后5年生存率也较高。

（2）临床病理分期：0期和Ⅰ期的切除率为100%，Ⅱ期切除率为95%以上，Ⅲ期切除率约80%，Ⅳ期切除率约50%。以5年生存率评价，Ⅰ期可达80%以上，而Ⅳ期癌则不足10%。

（3）病变的类型与大小：缩窄型、溃疡型和髓质型具有外侵特征，病变在5cm以上者切除率低。蕈伞型和腔内型病变虽大，但仍有切除可能。总的来说，癌肿长度大于5cm者其5年生存率较低。

（4）癌的外侵：癌外侵者其疗效明显低于癌瘤局限者，5年生存率亦有明显差异。

（5）术前放疗：术前放疗可消灭或抑制活跃的癌细胞，从而提高癌肿的切除率。

（6）癌肿切除是否完全：通常要求食管癌的切除应距瘤缘5cm以上，残端有癌者的5年生存率明显低于切端上缘病理检查无癌者。

9. 术后常见并发症及其处理

（1）吻合口瘘：吻合口瘘发生的原因主要系感染引起吻合口裂开，其次为吻合口部血供不良。因此，术中对手术野严格保护，减少胸腔污染，术后保持胸腔引流通畅，术前与术后应用足量抗生素，都对吻合口瘘的发生有预防作用。颈部吻合口瘘对患者生命不造成威胁，经引流多能愈合；胸内吻合口瘘对患者造成极大的威胁，死亡率甚高，胸内吻合口瘘多发生在术后5～10天，患者有呼吸困难和胸痛，X线检查有液气胸征，口服碘水可见造影剂流出食管腔，应立即放置胸腔闭式引流、禁食，使用有效抗生素及支持治疗；早期瘘的患者，可试行手术修补，并用大网膜或肋间肌瓣覆盖加强。

（2）肺部并发症：包括肺炎、肺不张、肺水肿及急性呼吸窘迫综合征等。多发生在长年吸烟而有慢性支气管炎或不同程度肺气肿的患者，尤其是食管上、中段癌患者，术中对肺挤压和牵拉时间较长，在食管游离中损伤了肺门及气管，术后因胃置入胸腔压迫肺脏，而患者因切口疼痛不敢咳嗽排痰，造成痰液在气管内潴留，且术中气管插管亦可造成气管黏膜的损伤，从而引起一种或几种肺部并发症同时存在。其主要临床表现有呼吸困难、缺氧发绀、脉搏增快、体温升高，患者痰液很多，肺部布满湿性啰音。X线检查示肺内有炎性片状阴影，肺不张时可见气管及纵隔向患侧移位，肺部有不张阴影。肺部并发症治疗的关键在于促使呼吸道潴留痰液的排出，并给予足量抗生素治疗。对于祛痰效果欠佳、肺部并发症严重者应及时采用气管镜吸痰或气管切开排痰，处理不及时可导致患者呼吸和循环衰竭而死亡。

（3）吻合口狭窄：多在术后2～3周发生，也有延迟至2～3个月后出现症状者。其原因大多为食管胃吻合时对口不齐，或吻合口局部感染，愈合后产生过多瘢痕而致吻合口狭窄。严重狭窄者进食流质饮食也很困难。治疗可在内镜下进行扩张，每2周扩张1次，4～5

次扩张后多数患者狭窄均有明显减轻或治愈。多次扩张无效者应考虑手术治疗，切除吻合口狭窄，重行胃食管吻合术或转流手术。

（4）乳糜胸：为术中胸导管损伤所致，多发生于术后 2～10 天，患者感觉胸闷、气急、心慌。胸水乳糜试验阳性；一旦确诊，应放置胸腔闭式引流，密切观察引流量，流量较少者，可给予低脂肪饮食，维持水电解质平衡及补充营养，部分患者可愈合。对乳糜流量大的患者，应及时剖胸结扎乳糜管。

（5）其他并发症：有血胸、脓胸、膈疝等，根据病情进行相应的处理。

（二）内镜治疗

随着内镜及其辅助器械的不断更新以及操作手段的进步，内镜的功能已从单纯诊断向治疗方面发展。由于早期食管癌通过手术可以根治，因此内镜下治疗只适合于不宜手术或不愿手术的临床病例。对食管癌已有转移者只能行姑息性治疗，而且，由于食管癌的中位年龄是67 岁，许多老年患者和（或）伴全身性疾病的患者可能难以耐受手术，姑息性治疗显得尤其重要。标准化的姑息性治疗包括放射治疗、腔内近距离放射治疗、化学药物治疗和内镜下姑息性治疗，内镜下姑息性治疗包括内镜下扩张术、支架放置、激光治疗、光动力学治疗、药物注射、氩血浆凝固治疗等。

1. 适应证　食管原位癌，黏膜内癌，病变最大径＜3cm，周径不超过1/2，自愿接受内镜治疗，或外科手术高危患者如高龄、体弱、重要器官合并疾病，或拒绝开胸手术者。

2. 禁忌证　患者不愿行内镜治疗或不能耐受内镜治疗；有出血倾向；严重心、肺病变等常规内镜检查的禁忌证。

3. 治疗方法

（1）内镜食管黏膜切除术（endoscopic esophageal mucomembranresection，EEMR）：方法是将生理盐水注入黏膜下使肿物变大，呈"假息肉样"改变，再用透明帽将之吸起，利用切除息肉的方法将其切除。该方法能完整切除病灶，标本送检可判定病变浸润深度和判断切除是否完全，此种方法疗效佳，应用广泛，发展快。

（2）接触式电凝疗法：对食管癌伴周围转移者可采用电外科肿瘤探针进行局部黏膜切除。肿瘤探针（BICAP 探针）的有效范围达1cm，除可切除局部黏膜外还在一定范围内有凝血作用，虽然电凝深度与电流强度和通电时间有关，但其损伤程度有限。操作过程需要内镜及透视导向联合应用。一般采用逆行性操作。肿瘤探针先通过狭窄处，在透视导向的引导下逐渐后退，使探针中带电部分与肿瘤组织接触，主电极长 1.5cm，在探针后退时保留 1cm 的距离，因为损伤可以传递到周围区域，在治疗时有效范围可以扩展到周围1～2mm。所用功率通常是50W，持续15s时间（每次操作）。探针分段后退，因此可以完成整个病灶的治疗。对病变长度短的病灶可以在小直径内镜引导下进行顺行治疗。在治疗后48h 内镜下观察到坏死病灶已被清除，在此基础上可以进行其他治疗。手术成功的标志是食管腔内径增加，吞咽困难症状改善。该方法的有效率可达80%～90%，一般来说1 或 2 次治疗可以使缓解期达7.6 周，主要并发症是食管气管瘘和迟发性出血，发生率可达20%。

BICAP 探针还适用于巨大肿瘤或同心圆形肿瘤，对偏心性肿瘤或肿瘤扭曲和特别狭窄者因易导致穿孔不太适用。其优点是费用相对低、用单一装置可以治疗较大肿瘤。治疗不当或损伤周围的良性组织可引起疼痛和狭窄。该方法对少部分患者特别合适，但大多数学者则更愿意进行其他疗法。

（3）内镜下食管扩张术：食管癌引起的食管狭窄可以通过内镜下扩张以解除梗阻症状，改善营养状态和生活质量。常用的有两种扩张器：聚乙烯扩张器和气囊式扩张器。扩张的优点在于操作简便、费用低、应用广泛和相对安全。许多患者经扩张后症状很快缓解，但对于重度狭窄者需要多次扩张才能减轻症状。主要缺点是缓解期短暂。随疾病的进展，无症状间歇期越来越短，需要多次扩张。具体方法为在内镜直视下经活检管将金属导丝插入食管狭窄部，导丝顶端超过狭窄部 10~15cm 后退出内镜。然后根据狭窄程度选择合适规格的扩张器或探条，从中心孔穿入金属导丝，缓慢推进通过狭窄部，停留 30~60s 并反复扩张数次，逐渐加大扩张器直径进行扩张，从而使患者的食管狭窄得以缓解。但应注意不可过度扩张，否则患者难以耐受。气囊式扩张器是在内镜直视下通过活检管道将气囊导管送进狭窄部，直径较大的气囊导管亦可通过金属导丝引导。气囊充气后持续 30~60s 对狭窄部扩张治疗，放气后休息片刻重新充气并反复数次，使狭窄部逐渐扩张。

（4）内镜支架治疗：对食管癌引起管腔狭窄和食管气管瘘者放置可扩张的金属支架能很好地缓解症状。当管腔狭窄至内镜不能通过时就应进行扩张。自动扩张的金属支架（SEMSs）因为它更易于放置、效果更显著和并发症更少的优点已取代了原来半硬式塑料支架。放置 SEMS 时患者取左侧卧位或仰卧位，给患者适当的镇静和监护，注意防止口咽分泌物或胃肠内容物反流吸入肺内。放置支架前应准确测量肿瘤的长度，放置前行 X 线检查有助于全面了解狭窄的特征和有无食管气管瘘。支架的类型、长度和直径的大小依病情和操作者经验不同而异。一般将食管直径扩张到 12~15mm（但这并不是常规）。准确定位肿瘤的边缘对正确放置支架非常关键，体外放置不透 X 线的标志物因为可在操作过程中移动而意义不大；利用可测量内镜简单标记肿瘤的上下缘就可达到较好的效果；利用治疗针黏膜下注射 X 线对照剂或内镜下置入金属夹可以更准确地标记肿瘤的边缘。支架置入后患者必须卧床，床头抬高 >30°。对食管气管瘘者放置支架后应常规行 X 线检查，术后早期可出现干呕、咳嗽或呃逆，可适当应用止吐剂和镇咳剂防止支架脱出，术后当天和随后几天应予流质饮食，随耐受性的提高可以逐渐改善饮食，但应避免黏性食物、水果和蔬菜，餐后大量饮水防止支架梗阻或食物嵌塞。

商业应用的支架多种多样，如 Wallstent 支架、Ultraflex 支架、"Z" 支架等，各有优缺点，第一代无顶盖的 SEMSs 已被有顶盖的所替代以防止肿瘤长入支架内。有关研究表明放置支架对吞咽困难和食管气管瘘有良好的效果，支架放置的成功率达 90%~100%，并发症发生率约 30%~40%，但大部分是小并发症，且很少与操作相关。有顶盖的 SEMSs 对瘘的有效率达 70%~100%。对支架的选择应个体化，需考虑肿瘤的大小、位置和形状、患者的状态与预后以及操作者的技术水平等。位于食管颈段和食管胃连接部的肿瘤以及在没有支点的地方放置支架相对较困难。SEMSs 的并发症包括肿瘤长入或长出支架（5%~20%），支架移位（1%）和胸痛。其他并发症还有穿孔、食物嵌塞、出血、异物感和反流性食管炎等。对支架周围肿瘤过长者可以用激光或接触式热疗进行局部黏膜切除。

（5）内镜下局部注射细胞毒药物：内镜直视下经活检孔将杀伤肿瘤或控制出血的药物直接注射到癌组织中，是食管癌内镜治疗的一种有效方法，注射药物包括化疗药和化学硬化剂如多聚卡醇、乙醇和鱼肝油酸钠等，可用于各期食管癌的治疗，具有药物局部浓度高、作用时间长、全身毒副反应小等特点。局部注射抗癌药物不仅对原发病灶有治疗效果，而且还可通过淋巴引流对转移的淋巴结起治疗作用。由于化学药物造成组织坏死溶解而引起组织损伤、水肿、血管收缩和血栓形成达到治疗目的。目前国内学者多选用丝裂霉素 2~4mg + 氟尿嘧啶 250~500mg + 博来霉素 10mg 为配方治疗食管癌。缺点是不能控制组织损伤的程度，缺乏及时可见的效果。目前单用内镜下局部注射抗癌药物治疗早期食管癌的临床资料尚少，其远期疗效有待进一步随访观察。

（6）激光内镜治疗：激光内镜治疗（ELT）是无接触式热治疗，已被广泛用于晚期食管癌伴有梗阻症状，已失去手术机会的患者，以及年老体弱或患有其他严重疾病不能耐受手术治疗者。Nd：YAG、KTP 和氩激光均已被用于治疗消化道恶性肿瘤，以 Nd：YAG 的应用最为成功。激光治疗原理是通过激光的热效应、光化学效应和光压效应，使癌组织气化、凝固和坏死，从而产生治疗作用，非接触方式可以防止组织黏附在设备上。其有效性与病变的组织学特点有关。激光治疗时对表浅癌组织采用气化法，对深部癌组织采用凝固法，能在切除部分肿瘤时有效地凝固血管，防止出血。较大肿块可行多次气化治疗。因激光照射后凝固坏死的肿瘤组织多于 3~4 天后脱落，故每次激光治疗可间隔 7~10 天。所用激光的照射功率、脉冲时间及距离应根据所用激光类型及患者的具体情况而定。ELT 除使肿瘤凝固坏死外，还可引起组织水肿和肿胀，导致短暂性的食管狭窄。由于食管癌早期进展缓慢，可在早期癌状态下稳定 4~5 年，这就为激光内镜治疗提供了良好的机会。Nd：YAG 激光的穿透深度为 4mm，对病变局限于黏膜或黏膜下层的早期癌有可能完全治愈。对于治疗不彻底或治疗后复发者还可再次行激光治疗。术后偶有患者感觉胸痛或暂时的吞咽痛，可有低热和白细胞计数轻度升高。达到预期治疗目的后应在 3~4 周内进行内镜检查，以估计是否需要重复治疗。术后患者应给予液体饮食，并学会咀嚼，避免黏性食物，在进食固体食物后应大量饮水。

97% 的患者行 ELT 治疗后食管腔扩大，但吞咽困难的缓解率只有 70%~85%。60%~70% 的患者无症状期持续 3~6 周，仅 20%~25% 的患者无症状期持续 3 个月或更长。并发症的发生率约 4%，穿孔仅 2%，与穿孔相关的死亡率为 1%，瘘或出血发生率为 1%，败血症的发生率约 0.5%~1%，治疗前接受过放射治疗的患者较易发生穿孔。当病变组织与正常组织界限清晰时如黏膜的息肉状肿瘤，对 ELT 治疗效果好，因为激光束定位更准确并可引导至腔的中央，减少穿孔的危险性。对偏心性肿物、大息肉、病灶质地柔软、手术切除部位复发的肿瘤以及瘤内假体过长者，较易发生穿孔。对黏膜下肿物或外生性肿物较少应用 ELT，因为肿瘤的范围难以准确判断，且可能治疗到正常黏膜而导致疼痛和穿孔。病灶长度 <6cm 时治疗效果要好于范围更大的。位于食管上括约肌附近的病灶由于定位困难一般不用 ELT 治疗。

（7）微波内镜治疗：内镜微波组织凝固器由微波发射器、磁控连接器、同轴电缆和手术电极等组成。其治疗原理是内镜直视下将微波针状电极插入癌组织内进行微波幅射，使其凝固坏死。使用的工作电流通常为 80~100mA，每次 1~3s。有报道显示微波内镜治疗隆起型早期食管癌有较好疗效，但其远期疗效尚难以评价。与 Nd：YAG 激光治疗比较其效果较差，因此有条件应首选激光内镜治疗。微波内镜也可用于中晚期食管癌的治疗，对改善患者梗阻症状有一定疗效。

（8）氩血浆凝结法：氩血浆凝结法是非接触式电凝法，电流通过离子化的氩气作用于组织。非接触式电凝操作更简便，其作用深度虽然表浅但均匀一致，约 2~3mm，减少了穿孔的危险。氩血浆凝结法常被用于治疗浅表的小肿瘤和血管畸形，尚不足以替代激光治疗由肿瘤导致管腔狭窄而引起的吞咽困难。

（9）光动力学治疗（PDT）：光动力治疗的生物学效应是光化学效应，与激光所诱导的细胞毒效应有所不同。其方法是先注入光敏剂，它可选择性地停留在肿瘤细胞中，再利用特异性波长的激光激活光敏剂，产生局部的细胞毒效应。作用范围取决于肿瘤组织中光敏剂的浓度和给予的激光剂量。PDT 所用的药物是一种血卟啉衍生物，已通过美国 FDA 认证。两项随机研究表明 PDT 的疗效与 Nd : YAG 激光相似，PDT 可使 75% 的患者吞咽困难缓解达 1 个月以上。对食管腔完全梗阻者 PDT 也有疗效。一般用法是静脉注射 2mg/kg 血卟啉，48/h 后利用内镜通过一个 2.5cm 长的发射装置发射 630nm 波长，300J/cm 的激光束。在首次发射 48h 可以重复发射。PDT 的优点是单次治疗的病变范围广。并发症和副作用有皮肤过敏、胸痛、心房颤动、吞咽痛和狭窄形成。治疗费用昂贵，对早期病例偶有完全缓解者，表明 PDT 在根除早期肿瘤方面较其他方法有一定的优势。

4. 并发症及其处理

（1）癌切除不彻底：若切缘阳性，通过补做切除、微波或高频电凝治疗可治愈；若切除深度不够，黏膜肌层或黏膜下层受累者，应行根治手术。凡破坏病灶法治疗术后必须长期随访，定期行内镜病理复查。

（2）出血：多为轻度，可行局部药物或电凝止血，个别需输血治疗。

（3）穿孔：小穿孔可采用保守治疗、禁食、胃肠减压、输液等，有条件的可用止血夹闭合穿孔。大的穿孔应及早外科手术。

（4）狭窄：主要发生在切除范围广、切除过深者。

（三）放射治疗

放射治疗是目前食管癌治疗的主要的、有效的、安全的手段之一。由于颈段及上胸段食管癌手术难度大，切除率低，故目前主要靠放射治疗；胸中段食管癌，手术与放射治疗的效果相近，故两种方法均可选用，但手术治疗的适应证较严格。胸下段食管癌因手术切除率高，应首选手术方法治疗。

1. 适应证

（1）早期或病期能手术但因内科疾病如心脏病、高血压等不能手术或不愿手术者，放射治疗的 5 年生存率为 20%～73%。

（2）局部病期偏晚又没有淋巴结转移者，可采取先行术前放射治疗，其结果可提高切除率降低淋巴结转移率，使部分不能手术患者获得成功手术，特别是达到放射治疗后病理反应程度为重度甚至无癌者其生存率明显提高，5 年生存率可达 50%～52.6%。

（3）单一放射治疗，由于多数患者在就诊时已为中晚期，对已失去手术治疗机会者，可根据患者的情况行根治性和姑息性放射治疗。前者适用于一般情况好，病变比较短，食管病变处狭窄不明显（能进食半流质），无明显的外侵（症状：无明显的胸背疼痛，CT 示未侵及主动脉或气管支气管树等邻近的组织和器官）。无锁骨上和腹腔淋巴结转移（包括 CT 示无明显肿大的淋巴结），无严重的并发症等，后者的主要目的是减轻痛苦（如骨转移的减痛治疗、解除转移淋巴结压迫症状等），缓解进食困难，延长寿命。

（4）术后放射治疗：由于根治性单一手术后失败的主要原因仍为吻合口和胸内淋巴结的转移，或姑息手术后的患者，可采取术后放射治疗，仍能达到较好的效果。

2. 禁忌证　患者存在恶病质、食管穿孔形成食管瘘、远处脏器转移、气管镜证实已侵犯气管及严重心、肺、肝、肾等疾患。

3. 放射治疗前的准备

（1）患者及家属的思想准备：帮助患者解决思想上的问题，争取患者的配合，理解；与患者家属交代病期、放射治疗中可能出现的问题和不良反应等。

（2）对诊断进行核实：①要有病理和细胞学的诊断；②应有最近（1个月内）的食管X线片；③B超检查锁骨上和腹腔淋巴结以明确分期和治疗性质。

（3）做食管的定位CT：全面了解肿瘤的大小和范围，以明确治疗性质（根治性或姑息性）、照射范围大小、照射野的设计、放疗剂量、放疗分次等。

（4）放射治疗前的对症治疗：①如营养状态不良、脱水或其他并发症者应及时积极处理；②X线片显示有尖刺、龛影或胸背痛或白细胞计数升高者应积极地抗感染治疗。

4. 体外放射治疗　放射源多选用60Co外照机或电子直线加速器。

（1）定位方法：体外放射治疗目前最准确的定位方法是模拟机定位法，其是利用一般透视机的原理设计成类似治疗机的一种专门定位的机器，由于它具有普通食管钡餐显示病变的特点，如以食管钡餐显示的管腔为视野中心，将有部分患者的部分肿瘤漏照或处于低剂量区。因此，最精确的定位方法应当是：①体位重复性好；②胸部CT扫描并做TPS计划；③模拟机下校位。所以，放射治疗做CT扫描是非常重要的。

（2）照射野的设计：方法有等中心照射（常用一前二后斜野和两前斜野）和非等中心前后对穿野+斜野照射。

1）中下段食管癌等中心、非等中心照射：等中心照射具有以下特点：①肿瘤内剂量分布均匀，剂量梯度为±5%；②脊髓受量低，多数≤65%；③肺受量少。有研究报道肿瘤横径≤4.6cm，以肿瘤为中心或对称性浸润的肿瘤以食管腔为中心，90%的等剂量曲线包全肿瘤且脊髓和肺受量低，剂量分布均匀。但随着照射野的增加，90%等剂量曲线的左右径×前后径增大，然而脊髓受量明显增加。因此，当肿瘤直径≥5.0cm，和（或）肿瘤左右前后不对称性浸润和（或）纵隔有淋巴结转移时，应采用非等中心前后对穿野照射，待TD36~40Gy后再行病变区域CT扫描，据肿瘤缩小情况采用分野的照射技术。这样肿瘤内的剂量分布不如等中心照射均匀，脊髓受量和肿瘤剂量相同，但能保证不漏照肿瘤且肺受量少。照射野的长度多数情况下为肿瘤上下端各放3~5cm。

2）上段食管癌：多采用两前斜野等中心照射，二前野宽4.5~5.0cm，机架角50°~60°，30°楔形板，90%等剂量曲线，经线为5.0cm×4.0cm，6.4cm×4.4cm，脊髓受量分别为21.6%、32.5%，剂量分布好，脊髓受量低，有条件的医院应做TPS计划。当肿瘤较大或有肿大的淋巴结，上述的照射野不能包全肿瘤时，应采用纵隔+锁骨上联合照射野，前后对穿照射到TD 36Gy以后，再行病变区域CT扫描，据肿瘤缩小情况采用分野的照射技术。

（3）照射剂量：通常照射剂量为60~70Gy26~7周，共30~35次，每周照射5次，每次照射2Gy，每周10Gy。大量临床资料表明，食管癌的敏感剂量范围很大，少数患者放射治疗剂量低于40Gy但效果甚好，而很多病例虽用70Gy以上剂量放射治疗但仍效果欠佳，提示疗效与剂量并不成正比，同样5年生存率亦不因剂量提高而随之升高。

1）术前放射治疗：术前放射治疗的目的是使肿瘤缩小、减少粘连、降低癌细胞的生命力，使肿瘤周围小血管及淋巴管闭塞从而提高手术切除率，降低转移的发生，提高患者的生存率。术前放射治疗的照射范围包括原发灶、侵犯的范围和淋巴引流区。术前放射治疗应以控制亚临床病灶而不加重手术负担为原则。术前放射治疗的剂量为40Gy/（20次·4周），间隔2~4周后进行手术。当术前放射治疗剂量偏低时治疗意义不大，当放射治疗剂量≥50Gy时其生存率与40Gy相近，但并发症和手术死亡率升高，因此目前认为食管癌术前放射治疗40Gy为理想剂量。颈段、胸上段、胸中段及胸下段食管癌的5年生存率，有术前放射治疗的手术组均优于单纯手术组，其5年生存率可提高10%，10年生存率可提高7%。

2）术后放射治疗：术后放射治疗分为根治术后放射治疗、姑息术后放射治疗和吻合断端残癌放射治疗，患者的情况不同，其放射治疗剂量亦不同，通常剂量在30~80Gy。根治术后的预防性放射治疗结果远比临床上出现肿瘤复发或淋巴结转移而进行放射治疗的结果好。姑息术后放射治疗的患者生存率明显高于未放射治疗者。术后吻合口残端是浸润癌时，放射治疗能提高患者生存率。对于姑息术后患者的放射治疗，剂量上应注60Gy。

（4）影响放射治疗预后的因素

1）疾病的分期（原发肿瘤的浸润深度和淋巴结转移状况）：通常食管病变越长病期越晚，预后也越差。目前常规判断方法为：①病变的长度；②X线钡餐显示为病变的早晚；③有一定的扩张度，表明肿瘤浸润不深或非全周性浸润；④食管腔内超声检查。

2）病变的位置：颈段食管癌预后最好，其次为上、中、下段食管癌。

3）食管癌的放射敏感性，目前判断的方法是：①放射治疗前分型，腔内型、蕈伞型较其他类型敏感；②放射治疗后X线改善情况的判断为基本正常、明显改善、改善、不变或恶化；或者采用万钧1989年提出的食管癌放射治疗后近期疗效评价标准：完全缓解（CR）为肿瘤完全消失，食管边缘光滑，钡剂通过顺利，但管壁可稍显强直，管腔无狭窄或稍显狭窄，黏膜基本恢复正常或增粗；部分缓解（PR）为病变大部分消失，无明显的扭曲或成角，无向腔外溃疡，钡剂通过尚顺利，但边缘欠光滑，有小的充盈缺损和（或）小龛影，或边缘虽光滑，但管腔明显狭窄；无缓解（NR）为放射治疗结束时，病变有残留或看不出病变有明显好转，仍有明显的充盈缺损及龛影或狭窄加重。

4. 淋巴结转移的情况　食管癌放射治疗失败的主要原因是局部因素，即复发和未控。其中局部复发占35%~36%，未控占23%~48%。因远处转移或放射治疗并发症引起的失败较少。

5. 腔内放射治疗　食管癌腔内放射治疗是食管癌外照射后进一步控制局部病灶的一种有效辅助治疗方法。由于其放射治疗距离短，局部剂量高，深部剂量呈递减性，故减少了周围正常组织的放射损伤，生物效应较好。但由于肿瘤很大时（最大浸润深度>2.0cm），近距离治疗剂量达不到理想的剂量分布，因此腔内放射治疗应在外照射之后，其仅作为辅助治疗的手段之一。

（1）腔内放射治疗的适应证：腔内放射治疗可分为单纯腔内照射与腔内照射合并体外照射。单纯腔内照射适于术后吻合口复发、术后残存癌及放射治疗后局部复发者，亦可用于姑息性腔内照射以缓解严重梗阻进食困难者。

（2）腔内放射治疗的禁忌证：恶病质、严重心血管疾病、X线检查有溃疡穿孔征象、有严重胸背痛及下咽痛者均为腔内放射治疗的禁忌证。

腔内照射的方法：患者在模拟机下行食管钡餐透视，确定病变位置，并在患者体表皮肤上划出标志，将施源器从患者口腔送至病变部位并固定好。在计算机设制出剂量分布计划后将施源器接上近距离治疗机，自动输入放射源对患者进行治疗。腔内放射治疗的治疗剂量可分为高、中、低3种，参考点剂量率分别为0.4~2Gy/h、2~12Gy/h及>12Gy/h，目前多用中、高剂量进行治疗。食管癌累及贲门者由于局部解剖形态不规则，可使剂量分布不均匀，因此不宜进行腔内放射治疗。

6. 放射治疗的副反应及处理

（1）全身放射治疗反应：多数患者无明显的全身反应或很轻，无需处理。有个别患者较明显，常表现为乏力、食欲缺乏、恶心、呕吐。给予输液、支持治疗及增加食欲的药物治疗，即可保证顺利完成放射治疗。

（2）放射性皮炎：以干性上皮炎较常见。表现为皮肤局部潮红、皮下点状出血，患者有剧烈瘙痒感。在治疗中及治疗后应保持照射部位皮肤干燥，避免摩擦损伤，以防止发展为湿性上皮炎。

（3）放射性食管炎：多数患者表现为吞咽疼痛，进食困难的症状较前有加重。或术后放射治疗患者出现吞咽梗阻的症状。多发生在DT 20Gy、40Gy左右，主要原因为食管黏膜的充血、水肿、渗出及糜烂。处理：①消除患者误认为病期加重的思想负担，解释其原因；②轻者观察，重者则给予输液。适当少量的激素和抗生素治疗，可获得较好的效果。

（4）气管反应：多数表现为刺激性干咳或有痰不易吐出。轻症患者无需处理，或对症治疗，如氯化铵等雾化治疗（可加用糜蛋白酶和少量的激素行雾化吸入治疗），可以帮助排痰。

（5）放射性肺炎：主要表现为咳嗽、气短、发热及白细胞计数增加，因肺部出现不同程度充血、水肿及大量血性渗出而引发。X线检查可见均匀的致密阴影。在放射治疗过程中避免上呼吸道感染，增强机体免疫力及防止局部照射剂量过高是预防放射性肺炎的主要措施。一般认为，在照射面积小于100cm²时剂量不应超过50~60Gy/5~6周，大于100cm²时不应超过40Gy/4周，否则可能超过肺组织正常耐受量引起放射性肺炎。

（6）放射性脊髓炎：临床上少见，发生在脊髓受量较高的患者。其潜伏期较长，多在放射治疗结束后发生。初期主要表现为肢体麻木不适或疼痛，症状逐渐加重，可出现运动障碍及截瘫。一般认为脊髓受量不超过40~50Gy/6周比较安全，因此，在照射野的设计上尽量避开脊髓，这对防止放射性脊髓炎的发生十分重要。

7. 放射治疗中的注意事项

（1）放射治疗中及结束后食管穿孔：已有外侵的晚期食管癌患者若照射剂量过大，或进行得太快，肿瘤组织坏死脱落后周围的正常组织修复不及，可引起食管穿孔，出现剧烈胸痛、咳嗽、呕血等症状。因此，在放射治疗过程中应经常行X线检查，发现较深溃疡应及时调整放射剂量。

（2）放射治疗中和放射治疗后梗阻问题：放射治疗中出现梗阻多发生在放射治疗前仅能进流质或进流质有困难者，其原因多为病变全周性浸润性生长，食管失去正常的弹性，肿瘤侵及和占据食管管腔，加之放射治疗引起水肿，局部的炎性渗出所致。放射治疗后出现梗阻多由于放射治疗引起放射治疗部位的纤维化，使食管失去正常弹性，在原本扩张差、管腔狭窄的情况下，进食不小心很容易使食物残渣阻塞在狭窄的部位，同时出现局部的水肿。处理方法：①保证患者的每日入量，包括输液和静脉高营养或鼻饲；②积极抗炎及消水肿治疗，用少量的激素治疗可减轻水肿；③如经上述处理无改善，可行食管镜检。

（3）放射治疗后局部复发的处理：根治性放射治疗后多数患者在1~2年内复发。手术治疗是治疗放射治疗后复发的手段之一，其效果较其他方法要好；而复发后放射治疗的效果各家意见不一，其确有延长生存期的作用，但有 25.5% 的患者因全身情况及症状恶化或因食管穿孔、大出血死亡而终止治疗。目前认为有以下情况者不宜再行放射治疗：①全身情况不佳，年迈体弱者；②梗阻严重，只能进流食；③食管钡餐造影有明显的尖刺突出或有大龛影者。

（四）化学药物治疗

20 世纪 60 年代和 70 年代食管癌化学药物治疗（简称化疗）以单一药物为主，对象为晚期食管癌，由于病变过于广泛，患者全身状况差，病程进展快，并发症多，故疗效差，缓解期短，故认为食管癌对化疗不敏感。最常用的药物有博来霉素（BLM）、丝裂霉素 C（MMC）、多柔比星（ADM）、氟尿嘧啶（5 – FU）、甲氨蝶呤（MTX），有效率在 15% 左右，无完全缓解的报道，缓解期为 1 ~ 4 个月。自 20 世纪 80 年代顺铂应用以来，尤其多种药物联合应用以来，食管癌化疗的疗效有所提高，缓解期延长，而且部分病例获得完全缓解，给食管癌的化疗带来希望和生机。目前化疗不仅用于治疗晚期食管癌，而且用于与手术和放射治疗的综合治疗。

1. 适应证

（1）不宜手术或放射治疗的各期患者或术前、放射治疗前需要化疗的患者。

（2）术后有癌灶残留，癌旁组织的血管或淋巴管中有癌栓者。

（3）大剂量放射治疗后局部癌灶未能控制者。

（4）手术或放射治疗后的巩固治疗或治疗后复发转移的患者。

（5）骨髓及肝、肾、心、肺功能基本正常。

（6）预期生存时间在 8 周以上的患者。

2. 禁忌证　食管癌患者化疗的禁忌证为恶病质、骨髓及心、肺、肝、肾功能不全者。有食管穿孔、出血及感染等并发症的患者，有明确诊断的精神病患者亦不适于化疗。

3. 疗程设计

（1）疗程时间：应以肿瘤细胞增生周期的长短来确定。通常主张以多个治疗周期给药，应至少超过 2 个以上肿瘤细胞增生周期，从而使在第 1 个治疗周期没有被杀伤的肿瘤细胞可以在以后的治疗周期中被杀伤。食管癌属生长缓慢的肿瘤，其细胞增生周期时间为 5.4 ~ 8.1 天，倍增时间在 10 天以上，因此食管癌的化疗多以 21 ~ 28 天为 1 个治疗周期，3 ~ 4 个治疗周期为 1 疗程。

（2）疗程间隔：应以停药后化疗引起的毒副反应完全消失，机体正常功能基本恢复，而被杀伤的肿瘤细胞尚未修复的时间设计。由于骨髓造血干细胞及食管黏膜上皮细胞的增生周期均较食管癌细胞的增生周期短，故目前认为化疗每个周期间隔时间以 10 ~ 14 天，疗程间隔时间以 35 ~ 45 天为宜。

4. 单药化疗　单药化疗药物中 DDP、5 – FU、TAX、MTX 是治疗食管癌仍有发展潜力的药物。主要适用于治疗食管鳞癌。近年来随着发达国家食管腺癌发病率的增加，新型抗肿瘤化疗药如 taxol、CPT – ll 等的单药临床试验，包括了一定数量的食管腺癌。这些药物对食管癌只表现出中度抗瘤活性，很少有获完全缓解者，且缓解期缩短。

（1）氟尿嘧啶：属嘧啶类抗代谢药，抑制胸腺嘧啶核苷酸合成酶，阻断尿嘧啶脱氧核苷酸转变为胸腺嘧啶脱氧核苷酸，影响 DNA 的生物合成。本药属细胞周期特异性药物，对增殖细胞各期都有杀伤作用，但对 S 期的作用较强。一般静脉滴注给药，$375mg/m^2$，每周 2 次，总量 $8 \sim 12g$ 为 1 疗程。口服给药每天 $150 \sim 300mg$，分 3 次服用。其对食管癌的有效率为 30% 以上。

（2）博来霉素：从轮生链霉菌培养液中提取的碱性糖肽类化合物，具有广谱抗肿瘤作用。其作用机制系引起 DNA 单链及双链断裂，在细胞学上表现为染色体缺失或断片，属于细胞周期非特异性药物。一般用法为 $10 \sim 20mg$ 静脉或肌内注射，每周 $2 \sim 3$ 次，总剂量 $300 \sim 600mg$。其对食管癌的有效率可达 50% 左右，但缓解期短，仅 $17 \sim 90$ 天左右，停药后易复发。

（3）长春花碱酰胺：为半合成的长春花生物碱，具有广谱抗肿瘤作用。它可抑制微管蛋白的聚合，阻断微管的形成，亦能破坏已形成的微管，使核分裂停止于中期。此药可改善食管癌患者的主观症状，使部分瘤体缩小。一般用法为 $2 \sim 4mg/m^2$ 静脉注射，每周 1 次，连用 6 周。其对食管癌的有效率约 30%。

（4）顺铂：系含铂无机络合物。它与 DNA 结合形成交叉连接，从而破坏了 DNA 的功能，为周期非特异广谱抗肿瘤药物，但对 G1 期细胞较敏感。一般用法为 $20mg$ 静脉推注，每天 1 次，连用 5 天为 1 疗程，间隔 $1 \sim 2$ 周重复应用。其对食管癌的有效率约 20% 左右。近年来合成了一系列水溶性好、毒性较小的新一代铂化合物，其中卡铂已在临床上广泛使用，对食管癌的疗效较顺铂为佳。

（5）冬凌草：唇形科香茶菜属植物，其抗肿瘤成分为贝壳杉烯骨架类型的四环二萜类化合物，分子中环戊酮伴有环外亚甲基是其抗肿瘤活性基因。此药对 DNA 聚合酶有抑制作用，使肿瘤细胞 DNA 合成受阻，系细胞周期非特异性药物。国内研究表明其有效率超过 30%，能明显延长患者的存活期。

5. 联合化疗　临床和实验研究证明选择 $2 \sim 3$ 种有效单药组成联合化疗方案，对实体瘤的疗效远较单药化疗为好，目前食管癌的化疗也已广泛采用联合化疗的方法，使临床疗效有了大幅度提高。但目前食管癌联合化疗的有效率报道差异很大，有效率在 15% ~ 86% 之间。由于没有显著提高生存率，故近 10 年来化疗多与放射治疗、手术相结合应用。

治疗食管癌有一定临床疗效的化疗方案有 27 种之多，但应用最为广泛的是 BLM - DDPVDS 及 DDP - 5 - FU 两种。前者也因其毒性，临床已渐趋少用，只有 DDP - 5 - FU 方案及以其为基础的派出方案，因临床疗效较高、耐受性较好、便于与放射治疗、手术联合等优势，而临床应用日渐增多。随着新药的出现，治疗食管癌的新型方案初步凸现出较好的效果。在 DDP - 5 - FU 方案基础上加用 leucovorin 的生化修饰方案（DDP - LV/5 - FU），加用 taxol 的 TAX - DDP - 5 - FU 方案，因对食管鳞癌、腺癌都有较高缓解率和轻度毒性及便于参与综合治疗，已成为目前我国治疗食管癌的常用方案。

6. 食管癌常用及新型联合化疗方案

（1）一线方案

1）DDP - 5 - FU 方案

A. DDP - 5 - FU

DDP $75 \sim 100mg/m^2$，分割为 $2 \sim 5$ 天静脉滴注；或 $50mg$，$d_{1 \sim 3}$；或 $30mg$，$d_{1 \sim 5}$；或 $40 mg$，$d_{1 \sim 3}$。常用 $30mg$，$d_{1 \sim 5}$。

5 - FU $500 \sim 750mg$（$m^2 \cdot d$），每天缓慢滴注 8h，连用 5 天或每天 $500 \sim 750mg/$（$m^2 \cdot d$）连续滴注 120h。

21 天为 1 个周期，2 个周期后复查，有效再用 2 个周期；无效调整剂量或改换治疗方案。

DF 方案是利用 DDP 与 5 - FU 的相互调节增效作用，疗效较好，毒性不大，用法简便，药价低廉。对食管鳞癌效果较好，对食管腺癌也有效，而且能提高放射治疗效果，适用于与放射治疗合并应用，故是目前治疗食管癌最基本的化疗方案，并在化疗 2 ~ 4 个周期后放射治疗或手术和放射治疗同时或序贯应用。

B. DDP - 5 - FU 生化修饰疗法

DDP　3.5 ~ 7.5mg/ $(m^2 \cdot d)$，静脉滴注或静脉冲入。每周用 5 天，共 4 周。

5 - FU　250 ~ 320mg/ $(m^2 \cdot d)$，静脉每天持续滴注 24h，共 4 周或每天缓慢静脉滴注 8h，每周用 6 天共 4 周。用 4 周，间歇 4 周为 1 个疗程。

治疗食管癌有效率 40% ~ 50%，副反应轻微，适用于年迈、体弱、不宜用其他方法治疗的患者。

2）DDP - LV/5 - FU 方案

DDP　20mg/ $(m^2 \cdot d)$　　静脉注射（1h）$d_{1 \sim 5}$

LV　70 ~ 140mg/ $(m^2 \cdot d)$　　静脉注射（1 ~ 2 h）$d_{1 \sim 5}$

5 - FU　350 ~ 400 mg/ $(m^2 \cdot d)$　　在 LV 静脉滴注 2/3 以上是静脉冲入（15min 以上冲完），或 LV 滴完后立即输注（2 ~ 3h）$d_{1 \sim 5}$

21 天为 1 个周期，2 个周期后复查，有效再用 2 个周期；无效调整剂量或改换治疗方案。此方案为生化调节增效方案，疗效优于 DDP - 5 - FU 方案，但毒性也较高，可引起黏膜炎。据用 LV 每次 50mg、100mg、200mg，3 种剂量共 200 例统计，疗效近似，有效率 75%，中位生存时间 8 个月。并可在术前术后应用，与放射治疗合用可提高疗效。

3）CBP/DDP - IFN - a - 2b/5 - FU 方案

A. CBP　150 ~ 200mg/m^2　　静脉注射（30min）d_1

DDP　15 ~ 20mg/ $(m^2 \cdot d)$　　静脉注射（1h）d_2、d_3、d_4

5 - FU　500mg/ $(m^2 \cdot d)$　　缓慢静脉滴注 8h　$d_{1 \sim 4}$

IFN - a - 2b　100 万 ~ 200 万 U　肌内注射　$d_1 \sim d_{15}$

B. DDP　20mg/ $(m^2 \cdot d)$　　静脉注射　$d_1 \sim d_5$

IFN - a - 2b　100 ~ 300 万 U　肌内注射　$d_1 \sim d_7$

5 - FU　500mg / $(m^2 \cdot d)$　　静脉注射（8h）$d_1 \sim d_5$

21 天为 1 个周期，2 个周期复查，有效再用 2 个周期；无效调整剂量或改换治疗方案。二铂对肿瘤攻击重叠，则毒性分散，双铂与 5 - FU、IFN - a 之间有生化调节及协调作用。

4）TAX - DDP - 5 - FU 方案

TAX　135 ~ 150mg/m^2　　静脉注射（3h）　　d_1

DDP　20mg/m^2　静脉注射　$d_2 \sim d_6$

5 - FU　500 ~ 750mg/ $(m^2 \cdot d)$ 缓慢静脉滴注（8h）$d_2 \sim d_6$

21 天为 1 个周期，2 个周期后复查，有效再用 2 个周期；无效调整剂量或改换治疗方案。

5）TAX（或 NVB）- PYM（或 BLM）方案

TAX 80mg/m² 静脉注射（3h）d_1、d_8

（或 NVB 25~30mg/m² 静脉快速滴注 d_1、d_8）

PYM 5mg/m² 肌内注射 d_2、d_3、d_5、d_9、d_{11}、d_{13}

（或 BLM 10mg/m² 肌内注射 d_2、d_3、d_5、d_9、d_{11}、d_{13}）

21 天为 1 个周期，2 个周期后复查，有效再用 2 个周期；无效改换治疗方案，不适用于铂类的患者可用此种方案。

（2）二线方案

1）NVB - CBP/DDP 方案

NVB 25~30mg/m² 静脉快速滴注或冲入 d_1、d_8

CBP 150~200mg/m² 静脉注射 d_1

DDP 15~20mg（m²·d） 静脉注射 d_2、d_3、d_{14}

（或加 PYM 8mg 肌内注射 d_1、d_4、d_7、d_{10}、d_{13}、d_{16}）

2）DDP - CPT - 11 方案

DDP 30mg/（m²·W） 静脉注射 1 次/W×4

CPT - 11 65mg（m²·W） 静脉注射 1 次/W×4~6 周重复。

3）DDP - GEM 方案

DDP 50mg/m² 静脉注射（1h）d_1、d_8

GEM 800mg/m² 静脉注射（30min）d_2、d_9、d_{15}

28 天为 1 个周期，2 个周期复查疗效。

4）nedaplatin（NDP）- 5 - FU 方案

NDP 80~100mg/m² 静脉注射（2h）d_1

5 - FU 350~500mg/（m²·d） 连续静脉滴注 24h d_1、d_5

21~28 天为 1 个周期，最少 2 个周期，主要毒性为骨髓抑制及中度消化道反应。

5）DDP - MTX 方案

DDP 20mg/（m²·d） 静脉注射 d_1、d_2、d_3、d_4

MTX 200mg/m² 静脉注射 d_1、d_{10}

每次用 MTX 24h 开始用 leucovorin 6~10mg（m²·d），每 6h1 次，肌内注射或静脉注射，共 48~72h。

21~28 天为 1 个周期，3~4 个周期为 1 个疗程。

国外应用有效率 76.2%~82.4%，国外尚未见报道，仅供参考试用。但应注意骨髓抑制或肾毒性。

6）DDP - MMC - IFO 方案

DDP 500mg/m² 静脉注射 d_1

MMC 6mg/m² 静脉注射 d_2

IFO 3g/m² 静脉注射 d_2 或 1.5~2g（m²·d），d_2、d_3、d_4

21~28 天为 1 个周期，3~4 个周期为 1 疗程。

国外治疗食管癌有效率 61%，毒性可耐受。国内尚未见报道，可供临床参考试用。

7) TAX（TAX 或 NVB）- MMC（或 MTX）方案

TAX　80mg/m² 　静脉注射（3h） 　d_1、d_8

（或 TAX 　40mg/m² 　静脉注射（1h） 　d_1、d_8）

（或 NVB 　25mg/m² 　快速静脉滴注 　d_1、d_8）

MMC 　6mg/m² 　静脉注射或冲入 　d_1、d_8

（或 MTX 　60mg/m² 　静脉注射（3~4h） 　d_1、d_8）

21~28 天为 1 个周期，2 个周期后复查，有效再用 2 个周期；无效调整剂量或改换方案。用于不宜用 DDP 或 DDP 过量的患者。

7. 治疗周期

（1）初治患者，一般化疗 4~6 个周期，必要时 8 周后加强化疗。

（2）术前化疗 4 个周期。

（3）术后 4 周开始化疗 4~6 个周期，术后病理证实术前化疗方案有效者，仍用原化疗方案，无效者改换方案。

1）术后病理证实，癌侵及食管黏膜层和黏膜下层，细胞高分化者，术后一般可不化疗。但低分化者应化疗。

2）低分化，癌侵及食管壁肌层或侵及食管壁全层或有食管外癌转移者，术后化疗 4 个周期，8 周后化疗 4 个周期。

（4）放射治疗前化疗 2~4 个周期，放射治疗后酌情化疗 4 个周期。

（5）介入性化疗：经导管直接向肿瘤供血动脉灌注化疗药物，可增加局部肿瘤组织的药物浓度，因而提高了疗效，减轻了不良反应，一般对下端效果较好，但对食管的多源性失血和插入动脉的选择还应进一步研究。常用的药物有 DDP（80mg/m²）、CBP（300mg/m²）、BLM/PYM（20~30mg/m²）、5-FU（750mg/m²）、MMC（10~15mg/m²）、ADM（40mg/m²）等，可选择 2~3 种不同作用的药物同时给药，4 周 1 次，3 次为 1 个疗程。介入性化疗可与放射治疗合并使用，也可做术前治疗，以增强肿瘤局部控制作用。

目前尚未明确食管癌动脉灌注化疗的最佳适应证，可根据病灶的位置、肿瘤分期和患者的一般状况而定。动脉灌注化疗可适用于：癌灶局限于食管一个动脉供血段，无明显远处转移灶；胸段食管癌可能侵及周围器官而不适宜手术，待灌注化疗使瘤体缩小后再行切除术；血管造影证实肿瘤有供应血管；符合化疗适应证，非禁忌证患者。有主要脏器功能不全，年迈体弱，血凝障碍和感染发热，食管有出血、穿孔倾向者禁用。

（6）化疗停药指征：①吞咽完全梗阻、食管出血或食管穿孔；②感染性发热，体温在 38℃ 以上者；③呕吐频繁或引起电解质紊乱；④便血或严重腹泻，每天 5 次以上；⑤一般情况严重恶化或出现主要脏器毒性。

（7）肿瘤细胞的抗药性和不良反应：肿瘤细胞对化疗药物有着不同的敏感性，因此存在疗效差异。肿瘤细胞的抗药性包括天然抗药性及获得性抗药性，从而限制了抗肿瘤药物的应用范围与疗效发挥。化疗药物在抑制肿瘤生长、杀伤癌细胞的同时往往对机体正常细胞亦有影响，从而产生各种不良反应。如胃肠道反应、骨髓抑制、心脏毒性、肺部毒性、神经系统毒性等。

辅助性放射治疗和化疗作为提高手术切除率和提高术后长期生存率的方法，因副作用大，在提高治疗效率的同时也增加了死亡率，其有效性也正在进一步评估中。一项多中心前瞻性随机性研究比较了食管鳞癌患者术前联合放化疗后手术与单纯手术的疗效差异，发现总体生存率并无提高，而术后死亡率在联合治疗组要显著高于单纯手术组，且费用亦明显增高。但目前许多比较研究中 EUS 的应用有限或根本没有应用，故分期不准确可能影响了结论的可靠性，因此，联合治疗的作用尚有待进一步证实。

（五）分子靶向治疗

21 世纪的今天，分子靶向治疗已不再是一个新名词。所谓分子靶向治疗，是利用瘤细胞分子生物学上的差异，包括基因、酶、信号转导、细胞融合、吞饮及代谢上的不同特性，将抗癌药定位到靶细胞的生物大分子或小分子上，抑制肿瘤细胞的生长增殖，最后使其死亡。手术、放射治疗和化疗，是肿瘤的三大基本治疗手段。而放化疗的毒副作用，往往给患者造成极大的痛苦。分子靶向治疗从分子病理学的角度，很有效地解决了这个问题，它在抑制肿瘤的同时，对人体正常的细胞不造成影响。

科学家们在不断探索癌症的分子生物学发病机制时已意识到，如果能够针对肿瘤的特异性分子变化给予其有力的打击，将会大大改善肿瘤治疗的效果，并可引发肿瘤治疗理念的变革。最近几年，新型分子靶向治疗药物在临床实践中取得了显著的疗效，表明了分子靶向治疗理论的正确性与可行性。

分子靶向治疗在肿瘤的治疗中显示出较好的应用前景，是近些年来研究的热点。目前报道较多的靶向药物有 irresa 和 erlotinib（tarceva）、celecoxib（celebrex）、cetuximab（erbitux）和 bevacizumab（avastin）等，其在晚期食管癌的研究中已取得比较肯定的疗效。

EGFR、VEGF 的表达预示食管癌患者生存率降低，提示应用针对这些受体的新靶点药物可能有利于提高生存率。一些基础研究表明 EGFR 的高表达能显著降低肿瘤细胞的放射敏感性，EGFR 靶向抑制剂通过阻断与 EGFR 相关的多条信号途径，来提高肿瘤细胞的放射敏感性。临床试验也提示放射治疗和（或）化疗时，同时联合应用 EGFR 靶向抑制剂能提高一部分肿瘤的疗效，并且与治疗相关的毒性反应并无明显增加 oirresa 和 erlotinib 均属于表皮生长因子受体。酪氨酸激酶抑制剂，Aira 等研究 gefitinilb 推荐剂量 250mg/d 增敏放射治疗时，副作用主要为皮肤毒性，包括痤疮样药疹、脂溢性皮炎、慢性的爪间綮和发质改变。Dobelbower 等研究 erlotinib、5-FU、顺铂联合放射治疗 11 例食管癌患者，erlotinib 剂量达到 150mg/d，顺铂 $75mg/m^2$，d_8、d_{36}，5-FU $1.0g/m^2$，$d_8 \sim d_{11}$、$d_{36} \sim d_{39}$，同期放射治疗 50.4Gy（180cGy/d，5 天/周）。主要毒副作用为轻度的腹泻、皮疹、恶心和食管炎。EGFR 单克隆抗体西妥昔单抗（C225）高效阻断 EGFR 酪氨酸激酶磷酸化和激活，可显著增强化疗或放射治疗的疗效。Bonner 等报告Ⅲ期临床研究，424 例晚期头颈部癌患者随机分为射治疗 +C225 组和单纯放射治疗组，结果 2 年和 3 年总生存率联合组分别为 62% 和 57%，单纯放射治疗组分别为 55% 和 44%，P=0.02；中位生存时间分别为 54 个月和 28 个月；严重的黏膜炎两组差异不大（55% 和 52%）。针对晚期食管腺癌患者，Dana-Farber 癌症中心正探讨术前应用依立替康、顺铂、西妥昔单抗联合放射治疗。对 HER2 阳性的食管腺癌患者，Safran 等在紫杉醇 + 顺铂方案中加入曲妥珠单抗联合放射治疗，每周顺铂 $25mg/m^2$、紫杉醇 $50mg/m^2$，曲妥珠单抗分别为 1mg/kg、1.5mg/kg、2mg/kg，起始剂量分别为 2m/kg、3mg/kg、4mg/kg，同期放射治疗 50.4Gy，共治疗 6 周。增加曲妥珠单抗未见毒性增加，而疗效增加，故可足量加入该方案。MD Anderson 癌症中心的一项Ⅱ期临床研究表明，COX-2 抑制剂与化放疗联合治疗局部晚期食管癌，初步显示安全性高，疗效有一定的优越性。报道 31 例食管腺癌患者，术前予以塞来考昔联合顺铂、5－FU和放射治疗，接着手术且塞来考昔维持治疗，2年生存率31%，中位生存时间17个月，手术的22例中6例pCR。另一则报道36例食管腺癌患者，术前塞来考昔联合顺铂、依立替康和放射治疗，接着手术且塞来考昔维持治疗，其中11例（占手术者44%）pCR。部分患者有血栓形成。这两则报道初步显示塞来考昔在食管腺癌新辅助治疗及维持治疗中的价值。Cohen等报道Irresa治疗52例复发或转移性头颈部鳞癌（包括食管癌）的Ⅱ期临床实验，结果疾病控制率为53%，平均疾病进展时间和生存时间分别为3.4个月和8.1个月。Janmaat等以irresa二线治疗晚期食管癌Ⅱ期临床研究结果显示，除8例不能评价疗效外，PR 1例（1/36），SD10例，PD 17例，中位生存期为164天；进一步分析发现女性鳞癌或EGFR高表达的患者疾病控制率显著增高。Tew等以erlotinib二线治疗晚期食管癌的Ⅱ期临床研究中，PR 3例（3/20），SD 8例（8/20），PR 9例（9/20），疾病控制率55%（PR＋SD），其中3例PR均为EGFR高表达的鳞癌患者，1例出现持续9个月的PR/SD，所以在选择人群时EGFR高表达的鳞癌患者似乎更合适。cetuximab和bevacizumab在食管癌的治疗中也日益受到关注，相关临床研究目前正在进行中，同时靶向药物之间的联合或与放/化疗之间的联合的研究正逐步开展。有关分子靶向药物在复发转移性食管癌方面的临床试验尚不多见，今后有望在此方面做更深一步研究。

（六）中医治疗

食管癌在中医文献中，多属"噎膈"范畴，又称本病为"噎膈"、"噎塞"等。噎膈初起常为气结，血瘀未甚，津液初伤，治疗以解郁润燥；噎膈中期则痰瘀交阻，当以消结、行血、利气、化痰为主。噎膈后期津枯血少，形体羸瘦者，以扶养脾胃气血为主，酌用去瘀破结之品。临床应用时应根据邪正虚实之不同而随证加减。经验方和单方如下：

1. 昆贝丸

处方组成：枇杷叶50g，陈皮20g，杏仁20g，葛根30g，鸡内金10g，浙贝母10g，海浮石20g，昆布15g，五灵脂10g，蜈蚣2条。

用法：水煎，每日1剂，分2次服。

适应证：食管癌。

处方来源：《辽宁中医杂志》1984；1：21。

2. 金佛饮

处方组成：半支莲30g，白花蛇舌草30g，刘寄奴30g，金佛草10g，代赭石30g，柴胡10g，香附10g，郁金10g，枳壳10g，沙参10g，麦门冬10g，玄参10g，半夏10g，丹参10g。

用法：水煎，每日1剂，分2次服。

适应证：食管癌。

处方来源：《辽宁中医杂志》1986；3：27。

3. 解毒生津汤

处方组成：鲜芦根250g，金银花藤60g，金银花15g，连翘15g，蒲公英30g，紫花地丁30g，甘草15g。

用法：水煎，每日1剂，分2次服。

适应证：食管癌证属热毒壅盛。

处方来源：《天津中医》1986；5：12。

4. 加味越鞠丸

处方组成：半夏15g，生姜9g，远志9g，酸枣仁30g，党参15g，当归15g，焦麦芽30g，谷芽15g，焦山楂15g。

用法：水煎，每日1剂，分2次服。

适应证：食管癌证属胃气不降。

处方来源：《天津中医》1986；5：12。

5. 旋复代赭汤

处方组成：旋复花10g，党参10g，半夏10g，甘草10g，代赭石30g，大枣30g，生姜5g。

用法：水煎，每日1剂，分2次服。

适应证：食管癌术后，吻合口狭窄，反流性食管炎。

处方来源：《河北中医》1987；1：21。

6. 加味地黄丸

处方组成：制斑蝥0.2g（龙眼肉包，分早、晚2次服），生地黄18g，山药12g，茯苓12g，山茱萸12g，牡丹皮10g，泽泻10g，白花蛇舌草45g。

用法：水煎，每日1剂，分2次服。

适应证：食管癌。

处方来源：《四川中医》1986；8：11。

7. 软坚汤

处方组成：南沙参30g，女贞子30g，生南星30g，生半夏30g，麦门冬12g，八月札15g，丹参15g，石打穿60g，降香9g，硇砂9g。

用法：水煎，每日1剂，分2次服。

适应证：食管癌证属痰气交阻，郁久化热，耗津伤阴者。

处方来源：《辽宁中医杂志》1987；（1）：17。

8. 砂芪汤

处方组成：硇砂6g，黄芪15g，甘草5g。

用法：硇砂捣碎，放入砂锅内，加入浸泡10min，用武火煎沸30min，尔后加黄芪、甘草，文火煎30min，沉淀过滤，取汁服用。每日1剂，分2~3天再继续服用，3个疗程后，每隔5天服药5天。

适应证：中、晚期食管癌。

注意事项：①此药严禁接触金属；②服药疗程及用药剂量，要根据患者的年龄、体重及病情而定。

处方来源：《河北中医杂志》1987；（2）。

9. 加味增液汤

处方组成：人参6g，香附6g，全蝎6g，生地黄15g，麦门冬15g，瓜蒌15g，丹参10g，当归10g，白花蛇舌草20g，生甘草5g。

用法：水煎，每日1剂，分2次服。

适应证：中、晚期食管癌。

处方来源：《新疆中医药》1987；（2）。

10. 启膈散

处方组成：北沙参 10g，急性子 10g，天南星 10g，白毛藤 10g，浙贝母 10g，半支莲 15g，丹参 15g，白花蛇舌草 30g，麦门冬 15g，谷芽 12g。

用法：水煎，每日 1 剂，分 2 次服。

适应证：中、晚期食管癌。

处方来源：《四川中医》1988；（2）：26。

11. 消瘀散

处方组成：白花蛇舌草 30g，蒲公英 30g，半支莲 12g，山豆根 15g，山慈姑 10g，鸦胆子 10g，黄药子 10g，露蜂房 10g，三七粉 9g，斑蝥 1 只（去头足），蟾酥 0.5g。

用法：水煎，每日 1 剂，分 2 次服。

适应证：食管癌。

处方来源：《内蒙古中医药》1988；（2）：48。

12. 二陈旋复汤

处方组成：旋复花 10g，柴胡 10g，代赭石 30g，丹参 30g，苍术 15g，党参 15g，白豆蔻 6g，半夏 6g，半支莲 6g，急性子 12g，陈皮 12g，黄药子 12g，白花蛇舌草 25g，甘草 3g。

用法：水煎，每日 1 剂，分 2 次服。

适应证：食管癌。

处方来源：《四川中医》1988；8：15。

13. 海藻牡蛎散

处方组成：黄药子 30g，续断 15g，沙苑子 15g，蜈蚣 3 条，海藻 15g，牡蛎 15g，砂仁 6g，枇杷叶 15g，钩藤 15g，远志 15g，熟地黄 20g，党参 10g，鸡内金 6g。

加减：呃逆不止者加柿蒂 15～30g，降香 10～15g，沉香 2g；旋复花 10g，代赭石 15～30g；食管黏膜炎，加乌贼骨 10～15g，瓦楞子 10～15g。

用法：黄药子用白酒 50ml 浸泡 1h 后单煎，其他各药水煎 2 次，与黄药子煎液混合，每日 1 剂，分 2 次服。

适应证：食管癌中晚期。

处方来源：《癌症的治疗与预防》，春秋出版社，1988；104。

14. 清膈散

处方组成：芦根 20g，薏苡仁 20g，冬瓜仁 20g，鱼腥草 20g，金荞麦 20g，黄芩 10g，杏仁 10g，桃仁 10g，浙贝母 10g，桔梗 10g，生甘草 6g。

用法：水煎，每日 1 剂，分 2 次服。

适应证：食管癌穿孔并发食管纵隔瘘，肺脓疡者。

处方来源：《江苏中医》1990；4：27。

15. 增液化痰丸

处方组成：①黄芪 30g，北沙参 15g，玉竹 15g，淮山药 15g，莪术 9g，白花蛇舌草 30g，薏苡仁 30g，瓜蒌 30g，参三七 3g，全蝎 3g；②海藻 30g，水蛭 10g，天龙 10g。

用法：①方水煎，每日 1 剂，分 2 次服；②方研细末，分为 10 包，每次 1 包，每日 2 次。

适应证：食管癌中晚期者。

处方来源：《中医杂志》1990；9：340

16. 化痰丸

处方组成：薏苡仁 30g，丹参 30g，白芨 12g，白芍药 12g，半夏 10g，川贝母 10g，厚朴 6g，苏梗 6g，砂仁 6g，生甘草 6g，郁金 15g，石斛 15g，三七粉 9g。

用法：水煎，每日 1 剂，分 2 次服。

适应证：食管癌证属痰气交阻、瘀血内结、津亏失润者。

处方来源：《江苏中医》1991；（3）：9。

17. 瓜蒌汤

处方组成：生南星 30g，生半夏 30g，瓜蒌 20g，黄药子 10g，旋复花 10g，急性子 30g，天龙 3g，蜈蚣 3g。

用法：水煎，每日 1 剂，分 2~3 次服。

适应证：食管癌梗阻者。

处方来源：《辽宁中医杂志》1991；1：28。

18. 益气软坚散

处方组成：代赭石 30g，仙鹤草 30g，人参 30g，红花 60g，蜂蜜 60g。

用法：前 4 味加水 500ml，煎至 100ml，加蜂蜜搅匀，频频饮服，1~2 天服完。

适应证：晚期食管癌梗阻者。

处方来源：《新中医》1993；（5）：39。

19. 顺气软坚汤

处方组成：半夏 60~120g，人参 15~20g，白蜜 100~200ml，威灵仙 40g，代赭石 40g，昆布 30g，当归 30g，薏苡仁 30g，三棱 15g，莪术 15g，僵蚕 12g，郁金 12g，浙贝母 12g，云南白药适量。

用法：上药除白蜜外，水煎 3 次取液，混合，加入蜂蜜、云南白药搅匀，频饮，1~2 日服完，服药后大便溏泻者，酌减白蜜、当归之量，再加白术 10g；兼阴虚者，加沙参 15g，麦门冬 15g，生地黄 15g；有热者，加蒲公英 15~30g。

适应证：食管癌梗阻者。

处方来源：《浙江中医杂志》，1994；（3）：24。

（七）综合治疗

1. 食管癌综合治疗原则

（1）仅限于食管壁黏膜层而未累及黏膜下层的食管癌，可在内镜下治疗或手术，一般手术切除后不需术后辅助治疗。

（2）黏膜下层有癌浸润播散时，肉眼一般不易辨认，若切除长度不足，常可导致局部复发，还会沿淋巴转移。因此，当癌已侵及黏膜下层尤其癌细胞分化差时，若不是行食管全部切除，则术后应作适当辅助治疗，以防止复发转移。

（3）Ⅱ、Ⅲ期患者因癌已浸润食管肌层和外膜及有区域淋巴结转移，故最好是术前先进行同时放化疗或化疗（包括介入治疗）或放射治疗，2 周后手术，术后 4 周左右再化疗，有癌灶残留者，按术中放置的金属标志定位视野放射治疗或同时放化疗。癌细胞高分化者，术后化疗 4~6 周期；低分化或有较多区域淋巴结转移或与周围器官有粘连者术后化疗 4~6 周期，免疫重建 8 周，再化疗 4 周期。

（4）Ⅳ期患者，用化疗－放疗同时、序贯和交替疗法，进行非手术综合治疗。放化疗结合得当，不仅可控制、消退病灶，还可显著延长生存时间，化放疗代表了食管癌非手术治疗的一大进步。但除非急需放射治疗解除压迫症状或不宜接受化疗的患者，不宜单纯放射治疗，只可化放疗同时或先化疗后放射治疗。

（5）转移或术后、放射治疗后、化疗后复发患者，可用新型化疗方案治疗及中医中药治疗、介入治疗、光子刀治疗等。

2. 综合治疗

（1）术前放射治疗：手术对于控制可以切除的局部病灶十分有效，但肿瘤有外侵时，往往难以彻底切除，且无法切除可能存在的亚临床病灶，而放射治疗受正常组织的限制小，可做较大范围的照射，不但可大范围杀灭亚临床病灶，还可以使肿瘤缩小，使不能切除的病灶转化为可切除的病灶，而受到放射损伤的癌细胞即使在手术中脱落或挤压入血压，亦难以存活。故术前放射治疗能使肿瘤缩小、减少粘连、降低癌细胞的生命力，使肿瘤周围小血管及淋巴管闭塞从而提高手术切除率，降低转移的发生，提高患者的生存率。术前放射治疗的照射范围包括原发灶、侵犯的范围和淋巴引流区。术前放射治疗应以控制亚临床病灶而不加重手术负担为原则。术前放射治疗的剂量为40Gy/（20次·4周），间隔2～4周后进行手术。当术前放射治疗剂量偏低时治疗意义不大，当放射治疗剂量≥50Gy时其生存率与40Gy相近，但并发症和手术死亡率升高，因此目前认为食管癌术前放射治疗40Gy为理想剂量。无论是颈段、胸上段、胸中段及胸下段食管癌的5年生存率，有术前放射治疗的手术组均优于单纯手术组，其5年生存率可提高10%，10年生存率可提高7%。

（2）术后放射治疗：术后放射治疗分为根治术后放射治疗、姑息术后放射治疗和吻合断端残癌放射治疗，患者的情况不同，其放射治疗剂量亦不同，通常剂量在30～80Gy。根治术后的预防性放射治疗结果远比临床上出现肿瘤复发或淋巴结转移而进行放射治疗的结果好；姑息术后的患者术后放射治疗5年生存率为18%，而不做术后放射治疗者无5年生存率，一般术后照射量为50～55Gy，若肿瘤残留及食管残端癌浸润者，则照射剂量应达到60～70Gy，术后吻合口残端是浸润癌时，术后放射治疗的5年生存率为21%，而对照组为9%，但若为原位癌，可不必术后放射治疗，可以定期复查，密切观察。国外有文献报道手术时肿瘤有残留或有小病灶残留，但无淋巴结转移，术后对残留部照射60Gy可以提高生存率。

（3）术前化疗：化疗已逐步成为食管癌综合治疗的重要组成部分，食管癌术前化疗的目的首先是控制食管的原发癌灶，使肿瘤体积缩小，临床分期级别降低，以利于手术切除，第二是提高对微小转移灶的控制，以减少术后复发和播散。目前新辅助化疗方案仍以DDP + 5 - FU为基础，有研究报道，接受术前化疗组的手术并发症和死亡率并未明显增加，而手术切除率、无瘤生存率及总生存率得到提高。

（4）术后化疗：食管癌根治手术后的辅助化疗被认为是为了进一步消灭体内可能存在的微小转移灶。目前采用的治疗方案也是以DDP + 5 - FU为基础，有报道指出，经过多中心临床试验，认为术后辅助化疗可以改善食管鳞癌患者术后无疾病生存期，但不能延长总的生存期。美国肿瘤东部协助组（ECOG）曾经组织多中心临床试验以评价术后紫杉醇、顺铂治疗对食管癌根治术后生存率的影响，结果显示辅助化疗组2年生存率为60%，较对照组提高了20%，但无显著性差异。故有关食管癌术后辅助化疗对于提高综合治疗效果的意义尚需大量的多中心随机对照临床试验来进一步验证。

（5）术前放化疗：放射治疗和化疗都是治疗中晚期食管癌的重要方法，手术、化疗、放射治疗三者综合的治疗更是有可能提高食管癌的疗效，大多认为术前放化疗可降低分期级别，提高局部控制率、无病生存期和远期生存率。陈文和为了探讨新辅助放化疗对中晚期食管癌近、远期疗效的影响，对术前临床分期为Ⅱ、Ⅲ期，无放化疗、手术禁忌证的132例食管癌患者进行分组研究。其中研究组61例，术前口服优福啶（UFT）每天每平方米体表面积350mg，连续2周，同时进行超分割放射治疗，每次剂量1.5Gy，每日2次，总剂量30Gy，放射治疗结束2~4周后进行手术。对照组71例，术前未做放化疗。结果研究组、对照组根治性切除率分别为86.27%、69.79%；研究组的肿瘤分期、术后局部复发率较对照组显著降低；研究组中的3、5年生存率分别为53.25%、36.8%，对照组3、5年生存率分别为43.49%、25.3%。两组无显著性差异（P=0.001），但研究组中获得缓解的患者较未缓解者显著性提高（p=0.02）。由此得出术前放化疗能降低肿瘤分期、局部复发率、提高近期疗效；对长期生存率的提高尚不明确，但获得缓解的患者能显著性提高远期生存率。

（6）术后放化疗：目前还没有前瞻性随机对照研究证实对可切除性食管癌行术后放化疗可以改善生存期。到目前为止，术后辅助治疗还没有成为可切除性食管癌的治疗标准。食管癌受侵犯的淋巴结数和血管受侵是预后不良的独立因素，患者接受化疗是受益的。可切除的食管癌术前行放化疗者，术后适时行辅助化疗对进一步延长生存期有意义。对年轻、病变广泛、多发病灶、残端阳性、局部淋巴结转移者术后辅助治疗是必须的治疗手段，放射治疗联合全身化疗疗效好。放射治疗应术后早期应用，一旦出现复发转移再放射治疗的疗效极差。

（7）食管癌的主要综合治疗模式见表11-3。

表11-3　不同分期食管癌推荐的治疗方案

分期	治疗
0期	手术
T_{is}、N_0、M_0	内镜下黏膜下切除术*
	光动力学治疗*
	手术 T_1、N_0、M_0
Ⅰ期	内镜下黏膜下切除术*
	光动力学治疗*
ⅡA期	手术
T_2、N_0、M_0	化疗+放射治疗，继以手术或不配合手术
T_3、N_0、M_0	
ⅡB期	手术
T_1、N_1、M_0	化疗+放射治疗，继以手术或不配合手术
T_2、N_1、M_0	
Ⅲ期	手术切除 T_3 病灶
T_3、N_1、M_0	化疗+放射治疗，继以手术或不配合手术
T_4、任何N、M_0	姑息性治疗+
Ⅳ期	
任何T、任何N、M_1	姑息性治疗+

分期	治疗
ⅣA 期	
任何 T、任何 N、M_{1a}	姑息性治疗+
ⅣB 期	
任何 T、任何 N、M_{1b}	姑息性治疗+

＊疗效有待进一步评估。+包括体外放射治疗、近距离放射治疗、全身化疗、放射治疗与化疗结合、内镜下扩张、插管、光动力学治疗、激光治疗、热疗和注射细胞毒药物等。

（八）诊治指南

1. 检查　新近诊断的患者应该询问详细的病史和做全面的体格检查，以及上消化道的内镜检查，同时必须有组织病理学确认；内镜下不能观察上消化道的患者应行上消化道的气钡双重造影检查，还应做全血细胞计数、血生化检查、血 PT 化验及胸腹部 CT。如果肿瘤位于相当于气管隆突部位或其以上，应行支气管镜检查（包括异常组织的组织学检查和支气管刷检物的细胞学检查）。如果没有肿瘤转移的临床证据，建议做超声内镜检查（有指征也可以做内镜下细针穿刺活检术）；另外，如果肿瘤位于食管胃连接，可选择行腹腔镜下肿瘤分期检查。近年来，PET（正电子发射断层摄影术）被用来评估肿瘤对食管的损害，但是需要进一步的研究来更准确地确认其价值，这种应用仍被认为是选择性的。怀疑转移的患者应该经组织学确认。这些检查可以把患者分为 2 组：①局部有明显肿瘤病变的患者（Ⅰ～Ⅲ期）；②已经有明显转移癌的患者（Ⅳ期）。

2. 食管胃连接处　Siewert 和其同事认为食管胃连接部位的肿瘤有其独有的特点。如果肿瘤中心或超过 66% 的肿瘤组织位于解剖学上的食管胃连接处之上超过 1cm，则为远端的食管腺癌，定为Ⅰ型；如果肿瘤中心或肿块位于解剖学上的食管胃连接处上 1cm 内和远端 2cm 内，则被分类为Ⅱ型食管胃连接处腺癌；如果肿瘤中心或超过 66% 的肿瘤组织位于解剖学上的食管胃连接处远端大于 2cm，这类腺癌被分为Ⅲ型食管胃连接处腺癌。最近，这种分类有些细微改变。肿瘤中心位于解剖上贲门近端或远端 5cm 内被定为食管胃连接处腺癌。这包括Ⅰ型腺癌，它可能从上浸润食管胃连接处；Ⅱ型，它起源于食管胃连接处；Ⅲ型腺癌或贲门下胃癌，它从下向上浸润食管胃连接处。Siewert 和其同事认为这些肿瘤分类是基于肿瘤中心或肿块的解剖学定位的单纯形态学上的分类。各种常用诊断技术包括食管钡餐、食管镜检查和 CT。特殊患者和特殊部位肿瘤首选基于全面的肿瘤预先分期的个性化的治疗方案。通过考虑肿瘤的定位和控制局部肿瘤的特殊要求可以更准确地确定治疗决策。

3. Additional Evaluation 进一步评估　对那些明显肿瘤局限的患者，术前检查有助于评价术前状况，对于腹部有阳性体征的患者这些检查是必须的，这些检查包括肺功能、心功能和营养评价。为了术前营养支持，可以考虑下鼻胃管或空肠造瘘置管，不推荐经皮胃内镜检查。此外，结肠钡餐造影或结肠镜检查可以决定是否术中行结肠代食管吻合。如果所选病例需结肠代食管吻合，那么应行肠系膜上动脉血管造影。PET 扫描是有益的，因为食管癌的治疗需多学科的专业知识包括胸外科学、放射肿瘤学、化疗学、营养支持和肺支持以及内镜检查，因此鼓励多学科评价。

4. 首选治疗 可以手术切除的食管癌患者（Ⅰ～Ⅲ期，或 T1～T3，N0～1 或 Nx）有两种治疗选择：食管切除术和大剂量放化疗。对外科手术选择与否很大程度上取决于患者就医的诊疗机构的性质。然而，对那些隆突水平以下或累及胃食管接合部的肿瘤，主张外科手术治疗。放化疗应该包括 50～50.4Gy 的放射治疗和同时进行的 5-FU+顺铂化疗。对颈部食管癌来说，放化疗是首选的选择。术后没有淋巴结转移的患者食管切除术后，R0 切除术后有 3 个选择：①T1 期患者应该随访，如果没有明确的复发证据，不推荐进一步治疗；②T2N0 患者应该随访，部分患者可以选择性做放化疗；③T3N0 患者应该接受放化疗，选择的 T2N0 患者（局限于食管下段或食管胃交界处）包括高危患者如低分化的组织病理类型、淋巴血管浸润、神经血管浸润的年轻患者；R1 切除患者术后应该给予放射治疗和 5-FU/顺铂为主的化疗；R2 切除术后患者应该给予放化疗，并且根据肿瘤的扩散范围给予补救治疗。对术后发现有阳性淋巴结的患者，后续的治疗取决于病灶的部位和组织类型。食管远端或胃食管交界处的腺癌患者应该接受术后的辅助化疗和放射治疗，然而近端或中段食管腺癌及任何部位的鳞癌可以密切随访。

在大剂量放化疗的患者中，在完成治疗 4～6 周后行上消化道内镜检查随访同时推荐行 CT 检查。假如能完整的随访，患者能被密切观察或行食管切除术。在食管远端或胃食管交界处的腺癌的患者主张食管切除术。密切随访适用于近端或中段食管腺癌的患者或任何部位的鳞癌患者；然而，对这类患者，在诊疗指南里食管切除术是作为ⅡB 类证据作为推荐的。如果肿瘤持续存在或局部肿瘤复发，这些患者应该行食管切除术或其他姑息性手术。对 T4 期不能切除的肿瘤，选择非手术治疗的患者，首选治疗是给予 50Gy 放射治疗和同时 5-FU+顺铂的化疗。对不能耐受放化疗和不能手术切除的患者，加强支持治疗是一个合理的选择。

十四、预防

目前已证实食管癌与食管损伤、食管疾病、食入致癌物质、营养不良等有关系，有的患者与家庭遗传有关，主要是父系遗传，可连续 3 代以上。那么如何发现早期的食管癌？我们应从以下几个方面入手：

1. 食管癌高发地区定期普查。

2. 高危人群的定期检查 高危人群主要包括：50～70 岁的老年男性；生活在北方地区或农村并有烟酒史、肿瘤家族史和饮食习惯不良者，如喜过热、粗硬饮食和进食过快；长期食用酸菜、腌制、熏制和霉变食物者；长期缺乏维生素 C、维生素 B、胡萝卜素者，原因不明的食管或者胃内隐血试验阳性者；慢性食管炎以及慢性食管炎伴有不典型增生者也是食管癌的高危人群。定期检查时间通常 1 年 1 次，极高危人群应 1 年 2 次。有高危症状者应 3 个月 1 次。检查手段包括：食管细胞学检查，食管 X 线检查，食管镜检查，血清学检查包括癌胚抗原和鳞状细胞癌抗原等，其中食管镜检查尤为重要。

3. 普通人群中食管癌知识的普及 当出现下列症状时应引起人们高度重视：进食哽噎感、胸骨后疼痛或吞咽疼痛、咽喉部干燥和紧缩感、食管内异物感，其他症状包括胸骨后胀闷不适，心窝部、剑突下或上腹部饱胀和轻痛，食物通过缓慢和滞留感等。

4. 养成良好的饮食习惯 不吃发霉的粮食及其制品，少吃熏制或腌制的食物，少吃油炸食品，进食切忌"热、快、粗、硬"，改变不良的生活方式，不吸烟、不酗酒，饮水时也要注意水源水质。

5. 合理营养　在每天的饮食中摄入足够的植物性食物，如蔬菜、水果、谷类和豆类应占 2/3 以上。绿叶蔬菜、胡萝卜、土豆、番薯和柑橘类水果有很强的防癌作用，平时可以多吃。

6. 药物预防　患食管癌的患者常缺乏铁、钼、锌、锰、硒等微量元素和维生素 A、B_2、C，阿司匹林能防此病，故高危人群可在医师指导下，补充相关的微量元素、维生素和药物来预防。

7. 积极治疗食管疾病　及早发现并治疗食管的慢性疾病如食管炎、白斑、息肉、憩室、贲门失弛缓症等。此外，每天适量的运动，保持健康的心态，乐观的情绪，规律的生活对预防食管癌的发生都是有重要意义的。

十五、预后和展望

食管癌患者的预后总的来说是鳞癌好于腺癌，缩窄型、蕈伞型好于溃疡型、髓质型。早期食管癌无转移外侵者 5 年生存率为 60%，已外侵转移或中段食管癌 5 年生存率小于 25%，平均 5 年生存率 18.1% ~40.8%，但国外报道食管癌预后甚劣，5 年生存率不到 5%。影响食管癌预后的因素主要有：

1. 癌肿浸润的深度　与预后有密切的关系。

2. 区域淋巴结转移　是影响预后的重要因素。

3. 切缘癌残留。

4. 术前放射综合治疗。

5. 肿瘤的部位　一般认为下段比中上段好。

随着肿瘤基础理论研究的进展，抗癌新药的问世，用药方法和科学技术的进步。食管癌的临床疗效获得了显著改善，生存时间明显延长。化疗在食管癌治疗中的重要性越来越受到医师和患者的重视，特别在与放射治疗、手术合并应用的综合治疗中，化疗更起着十分关键的作用。这是在 40 年间一个缓慢的、逐步的前进过程，也是一个被公认的、来之不易的成就。目前，同时化放疗后再手术切除食管的这一综合治疗模式的价值还有待进一步研究，对病变局限的较早期食管癌，单纯手术仍然是首选的治疗方式；对于采用非手术综合治疗的晚期食管癌患者，同时化放疗的疗效要明显优于单纯的放射治疗或化疗。目前以手术或放射治疗为基础的食管癌治疗有其局限性，化疗可治疗转移癌或作为放射治疗增敏剂而提高放射治疗效果。由于 5 - FU 和 DDP 在化疗中最为常用，所以 5 - FU 的生物调节剂就引起人们的广泛关注，在 DDP + 5 - FU 方案基础上加用亚叶酸钙（LV）或 IFN - α 表现出较好的疗效。新型抗微管药物 TAX 对鳞癌和腺癌都有较高的抗瘤活性。化放疗与手术的疗效相当，化放疗将成为能替代手术的基本方法。有大量资料表明，综合治疗能提高食管癌的治疗效果并提高长期生存率，把各种治疗方式有机地结合起来组成最佳综合治疗模式仍是今后临床研究的主要方向。

（宋长亮）

第二节　食管小细胞未分化癌

一、概述

小细胞未分化癌（简称小细胞癌）除好发于肺外，尚可见于食管、气管、胰腺、子宫颈及前列腺等肺外器官，临床表现与常见的鳞癌和腺癌相似，多发生于中老年人。关于食管小细胞未分化癌的组织发生问题至今尚未统一，有人认为来源于体内各器官的神经内分泌细胞，即所谓 APUD 细胞，即胺前体摄取与脱羧细胞，此类细胞具有共同的细胞化学和超微结构，弥散分布于全身，可合成结构类似的肽，具有激素和递质的功能，作用于邻近或远处细胞引起局部或全身激素功能改变；也有人认为来自多向分化能力的全能干细胞，在受到致癌因素的刺激后，由于内环境的不同，大部分形成鳞癌，小部分形成腺癌，极少部分保持小细胞形态，形成具有神经内分泌颗粒的燕麦细胞癌和缺乏此颗粒的储备细胞癌。其恶性程度高，侵袭性强，淋巴及血行转移早，患者的预后极差。

二、病因及发病机制

对食管小细胞未分化癌的属性和组织发生一直存有争议。Ibrahim 等认为，PESC 与肺小细胞未分化癌一样，来源于弥散神经内分泌系统，即所谓的 APUD 细胞，而组织学上也证实食管黏膜中存在 APUD 细胞。HoKJ 等认为，PESC 和食管鳞癌及腺癌一样，均来源于食管黏膜的多能原始干细胞，为多向干细胞恶变后向不同方向分化的结果。近年来也有学者认为，胃肠道的 APUD 细胞并非来自神经嵴，而来源于内胚层，与胃肠腺上皮可能同源，即全能干细胞来源。其发病机制目前尚不明白。

三、病理与分型

食管小细胞未分化癌好发于食管的中段和下段，发生率相近，这与嗜银细胞在食管的分布情况一致。发生于食管上段的小细胞癌不足4%，有时可见分布于食管各段的多发性小细胞癌。

小细胞癌多表现为向腔内突出生长，主要表现为息肉状或蕈伞样，有些可呈髓质型或缩窄型。由于肿瘤生长较快，表面常出现深浅不等的溃疡。瘤体长径以 4~7cm 者居多，最长可达14cm。多发性小细胞癌的瘤体较小，多数为仅数毫米的小瘤。与肺小细胞癌一样，食管小细胞癌的恶性程度高，手术切除标本中食管引流淋巴结有转移者约占55%~80%，因此死亡病例全身广泛转移者多见。

组织学形态食管小细胞未分化癌的细胞体积小，似淋巴细胞，核深染，呈圆形、卵圆形，胞浆稀少，主要呈弥漫性排列。

食管小细胞未分化癌分为：①纯小细胞癌，约占80%，组织学特征与肺小细胞癌相似，细胞呈小圆或椭圆形，胞浆少或裸核，核深染，分裂象多见，细胞排列密集成片巢状、条索状或出现玫瑰花结。肿瘤组织常见坏死。瘤细胞常被富含血管的纤维间质所分隔；②混合型小细胞癌，约占20%，多数为小细胞癌伴鳞癌，较少伴腺癌。综合文献报道，癌细胞嗜银染色阳性者约57%，电镜下癌细胞内有神经分泌颗粒者约68%。

食管小细胞未分化癌好发于食管的中段和下段，发生率相近，这与嗜银细胞在食管的分布情况一致。发生于食管上段的小细胞癌不足4%，有时可见分布于食管各段的多发性小细胞癌。

小细胞癌多表现为向腔内突出生长，主要表现为息肉状或蕈伞样，有些可呈髓质型或缩窄型。由于肿瘤生长较快，表面常出现深浅不等的溃疡。瘤体长径以4~7cm者居多，最长可达14cm。多发性小细胞癌的瘤体较小，多数为仅数毫米的小瘤。与肺小细胞癌一样，食管小细胞癌的恶性程度高，手术切除标本中食管引流淋巴结有转移者约占55%~80%，因此死亡病例全身广泛转移者多见。

电镜下于部分瘤细胞胞浆中见到膜包绕的电子密度高的神经分泌颗粒。壁圆形或椭圆形，边界清楚。免疫组化方面，ⅡtA、Keratin、NSE、S-100蛋白均不同程度增高。ⅡtA和Keratin阳性主要定位于胞膜和胞浆，不论中等大细胞或小细胞，均有片状或散在阳性，但以中等大细胞阳性为多。NSE阳性不仅见于瘤细胞胞浆，而且多见于小细胞内。以上情况提示食管小细胞未分化癌具有双向（上皮和神经内分泌性）分化的潜能。根据光镜所见，将其分为3型：①单纯小细胞型；②中等大细胞型；③混合细胞型。食管小细胞未分化癌的生物学特点与肺的小细胞未分化癌相似，同样表现为生长快，恶性度高，因而就诊时多已发生淋巴结转移，且术后迅速恶化食管小细胞未分化癌的X线表现分型与常见的食管鳞癌、腺癌相同。食管钡餐检查多数表现为黏膜破坏，充盈缺损，管腔狭窄，管壁僵硬。少数呈溃疡型表现，最后需病理确诊。纤维内镜检查是重要手段，螺旋CT和MR三维成像技术的发展，对了解食管癌的轴向范围及肿瘤对纵隔的侵犯和淋巴结转移情况，以及其他部位有无转移提供了更多更可靠的影像学资料，有助于临床分期和掌握手术适应证。由于小细胞未分化癌易复发、易转移的生物学特点，应在手术后和放、化疗过程中及其以后，定期复查，时间不易太长。钡餐检查对观察食管癌放、化疗过程中的演变及术后复发作用明显，CT、MR在判定术后复发及远隔转移亦很重要。因此，对食管小细胞未分化癌应合理恰当的应用。

四、临床表现

食管小细胞癌临床表现与常见的鳞癌和腺癌相似，多发生于中老年人，且以老年人为主，症状多为进食噎感或吞咽困难，但完全梗阻者少见。可伴有呕吐、胃灼热、明显消瘦、胸骨后及背部疼痛。由于肿瘤进展速度快，初诊时已发生远处转移者高达56%，故临床上常可见肿瘤转移引起的症状。

X线钡餐检查及内镜检查均能明确肿瘤部位、状态和大小，内镜下活检尚能取得癌组织，其中绝大多数能明确病理诊断。食管拉网涂片检查可发现癌细胞，部分患者因此而确诊为小细胞癌。

五、治疗

（一）外科治疗

在肿瘤尚未血行转移之前应行原发癌切除及其区域淋巴结清扫术。由于小细胞癌血行转移早，单纯手术治愈者不多。有资料表明，单纯手术探查者平均生存5个月，姑息性切除者生存8个月，根治性切除者生存13.9个月，生存最长者为术后45个月。

（二）放射治疗

小细胞癌对放射治疗不敏感，单纯放射治疗者中位生存期仅为 3 个月，患者半年内均死于广泛转移。

（三）化疗

化疗对食管小细胞癌有一定疗效，其有效率为 63%（CR 为 25%，PR 为 38%），CR 的缓解期为 2~15 个月，PR 的缓解期为 3~9 个月。用于化疗的常用药物有环磷酰胺、多柔比星、长春新碱、博来霉素、顺铂等多种，所组合的化疗方案也甚多，但因化疗报告多数为个案或少数病例，难以总结出较有效的化疗方案。尽管大多数食管小细胞未分化癌的化疗效果并不令人满意，但由于食管小细胞未分化癌患者淋巴及血行转移早，很容易成为全身性疾病而使手术、放射治疗等局部治疗难以奏效，故仍应强调综合治疗。因此，努力筛选有效药物、探索更有效的综合治疗措施，是今后治疗食管小细胞未分化癌的方向。综合治疗应是治疗该病的发展趋势。食管小细胞未分化癌的生物学特性及对化疗敏感性较高与小细胞肺癌相似，化疗方案也应与小细胞肺癌相类似，故本组采用了 EP 方案。

六、预后

McFadden 等（1989）回顾总结了文献报道的 130 例食管小细胞未分化癌，能分析预后的 85 例中 9 例未治疗者中位生存期为 14 天，45 例手术切除者中位生存期为 8 个月，5 例单纯化疗者中位生存期为 7.8 个月；8 例仅放射治疗者中位生存期为 4.1 个月。综合治疗因情况复杂而难以评价。

（徐炎华）

第三节　食管腺样囊性癌

一、概述

腺样囊性癌（adenoid cystic carcinoma，ACC）常发生于涎腺、气管、支气管，偶可发生于乳腺、泪腺、子宫颈等部位，食管原发性 ACC 临床上罕见。1954 年 Gregg 等首次报道，近年来国内陆续有报道。食管 ACC 约占食管肿瘤 0.1%，占食管非鳞癌的 2.3%，至今为止国内外报道的食管腺样囊性癌仅 60 例左右。

二、病理类型

食管腺样囊性癌肉眼病理表现为隆起性肿物，表面不平，中间有凹陷，较少为溃疡性或环形缩窄。早期癌均位于食管黏膜下层，直径大小约 1~3cm，瘤体表面食管黏膜完全正常，瘤体表面中央部可见红色的浅凹陷。因瘤体位于黏膜下层，未侵犯肌层或食管黏膜，故多数学者主张此瘤来源于食管黏膜下的黏液腺。至今为止所报道的食管腺样囊性癌多数为中晚期癌，除累及黏膜层外尚侵犯肌层，甚至穿透外膜侵犯周围器官和组织，故所见瘤体较大，一般为 5~7cm，最长者达 12cm。食管腺样囊性癌好发于食管中段、中下段或下段，累及食管上段者不足 5%。镜下癌细胞呈多形性，排列成筛状、腺管状或实性巢状。癌细胞可分为肌上皮细胞和腺管上皮细胞两类，可混杂于巢状细胞团中，或在腺样结构或筛状结构内形成2层排列。在瘤体旁常见血管内或神经周围癌细胞浸润或瘤栓。血管内瘤栓在表浅早期癌中亦不少见。

三、临床表现

食管腺样囊性癌起始症状常与食管鳞状细胞癌相似，表现为进行性吞咽困难，亦有以上腹疼痛为首发症状者。早期表浅型癌可无任何症状，因体检行胃镜检查而无意发现。其最常发生于食管中段（63%），其次为食管下段（30%），发生于食管上段者很少（7%）。食管组织黏膜见一息肉状隆起型肿物，大小约 3cm × 2cm × 2cm，质韧，切面灰白，包膜完整。光镜检查：肿瘤组织由深染、较小的多边形细胞排列成大小不等团状、小管状或索状，大部分形成筛状腺样腔隙，其中很多腔隙较大呈囊状，腔隙中充满均匀粉红染物质。

四、诊断

现有资料表明食管腺样囊性癌男性多发，男女之比为 4 ∶ 3。发病年龄 36 ~ 83 岁，中位数 64 岁。早期腺囊癌可无任何症状，因体检行 X 线钡餐或内镜检查而无意发现。晚期癌与食管鳞癌的症状完全相同，以进行性吞咽困难为主，有部分患者伴胸骨后或背部疼痛，完全梗阻症状者少。诊断主要依赖食管钡餐检查及内镜检查，术前通过内镜活检病理检查确诊为腺囊癌者甚少，多数诊断为低分化鳞癌。

食管腺样囊性癌的确诊主要依赖于光镜检查，但术前纤维内镜活检诊断准确率却很低，其原因主要是经内镜活检的小块肿瘤组织样本难以反映肿瘤组织的特征性结构。Morisrka 报道的 37 例食管腺样囊性癌患者中仅有 8 例术前诊断为食管腺样囊性癌，17 例被误诊为鳞状细胞癌，2 例误诊为腺癌，10 例误诊为其他。

食管腺样囊性癌主要由腺管细胞和肌上皮细胞所组成，瘤细胞呈多型性，排列成筛状、腺管状或者实性巢状，囊腔或腺腔内可见 Alcian 蓝或者 PAS 阳性黏液性物质。由于食管基底细胞样鳞状细胞癌（basaloid squamous cell carcinoma BSCC）亦可呈假腺样（筛网状）、条索状生长，因此两者极易混淆。BSCC 为 Wain 等在 1986 年首次报道，对其认识近几年才逐渐明朗，因此 Tsang 等认为以前很多诊断为 ACC 的病例实际应诊断为 BSCC。关于两者的鉴别诊断，目前普遍的观点是：BSCC 由密集的小细胞构成，细胞核深染，胞浆少，核分裂象多见，常 > 10 个/10HPF，并伴有不同分化程度的鳞状细胞癌，包括原位癌、浸润癌等，其常呈实体小叶状，中央见粉刺样坏死，癌巢周边细胞呈栅栏状排列；癌巢间可见基底膜样物质沉积及玻璃样变性；囊腔样结构内可见 AB 或 PAS 阳性物质。食管腺样囊性癌可见腺上皮与肌上皮两种成分，无明显鳞状细胞分化，缺乏特征性的中央粉刺状坏死，核分裂象少。当两者病理形态非常相似而不易确诊时，Morisaki 等指出，对组织标本进行肌动蛋白及 S - 100 免疫组化检查将有助于鉴别。

五、治疗

对食管腺样囊性癌的治疗，手术切除仍属首选，手术原则与食管癌基本一致。放射治疗及化疗对于食管 ACC 的治疗作用仍存在争议。有作者报道放射治疗能够使肿瘤消失，而有作者则认为 ACC 对放射治疗不敏感。Petursson 等报道采用环磷酰胺 + 长春新碱 + 多柔比星+顺铂联合化疗方案使 ACC 完全缓解。

六、预后

食管腺样囊性癌由于易发生淋巴结转移及远处转移，因此预后欠佳。临床确诊后平均生存期仅为 7 个月，手术切除后平均生存期也仅为 9 个月。个别患者可获得长期生存，其原因可能是：①病变局限于黏膜下；②无淋巴结转移、出血、脉管侵犯；③细胞分化好，病理分裂象少。因此早期发现、早期治疗能够提高食管腺样囊性癌患者的生存率。

（徐炎华）

第四节　食管恶性黑色素瘤

一、概述

恶性黑色素瘤是一种以组织内含有黑色素为特征的高度恶性肿瘤，多发于皮肤及近于皮肤的黏膜，四肢大的肌腱，还可发生于阴茎、眼脉络膜及软脑膜处，消化系统中偶见小肠的原发恶性黑色素瘤。而原发于食管的恶性黑色素瘤非常罕见，约占食管恶性肿瘤的 0.1% ~ 0.5%。肿瘤可发生食管的任何部位，但以食管下 1/3 段最为常见。一般无特殊的临床症状，大多表现为进行性吞咽困难，部分患者可伴有放射痛或胸骨后疼痛。

二、病理类型

食管黑色素瘤的组织学特征包括：①肿瘤细胞含有经特殊染色证实的黑色素颗粒；②肿瘤来自鳞状上皮交界痣的恶变；③镜下见黏膜与黏膜下层间瘤细胞呈放射状生长。瘤细胞主要由 3 种细胞组成，大上皮样细胞呈多边形，边界清楚，彼此松散，黑色素细小而均匀，胞核大，核仁大而清楚；小上皮样细胞体积小，胞浆和黑色素颗粒皆较少，核较大，染色质分布不均而深染；梭形细胞含有不等量的黑色素，胞核大，染色质密集，核仁清楚。瘤细胞可排列成巢状、片块状、条索状或弥漫分布，较少浸润覆盖的鳞状上皮或肌层。肉眼下肿瘤多为突入管腔生长的息肉状、结节分叶样肿物，有粗细不等的蒂，无蒂者亦为广基性。覆被瘤体的黏膜可正常、糜烂或溃疡。约有 23% 的手术标本食管正常黏膜有黑色素沉着病，其中 1/5 为弥漫性，余为灶性。

三、临床表现

食管恶性黑色素瘤男性多发，男女之比为 2∶1。发病年龄 7~86 岁，平均 60.5 岁。常见临床症状为吞咽不畅（91.6%）、进食胸骨后疼痛（27.6%）及反酸、乏力和消瘦等；影像学检查表现为轮廓比较光滑规则的充盈缺损（62.9%）及局部食管扩张（45.7%），也可见黏膜中断破坏征象；内镜下多见腔内息肉状肿物。食管钡餐造影特点：向食管腔内生长的息肉状或团块状肿物，食管腔呈非阻塞性改变。纤维胃镜检查：突入食管腔内的息肉状新生物。有时镜下呈黑褐色，而误诊为血管瘤。

四、诊断

原发性食管恶性黑色素瘤的诊断标准应严格掌握，目前诊断原发性食管恶性黑色素瘤应具有 4 个条件：①有典型的黑色素瘤组织学图像，用特殊染色和免疫组织化学染色或电镜证实瘤细胞内有黑色素颗粒存在；②肿瘤来自邻近的鳞状上皮；③肿瘤附近正常黏膜鳞状上皮基底层含有黑色素颗粒细胞；④排除身体其他部位恶性黑色素瘤转移。文献尚有皮肤恶性黑色素瘤转移至食管和胃黏膜的报道，因此应注意鉴别。原发于食管的恶性黑色素瘤罕见，其起源是食管内黑色素母细胞。迄今为止国内外报道的食管恶性黑色素瘤仅 150 例左右。

五、治疗

原发性食管恶性黑色素瘤以手术广泛切除肿瘤及消化道重建为首选，术后辅以放、化疗，但目前没有充分证据说明放、化疗的疗效。不能手术者，为了缓解吞咽困难症状，可予以放置食管支架。近年国外文献报道一些新的化疗、放射治疗方案，可能延长患者生命。Su－zuki 等报道给 1 例术后 11 个月复发的患者进行化疗，采用静脉给药：DITC（氮烯米胺）、AC－NU（甲环亚硝脲）、CDDP＜顺铂），口服 TAM（三苯氧胺），患者生存近 4 年半。Patonay 等报道 1 例 68 岁患者，不能施行手术，采用管腔内与经皮放射治疗同时联合化疗（CDDP，5－FU），吞咽困难症状明显缓解，生存期 18 个月。因此放射治疗与手术结合在一定程度上可延长患者存活期。目前尚无对食管恶性黑色素瘤真正有效的化疗方案，文献记载单纯化疗者均于 5 个月内死亡。

六、预后

原发性食管恶性黑色素瘤早期即可发生血液或淋巴转移，因此其预后远比其他食管恶性肿瘤差，大多数在诊断后 1 年内死亡。外科手术治疗为主要手段。病变局限，无转移应行食管切除，疗效最好，术后平均生存 9 个月，根治性切除平均生存 14.2 个月，术后 5 年生存率 4.2%，采用非手术方法治疗的 5 年生存率为 0。术后结合放、化疗可能提高手术疗效。总之，早期诊断及选择以手术治疗为主的综合治疗，是改善预后的关键。

（徐炎华）

第五节　食管肉瘤

一、概述

食管肉瘤（sarcomatoid carcinoma，SC）均起源于间叶组织，其中以起源于纤维细胞的纤维肉瘤最为多见，占食管肉瘤的 50%，起源于平滑肌细胞的平滑肌肉瘤次之，起源于横纹肌细胞的横纹肌肉瘤最少见。文献报道肉瘤占食管恶性肿瘤的 0.1%～0.5%，故发病率甚低。在 AIDS 流行之后，Kaposi 肉瘤的发病率增高，也可发生在食管，并常伴发口腔和皮肤病灶，食管病灶常是偶然发现食管肉瘤多呈膨胀型生长，表面无包膜或呈不完整假包膜，瘤体表面可见糜烂或溃疡。少数肿瘤呈浸润性生长，可沿管壁侵入黏膜或向外侵出食管壁，从而出现淋巴或血行转移。肉瘤的类型镜下组织学检查有时难以确定，深部组织活检可以提高诊断率。EUS 和其引导下的 FNA 有助于诊断，但针吸活检细胞学检查有时也很难区分良恶性。

二、病理特点

食管肉瘤样癌具有以下病理特征：①大体肿瘤呈息肉样、蕈伞样或结节分叶状向腔内生长，有蒂与食管壁相连。②镜下肿瘤有明确的癌和肉瘤两种组织成分，癌成分大多数为分化型鳞癌，偶见腺癌、腺样囊性癌、小细胞癌。肉瘤成分多为纤维肉瘤，少数为平滑肌肉瘤、横纹肌肉瘤，偶见恶性纤维组织细胞瘤、骨和软骨肉瘤。③癌与肉瘤两种组织成分截然分开或混合存在。④肿瘤组织多局限于黏膜固有层或黏膜下层，极少侵及肌层。⑤肉瘤样细胞可同时表达 Keratin 和 Vimentin。

三、临床表现

该肿瘤发病年龄多在 50 岁以上，男性明显多于女性。由于肿瘤生长缓慢，患者可无自觉症状，而在体检时无意发现。有症状者其症状期，可持续 7 年之久，主要表现为进行性吞咽困难，可伴有消瘦，胸骨后疼痛。食管上段肉瘤可压迫气管，从而出现吸气性喘鸣。食管吞钡检查及内镜检查可明确肿瘤的部位及累及范围。内镜下多为息肉状肿物，表面有时可见深浅不等的糜烂或溃疡。病变部位以食管下段多见，中段次之，上段少见。食管 X 线钡剂造影常显示充盈缺损及梭形膨大性扩张。

四、诊断

癌与肉瘤样双向成分，肉瘤样成分占优势，两者之间有明显过渡；完全单一肉瘤样成分，但肉瘤样成分上有上皮表型，所以食管肉瘤具有呈息肉样或蕈伞样向食管腔内凸起性生长的特点，患者常较早出现吞咽梗阻症状而及时就诊，且易被食管镜检查所发现。

五、治疗

食管肉瘤的治疗，目前较好的方法仍然是手术加辅助化疗或放射治疗综合治疗，但肿瘤对化疗和放射治疗的敏感性较差，手术切除治疗失败的原因为局部复发和血行转移，淋巴结转移者少见。

六、预后

影响预后的主要因素是肿瘤的生长方式，食管肉瘤肿瘤组织浸润较浅、发生转移的概率较低、手术易于根治性切除，因此，食管肉瘤的预后明显好于其他型食管癌，5 年生存率达 50% 以上。

（徐炎华）

第六节　食管淋巴瘤

淋巴瘤分为霍奇金病和非霍奇金病（NHL）两大类。霍奇金病很少侵犯胃肠道，但胃肠道是结外 NHL 最常累及的部位。胃肠道 NHL 占所有 NHL 的 4%～20%，占结外 NHL 的

30%～40%。除 AIDS 患者外，原发性淋巴瘤很少侵犯食管，侵犯食管者通常表现压迫症状或因直接侵犯纵隔淋巴结而表现症状，患者常因吞咽困难和消瘦而就诊。食管瘘较常见。治疗方式取决于症状、疾病分期和患者的一般状况，放射治疗及化疗通常有效。

（徐炎华）

肿瘤的诊断与综合治疗学

（下）

杨 峥等◎主编

吉林科学技术出版社

第十二章

胸部肿瘤

第一节 原发性支气管肺癌

　　到目前为止，肺癌是当今世界上对人类健康危害最大的肿瘤之一，据估计，全世界肺癌发病人数每年近 140 万左右，占全部恶性肿瘤的 12.8%，居恶性肿瘤的首位。美国 1990 年肺癌的发病为 15.4 万人。死亡为 14.6 万人，居男性恶性肿瘤发病率和死亡率之首。近年来肺癌的发病率仍在不断上升，无论是国外还是国内肺癌的发病和死亡率男性高于女性，但近年来西方发达国家中，女性肺癌发病率有所提高，有人认为这与女性吸烟增多有关。肺癌的发病率在 40 岁后逐年上升，正值中年家庭和事业的关键时期，控制肺癌不但是个医学问题也是社会问题。

一、病因

（一）吸烟

　　50 年前在全世界范围内进行回顾性和前瞻性调查说明，吸烟在肺癌发病原因中具有重要的作用，而且吸烟量越大，开始吸烟的年龄越早，吸烟时间越长，越易患肺癌。戒烟后使患肺癌的危险性下降。关于纸烟中焦油与尼古丁含量与肺癌的关系，据国外一项研究认为，低焦油和尼古丁烟草的吸烟者比高焦油和尼古丁烟草吸烟者，肺癌的危险性有所下降。关于吸烟与不同组织类型肺部的关系，据国内外许多流行病学研究认为，吸烟与肺鳞癌和小细胞肺癌关系密切。

（二）被动吸烟与肺癌

　　近年报道被动吸烟者血液、唾液、尿中尼古丁代谢产物的水平比主动吸烟者明显高，因此，被动吸烟者则更易患肺癌。有人统计被动吸烟者比主动吸烟者患肺癌的危险性高 2 倍，原因可能是点燃香烟产生的侧流烟雾中的化学致癌物质的含量高于主流烟中的含量。

（三）职业性因素

　　职业人群某些特殊环境中的呼吸道致癌物也是重要因素，主要有无机砷、石棉、氢、镍、铬、煤、焦油和煤的其他燃烧物以及二氯甲醚和氯甲甲醚等。

　　1. 无机砷　据美国癌研究所的一个报告，经常暴露于无机砷的工人，肺癌死亡率高于对照组 3 倍，若工作 15 年以上的工人是对照组的 9 倍。砷引起的肺癌以未分化癌最多，腺癌最少，磷癌居中。但是在动物实验中未能用砷诱发出肿瘤的报道。

2. 石棉 石棉尘肺是石棉工人的常见疾病，其中石棉尘肺中少部分可发展为肺癌。在接触石棉强度大、时间长的工人中，肺癌可占全部死者的 20%。二次世界大战期间，在美国造船厂工作的男性，肺癌危险增高 60% ~ 70%，从接触石棉到发展到肺癌，一般要经过 20 年或更长的时间。石棉种类繁多，其中以直径小于 0.5μm 的石棉致癌较强。石棉工人患肺癌的危险性较正常人群高 4 倍，石棉性肺癌约 40% 为鳞癌，40% 为未分化癌，20% 为腺癌。

3. 氡 在伴有极高水平暴露的铀矿工人中，经常吸烟者的肺癌危险性是不吸烟人群的 20 倍，在暴露于低剂量放射线的工人中肺癌的危险性也会增加。美国科罗拉多州铀矿工人中肺癌发病率就较高，而且与氡及其人体摄入量有剂量效应关系。

4. 镍 在动物实验中，使大鼠和豚鼠长期吸入金属镍尘或羰基镍尘，均可诱发肺癌和肺癌样变。1933 年在英国就注意到接触金属镍尘或羰基镍尘的工业中，患鼻腔、副鼻窦和肺部癌症的人数增加，据统计，镍业工人肺癌死亡率为一般人群的 6 倍。

5. 铬 动物实验中，接触亚铬酸盐矿尘和燃烧产物的大鼠可以患口腔鳞癌，若将多种铬酸盐粉注入大鼠胸腔内，可以诱发肺癌或纵隔肿瘤。1948 年以来，在镀铬工人生产铁铬合金，生产铬黄及使用铬黄喷漆工人中肺癌发病较高，由铬酪酸盐引起的肺癌约 50% 为未分化癌，40% 为鳞癌，10% 为腺癌。

6. K - 煤焦油 用煤焦油涂抹家兔和小鼠的皮肤都成功地诱发了皮肤癌。实验小鼠发生的肺腺癌高于对照组。其他原因是煤焦油含有苯吡一类多环芳烃，后者先经组织中的芒烃羟化酶的代谢转化为致癌体产生致癌作用。自 1937 年以来，在英国、美国、日本、加拿大、挪威和中国均发现煤焦工人肺癌发病率较一般人群高。

7. 二氯甲醚和氯甲甲醚 在动物实验中，二氯甲醚和氯甲甲醚都很容易诱发大鼠、地鼠和小鼠的肺癌，而且这两种化学物质均是强烈的致肺癌因子，从 1937 年开始发现生产离子变换树脂时，暴露于二氯甲醚和氯甲甲醚的工人，肺癌高发而且为未分化小细胞肺癌。

（四）大气污染与肺癌

某些工业废气如处理不当，可污染厂矿以外的环境和大气。许多致癌性工业原料和产品的生产量增加，不仅直接影响工人，也使致癌物污染大气的程度加深。各种交通工具，特别是汽车排出的烟尘和废气，以及道路和房屋的建筑中沥青等物质的大量使用，也使大气受到污染，致使肺癌发病率增高。我国上海市居民的肺癌死亡率高于郊区，近郊又高于远郊，也提示大气污染可能对肺癌的发生起一定作用。

（五）电离辐射

随着工业的发展，用电量大增，核能发电已被广泛使用，加之放射性核素的快速发展，吸入放射性粉尘和气体的人大为增多。长期吸入空气中的放射性物质和肺癌的发生可能有关。有人曾用放射性 ^{90}Sr、^{60}Co、^{35}S、^{235}Pu、^{198}Au、^{32}P 等，经过气管、支气管、静脉注射或肺内置人的方法，在多种动物实验中诱发了肺癌，诱发的肺癌一般是鳞状细胞癌。

（六）生物因子

近年来的研究发现人体肺癌的发生和演变常涉及细胞内第 1、3、11、13 和 17 号染色体上的异常变化，使某些抑癌基因（ras、raf、lfur、myc 等）活化，或某些抑癌基因（p53、Rb 等）的丢失。总之，研究表明人体肺组织的癌变可能与细胞遗传物质的改变有关，其中包括染色体丢失、重排及突变等，致使细胞内某些靶基因的丢失，或活化导致细胞生长失控或提供发生癌变的有利环境，导致恶变。这一系列遗传物质的改变主要与某些癌基因的活化和抑癌基因的丢失有关。

从上述发病因素可知肺癌的多数因素是人类自身造成的，部分是个人原因，另一部分则是社会环境原因，因此要真正控制肺癌的发展，必须从改善环境和重建良好的生活习惯入手。

二、临床表现

肺癌的临床表现多种多样，影响肺癌临床表现的因素有原发灶发展的快慢、肿瘤所在部位、肿瘤的大小、对支气管的影响、邻近气管是否受侵犯或压迫、远隔脏器是否有转移、是否有异位分泌特性等。随着上述因素的不同而出现的临床表现不同。

（一）早期表现

肺癌以其所发生的部位不同而分为中央型肺癌（即发生在段支气管以上的肿瘤）和周围型肺癌（即发生在段支气管以下的支气管及肺泡的肿瘤）。中心型肺癌约占65%，其症状出现较早。周围型肺癌约占35%，症状出现较晚。临床上肺癌的常见早期症状有咳嗽、咯血和血痰、发热、气短及胸痛。

1. 咳嗽　咳嗽是肺癌常见的首发症状，以中心型肺癌更为突出，主要由肿瘤或其分泌物刺激支气管黏膜所引起。肿瘤在支气管黏膜上生长，特别是管腔较大、敏感度较强的段、叶支气管，到达一定程度后因局部肿瘤及其分泌物刺激，即出现咳嗽。当肿瘤在支气管壁浸润性生长时，最典型的临床表现就是阵发性干咳、无痰或白色泡沫黏痰，若肿瘤生长在总支气管或隆突附近时，则呛咳更剧烈，且不易用药物控制，若肿瘤生长在细小的支气管黏膜上，可无咳嗽或咳嗽轻微。有吸烟（或）和慢性支气管炎的肺癌患者，患肺癌后，部分患者可以觉察出咳嗽的性质与以前有所不同。若继发感染，痰量多且呈脓性，直至支气管腔完全为肿瘤所阻塞后，咳嗽又减少甚或消失。

2. 咯血和血痰　咯血亦为肺癌首发症状之一。肺癌患者中以咯血为首发症状者占35%左右，其发生率略低于咳嗽，但诊断意义较咳嗽更大。其特征为间断反复少量血痰，常常血多于痰，血颜色较新鲜。大咯血者偶见，持续时间不一，常常时间短仅数天，但也有极少数达数月者。与肺炎不同的是常在中心型肺癌发病早期出现，因为在中心型肺癌的发病过程中，肿瘤生长在支气管黏膜上，其表面血管分布丰富，剧烈咳嗽后血管易破溃导致出血。肺类癌和腺样囊性癌的血管较丰富，咯血更为常见，有时血量较大。周围型肺癌在瘤体较小时，少见咯血，当瘤体长大到一定限度后，常因生长速度快，而营养供血不足，肿瘤中心发生坏死而伴出血。这种血痰常来自肿瘤区，混有大量癌细胞，癌细胞学检出率较高。咯血常促使患者就诊，对可疑病例，若 X 线胸片阴性，可行胸部 CT 或磁共振检查。

3. 发热　发热也是肺癌的早期症状之一，肺癌患者中以发热为首发症状者占21.2%。因肺癌而致发热的原因有两种：一种是由于支气管阻塞或管壁受压引起的细菌感染性发热；另一种是"癌性热"。前一种发热常见于中心型肺癌，因肿瘤在发展中阻塞支气管腔后，其远端因分泌物滞留引起病原菌繁殖而产生的感染性发热，并可伴有阻塞性肺不张，当肿瘤在支气管口生长时，常先阻塞一个肺段开口，如发生在左支管口时，常先阻塞上叶前段，从而出现相应肺段的段性肺炎，这种发热在抗感染治疗时可使热度下降，肺叶炎症部分或完全吸收。但决不能满足于暂时的好转，应予深入检查和严密随访。"癌性热"是由于肿瘤本身引起的发热。一般在肿瘤后期广泛转移后出现，只有个别患者是首发症状，常见于肺鳞癌，这种发热抗感染治疗无效。用保太松等药物可退热，这种发热在肿瘤手术切除后消退。

4. 气短　肺癌早期出现胸闷、气短等症状，往往是由于肿瘤原发于叶支气管或总支气管时，大支气管突然被阻而致，但一般患者可在数日后适应，气短逐步消失。肺癌晚期则因病变广泛或因转移性淋巴结压迫气管、隆突等造成气短或窒息，这种气短常见于弥漫性细支气管肺泡癌和支气管播散性腺癌，临床上以气短为首发症状者占 6.6%。

5. 胸痛　周围型肺癌患者以胸痛、背痛、肩痛、上肢痛、肋间神经痛等为首发症状就诊者占 24%，故对于上述表现的病例切不可单纯按肩关节周围炎、颈椎病、神经性胸痛等治疗，必须排除肺内病变。曾以手术切除标本与病史作对照研究发现，持续性、尖锐而剧烈的胸痛，不能用一般止痛药物解除或扰乱睡眠者，可能是肿瘤侵犯胸膜和胸壁所致，多见于小细胞癌。

（二）晚期表现

见表 12 - 1。

表 12 - 1　肺癌的晚期临床表现

受累部位	症状与体征
同侧或对侧锁骨上淋巴结	淋巴结肿大
喉返神经	声音嘶哑
膈神经	同侧膈肌麻痹
上腔静脉	上腔静脉综合征
心包或心肌	心包填塞、心律失常
胸膜	胸腔积液
食管受压	吞咽困难
胸导管	胸腔积液
肝	黄疸
骨	剧痛
脑	颅内高压症状
肾	血尿
肾上腺	艾迪生综合征
皮下	皮下结节

（三）肿瘤的伴随症状

在临床上经常可以见到肺癌引起的肿瘤伴随症状，这些征象可随肿瘤的消亡而消退。

1. 自主神经功能亢进　常表现为单侧上肢或胸部出汗或潮红，后期可出现相应部位交感神经麻痹，此临床表现多与肺尖部或肺上沟癌伴发，多见于小细胞肺癌。

2. 皮肌炎　主要表现为肌力减弱或肌无力，骨盆带肌肉较肩胛带更严重，面部可有蝶形对称皮肤红斑。确诊需行肌电图检查，肌活检，或行 GOT、GPT、碱性磷酸酶、肌酐等血生化检查。约有10% ~20% 皮肌炎患者伴有内脏恶性肿瘤。40 岁以上皮肌炎患者伴有恶性肿瘤率更高。

3. 黑棘皮病　常出现于肺癌发现之前或伴肺癌同时出现。主要表现为肢体的屈面或腋窝皮肤增厚及色素沉着。足底和手掌均出现，少数病例口腔黏膜亦有类似改变。黑棘皮病不一定伴有癌症，特别是40 岁以下的患者。

4. 皮肤色素沉着　主要表现为身体暴露部位、乳头、嘴唇、颊黏膜及外阴等部位有皮肤色素沉着，是由于肺癌细胞分泌的促肾上腺皮质激素（ACTH）和黑色素细胞刺激素（MSH）引起，常见于小细胞肺癌患者。

5. 肺源性骨关节增生　可能与生长素、雌激素或神经功能有关，手术切除原发灶后骨关节病变可缓解。主要表现为病骨区软组织有肿胀压痛，以胫、腓骨和桡、尺骨远端较为明显，严重时可累及股骨、肱骨、掌骨和足迹骨等，有时也累及膝、踝、腕等大关节。X 线片见骨膜炎可作为诊断依据，此症多见于腺癌患者，其次为鳞癌，小细胞癌很少并发此症。

6. 男性乳腺发育　可能是异位促性腺激素的产生，也可能是肺癌转移至乳房，一般表现在未分化癌，小细胞癌病例多见，且常与肺癌病灶同侧。

7. 弥散性血管内凝血（DIC）　主要表现为患者皮肤瘀斑、血肿等，鳞癌患者有时可伴有紫癜症和手掌、足底胼胝体征，可能与肿瘤组织释放促凝血因子有关，见于各种细胞类型的肺癌。

三、治疗

（一）肺癌的外科治疗

自1930 年 Churchill 首次对肺癌行肺叶切除，1933 年 Rinhoff 用分别处理肺门的方法完成了全肺切除术以来，应用肺切除术治疗肺癌已成为常用的外科手术，手术死亡率也以早年的50% 下降到20% 以下。肺癌切除范围也从早年的全肺切除改变为尽量行肺叶切除及袖状肺叶切除，以最大限度地保留肺功能。美国麻省总医院在20 世纪30 年代行全肺切除占的72%，60 年代占32%，70 年代以后，尤其是术前应用 CT 及纵隔镜检查之后，全肺切除更少。

1. 术前病例选择

（1）首先要做好术前的全面检查，深入了解病情，最基本的资料就是正、侧位胸片，从中可发现肺部肿块的部位、形态、大小和周围组织的关系等。CT 检查可以发现平片上难以发现的病灶，了解纵隔内淋巴结的增大和血管关系。微量胸腔积液以及气管和隆凸部的阻塞和病变等，又可作为定期的手段。体层摄影更能显示块影的形态和性质。

纵隔镜检查在 CT 广泛普及的今天应用极少。支气管镜检查有一定的创伤性，但仍是非常有意义的检查。它可以直接窥见中心型病灶，段级以上支气管内的病灶。采取活检标本，还可以了解隆凸部的情况和活动度，判断治愈切除的可能性。即使对周围型肺癌也可以从镜中排除大支气管的病变存在，还可以通过镜管在透视引导下定位，穿刺活检。

（2）术前最好要了解肿瘤的分期，不同种类及不同分期的肺癌治疗方案选择见

表12 - 2。

表12 - 2　肺癌治疗方案的选择

	Ⅰ期	Ⅱ期	Ⅲa期	Ⅲ期	Ⅳ期
非小细胞肺癌	手术治疗术后是否化疗意见尚未统一。但腺癌偏向于用化疗	手术、术后推荐用化疗，有条件者可考虑术后放疗	化疗后争取放疗或手术放疗、争取手术加化疗符合扩大手术指征和（或）放疗手术＋放疗＋化疗	化、放疗为主	选择性化疗和一般内科治疗
小细胞肺癌	手术＋化疗	化疗＋手术＋化疗	化疗、放疗为主，对疗效显著者可加用手术和术后化疗	化、放疗为主	选择性化疗和一般内科治疗

从表12 - 2可以看出，Ⅰ期、Ⅱ期和Ⅲa期病例都是手术切除的指征。Ⅲb期和Ⅳ期一般不作为手术的对象。当然病期的选择并非绝对，某些病例发现时或许不能手术，但经过放疗或化疗后即可手术。尽管一些中、晚期病例手术效果可能不满意，但从延长生命，减轻痛苦出发，少数患者还能有长期生存的机会。

（3）全身情况的估计：术前做周密的准备工作，保护心肺功能，减少痰量，术中操作要轻柔，少失血，动作准确利落，缩短手术时间。术后要严格监护，确保呼吸道通畅。年龄不应为手术选择的条件，70岁以上的老年人，如果生理年龄估计较好，经常体力锻炼，又无慢性代谢疾病，心肺功能好，能耐受剖胸者应当争取外科治疗。但应尽可能避免全肺切除，保留有功能的肺组织，减轻心脏负担。周伯年报道对166例70岁以上原发性支气管肺癌患者进行手术切除152例，手术切除率为92.7%，强调术后应防止感染，加强心肌保护并做好呼吸道护理。通气功能测定中，肺活量和最大通气量不得少于预计值的60%。第1秒肺活量不得少于500ml或低于60%。动脉血氧饱和度应在90%以上，动脉血氧分压应在10.6kPa以上，二氧化碳分压在6.6kPa以下可考虑剖胸手术。

手术的禁忌证有：①哮喘经常发作；②有膈神经麻痹，声音嘶哑；③对侧肺转移或远处转移；④有上腔静脉压迫综合征；⑤隆凸固定增宽者；⑥3个月以内有心肌梗死者；⑦室性心律失常或房室完全性传导阻滞者。

2. 手术方法的选择

（1）全肺切除：全肺切除适应于肿瘤已直接侵犯到肺叶之外，超过肺叶切除范围时。全肺切除不宜做姑息性治疗手段，特别是已有远处转移的病例。因为全肺切除后，患者对放疗或化疗等综合治疗难以耐受。姑息性肺叶切除比姑息性全肺切除的效果要好些。

一侧全肺切除的操作技术各家意见不一，在处理肺门血管的顺序上，有主张先结扎肺静脉，然后处理肺动脉者，其目的是先阻断静脉回流以后减少癌的血道转移。但肺静脉结气后引起肺充血，肺血管内压力增高和淋巴管怒张，特别是对病变较晚期者。肺静脉结扎后如不能很快结扎肺动脉，时间越长，肺充血越明显，不但出血多，而且增加淋巴道和血道的播散机会。因此，先处理肺动脉还是先处理肺静脉应视情况而定，若肺静脉结扎后能在较短时间内处理肺动脉，则可以先结扎相应静脉，再处理动脉。如周围肺癌肺门一般较容易解剖，若为中心型肺癌，往往肺门结构浸润多难解剖，则可先处理肺动脉，再处理肺静脉。在处理肺静脉时若探查发现肺静脉中有癌栓，尽量小心防止脱落，或将肺静脉切开用吸引器将其吸出。在处理肺动脉时，若心包外难以结扎，可在心包内结扎。右侧肺动脉多在上腔静脉之后结扎，左则一般在动脉导管近端结扎。

支气管残端的处理一般主张间断缝合加近端结扎，以避免支气管残端感染。或用闭合器，其优点是省时和减少污染。不管用何种方法关闭支气管残端，必须避免缝合残端的张力过大，并将残端周围组织如胸膜、心包等妥善处理，对防止支气管胸膜瘘十分有益。特别是术前放疗的患者，残端处理更为重要。

需要行全肺切除的病例，一般都应清除纵隔淋巴结，不能采取与肺切除同时整块切除。而应在肺切除后，纵隔已暴露时，根据病灶部位、肿瘤淋巴道的病理知识以及手术中的发现，选择性的对隆突下、食管旁及主动脉或奇静脉等部位淋巴结作分区清除。肺癌患者一侧全肺切除后，一般均应放置胸腔排气管以便于调节胸腔内压力和了解出血、渗液等情况。引流管一般在术后 2~3d 后拔出，并应用抗生素控制胸腔感染。

全肺切除根据病灶的切除彻底性和手术清除范围，可分为单纯性全肺切除（即一侧全肺切除及肺门淋巴结切除）及根治性全肺切除（即在单纯全肺切除的基础上加纵隔淋巴结清除术）。一侧全肺切除后，如仍有肉眼可见的病灶残留时，手术后可综合其他治疗。

（2）肺叶切除：肺叶切除应根据肺门结构的解剖情况分别处理，这是因为肺血管和支气管变异较多，病灶在左侧一般为上叶或下叶切除，在右侧除上、中、下叶切除外还有中上叶、中下叶等双叶切除术，一般上叶切除应放置上、下两根胸腔闭式引流管。下叶或中下叶切除放置下胸管即可。手术切除的原则为彻底切除原发灶和相应淋巴结并尽可能保留正常肺组织，若周围型肺癌支气管残端的处理可按传统方式处理，中心型肺癌支气管残端长度不宜超过2mm 或作楔形袖式切除。

根据病变的原发部位及转移情况决定淋巴结的清除范围，分别作 1 线、2 线及 3 线清除。一般 1 线、2 线淋巴可与肺叶整块切除取下。然后充分暴露纵隔，根据情况分别切除 3 线及 4 线淋巴结。为减少大面积清除的并发症，纵隔淋巴结的清除，不强求整块的区域清扫，而采取各线淋巴结的区域性摘除术。为了减少因切断淋巴管可能引起癌的医源性扩散，在切除淋巴结时尽量采用电外科技术，并用氮芥清洗创面。术中尽可能做快速病理检查，纵隔阳性淋巴结区应放置金属标记以便术后放疗。上海医科大学肿瘤医院一组资料表明：纵隔淋巴结 2 线、3 线阳性，放置标记术后放疗的肺癌患者 3 年及 5 年的生存率分别为 48.4% 和 26%，而淋巴结阳性未做术后放疗者，其 3 年生存率为 22%，5 年生存率为 0，经统计学处理，差异显著（p < 0.05），术后放疗组显然优于无放疗组。

（3）袖形肺叶切除术：袖形肺叶切除术适应于肿瘤已累及支气管开口者，特别适合于高龄及心肺功能较差的患者。这类患者不做袖形切除，往往要做一侧全肺切除。袖形肺叶切除可分为支气管袖形肺叶切除术和支气管肺动脉切除成形术。5%~10% 的肺癌患者，其病变已累及上叶及上叶支气管开口，需行总支气管切除。将中下叶或下叶与总支气管残端或气管侧壁吻合，一般以右上叶较多，左上叶较少。原因是右肺中间支气管狭长，右肺中、下叶与右支气管或气管右侧壁吻合较为方便。另一方面左全肺切除对肺功能影响较少，且左右段支气管开口与左下叶背段的开口几乎在同一平面。吻合时下叶背段支气管容易狭窄。当肿瘤累及叶支气管但尚未累及总支气管，可行总支气管楔形切除，切除2/3 的总支气管壁，切端对缝，由于仍有部分支气管黏膜完好。术后排痰容易，但吻合口易成角，容易引起狭窄。

袖形切除术的麻醉非常重要，在行支气管袖状吻合术时，可将气管插管插入对侧肺行单侧通气。亦可用双腔插管，吻合完毕后可用吻合口周围组织如胸膜、心包将吻合口覆盖。既可减少漏气，亦可减弱吻合口张力。一般放上下两条胸腔闭式引流管。手术结束，麻醉插管未拔前，可行纤维支气管镜检查，观察吻合口情况，并将下叶分泌物吸干净。术后 2 ~ 3d 若疑有下叶痰液积留时，亦可在床前行支气管镜检查并吸痰。

（4）肺段切除：采用肺段切除治疗肺癌的指征：①心肌功能不佳的高龄患者，病灶为周围型，小于 3cm 者；②对侧已行肺叶切除的肺癌患者，其新病灶为小于 4cm 的周围型；③有角化的、高分化的肺癌无淋巴结转移者。行肺段切除后 5 年的生存率达 25% ~ 50%，无淋巴结转移的腺癌，其肺段切除疗效与肺叶切除相似。但对小细胞癌肺段切除后易在短时间内出现转移或复发。

3. 恶性胸腔积液　腺癌胸膜转移常引起恶性胸腔积液，属于手术禁忌。如果多次胸腔积液细胞学检查不能找到恶性细胞，有可能为渗出液，应做剖胸探查，若为广泛胸膜转移，则中止手术，局部用顺铂处理，局限性移植则做病肺和胸膜切除，受累胸膜很少透过胸壁组织。李国庆等报道对 9 例肺癌伴恶性胸腔积液者在肺叶切除后，胸内灌注 IL - 2、肿瘤坏死因子，结果所有胸腔积液消失，症状缓解期大于 6 个月。药物不能控制胸腔积液渗出者做胸膜固定术。

4. 肺癌切除后复发　同侧肺癌复发，只要无远处转移、对侧肺健康、心肺功能可耐受、全身状况良好者可以再次切除，原则上做局部切除、楔形切除或肺段切除术。然而由于粘连严重，肺门呈冰冻状，充分游离全肺非常困难，因此术前应确定病变位置，就近入路，减少渗血，不得已时做余肺切除术，要求手术技巧高，解剖熟练，尽量避免出血。支气管部位较固定，有软骨组织，容易识别。其前方为肺动脉，有薄膜分隔，一般不会损伤肺动脉，而且把远端切缘提起，淋巴结也随之和血管分开，使肺门处理顺利进行，肺门处理完毕再分离胸膜粘连，否则渗血面广泛而影响操作。

5. 胸腔镜下手术　目前，全世界都在广泛的开展。胸腔镜下可进行各种胸内手术，包括纵隔肿瘤切除、食管癌切除、肺楔形切除、肺叶切除、全肺切除等。

全身麻醉下，患者取健侧卧位。在第 6 肋肩胛骨线作 1cm 长小切口，把胸腔镜直接插入胸腔，注入二氧化碳气体使肺萎缩，进行探查。再在第 4 肋间的锁骨中线和肩胛后线分别作 2 个切口，约 1cm 长，最好一个切口接近病变，便于术中探查或备用转开胸手术，插入牵拉器和电灼器或缝合器。分离肺胸膜粘连，显示病变部位，制定手术方案。微型缝合器是手术中必备的器材，缝合后用电刀行钳间肺组织切开。肺门血管也用同样方法处理，部分肺切除未用滑石粉撒布胸膜上，造成粘连。止血冲洗等都可进行，免于常规开胸。

作者统计胸腔镜手术 540 例，其中肺癌 12 例，肺癌病例中 6 例行肺楔形切除术，3 例行肺叶切除术，3 例行全肺切除术，12 例手术中均无死亡。

胸腔镜手术的优点是创伤小，恢复快，术后痛苦少，一般术后 1 周左右可以出院。手术成功的关键在于微型缝合器处理肺切面和完善显露术野。选择病例主要在于胸膜粘连少，有一定游离胸膜腔。病变最好位于肺浅表面并且局限。手术医师应当熟练胸部解剖和传统胸部手术技巧，以及具备处理术中并发症的能力。

6. 光动力学治疗　即利用血卟淋和激光治疗早期肺癌的光动学治疗。方法为先静脉注射 2.5 ~ 5mg/kg 血卟啉，用 $100J/cm^2$ 的激光对浅表直径小于 0.5cm 的早期鳞癌，通过支气管镜将肿瘤烧灼干净。因此，只有在镜下完全看清肿瘤者是其适应证。不开胸又切肺是其优点，但局部复发也常有发生。而且适应证比较局限。

7. 超声刀局限肺切除   王天佑等报道应用超声刀行局限性肺切除治疗肺部病灶 8 例 11 次手术，其中肺部转移瘤 4 例，全部病例术后恢复顺利，效果满意。用于肺局限切除术的优点有：出血少、操作简单。对于肺实质深部病灶和肺多发性病灶也可以切除，避免了肺叶切除和全肺切除，从而最大程度地保存了肺组织。

8. 肺癌的冷冻外科治疗   在行动物实验中发现，肺组织充气后的导热性与正常实体肺组织的导热差非常明显。基于这一低温生物学和物理学特征，应用冷冻治疗肺癌比较适合。冷冻外科治疗肿瘤的基本原理有：①冷冻坏死，快速降温到 -40℃ 以下，缓慢复温导致冷冻区细胞无选择地破坏。动物实验证明肿瘤的细胞较正常细胞对低温更敏感，易被冷冻杀灭。冷冻导致细胞内外冰晶形成，细胞脱水，电解质浓缩和酸碱度改变，细胞膜脂蛋白成分变性及血液淤滞和微血栓形成。②冷冻粘连，冷冻后组织面粗糙，易于粘连，这些粘连可避免肿瘤坏死后继发性出血、感染，支气管胸膜瘘和胸腔积液等。③冷冻固形，恶性肿瘤的细胞缺乏间桥，且组织的粘连性很低，极易脱落扩散。冷冻使肿瘤组织固形，结成冰块，不但减少肿瘤扩散且使其边缘清楚，易于摘除。④冷冻炎症，冷冻数小时后即有红、肿、热、痛。组织内有大量白细胞浸润，这些炎症也可能增强免疫作用。⑤冷冻免疫，进行动物实验发现，肿瘤细胞经冷冻后原位移植可产生该肿瘤的特异性移植抗原（TSTA），从而产生特异性抗体（TSTI）到达排斥该肿瘤的特异性免疫。一般认为冷冻免疫反应是一种特异性自身抗体免疫效应。以 T 淋巴细胞为中心的细胞免疫起主要作用。

肺癌冷冻治疗的指征：①原发灶已控制的转移性肺癌，包括两肺多发转移；②心肺功能不佳，不能耐受肺叶切除的周围型原发性支气管肺癌；③手术探查不能切除的原发性肺癌，冷冻治疗作为姑息性治疗。

我国上海医科大学肿瘤医院曾应用冷冻治疗肺癌 103 例，其中男性 58 例，女性 45 例，年龄 15~71 岁。103 例中原发性肺癌 39 例，转移性肺癌 64 例。结果转移性肺癌疗效佳，治疗后 1 年生存率 68%，3 年生存率 38%，5 年生存率 26%。

（二）肺癌的放射治疗

1. 小细胞肺癌的放疗   小细胞肺癌（SCLC）是一种全身性疾病，治疗以全身化疗为主。放射治疗常配合化疗应用。然而单纯化疗的胸腔局部复发率高，生存率也较加放疗组低。国外有人对单纯性化疗和化疗加放疗治疗患者进行前瞻性随机分组研究发现，不加放疗组的胸部复发率由 35% 上升到 100%。有人复习总结了多组病例显示，不加放射治疗的胸部复发率由 42% 上升到 81%。因而多数作者主张：在化疗中，辅以放疗，以提高胸内肿瘤的局部控制率。

放疗范围应包括原发灶、同侧肺门及纵隔和已有的淋巴结转移灶，并包括较广泛的邻近淋巴引流区，放疗技术基本同 NCCLC。SCLC 虽然对放疗最为敏感，可是为有效控制肿瘤，总剂量仍需与其他类型肺癌相同。原发灶的总剂量为 60Gy/30 次/6 周。有文献报道原发灶照射 60Gy，局部复发率为 3.8%，若照射 40Gy，局部复发率达 36%，而低于 140Gy，局部复发率达 60% 以上。肺内、纵隔及照射野内复发率随照射剂量的增加而下降，无瘤生存期随剂量加大而延长。

2. 非小细胞肺癌的放疗

（1）术前放疗：曾经有较多学者赞同术前放疗，认为术前放疗能使原发肿瘤体积缩小，使肿瘤与周围结构，如血管和重要脏器的癌性粘连程度减小，因而能使一些在技术上不能切除的肿瘤变为能切除，提高了肿瘤的切除率。其次，因肿瘤在放疗后缩小，有可能使手术范围缩小。如单纯手术，需行全肺切除的术前放疗后有时可改为肺叶切除，扩大了手术的适应证。此外，放疗后肿瘤血管闭塞，癌性粘连变为纤维粘连，使手术操作中出血减少，手术难度降低。上海医科大学肿瘤医院（1989年）报道了68例术前放疗的治疗结果，手术切除率为81%，3年生存率为33%，5年生存率为15%，Sherman选择在技术勉强可手术的Ⅲb期病例给予术前放疗。放疗后休息2周行手术切除，手术切除率为83%，5年生存率为18%，认为术前放疗对某些选择的患者有益。

虽然一些临床Ⅱ期试验支持术前放疗，但是更多的临床Ⅲ期随机对照试验却未显示术前放疗能提高手术切除率和生存率。warren报道了美国17个医院协作研究的结果，术前放疗40Gy/20次/4周，共290例，对照组单纯手术278例，5年生存率前者14%，后者16%。

目前对肺癌术前放疗虽有争议，但在下列方面，其作用是肯定的：①术前放疗虽没有明显提高肺癌患者5年生存率，但它有助于提高肺癌手术的切除率；②术前放疗有助于缩小手术范围，单纯手术需全肺切除的可改为肺叶切除，改善了患者的生存质量；③约50%的病例在局部肺癌及60%左右的肺门纵隔淋巴结转移灶，在提高剂量的术前放疗后可能得到局部控制。

（2）术后放疗：肺癌根治术后放疗能否提高局部肿瘤的控制率和生存率仍有争议。一些学者持否定态度，如Van Houtle将175例手术切除彻底且无淋巴结转移的病例随机作单纯手术或手术加用放疗，经统计学处理加用术后放疗组的生存率更差。在T$_2$病例更明显。但有更多学者在文献报道中支持在有选择的病例中使用术后放疗。有学者报道经手术治疗1026例非小细胞肺癌，显微镜下发现支气管残端阳性者89例，89例术后单纯放疗33例，单纯化疗21例，放化疗结合者23例，单纯中草药治疗或未做任何治疗者12例。平均生存期分别为30.5、27.1、28.6和21个月。表明术后综合治疗，特别是放疗能有效控制肿瘤的生长，延长患者生存期。

目前对术后是否放疗基本趋于一致，即术后放疗对于病理证实手术切缘阳性、肺门和纵隔淋巴结转移或肿瘤残留于胸腔内的病例可提高生存率。

（3）根治性放疗：根治性放疗适合于局限于一侧胸膜腔内的肺癌，不论有无肺门及纵隔淋巴结转移，病期早于Ⅲa或Ⅲb者。临床就诊患者中的70%~80%因病灶不适合手术或有手术禁忌证而无法接受手术。在他们中大部分可以接受放疗。根治性放疗的禁忌证：胸膜广泛转移有癌性胸腔积液；肿瘤巨大或有癌性空洞，估计放疗会促成空洞形成；两肺或全身广泛转移；患者近期内出现过心律失常，提示心包或心肌有癌瘤存在者；严重肺气肿，估计放疗后呼吸功能不能代偿者；伴有严重感染不能抗炎控制者。

1）常规连续放射治疗法：一般前后两个对穿放射野进行照射，后野最好避开脊髓，可加用楔形滤片，也根据肿瘤部位偏前或偏后的情况选用不同能量的电子束和高能X线结合，使高剂量区落在靶区，同时减少脊髓的照射剂量。可用治疗计划系统和模拟定位来制定最佳治疗方案。

2）分段放射治疗法：即无论肺癌处于早、晚，全部给予分段放射治疗。其疗效不亚于常规连续治疗方法，而且治疗反应轻，患者容易接受。重庆医院 1970 年采用过 40~50Gy/4~5 周，休息 4 周后再给 10~20Gy/1~2 周分阶段治疗法，若在前一段治疗后休息 4 周，肿瘤缩小或消退满意者，可以转行手术治疗，不宜手术者在调整放射剂量和放射野后继续放疗。

3）超分割放射疗法：有学者对 30 例肺癌病例先用 1.1Gy/1 次，每天 3 次，间隔时间 4h，每周 5d，连续 2 周。肿瘤剂量 33Gy/30 次/14d，以后改为常规连续放射方法，2Gy/1 次/d，同时缩野，使肿瘤剂量达 60Gy，其 1、2 和 3 年生存率分别为 70%、26.7% 和 13.3%，常规分割组为 40%、13.3% 和 3.7%；超分割放射治疗显示出比常规分割放射治疗疗效好。COX 等（1990 年）报道 884 例非小细胞肺癌超分割放疗的随机试验，每次放疗剂量为 1.2Gy/1 次/d，间隔 4~8h，肿瘤剂量 60~79.6Gy，1 年和 2 年生存率较常规分割放射治疗组生存率高，显示分割放射治疗组具有一定的益处。也有作者报道超分割放射治疗，放射反应较重，放射性肺炎占 13.3%，放射性食管炎占 16.7%。此方法的价值目前仍有争论。

4）缩小野集中剂量放射疗法：Fletcher 认为此方法的优点是对正常组织保护较好，可减轻放射性损伤，并认为瘤体外周的癌细胞不缺氧，敏感性较高。其基本方法同常规连续放射法一样，所不一样的是放射到一定剂量（40~50Gy）时，将放射野缩小到肿瘤和纵隔转移淋巴结的实际大小。而将最后的 10~20Gy 只照射已缩小的靶位。为了避免脊髓损伤，采用多野交叉或治疗方法来完成最后剂量。

5）根治性放射治疗射野及剂量：根治性放射虽然方法较多，但放射野要包括原发灶、同侧肺门及纵隔淋巴结，必要时还要包括同侧或双侧锁骨上区淋巴结。原发灶的照射范围要超过可见肿块边界 1~2cm，照射面积尽量不要过大，可采用不规则野，使正常肺组织尽量少受照射，采用模拟机定位准确、可靠。

根治性放射肿瘤量达 60Gy 可使 50% 的原发灶消失，而肺门淋巴结及纵隔淋巴结消失率更高，根治性放射治疗一般使用常规照射方法，即每天 1 次，每次 1.8~2Gy，每周照射 5 次，亚临床剂量 45~50Gy，原发灶和临床可见肺门，纵隔淋巴结剂量为 60~65Gy，腺癌可达 70Gy，采用非常规照射疗法者，一般剂量需增加 10%，即 70Gy 左右。

6）根治性放射治疗的疗效：肺癌经根治性放射治疗后远期疗效仍较差，绝大多数文献报道 5 年生存率为 5%~10%。王鹤皋等报道 288 例肺癌单纯放射治疗，1 年生存率 67%，3 年生存率 19.1%，5 年生存率为 10.8%，而鳞癌的 5 年生存率为 14.1%，腺癌为 7.1%，未分化癌和其他类型癌无一例存活 5 年。上海医科大学肿瘤医院曾报道单纯放射治疗的疗效，5 年生存率 4%~8%，其疗效差的原因多因局部未控制或复发以及远处转移。

3. 腔内近距离后装放疗和间质放疗　近年来，越来越多的学者使用腔后装近距离放疗作为原发性肺癌的一种辅助放疗和姑息放疗手段。其方法是由纤维支气管镜引导插入 1.7~2.0mm 放射施源管，送达肿瘤部位，尽可能插入 2 根以上施源管，将肿瘤包围，只有这样才可以使放射剂量均匀分布。然后由计算机计算出放射优化方案后实施治疗。如果是根治性放疗，可与外放射同时进行，1 次/周，每次 7~10Gy，共 2~3 次。此时外入射剂量可适当减少。如果是姑息性放疗可单纯使用，每次 7~10Gy，1 次/周，共 2~4 次。

腔放射的主要优点是能给予局部肿瘤高剂量照射，面对周围正常组织的放射剂量很小。同时放射源受计算机调控，在不同部位的停留时间，能按照病灶范围采用计算机优化放疗方案。其特点是对肿瘤杀灭效应强，而对正常组织的保护好，该技术的缺点是放射的有效范围有限，且剂量随距离增加而迅速衰弱，因而对体积较大的肿瘤，无法给予整个均匀足够的剂量。故腔内近距离后装放疗必须和外放射相结合，作为外放射的补充加量放射才能发挥作用。

该技术的主要适应证有：①术后支气管残端复发或支气管切缘阳性时，在应用外放射的同时应用腔内放射；②在外放射治疗，由于气管、支气管腔内肿瘤产生肺段、叶、全肺不张或阻塞性肺炎的患者，同时给予腔内近距离放疗；③虽然给予足够的外放射后原发肿瘤仍有残瘤。腔内近距离放疗可作为一种局部加量放射的手段。

P Muto 等（1992 年）共治疗 19 例 NSCL 患者，其放射源为^{192}Ir 肿瘤缩小率为 100%，其大多数患者呼吸道症状得到缓解。上海医科大学肿瘤医院近年来用腔内放射和外放射结合治疗Ⅲ期病例 29 例。Ⅱ期肿瘤 1 例。其中伴肺叶或段不张 21 例，放疗后残留 4 例，手术或放疗后复发 5 例。经治疗后 15 例肺不张复张，22 例肿瘤瘤体缩小。近期放疗效果较好。腔内放疗的主要并发症有气胸、出血、支气管痉挛。后期反应有支气管粘连、狭窄等。

1933 年就有人使用^{222}Rn 行组织间插植放射性核素治疗肺癌。以后则较多使用^{125}I 插植。而近年来则使用^{192}Ir 插植。组织间插植在手术中进行。往往是剖胸手术后，虽肿瘤局限，但因与周围脏器和血管粘连无法切除，或仅作姑息切除肿瘤残留于胸腔，这时可行组织间插植放疗，能提高局部肿瘤控制率，但临床Ⅲ期试验结果未证实。

4. 脑转移的放射治疗　肺癌脑转移单发灶少见，以多发灶为主。国内有作者报道 201 例肺癌转移中，只有 20 例（10%）是单发灶。肺癌脑转移预后较差，其自然生存时间只有 1～3 个月。近年来对单有脑转移者采取积极手术、化疗、放射治疗或综合治疗，以延长生存期，脑转移为单个转移灶患者全身情况良者，可耐受手术者，争取早日采取手术切除加放疗。而为多发转移者一般均做放疗加化疗。肺癌脑转移的放疗范围及剂量对预后有一定影响。目前无论是单个转移灶还是多发转移灶均常规进行全脑放疗。有人曾对单个转移灶，仅做局部照射，缓解期无一例超过 1 年。对单个转移灶，仅作局部照射 30～40Gy，然后局部小野照射，病变区剂量达到 50Gy 以上效果最好，缓解期长，有少数患者存活 5 年以上。对肺癌脑转移的多发灶者，全脑放疗剂量以 40Gy 为好，个别患者可存活 2 年以上。全脑放疗期间，常规给予类固醇及甘露醇，一般情况下无急性脑水肿及脑疝等严重并发症发生。

5. 放射治疗的并发症

（1）食管损伤：放射性食管炎较为常见。常见于放射开始后 2 周左右，照射剂量 10～20Gy 时出现的进食疼痛主要是食管黏膜反应，30～40Gy 时出现的疼痛，可能是食管肌层和食管周围的组织反应。当化疗和放疗同时进行时更为严重。疼痛较轻者可不作处理，较重者可用黏膜表面麻醉剂止痛，如 1% 普鲁卡因液口服。疼痛剧烈者应暂停放疗。后期食管损伤较少。但文献报道有食管狭窄、粘连、溃疡和瘘管形成。

（2）心脏损害：在放疗期间产生的心脏损害发生率随放疗剂量的增加而增多。有人报道当放射剂量大于 40Gy 时。心脏损害的发生率约为 5%，而放疗剂在 60Gy 以上时，则发生率为 50%。常见心脏损害有心包炎、心包积液、心肌炎和纤维化等。急性放射性心脏损害常是亚临床的，可发现心电图改变和心肌收缩力减弱。心电图改变以 ST－T 改变最多见，后依次是房性早搏、完性早搏、心房颤动等。故对既往心电图异常者，老年人原有心肌供血不足或动脉硬化者要降低对心脏的照射量。

（3）肺损伤：放射性肺损伤早期表现常为急性放射性肺炎，晚期表现为肺纤维化。上海医科大学肿瘤医院 574 例放射病例中，急性放射性肺炎的发病率为 16.7%，肺纤维化发生率为 50%。急性放射性肺炎临床表现为刺激性咳嗽、气短、高热、胸闷、呼吸困难和发绀等，常伴有肺部感染。X 线片见照射野内有密度增高的片状或网状阴影，与正常组织边界明显。

急性放射性肺炎的治疗主要是休息，使用肾上腺皮质激素和扩张支气管药物，必要时吸氧，若有继发细菌感染时必须同时使用抗生素。肺纤维化可无症状，或仅有轻微咳嗽。后期表现为气短、呼吸困难、咳嗽、咳白色泡沫痰，较大体积的肺纤维化可产生右心衰竭。肺纤维化无特殊治疗，一般对症治疗。最有效的肺损害疗法是避免发生。其发生原因与肺部大野高剂量、快速照射有关。要尽可能设计较合理的放疗计划。

（4）脊髓炎：放射性脊髓炎一般发生在放疗后 2 年以后，主要为后期损伤，表现为横断性截瘫。只要把脊髓的放射剂量控制在 40Gy/20 次/4 周的安全范围内，一般不会产生此并发症。

（三）肺癌的化学治疗

化学治疗在肺癌的综合治疗中有十分重要的作用，尤其是小细胞肺癌。化学治疗主要是对小细胞肺癌和不能手术的非小细胞肺癌的治疗，手术及放射治疗的辅助治疗，以及局部并发症的缓解治疗。几乎 90% 的肺癌患者需要接受化疗或辅助化学治疗。化学治疗可使不能手术的晚期非小细胞肺癌及小细胞肺癌的生存期明显延长，辅助化学治疗可以提高手术治疗和放射治疗的疗效。大量研究结果报道显示，肺癌治疗的提高，无疑包括化学治疗在内的综合治疗将是最有希望的治疗手段。

1. 化学治疗的药物种类

（1）金属铂类药物：无论是 SCLC 还是 NSCLC，它在肺癌化疗中都占有重要的地位。顺铂对 NSCLC 的作用重要，高剂量可提高疗效，常用剂量为 80～120mg/m²。而卡铂对 SCLC 十分有效，该药是顺铂的相似物，据报道 56 例肺癌患者的 Ⅱ 期临床研究表明，单剂量治疗 CR 为 9%，PR 为 32%，中位生存期为 4.5 个月，其中仅有 43% 的患者恶心及呕吐，且不严重。36% 发生白细胞减少，14% 发生血小板减少。剂量为 300～400mg/m²，静滴，每月 1 次。缺点是骨髓抑制发生持续时间较长且不易恢复，严重的可致死亡。

（2）长春碱类：有长春新碱（NCR）、长春花碱（VLB），作用于肿瘤细胞的 M 期。对非小细胞肺癌的有效率为 22%，对小细胞肺癌为 24%。其不良反应为神经系统和骨髓抑制。近几年有新一代长春碱酰胺（NDS）问世。

（3）鬼臼类药物：常用药如鬼臼乙叉苷（VP16），近年有口服软胶囊问世。鬼臼类药物对 SCLC 疗效较好，单剂疗效可达 43%，VP16 软胶囊口服目前较多采用低剂量、长疗程治疗。鬼臼类可与铂类化合物合用有一定的协同作用。

（4）环磷酰胺类：目前仍常应用于肺癌的治疗。近年来，其同类衍生物异环磷酰胺（IFOS）对 SCLC 效果较好，如 CAO 方案的 RR 为 45%～60%，异环磷酰胺替环磷的 1AO 方案，有效率可达 78.6%。

（5）紫杉碱类：其作用为促使微管集合，抑制 M 期微管的去聚合作用，以致微束功能异常。单药对 SCLC 和 NSCLC 的有效率分别为 50% 和 32%。

2. 肺癌化疗的适应证和停药指征

（1）肺癌化疗的适应证：①无手术切除或放射治疗条件的非小细胞肺癌，化学治疗可缓解症状，延长生存期；②小细胞肺癌，无论临床分期如何，一经确诊，即开始化疗；③对手术或放射治疗的病例，辅以化学治疗可以提高手术或放射治疗的疗效；④局部并发症如上腔静脉综合征、癌性胸膜炎等姑息性治疗，可缓解症状。

（2）修正或停止治疗方案的指征：①对非小细胞肺癌化疗 2 个疗程，对小细胞肺癌化疗 1 个疗程不见疗效或化学治疗有效后肿瘤又复发或恶化；②血小板低于 $5 \times 10^{10}/L$ 以下或白细胞低于 $3 \times 10^9/L$，而无积极有效的支持治疗；③感染出血；④患者不能忍受胃肠道反应；⑤心、肝、肾、肺功能严重障碍；⑥发热，体温高于 38℃；⑦有大咯血等其他并发症。

（3）诱导治疗：且目前国际盛行的治疗方向，这是因为肺癌在发现时仅 20% ~30% 能手术，尤其是Ⅲ期病变范围大，手术难以切净的肿瘤化疗能将病变范围缩小，争取手术或放疗。

3. 化疗疗效的评定标准　WHO 制定的肿瘤药物疗效评定标准：缓解率，X 线片中肿瘤最大直径乘以其垂直径较治疗前缩小 50% 以上为有效（RR），50% 以下为无效。根据吸收程度又可分为：①完全缓解（CR），经 X 线片和（或）纤支镜检查，病灶全部吸收者；②部分缓解（PR），病灶缩小大于 50%；③不能缓解（NR），病灶缩小不到 50%；④进展期（RD），病灶较治疗前扩大 25%。

4. 肺癌的综合治疗　肺癌的综合治疗在所有治疗方案中为最佳治疗，包括：手术与化学治疗，手术与放射治疗，手术与化学治疗，手术与放射治疗，手术与化学治疗及放射治疗，放射治疗与化学治疗等。综合治疗的疗效均优于单独的手术、放射或化学治疗。徐嘉彰（1985 年）报道了 153 例小细胞肺癌的手术治疗及综合治疗的疗效对比显示，单纯手术治疗的 3 年生存率在Ⅰ、Ⅱ及Ⅲ期患者分别为 22.5%、7.7% 及 8.6%，而手术后化疗或放疗的患者则 3 年生存率分别为 70%、50% 及 42.9%。原信之（1986 年）报道一组小细胞肺癌的单纯 CAO 化学治疗的反应率，PR 及 CR 分别为 75%、42%，而 CAO 化疗后加放射治疗的患者则为 100%、27%。

术后化疗为消灭手术时切除未净残癌及微转移癌，术后化疗须及时、早期. 尤其是 SCLC 生长快、倍增时间短，术后更应酌情争取早日开始，一般以术后 2 ~3 周开始为宜。术后化疗周期视肺部的组织类型不同而有差别，SCLC 术后化疗各周期之间的间隔时间，开始争取 3 ~4 周 1 次，2 ~3 次后可视病员的承受能力而定。争取在 1 年内完成。NSCLC 以 6 个化疗周期为宜，其剂量可略低，为常用治疗量的 80%。

（四）其他治疗

1. 白介素治疗　将 IL－2 注入肺癌伴恶性胸腔积液中可达到一定的缓解率。李国庆等报道对 9 例肺癌伴恶性胸腔积液者行手术加免疫治疗，其中 7 例行肺叶切除，2 例行全肺切除。术后胸腔内灌注 IL－2、TNF－α（肿瘤坏死因子）后所有患者胸腔积液消失，症状缓解期大于 6 个月，如同时抽取积液以 IL－2 培养扩增淋巴细胞，使之达到 10^8 ~10^{10} LAK 细胞的血回输。1993 年刘旭等报道在 121 例癌性胸腔积液中，经 IL－2 加 TIL 后注入胸腔内达到 94.8% 的缓解率，其中 58.6% 为完全缓解，且见胸腔积液中癌细胞减少、淋巴细胞增加。

2. 高热微波治疗　肿瘤细胞，特别是 S 期细胞对高热较正常细胞敏感。当温度达 41.5 ~45℃时，高热对肿瘤细胞具有选择性抑制作用，故有人用高热微波治疗少数肺癌，使肿瘤细胞呼吸降低，DNA、RNA 及蛋白合成减少，扩大细胞膜渗透性而使细胞停止生长。

（展　晖）

第二节　恶性间皮瘤

胸膜间皮瘤是来源于胸膜间皮细胞和纤维组织细胞的原发胸膜肿瘤，占全部间皮瘤的 50%，一般临床上将其分为局限性（良性）与弥漫性（恶性）两类。国外文献报道的间皮瘤发率在 0.02% ~ 0.04%，国内文献报道为 0.04%。间皮瘤虽少见，另有人报道其发生率 0.08%，为最常见的胸膜肿瘤。

弥漫性胸膜间皮瘤以往被称为恶性间皮瘤，是一种缓慢致死性的肿瘤，虽发病率不高，但仍较局限性胸膜间皮瘤多见，是胸膜原发肿瘤中最多见的类型。临床表现与侵袭行为有关，通常局部侵袭胸膜腔及周围结构。如果不治疗，中位生存期 4 ~ 12 个月。

一、诊断

（一）临床表现

男性多见，2/3 的患者年龄为 40 ~ 70 岁。大约半数的患者述有石棉接触史。起病缓慢，临床表现多种多样。

在疾病早期，缺乏特异性症状，60% ~ 90% 的患者出现呼吸困难、剧烈胸痛、干咳和气短，个别患者可以有发热及全身不舒服等症状。患者常有咳嗽，多为干咳，无痰或痰量很少，亦没有痰中带血。恶性胸膜间皮瘤患者气短的症状很明显，尤其是活动以后胸闷、气短明显加重，休息后症状缓解。呼吸困难继发于胸腔积液，程度随着胸腔积液和肿瘤的增大而加剧。积液早期在胸膜腔内是游离的，然后逐渐局限包裹，最后逐渐为大块肿瘤组织替代。胸痛起初为模糊钝痛，当肿瘤侵袭肋间神经时，疼痛局限。

中晚期表现为大量胸腔积液，肿瘤组织可以包裹压迫患侧肺组织，使肺复张受限。恶性间皮瘤如不经治疗，患者会减重、进行性衰竭，最后终因极度呼吸困难窒息死亡。胸痛逐渐加重至患者难以忍受，一般镇痛剂难以缓解。疼痛常常出现于病变局部，或放射至上腹部、肩部。未详细询问病史和体格检查，可能误诊为冠心病、肩周炎或胆囊炎。

晚期患者表现为衰弱、恶病质、腹腔积液以及胸腹部畸形。临床表现是肿瘤进行性侵袭而未受到有效控制的结果。某些患者在发病晚期，可发现胸壁肿块，其来源于间皮瘤自胸腔向外长出，也可能因胸腔穿刺后针道种植所致。在一些病例也可以出现腹部膨隆。这项临床发现可能说明肿瘤经膈肌侵袭腹腔，在外科意义上讲，意味着不能切除。一旦出现经膈肌侵袭，30% 的患者可以出现肠梗阻。

体格检查在病初时大多无阳性体征，以后可发现有明显的胸腔积液，胸部叩诊呈浊音，呼吸音减低，纵隔移向健侧等。病程晚期，胸膜间皮瘤长得很大，充满整个胸膜腔时，胸腔积液却变少，肺容量减小，病侧胸壁塌陷，肋间隙变窄，纵隔被牵拉移向患侧。

除了胸部体征外，患者可有全身体征，瘤伴综合征虽然较少见，但也可以出现在间皮瘤患者，如肺性骨关节病、杵状指（趾）、抗利尿激素的异常分泌综合征（SIADH）、自体免疫性溶血性贫血、高凝状态、高钙血症、低血糖及周身淋巴结转移。

血小板计数升高相对常见，在一些调查中，提示预后不良。

（二）胸部摄片

以胸腔积液为主要表现，可伴有胸膜钙化或无钙化。典型的胸部 X 线表现为胸腔积液，沿胸膜壁层呈波浪形阴影的胸膜增厚、肿块。胸部后前位像和侧位像可清楚显示患侧胸腔积液，约半数以上患者除了胸腔积液外，胸片上还可见到沿胸膜侧壁呈现波浪形生长的多发胸膜团块影以及弥漫性胸膜结节性增厚。这些为恶性弥漫性胸膜间皮瘤的诊断提供了极有价值的线索。

（三）胸部 CT

可以显示肿瘤的大小及范围。了解肿瘤是否超越同侧胸腔边界，侵犯纵隔结构，或侵袭膈肌及膈肌下结构是非常重要的。典型表现为：可显示患侧胸廓缩小、胸膜显著增厚、胸腔积液，少数病例可见胸膜斑。此外胸部 CT 还能清楚显示沿胸膜表面大块不规形肿块，有的肿瘤沿叶间裂生长并延伸到纵隔内、横膈上，也可以经后纵隔长入对侧胸腔。部分病例尚可见到肺表面结节，结节内可有不规则钙化。最后在胸部 CT 上沿胸壁和肿瘤的边缘还可见到致密的钙化斑和线样钙化。胸部 CT 有时可见肿瘤长出骨性胸廓，破坏肋骨以及胸壁软组织块影。

（四）胸部 MRI

作为 CT 的补充以确定肿瘤的范围及是否能够切除。MRI 的矢状面图像可以清楚地显示纵隔及膈肌侵袭情况。

（五）胸部穿刺

是最初很有帮助的诊断方法；对胸腔积液要进行常规的大体及镜下检查。腺癌相关的胸腔积液多为血性，而间皮瘤的胸腔积液多为淡黄色。弥漫性间皮瘤胸腔积液的特点为：黏稠、黄色或血性，无出血时细胞数不多，Rivalta（＋），可见大量间皮细胞，最终胸腔积液呈血性者占 70% 以上。胸腔积液中透明质酸 $>8\mu g/ml$。血清透明质酸量也明显高于正常人（$54\pm28\mu g$），而达 $287\pm282\mu g$。

（六）组织活检

在有些病例，细胞学检查可以明确诊断，但在大多数情况下，需要进行胸膜活检。闭式胸膜活检已经应用了很长时间，它只在阳性时有意义，因为有时取材不好而导致假阴性结果。胸壁切开胸膜活检应该是首选方法，因为它可以保证活检标本取得足够量的组织，对患者的损伤不大。在手术技巧上限制在 1~2 个切口很重要，这不是 VATS 而是胸腔镜活检。手术切口应尽量采用与将来手术相同的切口，以便手术时切除该孔道，避免肿瘤在该部位的复发。术中发现胸膜腔封闭，不能置胸腔镜的情况也很常见。在这种情况下，应转为开胸胸膜活检。

（七）其他检查

实验室检查见血红蛋白降低、血沉加快，83% 患者伴血小板数增多。超声检查显示肿瘤轮廓不规则，瘤体内部回声不均匀。

二、病理学分类与临床分期

间皮瘤起源于间皮干细胞，干细胞可以分化为上皮细胞或间质细胞，因此在同一个肿瘤中同时发现两种细胞的情况很常见。从组织学意义上讲，弥散性或恶性间皮瘤可分为3种类型：上皮型、肉瘤型、混合型。

上皮型包括几种亚型：结节型、上皮型、腺样型、大细胞型、小细胞型、囊腺型及印戒细胞型。上皮型较肉瘤型及混合型预后要好。

1994年6月，国际间皮瘤组织在第七届国际肺癌研究会上提出了一种TNM分期系统

（1）原发肿瘤 T_1：肿瘤范围：T_{1a}肿瘤局限于同侧壁层胸膜，包括纵隔和横膈胸膜。未累及脏层胸膜 T_{1b}肿瘤累及同侧壁层胸膜，包括纵隔和横膈胸膜。肿瘤的播散病灶还累及脏层胸膜。

（2）原发肿瘤 T_2：肿瘤范围：肿瘤累及同侧胸膜的各部分（壁层、纵隔侧、横膈侧、脏层），并且具有以下特点之一：①累及膈肌；②已融合的脏层胸膜肿瘤（包括裂隙）或肿瘤从脏层胸膜浸润至胸膜下的肺脏实质。

（3）原发肿瘤 T_3：肿瘤范围：局部进展性肿瘤，一般可以通过手术切除肿瘤累及同侧壁层胸膜的所有各表面（壁层、纵隔侧、横膈侧、脏层），并且具有下特点之一：①累及胸内筋膜；②侵犯纵隔脂肪组织；③可以完全切除的孤立肿瘤并且侵入胸壁的软组织；④心包的非穿透性浸润。

（4）原发肿瘤 T_4：肿瘤范围：局部进展肿瘤，难以通过手术切除肿瘤累及同侧壁层胸膜的所有各表面（壁层、纵隔侧、横膈侧、脏层），并且具有下特点之一：①胸壁有肿瘤浸润或者多灶性肿瘤，伴或不伴肋骨破坏；②肿瘤直接穿透横膈并累及腹膜；③肿瘤直接浸润至对侧胸膜；④肿瘤直接浸润1个以上的纵隔内器官；⑤肿瘤直接侵犯脊柱；⑥肿瘤直接浸润心包内层，伴或不伴心包内渗出；或者肿瘤累及心肌。

（5）淋巴结原发肿瘤及肿瘤范围。

N_x　无法判定

N_0　无区域淋巴结转移

N_1　同侧支气管、肺或肺门淋巴结转移

N_2　隆突下或同侧纵隔淋巴结转移，包括同侧乳腺内淋巴结

N_3　对侧纵隔、对侧乳腺内、同侧或对侧锁骨上淋巴结转移

（6）原发肿瘤的远处转移范围。

M_x　无法判定

M_0　无远外转移

M_1　有远处转移

（7）原发肿瘤及分期、范围。

Ⅰa　$T_{1a}N_0M_0$

Ⅰb　$T_{1b}N_0M_0$

Ⅱ　$T_2N_0M_0$

Ⅲ　任何 T_3M_0 任何 N_1M_0 任何 N_2M_0

Ⅳ　任何 T_4 任何 N_3 任何 M_1

三、治疗原则、程序与方法选择

恶性间皮瘤常发生于胸膜和腹膜，少见的发病部位还有心包和鞘膜等。肿瘤的局部进展

和恶性可通过造成呼吸衰竭、肠梗阻或全身衰竭等导致死亡，因此间皮瘤的治疗通常包括对局部肿瘤的治疗。但外科手术和放射治疗等手段常常会引起许多并发症，仅有少数患者能够耐受。适合手术治疗的患者中，只有不足 25% 的生存期能够达到 5 年，其中无病生存的比例更小。近期在一些报道中提出了联合模式的治疗方案，包括胸膜外全肺切除术，以及术后放疗和化疗。但是大多数恶性胸膜间皮瘤的病例在手术和放疗之前都属于局部进展性病变，年龄偏大并合并有其他伴发疾病。因此，对大多数的间皮瘤患者来说，应用全身抗肿瘤药物是唯一的治疗手段（图 12 - 1）。

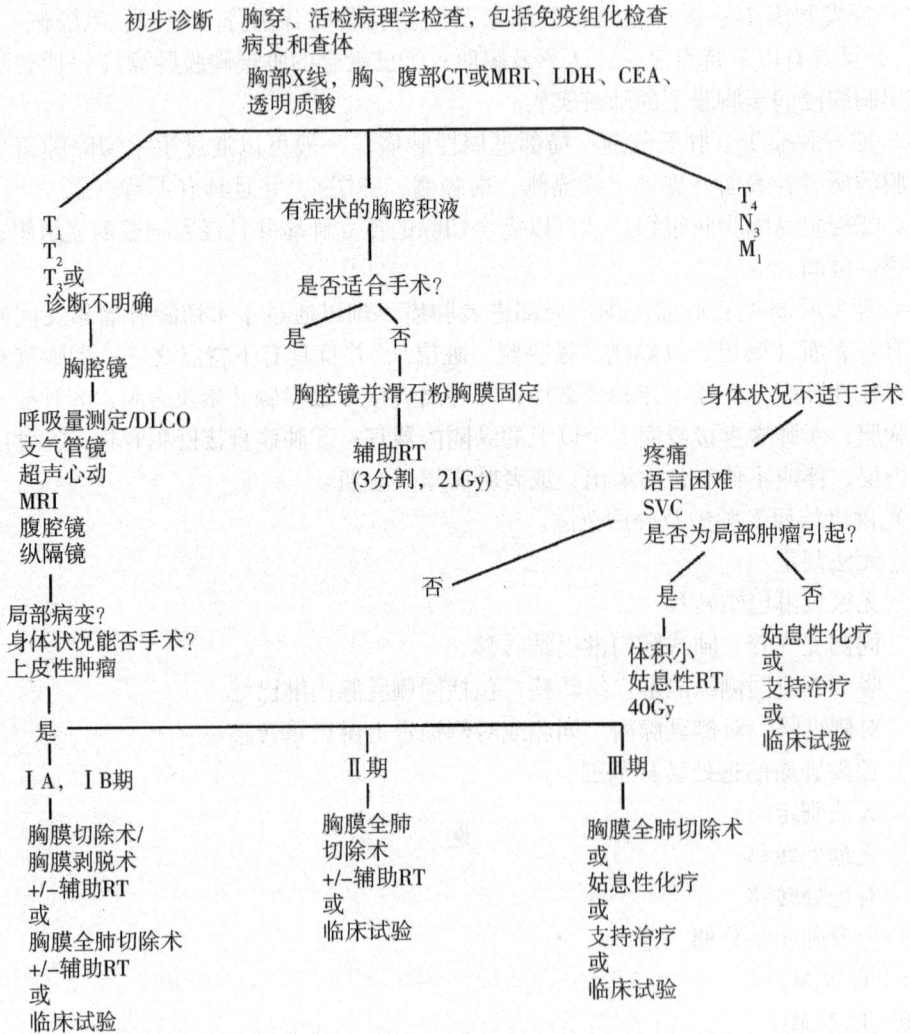

初步诊断　胸穿、活检病理学检查，包括免疫组化检查
病史和查体
胸部X线、胸、腹部CT或MRI、LDH、CEA、
透明质酸

T_1
T_2或
诊断不明确

胸腔镜

呼吸量测定/DLCO
支气管镜
超声心动
MRI
腹腔镜
纵隔镜

局部病变？
身体状况能否手术？
上皮性肿瘤

是

有症状的胸腔积液

是否适合手术？

是　　否

胸腔镜并滑石粉胸膜固定

辅助RT
(3分割，21Gy)

T_4
N_3
M_1

身体状况不适于手术

疼痛
语言困难
SVC
是否为局部肿瘤引起？

否

是　　否

体积小
姑息性RT
40Gy

姑息性化疗
或
支持治疗
或
临床试验

ⅠA，ⅠB期

胸膜切除术/
胸膜剥脱术
+/-辅助RT
或
胸膜全肺切除术
+/-辅助RT
或
临床试验

Ⅱ期

胸膜全肺
切除术
+/-辅助RT
或
临床试验

Ⅲ期

胸膜全肺切除术
或
姑息性化疗
或
支持治疗
或
临床试验

图 12 - 1　恶性间皮瘤的治疗程序

四、外科手术治疗

手术方法在恶性间皮瘤的应用目的可以是诊断性、姑息性或者治疗性的。胸腔镜并滑石粉胸膜固定对于胸膜部分切除的病例有一定的治疗作用，还可用于复发性、症状性的胸腔积

液患者。胸膜切除、胸膜全肺切除术等损伤较大的手术方法不作为标准的治疗方案。但如果是早期病例，身体状况又允许，也可以由熟练的外科医师来实施手术切除肿瘤，这尤其常在一些临床试验的步骤中采用。

胸膜切除范围包括将胸膜由肺尖部剥除，直至横膈，而保留肺脏。该手术的死亡率低于$1\% \sim 2\%$；平均存活时间为 $7 \sim 12$ 个月。壁/脏层胸膜切除术的优点包括低手术死亡率 $< 2\%$，且保留了肺组织，这样使心肺功能较差的患者可以耐受手术，而胸膜全肺切除对患者的心肺功能要求较高。壁/脏层胸膜切除术的缺点包括：①如果胸膜腔完全消失，这种手术方法在技术上是不可行的；②对术后胸腔放疗剂量有所限制；③很快局部复发；④在叶裂部位很难进行细胞减灭术。壁/脏层胸膜切除术与胸膜全肺切除术相比细胞减灭的数量有限，在叶裂部位尤其明显。胸膜全肺切除术为整块切除脏层和壁层胸膜、肺脏、半侧膈以及心包，当增厚的肿瘤组织已经破坏了胸膜腔时，这是唯一可行的治疗措施。胸膜全肺切除术作为三联治疗的主要手段有以下优点：①这种方法可以在胸膜腔完全封闭的患者中实施；②因为已切除了肺组织，术后可以进行大剂量放疗；③近期资料表明中位生存期（21 个月）较前提高，手术死亡率 $<5\%$，较前明显下降。胸膜全肺切除术当然也有缺点，包括患者对全肺切除的耐受性，例如手术死亡率高于胸膜切除术，尤其是老年患者。当然，如前所述，通过精心选择患者及术后监护的提高，死亡率已有所改善。手术死亡率为 $5\% \sim 31\%$，有 25% 的患者发生较大的并发症，平均存活时间 $4 \sim 21$ 个月。手术后偶有长期存活的病例，这提示对于选择正确的早期肿瘤患者，该手术方案能够改变肿瘤的自然病程。胸膜切除和胸膜全肺切除两种手术治疗方法比较，后者死亡率较高，而存活率未见明显差别，因此，临床上更趋向于单纯胸膜切除。切除彻底者预后较好。

五、放射治疗

恶性间皮瘤的放疗效果较差，一般以缓解疼痛及控制胸腔积液为主要目的。设野范围较大，尽可能多的包括病变胸膜，体外照射 40Gy 以上有姑息性疗效。但常规放射治疗的难度大，目前尚没有较佳的设野既能达到肿瘤高剂量和肿瘤剂量均匀，不漏照肿瘤或全胸膜，又使正常组织在正常耐受照射范围内。

1. 胸膜剥脱术的放射治疗　首先，应该让外科医师在术中标记可能有肿瘤残留和手术困难的部位，综合文献报道的易复发部位，给予适当局部扩大野和各种切线野照射技术，这样可能给予较高的肿瘤剂量（$45 \sim 55Gy$），而后肿瘤残留部位补量。不足之处是没有进行全胸膜照射，局部复发的可能性增加。如果进行全胸膜照射，因肺组织对放射线的耐受性差，限制了肿瘤的剂量，不易达到治疗目的。要尽量给予全胸膜照射较高的肿瘤剂量（$40 \sim 55Gy$），肿瘤残留部位补量。总之，治疗中要特别注意保护肺组织，否则可能因并发症使治疗失败。

2. 胸膜全肺切除术（EP）后的放射治疗　因患侧的肺已经切除，放射治疗对肺组织的影响不存在了。因此，在治疗时除要注意保护心脏和肝脏外，可以适当提高肿瘤剂量，达到更好的局部控制率。照射范围仍为胸壁、纵隔和膈顶胸膜处，可以采用各种切线照射野技术加电子线照射，也可以先采用半胸膜照射技术，而后肿瘤瘤床局部加量。在保护好心脏和肝脏的同时，给予 $50 \sim 55Gy$ 或以上的照射剂量。

3. 对没有进行手术患者的放疗　可采取整体挡铅方法，前后野照射纵隔、膈肌、胸顶和侧胸壁的胸膜，肺组织挡铅保护，对于因挡铅没有照射的前后胸壁的胸膜用电子线照射。虽然能较好地照射胸膜肿瘤，但对保护肺组织欠佳，必须尽可能减少肺组织的照射，减少这个影响疗效因素的影响。可以先照射 30~40Gy 后，肿瘤局部补量 10~20Gy。也可根据病情，只是给予肿瘤累及范围加适当的扩大野照射。还可以采用旋转治疗，照射全胸膜，而后肿瘤局部补量 10~15Gy 使肿瘤达到根治剂量，但是此方法也要求技术性强。

4. 腔内放疗　目前腔内放疗对少数恶性胸膜间皮瘤有某些反应，且少数患者有长期疗效。主要用同位素－胶体 ^{198}金注入胸腔腔内，有存活 5 年的少数病例。由于防护困难，目前临床难以实现。

有些学者探索术中照射或同位素植入腔内以及术后体外放疗加化疗等措施，均无远期治愈者。

三维适形放射治疗和三维调强放射治疗的剂量学优势和近年来的广泛应用，可能对术后放射治疗带来一定程度的突破。Forster 对 7 例胸膜全肺切除术（EPP）患者进行了三维调强放射治疗的剂量学研究，发现能给予更多的潜在的肿瘤治愈剂量，而且治疗靶区内剂量均匀，其他正常组织的剂量在能够接受的范围内。因此，有条件者应该给予三维适形放射治疗和三维调强适形放射治疗。如果为胸膜全肺切除术，剂量应该在 55Gy 以上，可以合并同步化疗或放疗后的化疗，放射治疗靶区应该包括同侧的胸壁、膈顶和纵隔胸膜。而在胸膜剥脱术者，由于肺对放射线耐受性差，除了考虑照射靶区高剂量和剂量均匀外，要注意肺照射体积和剂量，特别是中低剂量的肺照射体积。治疗靶区仍为胸壁、膈顶和纵隔胸膜，争取肿瘤剂量达到 50Gy 或以上。如果疗前肺功能正常，在综合评价高剂量照射肺体积低和肝脏剂量的情况下，肺 V20 可控制在 35% 以下。总之，对于胸膜剥脱术者的术后放射治疗的难度大，即使用三维调强适形放射治疗。

六、化学药物治疗

由于恶性间皮瘤能适合手术切除的只有少数，大多数患者病变弥漫广泛，因而手术难以根治，并且大剂量的放疗对邻近正常脏器的毒副作用较大，因此，化学药物治疗显得较为重要，但是化疗的缓解率并不理想。

（一）单药化疗

单一药物对恶性间皮瘤的有效率为 10%~20%。使用的化疗药物有多柔比星、表柔比星、环磷酰胺、异环磷酰胺、氟尿嘧啶、丝裂霉素、甲氨蝶呤、顺铂、卡铂等，但总的单药有效率不高。既往单药治疗的标准药物为多柔比星，其有效率也低于 20%。1995 年以后，单药有效率有所提高，如吉西他滨、多西紫杉醇、培美曲塞（Pemetrexed）、拓优得（Tomudex）等。

（二）联合化疗

以多柔比星为主的联合化疗方案研究显示总有效率为 21%，而多柔比星单一用药有效率亦为 18%，两结果相近。近年来，以吉西他滨、多西紫杉醇联合顺铂的化疗方案，有效率有突破，约 30% 以上，尤其是近年来临床试验表明培美曲塞联合顺铂的化疗方案有效率可达 41%。因此，2004 年 2 月美国 FDA 批准培美曲塞联合 DDP 为不能手术或不适合手术的恶性胸膜间皮瘤患者的一线治疗方案。

（三）常用一线化疗方案及注意事项

表 12 – 3　Pemetrexed + DDP 方案

药名	剂量	给药方式	实施计划
培美曲塞	$500mg/m^2$	加入 0.9% 生理盐水 50ml 静推大于 10 分钟	第 1 天
顺铂	$75g/m^2$	加入 0.9% 生理盐水 500ml 静滴 2h	第 1～3 天
叶酸	$350～1000\mu g$	口服，每日 1 次	化疗前 1～3 周开始，直至疗程结束
维生素 B_{12}	$1000\mu g$	肌注	化疗 1～3 周开始，每 9 周 1 次

注：①每 3 周重复，连用 6 周期。②皮诊发生率 22%，应在使用培美曲塞前一天开始口服地塞米松，连用 3d。③补充叶酸和维生素 B_{12}，可以明显减少毒副作用而不影响疗效

表 12 – 4　DDP + Dox 方案

药名	剂量	给药方式	实施计划
顺铂	$60mg/m^2$	加入 0.9% 生理盐水 500ml 静滴 3h	第 1、第 2 天
多柔比星	$40mg/m^2$	加入 0.9% 生理盐水 100ml 静滴 1h	第 3 天

注：①每 3 周重复，连用 4～6 周期。②使用多柔比星要注意心脏毒副作用。③顺铂水化。

（展　晖）

第三节　恶性胸腺瘤

胸腺是人体重要的免疫器官，起源于胚胎时期第 3（或第 4）鳃弓内胚层，系原始前肠上皮细胞衍生物，随胚胎生长发育而附入前纵隔，其大小、形状、位置和结构都随年龄变化而异。胸腺呈上尖下宽的椎体形或窄状形，由左、右两叶组成，呈不对称"H"形，一般出生时重量为 10～20g，到青春期重量增至 20～50g，以后变小至 5～25g，是人体内早期萎缩的器官之一。青春期胸腺的基本结构由纤维包膜间隔成许多小叶，小叶表面为内含密集淋巴细胞的皮质，中心为多含上皮细胞的髓质，青春期后上述细胞大量退化，被纤维—脂肪组织所替代。胸腺的动脉来自胸廓内动脉或心包膈动脉支和甲状腺下动脉，胸腺内的静脉伴随动脉而行，最后汇入头臂静脉、胸廓内静脉或甲状腺下静脉，有时胸腺左、右两叶的静脉在胸腺后合成一个总干，再汇入头臂静脉。此静脉比较粗大，手术中应注意并予以结扎。起源于胸腺上皮细胞或淋巴细胞的胸腺肿瘤最为常见，占胸腺肿瘤的 95%，在整个纵隔肿瘤中排次第 1～3 位。胸腺瘤是前纵隔较常见的肿瘤，恶性胸腺瘤约占其中的 25%～43%。日本一组 4968 例纵隔肿瘤，胸腺瘤次于畸胎瘤，占纵隔肿瘤的 20.2%。美国一组 1064 例纵隔肿瘤，胸腺瘤为第 1 位，占 21.14%。国内报道多以畸胎类肿瘤为首。综合国内 14 组报告 2720 例纵隔肿瘤，胸腺瘤次于畸胎瘤和神经源性肿瘤为第 3 位，占 22.37%。

一、诊断要点

（一）临床表现

虽然各年龄段均可发生胸腺瘤，但绝大多数是在 50～60 岁，男女发病率差别不明显，

女性伴重症肌无力的较为多见。50%~60%无症状，在查体时偶然发现。胸腺瘤的症状可分为局部症状、转移症状和全身症状，全身症状包括一般全身症状和胸腺伴随症状。

1. 局部症状　25%~66%患者有瘤体侵袭或压迫邻近纵隔结构所引起的胸部局部症状，包括咳嗽、胸痛、呼吸困难、吞咽困难、反复发作的呼吸道感染等。声嘶、膈肌麻痹并不常见，但多提示恶性扩散可能。

2. 转移症状　胸腺瘤转移多局限在胸腔内，最多发生在胸膜腔，可伴胸腔积液。胸腺瘤的胸外转移部位以骨骼系统最为常见，引起相关的转移症状。

3. 全身症状　18%的胸腺瘤患者有一般性全身症状，如减重、疲劳、发热、盗汗等非特异性症状。

但仅凭上述症状，是难以考虑到胸腺瘤的。40%的胸腺瘤可有各种伴随疾病，其中1/3的患者可以有2个和2个以上的伴随疾病。这些伴随疾病，绝大多数是自身免疫引起的。

(1) 重症肌无力重症肌无力是胸腺瘤患者最常见的伴随疾病，重症肌无力临床上可分为3型：如眼睑下垂、视物长久感疲劳、复视，为眼肌型；上肢伸举不能持久、步行稍远需坐下休息，为躯干型；咀嚼吞咽费力，甚至呼吸肌麻痹，为延髓型。临床上最危险的是肌无力危象，患者呼吸肌麻痹，必须人工辅助呼吸。

约有30%的胸腺瘤患者伴有该症。与单有重症肌无力而无胸腺瘤的患者相比较，胸腺瘤伴有重症肌无力者的年龄平均要高10~15岁；与无重症肌无力的胸腺瘤相比较，有重症肌无力的胸腺瘤患者平均年龄要小一点。胸腺瘤与重症肌无力常同时出现，但有时重症肌无力是在发现胸腺瘤以后若干年才出现，或者在切除胸腺瘤以后若干年才发现。外科治疗重症肌无力的适应证为伴有或不伴有胸腺瘤的重症肌无力患者，服抗乙酰胆碱酯酶药物，剂量不断增加而症状不减轻，或出现肌无力危象以及反复呼吸道感染。

(2) 单纯红细胞再生障碍性贫血胸腺瘤所伴随的严重贫血是骨髓中的红细胞再生不良所致。这类患者骨髓细胞和巨核细胞生成正常，有时数量还增加；而红细胞前体的数量却大大减少，甚至消失。单纯红细胞再生障碍性贫血的机制目前尚不清楚，可能是免疫介导所引起的。这种患者的血液中可发现IgG抗体，IgG抗体能够抑制红细胞生成素和血红蛋白的合成，并且是幼红细胞的细胞毒素。约有50%的单纯红细胞再生障碍性贫血的患者伴有胸腺瘤，而仅有5%的胸腺瘤患者伴有单纯红细胞再生障碍性贫血。大约70%的伴单纯红细胞再生障碍性贫血的胸腺瘤为非浸润型的梭形上皮细胞型腺瘤，约25%~33%伴有单纯红细胞再生障碍性贫血的胸腺瘤，在肿瘤切除以后，其贫血症状得到明显改善，并且其胸腺瘤绝大多数为预后良好的梭形上皮细胞型胸腺瘤。但从整体上来看，伴有该类免疫功能紊乱的胸腺瘤与单纯的胸腺瘤相比，预后还是要差。

(3) 免疫球蛋白缺乏胸腺瘤，特别是梭形上皮细胞型胸腺瘤可伴有获得性丙种球蛋白缺乏症。梭形上皮细胞型胸腺瘤患者中，获得性丙种球蛋白缺乏症的发生率为10%。伴有这种获得性丙种球蛋白缺乏症的胸腺瘤患者多为老年人，而且少数患者的血液中出现了一定数量的抑制性T淋巴细胞，该类细胞能够抑制免疫球蛋白的合成。然而，大多数免疫球蛋白缺乏的患者，其循环T细胞的数量是正常的，各种免疫试验结果是正常的，对各种普通抗原的皮肤致敏试验也是正常的。胸腺瘤切除对于丙种球蛋白缺乏症无明显改善作用，患者的预后较差。

(4) 系统性红斑狼疮胸腺瘤患者伴发系统性红斑狼疮的情况较少见。胸腺瘤切除对系统性红斑狼疮无明显改善作用。患者的预后差。

（5）伴发其他器官的肿瘤胸腺瘤与后来发生的非胸腺的其他器官肿瘤的内在关系不甚明确。对胸腺瘤切除手术后的患者进行长期随访时，一定要高度警惕和及早发现可能出现的第2个原发肿瘤。

4. 体征 胸腺瘤无特异性体征，恶性病变可能有上腔静脉压迫综合征、Horner 综合征、颈部包块等。胸腔积液及心包积液为晚期表现。

（二）辅助检查

1. 放射学所见 正位片：80%的胸腺瘤位于前纵隔心蒂部，80%其瘤体一部分可覆盖肺门。绝大多数位于前上或上纵隔，其余位于颈部、肺门、肺内、后纵隔等处。典型的胸腺瘤为与纵隔相连的一侧或双侧阴影，呈倒钟形或弧形，轮廓完整，有结节分叶状改变，大的胸腺瘤，特别是位于右侧的，可类似于心影异常，故无心脏病表现的心影异常者，要考虑胸腺瘤。也可与正常一侧比较，在患侧肿物加心影的原因，故纵隔阴影更不透光。气管移位少见。

侧位片：多根据正位片发现的阴影，用侧位片进一步明确部位，可更好地诊断，见肿物位于前纵隔气管前或胸骨后。阴影呈圆形、分叶或卵圆形，多可见弧形的底边，或可表现为前上纵隔饱满，如果胸腺瘤被脂肪组织完全环绕，可表现为模糊的透亮区把肿物与纵隔器官分离开。可表现为环形，粗大或细小颗粒状钙化。

胸腺肿瘤中6%～20%的胸腺瘤可有不规则形或环形钙化，易与畸胎瘤和主动脉瘤相混淆，少数胸腺瘤可有囊性变。胸腺瘤与升主动脉、心包相邻，可有传导性搏动。直径小于1.5cm胸腺瘤在 X 胸像上可与心影重叠，不一定能在后前位和侧位 X 胸像上观察到，可借助其他的手段确诊。

胸腺瘤也可位于颈部，类似胸内甲状腺。也可低于第9胸椎的下纵隔。

2. CT 胸腺瘤胸部 CT 检出率达97%，是诊断胸腺瘤最敏感的方法，可明确胸腺瘤位置、大小和累及的范围，可以对胸腺瘤的浸润性进行初步判断。小的胸腺瘤通常难与肿大的淋巴结鉴别。CT 对判断胸腺瘤侵袭程度很有价值，但纤维粘连与肿瘤浸润很难鉴别。肿物周围脂肪环完整提示无粘连，如此环完全消失，提示肿瘤浸润。CT 增强扫描和 MRI 可以更清楚地显示胸腺瘤与主动脉、上腔静脉及无名静脉的关系，从而为进一步判断胸腺瘤的浸润程度、胸腺瘤与大血管的关系以及手术治疗的难易程度提供依据。

3. MRI 在 T_1 窗胸腺瘤密度接近骨骼肌，T_2 窗密度更高，接近脂肪组织密度，特别是恶性胸腺瘤，后者瘤体内分叶结构比良性胸腺瘤更常见，可能是由于被纤维间隔分隔所致，故 T_2 窗表现出信号强度不均匀的瘤体，为侵袭型胸腺瘤的可能性更大。胸腺瘤的包膜为低信号，囊变和出血区在 T_1 窗为低信号，在 T_2 窗为高信号。

（三）外科活检

无局部症状的胸腺瘤术前活检是不必要的，因为这种创伤性检查可破坏包膜的完整性，并可能影响包膜完整胸腺瘤的手术效果。当前纵隔肿块不能肯定为胸腺瘤及不能与前纵隔的其他恶性肿瘤，如淋巴瘤、恶性生殖细胞瘤、转移性肺癌等相区别时，可以行活检明确诊断，以决定治疗方案。细针穿刺活检多可获得明确的诊断，但有时还要用较大的18号针进行穿刺，有时还要用纵隔镜、前纵隔切开术及开胸术来明确诊断。伴有胸腔积液和心包积液时，也可以通过适当的方法获得胸水和心包液进行病理检查。电视胸腔镜的应用对于明确诊断有很大帮助。

（四）其他辅助诊断方法

重症肌无力对诊断胸腺瘤有决定性的意义。血液系统检查也能帮助查明前纵隔肿瘤的性质。年轻的前纵隔肿瘤患者，应该检查血清 AFP 和 β – HCG，以除外前纵隔恶性生殖细胞肿瘤。

胸腺瘤的诊断主要借助于影像学的方法，纵隔肿瘤的性质与其所在的部位有关，前纵隔是胸腺瘤的好发部位，因此，定位十分重要，一般需照正、侧位 X 胸像帮助纵隔肿瘤的定位。CT 有助于判断胸腺瘤的部位以及胸腺与其他组织、器官的关系，胸腺瘤的边界，胸腺瘤内部的密度等。增强 CT 和 MRI 有助于明确胸腺瘤与上腔静脉、头臂血管以及主动脉、肺动脉的关系，从而对手术难易程度和胸腺瘤的侵袭性有所估计。

胸腺瘤的诊断多需外科手术与诊断同时进行，纵隔镜很少直接用于诊断性活检，主要用于判断局部侵袭。胸腺瘤的良性、恶性的划分主要根据临床上胸腺瘤向周围侵袭的情况、手术后复发的情况来确定，CT、增强 CT 和 MRI 对于判断肿瘤的侵袭状态有帮助。

因活检破坏胸腺包膜的完整性，对无症状者，术前多不必活检。如果不能手术的患者，也可选用细针穿刺诊断。

二、鉴别诊断

1. 畸胎瘤　纵隔畸胎瘤在 X 胸像上可表现为前纵隔肿物，易与胸腺瘤相混淆。但纵隔畸胎瘤在 CT 上可见到肿块内有钙化影或密度不均匀区，囊性畸胎瘤肿块内为液性区。临床上，患者有的可完全无症状或有反复发作的肺炎，有时有咳出毛发或油脂样物的病史。

2. 纵隔淋巴类肿瘤　包括霍奇金淋巴瘤、非霍奇金淋巴瘤等，可发生在前、中纵隔。但纵隔淋巴类肿瘤多数在 CT 上表现为界限不清的前纵隔肿物，可累及头臂血管的间隙。临床上患者有时伴有周身淋巴结肿大，外周血涂片检查和骨髓穿刺检查有时能给予提示。

3. 升主动脉瘤　文献上报道有将升主动脉瘤误诊为胸腺瘤或将胸腺瘤误诊为升主动瘤。升主动脉瘤患者在临床听诊时可闻及杂音，增强 CT 或 MRI 有助于诊断，二维超声心动图检查能明确升主动脉瘤大小与病因。

三、病理学分类与临床分期

（一）病理分型

胸腺瘤的分型以占 80% 以上的细胞成分命名，分为上皮细胞型、淋巴细胞型和上皮淋巴细胞混合型，但此种分类仅适于病理学的描述，在肿瘤的生物学特性方面并未发现明显差异。

在 1999 年，WHO 对胸腺瘤做出了新的组织学分型，简述如下：

A 型胸腺瘤：即髓质型或梭形细胞胸腺瘤；

AB 型胸腺瘤：即混合型胸腺瘤；

B 型胸腺瘤：被分为 3 个亚型

B_1 型胸腺瘤：即富含淋巴细胞的胸腺瘤、淋巴细胞型胸腺瘤、皮质型胸腺瘤或类器官胸腺瘤；

B_2 型胸腺瘤：即皮质型胸腺瘤；

B_3 型胸腺瘤：即上皮型、非典型、类鳞状上皮胸腺瘤或分化好的胸腺癌。

C 型胸腺瘤：即胸腺癌，组织学上此型较其他类型的胸腺瘤更具有恶性特征：

（二）临床分期

胸腺瘤的确诊及分期多需手术介入，在胸腺瘤细胞学表现均为良性，故分期只能根据肿瘤的侵袭程度。胸腺瘤目前没尚无公认的、一致的分期，下面介绍两种分期方法。

1. TNM 分期（UICC，1997）

T　原发肿瘤

T_1　肉眼包膜完整，镜下无包膜浸润

T_2　肉眼有粘连或已浸润周围脂肪组织或纵隔胸膜，镜下侵犯包膜

T_3　肿瘤已侵犯邻近器官，如心包、大血管和肺

T_4　有胸膜或心包播散

N　区域淋巴结

N_0　无区域淋巴结转移

N_1　前纵隔淋巴结转移

N_2　前纵隔以外胸腔内其他部位淋巴结转移

N_3　胸廓外的锁骨上淋巴结转移

M　远处转移

M_0　无远处转移

M_1　有远处转移

表 12 - 5　恶性胸腺瘤的临床分期

Ⅰ 期	T_1	N_0	M_0
Ⅱ 期	T_9	N_0	M_0
Ⅲ 期	T_3	N_0	M_0
Ⅳa 期	T_4	N_0	M_0
Ⅳb 期	任何 T	$N_{1\sim3}$	M_0
	任何 T	任何 N	M_1

2. Masaoka 分期（1981）

表 12 - 6　恶性胸腺瘤的 Masaoka 分期（1981）

分期	肿瘤范围
Ⅰ 期	肉眼见完整包膜，无镜下包膜外侵袭
Ⅱ 期	镜下侵出包膜或肉眼见侵袭纵隔脂肪组织或纵隔胸膜
Ⅲ 期	肉眼见侵袭邻近结构（如心包、大血管或肺）
ⅣA 期	胸膜腔播散（胸膜或心包转移）
ⅣB 期	淋巴或血行转移，胸腔外播散（以骨转移最为常见）

四、治疗原则、程序与方法选择

(一) Ⅰ期胸腺瘤

完整切除包膜完好的瘤体是Ⅰ期胸腺瘤最佳的治疗方法，其复发率低于2%。伴有重症肌无力的患者，手术应彻底切除胸腺瘤、胸腺及其周围的脂肪组织，范围包括颈部甲状腺以下心包前、膈肌上两侧纵隔胸膜外膈神经以内全部脂肪组织，现在的手术死亡率已降到最低，几乎取决于机械辅助通气的死亡率。术后不需要放疗，除非肿瘤切除不完整。有报道对不伴重症肌无力的胸腺瘤手术应切除瘤体及胸腺组织，以减少术后出现重症肌无力的可能。

胸腺瘤经初步确诊后其治疗程序和方法见下图（图12-2）。

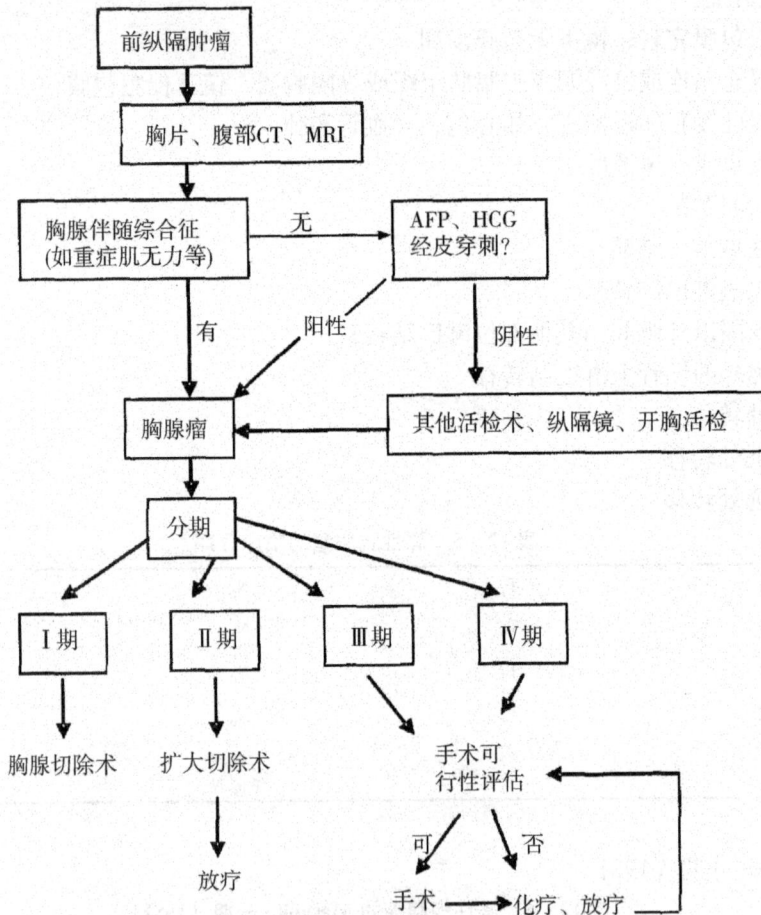

图12-2 胸腺瘤的诊疗程序简示

(二) Ⅱ期胸腺瘤

1. 手术治疗 标准术式是带胸腺包膜的整块切除胸腺肿瘤，术中必须仔细确定肿瘤侵袭的性质和范围，在标本及术野标明可疑的侵袭区域，以利病理科医师检查和放疗定位。

2. 放射治疗 辅助放射治疗侵袭性胸腺瘤的价值已证实，应作为术后的常规治疗，除非肿瘤切除完整。1988 年，Curran 等复习了 115 例完整切除的侵袭性胸腺瘤，术后辅助放疗的复发率为 5%，而没有辅助放疗者的复发率为 28%。

3. 化学治疗　没有关于 Ⅱ 期胸腺瘤的辅助化疗文献，对高危复发区的放疗是最有效的治疗。术中明确有肿瘤侵袭的病例（ⅡB 期），有胸膜腔种植的可能，可做扩大范围的放疗，对年轻或肥胖的患者可能考虑辅助化疗，复杂病例应多科会诊决定治疗计划。

（三）Ⅲ 期胸腺瘤

1. 手术　术中发现邻近脏器受侵时，应积极地切除脏器，包括肺、胸膜、膈神经、心包和大血管，银夹标定高危复发区以利辅助放疗。对晚期、不能切除的Ⅲ期胸腺瘤，做次全切除或姑息切除的作用尚不能确定。

术前发现邻近脏器受侵，可考虑术前前台化疗或放疗，在术前治疗后，手术应选择在最后化疗周期结束后的 4~6 周。

2. 化疗　近 10 年来已明确认识到胸腺瘤是化疗敏感的肿瘤，但由于胸腺瘤的发病率低，限制了大组的可信性临床实验，故最佳方案和化疗的明确作用还不清楚。

目前认为顺铂为主的联合化疗方案最为有效，PAC 方案包括顺铂、阿霉素和环磷酰胺以及依托泊苷加顺铂的方案对多数晚期病例有效，部分可完全缓解。对局部晚期病例的切除术前，用 PAC 的新辅助化疗有较高的有效率，但多数病例的切除标本组织学培养有肿瘤生长，并需接受术后放疗。理论上，如果更多 pT_0 期患者接受前台化疗，术中肿瘤播散到纵隔以外的机会就会减少，也就是说，术前联合放疗，就会有更多的患者表现为 pT_0。术前胸部放疗同时做顺铂加依托泊苷已被广泛用于Ⅲ期非小细胞肺癌的综合治疗，获得了可以接受的毒副反应和预期疗效，相似形式的治疗可能也适用于认为不能完全切除的Ⅲ期胸腺瘤。

3. 放疗　对于高危复发病例的切除术后辅助放疗是标准治疗。胸部放疗联合顺铂加依托泊苷的化疗方案与Ⅲ期非小细胞肺癌相同。

（四）Ⅳ 期胸腺瘤

1. 化疗　依托泊苷加顺铂或 PAC 方案对超过半数的晚期病例有效，平均生存期 3~4 年，5 年生存期 20%~30%。对适当的放疗量仍不能控制的病例应考虑联合放、化疗。

2. 手术和放疗　ⅣA 期胸腺瘤如果初期的化疗有效可考虑手术。Ⅳ期胸腺瘤如果化疗疗效满意，可以考虑试用胸部放疗作为联合治疗，复发的、耐受化疗的胸腺瘤可适当采用姑息性放疗。

（五）局部复发与远处转移

Ⅰ、Ⅱ期胸腺瘤也可局部复发，达 12% 的非侵袭性胸腺瘤复发，但也有报道为 0~5%。Ⅰ期为 13%，其中 29% 术后无辅助治疗。也有报道Ⅱ期复发率为 28%~33%。如果可能，均应二次切除，多数患者二次手术效果满意，可长期存活，术后需加放疗。而远处转移者采用化疗效果较好。

五、外科手术治疗

由于胸腺瘤单从影像学检查很难判断良、恶性，随着胸腺瘤的不断增长可以压迫邻近组织器官引起临床症状，而且在胸腺瘤手术切除后，一些临床伴随症状如重症肌无力、单纯红细胞再生障碍性贫血有可能得以恢复，故胸腺瘤一经诊断应当积极外科手术治疗。无论良性、恶性胸腺瘤均应尽可能完整切除，不能全部切除的恶性胸腺瘤亦应尽可能多地切除肿瘤组织，术后辅以放射治疗有望取得较好预后，或者切取病理标本，以指导术后进一步治疗。

手术疗效的关键在于：胸腺瘤有无包膜、与周围组织是否可分开及组织学上是否有浸润。目前认为，外科切除是治疗胸腺瘤的首选治疗，放疗用于Ⅱ、Ⅲ期，化疗用于局部不能切除及有远处转移者。

（一）手术适应证

手术切除胸腺瘤是最佳的治疗方法，故原则上所有能耐受手术者均应手术。胸腺瘤除以下情况外，均应手术切除：临床大体看不能切除者、直接扩散到胸腔外者。肺内转移者，仍应手术切除，同时切除肺转移灶，而对全肺切除存在争议。对胸腔积液及心包积液中有瘤细胞者，选择手术不太合理。

（二）手术禁忌证

（1）全身情况差，不能耐受手术者；

（2）严重心肺功能不全者；

（3）临床大体看不能切除者、直接扩散到胸腔外或已有远处转移者；

（4）有严重的全身性疾病如高血压、糖尿病，未能得到满意控制，或在3个月内有过心肌梗死病史者；但对胸腺瘤伴症状严重的全身型重症肌无力患者，药物反应差要慎重，最好通过多种治疗待肌无力症状有所改善后再及时手术。

（三）手术路径

均应选用正中切口，行胸腺全切术。除非以下情况，采用后外侧切口，行单侧肿物大部切除术：明显突入一侧胸腔的巨大肿瘤或心膈角部肿瘤。双侧第4前肋间隙横断胸骨的切口用于巨大中线位肿瘤。VATS胸腺瘤切除即使是Ⅰ期也不宜采用。

（四）常用术式

对Ⅰ期胸腺瘤前面已描述。对浸润性胸腺瘤，原则上应切除一切肿瘤粘连的非致命结构（胸膜、肺、心包等），胸腺瘤的扩大根治术范围包括：切除颈部至横膈、两侧横膈神经之间以及心包前范围内的所有组织。有人认为：如果患者术后能够耐受，膈神经也可切除。80%~95%的胸腺瘤可被完全切除，手术死亡率低，为3%~7%，39%有术后并发症，手术死亡者多为术前伴有重症肌无力及心肺功能较差者。

六、放射治疗

1. 适应证 多数胸腺瘤患者的放射治疗是作为配合手术或化疗的综合治疗。对非浸润型胸腺瘤，如手术时局部有粘连、切除不彻底、浸润型的腺瘤或胸腺癌、复发性胸腺瘤术后等，均要进行术后放疗。

2. 放疗源 以高能加速器X线、^{60}Co射线、高能电子束为主。

3. 照射野及剂量 照射野包括瘤床或肉眼所见病灶1~2cm，术后剂量DT 50Gy左右，术前剂量DT 30~40Gy，若单纯放射治疗DT 50~70Gy，有心包受侵者，应包括整个纵隔、全心包，DT 30~35Gy/3~3.5周；伴胸膜、肺转移者，可用半胸或全胸放射治疗15~20Gy/2~3周，之后再缩野。胸腺瘤放疗一般不作双锁骨上预防照射。

4. 放射野设计 一般采用二维计划两前斜野等心治疗。对肿瘤巨大和（或）病情偏晚的病例及部分浸润型胸腺瘤术后病例，可以采用高能 X 线和电子束线综合使用。一般可先给予前后对穿治疗，采用前后野不同剂量比，注意脊髓受量控制在肿瘤吸收剂量 DT 30 ~ 35Gy 以下，前后野比例一般为 2 : 1 或 3 : 1，然后改两前斜野等中心治疗。这样可以提高肿瘤靶区剂量，同时减少肺受量。如肿瘤巨大、位置较深时，可采用两前斜野加楔行板和一正中后野等中心照射，剂量分配为正中后野的剂量为两前斜野的 1/4 或 1/3。双锁骨上区不需常规做预防照射。对不伴重症肌无力的胸腺瘤放疗时，一般分次量为 DT 2Gy，每周 5 次；至少每周透视 1 次，了解肿块退缩情况，对肿块缩小明显的，应在剂量达 30 ~ 40Gy 后即时缩野，避免放射性肺炎的发生。胸腺瘤合并重症肌无力时，放射治疗应慎重，放疗前应先用抗胆碱酯酶药物控制肌无力，放射开始时剂量要小，可以从 DT 1Gy 起，缓慢增加剂量至 2Gy/次；治疗中或治疗后要密切观察肌无力的病情变化，一旦出现肌无力加重，应及时处理。近年来，肌无力患者死亡率已大为降低。

5. 注意事项

（1）胸腺瘤患者放疗可突发肌无力危象，需住院治疗。

（2）伴肌无力或肿块较大者，放射分割剂量需从小剂量开始 50cGy - 100cGy - 200cGy，并先用药物控制肌无力症状，不能突然停药，出现肌无力危象时加用激素或人工呼吸机。若出现重症肌无力危象时处理如下：①一般急救，紧急气管插管或气管切开，正压呼吸；纠正水、电解质紊乱；控制或（和）预防感染，维持营养。②各型危象的处理，a. 肌无力危象的处理。除一般急救外，加大胆碱酯酶的剂量，同时加用皮质激素。b. 胆碱能危象的处理。除一般急救外，停用胆碱酯酶，并输液加速体内胆碱酯酶的排泄，同时静脉注射阿托品 1 ~ 2mg/h，直至阿托品轻度中毒，在腾喜隆试验连续两次阳性后，才可使用胆碱酯酶抑制剂；c. 反拗性危象，其发病机制不详，除一般急救外，主要是对症治疗。

6. 预后　胸腺瘤治疗后，总的 5 年生存率为 70% 左右。恶性胸腺瘤 5 年生存率 35% ~ 60%，浸润性 5 年生存率为 33% ~ 55%，非浸润型 5 年生存率为 85% ~ 100%。预后因素与浸润程度、手术情况、综合治疗、年龄、是否有肌无力、临床分期有关。

七、化学药物治疗

有人提出胸腺瘤是对化疗敏感的肿瘤。

化疗的适应证：侵袭性胸腺瘤的晚期，有转移者，占侵袭性胸腺瘤的 1/3；所有 IV 期患者。

目前普遍认为：以顺铂为基础发展的化疗方案，在术前用于不能切除的 III 期或 IV 期肿瘤扩散者，有效率达 70% ~ 91.8%，化疗后手术，术后加放疗。

（一）单药治疗方案

侵袭性胸腺瘤辅助化疗和新辅助化疗常用的单药有阿霉素、顺铂、异环磷酰胺、皮质类固醇和环磷酰胺等。单药有效率：顺铂 100mg/m^2，CR 30 个月；50mg/m^2，RR 为 11%。异环磷酰胺 1.5g（m^2·d）×5d/3 周，CR 率为 50%，RR 为 57%，无瘤生存期为 6 ~ 66 个月。皮质类固醇对部分化疗失败的胸腺瘤有效。

（二）联合化疗方案

常用于侵袭性、转移性、复发性胸腺瘤的辅助化疗和新辅助化疗。淋巴细胞型，给予

ADM 为主的联合化疗；上皮网状细胞型、上皮细胞和淋巴细胞混合型，给予 DDP 为主的联合化疗。常用的化疗方案有 EP、CHOP、PAC、CAPP、IEP 等（表 12 - 7 ~ 表 12 - 11）。

表 12 - 7　EP 方案

药物	剂量（mg/m²）	用法	时间
VP - 16	100	静脉注射	第 1 ~ 3 日
DDP	30	静脉注射	第 1 ~ 3 日（适当水化，利尿）

注：3 周为 1 周期，3 周期为 1 个疗程。有效率 56%，完全缓解率 13%，中位生存时间 4.3 年。

表 12 - 8　CHOP 方案（COAP）

药物	剂量（mg/m²）	用法	时间
顺铂	50	静脉注射	第 1 天
阿霉素	40	静脉注射	第 1 天
长春新碱	1.6	静脉注射	第 3 天
环磷酰胺	700	静脉注射	第 4 天

注：Fornasiero 等报道用 CHOP 方案为 37 例Ⅲ、Ⅳ期侵袭性胸腺瘤的辅助化疗，每月 1 次，重复 5 个月，CR 为 43%，RR 为 91.8%，中位生存期为 15 个月。

表 12 - 9　PAC 方案（CAP）

药物	剂量（mg/m²）	用法	时间
顺铂	50	静脉注射	第 1 ~ 3 天
阿霉素	50	静脉注射	第 1 天
环磷酰胺	500	静脉注射	第 1 天

注：Loehrer 等用 PAC 方案对 29 例转移性、局部侵袭复发性胸腺瘤放疗后辅助化疗，每 3 周 1 次，重复 8 个周期，生存期中位数为 37.7 个月。

表 12 - 10　CAPP 方案

药物	剂量（mg/m²）	用法	时间
顺铂	50	静脉注射	第 1 ~ 3 天
阿霉素	40	静脉注射	第 1 天
环磷酰胺	700	静脉注射	第 1 天
泼尼松	80	口服	第 1 ~ 5 天

注：Park 等报道 17 例Ⅱ ~ Ⅳ期复发性胸腺瘤的辅助化疗，21d 为 1 个周期，重复 4 周期，CR 为 35%，RR 为 64%，中位生存期为 67 个月。

表 12 - 11　IEP 方案（VIP）

药物	剂量（mg/m²）	用法	时间
顺铂	50	静脉注射	第 1 ~ 3 天
足叶乙甙	100	静脉注射	第 1 ~ 4 天
异环磷酰胺	1500	静脉注射	第 1 ~ 5 天

注：欧洲癌症研究治疗中心报告 16 例晚期侵袭性胸腺瘤、胸腺癌的辅助化疗，每 4 周 1 次，重复 4 个周期，CR 为 31%，RR 为 56%，中位生存期为 4.3 年。

（展　晖）

第四节　支气管类癌

一、概述

1. 定义　支气管类癌属另一种低度恶性的原发性肺支气管肿瘤。国外文献报道较多，其发病率在 3 种低度恶性肿瘤中占 80% ~ 90%，国内迄今报道尚不多。

2. 发病情况　近 20 年来，通过电镜观察和组织生化研究，对本病的来源的认识已趋一致。Bensch 等经电镜观察，发现类肿瘤瘤细胞内含有"神经分泌"颗粒，与小肠黏膜上皮内的嗜银细胞（Kulchitsky cell）结构相似，正常支气管黏膜上皮及腺体散在分布有少量嗜银细胞，支气管类癌和小细胞肺癌均起源于这类细胞。研究证明在呼吸性细胞气管黏膜上皮亦存在嗜银细胞，因此支气管类癌可以表现为周围性病变，嗜银细胞内的"神经分泌"颗粒具有某些分泌功能，分泌 5 - 羟色胺、组胺和促肾上腺皮质激素等 20 余种肽类激素，因此少数癌临床上伴有类癌综合征及库欣综合征。通过对 201 例支气管类癌的电镜观察研究，将类癌分为典型和不典型两大类。类癌镜下检查具有下列一项或几项特征者为诊断不典型类癌的标准：肿瘤细胞有丝分裂增多；瘤细胞核呈不规则多形状，核大，胞质、胞核的比例失常；部分区域瘤细胞数量增多，排列不规则；肿瘤内见到有坏死区。不典型类癌约占 10%。

3. 病因　可能与环境、吸烟、遗传多种因素有关。

4. 病理　目前国内外对癌组织学分类仍不十分统一，但一般按细胞分化程度和形态特征分为鳞状上皮细胞癌、小细胞未分化癌、大细胞未分化癌和腺癌 4 种类型。

（1）鳞状上皮细胞癌：包括梭形细胞癌，是最常见的类型，占原发性肺癌 40% ~ 50%。多见于老年男性，与吸烟关系非常密切。以中央型肺癌多见，并有向管腔内生长的倾向，常早期引起支气管狭窄，导致肺不张或阻塞性肺炎。癌组织易变性、坏死，形成空洞或癌性肺脓肿。鳞癌生长缓慢，转移晚，手术切除的机会相对多，5 年生存率较高，但对放射治疗（简称放疗）、化学药物治疗（简称化疗）不如小细胞未分化癌敏感。由于支气管黏膜柱状上皮细胞受慢性刺激和损伤、纤毛丧失、基底细胞鳞状化生、不典型增生和发育不全，最易突变成癌。典型的鳞癌细胞大，呈多形性，胞浆丰富，有角化倾向，核畸形，染色深，细胞间桥多见，常呈鳞状上皮样排列。电镜检查，癌细胞间有大量核粒和张力纤维束相连接。

（2）小细胞未分化癌：包括燕麦细胞型、中间细胞型。是肺癌中恶性程度最高的一种，占原发性肺癌的 10% ~ 15%。患者年龄较轻，多在 40 ~ 50 岁，多有吸烟史。多发生于肺门附近的大支气管，倾向于黏膜小层生长，常侵犯管外肺实质，易与肺门、纵隔淋巴结融合成团块。癌细胞生长快，侵袭力强，远处转移早。手术时发现 60% ~ 100% 血管受侵犯，尸检证明 80% ~ 100% 有淋巴结转移，常转移至脑、肝、骨、肾上腺等脏器。本型对放疗和化疗比较敏感。癌细胞多为类圆形和棱形，胞浆少，类似淋巴细胞。燕麦细胞型和中间型可能起源于神经外胚层的或嗜银细胞。核细、胞浆内含有神经分泌型颗粒，具有内分泌和化学受体功能，能分泌 5 - 羟色胺、儿茶酚胺、组胺、激肽等肽类物质，可引起副癌综合征。

（3）大细胞未分化癌：包括巨细胞癌和透明细胞。可发生在肺门附近或肺边缘的支气管。细胞较大，但大小不一，常呈多角形或不规则性形，呈实行巢状排列，常见大片出血性坏死；癌细胞核大，核仁明显，核分裂象常见，胞浆丰富，可分为巨细胞型和透明细胞性。

巨细胞型癌细胞团周围常伴有多核巨细胞核炎症细胞浸润。透明细胞型易被误诊为转移性肾腺癌。大细胞癌转移较小细胞未分化癌晚,手术切除机会较大。

(4) 腺癌:包括眼泡状、乳头状、细支气管—肺泡癌和实体瘤伴黏液形成。女性多见,灾难性亦有增多趋势。与吸烟关系不大,多生长在肺边缘小支气管的黏液腺,因此,在周围型肺癌中以腺癌为最常见。腺癌约占原发性肺癌25%。腺癌倾向于管外生长,但也可循泡壁蔓延,常在肺边缘部形成直径2~4cm的肿块。腺癌富于血管,故局部浸润和血行转移较鳞癌早。易转移至肝、脑和骨,更易累及胸膜而引起胸腔积液。典型的腺癌细胞,呈腺体或乳头状结构,细胞大小比较一致,圆形或椭圆形,胞浆丰富,常含有黏液,核大,染色深,常有核仁,核膜比较清楚。

二、临床表现

1. 症状 支气管类癌的好发部位与腺样囊性癌有不同之处,后者好发于气管、隆突及大支气管,而支气管类癌则多见于主支气管及其远端支气管和肺实质内。国外文献报道肺实质内(周围型)占10%~15%,而国内报道则占40%~50%。

临床表现与肿瘤发生的部位有关。周围型类癌都无症状,常在查体胸部摄片发现,位于主支气管的肿瘤临床表现为反复肺部感染、咯血丝痰或咯血,少数为大咯血。

少数类癌伴有类癌综合征及库欣综合征,前者主要临床表现是皮肤潮红、腹泻、哮喘和心动过速。

2. 体征 支气管类癌局部可有啰音。

3. 检查 X射线表现:周围型病变胸部平片表现为肺内孤立结节,直径多在1.5~2.0cm。位于支气管腔内肿瘤,远端肺组织有炎性改变。气管正侧位体层、气管分叉体层或支气管斜位体层有的可以清晰显示肿瘤的轮廓。

三、诊断与鉴别诊断

1. 诊断 类癌的诊断主要依靠X射线检查和内腔镜检查。内腔镜检查能判断肿瘤的部位并可直接观察肿瘤外形如有无黏膜覆盖,并可以通过内腔镜活检提供病理学诊断,但活检确诊率仅为50%左右。有人研究指出由于Kulchitsky细胞分布在支气管黏膜上皮的基底层,向腔内生长的肿瘤表现常覆盖有完整的黏膜上皮,这样活检时如仅取到肿瘤的表浅组织,即不能获得阳性病理结果。因此,对支气管类癌的诊断有赖于对本病临床特点的全面认识。

2. 鉴别诊断

(1) 由原发肿瘤引起咳嗽、咯血的症状需要与支气管扩张、肺结核鉴别。

(2) 由原发肿瘤引起呼吸困难、声音嘶哑需要与其他类型的肺癌鉴别。

四、治疗

支气管类癌的治疗是根据患者的机体状况、支气管类癌的病理类型、侵犯的范围和发展趋向、生物学性状,合理地、有计划地应用现有的治疗手段,以期较大幅度地提高治愈率和患者的生活质量。根据肺癌的生物学特点及预备后,大多数临床肿瘤学家将上述四类支气管类癌分为非小细胞肺癌(包括鳞癌、腺癌、大细胞癌)和小细胞肺癌两大类。非小细胞肺癌与小细胞肺癌的治疗原则不同。非小细胞肺癌治疗原则:Ⅰ~Ⅲa期以手术为主的综合治疗，Ⅲb 期放疗为主的综合治疗，Ⅳ期化疗为主。小细胞肺癌的治疗原则：以化疗为主，辅助以手术和（或）放疗。

1. 手术治疗

（1）手术治疗原则：随着对本病恶性程度认识的提高以及气管、支气管成型手术的进展，支气管类癌手术的原则是保守性切除：即切除肿瘤而又尽可能保存正常肺组织。对位于主支气管、中间及叶支气管的肿瘤，如远端肺组织无明显不可逆性改变则争取做袖状切除支气管成形术，肺门如有淋巴转移则同时做淋巴结清扫术。如远端肺组织因反复感染已有明显不可逆性改变，则需做肺叶或全肺切除术。

（2）局限性肿瘤切除术可取得相当于广泛切除者的疗效，一般推荐肺叶切除术：肺段切除术和楔形切除等范围更小的手术，一般仅用于外周性病变患者或肺功能不良者。因此，近年来有扩大手术治疗的适应证，缩小手术切除的范围以及气管隆凸成形术等技术的新进展。

（3）非小细胞肺癌Ⅰ期和Ⅱ期患者应行以治愈为目标的手术切除治疗，对以同侧纵隔淋巴结受累为特征的Ⅲ期患者应行原发病灶及受累淋巴结手术切除治疗。Narke 报告对 819 例 N_2 者采用其创制的胸内淋巴结图逐个清除淋巴结，术后 5 年生存率可高达 48%。胸壁受侵犯亦行手术治疗，术后 5 年生存率可达 17%～20%。对肺上沟癌尚无纵隔淋巴结或全身转移者应行手术前放疗及整体手术切除。对 T_4N_2 或 M_1 认为是扩大手术的禁忌证。一般 N_0 者手术后 5 年生存率 33.7%～53.7%，N_1 为 17.4%～31%，N_2 者为 8.9%～23%。鳞癌比腺癌和大细胞癌术后效果好，肿瘤直径小于 3.5cm 者，术后 5 年生存率为 50% 左右，包膜完整的比穿破者效果好。

（4）小细胞肺癌 90% 以上在就诊时已有胸内或远处转移，在确诊时 11%～47% 有骨髓转移，14%～51% 有脑转移。此外，尚有潜在性血道、淋巴道微转移灶。因此，国内主张先化疗、后手术，5 年生存率 28.9%～51%，而单一手术的 5 年生存率仅 8%～12%。

（5）肺功能为评估患者是否应行手术治疗时需要考虑的另一重要因素。若用力肺活量超过 2L，且第一用力呼气量（FEV1）占用肺活量的 50% 以上，可考虑行手术治疗。

2. 化学治疗

（1）支气管类癌的小细胞肺癌对于化疗有高度的反应性，有较多的化疗药物能提高小细胞肺癌的缓解率，如依托泊苷、足叶乙甙、替尼泊苷、卡铂及异环磷酰胺等，其单药的缓解率为 60%～77%；还有洛莫司汀、顺铂、长春地辛、表柔比星、甲氨蝶呤等亦均被认为对小细胞肺癌有效，使小细胞化疗有新的发展，缓解率提高到 50%～90%。因此，化疗成为治疗小细胞肺癌的主要方法，尤其对Ⅳ期小细胞肺癌的价值更大。

（2）化疗获得缓解后，25%～50% 出现局部复发。由于小细胞肺癌有 3 个亚型，即纯化小细胞肺癌型、小细胞—大细胞和混合型，后两种因混有非小细胞肺癌，化疗只杀伤小细胞肺癌型，剩下的对化疗不敏感的非小细胞肺癌是构成复发的原因之一。因此，化疗缓解后局部治疗亦很重要。

（3）化疗结合局部治疗后，尚残存微转移灶，因此继续全身化疗有其重要性如一组 59 例小细胞肺癌化疗缓解后做手术切除，术后 11 例未用化疗，均于 13 个月内死亡，而其余 48 例术后化疗者 5 年生存率达 33.2%。

（4）对支气管类癌的小细胞肺癌有活力的化疗药物，要求它们对未用过化疗患者的缓解率为20%，已治者要求＞10%，以往经常采用的环磷酰胺＋阿霉素＋长春新碱组成的 CAV 方案，其缓解率高达 78.6%，也有用 CVA ＋ VP－16 者，对病变超过同侧胸腔和所有 N_2，即广泛期患者有较好作用。VP－16 取代 CAV 方案的 ADM，广泛期患者的中枢期得到改善。对未经治疗的小细胞肺癌患者 CAV ＋ VP－16，二者的缓解率分别为 53% 和 48%，近年国外在研究 VM－26 或 CBP 为主的联合治疗方案。

3. 放射治疗

（1）放射线对支气管类癌细胞有杀伤作用：癌细胞受照射后，射线可直接作用于 DNA 分子，引起断裂；射线引起的电离物质又可使支气管类癌的癌细胞发生变性，被吞噬细胞吞噬，最后被成纤维细胞所代替，但放疗的生物效应受细胞群的增殖动力学的影响。

（2）放疗可分为根治性和姑息性两种：根治性对于病灶局限、因解剖原因不便手术或患者不愿意手术者，有报道少部分患者 5 年无肿瘤复发。若辅以化疗，可提高疗效。姑息性放疗目的在于抑制肿瘤的发展，延迟肿瘤扩散和缓解症状对控制骨专一性疼痛、骨髓压迫、上腔静脉压迫综合征和支气管阻塞及脑转移引起的症状有肯定的疗效，可使 60% ~80% 咯血症状和 90% 的脑转移症状获得缓解。

（3）放疗对支气管类癌的小细胞癌效果较好，其次为鳞癌和腺癌，其放射剂量以腺癌最大，小细胞癌最小：一般 40 ~70Gy 为宜，肺鳞癌 50 ~65Gy，肺腺癌 60 ~70Gy，小细胞肺癌 50 ~60Gy，分 5 ~7 周照射。常用的放射线有直线加速器产生的高能 X 射线和 ^{60}Co 机产生的 γ 射线。精心制订照射方案严密观察病情动态变化，照射剂量和疗程，常可减少和防止放射反应如白细胞减少、放射性肺炎、放射性肺纤维化和放射性食管炎。

（4）支气管类癌全身情况太差，有严重心、肺、肝、肾功能不全者应列禁忌：重症阻塞性肺气肿患者，易并发放射性肺炎、使肝功能受损害，宜慎重应用。放射性肺炎可用糖皮质激素治疗。

4. 综合治疗 近几年来用许多综合治疗手段来缓解患者的症状和控制肿瘤的发展。如经支气管动脉（或）肋间动脉灌注加栓塞治疗、经纤支镜用电刀切割瘤体、激光烧灼及血卟啉衍生物（HPD）静脉注射后，用 Nd：YAG 激光局部照射产生光动力方面，使瘤组织变性坏死。此外，经纤支镜引导腔内置入放疗作近距离照射也取得较好的效果。

5. 生物治疗 生物缓解调解剂 BRM 为支气管类癌的小细胞肺癌提供了一种新的治疗手段，如小剂量干扰素（2×10^6U）每周 3 次间歇疗法。转移因子、左旋咪唑、集落刺激因子（CSF）在肺癌的治疗中都能增加机体对化疗、放疗的耐受性，提高疗效。

五、预后

支气管类癌手术治疗后预后良好，术后 5 年生存率可达 90% 左右。不典型类癌预后则较差，有报道 23 例术后有 7 例死于远处转移，平均生存时间为 27 个月。

（张 翼）

第五节 气管肿瘤

气管原发性肿瘤与肺或喉部肿瘤相比，发病率要低很多。成人原发性气管肿瘤多为恶性，而儿童则多为良性。男女发病率基本一致，最多见于 30 ~50 岁。成人气管原发恶性肿瘤占上呼吸道肿瘤的2%。

一、气管、隆突肿瘤的分类

气管原发肿瘤占所有恶性肿瘤的0.1%~0.4%，每年每百万人口有2.6例该类患者，其中仅有8%发生在儿童。成人患者中90%原发肿瘤是恶性，儿童患者中，仅10%~30%为恶性。

（一）气管原发肿瘤

气管原发肿瘤可以来源于呼吸道上皮，唾液腺与气管的间质结构。病理分类见（表9-3）。鳞状细胞癌与腺样囊性癌是气管原发肿瘤最常见的类型，它们的发病率相似，共占所有成人气管原发肿瘤的2/3，余1/3为不同组织类型的良性、恶性肿瘤。鳞状细胞癌常发于60~70岁男性患者，与嗜烟习惯相关，可发生于气管的几乎所有部位，表现为肿物型或溃疡型，大约1/3患者在初诊时已有纵隔或肺转移灶。大约40%的患者常合并异时或同时发生的口咽、喉或肺的鳞癌。腺样囊性癌男女发病率相似，好发年龄为40~50岁，与吸烟无明显相关，倾向于沿着黏膜下与神经周围平面生长，只有10%的患者有区域淋巴结转移或远处转移。腺样囊性癌进展缓慢，甚至未行治疗的患者都能够存活数年。

（二）气管继发癌

继发癌也有可能累及气管。直接侵犯气管的肿瘤包括甲状腺癌、喉癌、肺癌与食管癌。纵隔肿瘤也可能直接侵犯气管，最常见的是淋巴瘤。气管转移瘤较少见，曾有乳腺癌、黑色素瘤与肉瘤转移至气管的报道。

二、气管肿瘤的病理类型

（一）良性气管肿瘤

气管壁的各种组织都可以发生良性肿瘤（表12-12）。儿童原发性气管肿瘤90%为良性。相反，成人原发性气管肿瘤只有不到10%为良性。

表12-12 气管良性肿瘤分类

纤维瘤（fibroma）

乳头状瘤（papilloma）

血管瘤（hemangioma）

多形性腺瘤（pleomorphic adenoma）

脂肪瘤（lipoma）

软骨瘤（chondroma）

平滑肌瘤（leiomyoma）

错构瘤（hamartoma）

神经纤维瘤（neurofibroma）

神经鞘瘤（nerve sheath tumor）

副神经节瘤（paraganglioma）

颗粒细胞瘤（granular cell tumor）

纤维组织细胞瘤（fibrous histocytoma）

球形动静脉瘤（glomus tumor）

成软骨细胞瘤（chondroblastoma）

成肌细胞瘤（myoblastoma）

黄瘤（xanthoma）

假性肉瘤（pseudosarcoma）

鳞状上皮乳头状瘤（squamous papilloma）

　　儿童最常见的气管肿瘤为乳头状瘤，通常为多发，可累及喉、气管和支气管。儿童（Juvenile）乳头状瘤病成年后几乎都可原因不明地自行消退。人们曾将病毒和内分泌失调作为病因考虑过，并有干扰素治疗可以缓解病情的报道。有症状的良性肿瘤主要依靠手术治疗，可以经内窥镜用各种方法切除。

　　另一种看似良性的上皮来源性肿瘤是神经内分泌类癌。

　　尽管类癌在这里被列入良性范围，但无疑是一种低度恶性肿瘤。有组织学证据表明它可以直接侵犯周围组织。

　　间质来源的肿瘤包括软骨瘤、周围神经鞘瘤、神经鞘瘤、纤维瘤以及脂肪瘤。其中软骨瘤最常见，多发于上部气管的环状软骨处。病理专家通过组织学检查来鉴别良性软骨瘤和低度恶性软骨肉瘤常很困难，或者根本不可能。少见的间质肿瘤包括平滑肌瘤、血管瘤和良性的上皮息肉。

（二）气管恶性肿瘤（表 12 - 13）

　　我们再次强调成人原发性气管和隆突的肿瘤 90% 以上为恶性。最常见的是鳞状细胞癌和腺样囊性癌。1969 - 1990 年之间有 5 篇重要文章报告了气管及隆突原发性肿瘤切除的经验。

　　总结这些报告，397 例手术切除的患者中有 153 例（38%）腺样囊性癌，88 例（22%）鳞状细胞癌。

表 12 - 13　气管原发肿瘤病理分类

上皮来源	唾液腺来源	间质来源
良性	良性	良性
乳头状瘤	多型性腺瘤	纤维瘤
乳头状瘤病	黏液腺瘤	纤维瘤病
恶性	肌上皮瘤	良性纤维组织细胞瘤
原位鳞状细胞癌	嗜酸细胞瘤	血管瘤
鳞状细胞癌	其他类型	神经节细胞瘤
腺癌	恶性	血管球肿瘤
大细胞未分化癌	黏液表皮样癌	平滑肌瘤
神经内分泌肿瘤	腺样囊性癌	粒细胞肿瘤
典型与非典型类癌	多形性腺癌	Schwann 细胞肿瘤
大细胞神经内分泌癌		软骨瘤
小细胞癌		软骨母细胞瘤

上皮来源	唾液腺来源	间质来源
		恶性
		软组织肉瘤
		软骨肉瘤
		恶性淋巴瘤
		其他类型

1. 腺样囊性癌 859 年 Billroth 首次描述了腺样囊性癌。人们长期以来将其称为"圆柱癌"，并视为一种缓慢生长的良性腺瘤。肿瘤外观上似乎是良性的，表面气管黏膜常常不受侵犯，而且进展异常缓慢。但很明显，组织学检查证实这种恶性肿瘤有局部侵犯的表现。实际上，肿瘤侵及范围几乎总要比手术时所见或触摸到的范围广。显微镜下可发现肉眼无法看到的沿气管壁纵向和横向的扩散，尤其是沿着黏膜下层和气管外表面的神经周围淋巴管。因此很明显，如果欲行根治性手术，术中冰冻病理检查切除标本的边缘是至关重要的。约10% 患者有区域性淋巴结转移，血行转移多发生于肺，有时也可转移至脑和骨骼。即使未经治疗，肿瘤也呈缓慢或隐袭性进展。临床曾观察到根治性手术 25 年后局部复发病例，胸片首次证实有肺转移时，患者通常没有症状。甚至有些患者转移灶可长时间（许多年）保持不变。腺样囊性癌男女发病率一致，年龄跨度由十几岁到九十几岁。本病与吸烟无关。

2. 鳞状细胞癌 主要发生于男性（男：女 =3：1），与肺鳞状细胞癌的年龄分布相似。Grillo 和 Mathisen 报告的所有病例都与吸烟有关。这种肿瘤的大体表现与其他部位的支气管鳞癌相似，几乎都有溃疡，咯血是常见症状。不幸的是，局部淋巴结转移发生率很高，许多肿瘤被发现时局部侵犯严重，已经不能切除。血行转移方式与肺癌相似。

3. 气管类癌 类癌是气管常见的恶性肿瘤之一，可分为典型和非典型两种。前者类似良性肿瘤，外侵轻微；后者潜在恶性，常外侵穿透气管壁，并有淋巴结转移。因此，应当积极手术，并尽可能切除彻底，术后可不需其他辅助治疗。

4. 气管腺癌 不包括来自肺、支气管的腺癌向上蔓延累及气管者，气管腺癌约占原发性气管癌的 10%。由于腺癌容易直接侵入纵隔、扩散至区域淋巴结，并血行转移至远处，预后相对较差。故应在条件许可的情况下，尽可能做根治性切除术。

5. 气管小细胞癌 发生于气管的小细胞癌较发生于肺者少见，其病程短、症状突出、预后差。如果病变局限于气管的一段，并且无全身远处转移，采用足够范围的切除，缓解气道梗阻后，辅以全身化疗及局部放疗，亦可取得较为满意的效果。

6. 其他原发性恶性肿瘤 极为少见，包括软骨肉瘤、平滑肌肉瘤、癌肉瘤及梭形细胞肉瘤。由气管及隆突上皮还可发生黏液表皮样癌和混合性腺鳞癌。单核细胞白血病和浆细胞瘤也有过报道。

三、气管肿瘤的临床表现

（一）原发性气管癌的症状与体征

气管肿瘤的临床表现可有上呼吸道梗阻造成的呼吸困难、喘息及喘鸣；黏膜刺激和溃疡引起的咳嗽、咯血；肿瘤直接侵袭邻近组织造成喉返神经麻痹，吞咽困难，另外，可有远处转移的表现。上呼吸道梗阻的典型症状为呼吸困难、喘鸣、喘息及咳嗽，这也是呼吸功能不全的常见症状。在做出正确诊断之前，许多患者被长期当做"哮喘"或"慢性支气管炎"进行治疗。

呼吸困难与气促是最常见的症状，当气管腔减少到正常横截面的 1/3 时，就会出现呼吸困难症状。由于大部分良性或低度恶性肿瘤的生长速度缓慢，可能导致呼吸道梗阻症状持续数月甚至数年，而不危及生命。Regnard 等报道，腺样囊性癌从出现症状到诊断的平均时间是 12 个月，而其余气管肿瘤的平均时间是 4 个月。主支气管的阻塞可能导致一侧或双侧反复发作的肺炎。

咳嗽也是气管肿瘤常见的症状，通常没有特异性，随着呼吸道狭窄的加重，喘鸣症状越来越明显，常被误诊为哮喘。大约 20% 的患者出现咯血，尤其在鳞状细胞癌患者中，而良性肿瘤少见。

声音嘶哑可能是由于喉返神经受侵而导致的声带麻痹，或气管上段肿瘤直接侵犯喉部。原发性气管肿瘤侵犯食管引起吞咽困难者少见，但颈部及胸上段食管癌侵犯气管的患者多见，常出现咳血丝痰、气促，严重者出现食管气管瘘。

胸部听诊深吸气时可闻及哮鸣音，而支气管哮喘恰恰是在呼气期，此为二者鉴别的要点之一。当气管阻塞严重时，呈端坐呼吸，靠近患者不用听诊器就可听到喘鸣。注意仔细检查颈部及锁骨上窝，有无肿大的淋巴结。

（二）继发气管肿瘤的临床表现

1. 喉癌侵犯气管　喉癌向下延伸可直接侵犯气管上段。因此，临床有时很难将二者严格区分开来。其多为鳞癌，突入管腔，引起呼吸困难。部分患者发生于喉癌术后，因此需行全身检查了解其他部位有无转移后，制订治疗方案。

2. 甲状腺癌侵犯气管　临床约 21% 的原发性甲状腺癌可直接侵犯气管，还有部分是由于甲状腺癌术后复发使气管受累。多侵犯气管前壁，尚未突入管腔者，患者仅有轻度压迫及咽喉部不适感。肿瘤一旦突入管腔，即出现刺激性咳嗽、气短、喘鸣等呼吸困难的症状。复发性甲状腺癌累及气管后，容易引起气管内出血发生窒息。

3. 食管癌侵及气管　颈段及胸上段食管癌常可直接或由于肿大淋巴结侵蚀气管、支气管膜部，不仅可引起咳嗽、呼吸困难，而且可造成食管 – 气管瘘。临床由食管癌直接穿入气管者较少，而因放疗引起食管 – 气管瘘者比较常见。一旦发生，食物、唾液以及胃内反流物会经瘘口大量进入气管和肺内，引起严重而难以控制的肺内感染或窒息。因此，对于胸中、上段及颈段中晚期食管癌，应行气管镜检查，了解气管是否受累。镜下可见：①黏膜完整，肿瘤外压；②肿瘤侵入管腔少许，黏膜破坏，表面糜烂，刺激性咳嗽有血痰；③肿瘤占据不到管腔 1/3，呈菜花状；④肿瘤凸入超过管腔 1/3，分泌物淤积；⑤形成食管 – 气管瘘者，可见两管腔相通的瘘口，并有口腔、胃内容物进入。

4. 支气管肺癌累及气管　支气管肺癌可沿支气管向上蔓延累及隆嵴及气管下段，或由于纵隔、隆嵴下肿大淋巴结直接侵蚀，使原发病变成为晚期。因为需要切除的范围较大，重建困难，致使许多患者失去手术机会。但近年由于麻醉和手术技巧的提高，对于尚未发生远处转移的病例，仍可选择性行肺、气管、隆嵴切除成形或重建术，术后辅以放、化疗，亦可取得较为满意的疗效。

四、气管肿瘤的诊断

原发性气管肿瘤的误诊率比较高，原因之一是气管肿瘤比较少见，多数医生很少或根本没有见过这种肿瘤。原因之二是因咳嗽、喘息或呼吸困难而行胸部 X 线片检查时，纵隔和气管外形可能没有明显异常。即使胸片有异常改变，通常也是易被忽略的细微变化。

1. 胸部 X 线摄影　常规胸片通常难以发现气管肿瘤。气管 X 线断层扫描能够显示气管肿瘤，较大的肿瘤能够被明确诊断，但是不能够显示肿瘤是否存在腔外浸润或周围淋巴结情况，因此 X 线摄影难以为制定治疗计划与重建方案的设计提供足够的信息。

CT 被认为是诊断及评估肿瘤范围、肿瘤与邻近器官关系的标准检查方法。采用薄层 CT 扫描，能良好地评估气管肿瘤累及气管的长度。CT 扫描亦能显示气管肿瘤的大体病理学特征，良性肿瘤通常呈类圆形、边界平滑、清楚、直径小于 2cm，一般位于气管腔内，钙化是良性肿瘤的特征之一，通常出现在错构瘤、软骨瘤中，亦可以见于软骨肉瘤；恶性肿瘤常沿气管壁上下生长数厘米，表面不规则，可能出现溃疡，肿瘤基底部常见气管壁受侵犯，甚至出现腔外生长，纵隔肿大的淋巴结提示局部肿瘤转移。随着影像学技术的进步，现在可以使用低照射量获得良好的图像质量，并使用三维重建技术绘制出气管腔内、腔外的图像，甚至可以重建气道及周围淋巴结图像以指导经气管细针穿刺活检。

MRI 扫描评估气管肿瘤的优点在于：通过冠状面、矢状面及横截面的图像可以很好地显示气管肿瘤的情况，T_1 加权图像能够很好地显示气管是否侵犯周围软组织尤其是显示与周围血管的关系。另外，在以下两种情况下应当考虑使用 MRI 扫描：①MRI 扫描不存在放射损伤，评估儿童气管肿瘤时应首选 MRI 扫描；②对不适合使用碘增强剂的患者应选择 MRI 扫描。

2. 气管镜检查　气管镜检查是气管肿瘤的诊断及术前评估的必备手段。术前行气管镜检查将获得以下信息：①直视肿瘤的大体情况，有助于判定肿瘤性质；②气管镜检查对病灶的准确定位，对制定手术径路及切除范围至关重要；③可以直视喉部及环状软骨，准确评估声带功能，对需要行环状软骨部分切除或喉切除的上段气管肿瘤患者中特别重要；④能够评估气管腔大小，有助于气管手术前的气道管理及麻醉插管准备；⑤可以进行肿物的活检，明确病理诊断。

然而，施行气管镜检查存在诱发肿瘤出血的风险，可能导致患者窒息，所以行气管镜检查时，需要做好气管插管的准备。

上呼吸道严重阻塞或大咯血的患者，纤维支气管镜没有什么帮助。这种有生命危险的患者需用硬式支气管镜保持气道通畅。多数患者支气管镜可进至肿瘤远端以保证通气。通过内镜活检钳、电凝或激光去除肿物可扩大气管管腔。应尽量避免作气管切开，因其可使以后的切除手术变得更加复杂。

3. 气管超声内镜　气管超声内镜能显示气管的 5 层结构，从腔内向外，分别是黏膜层（高回声）、黏膜下层（低回声）、气管软骨的内侧（高回声）、气管软骨（低回声）、气管软骨的外侧（低回声）。在气管膜部，则显示 3 层结构，分别是黏膜层（高回声）、平滑肌（低回声）、外膜层（高回声）。

4. 肺功能检查　肺功能检查可使医生警觉到有气道阻塞的可能，并最终做出正确诊断。肺功能检查呈阻塞性通气障碍，同时对支气管扩张药物无反应，提示有上呼吸道固定性阻塞。呼吸流量图可清楚显示上呼吸道阻塞，并因肿瘤在纵隔里位置的高低不同，吸气与呼气相曲线平台的高低也不相同，多数病例呼吸流量图两条曲线均变平坦。

五、治疗

由于多数气管肿瘤是恶性的，通常出现症状并做出诊断时已是晚期，许多患者已没有完整切除的可能。

（一）气管切除及一期重建

除少数病例外，对于能够完整切除并一期重建气道的患者，手术是最好的选择。一般认为所有的恶性肿瘤都侵犯并穿透气管全层，因此对于可以手术的患者，内窥镜切除（包括激光切除）肯定是不完全的，而且切除范围不够。

多数局限于颈部和上纵隔气管的肿瘤，颈部领状切口可达到满意的显露，正中胸骨切开可以很好地暴露纵隔气管，后外侧开胸可为累及远端气管需要同时行隆突切除者提供更开阔的视野。许多气管肿瘤需扩大切除范围。除少数患者外，成人气管通常可以切除近一半长度并安全地一期吻合。这种扩大切除需要将整个气管的前方和侧方游离松解，许多病例尚需在气管上下端附加特殊的松解手术。

扩大性切除的困难在于如何决定切除范围。只有在气道已被切断，并对切除边缘进行冰冻病理检查后，才能判断是否已完整切除肿瘤。有时为了不使切除长度超过安全范围，不得不接受镜下残端阳性的结果。但是，只能在切断气道，切除肿瘤后，除了重建气道外没有其他选择的情况下才能做出这样的决定。残端阳性似乎并不影响愈合，并且仍可能有长期存活，特别是腺样囊性癌患者。

（二）气管切除与人工气管

Belsey 于 1950 年首次报道了 1 例用假体代替环形气管缺损，他把自体阔筋膜包在不锈钢弹簧上制成管状假体。此后 10 年中逐渐有利用多种材料的硬质管道行气道重建的零散报道，这些材料包括玻璃、不锈钢及钽，多数无孔硬质材料都曾使用过。多孔材料理论上的优点是宿主肉芽组织可以长进去，穿入到人工假体的内表面并作为上皮化的基础。Bucher 在 1951 年首次报道了使用多孔不锈钢丝网假体的经验。1960 年 Usher 报道了用"高强度"Marlex 网多孔假体的实验研究结果，1963 年 Beau 等把它应用于 2 例患者。

Pearson 等 1962 年也开始用这种 Marlex 网假体进行实验室研究，继而报道了 2 例假体置换的初步临床经验。后来他们又报道了 7 例用圆柱形 Marlex 网代替较长的气管环形缺损。有 3 例术后气道功能良好，分别维持长达 2、5、7.5 年之久。但有 4 例死亡，均与假体置换有关，1 例远端吻合口裂开，另外 3 例死于气管 - 无名动脉瘘引起的大出血。

（三）气管切除术并发症

轻度至中度气道阻塞可根据需要吸入氦氧混合（heliox）气体（80% 氦气，20% 氧气），消旋肾上腺素吸入，或者必要时静脉注射类固醇 <500mg 甲泼尼龙。一两次这种剂量的类固醇对气管愈合并无显著损害。应当预先估计到发生严重气道阻塞的可能性，最好使用纤维支气管镜进行检查并在术中完全控制气道的状态下行远端气管切开。

轻微的针孔漏气通常很快可以自行闭合。较大的漏气，如果术中已经注意到了，可用带血管的组织加强缝合到漏气部位。如果术后出现皮下气肿，可以部分敞开切口减压。气胸是术后可能出现的另一种并发症，术后早期应当拍胸片除外气胸。

如果手术时能遵循手术原则，因操作不当而造成喉返神经永久性损伤的机会并不大。但是，可以发生暂时性的发音改变，原因可能是由于牵拉或解剖造成喉返神经的可逆性损伤。

术后第一天患者可进流食，通常很快即可恢复正常饮食。但是喉松解术后，患者可出现明显的吞咽困难，而且会出现误吸。液体食物的吞咽失调和误吸较明显，而固体食物则较轻。多数患者的功能失调是一过性和暂时性的，略微延迟完全恢复的时间。长期影响生活质量的误吸更常见于老年患者，或者那些曾做过颈部手术或放射治疗而损害了喉的活动性的患者。

所有患者术后都应常规作支气管镜检查以观察吻合口的愈合情况。支气管镜检查多在术后一周左右，患者出院前进行，如果对吻合口愈合有疑问也可以提前。如果发现吻合口裂开超过气道周径的1/3，应置入 Montgomery T 形管。小的裂开通常可自行愈合而不发生狭窄，但需定期作支气管镜检查随访。出血是气管手术少见的并发症。

所有气管手术都是相对污染的，就这一点来说，气管手术感染的发生率并不高。术前一次性给予预防性抗生素，术后再给予 1~2 次抗生素。如有残留感染，或有其他危险因素，如糖尿病患者或接受类固醇治疗者，可适当延长抗生素使用时间。如果患者确实发生了伤口感染或怀疑有深部感染，则应广泛敞开伤口以保证迅速引流。未经引流的脓肿可以腐蚀破坏气管吻合口而形成内引流。

再狭窄是一种晚期并发症，通常发生在术后4~6周。治疗方法包括扩张（必要时重复进行）以及有选择地再次切除。如果不可能再次切除，放置内支架可能是唯一的选择。使用可吸收缝线或不锈钢缝线后，吻合口肉芽已较少见。如果出现肉芽组织，可通过硬式支气管镜用活检钳咬除。肉芽组织也可用硝酸银棒烧灼，或小心地用激光切除。

另外一个晚期可能发生的并发症是吻合口与食管或无名动脉形成瘘。多数患者可避免发生这些并发症。在分离气管时，应尽量不过分游离无名动脉，造成动脉完全裸露。如果动脉距离已完成的吻合口过近，可用带蒂肌瓣或大网膜保护吻合口。同样，如果气管手术时包括食管的修补，应在气管吻合口或食管修补处用带有血管的组织（通常为肌束）加固于食管和气管之间。

（四）其他治疗方法

1. 放射治疗　一般认为放疗可作为手术后的辅助治疗，可作为肿瘤不能切除或因身体状况不适合手术患者减轻症状的姑息性治疗。对于鳞状细胞癌及腺样囊性癌癌术后辅助放疗剂量一般为 60Gy，对于肉眼残留的肿瘤，放疗剂量应增加至 68~70Gy。

气管内的近距离放疗可能是治疗气管肿瘤的合适方法，已经有报道显示使用 60~68Gy 的外照射放疗后使用 8~15Gy 的近距离照射可以提高局部控制率。外照射放疗结束后行近距离照射的剂量与方法仍值得进一步研究。

2. 内镜下治疗　对于肿瘤不能切除或因身体状况不适合手术患者，可以使用内镜对气管腔内肿瘤进行姑息性切除。肿瘤的局部处理可以使用活检钳并吸引器处理，行电凝治疗、冷冻治疗、激光治疗、光动力学治疗或氩气凝固治疗。然而，使用此法难以达到根治，该类患者极少有长期生存的报道。

3. 气管支架置入术　在肿瘤不能切除或身体不适合手术的患者中，可以使用硅树脂或自膨支架对 80%~90% 的患者进行姑息性治疗。支架有不同的形状与型号能够适应不同位置的肿瘤所导致的狭窄。

4. 化疗　基于铂类的化疗方案联合放疗对不可切除患者有一定疗效。但是这种治疗方法尚未见大宗病例的研究报道。

5. 气管移植　有许多学者进行动物试验，试图找出合适的替代物能够代替一段较长的气管，但单纯人工材料未见成功应用于临床的报道，失败原因主要是肉芽增生及移植物移位。

（五）继发性气管肿瘤的治疗

与原发性气管癌治疗原则不同的是：继发性气管癌必须根据气管外原发肿瘤控制的状况、有无其他部位转移以及气道梗阻的程度来制定治疗方案。治疗原则主要是在缓解呼吸困难的基础上，控制原发和继发病变。因此，选择姑息性治疗的机会远远大于原发性气管肿瘤。

对于喉癌侵犯气管者，应根据喉癌病变以及是否保留说话功能，确定手术切除范围。一般在喉切除的同时，选择气管节段切除，术后给予适当放、化疗，效果良好。切除范围较大时，需行永久性气管造口术。如局部有复发，必要时可再次手术切除。

甲状腺癌侵犯气管常引起高位气道梗阻，可先行低位气管切开，缓解症状，赢得时间，然后酌情行甲状腺癌根治、气管切除，术后进行放疗。部分患者可取得长期生存的效果。

食管癌侵及气管者，若病变均较局限、年纪较轻、全身情况可以耐受者，可同期将食管及气管病变一并切除，分别进行气管和消化道重建。如果已经形成食管－气管瘘者，必须隔离消化道与呼吸道。常用措施包括：停止经口进食及下咽唾液、抗感染，同时行胃造瘘或鼻饲支持营养；亦可试用食管或气管内置入带膜支架，再酌情放疗或化疗。

支气管肺癌累及气管者，应根据病变范围、组织学类型以及远处有无转移来确定。若能切除并重建者，可行肺、气管、隆突切除成形或重建术，术后辅以放、化疗。估计切除有困难者，术前可适当先行放疗或化疗，使病变范围缩小后再行手术。

（张　翼）

第六节　胸腹主动脉瘤

一、概述

胸腹主动脉瘤（thoracoabdominal aortic aneurysm，TAAA）是指涉及胸主动脉和腹主动脉的动脉瘤，常累及腹腔干动脉、肠系膜上动脉和肾动脉，主要包括真性动脉瘤和慢性夹层动脉瘤。主动脉夹层急性期表现为主动脉壁发生分离，血液通过撕裂的破口进入动脉壁之间，慢性期可逐渐转变为夹层动脉瘤。目前较为普遍采用的 TAAA 分型方法是 Crawford 分型（图 12-3），该分型方法有利于治疗方式选择和评价脊髓损伤。Ⅰ型：病变累及肾动脉以上；Ⅱ型：病变累及胸腹主动脉全程；Ⅲ型：病变累及远端胸主动脉（一般 T6 平面以下）及腹主动脉全程；Ⅳ型：病变累及内脏动脉（一般膈肌平面以下）和腹主动脉全程。Ⅱ型病变累及范围最广泛，脊髓损伤可能性最大，Ⅲ型、Ⅳ型病变脊髓损伤发生率较低。Safi 分型（图 12-4）较 Crawford 分型增加了第五型病变，Ⅰ～Ⅳ型同 Crawford 分型，Ⅴ型：病变累及远端胸主动脉（一般 T6 平面以下）至肾动脉以上，这类病变手术难度相对较小。

TAAA 病因主要包括：动脉粥样硬化、中膜变性、主动脉夹层、大动脉炎、马方综合征等，另外高血压、高龄、吸烟、糖尿病等是发病的危险因素。目前发现有超过 20% 的胸腹主动脉瘤是慢性夹层引起的。人体非特异性动脉瘤最常见的发生部位是肾动脉下腹主动脉。在主髂动脉瘤的患者群中，单纯腹主动脉瘤 65%，单纯胸主动脉瘤 19%，腹主动脉瘤与髂动脉瘤并存 13%，胸腹主动脉瘤 2%，单纯髂动脉瘤 1%。随着人们生活水平的改善和寿命的延长，胸腹主动脉瘤的发生率呈现逐步增高趋势。

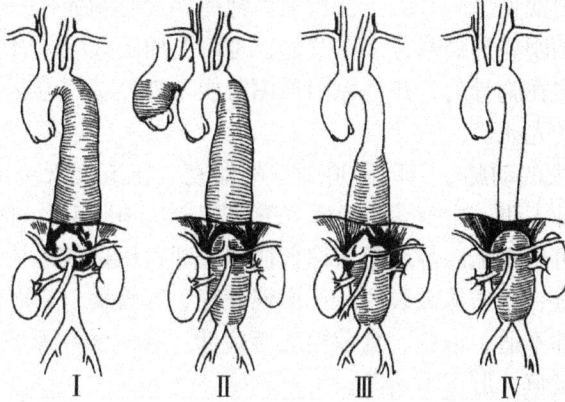

图 12 - 3　Crawford 分型

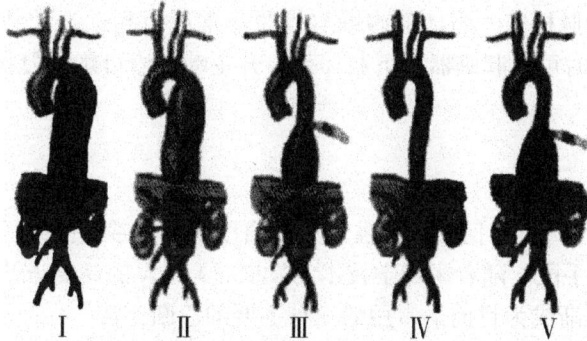

图 12 - 4　Safi 分型

　　TAAA 的发生率正在逐年增高，目前估计达到每年 10.4 例/10 万人。TAAA 的平均年龄在 59 ~ 69 岁之间，男女比例为 3 : 1。尽管动脉瘤的大小是重要的破裂风险因素，而动脉瘤生长速度也被认为是预测破裂风险的因素。TAAA 的平均生长速度为每年 0.10 ~ 0.45cm，可伴有指数级生长速度使直径超过每年 5mm。其他影响动脉瘤破裂的风险因素是性别和年龄。一般情况，女性比男性生长 TAAA 要晚 10 ~ 15 年。全身高血压也是增加动脉瘤破裂的风险因素，特别在收缩压超过 150mmHg 时。吸烟或伴有慢性阻塞性肺疾患（COPD）的患者也会增加动脉瘤破裂的风险。一旦动脉瘤生长了，女性破裂的风险高于男性。TAAA 要多大才会破裂和何时才会达到该点目前还无法准确地估算。

二、临床表现

　　50% 以上的胸腹主动脉瘤患者早期无不适症状，多在胸腹部查体过程中发现。随着瘤体的增大，压迫动脉瘤周围的组织与器官或阻塞远端动脉时出现症状。临床上常见的表现包括：

1. **搏动性包块** 是典型的体征，根据瘤体的长度，搏动性包块可位于脐周乃至全腹部，呈膨胀性搏动，体型消瘦的患者易触摸。

2. **疼痛、腹胀** 部分患者会有疼痛的症状，可表现为腹痛和（或）胸痛。腹痛时常向腰背部放射，可伴有压痛。少数患者瘤体生长速度较快，因腹膜牵拉而引起剧烈的腹痛，尤其在瘤体巨大的患者中常见。胸痛时，性质多为钝痛，少有刺痛，一般呈持续性，也可能随呼吸、血压、活动等加剧。疼痛部位多在背部，也可向周围放射。升主动脉或主动脉弓前壁的动脉瘤引起的疼痛多在胸骨后。疼痛原因考虑可能与神经牵拉或压迫有关。突然加剧的疼痛常是主动脉瘤破裂的先兆。

3. **压迫症状** 较大的动脉瘤可以压迫邻近的器官。压迫气管可出现咳嗽、呼吸困难等症状，严重时可引起肺不张、支气管炎及支气管扩张；压迫肺动脉可引起肺动脉高压和肺水肿；压迫上腔静脉则可出现上腔静脉阻塞综合征的表现；压迫喉返神经可出现声音嘶哑；压迫食管可出现吞咽困难；当瘤体破裂时，可出现食管、气管瘘，从而引起咯血或呕血；压迫消化道，可以引起腹部不适、饱胀、食欲缺乏等症状；压迫泌尿系统，可以引起肾盂积水；压迫胆道，可以引起黄疸、肝区不适等。

4. **瘤体破裂** 最严重的并发症，如进入腹腔，常可引起猝死，如局限于腹膜后，常有腹部或腰背部的剧烈疼痛，常引起出血性休克；如进入胸腔，常可引起血胸或猝死。

5. **器官或下肢动脉栓塞** 瘤体的附壁血栓脱落常可引起远端动脉的栓塞，出现脏器或下肢缺血症状，严重时可引起脏器或下肢坏死。升主动脉瘤可影响冠状动脉血供引起心功能不全的症状等。

三、诊断

对于无症状的 TAAA，如何在早期发现并正确诊断是非常重要的。通常选择无创的检查方法作为疾病筛查的手段。随着影像学技术的发展，TAAA 的诊断方法有了长足的进步。而 cTA、MRA 和 DsA 逐渐成为目前最常用的三种主要的诊断方法。

1. **腹部 X 线平片** 由于其只能发现瘤体巨大或瘤壁钙化较明显的患者，并且无法显示血流动力学的改变和进行瘤体几何形态参数的测量，故诊断率低，目前已很少使用。

2. **彩色多普勒超声** 诊断动脉瘤具有无创、便捷、重复性强、灵敏度高的特点，它不但可以动态显示病变的范围、大小、瘤内血栓的回声，而且还能测量瘤体大小和血流动力学参数，目前常作为 TAAA 筛查的首选方法。另外超声可以作为术后随访的常用手段。由于 TAAA 腔内修复术后，内漏的发生是手术失败的最主要原因。超声可以发现是否存在内漏、内漏的流量、瘤体直径的变化，有助于了解内漏的发生过程和机制。尽管如此，由于超声无法检查胸主动脉，所以在 TAAA 诊断中的应用十分受限，另外诊断的准确性依赖于操作者的经验与诊断水平，瘤体直径的测量会随探头角度的不同而误差较大，术者无法了解瘤体整体形态和内脏动脉的相对位置关系，这些都限制了超声的进一步应用。

3. **螺旋 CT 血管成像（CT angiography，CTA）** 是成为 TAAA 术前、术后评价的首选检查方法。CT 图像后处理的常用方法有 SSD（表面遮盖显示）、MIP（最大密度投影）、MPR（多平面重建）、CPR（曲面重建）等。SSD 是将超过阈值像素的体积元重建，但细节不够，所以 SSD 图像只能粗略估计，必须结合二维横断面及其他处理图像方可诊断。SSD 图像空间立体感强，对血管走行、扭曲形状提供三维立体图像，可以为术者提供整体解剖形态，指导手术方案的制订。MPR 图像不能反映腹主动脉瘤的全貌，但可以显示管壁钙化、管腔内血栓及瘤周情况。其他如 CPR 图像可将扭曲行径血管拉直展开显示在同一层面上，观察血管全貌。每种方法都有各自的优缺点，临床应以原始横断面图像为基础，结合其他重建方法综合评判。

4. 磁共振血管造影（MRA） 相对于 CTA 来说，磁共振血管造影不需接受 X 线照射，所用增强剂量少，对人体创伤更小，因而对于一般状况差、合并有肾功能不全的患者更加适用。MRA 也有技术上不能克服的缺点。MRA 重建图像无法显示腔内血栓，只反映主动脉瘤的腔内情况，这样会造成一些假象，误导手术方式的选择，从而影响手术效果。因此，术前应当结合 MRA 水平扫描图像评估。另外由于核磁检查时间长，成像速度慢，受体内金属影响，所以目前不及 CTA 应用广泛。

尽管 CTA、MRA 已经广泛应用，但是这种检查方法都是对一个动态过程进行静态显像，随着心动周期的变化，瘤体的形态和直径都会发生变化。另外术后随访时，可能由于内漏的相对时间延迟，CTA 或 MRA 可能获得无内漏的假阴性结果。也有研究结果认为：术后内漏的检查中，MRA 比 CTA 精确性高。

5. 血管造影 由于血管造影本身是属于有创检查，而且操作技术要求较高，所以并不作为术前的常规检查方法。但对于一些复杂病变或者需要判断血液流速时，血管造影尤其是数字减影技术具有一定的优势。TAAA 患者的病变通常较为复杂，所以术前进行造影检查可以更准确地指导手术方案的设计。需要强调的是，到目前为止，还没有一种完美的方法，应根据病情的不同个体化地选择合适的检查方法。

四、传统外科手术治疗

（一）传统外科手术方法简介

1. Etheredge 法 1954 年 Etheredge 最早报道了 TAAA（Ⅳ型）切除人造血管移植手术。术中先建立临时主动脉转流，然后阻断动脉瘤近端，将人工血管与主动脉近端吻合，再依次重建内脏动脉，逐渐下移阻断钳，最后将阻断钳置于主动脉分叉部上方，完成人工血管与主动脉远端的吻合，并切除动脉瘤。该方法阻断脏器时间较长，术后并发症发生率高，现已基本不用。

2. Debakey 法 1955 年 Debakey 报道了一种新术式，先将人工血管端 – 侧吻合于近端的主动脉上，然后阻断动脉瘤近端，再依次重建内脏动脉，端 – 端吻合主动脉远端，最后切除动脉瘤。另外，Debakey 改良法是在人工血管与主动脉吻合前，将多根较小口径的人工血管与主体人工血管先行吻合，完成主动脉重建后再逐个完成内脏动脉的重建。该方法明显减少了脏器缺血时间，手术并发症发生率降低。但该术式与后文中提到的 Crawford 法相比存在的问题是手术中需要逐一解剖内脏动脉，吻合口多，手术难度大，时间长；人工血管使用较多，术后出现闭塞、出血、扭曲等并发症的可能性增大；另外近端吻合口是端 – 侧吻合，并发症较多。

3. Crawford 法 1973 年 Crawford 报道了不切除 TAAA 后壁移位式人工血管吻合术，该方法简单合理，至今仍是首选术式。先阻断 TAAA 近远端，于左肾动脉后侧瘤体上纵行切开，行人工血管与近端降主动脉端 – 端吻合，将带有腹腔动脉、肠系膜上、动脉和右肾动脉的主动脉剪成一卵圆形补片，并与、人工血管吻合，而左肾动脉则另作一补片与人工血管吻合，最后将人工血管与主动脉远端吻合，并用瘤壁覆盖人工血管缝合。主要优点是手术时间缩短和手术方式简化；人工血管移植后外面用瘤壁包裹，进一步加强了 TAAA 壁，减少术后复发及吻合口出血的机会；内脏动脉吻合接近原有解剖，不易形成扭曲或闭塞等并发症。缺点是脏器及脊髓的缺血时间较长。

总之，由于病变涉及的范围非常广泛，术前需要进行详细评估并制订个体化的手术方案，综合各种方法的优点并结合具体解剖结构，这样才能取得最佳的治疗结果。

（二）手术并发症及防治

尽管传统外科手术治疗 TAAA 已经取得较大的进展，但毫无疑问，创伤依然很大，特别是对于高龄或者术前已经合并其他脏器病变的患者，术后出现并发症的危险性大。常见的主要并发症及防治措施有：

1. 心肺并发症　TAAA 术后肺部并发症为 20%～50%，呼吸衰竭是常见的术后肺部并发症，需要机械性通气支持。术后呼吸衰竭并发症与年龄、主动脉夹闭时间（＞60 分钟）、红细胞输入量及吸烟史相关，对于需要机械性通气的患者，应当早期实施气管切开造口。粥样硬化性冠心病与 TAAA 术后早期及晚期生存率的相关性是众所周知的。在 Crawford 行外科治疗的 1509 例 TAAA，比较伴有或不伴有冠状动脉疾病者的死亡率发现，31% 冠状动脉疾病与 12% 的死亡率相关，而没有冠状动脉疾病的相关死亡率只有 8%。该病例组术后心脏并发症为 12%，并与术后早期死亡率的增加相关，伴有心脏并发症死亡率 30%，不伴有心脏并发症死亡率 5%。其他心脏并发症包括术后房颤，大约发生在 10% 的患者。房颤的治疗主要包括一种或多种药物联合使用，例如胺碘酮、美托洛尔、钙通道阻滞剂。有时候，伴有低血压的难治性心脏病需要用心脏电复律来治疗。

2. 出血　对于 TAAA 手术而言，由于有很多的血管吻合口，而且术中可能使用抗凝药物，所以出血是最为常见的并发症。术中出血多见于静脉损伤，肝静脉、肾静脉、腰静脉等是易损伤的血管，术中仔细操作可减少出血。TAAA 因与周围组织粘连紧密，所以游离血管的过程中易引起创面的渗血，另外大量失血造成的血小板及凝血因子的丧失也是造成渗血的原因。术中及时补充血小板以及自体血回输可减少此类并发症。术后出血的主要原因是术中止血不彻底和吻合口渗血。另外术中行内脏血管的旁路术，为防止出现血栓形成，术后应避免使用止血药物，这样更要求手术中明确止血。如果出血量大无法控制时需要二次手术。

3. 胃肠道并发症　由于术中为暴露血管需要大范围的牵拉、移位肠管以及对肠系膜根部的游离，导致肠外露时间较长。术后应进行胃肠减压以及肠外营养支持。食欲缺乏、便秘以及腹泻也较为常见。肠系膜上动脉旁路血管发生闭塞，会引起严重的肠管缺血，一旦确诊，需紧急二次手术。缺血性结肠炎是少见但严重的并发症，主要原因是术中对肠系膜下动脉以及髂内动脉的结扎。术后可表现为腹痛、便血、发热等，行结肠镜检查可发现黏膜坏死的表现。一般无需再次手术，经过胃肠减压、抗感染治疗后以及侧支循环的改善，症状会逐渐消失。但如果发生透壁性肠坏死，应立即剖腹探查，切除坏死的结肠。术中结扎肠系膜下动脉时尽量靠近主动脉，另外至少应保留或重建一侧的髂内动脉以保证结肠的血供。

4. 下肢动脉栓塞　多数是由于瘤体附壁血栓或动脉粥样硬化斑块脱落而引起的，患者表现为下肢片状肤色青紫，严重时可出现静息痛或皮肤坏死等。为防止出现此并发症，术中注意阻断钳避免钳夹硬化斑块，对瘤体操作时要轻柔，必要时要先进行阻断，防止血栓或者斑块的脱落。如果发现有大血栓脱落要及时进行取栓，如果是小血栓，要进行溶栓或者抗凝治疗。术后应注意定期观察下肢的血运情况。

5. 感染 感染是术后非常棘手的并发症，一旦发生可危及生命。感染后细菌常常寄生于移植物组织缝隙间，若不除去移植物，即使给予大量的抗生素亦不能控制。但行二次手术后，如何处理面临巨大难题，原位重建后必然发生再次感染，不重建远端血供无法解决，而对于此部位的非解剖性旁路手术也很难施行。这就要求术前、术中对一切感染严密防范。

6. 呼吸衰竭并发症 TAAA 术后出现呼吸道并发症是比较常见的，其中、大多是可逆性改变，严重者可发展为呼吸衰竭。主要危险因素包括：术前长期吸烟史、全主动脉阻断时间、出现截瘫并发症、术中出血量大、严重肾功能不全等。术后加强呼吸道管理是非常重要的预防措施。

7. 肾功能不全 TAAA 术后肾衰竭是引起术后患者死亡的重要原因之一。主要原因是手术过程中肾脏缺血时间较长，术后旁路血管出现狭窄或闭塞等。术后急性肾功能不全的定义为在连续两天中，每天的血清肌酐增加速度为 1mg/dl 或者需要血液透析。大宗病例报道 TAAA 术后急性肾衰竭率在 5%~40% 之间，相关性死亡率达到 70%。术后急性肾衰竭的首选方法是早期持续静脉血液透析或间断血液透析。大约 1/3 的急性肾衰竭患者需要持续血液透析，而这些患者的长期生存率是不容乐观的。术前慢性肾功能不全和动脉瘤破裂已经成为术后急性肾衰竭的预测因素。术前良好的手术计划及熟练的操作手法是减少肾脏并发症的主要措施，另外术中可应用甘露醇、多巴胺等药物保护肾脏，并维持肾脏足够的氧输送量，减少肾的氧利用率，减少肾小管的直接损伤。最常用的方法是低温疗法降低代谢率进行器官保护。

五、杂交手术及开窗支架治疗

腔内修复术的应用为腹主动脉瘤、胸主动脉瘤及主动脉夹层的治疗开创了新的局面。但是由于 TAAA 累及内脏动脉，腔内修复术无法直接进行治疗，所以长期以来只能采用传统外科手术。近年来，血管外科医师提出开放手术结合腔内修复术治疗 TAAA 的手术方法，也就是所谓的"杂交手术"。主要方法是通过开腹手术将内脏动脉移位于主动脉瘤远端或者髂动脉，吻合完成后结扎内脏动脉起始处，可于二期或同期行 TAAA 腔内修复术。杂交手术优势：不需要开胸，肺部并发症、心律失常、胸部疼痛等发生率低；机体血流动力学改变少，对凝血功能、心脏功能影响小；截瘫发生率低；内脏缺血时间短，酸中毒轻，肾衰竭发生率低；出血量和输血量少；住院、ICU 时间短等。目前尚未解决的问题：支架型人工血管远期疗效不明确，重建后内脏动脉的长期通畅率不确切，存在截瘫及其他并发症。目前此种术式治疗胸腹主动脉瘤的病例尚较少，SCI 收录的文献报道单中心手术例数最多的为 20 余例，所以缺乏大规模的预期临床试验结果，远期疗效尚待观察。

六、截瘫并发症

传统外科手术治疗 TAAA 有半个多世纪的历史，术式历经不断改进；血管腔内修复技术应用十余年来发展迅猛，已经历几代产品的变革，但迄今为止无论何种术式，因脊髓缺血而造成截瘫这一灾难性的并发症仍无法完全解决。这个严重的并发症，对于患者无疑是灾难性的打击，昂贵而长期的康复治疗和护理将为家庭、社会带来巨大的经济和精神负担。

虽然腔内或"杂交"技术以其微创、疗效确切的特点正逐步替代传统外科技术，成为

TAAA 治疗的首选措施，但理论上腔内技术并未完全避免术后截瘫发生的可能，根据不同部位的病变，一般其发生率为 0 ~ 5%。而传统外科技术由于不同部位病变术式不同，各中心技术熟练程度差异较大，手术中采用的保护措施不同，应对截瘫危险因素处置方法不同，所以目前报道的截瘫发生率差异较大。有大宗病例报道 1960 – 1991 年，对 1509 名患者行 TA-AA 外科手术，脊髓缺血损伤发生率是 16%，截瘫发生率约是 8%。1986 年至今，对 2286 名 TAAA 患者结合一些脊髓保护措施的传统外科手术治疗，早期死亡率是 5%，截瘫发生率为 3.8%，这一结果较前已经大大改善。但是对于 TAAA 行大范围的血管置换，其死亡率为 6%，截瘫发生率为 6.3%。这份数据来自美国技术非常成熟的中心，但实际上多数中心有更高的截瘫发生率。

以下几种机制可能解释为什么"杂交"手术与传统外科手术后的截瘫发生率不同：①传统外科手术对机体血流动力学影响比较大；②"杂交"手术过程中无需大范围游离主动脉，对肋间动脉的侧支循环破坏少；③"杂交"手术中无需长时间阻断主动脉，能够保证脊髓正常的灌注压力。

（一）脊髓的血液供应特点

1. 脊髓的动脉　脊髓的动脉血液供应系统相当复杂，主要有三个来源：锁骨下动脉、肋间动脉和腰动脉、髂内动脉。锁骨下动脉供应脊髓颈段及上两节胸段，其他节的胸段则由肋间动脉供应，腰骶段由腰动脉、髂腰动脉及骶外侧动脉供应。

椎动脉在颅腔内发出脊髓前、后动脉，在软膜内下降。脊髓前动脉自椎动脉发起后，左右两条在延髓椎体前面汇合成一条单干，于延髓前面正中裂下降。在下降过程中不断发出根动脉经前正中裂达脊髓内部。脊髓前动脉分出的根动脉负担脊髓内部前 2/3 的血液供应，包括灰质联合、前角、侧角、背核、前索和侧索等。根动脉在腰段最多，胸段最少。脊髓前动脉一般在 C_4 ~ C_5 节段即开始受到根动脉的加强。脊髓前动脉在第 4 胸髓节（T_2 平面）和第 1 腰髓节（T_{10} 平面）这两个部位的任何操作如累及供养血管将易发生截瘫。脊髓后动脉由椎动脉发出后转向背侧，在脊髓背面左右外侧沟分别下行。该动脉在下行过程中同样受到根动脉的加强。脊髓后动脉的分支主要负担脊髓内部后 1/3 的血液供应，由于分支吻合较好，较少发生供血障碍。

脊髓前、后动脉起始部分均很细小，随着下行而逐渐加大，沿途有许多节间动脉发出的根动脉加入，与脊髓前、后动脉吻合，并在脊髓表面形成动脉网，围绕脊髓周围形成动脉冠。根动脉在颈部来自椎动脉、颈深动脉及颈升动脉，在胸腰部自肋间动脉和腰动脉，在骶部，骶外侧动脉、第 5 腰动脉、低髂腰动脉及骶中动脉均参与供应。根动脉是成人脊髓血液供应的主要来源。前根动脉主要供应脊髓下颈节以下至上腰节脊髓的腹侧 2/3 区。但是，前根动脉对脊髓血液供应的分布并非是均匀的，各前根动脉之间的直径和长度变化很大，其中有两支较粗大者称大前根动脉，也称根大动脉或 Adamkiewice 动脉。一支大前根动脉出现于 C_5 ~ T_1 节段，称颈膨大动脉，供应 C_5 ~ C_8 及 T_1 ~ T_6 节段脊髓。另一支大前根动脉多出现于 T_9 ~ L_2 节段，称腰膨大动脉，供应 T_7 以下脊髓。腰膨大动脉的起始部位并不恒定，最高可起源于 T_5 水平的肋间后动脉，最低可起源于 L_3 水平的腰动脉。根大动脉 75% 起自 T_9 ~ T_{12} 水平，15% 起自 T_5 ~ T_8 水平，10% 起自 L_1 ~ L_3 水平。该动脉的急性阻断将有 30% ~ 40% 的截瘫发生率。

脊髓前、后动脉分支在颈、腰部的吻合较胸部大，胸部脊髓前动脉的破坏引起的损害较其他部位为重。在胸髓，根动脉分支较细，彼此吻合较差，同时胸段椎管也是最狭窄的部位，所以此部位是截瘫发生的高危区域。

2. 影响脊髓血供的因素 影响脊髓血流（spinalcord blood flow，SCBF）的因素主要包括以下内容：

（1）灌注压（perfusion pressure，PP）及平均动脉压（mean arterial pressure，MAP）：SCBF 与 PP 成正比，PP = MAP − CSFP（脑脊液压力）。在一定范围内，SCBF 可自体调节，维持正常。SCBF 与 MAP 呈线性相关，CSFP 升高而使 PP 降至 50mmHg 以下时，SCBF 将呈进行性下降。通过术中、术后引流脑脊液以减轻 CSFP，从而增加脊髓灌注压以增加脊髓血供。Schurink 等报道胸主动脉腔内修复术中应用 MEP 监测脊髓功能，有 2 名患者在支架释放后降为基础值的 50% 和 30% 以下，升高血压后恢复为 50%，所以，外周血压对于脊髓血供有明显的影响。

（2）PCO_2 和 PO_2：CO_2 积聚时，SCBF 升高，过度换气时，SCBF 降低。在 PCO_2 为 30～50mmHg，PO_2 为 55～160mmHg，MAP 为 60～150mmHg 条件下，SCBF 能维持正常。PCO_2 > 90～100mmHg 或 PO_2 < 30～45mmHg 时，SCBF 将消失。

（3）椎板切除后脊髓 SCBF 将下降，可能与脊髓暴露后表面血管收缩有关。

3. 胸腹主动脉瘤对脊髓供血动脉的影响 胸腹主动脉瘤多数瘤壁上附着有大量的血栓，这些血栓会导致肋间和腰动脉闭塞或栓塞；夹层动脉瘤在内膜撕裂的过程中会破坏肋间动脉；另外由于瘤体的畸形牵拉造成肋间动脉的迂曲，进一步加重动脉的闭塞或狭窄，所以胸腹主动脉瘤患者只有很少的肋间和腰动脉处于开放状态，脊髓的血供更多地依赖于侧支循环网。通常 T_5～L_5 之间大概有 26 支肋间和腰动脉，但在 Jacobs 的研究中，184 名患者平均仅有 5 支动脉是开放的。因此，Griepp 等认为根大动脉对于 TAAA 患者而言可能并不是脊髓的主要供血动脉。这些血管解剖形态的改变，为术中重建肋间动脉以及评价脊髓血供状态带来一定的难度。

（二）脊髓缺血再灌注损伤的机制

脊髓缺血后会造成神经细胞的坏死，但紧随其后的再灌注损伤会进一步加重脊髓的坏死，也称为缺血后延迟性低灌注（delayed postischemic hypoperfusion，DPH）。脊髓缺血再灌注损伤的主要机制为：脊髓供血减少导致神经元细胞缺血、缺氧，三磷腺苷（ATP）储备耗竭，引起细胞膜 ATP 酶依赖性泵功能衰竭，使谷氨酸等兴奋性氨基酸释放增多，进一步引起相关反应。另外再灌流后产生大量的氧自由基（O_2^+）可进一步加重组织水肿和细胞损伤，毛细血管渗透性增加，大量蛋白渗入组织间液，后者的胶体渗透压增加而使组织间压力升高。因此，再灌注损伤不仅有缺血、O_2^+ 及脂质过氧化（LPO）对组织细胞造成的损害，而且脊髓内压升高可致静脉阻塞，脊髓血流量进一步减少而造成细胞死亡。

（三）脊髓缺血后的生理和病理变化

1. 脊髓缺血损伤的病理变化 脊髓遭受缺血损害的后果大体可以分为两种类型：一类为缺血时间较短，一般在半小时之内，然后很快恢复缺血脊髓的血供或仅损害部分脊髓供血血管，其脊髓实质可发生较轻微的病理改变，包括少数神经元或神经纤维退行性变，但临床上可以不表现出脊髓功能障碍。此类为可逆性脊髓缺血损害。另一类为脊髓缺血达半小时以上或脊髓供血血管大部分遭受严重破坏，脊髓发生不可逆转的缺血性损害。脊髓缺血坏死以脊髓灰质为重，神经元消失，神经纤维退行性变，髓鞘碎裂，白质也发生退行性变。同时神经胶质细胞浸润，吞噬细胞出现，以致脊髓坏死段为胶质瘢痕组织代替。

2. 脊髓缺血后的生化改变　脊髓发生缺血损伤后最早代谢改变之一为在损伤处组织氧张力的线形下降，并持续数小时。局部组织缺氧将迅速引起细胞水肿和缺血加重。细胞内电解质的不平衡引起脊髓神经细胞去极化改变，而使神经传导受到影响。代谢与能量改变后主要指标包括以下内容：

（1）PCO_2 和 PO_2：脊髓缺血后将发生缺氧，脑脊液中氧和二氧化碳分压是最直接的监测指标，同时可影响脑脊液中 pH 值的变化。

（2）葡萄糖和乳酸盐的改变：葡萄糖是脊髓的唯一能量来源，短时间的缺血或缺氧也能改变脊髓对葡萄糖的正常应用。组织缺血时，有氧代谢转变为无氧糖酵解，乳酸盐含量即显著升高。但由于血液灌注不良，其代谢产物无法运出，遂导致组织内乳酸盐的聚集，发生酸中毒。

（3）神经递质的改变：脊髓损伤后会导致儿茶酚胺的聚集，如去甲肾上腺素和 5 - 羟色胺等。这些物质使脊髓血管平滑肌收缩，管腔变窄，阻力增加，灌注减少，进一步加重脊髓缺血。

（4）神经元特异性烯醇化酶（neuron - specificenolase，NSE）：是中枢神经特异的蛋白质，定位于脑灰质神经细胞和末梢神经元，是脊髓缺血损伤后的一种重要指标。脑脊液的 NSE 可用来判断脊髓急性期损伤程度，是一种非常敏感和特异的指标。

以上这些生化指标的变化会影响脊髓的功能，加重损伤程度，所以针对此有很多治疗措施。另外这些值的改变可以作为监测脊髓功能状况的指标。

（四）脊髓缺血防护措施，

1. 肋间动脉的重建　传统外科手术过程中具备进行肋间动脉重建的条件，选择重要的血管进行定位及再接可以最大限度地保留脊髓的主要供血动脉。但由于血管重建期间需要进行主动脉的阻断，所以不可能对每一条肋间及腰动脉都进行重建，毕竟这会大大延长手术时间和增加并发症发生率，故如何选择性地重建主要的供血动脉意义重大。术前、术中寻找和定位重要的肋间或腰动脉便成为决定手术效果的主要措施。鉴于 Admakiewicz 动脉对于脊髓血供的重要意义，所以术前通过选择性造影或 CTA 或 MRA 定位根大动脉有助于手术过程中进行重建。但是由于寻找此动脉的造影方法都是间接的手段，其敏感性波动在 43% ~ 86% 之间，一般仅有 55% ~ 65% 的患者能够找到，而且有可能在选择性造影寻找过程中引起医源性截瘫。另外由于通常瘤体较大会导致解剖结构的改变，使术前定位的价值大打折扣。由于 Admakiewicz 动脉多数位于 T_8 ~ L_1，所以 Plestis 等在手术过程中将在此范围内的肋间动脉均进行重建，术后复查仅有 50% 的重建动脉保持通畅，但没有截瘫发生，所以目前很难估计重建此动脉的重要性和意义。

2. 脑脊液引流　引流脑脊液（CSF）可减轻脑脊液压力，从而增加脊髓灌注压。很多文献报道应用 CSF 引流还可以改善脊髓缺血损伤。另外术后 72 小时内当患者出现血流动力学不稳定，再灌注损伤，侧支循环发生改变，脊髓水肿等导致血供减少和缺血损伤时，进行 CSF 引流也有一定的作用。但目前尚有一些问题没有解决：CSF 引流的作用程度仍不明确，CSF 理想的临界压力值不明确，CSF 压力与机体外周动脉压力的关系不明确，引流 CFS 的持续时间，在延迟性神经损伤中的作用等。另外引流 CSF 的并发症有可能是非常严重甚至致命的。

3. 临时性转流旁路　主动脉的阻断部位一般位于左锁骨下动脉的远端，阻断后造成脑部血管扩张以及血流量增加，从而促进脑脊液的分泌，另外麻醉诱导等使患者中心静脉压升高导致脑脊液回流减少，最终导致脊髓动脉与其滋养动脉压差减小，脊髓灌注量减少。同时主动脉阻断处的远端脊髓前动脉压力减小，进一步加重了脊髓缺血的程度。为了满足在血管阻断时下肢及内脏的血供常常要进行血液转流，有效的转流术不仅可以减轻阻断近端的动脉压力，还可以保证阻断远端脊髓的血供。转流途径最常见的为左心房-左股动脉转流（left atrial toleft femoral artery bypass）。转流术的优点除了可以增加远端血供，还可以降低心脏的负荷，减少术后心衰的发生，并且可以维持、调整主动脉远端的血压。其缺点主要是需要肝素化血管，增加术中出血危险，而术后仍会出现血栓及栓子脱落。

4. 低体温保护脊髓　传统外科手术过程中，必然要对主动脉进行一定时间的阻断，如果能延长脊髓缺血时限，减轻脊髓缺血后损伤，那么无疑降低了手术的危险性。已有实验研究报道，系统或局部低温可以增加脊髓耐受性和减轻脊髓缺血的再灌注损伤。其机制可能包括：①主动脉阻断后，低温可减少神经组织需氧量、降低新陈代谢率，从而增加其对缺血的耐受性；②低温还可以阻止神经递质的合成释放来间接保护脊髓。

5. 缺血预处理　缺血预处理即在长时间的缺血前，给予短暂的缺血及一定时间的再灌注，可以提高组织对缺血损伤的耐受能力。实验研究已经报道，术前反复对实验动物的脊髓血供进行缺血再灌注处理，可以明显减少术后脊髓损伤并发症的出现。

七、腔内修复术并发症及防治

TAAA 腔内治疗时可能发生的并发症，有一些发生的原因和处理方法与传统手术相同，比如感染、血栓形成等，而有一些并发症则是特有的。

（一）内漏

内漏（endoleak）是动脉瘤腔内治疗技术中常见、主要而特有的并发症，是指支架型人工血管置入后在移植物腔外、被旷置的瘤体及邻近血管腔内出现活动性血流的现象。按发生的时间内漏可分为原发性（术中或术后 130 天内发生）和继发性（术后 30 天以后发生），其中原发性内漏包括一过性和持续性（持续至 30 天以后）两种类型。

按漏血来源可分以下 4 种类型：

1. Ⅰ型　因支架型人工血管与自体血管无法紧密贴合而形成内漏，包括近端和远端接口。

2. Ⅱ型　漏血来自侧支血管血液的反流，包括腰动脉、肠系膜下动脉、骶中动脉、髂内动脉等。

3. Ⅲ型　因支架型人工血管自身接口无法紧密黏合或人工血管破裂而形成内漏。

4. Ⅳ型　经覆盖支架的人造血管组织缝隙形成的渗漏。

Ⅱ型内漏包括两个亚型：①Ⅱa 型：指血流有流入道无流出道；②Ⅱb 型：指血流有流入道有流出道。尽管发生内漏后患者可以无任何症状和痛苦，但由于明显而无法自愈的内漏直接影响腔内治疗效果，因此如何防止内漏始终是腔内治疗的热门话题。

引起内漏的常见原因：血管成角、瘤颈过短、瘤颈部血管形态异常、血管钙化、侧支血管的反流以及移植物的质量缺陷。术中造影是诊断内漏的最直接手段。内漏的防治是从术前评估开始的。严格的手术适应证选择和充分的设备准备是预防内漏的重要组成部分。选择直径适当的移植物和反复球囊扩张附加支架型人工血管是纠正内漏的主要方法。

（二）栓塞

是指附壁血栓、硬化斑块或术中导管内、外新形成血栓发生脱落造成内脏或下肢血管的栓塞。栓子可阻塞脏器动脉、移植血管和下肢动脉。实际工作中栓塞发生率很低，但应引起充分重视。一般在支架型人工血管放置完成后应造影仔细观察肾动脉、髂股动脉的通畅性。一些微栓子可栓塞足部末梢动脉造成足底或足趾出现蓝色或紫色花斑，即"垃圾脚"，严重者可致足趾坏死。预防方法包括术前充分评估可能发生通过困难的病变部位、选择柔顺的输送器、熟练而轻柔的操作、适当的抗凝治疗。

（三）腔内治疗术后反应综合征

是指腔内治疗术后以延迟性发热和血液成分改变为主要特点的症候群。约80%的患者出现上述征象。术后发热持续7~10天，多在38.5℃以下。目前发热的原因尚不清楚，可能与支架型人工血管置入后瘤腔大量血栓形成、异物反应和手术创伤有关。血液成分改变以血红蛋白和血小板明显降低为主，术后第3天降至最低水平，1个月后逐步恢复正常，30%的患者出现血胆红素升高现象。血红蛋白降低与出血量非正相关，原因可能与放射线照射、介入器材对血液成分的破坏有关。

（张 翼）

第七节 乳腺癌的临床试验

循证医学（evidence - based medicine，EBM）是现今临床肿瘤学中频繁使用的术语，它是一种新兴的临床医学模式，提倡将医师的个人临床实践和经验与从外部得到的最好的临床证据以及患者的意愿和要求结合起来，为患者的诊治作出最佳决策。循证医学越来越深刻的影响着肿瘤学的临床实践。

循证医学遵循的证据主要来自临床试验的结果。为了将新的药物或治疗方法迅速地转变为临床实践，需要进行相应的基础研究和Ⅰ、Ⅱ和Ⅲ期临床试验。证据充分的临床试验结果可能会改变临床实践。

临床试验就是按照预先设定的方案进行的有关生物医学或健康方面的研究。虽然临床试验时基于有限的患者，但通过临床研究结果可以指导今后某些特定患者的治疗。肿瘤临床试验主要是与肿瘤相关的临床研究，包括治疗性的、预防性的、诊断性的、筛查及早期发现的以及有关肿瘤患者生活质量方面的。治疗性临床试验包括验证试验性治疗、药物疗效、新的手术方法或放疗方法。预防性临床试验是寻找好的方法来预防疾病发生或预防疾病再次发生，包括药物预防、疫苗、维生素应用或改变生活方式等。诊断性试验是寻找更好的诊断疾病方法。筛查或早期发现的临床试验是寻找更好的筛查疾病方法。生活质量临床试验（支持治疗临床试验）是寻找更好的改善生活状态提高舒适度的研究。

美国国立癌症网络（NCCN）每年会组织多学科专家，包括肿瘤内科专家、肿瘤外科专家、放射科专家、生物统计专家，还包括患者代表、医药界代表等，通过复习公开发表的文献和药厂提交给美国食品药品监督管理局（food and drug administration，FDA）的资料，制订每年一度肿瘤临床治疗指南，指导医师进行循证医学的治疗过程。在指南首页我们都能看到红字并加黑框显示的一段话"NCCN专家认为所有肿瘤患者最好的治疗是参加临床试验，参加临床试验是特别被鼓励的"。对于肿瘤患者，参加临床试验是受到鼓励的。

一、临床试验规范

临床试验管理规范（good clinical practice，GCP）是指临床试验的设计、实施、总结和报告的一种规范，以便向公众保证资料的完整、可靠，保护受试者的权利。在欧盟，1990年药品专利委员会出版了临床试验管理规范指南。致力于协调美国、欧洲、日本的国际协调组织（ICH）发展了三边协调指南，命名为临床研究总则。我国从1985年药品法颁布以来，对新药的发展十分重视，制定了相应的法规。1998年卫生部发布了"药品临床试验管理规范（试行）"，1999年国家药品监督管理局（SFDA）修订了上述规范并正式实施。由于抗肿瘤药物的特殊性，权衡风险受益不同于其他一般药物，肿瘤药物的临床研究完全遵循一般药物的临床研究规律可能并不完全适宜。SFDA在2008年公布了《抗肿瘤药物临床试验技术指导原则》，旨在为抗肿瘤药物临床研究设计、实施和评价提供方法学指导。

GCP的实施，除了能提高临床试验的科学性外，还能最大限度地保证受试者的合法权益。对于一项计划进行的临床研究，要有专家委员会对研究方案进行审核，从科学性、可实施性等多方面权衡。并有由多方面成员组成的伦理委员会对方案的伦理问题进行审核。伦理委员会完全从受试者的角度出发来评判临床试验的方案。

开展临床试验非常重要的一项工作是要获得受试者的知情同意。知情同意是受试者是否参加临床试验的重要过程。在知情同意过程中，医师应充分向受试者讲明试验的目的、意义、研究方法、可能出现的不良反应及处理、目前为止的相关研究结果，同时要告知受试者如何与研究者取得联系的方法。受试者有权获得知情同意书，并可以与家人商讨，完全自愿地决定是否签署知情同意书。受试者签署知情同意书后也有权利随时退出研究，研究者不应因其退出研究而影响其之后接受的其他治疗。患者在签署知情同意书后才能开始临床试验。

二、临床试验的类型和设计

抗肿瘤药物的临床研究过程通常分为Ⅰ、Ⅱ和Ⅲ期临床试验。当然，在一些情况下，某些抗肿瘤药物可以不需要经过典型的Ⅰ、Ⅱ和Ⅲ期临床研究才能证实疗效，那么，此时有的过程可以省略。对于医药公司来讲，还应该有Ⅳ期临床或上市后的监测。

（一）Ⅰ期临床试验

Ⅰ期临床研究是肿瘤药物研发的关键步骤，通过它将一个药物若干年实验室研究结果转化到临床应用中。Ⅰ期研究主要观察人体对新药的耐受程度和药代动力学，为制订Ⅱ期给药方案提供依据。Ⅰ期研究的主要目的是确定新化合物的最大耐受剂量（maximumtolerated dose，MTD）。为了明确MTD，观察终点通常是受试者是否出现剂量限制性毒性（dose limiting tox‐icity，DLT）。

传统的细胞毒药物的治疗指数很窄，剂量毒性曲线和剂量疗效曲线通常有重叠部分；另外从作用机制来看，多数是通过导致DNA损伤、干扰DNA复制、抑制微管的解聚或聚合来导致肿瘤细胞死亡，而这些作用特异性差，在肿瘤细胞死亡的同时，我们能够看到正常细胞破坏导致的毒性反应。因此，细胞毒药物的给药间隔通常为3~4周，这正是正常细胞恢复所需要的时间。传统的Ⅰ期临床研究设计起始剂量选择综合非临床药效、毒理和药动学/毒动学的研究结果，原则上相当于非临床试验中啮齿类动物MTD剂量的1/10或非啮齿类动物

MTD 剂量的 1/6。通常采用改良的 Fi - bonacci 方法设计剂量爬坡方案，即在初始剂量后，依次按照 100%、67%、50%、33%、33%……递增。对于细胞毒药物，剂量逐渐增加到 MTD 就可以停止爬坡试验。通常每个剂量水平需要 3~6 例患者，初始剂量水平应用后仔细观察 3 名患者的毒性反应，如果 3 例患者中有 1 例出现了 DLT，则在同一剂量组再扩大应用 3 例，直至 3 例中出现 2 例或 6 例中出现 2 例 DLT，则不再进行爬坡试验。Ⅱ期试验的推荐剂量通常是 MTD 的 75%~90%。

（二）Ⅱ期临床试验

完成 Ⅰ 期试验获得安全性数据后研究进入Ⅱ期临床。Ⅰ期临床试验完成确定最大耐受剂量和剂量限制性毒性的工作，Ⅱ期试验在Ⅰ期的基础上，在不同类型的肿瘤中或拟定的某一瘤种中进一步探索新药的抗肿瘤活性，为Ⅲ期临床试验的设计和给药方案的确定提供依据。

从《新药审批办法》到《药品注册管理办法》，都强调了Ⅱ期临床研究所具有的探索性质。以往我国新药研发中，仿制品很多，其实进行的研究多为验证性研究，即国外临床研究结果在国内相同受试人群进行验证性研究，探索性质并不突出。近年来，随着我国药物研发水平的不断提高，创新产品也不断增多。Ⅱ期临床试验的探索性质显得尤为重要，既包括对用药剂量、周期等方面的探索，也包括敏感瘤种的探索。1953 年两组学者同时根据载体学说合成了左旋的沙可来新。一组学者首先将其试用于肺癌、胃癌、乳腺癌、前列腺癌、睾丸畸胎瘤、黑色素瘤及急性白血病等，由于此药对这些肿瘤疗效不佳，在 1958 年有关烷化剂的会议上他们认为无使用前途。而在同一会上另一组学者由于首先试用于敏感的睾丸精原细胞瘤、恶性淋巴瘤、尤文瘤及胸腺瘤，认为有突出临床使用价值，后经过多年的临床实践此药主要的适应证还有多发性骨髓瘤和乳腺癌术后应用。因此，对瘤谱的探索性研究非常重要。

基于Ⅱ期研究的探索性质，而并非确证性研究。因此在探索单药疗效的时候，可以不采用随机对照研究。但是在已经有标准的有效治疗方法时，推荐使用随机对照研究，将常规标准的有效治疗方法作为对照，以方便在临床试验的早期阶段，即发现其相对于已有治疗方法是否有优势。Ⅰ期试验设计中应尽可能使用单药治疗，以避免联合治疗可能无法清晰判断疗效和安全性数据主要来自具体哪个药物。

Ⅱ期临床试验入组患者条件一般与Ⅰ期时一致，由于Ⅱ期研究同时观察抗肿瘤活性，所以入组患者一般要有可测量的肿瘤病灶或其他客观的疗效评价指标，以便分析药物的抗肿瘤疗效。

（三）Ⅲ期临床试验

Ⅲ期研究是确证性研究，通过大样本、随机对照的研究设计，确证药物在Ⅱ期研究中特定的目标人群观察到的疗效和安全性。Ⅲ期研究通常投入大、周期长，国际上新药临床研究进行Ⅰ、Ⅱ和Ⅲ期临床试验的费用一般分别为 20 万美元、100 万美元和 1000 万美元。

Ⅲ期临床试验必须选择随机化设计，以减少研究者在选择受试者时的选择偏倚。最常选择的设计方式有平行设计和因素设计。平行设计是将新的治疗同已明确的治疗方案进行比较，是两组比较，如意大利 Bonadonna 教授进行的有关乳腺癌术后辅助治疗与不治疗进行比较的研究。因素设计中，全部或部分因素与其他全部或部分因素以交叉的形式出现。如用 2×2 因素设计评价治疗方案 A 或 B 或单用或联合。在这 2×2 因素设计中，将患者随机分为不治疗、治疗 A、治疗 B、治疗 A + B 4 组。因素设计使得在同一试验中提出两个问题而只付出一个问题的代价。至于研究设计的盲法问题，由于细胞毒药物多具有明显的毒性特点，且给药方法并不一样，盲法比较难实现。对于非细胞毒类抗肿瘤药物，由于其毒性小，盲法较易实现。

对于肿瘤患者来讲，对照组选择安慰剂往往不符合伦理学要求，所以多数采取常规标准治疗。此时可采用优效性设计或非劣效性设计。在缺乏有效治疗方案的情况下，将最佳支持治疗或安慰剂作为对照组也是可以接受的，但此时不需选择优效性设计。

Ⅲ期临床试验的样本量较大，样本量估计应根据主要疗效指标来确定。

由于Ⅲ期临床研究多数以生存指标作为研究终点，研究周期很长，考虑进行必要的中期分析是可行的，以对初步疗效结果进行总结，指导后续的治疗。中期分析计划应在研究方案中确定，由于中期分析使用揭盲的数据，参与人员应该是没有直接参与试验的人员，并接受数据安全委员会的监督，研究者仅会被告知是否继续进行试验或对试验方案进行修改。例如，乳腺癌的辅助治疗研究 – HERA 研究，在试验开始后 3 年进行的中期分析显示，1 年曲妥珠单抗治疗优于不治疗者，于是方案进行了修改，对于观察组不治疗患者可以选择曲妥珠单抗治疗。还有美国惠氏公司发起的研究——新药 CCI – 779 联合来曲唑与单药来曲唑比较治疗晚期乳腺癌，中期分析显示联合治疗没有优于单药，于是试验提早结束，避免了参加试验的患者继续接受无效治疗。因此，有计划的中期分析是满足伦理、科学和经济的目的。意料之外的严重毒性、严重副作用或伦理因素可以终止临床试验。

（四）Ⅳ期临床试验

Ⅳ期临床试验，是指当一个新药批准上市后，由申请人自主进行的应用研究阶段。旨在考察在广泛使用条件下的该药物的疗效和不良反应。

三、观察指标确定

在药物的临床试验中，观察指标是指能反映临床试验中药物有效性和安全性的观察项目。包括主要观察指标、次要观察指标以及替代指标等。观察指标的确定与试验目的有本质联系。对抗肿瘤药物，临床试验的观察指标（通常所指的终点指标）有多种，如肿瘤缓解率、总生存期、肿瘤进展时间和肿瘤缓解时间、无病生存期、无进展生存期、基于症状改善的疗效评价指标等。

（一）肿瘤缓解率

肿瘤缓解率（response rate，RR）是指肿瘤瘤体本身大小的变化，应该按照国际统一的 RECIST 标准来评价。肿瘤客观缓解率成为被广泛接受的肿瘤化疗活性的测量指标。在不给予治疗的情况下，肿瘤自行缓解较少见，因此缓解率可作为在单药治疗的Ⅱ期临床试验中抗肿瘤活性的评价指标。

肿瘤的缓解率是反映药物活性的良好指标，但是患者是否能从瘤体的缩小中获得生存获益，则需要慎重考虑。在此，药物的毒性带给患者的损害，必须与患者获益慎重比较。另外，一些并未取得肿瘤缓解的患者，可从肿瘤进展的延迟上获益，提示尽管有时肿瘤缓解率较低，但在生存期上却可以受益。因此在Ⅲ期研究中，肿瘤缓解率通常不能作为研究的主要研究终点。

在 20 世纪 80 年代初，美国 FDA 仅依据肿瘤缓解率来批准肿瘤药物上市。而在 80 年代中期，在美国肿瘤药物顾问委员会的建议下，FDA 认为肿瘤缓解率不能作为获准上市的唯一标准。由于在肿瘤缓解率与生存期或临床获益之间的相关性还没有很好地建立，因此 FDA 在常规审批中，要求药物对患者的生存期或相关症状方面有所改善。尽管如此，对于一些特殊的瘤种，缓解率也可以成为其上市的依据。

（二）总生存期

总生存期（overall survival，OS）是指从随机入组开始到任何原因所致死亡的时间。生存期的测定方法简单准确，对生存期改善的评价也不存在问题，因此，生存期成为一个最适宜的观察指标，成为肿瘤药物临床受益的金标准。总生存期的研究可以确切反映治疗的获益。任何针对肿瘤患者所进行的治疗，其最终目的都是延长患者的生存期。对生存期的评价必须要用随机对照试验。在评价新的治疗方法时，最有效的试验设计就是和已有的标准治疗方案进行比较。在美国，虽然并非只有生存期的受益才能获得批准，而一旦生存期受益被证实，它将被确定为主要的评价依据。

但观察总生存期需要足够大的样本和足够长的观察时间，且总生存期还受到试验结束后后续治疗的干扰，死亡中可能还包括了非肿瘤原因的死亡。因此其评价也存在一定的难度和问题。

（三）肿瘤进展时间和肿瘤缓解时间

肿瘤进展时间（time to progression，TTP）是指从随机入组到疾病进展的时间。肿瘤缓解时间（responsedustion，RD）则是指从判定为缓解到出现进展的时间。TTP 并不能很好地反映患者的临床获益，它主要考虑的是抗肿瘤活性，对于疾病进展前较早的死亡作为删失数据，可能导致一些重要信息的丢失。对 TTP 评价，由于治疗目标不同，会用不同的时间间隔对肿瘤进展进行确认；由于检查人员的不同，也可导致额外的偏倚；没有记录进展时间的死亡患者，通常将死亡时间转录为进展时间，也会因此不恰当地将未知的额外时间计入进展时间；非盲法的临床试验，也可导致评价上的偏倚。因此，TTP 指标的采用，应明确定义疾病进展。

1994 年，美国 FDA 批准紫杉醇增加用于晚期转移性乳腺癌的二线治疗时，比较了两个剂量的紫杉醇对 TIP 的改善，而获准增加了该适应证。

（四）无病生存期

无病生存期（disease free survival，DFS）是指从随机入组开始到第 1 次复发或任何原因导致死亡的时间。常用做可手术肿瘤在根治性手术或辅助治疗的主要疗效指标。比如，DFS 可以作为乳腺癌的辅助治疗申请的审批依据。相对于 05 而言，DFS 所需的时间更短、样本量较少。但也存在一些问题，就是目前不同研究者对于 DFS 事件的定义不完全一致，另外观察 DFS 需要密切地随访，及时发现疾病复发或进展。

（五）无进展生存期

无进展生存期（progression free survival，PFS）是指从随机分组至疾病进展或死亡的时间。其优点也是比 OS 指标所需时间短、样本量小，既反映肿瘤的生长，又能在证实生存获益前进行评价。目前认为是可以预测 OS，成为重要的替代指标。当然由于研究者对于 PFS 事件的定义不同，也可能会产生偏倚，因此应在研究开始时即进行明确的定义。

（六）基于症状改善的疗效评价指标

症状、体征和生活质量的改善也通常被认为是治疗获益。症状、体征改善多数应用于盲态研究中，在非盲法研究中由于主观因素的影响，可能导致结果偏倚。对于生活质量的改善，应选择合适公认的生活质量评价量表。

四、靶向药物的临床研究

近年来，随着新靶点、非细胞毒抗肿瘤药物的出现，对传统临床试验的设计理念提出了新的挑战。由于这些药物的抗肿瘤作用以抑瘤作用为主，而细胞毒作用并不突出，因此在评价疗效时需结合评价肿瘤活性的指标。

在靶向治疗时代，I 期研究中确定 MTD 还是件有价值的事情，但是已经不是件容易的事情，可能需要加入更多的生物活性指标也作为终点指标，综合药代动力学、生物标志物、生物学和临床活性，最终确定合适的剂量。合适剂量可能需要在 II 期研究中使用新的剂量随机设计而最终获得。如吉非替尼，在一项非小细胞肺癌的 II 期研究中，即采用了 250mg/d 和 500mg/d 的随机对照研究，temsirolimus 在肾细胞癌的 II 期研究中，也采用了 3 个剂量，即 25mg、75mg 和 250mg，每周 1 次给药。美国 FDA 最终批准的吉非替尼剂量是 250mg，temsirolimus 剂量是 25mg，均低于最大耐受剂量。

对于分子靶点已经明确的药物，常常会假设其临床疗效局限于肿瘤过度表达这些分子的患者，于是在 II 期研究中采用根据分子表型入选患者的策略。如抗 HER-2 靶点药物的研发中，强调入组 HER-2 阳性的患者。

新时代抗肿瘤药物的研发趋势是靶向低毒，因此需要临床研究的设计实施作出必要的改变，以适应这种趋势。临床试验如何更好实施和评价还需要进一步研究。

五、临床研究对乳腺癌临床实践的影响

（一）改变临床实践

最有代表性的在乳腺癌辅助内分泌治疗领域，他莫昔芬基于大规模临床试验荟萃分析的结果，证实对于激素受体阳性的乳腺癌患者，术后服用 5 年他莫昔芬能够降低复发率和死亡率。随着第三代芳香化酶抑制剂的问世，以及 ATAC、BIC1-98 和 TEAM 等大型临床研究结果的公布，他莫昔芬已经不是激素受体阳性乳腺癌术后辅助内分泌治疗的金标准。（表 12-14）列出了多项奠定第三代芳香化酶抑制剂治疗地位的临床研究设计。其中的初始治疗策略的初衷是使患者能够在辅助治疗开始即接受更为有效的治疗，从而最大限度地降低早期复发风险，也是第三代芳香化酶抑制剂与传统标准治疗他莫昔芬"头对头"的比较。

表 12-14　第三代芳香化酶抑制剂（AIs）临床研究设计

研究策略	研究名称	研究设计
AI 起始治疗（upfront）	ATAC（阿那曲唑） BIG 1-98（来曲唑） TEAM（依西美坦）	AIs 5 年 VS TAM 5 年
TAM 序贯 AI（sequence）	BIG 1-98（来曲唑）	TAM 2 年序贯 AI 3 年 VS AI 2 年序贯 TAM 3 年

研究策略	研究名称	研究设计
TAM 转换 AI（switch）	IES 031（依西美坦）	2～3 年 TAM 后换 AI 2～3 年
	ITA（阿那曲唑）	VS
	ABCSG 8/ARNO 95（阿那曲唑）	TAM 5 年
TAM 后续 AI 强化（extended）	MA17（来曲唑）	5 年 TAM 后延长 5 年 AI
	ABCSG6a（阿那曲唑）	VS
	B33（依西美坦）	5 年 TAM 后延长安慰剂

ATAC 研究开始于 1996 年，共入选 9366 例，分别于中位随访时间 33 个月、47 个月、68 个月和 100 个月时，公布了随访结果，使得阿那曲唑成为在目前所有芳香化酶抑制剂中，拥有随访数量最大、随访时间最长、疗效和安全性数据最全面的药物。结果证实，激素受体阳性的绝经后乳腺癌患者，5 年阿那曲唑与 5 年 TAM 相比，能够明显改善无进展生存，复发风险下降 24%，至复发时间绝对值差别随访 5 年时为 2.8%，而至随访 9 年时这个差别继续扩大至 4.8%。

BIG 1-98 研究也是一项大型双盲、双模拟的研究，总计 8028 例患者入选，入组患者随机分入 4 个治疗组，即来曲唑 5 年、TAM 5 年、来曲唑 2 年后序贯 3 年 TAM、TAM 2 年后序贯 3 年来曲唑。由于 ATAC 研究已经证实了第三代芳香化酶抑制剂在初始治疗优于他莫昔芬，所以 BIG 1-98 研究中，初始治疗组就有部分患者在未完成预定的 5 年治疗时放弃了他莫昔芬治疗，而交叉进入芳香化酶抑制剂治疗（cross over）。TEAM 研究也面临同样的问题，尽管研究初始设计是为了比较 5 年依西美坦和 5 年他莫昔芬作为辅助治疗的疗效，但事实上并未按照研究设计预期进行，而是中途改变了原有设计。这样使得 BIG 1-98 和 TEAM 研究在进行统计分析时无法按照预先设定的方法进行。因此，在乳腺癌术后辅助内分泌治疗初始治疗策略方面，ATAC 研究所提供的循证医学证据更有说服力，也从一个侧面反映出研究设计的重要性。

（二）为临床实践提供选择

乳腺癌术后辅助治疗的目的是最大限度地降低患者复发转移风险，因此辅助治疗的方案应该来源于不止一个大型临床研究的结果，而也绝不是单靠个人经验。乳腺癌术后辅助化疗的循证医学证据不断地给临床实践模式带来变革。意大利米兰国家癌症研究院（Milan NCI）和美国乳腺癌术后辅助项目组（NSABP）进行了大量前瞻性随机对照试验研究，并早在 1986 年分别报道了随访 10 年的结果，并且直至 30 年的跟踪结果仍证实，接受术后辅助化疗能明显降低复发和死亡风险。

随后经过一系列大型长期随访的临床研究，进一步证实蒽环类和紫杉类药物在术后预防复发转移辅助治疗的作用。其中 BCIRG 001 研究，比较 TAC 方案（多西紫杉醇 + 多柔比星 + 环磷酰胺）与不含紫杉类药物的 FAC 方案（5 - 氟尿嘧啶 + 多柔比星 + 环磷酰胺）用于淋巴结阳性的早期乳腺癌治疗的作用，结果证实 TAC 方案疗效好于 FAC 方案，能够改善患者的无病生存，确立了多西紫杉醇在乳腺癌早期辅助治疗中的作用。但 TAC 方案用于临床时，其主要的不良反应是中性粒细胞减少和中性粒细胞减少性发热的比例很高，限制了TAC 方案临床应用。

BCIRG 005 研究比较 TAC 方案和 AC（多柔比星 + 环磷酰胺）序贯 T（多西紫杉醇）方

案用于乳腺癌术后辅助化疗的疗效，结果证明 TAC 方案与 AC - T 方案等效，而 AC - T 方案患者发生中性粒细胞下降的比例明显少于 TAC 方案。能进一步指导临床实践，指导医师可以改变用药方式，可以选择化疗药物的序贯使用。

在乳腺癌靶向 HER - 2 治疗领域，我们也能看到多项大型临床研究结果改变临床实践的经典范例。人表皮生长因子 2（HER - 2）是乳腺癌明确的预后指标和靶向药物的重要预测指标。作为第一个靶向 HER - 2 的人源化单克隆抗体——曲妥珠单抗的问世，的确改变了 HER - 2 阳性乳腺癌患者的预后，影响乳腺癌的诊治模式，是乳腺癌药物治疗的重要突破。

在 HER - 2 阳性乳腺癌术后辅助治疗领域，应用曲妥珠单抗的 HERA 研究、NASBP - 31 研究、NCCTGN9831 研究和 BCIRG006 研究等几项大型研究，纳入患者超过 13000 例，都证实了曲妥珠单抗在 HER - 2 阳性乳腺癌辅助治疗中的作用，即改善预后延长无病生存期和总生存期。

但不同的研究设计回答了不同的问题，HERA 研究设计是在患者术后完成任何所需化疗后，接受 1 年曲妥珠单抗治疗；而 NASBP - 31 研究和 NCCTG N9831 研究是 AC - T 化疗加曲妥珠单抗的研究，共性是解决 AC - TH 的治疗优势，而不同的是还回答了临床医师关心的另一个问题，即曲妥珠单抗应用时机问题。而 BCIRG 006 研究则设计了一组不含蒽环类的化疗方案联合曲妥珠单抗（即 TCH 多西紫杉醇 + 卡铂 + 曲妥珠单抗），证实了曲妥珠单抗可以考虑不含蒽环类的方案治疗。四个大型临床研究给出了针对不同患者不同思路的曲妥珠单抗辅助治疗的使用方法，体现了在循证医学基础上的个体化治疗。

（三）对临床实践的负面影响

肿瘤血管生成机制是 20 世纪最后 10 年肿瘤生物学最重要的发现之一。当一个肿瘤的体积超过 2 ~ 3mm^3 时，这个肿瘤就需要新生血管来满足其生长的营养供应。1997 年，美国哈佛大学医学院的 Folkman 医师，发表了一项抗血管生成剂 endostatin 治疗恶性肿瘤的动物实验，结果在老鼠身上，这种神奇的蛋白质不但引起原发肿瘤的缓解还使微转移灶的生长停止。其研究结果巨大肿瘤缩小至很小斑点的图片在美国《时代》周刊发表引发轰动。

目前在血管抑制方面有了成熟药物阿瓦斯汀（AVASTIN），其最早被批准用于结、直肠癌的治疗中。在乳腺癌治疗上，也进行了多项临床研究，从 E2100 研究，到 AVADO 研究，到 RABBON - 1 和 RABBON - 2 研究，在早期的 E2100 研究中，显示了 AVASTIN 联合紫杉醇一线治疗晚期乳腺癌较单药紫杉醇治疗能够提高治疗有效率，改善无进展生存（PFS）。后续进行的 AVADO 研究和 RABBON 1/2 研究也显示，AVASTIN 联合多西紫杉醇、卡培他滨、蒽环类药物，比单用化疗能够改善 PFS。

这些研究证实了 AVASTIN 在乳腺癌治疗中有一定作用，也使得美国 FDA 曾经一度批准用于治疗晚期乳腺癌。但是 2011 年 11 月，美国 FDA 还是在经过非常认真地讨论后作出决定，取消 AVASTIN 治疗乳腺癌的适应证。原因仍来自于上述的几项研究结果，AVADO 研究、RABBON 1 研究尽管显示了 AVASTIN 联合化疗后的 PFS 优势，但是延长 PFS 的绝对值并不明显，且所有研究中至今均未获得患者总生存的改善，而联合治疗严重不良事件发生率明显增加。

总之，循证医学对肿瘤临床实践的影响非常深远，正如循证医学之父 David Sackett 所言："真正的循证医学应是谨慎、准确和明智地应用当前所能获得的最好研究证据，结合临床医师的个人专业技能和多年临床经验，考虑患者的经济承受能力和意愿，将这三者完美结合，作出治疗决策。"临床试验推动了乳腺癌治疗的进步，也使得乳腺癌患者获得了生存的获益，生活质量的改善。但是临床研究数量众多，设计繁杂，结果复杂，结果解释理解甚为重要。只有合理设计的临床试验，高质量实施的临床试验，科学分析的临床试验，才可能改变我们的临床实践，才能使患者真正获益。

（张恒伟）

第十三章

腹部肿瘤

第一节　胃癌

胃癌（gastric cancer）是人体最常见的恶性肿瘤之一，死亡率在世界癌症中居第2位。世界卫生组织统计资料，每年新诊断出胃癌患者80万例，占所有新发癌症病例的9%，病死人数75万例，其中约60%病例分布在发展中国家。2010年中国卫生统计年鉴显示：中国胃癌每年新发患者约40万例，死亡约30万人，而其中只有5%～10%的胃癌患者能被早期诊断，近年来随着胃癌的预防、流行病学、病因学、早期诊断和综合治疗的进步，死亡率有所下降，但在世界范围内仍属于高水平地区。

一、病因和发病机制

胃癌的发病很难用一种原因来解释，确切的发病机制尚不清楚。目前认为是多因素、多步骤交互、综合作用的结果。

（一）病因

1. 遗传因素　有1%～3%的胃癌患者与遗传因素有关。胃癌患者家族中其他成员患病的危险性增加2～3倍，可见明显的家族性聚集倾向。1998年Guilford P等研究证实了遗传性弥漫型胃癌患者的家系中存在E-cadherin（CDHI）基因的胚系突变，突变率为25%～33.3%此外，A型血人群患肠上皮化生和异型增生的风险比其他血型的人群增加30%～40%，胃癌发病率高于一般人群。

2. 环境因素　多项调查和动物试验证实腌制食物、高盐、煎烤、变质食物含有亚硝胺类化合物可诱发胃腺癌。暴饮暴食、大量饮酒、吸烟会造成胃黏膜的损伤，对致癌物质的通透性增加，易受致癌物攻击。此外，不良的精神心理因素会给癌症有可乘之机。

3. 幽门螺杆菌　幽门螺杆菌（Helicobacter pylori，Hp）感染合并有阳性家族病史，胃癌的发生风险上升3～6倍；Hp感染细菌会加速并催化硝酸盐亚硝化反应，生成更多的亚硝胺化合物致癌。

4. 癌前病变与癌前状态

（1）癌前病变（precancerous lesion）：是指肠化与不典型增生达到中重度异形增生才具有癌前意义。其中大肠Ⅱb型肠化生与胃癌发生关系密切。

（2）癌前状态（precancerous condition）：是指可能发生胃癌风险性较多的临床情况。如：萎缩性胃炎有2%~8%的癌变率；胃溃疡癌变率约为2%；而多发性腺瘤样息肉癌变高达40%~70%；胃术后残胃的癌变率为6.5%。

（二）Hp 相关性胃癌发生机制

Hp 感染→胃炎、慢性胃炎→慢性浅表性或萎缩性胃炎（胃黏膜萎缩），继续发展→肠上皮化生→最后出现典型增生或中重度不典型→腺癌。

二、病理与分期

胃癌的好发部位为小弯侧胃窦部，其次为贲门、胃体和全胃。近年来近端胃癌发病率明显增多。

（一）大体类型

1. 早期胃癌　局限且深度不超过黏膜或黏膜下层者，可分隆起型（息肉型）、浅表型（胃炎型）和凹陷型（溃疡型）三型。直径在5~10mm 者称小胃癌（smallgast - ic cancer），直径 <5mm 称微小胃癌（nicrogastric cancer）；一点癌是指胃镜黏膜活检证实为癌，而切除胃标本上未能找到癌的病例。

2. 进展期胃癌　超出黏膜下层，侵入肌层者称中期胃癌；侵及浆膜下层或超出浆膜向邻近脏器转移者为晚期癌；统称进展期胃癌。分型：Ⅰ型（巨块型），肿瘤向腔内生长且隆起，不多见；Ⅱ型（局限溃疡型），单个或多个溃疡，边缘隆起，向周边浸润不明显，常见；Ⅲ型（溃疡浸润型），隆起、有结节状边缘向四周浸润，最常见；Ⅳ型（弥漫浸润型），癌发生于黏膜表层之下，向四周浸润生长，很难确定肿瘤边界，少见，病变在胃窦，可造成狭窄，如累及整个胃，可使胃变成固定不能扩张的小胃，称"皮革状胃"。

（二）组织分型分为

1. 管状腺癌　分化良好。

2. 黏液腺癌　一般分化好，如所分泌黏液在间质大量积聚，称胶质癌；如癌细胞含大量黏液而把细胞核挤在一边，称印戒细胞癌。

3. 髓质癌　癌细胞堆集成索条状或块状，分化差。

4. 弥散型癌　癌细胞呈弥散分布，不含黏液也不聚集成团块，分化极差。

（三）Lauren 分型

1. 肠型　癌起源于化生的肠腺上皮，有腺管结构，组织分化较好，发病率较高，病程较长，多见于老年男性，预后较好。

2. 弥散型　癌起源于胃固有黏膜，无腺体结构，包括未分化癌与印戒细胞癌，组织分化较差，多为溃疡型和弥漫浸润型，多见于年轻患者，易出现淋巴结转移和远处转移，预后较差。

（四）临床病理分期

1. 胃癌 TNM 分级　美国癌症联合委员会（AJCC）2010 年，对胃癌 TNM 分期定义内容（表13 - 1）

表 13 -1　胃癌 TNM 分期

原发肿瘤（T）

T_x	原发肿瘤无法评价（包括资料不全、没有记录等）
T_0	切除标本中未发现原发肿瘤

T_{is}	原位癌：肿瘤位于上皮内，未侵犯黏膜固有层
T_1	肿瘤浸润至黏膜固有层、黏膜肌层或黏膜下层
T_{1a}	肿瘤侵犯黏膜固有层或黏膜肌层
T_{1b}	肿瘤侵犯黏膜下层
T_2	肿瘤侵犯固有肌层
T_3	肿瘤穿透浆膜下层结缔组织，还未侵犯脏层腹膜或邻近结构
T_4	肿瘤侵犯浆膜（脏层腹膜）或邻近结构
T_{4a}	肿瘤侵犯浆膜（脏层腹膜）
T_{4b}	肿瘤侵犯邻近组织结构

区域淋巴结（N）

N_x	区域淋巴结无法评价
N_0	区域淋巴结无转移
N_1	1~2 个区域淋巴结有转移
N_2	3~6 个区域淋巴结有转移
N_3	7 个及 7 个以上区域淋巴结转移
N_{3a}	7~15 个区域淋巴结有转移
N_{3b}	16 个或 16 个以上区域淋巴结有转移

远处转移（M）

M_0	无远处转移
M_1	存在远处转移，包括血性转移和第三站淋巴结转移，即腹腔动脉周围、肝十二指肠韧带内、肠系膜根部、结肠中动脉周围及腹主动脉旁淋巴结转移

2. 组织学分级

（1）G_x 分级无法评估。

（2）G_1 高分化（95% 以上的肿瘤由腺体组成），较少转移。

（3）G_2 中分化（50% ~95% 的肿瘤由腺体组成）。

（4）G_3 低分化（50% 以下的肿瘤由腺体组成），与高分化癌相比更容易发生转移。

（5）G_4 未分化。

管状腺癌低等级符合 1 级；印戒细胞癌高等级符合 3 级；小细胞癌和未分化癌高等级符合 4 级。

3. 临床 TNM 分期　见表 13 -2

表 13 -2　胃癌临床分期

分期	T	N	M
0 期	T_{is}	N_0	M_0
I A 期	T_1	N_0	M_0
I B 期	T_1	N_1	M_0

分期	T	N	M
	T_2	N_0	M_0
ⅡA 期	T_1	N_2	M_0
	T_2	N_1	M_0
	T_3	N_0	M_0
ⅡB 期	T_1	N_3	M_0
	T_2	N_2	M_0
	T_3	N_1	M_0
	T_{4a}	N_0	M_0
ⅢA 期	T_2	N_3	M_0
	T_3	N_2	M_0
T_{4a}	N_1	M_0	
ⅢB 期	T_3	N_3	M_0
	T_{4a}	N_2	M_0
	T_{4b}	N_0	M_0
	T_{4b}	N_1	M_0
	T_{4b}	N_3	M_0
ⅢC 期	T_{4a}	N_3	M_0
	T_{4b}	N_3	M_0
	T_{4b}	N_3	M_0
Ⅳ 期	任何 T	任何 N	M_1

（五）转移途径

1. 直接播散　癌肿可沿黏膜向胃壁、食管内和十二指肠肠腔扩展，浸出浆膜扩散到网膜、结肠、肝、脾、胰腺等周围脏器。

2. 淋巴转移　由近及远，最为常见，占淋巴转移的 70%。下部癌常转移至幽门下和腹腔动脉旁淋巴结，上部癌转移至胰旁、贲门等淋巴结。晚期癌转移至腹主动脉周围和膈上淋巴结，可转移到左锁骨致 Virchow 淋巴结肿大。

3. 血行转移　癌细胞通过门静脉或体循环向肝脏、肺、骨、肾、脑、脑膜、卵巢、皮肤等处播散。

4. 腹腔种植　癌组织浸出到浆膜后，癌细胞脱落种植在腹膜或腹腔脏器浆膜面上，形成转移性癌结节。如种植于卵巢，则称 Krukenberg 瘤；种植于直肠周围形成结节性架板样肿块（blumer shelf）；另外手术中脱落的癌细胞也可形成种植转移。

三、临床表现

（一）症状

我国胃癌发病高峰在 50～70 岁，男性胃癌发病率及病死率均比女性高，约为 2∶1。

近年来，19～35 岁患胃癌人数比 30 年前增加了 1 倍，有年轻化趋势。早期胃癌可毫无症状，少数有上腹部饱胀不适、隐痛、反酸、嗳气等症状，按常规溃疡病治疗，症状可暂时缓解。进展期胃癌常伴有胃部疼痛反复发作，与进食无关，如出现疼痛持续加重且向腰背部放射则是胃癌侵犯胰腺的临床症状。胃底贲门癌可引起打嗝、进行性吞咽困难和胸骨后疼痛。胃窦部癌可引起幽门梗阻及呕吐，吐出物为宿食。癌肿破溃少量出血可查出大便隐血阳性；当出血量较大时可以有呕血及黑便；如老年人发现有黑大便时，应警惕患有胃癌的可能。癌肿穿孔可引起上腹部剧烈疼痛、弥漫性腹膜炎腹肌板样僵硬、腹部压痛等腹膜刺激征。癌肿可导致营养不良、恶病质。表现为食欲缺乏、乏力、体重下降、贫血、水肿、发热、便秘、皮肤干燥和毛发脱落。肿瘤转移可发生锁骨上淋巴结肿大、腹水、肝大、黄疸及卵巢肿块、腹部肿块等，骨髓转移可引起相应部位疼痛。

伴癌综合征：癌肿自身代谢障碍或癌组织对机体产生各种影响，所引发的内分泌和代谢方面的综合征，称为伴癌综合征。包括：黑棘皮病（两腋下有色素沉着）、反复发作性血栓性静脉炎（lrousseau 征）、皮肌炎、膜性肾病、微血管病性溶血性贫血等。

（二）体征

早期胃癌可无任何体征，进展期胃癌约有 1/3 患者可扪及上腹部质坚而不规则肿块伴有压痛，胃窦部癌多见。女性患者在下腹扪及肿块，常提示为 krukenberg 瘤可能；当胃癌发生肝转移时，可触及肿大的肝脏或转移病灶；当癌肿压迫胆总管时可发生梗阻性黄疸；合并幽门梗阻的患者上腹部可见扩张的胃型，闻及震水声；癌肿通过胸导管转移可扪及左锁骨上淋巴结肿大。晚期胃癌有盆腔种植时，直肠指检发现膀胱（子宫）直肠陷窝内可触及结节。有腹膜转移可出现腹水。小肠或系膜转移可使肠腔缩窄导致部分或完全性肠梗阻。癌肿穿孔导致弥漫性腹膜炎时出现板状腹等腹膜刺激症状，亦可浸润邻近腔道脏器而形成内瘘，排出不消化食物。

四、检查

（一）内镜检查

直接观察病灶，并取活检，联合活检约有 70% 的胃癌患者获得确诊，是目前最可靠的诊断手段。早期胃癌镜下部分黏膜呈乳头状或结节状粗糙不平，或僵直不柔软，可有糜烂。进展型胃癌肿瘤表现为凹凸不平、表面污秽的肿块，可有渗血和溃烂；或为不规则较大溃疡，边缘常呈结节状隆起，无聚合皱襞，病变处无蠕动。

（二）X 线检查

无痛苦，分辨率、清晰度高。适当的钡剂加压、中等量空气双重对比方法，能显示出小的充盈缺损，对于检出胃壁微小病变很有价值。可显示病变的大小、部位和累及范围，还可根据不同的病灶形态帮助判断病灶浸及的深度，有利于在术前制订合理的手术入路和切除范围。

（三）超声内镜（EUS）

能够区分胃内、胃外的肿块；可以准确判断肿瘤浸润深度以及周围淋巴结转移情况；可以引导下对淋巴结进行针吸活检，以明确肿瘤的组织性质，具有决定性意义；有益于局部分期，术前分期优于 CT 对癌肿 T 水平的诊断率；还能早期发现胃癌术后的复发。

（四）腹部 CT 及 MRI 检查

可以了解肿瘤在腔内、腔外生长情况，与周围组织器官的关系以及淋巴结转移情况，能清楚地显示肿瘤浸润深度，术前分期的准确率为 43% ~82% 但对于小于 1cm 的肝脏转移病灶以及体积较小的腹膜转移病灶是无法检查出来的。对于怀疑出现远处转移的胃癌患者还可以根据情况选择进行 ECT、PET、CT（正电子发射断层扫描技术）等检查。

（五）腹部 B 超

了解有无肝脏、腹膜后淋巴结转移，邻近脏器是否有浸润转移，有无腹水。

（六）胸片

了解有无肺部转移。

（七）CEA、CA_{19-9}、CA_{72-4} 等肿瘤标志物的检测

特异性不强，对于胃癌的疗效和预后判断有一定的价值。

（八）粪常规检测

作为胃癌筛查的首选方法，简洁方便。早期胃癌大便隐血试验约有 20% 呈持续阳性，中晚期可达 80%。

（九）其他实验室检查

早期血常规多为正常，中晚期约有 50% 为缺铁性贫血，如并有恶性贫血，则见巨幼细胞贫血。

（十）术前腹腔镜检查

在欧美，腹腔镜是胃癌术前例行的检查项目，以判断手术根治的可能性。东方国家主要将腹腔镜用于早期胃癌的局部切除。

五、诊断和鉴别诊断

（一）诊断

（1）年龄 40 岁以上，有上腹部饱胀不适病史的患者；近期有消化道症状改变，上腹部疼痛或轻压痛的患者，应警惕胃癌的发生。

（2）原因不明的食欲缺乏、乏力、消瘦、黑便或有顽固性胃痛，血常规血红蛋白降低多为胃癌的表现。

（3）既往有胃痛史，查体发现上腹肿块，锁骨上淋巴结肿大或经肠诊检查直肠前壁摸到肿块时，多可确诊。

（4）禁食肉类情况下，大便隐血持续阳性，有一定参考价值。

（5）X 线检查胃溃疡大于 2.0cm，边缘不整齐，邻近胃壁僵直，溃疡周围黏膜皱襞粗乱或消失；或有突入胃腔内的充盈缺损，黏膜破坏或中断，胃壁僵硬，无蠕动波，应考虑胃癌；检查准确率近 80%。

（6）胃癌前期病变应定期系统检查，胃镜加活检。

（7）胃切除术后 10 年以上者应密切观察。

（二）鉴别诊断

1. **胃溃疡** 胃癌症状和体征与胃溃疡相似，常被误诊为胃溃疡。胃溃疡 X 线龛影突出

腔外，直径在 2cm 以内，周围黏膜呈放射状，胃壁柔软可扩张；进展期胃癌的龛影较大，位于腔内，伴有指压痕，局部胃壁僵硬，胃腔扩张性差。但某些胼胝性溃疡易与溃疡型癌相混淆，需要进一步作胃镜活检明确诊断。

2. 胃息肉（胃腺瘤或腺瘤性息肉）　较小腺瘤可无症状，较大者可引起上腹部饱胀不适，隐痛等症状，腺瘤黏膜糜烂、出血时可引起黑便，临床表现酷似胃癌。X 线钡餐检查显示为 1cm 左右直径，边界完整的圆形充盈缺损，胃腺瘤常与隆起型早期胃癌相混淆，需胃镜活检予以确诊。

3. 慢性胆囊炎和胆石症　疼痛多与进食油腻食物有关，疼痛位于右上腹并放射到背部，伴发热，黄疸的典型病例与胃癌不难鉴别，对不典型的病例应行 B 超或内镜下逆行胆道造影检查进行鉴别。

4. 胃皱襞巨肥症　胃壁柔软，在 X 线或胃镜检查下，肥厚的皱襞当胃腔充盈时可摊平或变薄，常与浸润性胃癌混淆。

5. 胃肠道间质瘤（gastrointestinal stromal tumors，GISTs）　是一类起源于胃肠道间叶组织的肿瘤，呈圆形或椭圆形，患者多感上腹部饱胀不适、隐痛或胀痛，可有间歇性呕血或黑便，即使在较为晚期的患者也很少出现淋巴结和腹外转移。胃镜检查可与胃癌相区别。

六、治疗

胃癌的治疗根据胃癌分期首选手术，手术在胃癌的治疗中占主导地位。同时辅以化疗、放疗、生物靶向治疗、中医中药以及免疫治疗等综合治疗的模式，以提高治疗效果，延长胃癌患者的生存期，改善患者的生存质量。

根据 TNM 分期，采用多学科综合治疗的原则：

（1）Ⅰ期胃癌属于早期胃癌，以手术切除为主；对个别浸及黏膜下层、淋巴结发生转移的患者，应配合一定化疗。

（2）Ⅱ期胃癌属于中期胃癌，主要以手术切除为主；辅以化疗或免疫疗法。

（3）Ⅲ期胃癌多浸及胃周脏器和发生较为广泛的淋巴结转移，虽以手术切除为主，但应配合术前或术后化疗、放疗、靶向、免疫和中医中药治疗。

（4）Ⅳ期胃癌已属晚期，多采用非手术疗法，有适于手术者尽量切除原发和转移病灶，配合化疗、放疗、免疫、靶向和中医中药综合疗法。

（一）手术治疗

手术治疗是目前唯一有可能根治胃癌的手段。手术效果取决于病期、肿瘤浸润深度和扩散范围。包括根治性手术、姑息性手术、短路手术和空肠造口术。根治性胃大部切除的范围，应包括原发病灶在内的胃近侧或远侧的 2/3～3/4、切缘距离肿瘤边缘至少 5cm，全部大小网膜、肝胃和胃结肠韧带及结肠系膜前叶，十二指肠第一部分以胃周区域淋巴结清扫。Ⅲ期胃体癌为了清除贲门旁、脾门、脾动脉周围淋巴结，须行全胃和胰体、胰尾与脾脏一并切除的扩大根治术。当癌肿累及横结肠或肝左叶等邻近脏器时，也可作连同受累脏器的根治性联合切除术。

多数学者认为，只要患者全身情况许可，癌灶局部可切除时，都应积极争取姑息性胃部分切除术，这种肿瘤减量手术可减轻免疫负荷，为综合治疗创造条件，提高 5 年生存率。

从全球看，日本和韩国是开展胃癌微创手术治疗最多的国家，而西方国家因为早期胃癌诊断率较低，目前应用较少。早期胃癌可在内镜下用电凝、高频激光、微波行局部治疗，或在癌灶处黏膜下注生理盐水使病灶与肌层分隔开，然后电灼，作剥离活检切除术。据研究报道，腹腔镜治疗早期胃癌能获得与传统开腹手术一样的5年生存率。但国内外大多数学者仍然认为，腹腔镜治疗胃癌仍属研究阶段。

（二）放射治疗

近年来日本和西方国家在手术方式上虽也取得了一定的进展，但这种单一的治疗方式对胃癌患者的局控率和生存率的影响似乎已经达到了极限，很难获得进一步提高，且世界范围内多项研究结果显示对于手术后复发、转移危险度高的患者，辅以放、化疗可以降低复发率，并提高生存率，放疗联合化疗已成为美国胃癌术后辅助治疗的标准方案，辅以静脉营养支持，大多数患者可以耐受；对于晚期姑息性切除术后的患者，也可应用这一方法。2007年版 NCCN 指南已将术后辅助放化疗的重要性写入了治疗推荐，所有达到 RO 切除的 T_3、T_4 期或任何 T 伴淋巴结转移的胃癌患者术后应给予 45～50Gy 放疗剂量，同时给予氟尿嘧啶类药物作为放疗增敏剂。从全球范围来看，术后联合放化疗在西方国家开展较广泛，而在东方国家开展较少，在没有得出 D2 术后患者接受同步放化疗可以改善生存这一明确结论的前提下，亚洲一些国家一直排斥将放疗纳入到辅助治疗中去。

1. 放疗方式　放疗最初用于姑息性出血、止痛以及无法切除的肿瘤，有70%的局控率。20世纪90年代后由于放射源的发展，放疗条件的更新，加之癌细胞生物学行为的转变，研究报道胃癌给予40Gy照射后，有72%胃癌患者的癌巢出现变性、破坏，甚至消失。因此，放射治疗作为胃癌的辅助治疗，有一定价值。胃癌放射治疗分为术前放疗、术中放疗和术后放疗。

（1）术前放疗：目的降低分期，利于手术切除并增加 RO 切除率和清除潜在微转移灶，可使肿瘤周围脉管发生闭塞，从而降低经血道和淋巴道转移的可能性。术前治疗的耐受性、依从性较术后治疗好，可对术前治疗的反应进行病理性评估，为预后提供重要信息。术前放疗不会因为术后恢复而推迟；瘤体组织的血供和氧合较好，肿瘤和胃位于正常的部位；治疗的靶区容易确定。

（2）术中放疗：可在直视下照射肿瘤，最大限度地将周围正常组织排放在高剂量照射区域之外，局控率明显优于外照射；但是，多项临床实践证实术中放疗虽有较低的局部复发率但并没有转换为患者生存率的提高，而并发症的发生率却增加了，目前术中放疗已不被广泛使用。

（3）术后放疗：主要应用手术完全切除但有高危复发因素的患者［复发高危因素是指原发肿瘤侵透浆膜累及邻近器官；区域淋巴结阳性的患者，即 T_3、T_4 和（或）N_1、N_2 的患者］；局部手术未能切除或次全切除的患者。术后辅助放化疗正逐渐成为 T_3、T_4 或淋巴结阳性患者外科切除术后的标准辅助治疗方式。

2. 放疗的适应证与禁忌证

（1）适应证：①低分化腺癌、管状腺癌，乳头状腺癌对放疗较敏感。②癌灶小而浅，无溃疡（或表浅溃疡）者效果好。③有溃疡者亦可放疗，但要掌握好分次剂量和总剂量。

（2）禁忌证：①恶病质、年迈体弱，或有全身广泛转移。②深而大的溃疡。③黏液腺癌和印戒细胞癌对放疗不敏感。

3. 放射剂量和放射野　精准的放射范围和合适剂量不仅能提高疗效，还能最大程度的保护正常组织，减少放疗并发症，并提高患者对放化疗的耐受性。

（1）胃癌术后推荐放疗剂量应在 45~50Gy 较为合理。

（2）临床靶区（CTV）包括：①肿瘤、残胃、已切除胃原先所在区和一部分横结肠、十二指肠、胰腺和门静脉，还包括空肠–胃或空肠–食管吻合口。②腹膜根据局部浸润和远处转移的程度来考虑。由于 T_3 和 T_4 期胃癌患者的病灶在微观上有延伸，局部照射剂量为 45~50Gy 是合理的，CTV 应包括胃所在的腹膜区。对于广泛腹膜转移的胃癌患者，全身或腔内化疗更合适。③淋巴区域，包括 1~16 组淋巴结区（日本分组），还包括肝门和脾门淋巴结。④位于近端或远端的肿瘤，由于可切除的范围较小，应常规给予术后放疗。⑤位于贲门部肿瘤，CTV 应包括下胸段食管及相应的淋巴转移区。⑥肿瘤侵犯末端食管时，照射范围还应包括 1 个完整的淋巴引流区（食管旁、胃左右淋巴引流区）。⑦位于胃底的肿瘤，CTV 应包括大部分左横膈和脾及脾门部。⑧发生在近端曲度平缓部位的肿瘤，没必要照射全肝门。⑨发生在远端的肿瘤，CTV 包括肝门和十二指肠。

4. 胃癌调强放射治疗　胃为空腔脏器，周围有肝脏、肾脏、脾脏和脊髓等组织器官，对放射耐受依从性较差，常规的二维放疗技术难以使靶区获得理想的剂量分布和具有保护临近高危组织器官的作用。近年来，调强放疗（1ntensity modulated radiotherapy，IMRT）和图像引导放疗等新技术已运用于临床。

IMRT 是指在三维适形照射的基础上对照射野截面内诸点的输出剂量进行调整，经过旋转照射使射线剂量在体内空间分布与病变一致，形成高剂量区。

胃癌根治术后放疗患者，CT 定位扫描后由影像医师和放射治疗师逐层勾画临床靶区及高危器官（如脊髓、肝脏、肾脏、小肠和心脏）。PTV 在 CTV 基础上外放 0.5~1.0cm（呼吸运动和摆位误差）。IMRT 在边缘剂量分布上优于 3DCRT，从而保护了脊髓、肾脏、肝脏。IMRT 在胃癌中的应用有着不可比拟的优势。

放疗期间密切观察随访患者肝肾功能、血常规、CEA 以及患者的一般情况，治疗期间患者病情恶化、CEA 增高应及时终止治疗。

（三）化学药物治疗

化学药物治疗胃癌，多用于胃癌术前新辅助化疗和术后辅助化疗以及不能手术的晚期胃癌。抗肿瘤药在术前、术中及术后使用，以抑制癌细胞的扩散和杀伤残存的癌细胞，从而提高手术效果。早期胃癌根治术后不行辅助化疗，进展期胃癌能被手术切除者，必须行辅助化疗，常在术后 2~4 周开始。还可经股动脉插管到相应动脉分支行选择性动脉化疗，虽然药物的毒副反应较全身用药要小，但为侵入性治疗，且操作较繁琐。

近年来，国内外学者对胃癌化疗多主张联合用药。新辅助化疗目的：①使原发肿瘤降期，进而增加根治性切除、切缘阴性切除的可能性。②对微转移病灶进行早期治疗。③体内行药物敏感性试验。如果患者能够耐受，应积极予以术前全身治疗，以增加疾病的治愈率。

辅助化疗目的是防止根治手术后亚临床转移病灶的复发，延长生存时间。胃癌的预后很大程度上取决于诊断时疾病的分期，除早期胃癌患者外，均应及早应用系统、合理的化疗，但化疗方案、持续时间尚无规范。晚期胃癌中位生存期 3~4 月，预后较差，进行姑息性化疗现仍未能确定标准方案，但对晚期胃癌患者化疗的研究仍在探索中，其目的是为了缓解临床症状、改善生活质量和延长生存期。

临床上化疗方案的选择应根据患者的一般情况、治疗耐受性和医师的个人经验而制订。

常用的化疗药物包括：5 - 氟尿嘧啶、卡培他滨、替吉奥、顺铂、表柔比星、多西紫杉醇、紫杉醇、奥沙利铂、伊立替康等。替吉奥 1999 年在日本上市并被批准用来治疗晚期胃癌，目前日本有 80% 以上的晚期胃癌患者的化疗使用替吉奥，治疗有效率（CR + PR）可达 44.6%，单用 S - l（替吉奥胶囊）80mg（$m^2 \cdot d$），口服，分 2 次服用 28 天，休 14 天，每 6 周 1 疗程，目前口服替吉奥被认为是治疗胃癌最有效的单药。

胃癌常用化疗方案如下：

1. 第一代化疗方案　FAM 方案目前已基本被淘汰。

2. 第二代化疗方案　20 世纪 80 年代末，基于 5 - FU、PDD、ADM、MTX 类。

ECF 方案　表柔比星（EPI），50mg/m^2 静滴（注），第 1 天，每 3 周一次共 8 次；顺铂，60mg/m^2 静滴，第 1 天，每 3 周一次共 8 次；5 - 氟尿嘧啶，200mg/m^2 持续静脉注射第 1 ~ 21 天。有效率 45% ~ 56%。

EAP 方案　多柔比星（ADM），20mg/m^2 静滴（注），第 1、7 天；VP - 16、120mg/m^2（老年人减为 100mg/m^2）静滴，第 4、5、6 天；顺铂 40mg/m^2 静滴，第 2、8 天。每 4 周重复，3 周期为一疗程。其有效率在 40% ~ 60% 之间。

PELF 方案（每周方案）　顺铂，40mg/m^2；表柔比星，35mg/m^2；亚叶酸钙，250mg/m^2；5 - 氟尿嘧啶，500mg/m^2。每周一次共 8 次。其有效率为 43%。

LFEP 方案　亚叶酸钙，200mg/m^2 静滴 2 小时，第 1 ~ 3 天；5 - 氟尿嘧啶，600mg/m^2 持续静脉注射，第 1 ~ 3 天；表柔比星（EPI），50mg/m^2 静滴（注），第 1 天；顺铂 20mg/m^2 静滴（用生理盐水 500ml，滴 4 小时），每 3 周重复。有效率在 40% 左右。

3. 第三代化疗方案　新药紫杉醇、奥沙利铂、伊立替康、卡培他滨、替吉奥等。

PFC 方案　紫杉醇 35 ~ 50mg/m^2 静滴 3 小时，第 1、8、15 天；5 - FU750mm/m^2 持续静滴，第 1 ~ 5 天；顺铂 20mg/m^2，静滴，第 1 ~ 5 天。每 4 周重复共 2 次。其有效率为 65%。

DC 方案　紫杉特尔（D），75mg/m^2 静滴，第 1 天；顺铂（C）75mg/m^2 静滴，第 1 天；28 天重复。

FOLFOX4 方案　奥沙利铂，85 ~ 100mg/m^2 静滴 2 小时，第 1 天；亚叶酸钙 200mg/m^2 静滴 2 小时，第 1、2 天；5 - 氟尿嘧啶 400mm/m^2 静推，第 1、2 天，5 - 氟尿嘧啶 400mg/m^2 静滴 2 小时，第 1、2 天，5 - 氟尿嘧啶 600mg/m^2 持续静滴 2 ~ 24 小时，第 1、2 天。每 2 周重复。

FOLFIRI 方案　伊立替康，100mg/m^2 静滴，第 1、8、15 天；CF200mg/m^2 静滴 2 小时，第 1、2 天；5 - 氟尿嘧啶 400mg/m^2 静推，第 1、2 天，5 - 氟尿嘧啶 600mm/m^2 持续静滴，第 1、2 天。每 4 周重复。

（四）分子靶向治疗

胃癌的发生、进展、转归与其他实体肿瘤一样是一个多靶点多环节调控的复杂过程。分子靶向治疗能高效选择性地杀伤肿瘤细胞，减少对人体正常组织的损伤，是目前胃癌治疗新的方向。靶向药物大多为非细胞毒性药物，常用靶向药物：西妥昔单抗、贝伐单抗等，ToGA实验证实曲妥株单抗联合标准化疗能显著延长胃癌患者的中位生存期，患者耐受性良好，曲妥株单抗可能成为晚期 Her2 阳性胃癌或胃 - 食管交界癌治疗的新选择。

（五）胃癌的其他治疗

1. 免疫治疗　一直是肿瘤辅助治疗的重要组成部分，非特异性免疫治疗如卡介苗

（BCG）、白介素－2等用来提高患者的免疫力，有一定的效果。

2. 静脉营养支持疗法　常用作术前及术后辅助治疗，可提高患者体质，使更能耐受手术和化疗。

3. 中医中药治疗　中医学应用整体观念进行辨证施治，采用中药内服外敷、针灸推拿等方法，能缓解临床症状，减轻化、放疗毒副反应，提高患者生存质量。在预防肿瘤复发与转移、逆转肿瘤MDR、治疗癌性腹水和减轻癌性疼痛等方面具有自己独到的特色和优势。

此外，自体免疫细胞疗法是可直接和间接杀死肿瘤细胞以及清除术后微小残余病灶；放、化疗期间使用能增强机体对化疗药物的敏感性，提高放疗效果，减轻放、化疗的毒副反应，是21世纪肿瘤综合治疗模式中最活跃、最具有发展前途的治疗手段。

七、随访

目的疗效评估，发现新发、转移并可治愈的病灶。1～3年内每3月1次；3～5年每半年1次；以后每年随访1次。包括：病史、体格检查；血CEA、CA_{19-9}、CA_{72-4}检测；胸片、B超、腹部CT、胃镜检查；对胃癌术后10年患者胃镜检查按需检查。

八、预后

胃癌的预后取决于宿主一般因素、癌肿情况和手术方式等。

（一）一般因素

与年龄因素与分期，肿瘤部位相关，年龄轻和70岁以上老人生存率低，5年生存率男女性别无差别。根据TNM分期统计，Ⅰ期5年生存率为66.3%；Ⅱ期为40.3%；Ⅲ期为22.4%；Ⅳ期为13.5%远端胃癌5年生存率为31.7%；近侧部胃癌5年生存率为27.7%；胃小弯癌5年生存率为20%；胃大弯癌为0%；幽门部癌19.3%；贲门癌4.3%；胃体癌16.6%。肿瘤直径＞2cm的5年生存率37.7%；肿瘤＜4cm的5年生存率29.8%；而＞4cm的胃癌5年生存率随着肿瘤直径越大，则疗效越差。

（二）肿瘤分化

早期胃癌多为高分化、中分化腺癌，晚期胃癌多见于低分化、未分化管状腺癌，而浸润黏膜肌层以外时则变为低分化腺癌或未分化癌，肿瘤浸润胃壁越深预后越差，早期胃癌预后好，术后5年生存率可达95%；侵及浅肌层，术后5年生存率可达50%，深肌层为25%；侵犯浆膜，术后5年生存率仅为10%。胃周淋巴结转移无转移术后5年生存率为41%；第1站淋巴结转移13%；第2站淋巴结转移10%，有研究报道第2站以远淋巴结转移生存率为0%，淋巴转移与生存率呈正相关。肿瘤大体方式Bormann Ⅰ型5年生存率为59.26%；Ⅱ型为57.53%；Ⅲ型为42.86%；Ⅳ型为21.09%。乳头状腺癌5年生存率为32.9%；管状腺癌为25.4%；未分化型癌为20.5%；低分化腺癌19.9%；黏液腺癌19.3%。组织学类型与转移也有关系，乳头状腺癌肝转移率66.7%；印戒细胞癌为17.0%。而印戒细胞癌腹膜种植者39.6%；黏液腺癌为36.4%；未分化型癌33.3%。Ⅰ级胃腺癌的5年生存率80%；Ⅱ级为35.1%；Ⅲ级与Ⅳ级的5年生存率为4.5～9.7%。

（三）治疗方式

胃癌根治术后5年生存率为31.3%；胃癌姑息切除的生存率为11.7%。全胃切除和联合其他脏器切除术，因多属更晚期病例，故疗效最差。进展期胃癌 Dl 清扫术后 5 年生存率为 19.6%、D2 为 39.5%，D2 + D3 为 49.3%。

（宋长亮）

第二节　阿帕替尼治疗胃癌的研究应用

甲磺酸阿帕替尼片是口服小分子抗血管生成抑制剂新药，主要通过高度选择性地抑制血管内皮生长因子受体 – 2（VEGFR – 2）酪氨酸激酶的活性，阻断血管内皮生长因子（VEGF）与其受体结合后的信号转导通路，从而强效抑制肿瘤血管生成，发挥抗肿瘤作用。上市前的一系列临床研究表明阿帕替尼具有一定的客观有效性和明显的生存获益，严重不良反应的发生率低，患者耐受性良好，已于 2014 年 10 月 17 日经国家食品药品管理监督总局（CFDA）批准作为国家 1.1 类新药上市，用于晚期胃癌或胃食管结合部腺癌三线及三线以上治疗。

一、概述

胃癌是全球性常见的恶性肿瘤。2015 年，美国癌症学会（ACS）主办的权威期刊 CA CancerJ Clin 新发表的癌症统计报告显示，2012 年度全世界胃癌新发病例超过 95 万例，仅次于肺癌、乳腺癌、结直肠癌和前列腺癌，其中在东亚地区最为高发；死亡病例约 73 万例，仅次于肺癌和肝癌。世界卫生组织（WHO）公布的《全球癌症报告 2014》数据表明，2012 年中国胃癌的新增病例和死亡人数均占全球的 40% 以上。据全国肿瘤登记中心公布的《2015 年中国肿瘤登记年报》，我国胃癌年新发病例超过 42 万例，发病率为 22.7/10 万和死亡率为 17.9 /10 万，均位居各种癌症的第 3 位，严重地威胁全国人民健康和生命。

由于早期症状不典型，普查不及时，目前在我国早期胃癌的诊断率不足 10%，约有 65% ~ 70% 的胃癌患者在就诊时已经达到中晚期，5 年生存率较低，仅为 27.4%。尽管已有多种化疗药物用于晚期胃癌标准一线或二线治疗，但是在二线治疗失败后缺乏公认的标准治疗方案，而相当一部分患者的体质状况良好，能够耐受进一步治疗，同时迫切需求安全有效的治疗来改善其生活质量和延长带瘤生存时间。

甲磺酸阿帕替尼片（Apatinib，艾坦）是新一代小分子血管内皮生长因子受体 – 2（VEGFR – 2）酪氨酸激酶抑制剂，曾经获得国家"十一·五"和"十二·五"计划重大新药创制专项基金的支持，其主要作用机制是竞争性结合该受体胞内酪氨酸 ATP 结合位点，高度选择性地抑制 VEGFR – 2 酪氨酸激酶活性，阻断血管内皮生长因子（VEGF）结合后的信号传导，从而强效抑制肿瘤血管生成。国外公司同期研发的雷莫芦单抗，是针对 VEGFR – 2 的大分子肿瘤血管生成抑制剂，以优先审评产品已获得美国食品药品管理局（FDA）的批准上市，且收入 2015 年 NCCN 临床实践指南作为晚期胃癌二线治疗方案，也进一步证明了采用抗血管生成治疗胃癌，特别是以 VEGFR – 2 作为治疗靶点的有效性和可行性。一系列的临床研究业已证明，阿帕替尼用于国人晚期胃癌三线及三线以上治疗是有效和安全的。在 Ⅱ 期临床研究中，共纳入 141 例二线及以上化疗失败后的晚期胃癌或胃食管结合部腺癌患者，随机分为安慰剂对照组、阿帕替尼 850mg qd 组和阿帕替尼 425mg bid 组 共 3 组。采取全分析集（FAS），与对照组相比，阿帕替尼不仅拥有一定的客观有效率（ORR），同时具有生存获益。阿帕替尼850mg qd组的ORR为6.38%，阿帕替尼425mgbid组为13%；阿帕替尼850mg qd组的中位无进展生存期（mPFS）为3.7个月，阿帕替尼425mg bid组为3.2个月，与对照组的1.4个月相比均有显著差异。因此，推荐阿帕替尼Ⅲ期临床研究的剂量为850mg qd。在Ⅲ期临床研究中，纳入二线及以上化疗失败后的晚期胃癌或胃食管结合部腺癌患者共273例，随机分入安慰剂对照组和阿帕替尼850mg qd组。在FAS中，阿帕替尼850mg qd组的中位总生存期（mOS）为6.5个月，较对照组延长了1.8个月（P = 0.0149），死亡风险降低约30%；阿帕替尼850mg qd组与对照组的mPFS分别为2.6个月和1.8个月（P < 0.0001），ORR分别为2.84%和0（P = 0.1695），而疾病控制率（DCR）分别为42.05%和8.79%（P < 0.0001）；两组的生活质量评分（QoL）变化比较未见明显差异（P > 0.05）。在安全性方面，Ⅱ期和Ⅲ期临床研究中，不良事件（AE）的类型和发生率基本一致，亦与已上市的其他同类药物相类似。常见的AE包括白细胞减少、中性粒细胞减少、血小板下降、高血压、蛋白尿、手足皮肤反应、乏力、食欲减退和腹泻，未出现非预期的AE。多数不良反应均可通过暂停给药、剂量下调及对症处理实现控制和逆转。

基于以上系列研究，国家食品药品监督管理总局（CFDA）已于2014年10月17日正式批准阿帕替尼作为国家1.1类新药上市，用于治疗晚期胃癌或胃食管结合部腺癌。鉴于阿帕替尼新近上市，同时，临床医师缺乏阿帕替尼应用于晚期胃癌或胃食管结合部腺癌的经验，中国临床肿瘤学会（CSCO）抗肿瘤药物安全管理专家委员会组织多位专家学者共同讨论和反复修改，制定了专家共识，作为临床上有效、安全地应用阿帕替尼的重要参考。

二、阿帕替尼治疗晚期胃癌的应用

（一）适应证

阿帕替尼适用于晚期胃癌或胃食管结合部腺癌患者三线及三线以上治疗，且患者接受阿帕替尼治疗时一般状况良好。

（二）推荐剂量用法

阿帕替尼850mg qd，口服，餐后半小时以温开水送服。

（三）注意事项

重视患者教育，履行全面告知。对于体力状态评分ECOG≥2、四线化疗以后、胃部原发癌灶没有切除、骨髓功能储备差、年老体弱或瘦小的女性患者，为了确保患者的安全性和提高依从性，可以适当降低起始剂量，先从500mg qd开始服药，服用1~2周后再酌情增加剂量。

三、阿帕替尼治疗胃癌安全性管理建议

（一）不良反应概述

阿帕替尼治疗胃癌与药物相关的常见不良反应（发生率≥5%）包括血液学毒性（白细胞减少、粒细胞减少和血小板减少等）和非血液学毒性（高血压、蛋白尿、手足皮肤反应、乏力及腹泻等）。多数不良反应均可通过暂停给药、下调剂量及支持对症处理得以控制和逆转。

对于常见不良反应，建议按照剂量调整原则进行药物暂停或剂量调整（表13-3）；如

果剂量调整至 250mg 后患者仍不能耐受，则应暂停或者终止用药。一般情况下，对于血液学毒性，可以参照化疗药物引起骨髓抑制的原则进行处理；而非血液学毒性中，对于高血压、蛋白尿、手足皮肤反应和可能的出血倾向，需要特别关注。

表 13 - 3　阿帕替尼治疗晚期胃癌的不良反应与剂量调整原则

分类	NCI 分级	剂量调整原则
血液学	1 ~ 2 级	维持原剂量水平
不良反应	3 ~ 4 级	暂停用药，待不良反应恢复到 ≤1 级，下调一个剂量后继续用药[a]
非血液学	1 ~ 2 级	维持原剂量水平
不良反应	3 ~ 4 级	暂停用药，待不良反应恢复到 ≤1 级，下调一个剂量后继续用药[a]

注：a 第 1 次剂量调整为 750mg qd，第 2 次剂量调整为 500mg qd

（二）一般不良反应

1. 乏力　乏力常常与肿瘤的疾病本身以及肿瘤的治疗相关。阿帕替尼 Ⅱ/Ⅲ 期临床研究中，乏力的发生率为 17.94%，其中 3 ~ 4 级乏力的发生率为 2.69%。建议观察记录患者乏力的状况，注意监测严重乏力的出现。对于 1 ~ 2 级乏力，无需剂量调整；而 3 ~ 4 级乏力则需进行积极对症处理和剂量调整。若无黄疸、血栓及妊娠等情况，可以使用孕酮类药物（如甲地孕酮）以及多种维生素，有助于减轻乏力，改善体力状况。需要提醒的是患者的乏力也可能是继发于甲状腺功能减退、抑郁、贫血或疼痛等原因，应予鉴别诊断和相应处理。

2. 腹泻　阿帕替尼 Ⅱ/Ⅲ 期临床研究中，腹泻的发生率为 10.31%，其中 3 ~ 4 级腹泻发生率为 1.35%。腹泻影响患者的消化功能和水电平衡，还可能影响药物的吸收，宜尽早治疗。通常腹泻发生比较早，服药后数日即可发生。对于 1 ~ 2 级腹泻，一般无需调整阿帕替尼的剂量，可以建议患者：调节饮食及习惯，嘱多饮水和进食清淡、易消化、富含维生素的食物，去除有关诱因或相关因素，包括避免摄入可导泻的饮食（如油腻、辛辣食物和咖啡等）或服用胃肠动力药和大便软化剂，增加纤维素摄入和应用微生态药物（如双歧杆菌三联活菌散）等；其中 2 级腹泻时，可以酌情给予洛哌丁胺、复方地芬诺酯（苯乙哌啶）、胃肠道黏膜保护剂（如八面蒙脱石散）及黄连素等治疗。对于 3 ~ 4 级腹泻，应该积极止泻和支持对症治疗，注意补充水和电解质，维持水电平衡和防止酸碱紊乱，并补足营养；及时停用阿帕替尼，直至腹泻明显减轻或停止；再恢复用药时需要适当降低阿帕替尼的剂量。

四、结语

一系列的临床研究证明，采用阿帕替尼治疗晚期胃癌或胃食管结合部腺癌疗效确切，具有一定的客观疗效和明显的生存获益；同时，在获得 CFDA 批准上市之后，也初步积累了一定的用药经验；但是在新药注册研究时限定了多项严格的纳入与排除标准，不能够全面、准确地反映广泛胃癌人群中阿帕替尼的治疗反应。由于上市时间还比较短，前瞻性的 Ⅳ 期临床研究和非干预研究正在进行之中，有关阿帕替尼的最佳给药方法、剂量强度、用药终点的探索、不良反应的类型和程度以及有关防治措施等，都需要进一步密切观察和积累证据，以完善用药细节和注意事项。

（白志超）

第十四章

原发性肝癌的介入治疗

原发性肝癌治疗中虽然手术切除是首选治疗手段，但由于肝癌发病隐匿，以及肿瘤大小、部位、数量等多种因素的限制，约80%的病人就诊时已不宜手术，使肝癌的手术切除率仅10%~30%，即使能手术切除，术后3年和5年的平均复发率约分别高达50%和70%。随着介入技术在肿瘤领域的应用，经皮经导管肝动脉栓塞化疗（transcatheter arterialchemoembolization，TACE）技术已非常成熟，被认为是治疗手术无法切除的中晚期肝癌的首选疗法，近年来随着TACE联合基因治疗、抗血管生成等新的治疗方法的出现，肝癌的介入治疗逐步向综合方向发展，同时也探索出了一些新的治疗手段，如放射性粒子置入治疗等，为中晚期肝癌病人带来了更大的希望。

第一节　概述

一、病因

肝癌发生是一个多阶段、多因素长期暴露和累积的综合结果，且存在一定的国家和地区差异性。在发达国家，肝癌的危险因素主要为丙型肝炎病毒（hepatitis Cvirus，HCV）感染及乙醇性肝病；而目前影响中国人群肝癌发生的主要因素为乙型肝炎病毒（hepatitis B virus，HBV）和HCV感染。

1. HBV　研究发现，HBV与肝癌有密切关系，两者相关率高达80%。人群HBV感染率与肝癌地理分布一致。其致癌作用主要通过启动或增强原癌基因的表达而产生。

2. HCV　流行病学调查显示，在西半球和东半球的许多发达地区，HCV感染是PHC发病的主要病原学因素。

3. 黄曲霉毒素（AFT）　AFT是谷类和豆类食物在炎热环境下因霉变而产生，大量的科学试验已经证明，用含有黄曲霉菌或其毒素的食物喂养实验动物，可引起动物的肝癌，且具有剂量-反应关系。

4. 肝硬化　肝硬化主要是肝炎（病毒性、乙醇性、药物性）演变发展的结果，2%~5%肝硬化病人发展为肝癌。

5. 饮酒与吸烟　在美国，男性每日乙醇摄入量超过40g或女性超过20g，发生肝癌的危险将增加，重度酗酒者肝细胞肝癌（hepatocellular carcinoma，HCC）危险度高达40%。香烟烟雾中存在着几十种已知致癌物如多环芳烃化合物（polycyclic aromatic hy – drocarbon, PAHs）等，可通过与 DNA 形成 DNA 加合物，导致 DNA 的损伤，从而导致肿瘤的发生。

二、病理变化

1. 大体分型　原发性肝癌根据其大体形态可分为三型。

（1）块状型：最多见，呈单个、多个或融合成块，直径 ≥5cm。>10cm 者称巨块型（图 14 – 1）。

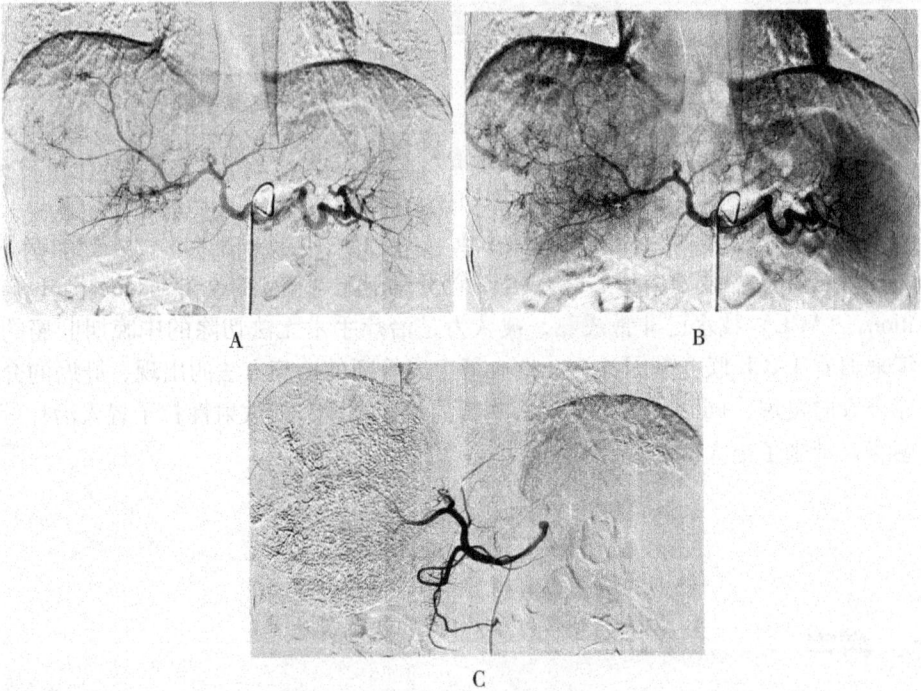

图 14 – 1　肝癌分型

（2）结节型：较多见，有数目和大小不等的癌结节，一般直径 <5cm，单个结节直径 <3cm 或相邻两个癌结节直径之和 <3cm 者称为小肝癌（图 14 – 2）。

（3）弥漫型：最少见，有米粒至黄豆大的癌结节弥散地分布于整个肝脏，不易与肝硬化区分。

2. 组织学分型　原发性肝癌根据其组织学来源可分为三型。

（1）肝细胞型：是原发性肝癌最常见的类型，常合并肝硬化。国内 90% 以上的肝癌是此种类型。

（2）胆管细胞型：占原发性肝癌的 5% ~30%，一般不伴肝硬化，女性较多，预后较好。

（3）混合型：较少见，它包含肝细胞癌和胆管细胞癌。

3. WHO 国际疾病分类　第 9 次修订本第 155 款提出"肝脏和肝内胆管性恶性肿瘤"的分类名称，肝脏恶性肿瘤从来源上分为：肝细胞型、胆管型或间质型的肿瘤（表 14 – 1）。其中，依据组织学特点，WHO 又将肝细胞肝癌分为：小梁状癌、腺样癌、实性癌和硬癌。

本章如非特别指明，原发性肝癌均指原发性肝细胞肝癌。

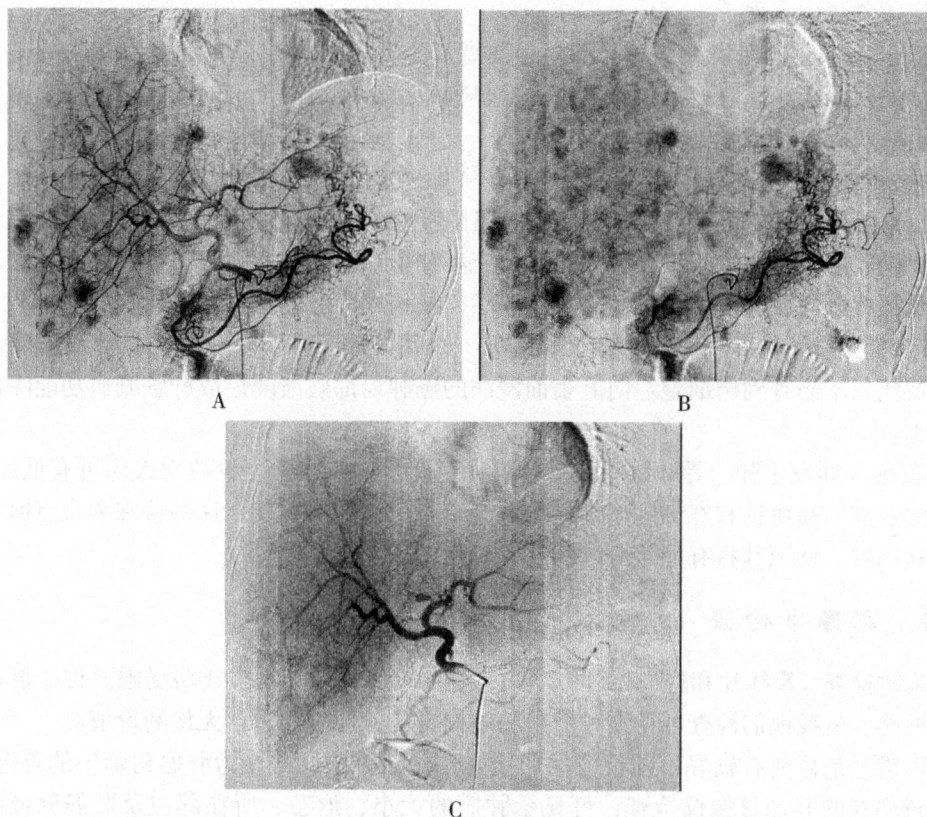

图 14 - 2　肝癌分型

表 14 - 1　肝脏原发性恶性肿瘤

病变组织	主要恶性肿瘤
肝细胞	肝细胞癌、纤维板层癌、肝胚胎细胞瘤
胆管	胆管癌、囊腺癌
间质	血管肉瘤、上皮样血管内皮瘤、胚胎性肉瘤、平滑肌肉瘤、横纹肌肉瘤、原发性肝淋巴瘤

4. 侵袭与转移　原发性肝癌极易侵犯门静脉属支，癌栓经门静脉系统形成肝内播散，甚至阻塞门静脉主干引起门静脉高压的临床表现；肝外血行转移最常见于肺，其次为骨、脑等。淋巴转移至肝门淋巴结最多，再次为胰周、腹膜后、主动脉旁及锁骨上淋巴结。此外，向横膈及附近脏器直接蔓延和腹腔种植性转移也不少见。

三、临床表现

早期缺乏典型症状，常见临床表现如下。

1. 肝区疼痛　是肝癌最常见和最主要的症状，有半数以上病人以此为首发症状。多为间歇性或持续性隐痛、钝痛、胀痛或刺痛，夜间或劳累后加重，主要是由于肿瘤迅速生长，使肝包膜张力增加所致。位于肝右叶顶部的癌肿累及横膈，则疼痛可牵涉至右肩背部。当肝癌结节发生坏死、破裂，引起腹腔内出血时，则表现为突然引起右上腹剧痛和压痛，出现腹膜刺激征等急腹症表现。

2. 全身和消化道症状　早期常不引起注意，主要表现为乏力、消瘦、食欲减退、腹胀等，部分病人可伴有恶心、呕吐、腹泻、发热等症状。晚期则可出现贫血、下肢水肿、皮下出血及恶病质等。

3. 肝大　进行性肝大是中、晚期肝癌最常见的体征，约占90%。肝大呈进行性，质硬有压痛，边缘不规则，表面有明显的结节，可随呼吸而上下移动。癌肿位于肝右叶顶部者可使膈肌抬高，肝浊音界上升。肿大显著者可充满整个右上腹或上腹，右季肋部明显隆起。在不少情况下，肝大或肝区肿块是病人自己偶然扪及而成为肝癌的首发症状。

4. 黄疸及腹水　一旦发生一般已属晚期。黄疸多见于弥漫性肝癌或胆管细胞癌。腹水多为草黄色，不易查到癌细胞。向肝表面浸润的癌肿局部破溃糜烂或肝脏凝血功能障碍可致血性腹水。

5. 其他　如发生肺、骨、脑等处的转移，可产生相应症状。少数病人还可有低血糖症、高胆固醇血症、高血钙和红细胞增多症等癌旁综合征的特殊表现。这些特殊表现有时可成为首发症状出现，认识其将有助于肝癌的及时诊断。

四、影像学检查

1. X线检查　X线片和透视见肝影增大，膈肌升高，活动正常或略受限。位于肝左叶或巨大的肝癌，X线钡剂检查可见胃和横结肠被推压现象。平片通常无诊断价值。

2. B超　是目前有较好诊断价值的非侵入性诊断方法，并作为肝癌初筛中的首选方法。采用分辨率高的B超显像仪检查，可显示肿瘤的大小、形态、所在部位及肝静脉或门静脉内有无癌栓等，诊断符合率可达90%左右，有经验的超声科医师能发现直径1.0cm左右的微小癌灶。另外，用B超显像能同时提取超声多普勒血流频谱信号及彩色多普勒血流成像三功仪检查，可提高肝癌确诊率，并有助于与转移性肝癌、肝血管瘤等的鉴别。

3. CT　具有较高分辨率，对肝癌的诊断符合率可达90%以上，可检出直径1.0cm左右的微小癌灶；应用动态增强扫描可提高分辨率，全部过程呈"快进快出"的表现，有助于鉴别血管瘤。应用CT动态扫描与动脉造影相结合的CT血管造影，可提高小肝癌的检出率。多层螺旋CT、三维CT成像更提高了分辨率和定位的精确性。目前，CT扫描已被公认为诊断小肝癌最有效的方法之一。

4. MRI　诊断价值与CT相仿，对良、恶性肝内占位病变，特别与肝血管瘤的鉴别优于CT，且可进行肝静脉、门静脉、下腔静脉和胆管重建成像，可显示这些管腔内有无癌栓，并能良好地反映囊变、出血、坏死、纤维化、包膜或假包膜等相对复杂的病理特点。

5. 选择性腹腔动脉或肝动脉造影　对血管丰富的癌肿，其分辨率低限约1cm，对<2.0cm的小肝癌其阳性率可达90%。肝癌的主要血管造影表现如下。

（1）肿瘤异常血管和肿瘤染色：肿瘤血管表现为粗细不等、排列紊乱、异常聚集。造影剂滞留在肿瘤的血管窦和间质内，呈现肿块状"染色"，密度明显高于周边肝组织（图14-3）。

（2）动脉分支推压移位：瘤体较大时可压迫邻近的肝动脉及其分支造成其分支推移，或形成"握球状"（图14-4），弥漫型肝癌可见血管强直、间距增大（图14-5）。

（3）"血管湖"样改变，其形成是由于肿瘤内异常小血管内的造影剂充盈所致，表现为肿瘤区域的点状、斑片状造影剂积聚，排空延迟，多见于弥漫型肝癌。

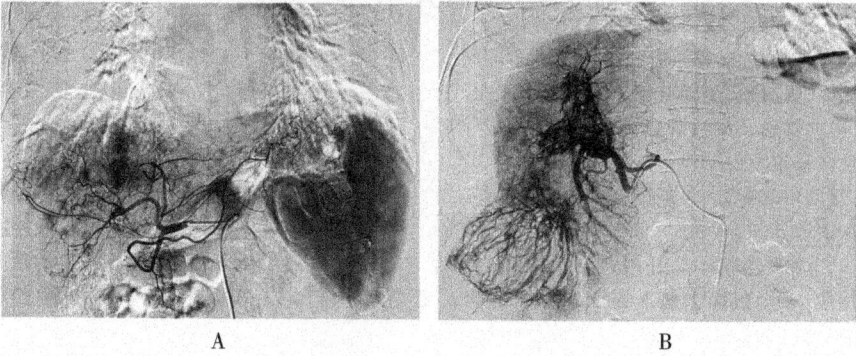

图 14 - 3　肿瘤血管造影

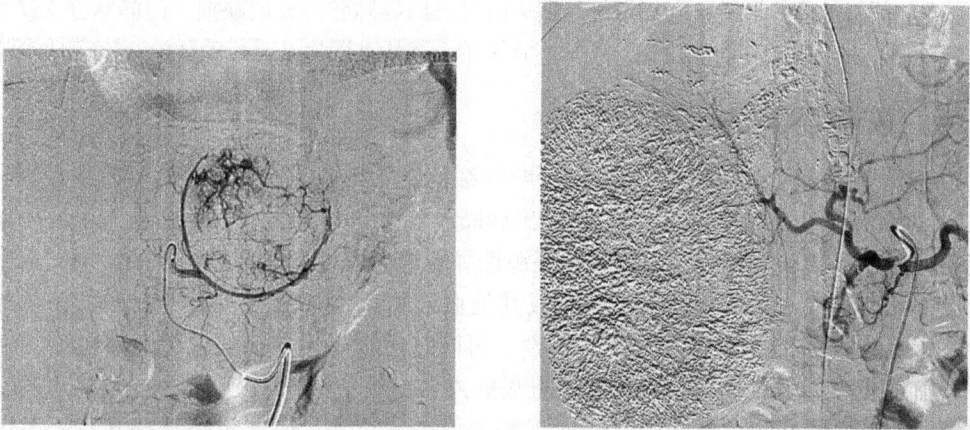

图 14 - 4　握球状

图 14 - 5　动脉拉直或移位

（4）"动 - 静脉瘘"形成：主要有肝动脉 - 门静脉瘘，其次为肝动脉 - 肝静脉瘘，其发生机制在于肝动脉及其分支与门静脉相伴而行，肿瘤侵蚀导致两者沟通，血管造影可见两种表现，一为外周型，即肝动脉分支与门静脉分支同时显示，出现"双轨征"；二为中央型，即造影动脉早期见门静脉主干或主支显影（图 14 - 6）。

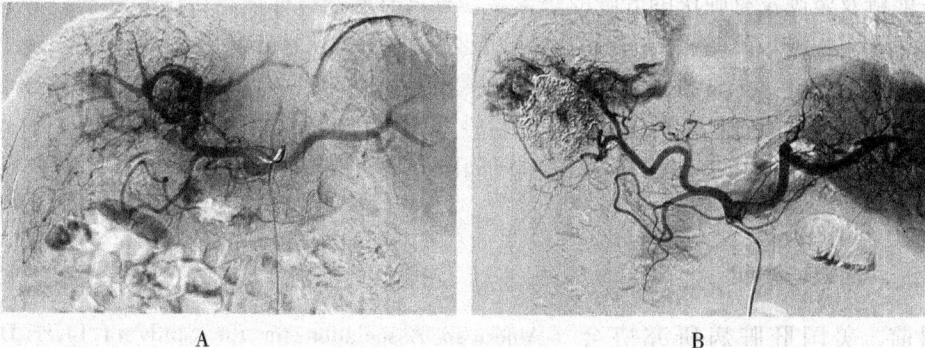

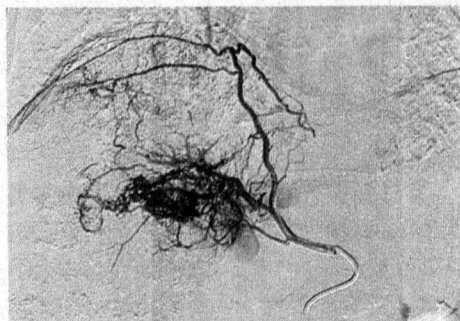

C

图 14 - 6 肝的动静脉瘘
A. 肝动脉门静脉瘘；B. 肝动脉肝静脉瘘；C. 膈下动脉门静脉瘘

（5）门静脉瘤栓形成：间接门静脉造影时可见门静脉腔内充盈缺损、门静脉分支缺如或主干不显影等。由于属于有创性检查，通常不宜采用上述检查确诊，或行动脉栓塞化疗时才采用。

五、实验室检查

1. 血清甲胎蛋白（AFP）测定　对诊断肝细胞癌有相对的专一性，是目前最好的早期诊断方法，可在症状出现前的 6～12 个月作出诊断。放射免疫法测定持续血清 AFP≥400μg/L，并能排除妊娠、活动性肝病、生殖腺胎胚源性肿瘤等，即可考虑肝癌的诊断。AFP 低度升高者，应作动态观察，并结合肝功能变化或其他血液酶学改变及影像学检查加以综合分析判断。临床上约 30% 的肝癌病人 AFP 为阴性。可同时检测 AFP 异质体以提高阳性率。

2. 血液酶学及其他肿瘤标志物检查肝癌病人血清中 γ - 谷氨酰转肽酶及其同工酶、异常凝血酶原、碱性磷酸酶、乳酸脱氢酶同工酶等可高于正常。但由于缺乏特异性，多用于与 AFP、AFP 异质体等联合检测，结合 AFP 分析，有助于提高肝癌的确诊率。

六、诊断标准

1. 病理诊断　肝内或肝外病理学检查证实为原发性肝癌。

2. 临床诊断

（1）AFP≥400μg/L，能排除活动性肝病、妊娠、生殖腺胚胎源性肿瘤及转移性肝癌者，并能触及坚硬及有肿块的肝脏或影像学检查具有肝癌特征性占位性病变者。

（2）AFP≤400μg/L，有两种影像学检查具有肝癌特征性占位性病变，或有两种肝癌标志物（AFP 异质体、异常凝血酶原、γ - 谷氨酰转肽酶同工酶Ⅱ及 α - L - 岩藻糖苷酶等）阳性及一种影像学检查具有肝癌特征性占位性病变者。

（3）有肝癌的临床表现并有肯定的肝外转移病灶（包括肉眼可见的血性腹水或在其中找到癌细胞）并能排除转移性肝癌者。

七、临床分期

目前，美国肝脏病研究协会（American Association for the Study of Liver Diseases, AASLD）采用的是巴塞罗那肝癌中心（Barcelona Clinic Liver Cancer, BCLC）分期与治疗策

略（表14-2），比较全面地考虑了肿瘤、肝功能和全身情况，并且具有循证医学高级别证据的支持，目前在全球范围比较公认而广泛采用，该分期系统对评价肝癌介入治疗的预后等亦最有帮助。

表14-2 巴塞罗那临床肝癌分期分类法

主要依据		A 期	B 期	C 期	D 期
表现状况		0	0	1~2	3~4
肿瘤期		单发<5cm，3个结节<3cm	大的/多发	血管侵犯、肝外转移	A、B、C期任何特征
Child-Pugh 分级		A 和 B	A 和 B	C	
肿瘤状况		早期	中期	进展期	晚期
5年生存率（%）	手术切除	51%	16%	0	0
	肝移植	74%	0	0	0
	乙醇注射	27%	0	0	0

注：*A 期病人的自然病程是进行积极的治疗。

八、诊治流程

肝癌的诊断及治疗流程见图14-7。

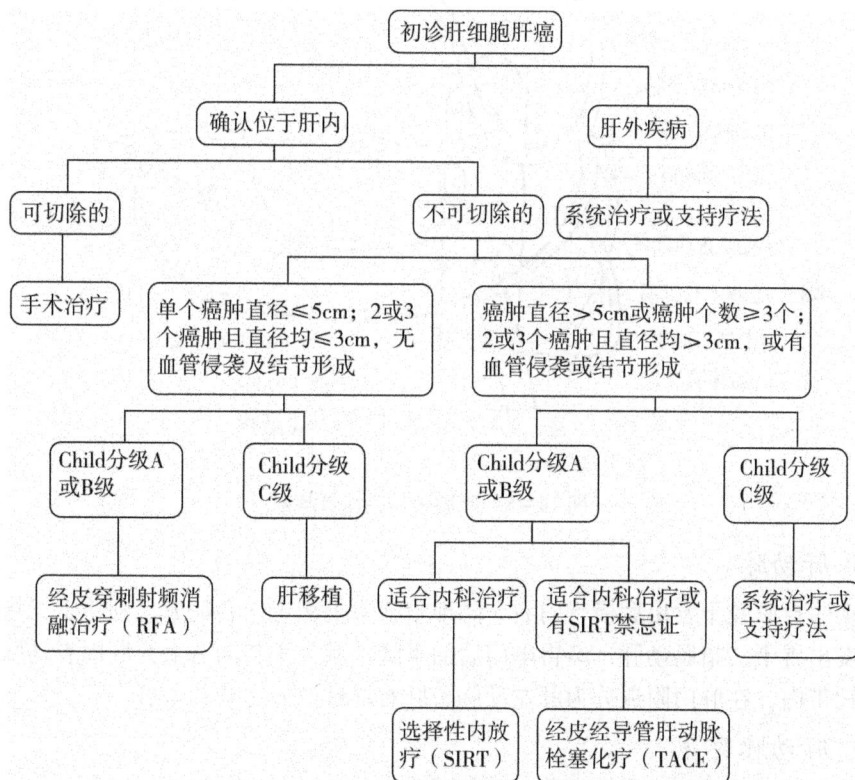

图14-7 肝癌的诊治流程

（刘海艳）

第二节　肝脏正常血供及肝癌血供

一、肝脏正常血供

正常肝组织的血供有 75% ~80% 来自门静脉，近 20% ~25% 来自肝动脉。肝动脉和门静脉的末梢分支均终于肝窦，两者之间存在广泛吻合。因此，当动脉和门静脉中任何一方受阻，另一方血流会代偿性增加，如果这种代偿机制完好，单纯阻塞两者中任何一支的近端，其供血的肝组织都不会坏死。这也是行常规肝动脉栓塞化疗的理论基础，肝动脉栓塞后门静脉足以维持肝脏的正常功能。

（一）腹腔干

腹腔干在 T_{12} ~ L_1 椎体的水平，发自主动脉前壁，供血于肝、胆、胃及十二指肠近端、胰腺、脾脏。该干发出肝总动脉、脾动脉及胃左动脉三个主要分支。腹腔干长 1 ~2cm，与主动脉成20°，向右向足侧行走，口径在 0.5 ~0.8cm（图 14 –8）。

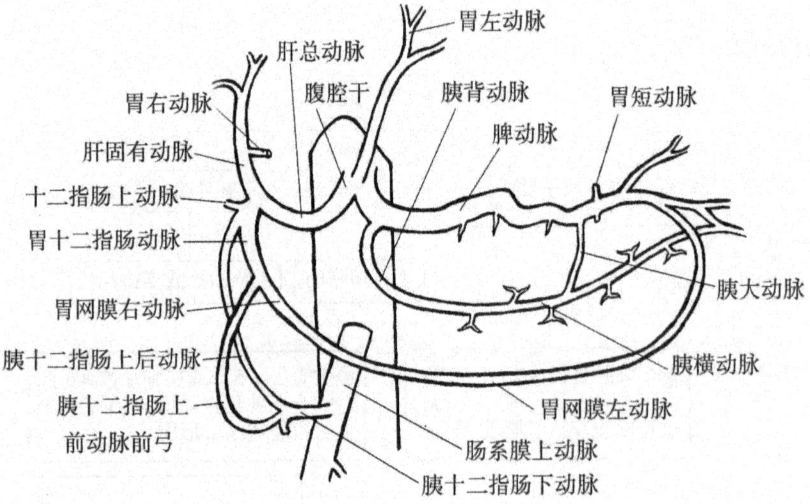

图 14 –8　腹腔干相关血管解剖

（二）肝动脉

肝总动脉自腹腔干发出后横行向右，随即沿胰头上缘走向右前方，到达十二指肠第一部上缘时，发出胃十二指肠动脉，经胃幽门后面下降。其主干斜向右上为肝固有动脉，行于肝十二指肠韧带内，在肝门附近分为肝左动脉、肝右动脉及肝中动脉入肝。

（三）肝动脉变异

肝动脉的血管起源变异较多，分类方法也不统一，为适应临床的需要各国学者提出了不同的分类方法，其中 Michels 肝动脉变异分型被认为是最为理想的分型方法，对其分型的熟练掌握有助于在介入治疗过程中不漏诊可能供给肿瘤组织的肝内供血动脉。分型如下（图 14 –9,表 14 –3）。

表 14 – 3　Michels 肝动脉变异分型

分型	主要特点	百分比（%）
Ⅰ型（教科书型）	肝左、肝右、肝右三支动脉均发自肝固有动脉	55
Ⅱ型	肝右、中动脉两支发自肝固有动脉，肝左动脉异位于胃左动脉	10
Ⅲ型	肝左、中动脉两支发自肝固有动脉，而肝右动脉异位于肠系膜上动脉	11
Ⅳ型	仅肝中动脉一支源自肝固有动脉，而肝右动脉异位于腹腔动脉或肠系膜上动脉，肝左动脉异位于胃左动脉	1
Ⅴ型	肝左、中、右三支动脉发自肝固有动脉，此外还有另一支副肝左动脉源于胃左动脉	8
Ⅵ型	除正常肝固有动脉及其分支外，另有一支副肝右动脉发自肠系膜上动脉	7
Ⅶ型	除正常肝固有动脉及其分支外，同时有两支副肝动脉，左、右分别起自胃左动脉和肠系膜上动脉	1
Ⅷ型（复合类型）	（1）一条替代的肝右动脉和一条附加的肝左动脉； （2）一条附加的肝右动脉和一条替代的肝左动脉	2
Ⅸ型	腹腔动脉的肝总动脉缺如，肝总动脉整个异位开口在肠系膜上动脉	4.5
Ⅹ型	肝动脉整个异位于胃左动脉，属罕见型	0.5
Ⅺ型	双腹腔动脉来源的肝动脉，无肝总动脉，肝右动脉起源于腹腔动脉近端，肝左动脉起源于腹腔动脉远端	

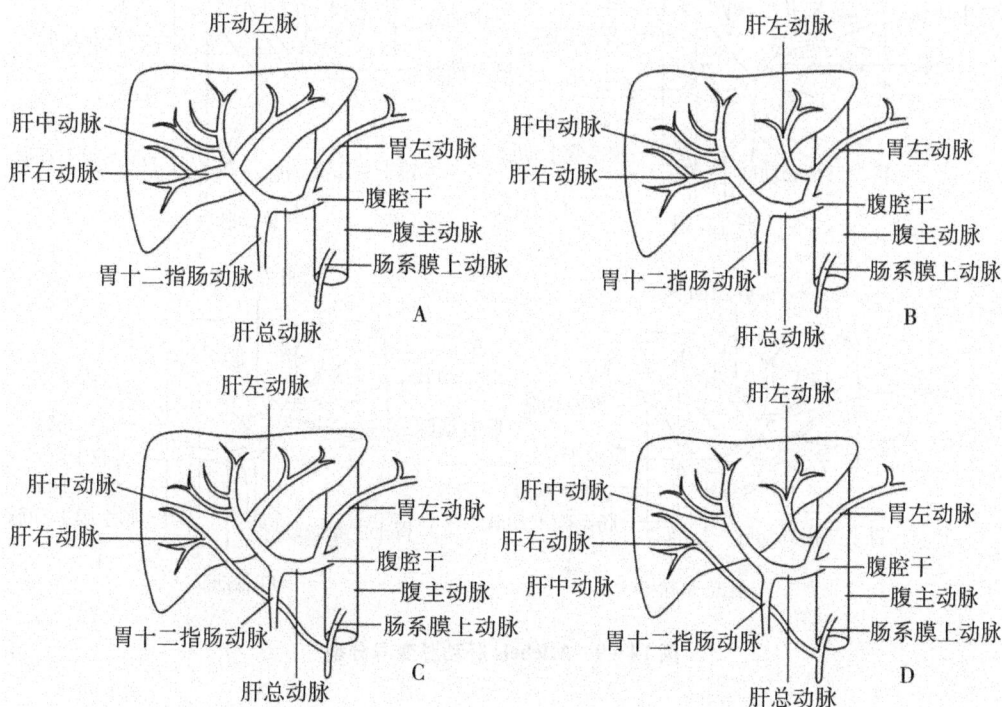

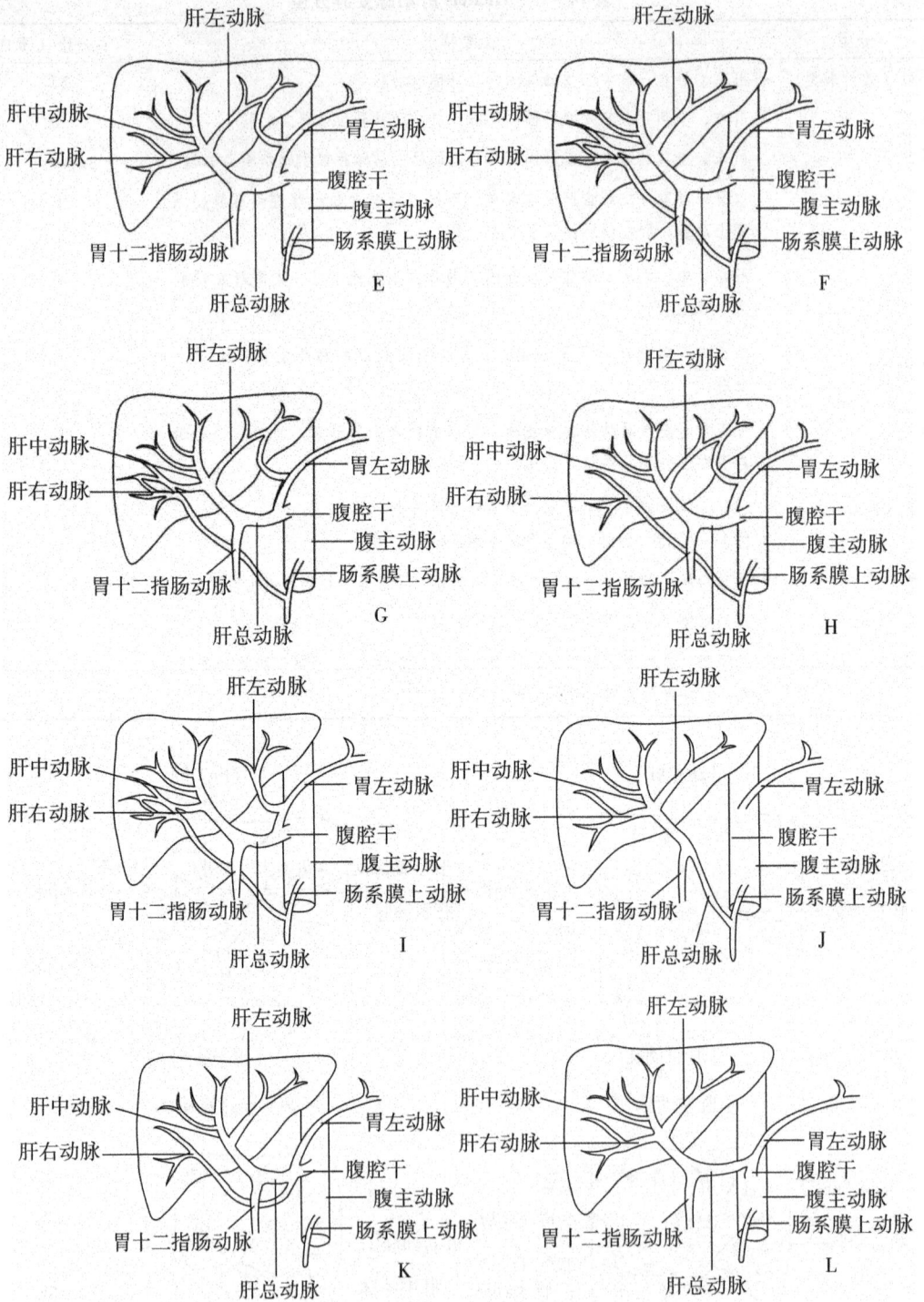

图 14 - 9　Michels 肝动脉变异分型

二、肝癌血供

肝癌血供理论于 20 世纪 60 年代提出，70 ~ 80 年代得到进一步补充和完善。其基本观点是：肝癌的血供包括动脉供血和静脉供血，动脉供血可大致分为肝动脉对肝癌的血液供养和非肝动脉对肝癌的血液供养（图 14 - 10）。前者包括规则性供血和变异性供血，肿瘤的供养动脉无论其起源部位如何，均为正常肝组织的供养动脉，肝癌的血供 95% ~ 99% 来源于此；后者则指肝动脉以外的其他器官或组织的滋养动脉参与供养肝癌，亦即肝癌的寄生性动脉供血，包括膈下动脉、肋间动脉、肋腰动脉、网膜动脉等；静脉供血主要指门静脉供血，肝癌的血供极少来自门静脉，门静脉的主要作用是充当肿瘤的引流静脉，仅在早期肝癌、门静脉癌栓和肿瘤的周边及包膜等处参与少量血供。Hyo - Cheol Kim 等调查 3179 例肝癌病人，对其肿瘤的肝外侧支血供进行整理，统计如表 14 - 4，示意图见图 14 - 11。

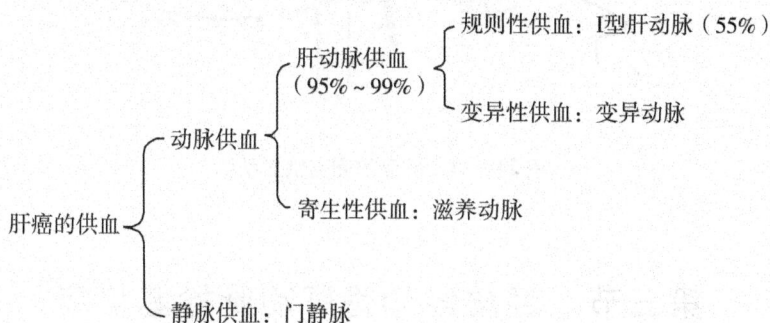

图 14 - 10 肝癌血供

表 14 - 4 Hyo - Cheol Kim 等 3179 例肝癌的肝外侧支血供统计

侧支血管	可见血管（支）	已栓塞血管	
		支数	百分比（%）
右膈下动脉	1026	864	84
网膜支	306	176	58
肾上腺动脉	188	152	81
肋间和肋下动脉	128	83	65
胆囊动脉	89	82	92
左膈下动脉	78	58	74
右乳内动脉	76	59	78
肾动脉或肾小囊内动脉	70	29	41
肠系膜上动脉支	48	20	42
胃左动脉	46	12	26
胃右动脉	23	5	22
左乳内动脉	21	14	67
腰动脉	5	2	40
总计	2104	1556	74

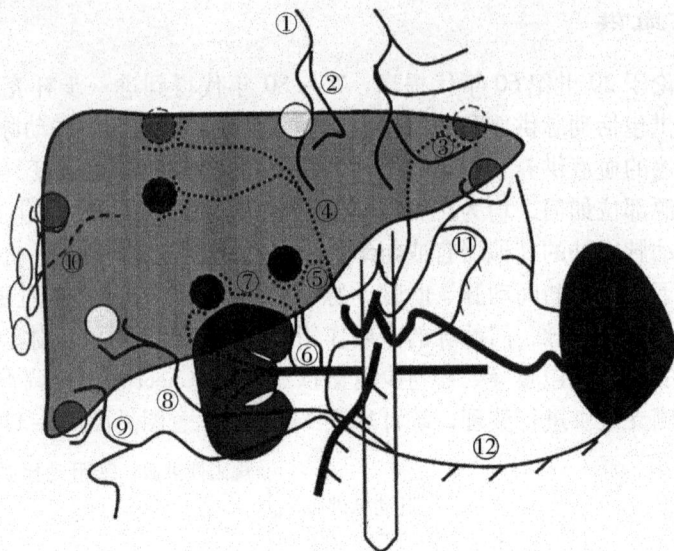

图 14 - 11　肝癌的侧支供血动脉

（刘海艳）

第三节　经皮经导管肝动脉栓塞化疗

经皮经导管肝动脉栓塞化疗术（transar - terial chemoembolization，TACE）是指经动脉穿刺插管超选择至肿瘤供血动脉注入碘油化疗乳剂或并用颗粒栓塞剂进行栓塞治疗的技术。治疗原理是基于正常肝细胞的血液供应 20% ~50% 来自肝动脉，75% ~85% 来自门静脉；而原发性肝癌的血液供应 90% ~95% 来自肝动脉。栓塞肿瘤供血动脉以后可使肿瘤缺血、坏死、缩小，并使局部药物浓度较全身化疗高达数十倍；而对正常肝组织则影响不大。由于简单易行、疗效确切，已成为不能手术切除肝癌的标准化治疗方案。

一、适应证

（1）不能手术切除的原发性或转移性肝癌。

（2）癌肿过大，栓塞化疗使癌肿缩小为行二期手术（图 14 - 12）。

（3）肝癌未能手术完全切除者或有残留病灶者。

（4）肝癌术后复发不宜再手术者。

（5）肝癌破裂出血的治疗。

（6）控制肝癌疼痛。

（7）肝移植等待（即所谓"桥梁治疗"）。

（8）增强根治效果的预防性治疗。

（9）无外科手术条件或不愿外科手术的小肝癌病人。

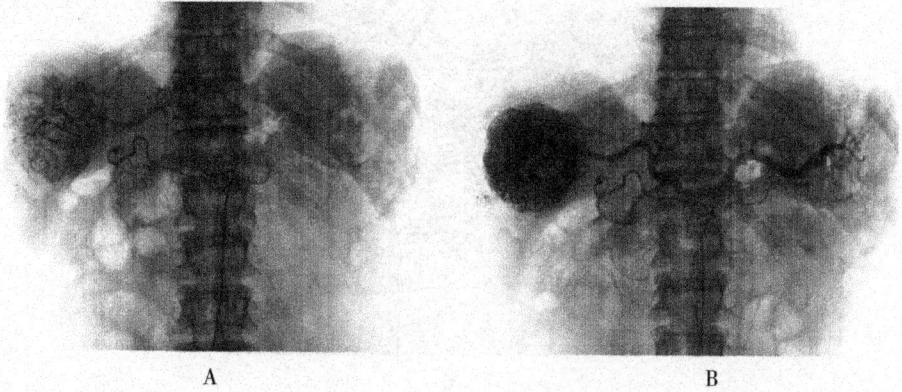

图 14 - 12　肝右叶肝癌栓塞治疗前后

有资料显示，肝癌分期为早中期、巨块结节、Child - Pugh A、B 级、最大瘤体直径 <8cm，以及食管胃底静脉曲张在 C 级以下的病人为 TACE 的最佳适应证。

二、禁忌证

（1）肿瘤体积占肝脏的 70% 以上者。

（2）肝功能严重损害，如有重度黄疸、丙氨酸氨基转移酶（ALT）较高、难以控制的腹水、Child 分级 C 级者。

（3）门静脉主干完全阻塞，无明显门脉侧支形成者。

（4）严重门脉高压，胃底食管静脉重度曲张，有破裂出血危险者。

（5）大的肝动脉 - 门静脉瘘、肝动脉 - 肝静脉瘘者。

（6）肝内外及全身广泛转移者。

（7）严重心血管、肺部疾患及严重肾功能不全者。

（8）严重的凝血障碍，凝血酶原时间大于正常 2 倍以上，血小板 $\leqslant 50 \times 10^9/L$ 者。

（9）造影剂过敏者。

值得注意的是，随着技术的发展，一些 TACE 禁忌证，如合并梗阻性黄疸、动静脉瘘（图 14 - 13）、门脉癌栓已不再是禁忌证或绝对禁忌证。但对于门脉完全阻塞又无有效侧支循环形成者仍视为 TACE 禁忌证。

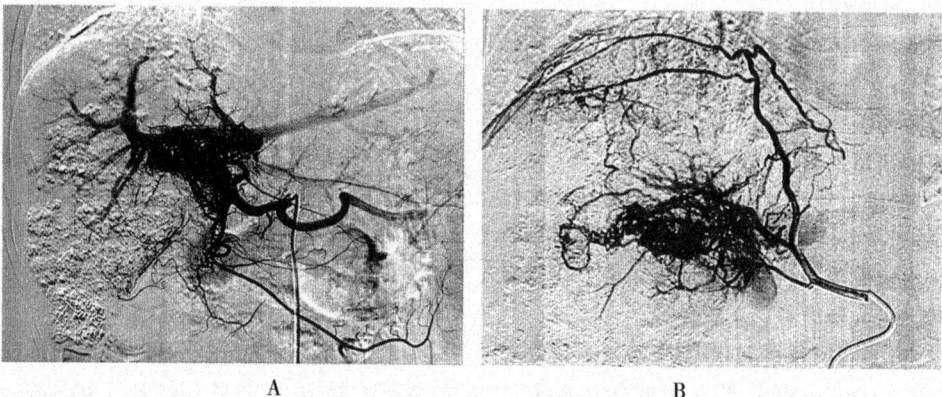

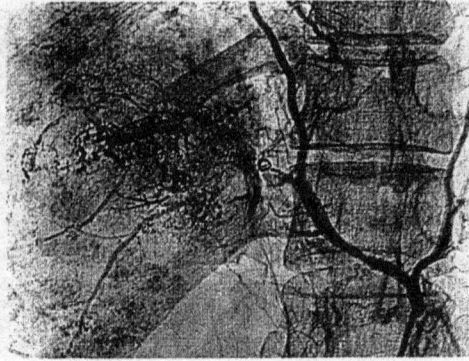

C

图 14 - 13　手术适应证范围扩大（典型病例）

三、术前准备

1. 病人准备

（1）常规化验：血常规、血型、肝肾功能、病毒性肝炎标志物、凝血酶原时间及出凝血时间、AFP 等。

（2）术前检查：心电图、胸片、超声、CT 等。

（3）明确诊断及病变部位。

（4）碘、普鲁卡因过敏试验。

（5）穿刺部位备皮、消毒。

（6）术前禁食 4h。

（7）可术前应用镇静药，如安定等。

（8）介入医师向病人及其家属交代病情，签署术前知情同意书。

2. 栓塞剂准备　常用的为碘油、吸收性明胶海绵等，近年来有多种新型栓塞剂应用于临床。

（1）碘油：作为目前最常用的栓塞剂，与抗癌药混合后经肝动脉注入。在 TACE 中碘油有 3 个作用，①作为一种对比造影剂；②作为一种栓塞剂，可有效阻断肝细胞癌的血供；③与抗癌药物制成乳剂或混悬剂，作为药物释放的载体，使药物能以高浓度长时间驻留于肿瘤组织内缓慢释放。

（2）吸收性明胶海绵：其闭塞为非永久性的，故目前临床上多将其与碘油联合应用，以防止血流对碘油的冲刷或用于堵塞瘘口以避免碘油进入肺血管引起肺栓塞。

（3）不锈钢弹簧圈：可用于动静脉瘘口的封堵，或在碘油栓塞前，用于栓塞无法避开的胃十二指肠动脉或其他肝、胃动脉，从而避免因碘油可能误栓而引起的并发症的发生。

（4）新型化疗药物载体和栓塞剂：目前，能使肝癌局部药物浓度更高、与癌细胞接触时间更长的化疗药物载体也不断被开发出来。如药物微球、生物微球、放射性核素微球和磁性微粒等。

3. 化疗药物准备　常用的有氟尿嘧啶（5 - fluorouracil，5 - FU）、铂类（DDP、CBP）、丝裂霉素（mitomycin）等。近些年一些脂溶的抗癌药物被开发出来，如苯乙烯马来酸新制癌菌素（styrene maleic acid neocarzinostatinstreptozotocin，SMANCS）和亲脂铂化合 SM－11355，这类药物能稳定地溶于碘化油，保持长时间滞留于 HCC 局部。药物的选用应考虑到药物作用于肿瘤细胞的不同周期，并根据病人肝功及全身情况、既往化疗栓塞效果及下一步综合治疗计划来考虑化疗方案及用药剂量。通常采用 3~4 种药物同时给药或交替使用，但不宜过多。

4. 其他药物准备

（1）造影剂：目前多采用非离子型，如碘海醇和碘普罗胺（优维显）等。

（2）麻醉药、止痛药及肝素等。

5. 器械准备　血管造影手术包、Seldinger 经皮穿刺针，5F 导管鞘配以 4~5F 导管和 0.035 或 0.038in（1in = 2.54cm）导丝、交换导丝等，肝动脉插管一般选择肝动脉（RH）导管，根据具体病人的血管解剖和操作者的习惯，可灵活选用其他形状和规格的导管。超选择插管困难者，宜选用 2.9F 微导管。

四、操作步骤

一般采用右股动脉入路，反复多次介入治疗者也可选用左侧入路。

1. 确定穿刺部位　扪及股动脉搏动最明显处正下方，即腹股沟皮肤皱褶下 1~2cm 确定穿刺点。

2. 消毒与麻醉　病人仰卧位，局部皮肤常规消毒，铺无菌巾单。在腹股沟韧带下方 1~2cm 股动脉搏动最强处皮肤、皮下组织使用 1%~2% 普鲁卡因或 2% 利多卡因做局部浸润麻醉。

3. 插管　在局麻点上，扪及股动脉搏动，用手术刀切开皮肤 2~3mm 的小口，按照 Seldinger 技术行股动脉插管。插管成功后，在 X 线监护下将导管送入髂动脉、腹主动脉。肝动脉导管头端为双曲度形状，插入髂动脉、腹主动脉后，头端的双曲度形状基本消失，只有应用成襻技术，才能顺利进行选择和超选择性插管，一般多采用在主动脉弓处进行成襻，然后向下拉至 T_{12}~L_1 平面，即可找到和插入腹腔干。腹腔干动脉造影时，对比剂总量为 30~40ml，流量为 4~6ml/s。图像采集应包括动脉期、实质期及静脉期。若发现肝脏某区域血管稀少或缺乏，则需探查其他血管，此时常需行选择性肠系膜上动脉造影，以发现异位起源的肝动脉或侧支供养血管。并进一步行肝动脉造影，以 3~5ml/s、总量 10~20ml，仔细观察其动脉早期、动脉晚期和实质期的造影表现。还可行脾动脉或肠系膜上动脉插管间接门静脉造影，以了解门静脉有无癌栓（有条件者介入术前可行 CTA 或 CTAP）。此外，还可以经导管注入血管收缩剂，如肾上腺素 10μg 后再造影，对小病灶清晰显示有利，当病灶较小时可以缓慢的速度推注造影剂（1~2ml），较长注射时间（10s 以上）可使肝内小病灶得到造影剂充分充填，得以清晰显示。

根据典型的血管造影表现，可以了解肝脏肿瘤的部位、性质、大小及其类型，并通过其供血动脉进行有效栓塞。如果肝动脉血管造影显示肿瘤显影不全或不显影，应警惕有无肝内外动脉变异及是否有肝外寄生血管，从而根据肝癌所在部位行其他血管造影，包括下位肋间动脉、膈下动脉、肾动脉发出的肾上腺下动脉、肾上腺中动脉、胃左动脉、腰动脉、内乳动脉等，以期寻找到肿瘤的所有供血来源。根据造影结果，超选择插管至肿瘤的供血动脉给予灌注化疗。

4. 化疗栓塞　用生理盐水将化疗药物稀释至 150～200ml 左右，缓慢注入靶血管。化疗药物灌注时间不应少于 15～20min。然后，注入碘油乳剂和（或）吸收性明胶海绵栓塞。提倡超液化乙碘油与化疗药物充分混合成乳剂，经导管缓慢注入。透视下依据肿瘤区碘油沉积是否浓密、瘤周是否已出现少许门静脉小分支影为界限，通常为 10～20ml，一般不超过 30ml。碘油的用量和分配应根据肿瘤的大小、血供情况、肿瘤供血动脉的多寡灵活掌握。如有肝动脉－门静脉瘘和（或）肝动脉－肝静脉瘘，可先用吸收性明胶海绵封堵，再注入碘油，也可将适量吸收性明胶海绵颗粒与碘化油混合，然后缓慢注入。注射过程中，应仔细观察碘油的流向和聚集情况，如有反流和血管持续铸型，应立即停止操作。栓塞结束后，用生理盐水将滞留于导管内的碘油冲洗干净，可再次行血管造影，以了解肿瘤血管的阻断情况、栓塞效果，必要时可适量加栓塞剂再次栓塞。

五、术后处理

（1）拔除导管后，压迫止血 10～15min。观察无出血后，纱布加压包扎，穿刺侧下肢保持 6～8h 制动。平卧观察 24h，此后可下床活动。

（2）观察期内需注意观察血压、脉搏，穿刺处有无出血、血肿，穿刺侧肢体肤色、温度、感觉及足背动脉搏动，注意观察尿量，尤其应用铂类化疗药物后，注意水化及肾功能。

（3）注意保肝治疗，酌情给予白蛋白及保肝药物。

（4）栓塞后出现恶心呕吐等胃肠道反应，可对症处理。为防止感染，术后应用抗生素 3d。

六、注意事项

为尽量减少 TACE 术引发的并发症、提高 TACE 疗效以及降低毒副反应，操作时应注意以下几方面。

（1）做肝段或亚肝段栓塞时，需注意避开正常肝动脉、胆囊动脉、胃十二指肠动脉、变异的肝胃动脉或肝胰动脉，以减少栓塞剂和化疗药物对正常肝组织及其他脏器的损害。导管尖端应超过胃十二指肠动脉，以免造成胃十二指肠并发症。

（2）碘油栓塞时应始终在透视下监视，若碘油在血管内流动很慢，应暂停注入，缓慢推注肝素生理盐水冲洗，待血管内碘油消失后再注入碘油。若注入肝素生理盐水，仍不能使碘油前进时，应将血管内碘油回抽入注射器内。切忌强行注射，以免误栓非靶部位。

（3）先用末梢类栓塞剂行周围性栓塞，再行中央性栓塞，碘油用量要充足，尤其是在首次栓塞时。

（4）不要将肝固有动脉完全闭塞，以便再次 TACE，但肝动脉－门静脉瘘明显者例外。

（5）肝动脉变异较多，最多见的是肠系膜上动脉发出的迷走肝动脉或副肝动脉，如果腹腔动脉造影发现肝脏供血不全，需要肠系膜上动脉血管造影。如果肿瘤染色不均或缺损，除考虑肿瘤坏死外，应注意肝外动脉寄生供血。应尽量完全找到肿瘤的所有供血来源。

（6）对于高龄肝癌病人（≥65 岁），肝硬化较重病人，但不伴门静脉主干或大支癌栓、肝功能指标正常或轻度异常、无或少量腹水者，可超选择插管于肿瘤供养动脉，给予单纯化疗性栓塞（如 MMC 10mg、EADM 40～60mg，与超液化乙碘油 5～15ml 混悬乳剂），然后再使用 2～3 条短吸收性明胶海绵栓塞。若伴有门静脉注射主干或大支癌栓，碘油乳剂吸收性明胶海绵的使用均应慎重。

（7）栓塞化疗前30min可经导管注入止吐药（如5HT₃受体拮抗药）预防恶心呕吐，注入地塞米松5~10mg缓解过敏等不良反应。在注入碘油的过程中，病人可有不同程度肝区闷痛、上腹疼痛等症状，经导管注入2%利多卡因可以缓解，一般总量为100~500mg。少数病人可出现心率变慢（<50次/min）、胸闷，甚至血压下降，此时应停止操作，并及时给病人吸氧，经静脉注入地塞米松10mg、阿托品0.5~1.0mg，持续静脉滴注多巴胺60~100mg。待心率、血压恢复正常后，再酌情处理。

（8）多次肝动脉栓塞后，肝癌的原有动脉血供减少或消失，必然会建立侧支循环（详见前述）。如临床上发现局部肝脏动脉血管缺乏、稀少或肿瘤内碘油沉积呈偏向性时应考虑有侧支循环形成可能，需探查其他血管。

七、并发症及其处理

1. 一般介入技术所致的并发症　TA-CE系有创治疗技术，可产生一般介入治疗后常见的并发症。如造影剂过敏、局部血肿或出血以及导管或导丝等器械折断等。

2. 栓塞后综合征　是由于肿瘤供血动脉栓塞后导致肿瘤缺血坏死所引起的一组并发症。主要表现为恶心、呕吐、发热、疼痛和麻痹性肠梗阻等。可给予相关对症处理，反应轻微者可不予处理。

3. 异位栓塞　多由于药物反流或导管不能超选择性插管所致。异位栓塞一旦发生，往往病情严重，常需外科手术处理，关键在于预防。胆囊动脉多起源于肝右动脉，化疗栓塞过程中又难于识别，故异位栓塞最常发生于胆囊，发病率可高达80%~90%。主要表现为严重右上腹绞痛并向右肩背部放射，胆囊区压痛及反跳痛，Murphy征阳性。超声显示胆囊体积大、壁增厚，急诊手术可见胆囊坏死或胆囊穿孔。预防措施的关键在于行超选择性插管，尽量避开胆囊动脉，控制注入碘油速度；在推注过程中，如发现胆囊壁显影，应调整导管位置。胆囊栓塞发生后，一般给予补液、抗炎、解痉及对症治疗1~2周即可缓解，对腹痛剧烈、保守治疗效果差者应采取手术切除胆囊。其他常见的脏器栓塞还包括肺栓塞、脾栓塞、胰腺栓塞等。

4. 上消化道出血　其发病原因主要是由于碘油逆流入门静脉引起门脉高压和（或）加重原有门静脉高压，导致食管曲张静脉破裂出血。可在栓塞术前预防性应用抑酸药（H₂-受体拮抗药、质子泵抑制药），术后常规应用抑酸药等。出血一旦发生，如系食管胃底静脉破裂所致，可予以生长抑素、内镜下硬化剂注射或套扎治疗，也可经自发性脾-肾或胃-肾分流途径行食管胃底静脉栓塞术及TIPSS术。

5. 肝功能减退或衰竭　栓塞后肝功能通常有轻度变化，多由栓塞化疗引起的肝细胞受损变性所致。大多为可逆性肝功能损害，主要表现为ALT、AST升高，一般术后2周可恢复至术前水平，行保肝治疗即可。严重者可出现肝功能衰竭甚至肝性脑病，肝功能衰竭无法纠正，条件允许可行肝移植。

6. 肝脓肿　栓塞后肿瘤的坏死及细菌在液化的肝癌组织生长形成肝脓肿，病人常出现高热、肝区痛，持续高热应想到肝脓肿的可能性，立即行B超检查，一旦确诊，须经皮穿刺脓液引流，并应用抗生素冲洗脓腔，否则将致败血症、腹膜炎等严重并发症。

7. 肝破裂　栓塞化疗后肿瘤组织短期内被大量破坏，部分瘤体坏死、液化，内部压力增高，当肿瘤邻近肝表面或向外突出时，肿瘤表面的屏障薄弱，则易导致肝破裂出血。肝破裂出血多发生于栓塞后1周左右，表现为突发性腹痛，腹胀迅速，低血压，腹穿抽出不凝固血可确诊。一经诊断应立即行破裂部位肝动脉栓塞术，少量出血者亦可保守治疗止血，同时腹带加压包扎。

8. 呃逆　术后出现呃逆可能与化疗药物对膈神经、膈肌的刺激有关，引起膈肌反应性增高不断痉挛所致。目前无特殊药物处理，按摩胸骨剑突处，按压足三里穴有助症状缓解，严重者可针灸、适当应用镇静药、呼吸兴奋剂等。

9. 其他　如骨髓抑制、心肌并发症、急性肿瘤崩解综合征、碘油脑栓塞等亦有报道。

八、疗效评价

自 20 世纪 70 年代发展起来经导管介入栓塞治疗肝癌以来，TACE 已发展为最广泛的肝癌介入治疗手段。根据我国"九五"科技攻关计划专题"肝癌综合性介入治疗技术的应用研究"，显示 880 例不能手术切除的中晚期肝癌病人 1 年、3 年、5 年生存率分别达 74.1%、43.5%、21.2%。由于介入微创治疗创伤小、适应证广、疗效好，目前对于不能手术切除肝癌和手术后复发肝癌，首选以 TACE 为主的综合介入治疗。且部分中晚期肝癌经此治疗可使肿瘤缩小后获得二期切除的机会。TACE 还可同时联合其他介入治疗方法如经皮射频消融治疗、125I 粒子置入治疗等以提高疗效。代向党等将 112 例中晚期肝癌病人随机分为单纯肝动脉化疗栓塞组（TACE）和 TACE + 射频消融组（RFA）。TACE 组 54 例，TACE + RFA 组 58 例。结果：TACE 组治疗有效率为 44%，联合治疗的有效率为 68%，两组间差异有统计学意义（$P < 0.01$），TACE 组病人 1 年、2 年和 3 年生存率分别为 85%、64% 和 23%，中位生存期 1.725 年，联合介入治疗组病人 1 年、2 年和 3 年生存率分别为 93%、88% 和 79%，中位生存期为 2.296 年。联合介入治疗组的生存率及生存期显著高于 TACE 组。

TACE 术作为中晚期肝癌的主要治疗方式之一，对单发及多发病灶均适用（图 14-14，图 14-15），可以有效延长病人生存期、改善病人生活质量，是目前公认的肝癌非手术治疗的首选治疗方法。TACE 术也并非完美，肿瘤不完全坏死、复发转移、肝功能损害及免疫抑制等仍是其存在的问题，且其远期生存率仍不能让人满意。加大对 HCC 的基础研究，明确 TACE 后血管生成机制，加强肿瘤免疫研究，开发新的抗癌药物，发展新的综合治疗方案是今后的前进方向。

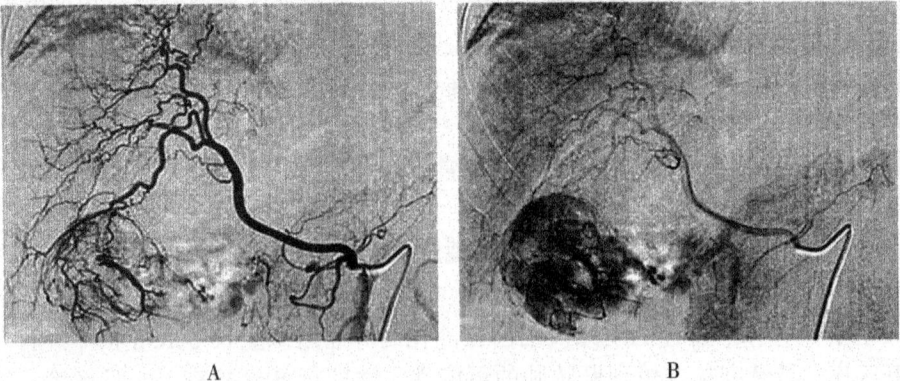

A   B

图 14-14　中晚期肝癌 TACE 术造影

A. 肝右下叶可见一独立病灶、血管纡曲紊乱并有癌区肿瘤染色；B. 再次造影显示癌区供血明显减少、碘油沉积良好

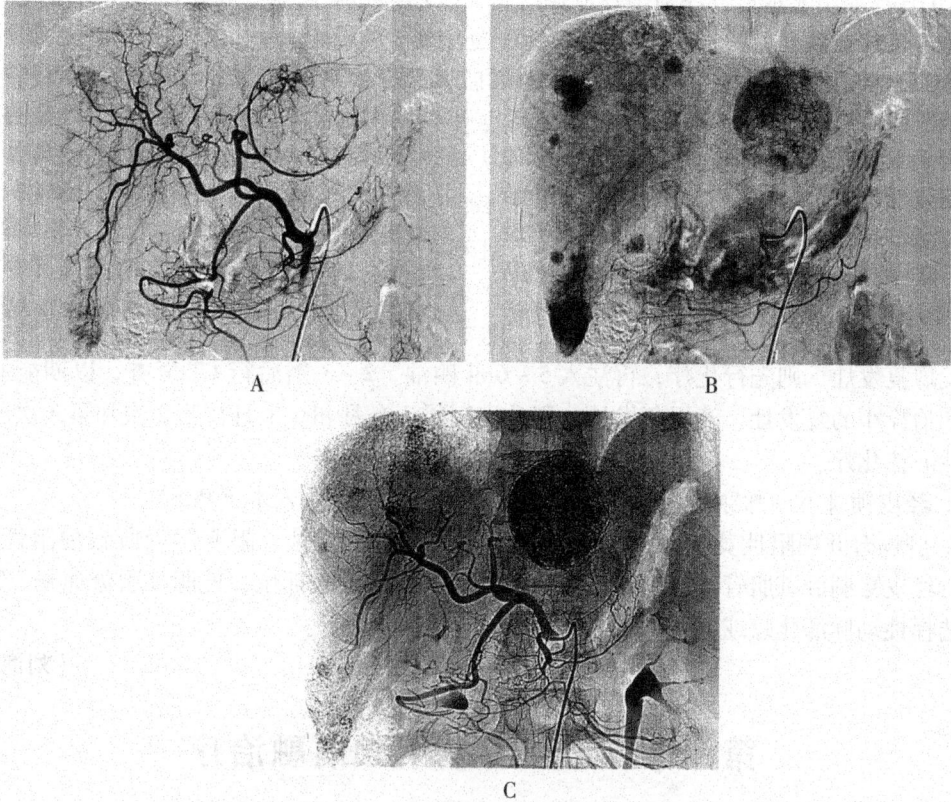

图 14 - 15 多发性肝癌血管造影效果

A. 动脉期可见肝内多发病灶、血管纡曲紊乱；B. 肝复质期可见肝内多发病灶，肿瘤染色明确；
C. 碘油栓塞后造影显示病灶供血明显减少，碘油沉积良好

附：肝癌其他相关介入疗法

1. 肝段性栓塞疗法　采用微导管超选择至供养肿瘤的肝段动脉支，行肝段化疗性栓塞，可使肿瘤的栓塞更为彻底，肝功能不受损害或损害很轻，疗效明显提高，不良反应大大减低。其理论基础是正常肝动脉与门静脉之间存在着吻合支，如胆管周围动脉丛、门脉的营养血管等，肝脏动、门脉压异常增高或门静脉高压时，这些吻合支可开放。此外，另外在肝癌病人中肝动脉、门静脉瘘的发生率为 63.2%。肝段性栓塞时加压注入较大量碘油乳剂，可同时栓塞肝肿瘤的动脉血供、微血管及瘤周的静脉小分支，达到肝动脉、末梢门静脉双栓塞的目的，使肿瘤灶坏死更彻底。

2. 暂时性阻断肝静脉 TACE　治疗原理是暂时性阻断肝静脉，使窦状隙内压力增高，从而导致肝动脉与门静脉间的吻合支开放，化疗药物进入门静脉分支，使肿瘤浸浴在高浓度化疗药物中达到双重化疗的目的。随后行碘油乳剂栓塞，则达到了肝动脉门静脉联合栓塞目的，可明显提高疗效。适用于局限于 1 个肝叶、肝段的肿瘤并伴有明显肝动脉、肝静脉瘘者。行肝静脉阻断时，必要时可将球囊导管放置在肿瘤所在叶、段的引流静脉，如肝右静脉、肝中静脉、肝左静脉，不可置放在肝总静脉，以免发生回心血量过度减少而导致心脏功能衰竭。此外，阻断肝静脉的时间以 30~40min 为限。

3. TACE 加用无水乙醇注射治疗肝癌　将无水乙醇和碘化油按 1 ∶ 1~1 ∶ 3 比例与化疗药混合，超选择插管至肿瘤供血动脉内，缓慢注入，并严密注意其流向，防止反流。对于 TACE 后肝肿瘤内碘油沉积欠佳者，可在 1 周后 B 超导引下直接向瘤体内注射无水乙醇，以弥补 TACE 的不足。该法适于生长较快的肿块型、结节型肝癌。

4. 肝肿瘤缩小后Ⅱ步切除　大肝癌经介入治疗缩小，多数学者主张Ⅱ步外科手术切除，但应严格掌握其适应证。有以下情况之一者不宜行Ⅱ期外科手术切除：①肝动脉造影及 CT 片除显示主瘤灶之外，不定期有数个子结节且难以切除者；②门静脉主干或大分支，或肝静脉大支内有癌栓者；③已有肝外转移者；④严重肝硬化者。

5. 肝肿瘤术后的预防性 TACE　肝癌切除术后40d 左右行首次肝动脉插管，若肝动脉造影未发现复发灶，则先行化疗，再注入 5~6ml 碘油，2~3 周后行 CT 复查，以期能够早期发现和治疗小的复发灶。若无复发灶，则分别间隔 3 个月和 6 个月行第 2 次和第 3 次肝动脉预防性灌注化疗。

6. 经皮锁骨下动脉穿刺（肝总动脉导管）　药盒系统置入术（PCS）。

7. 肝癌合并梗阻性黄疸时的介入治疗　肝癌压迫、侵蚀、阻塞胆管所致梗阻性黄疸，可先行经皮穿刺肝脏胆管减压引流术或置放胆管内支架梗阻部位，使胆汁引流通畅，2 周后再行选择性动脉灌化疗或栓塞，称为"双介入"治疗。

（刘海艳）

第四节　经皮穿刺射频消融治疗

射频消融（radiofrequency ablation，RFA）是一种借助超声或 CT，将电极针直接插入肿瘤内，通过电声能量在病灶局部产生高温、干燥，最终使肿瘤发生凝固性坏死的热疗方法。局部消融治疗的途径可分为经皮穿刺、经腹腔镜下和开腹术中三种方式，经皮穿刺为最常用的方式。射频消融作为一种微创的热消融技术，现已经被广泛用于治疗肝脏原发和转移恶性肿瘤。而超声以其简单、方便、微创、安全、准确性高以及无放射性等优势而得到广泛应用。

一、适应证

（1）不能手术切除的原发性或转移性肝癌，以及拒绝或延迟手术的小肝癌（直径 < 5cm）。

（2）肝癌未能手术完全切除者或有残留病灶者。

（3）肝癌术后复发不宜再手术者。

（4）转移性肝癌其原发灶已切除或已放疗控制者（直径 <5cm，且数目 <3 个）。

（5）肝移植等待（即所谓"桥梁治疗"）。

（6）对化疗无反应或对化疗不耐受者。

最理想的消融对象是直径 <3cm，肿瘤数目不超过 4 个，且不在肝门区，完全由肝实质包绕，位于肝包膜下 1cm 或深部，离开大的肝静脉或门静脉 2cm 或更远者。

二、禁忌证

（1）肝功能严重损害，如有重度黄疸、丙氨酸氨基转移酶（ALT）较高、Child 分级 C 级者。

（2）大量腹水或合并腹腔感染。

（3）严重的凝血障碍，凝血酶原时间大于正常 2 倍以上，血小板 $\leqslant 50 \times 10^9/L$ 者。

（4）急性感染未有效控制病人。

（5）穿刺难以避开胆囊、胆管及大血管的病人。

（6）装有体内外起搏器。

（7）其他：如严重恶病质、弥漫性肝癌、妊娠期、门静脉癌栓。

三、术前准备

1. 病人准备

（1）常规化验：血常规、血型、肝肾功能、病毒性肝炎标志物、凝血酶原时间及出凝血时间、AFP 等。

（2）术前彩超及超声造影、CT 检查：必要时行 MRI 以明确病灶大小、个数、位置及与邻近组织和肝内管道的关系，制定 RFA 治疗方案，选择穿刺点及穿刺路径，对病变性质不明确者可首先取病理活检后再进行治疗。

（3）介入医师向病人及其家属交代病情，签署术前知情同意书。

（4）其他：如术前禁食 4h、常规备皮、术前空腹 8h、术前 10min 肌内注射地西泮 10mg。

2. 射频消融的设备　射频治疗系统主要由上位机、下位机和电极三大部分组成。上位机为 PC 机，主要用于术中实时监测电阻、功率、电极状态等。下位机为射频发生器，其频率应 >300kHz，以避免射频刺激神经和肌肉。射频电极是 RFA 的关键技术，电极由两部分组成，即射频治疗电极和辅助电极。目前已经有很多种射频治疗设备上市，它们都采用相同的工作原理，只是电极设计、检测指标和射频发生器功率有差别。

3. 超声导向设备　实时线阵或扇形超声诊断仪及专用穿刺探头或普通探头上置穿刺附加器，穿刺前用 40% 甲醛密封熏蒸消毒。也可用 1% ~ 3% 氯己定或 75% 乙醇浸泡 30min，但要注意按说明保护探头。

4. 其他　如超声耦合剂、消毒穿刺专用超声耦合剂或甘油及消毒小穿刺包等，以及心电监护仪、胸腔引流管、供养设备、吸痰机及急救药品。

四、操作步骤

1. 选择体位　根据治疗方便和安全的需要，病人取平卧位或侧卧位，通常位于肝左叶及部分右前叶的肿瘤，取仰卧位；肝右后叶及部分右前叶肿瘤可取左前斜位或左侧卧位。

2. 确定穿刺点和进针方向　选择肿瘤距离体表最近并尽量远离大血管、胆管、胆囊，且便于操作的部位，若肿瘤过大，则应选择肝包膜与瘤体间有正常组织的部位作为穿刺点，确定后用记号笔标明穿刺部位，再观察平静呼吸及屏气状态下穿刺路径与肺、胆囊及其他器官的关系，确定穿刺点及进针方向。

3. 消毒与麻醉 消毒范围以穿刺点为中心向外扩大约 20cm，铺消毒洞巾，用穿刺探头在穿刺点做多个切面检查，再次确定穿刺点，2% 普鲁卡因或 2% 利多卡因沿着穿刺径路作浸润麻醉直至肝被膜下。

4. 穿刺 穿刺针在超声探头引导下，沿穿刺槽刺入皮下（先用小手术尖刀片在穿刺点处切开 2～3mm 皮肤切口），嘱病人屏气，在超声荧光屏监视下迅速将穿刺针插入肝脏肿瘤中央部位。刺入瘤体后嘱病人恢复浅慢呼吸，确定针尖在肿瘤内后推出集束电极。射频针电针弹开呈"伞形"分布。

5. 消融治疗 连接集束电极穿刺针与射频波发生器，在电脑控制电视屏幕监视下进行射频热毁损治疗。根据预设功率、消融时间及布针策略开始消融。应注意为了达到理想的疗效，防止肿瘤扩散、预防复发，必须保证足够大的坏死范围，Goldberg 等认为理想 RFA 治疗坏死灶范围应包括肿瘤周围 0.5～1.0cm 的正常肝脏组织。

五、术后处理

治疗结束后，先将集束电极退回至电极针套中，嘱病人屏住呼吸，快速拔出穿刺针。针尖退出时，应烧灼针道，使出血的可能性减至最低并防止针道播散，当退至距肝包膜 2cm 处，将输出功率调至 20W，电阻急剧上升时，关闭电源。局部压迫 3～5min，用无菌纱布覆盖，腹带、沙袋加压包扎。术后密切观察 12～24h，卧床 12h，观察血压、脉搏，开始半小时一次，无变化改为 1～2h 一次。注意有无腹部症状。

六、注意事项

（1）射频治疗前在靶区注射生理盐水，可增加电极有效面积、降低周围组织阻抗，有利于热的弥散，使坏死灶增大。

（2）先消融深部组织，因消融时会产生微气泡，如果先消融浅部组织会影响深部组织消融时的观察。

（3）治疗中用探头从多部位、多方向观察电极针在肿瘤的位置，以便及时纠正补针。现有学者提出用增强 3D B 超能增加肿瘤的检出率，同时定位更加准确。

（4）消融过程中，若要调整针尖位置，不要将针尖游离出肝包膜之外，应尽量减少针尖穿透肝包膜的次数，以降低出血的危险。

（5）应用血管活性药物或采用机械方法减少或阻断肿瘤血供，可增加凝固性坏死范围。

七、并发症及其处理

1. 胃肠道穿孔 常发生在既往有右上腹手术史、慢性胆囊炎病史、肿瘤距肝包膜在 1cm 以内且靠近胃肠道的病人，表现为在 RFA 术后 2～4d 出现腹痛、发热、白细胞计数升高。预防措施主要为在 CT 或超声引导下，尽量避开结肠及小肠，近年来有人提倡可提前注入人工腹水预防邻近脏器损伤，取得了较好的效果。一旦出现穿孔，则按原则给予相应的对症及手术处理。

2. 腹腔出血 出血易发生在肝硬化等病人，来源于消融区、肝转移灶、针道、肝内血肿破裂等。接近肝表面或突出于肝外的肿瘤，若进针开伞不当，容易导致肝脏表面发生撕裂，且一旦发生出血不易止住，造成腹腔积血。为避免穿刺处出血，穿刺时应从无瘤肝组织穿入瘤组织，拔除射频针前常规给予巴曲酶，治疗后即给予腹带胸腹部加压包扎。

3. 肝脓肿 常发生于瘤体较大且伴有糖尿病或有胆管病变者。射频操作者应在整个操作中严格执行无菌技术，也可预防性地使用抗生素。脓肿的早期诊断也很重要，一旦确诊可行引流、抗感染甚至手术治疗。

4. 针道肿瘤种植 大部分出现在术后 4 ~ 18 个月，易发生在肿瘤位置表浅致灼烧针道不便、肿瘤较深、AFP 基础水平高及低分化的病人。为了避免肿瘤种植，需尽量减少穿刺的次数和穿刺针再定位的次数，密切注意术中治疗针的位置变换，并在结束拔针时灼烧针道。

5. 气胸 多因病灶位于膈顶部肝包膜下，肺脏组织遮盖，B 超引导困难，病人未能很好屏气所致。防止气胸的关键是操作过程中在 B 超下看清含气的肺组织予以避开，并在穿刺时嘱病人屏气后进针。如果病人在射频后出现呼吸困难和胸痛，则要进行胸片或 CT 扫描以除外气胸。少量气胸且呼吸较平稳者可待其自行吸收，如肺压缩超过 30% 或呼吸困难明显者应立即穿刺排气，发现有张力性气胸应立即给予胸腔闭式引流。

6. 损伤肝内外胆管 RFA 治疗过程中热凝的范围常需超过肿瘤的边界，因此很容易损伤周围的组织。可在 RFA 术前先行 TACE，由于肿瘤血流受阻，有利于热凝范围扩大，从而达到既争取使肿瘤完全坏死，又尽可能避免损伤肝门部胆管的目的。

八、疗效评价

RFA 治疗后：CT 检查可见瘤体于治疗后 1 周到月余，缩小 25% 以上者可占 50% ~ 91.5%，治疗前为等/低/略高声者治疗后呈强的不等点状回声；AFP 大部分明显降低，完全转阴者可达 70%；83% ~ 85% 病人自觉症状改善，疼痛消失或缓解。目前循证医学证据表明局部消融治疗 HCC 中 RFA 的疗效最佳，且安全、有效、方便，临床应用广泛，发展迅速。但目前 RFA 仍有较多问题需要解决，如射频电极的改进及电极如何排列组合还需大量深入研究；对不同深度肿瘤的最佳治疗条件尚需进一步探索；以及如何把计算机三维立体定位技术引入 RFA 的治疗，提高治疗的准确性，减少对重要组织结构破坏的可能等。合理利用其优势，与其他治疗方法结合，将使其成为肿瘤的有效治疗手段。

（刘海艳）

第五节　经皮穿刺^{120}I 粒子置入治疗

放射性粒子置入属于近距离放疗，它是通过经皮穿刺的方式将微型放射源短暂或永久性置入肿瘤或浸润转移组织内，通过微型放射源持续释放射线杀伤肿瘤组织。随着能量适中、易于防护的新型放射性核素（如 ^0Y、^{125}I、^{166}Ho、^{188}Re、^{198}Au）不断被发现，以及 CT 导引下的定位技术和三维治疗计划系统（TPS）的应用，放射性粒子的置入治疗可精确保证肿瘤区放射剂量最高，相邻正常组织创伤小，疗效肯定，显示了广阔的临床应用前景。目前临床最常用的近距放疗核素为 ^{125}I。^{125}I 放射性粒子持续放射低剂量射线，能使处于增殖期的癌细胞 DNA 失去增殖能力，研究证明这种射线对肿瘤细胞有杀伤能力的有效期限为 4 ~ 5 个半衰期，长达 280d。无间断的照射使肿瘤组织内分裂周期不同的肿瘤细胞得到均匀的放射治疗，周围正常组织由于处于细胞分裂的静止期，对放疗不敏感，同时，由于 ^{125}I 粒子放射活度小，根据剂量平方反比定律，放射能量随距离增加呈迅速的指数衰减，可使肿瘤之外的正常组织所受剂量锐减，从而减少了周围正常组织的损伤。^{125}I粒子置入还可明显缓解肿瘤所引起的疼痛，并对晚期恶性肿瘤病人起到明显的姑息治疗作用，临床应用创伤小而治疗周期短，且防护简单，故深受广大肿瘤病人和医师的欢迎。

一、适应证

（1）直径<7cm的肝细胞癌，对于直径较大的肿瘤应行TACE治疗后再进行粒子置入术。

（2）不能手术切除的原发性或转移性肝癌。

（3）肝癌未能手术完全切除者或有残留病灶者。

（4）肝癌术后复发不宜再手术者。

（5）增强根治效果的预防性治疗。

（6）多次TACE治疗后肿瘤控制欠佳者或肝功能较差无法耐受继续TACE治疗者。

（7）病灶位于肝门、近膈顶、胆囊窝等特殊部位不适于微波、射频或冷冻等局部消融治疗者。

（8）微波、射频、冷冻或无水乙醇消融治疗术后局部存在肿瘤残余者。

二、禁忌证

（1）肝癌弥漫浸润型并肿瘤结节显示不清者。

（2）体质较差，无法进行呼吸配合者。

（3）严重的凝血障碍，凝血酶原时间大于正常2倍以上，血小板≤50×10^9/L者。

（4）穿刺路径组织感染或存在败血症等全身感染者。

（5）肝功能严重损害，如有重度黄疸、丙氨酸氨基转移酶（ALT）较高、Child分级C级者。

（6）肝内外及全身广泛转移者。

（7）肿块位置较高为肺底所遮盖，无适宜的穿刺途径者。

（8）肿瘤在肝门区靠近1、2级肝管或胆囊，或在肝下缘靠近胃肠道，无法避免损伤以上结构者。

三、术前准备

1. 病人准备

（1）常规化验：血常规、血型、肝肾功能、病毒性肝炎标志物、凝血酶原时间及出凝血时间、AFP等。

（2）超声及强化CT或MRI检查：明确肿瘤大小和部位，与周边血管、胆管的关系，了解门静脉内有无癌栓，并将图像输入放射粒子治疗计划系统（treatment planning system，TPS），制定出放射性粒子分布计划。

（3）介入医师向病人及其家属交代病情，签署术前知情同意书。

（4）其他：如术前禁食12h、常规备皮、术前常规应用凝血药物及镇静药。

2. 药物准备　放射性^{125}I粒子目前已有多家公司生产，2000年中国原子能科学研究院成功研制出我国具有独立知识产权的放射性^{125}I粒子，已应用于临床。

3. 设备准备

（1）放射性粒子治疗计划系统。

（2）放射性粒子质量验证系统。

（3）放射性粒子置入器或置入针。

（4）导向设备：如 CT 或超声。

（5）其他：包括粒子仓、消毒盒、屏蔽装置、粒子装载平台、反向镊子及尺子、粒子探测器等。

四、操作步骤

1. 选择体位、穿刺点与进针方向　根据预先制定的置入计划，选择最佳穿刺点、进针方向及进针深度，选择合适体位，通常病人取仰卧位，在预设进针点处进行常规消毒，铺无菌洞巾，并沿穿刺位置及进针方向进行局部浸润麻醉。

2. 插植粒子针　局麻后，嘱病人在平静呼吸下屏气进针。将多根专用穿刺针分批分次，按一定的方向和角度进针，注意避开周围重要器官及大血管，达预定深度后再次 CT 扫描确定针尖位于预定靶区，进一步调整穿刺针深度，拔出针芯，回抽无血或胆汁后，经针鞘用粒子置入枪置入^{125}I 粒子至病灶内，间距在 1~1.5cm，逐步退针，直至针尖到达肿瘤前方边缘。置入过程中要固定好置入针，以防误植。置入完毕，再进行手术范围 CT 扫描，发现粒子稀疏或遗漏时应尽可能进行补充，以保证整个靶区放疗剂量充足和周围正常组织得到保护。术中监测生命体征。

五、术后处理

（1）操作完成后拔出置入针，局部包扎、压迫。粒子的运输及使用均应严格按照 GB 8703-88《辐射防护规定》有关条款进行。术后常规使用止血剂，预防性使用抗生素 3d。

（2）病人应入住防辐射病房隔离 1 周，期间医护人员及家属进入病房需穿防辐射服，诊疗操作还需戴铅手套。

（3）放射性存在时间，病人家属及有关的医务人员还应进行放射安全的培训教育。所有参与医疗过程医护人员均佩戴放射剂量检测仪，并每隔一段时间由相关部门检测。

六、注意事项

^{125}I 粒子置入术相对于 TACE 等属于较为新兴技术，操作时应当注意以下几点。

（1）由于原发性肝癌属富血管肿瘤，增强 CT 扫描可反映这一特性，因此应选择肿瘤强化明显区作为粒子置入的靶目标，并根据浸润区大小确定粒子置入数。

（2）由于巨块型肝癌是非均匀性地向四周浸润，术前 CT 扫描不可能一次全面反映肿瘤浸润生长特点，故一次粒子置入不可能使浸润区内均有粒子分布。定期 CT 增强扫描，可发现有无新的肿瘤浸润区，以确定是否对新的浸润区进行补充置入，可提高粒子置入效果。

（3）术中如不慎出现意外污染要尽快处理，以合适的去污剂（5% 的亚硫酸钠）洗涤后，再以碘化钾或碘化钠为载体帮助去污，也可用橡皮膏在污染处贴揭 4~5 次。如眼睛污染，用水反复清洗。如衣物污染，脱下来等三个半衰期过后即可正常洗涤处理。

七、并发症及其处理

1. 粒子丢失和迁移　当置入的粒子在组织中稳定性较差时很容易离开原来置入位置，并可迁移至其他器官，造成靶区治疗效果降低，其他组织遭受放射性损伤。为此有人设计将粒子连接起来，使粒子间相互牵制，以保证粒子置入后的稳定；也可根据计算将一定活度和数量的 ^{125}I 粒子埋于吸收性明胶海绵等可吸收的缝合材料中，用银夹或可吸收的缝合线将其固定于瘤床。

2. 肝肾毒性　多为一过性黄疸和转氨酶升高，肾功能损害较少，应加强保肝降黄疸和对症支持治疗。

3. 血液毒性　若高剂量内照射，则引起严重的骨髓抑制，多以白细胞、血小板减少为主，可给予升白细胞和血小板药物，严重者可给予造血刺激因子及输血小板，以及防止感染和出血对症治疗。

4. 辐射反应　最常见的是接受辐射 2d 后的呕吐症状，可对症治疗。

5. 其他　可有肝区灼痛、心律失常、放射性肝炎和肺炎等。

八、疗效评价

目前对放射性粒子置入的局部疗效评价通常采用国内外常用的判断肝脏肿瘤疗效的基本指标，包括肿瘤缩小率、血清 AFP 水平测定及病人临床症状改善情况综合评价。彭齐荣等对 40 例伴门静脉癌栓的原发性肝癌病人行 CT 引导下 ^{125}I 粒子置入治疗，术后 1 个月行增强 CT 或 PET－CT 复查，根据增强 CT 或 PET－CT 结果判断疗效：其中完全缓解（CR）18 例（45.0%），部分缓解（PR）22 例（55.0%），总有效率（RR）100%。18 例 CR 病人，术后 PET－CT 均见粒子聚集影，其中 6 例发现粒子移位至肿瘤，3 例粒子移位至正常肝组织；40 例中，发生粒子肺移位致肺栓塞 3 例，但均未发生放射性肺炎及肺栓塞有关症状。所有病人均未发生放射性肝损伤。说明 ^{125}I 粒子置入治疗是安全有效的。

（刘海艳）

第六节　经皮穿刺经导管 ^{131}I 分子靶向介入治疗

分子靶向治疗是近年来比较受推崇的一种肿瘤生物治疗方式，又称为"生物导弹"，是肿瘤研究的前沿之一。肿瘤靶向治疗的药物一般由抗肿瘤相关抗原的单抗和放射性核素、毒素或化疗药物两部分构成，目前国内较为成熟使用的是 ^{131}I 美妥昔单抗。美妥昔单抗－HAb^{18}F（ab，）2 可与分布在肝癌细胞膜蛋白中的 HAb^{18}G 抗原结合，将其荷载的放射性 ^{131}I 输送到肿瘤部位，从而产生抗肿瘤作用。^{131}I 是一种同位素，它对细胞有很强的杀伤力，一般可以穿越 50 个细胞，包括癌细胞和健康细胞；而抗体对肝癌细胞有亲和力，可把 ^{131}I 带至肝癌细胞，在尽量减少对健康细胞伤害的前提下杀灭癌细胞。

一、适应证

（1）不能手术切除的中、晚期原发性肝癌，预计生存期≥3 个月。

（2）原发性肝癌手术治疗术中残留或切缘距肿瘤太近。

（3）肝癌术后复发不宜再手术。

（4）转移性肝癌。

（5）增强根治效果的预防性治疗。

二、禁忌证

（1）预计生存期≤2 个月。

（2）肿瘤体积占肝脏的 70% 以上。

（3）肝功能严重损害，如有重度黄疸、丙氨酸氨基转移酶（ALT）较高、Child 分级 C 级。

（4）有严重过敏史病人，对生物制剂过敏，利卡汀皮试阳性。

（5）严重心血管、肺部疾患及严重肾功能不全。

（6）严重骨髓抑制。

（7）急性感染未有效控制病人。

（8）妊娠妇女和儿童。

（9）肝动脉 – 门静脉瘘及门静脉癌栓属相对禁忌。

三、术前准备

1. 病人准备

（1）皮试：用药前第 3 天，必须进行皮试，阴性者方可使用。

（2）常规化验：血常规、血型、肝肾功能、病毒性肝炎标志物、凝血酶原时间及出凝血时间、AFP 等。

（3）超声及强化 CT 或 MRI 检查明确肿瘤大小和部位，与周边血管、胆管的关系等。

（4）介入医师向病人及其家属交代病情，签署术前知情同意书。

（5）封闭甲状腺：治疗前 3d 开始口服复方碘溶液（Lugol 液），0.5ml，3 次/d，连续 10d。

2. 药物准备　常采用^{131}I 标记的单抗，常用的单克隆抗体主要是抗人肝细胞癌抗体、抗铁蛋白抗体、抗 AFP 抗体、抗乙型肝炎表面抗原的单抗等。"碘［^{131}I］美妥昔单抗（^{131}I – metuximab′Licartin，利卡汀）注射液"已完成临床研究，并用于原发性肝癌的辅助治疗，推荐临床的给药剂量为 27.75Mbq/kg。

除耦联物为单抗外，最近的研究发现了一些新的耦联物如 23 – 羟基白桦酸（23 – hydroxybetulini – c acid，23 – HBA），对神经胶质瘤、消化道肿瘤、肿瘤新生血管等均有显著的抑制作用，是极具前途的抗肿瘤天然先导化合物。

3. 器材准备

（1）放射性粒子治疗计划系统。

（2）放射性粒子质量验证系统。

（3）导向设备：如 CT 或超声。

（4）其他：包括粒子仓、消毒盒、屏蔽装置、粒子装载平台、反向镊子及尺子、粒子探测器等。

四、操作步骤

1. 穿刺、插管　同 TACE 术。

2. 注药　选择性插管　至肿瘤供养动脉后，注入指定剂量的[131] I。注射完毕后，立即用 0.9% 的生理盐水 10ml 冲洗导管，确保治疗药物全部进入。

五、术后处理

（1）按 TACE 手术常规拔管、压迫止血，术后病人静卧 6~8h，制动，防止出血。

（2）诊疗、护理及探视均遵循时间防护、距离防护、屏蔽防护的原则，同[125] I 粒子置入术后防护。

（3）术后第 1 周至第 4 周需连续复查血常规，肝肾功能，以预防血液毒性、放射性肝功能损害的发生。

（4）治疗后 35~45d 检查肝肾功能、血常规、肿瘤标志物，影像学检查包括胸片、彩色 B 超、CT 和（或）MRI，酌情再次进行治疗。

（5）术后给予保肝、提高免疫力、对症处理等措施，术后 4 周可酌情口服化疗药物。

六、注意事项

[131] I 介入术操作过程基于 TACE 术的基础上，故 TACE 术一般注意事项亦适用于[131] I 介入术。防止放射性核素污染同[125] I 粒子置入术。

七、并发症及其处理

1. 辐射反应　最常见的是接受辐射 2d 后的呕吐症状，可对症治疗。

2. 肝肾毒性　多为一过性黄疸和转氨酶升高，肾功能损害较少，应加强保肝降黄疸和对症支持治疗。

3. 血液毒性　多以白细胞、血小板减少为主，可给予升白细胞和血小板药物，严重者可给予造血刺激因子及输血小板，并防止感染和出血对症治疗。

4. 对甲功的影响　该药物对甲状腺功能有一定影响，一般说来按照研究者要求服用 Lugol 液可有效封闭甲状腺，避免碘[131] I 对甲状腺功能的影响。

八、疗效评价

[131] I 粒子可特异性识别肿瘤上抗原并定位于肿瘤，能有效杀伤肿瘤细胞，同时对发现临床上难以发现的隐匿病灶也有重要意义。目前[131] I 标记单抗导向治疗肝癌的临床研究还不多，而且大多为回顾性研究而非前瞻性研究，尚有待于进一步完善。2008 年李茂全等对[131] I 美妥西单抗动脉灌注结合化疗栓塞（LTACE）与常规肝动脉化疗栓塞治疗晚期原发性肝癌（TACE）作了比较得出：在为期 6 个月的随访过程中，29 例行 LTACE 的病人共计死亡 15 例，术后存活时间为 1、3、5 个月及 6 个月以上者分别为 4、3、8、14 例，43 例行 TACE 的病人死亡 12 例，术后存活时间为 1、3、5 个月及 6 个月以上者分别为 6、3、3、31 例，两组病人的近期存活率差别无显著性（P = 0.0731）。笔者对 23 例常规介入栓塞治疗效果不好的肝癌病人采用[131] I 标记单抗导向介入治疗，其中 18 例获得较好疗效，并有 2 例目

前随访生存在 3 年以上。

^{131}I 标记单抗导向治疗既可作为肝癌的一种非手术治疗方法，也可作为肝癌手术治疗的一种辅助治疗方法，其治疗的近期和远期的疗效还存在争议。利用 ^{131}I 标记单抗导向治疗的方法，可以将免疫调节剂、肿瘤疫苗、基因治疗药物、中药、内分泌药物等载入肿瘤内部或肿瘤的供养血管内，达到特异性杀伤肿瘤细胞的治疗目的。随着临床研究的进展，我们相信肝癌的 ^{131}I 标记单抗导向治疗将有着更广阔的前景。

（刘海艳）

第十五章

胰腺癌

第一节 概述

胰腺癌是一种较常见的消化道恶性肿瘤，男女发病率相似，2005 年美国男性发病率为 16 100 人/年，女性 16 080 人/年，均为十大常见肿瘤中的第 10 位。胰腺癌多发生在 40 岁以上，在青少年中少见，其早期症状不典型，容易被忽略或被误认为胃肠道疾患，不易早期发现。待肿瘤侵及或压迫胆道出现黄疸或侵及周围组织出现疼痛症状而诊断明确时，肿瘤往往已为疾病晚期，因此胰腺癌的预后很差。在美国，2005 年预测将分别有 15 820 个男性患者和 15 980 位女性患者死于胰腺癌，分别列肿瘤死亡患者的第 4 和第 5 位。因此深入进行胰腺癌的防治研究，提高早诊率，加强综合治疗，是提高治疗水平的重要途径。

（梁　艳）

第二节 应用解剖

一、胰腺的形态

胰腺在胃的后方，横卧于腹膜后，呈棱柱状。外观灰红或淡黄色，质地柔软。表面被覆透明的薄层被膜。一般长约 15～18cm，宽 3～4cm，厚约 1.5～2.5cm，重 60～100g。胰腺右端膨大并向下行成钩状突起为胰头及钩突；稍向左略有变细的部分为胰颈；胰腺向左逐渐变狭窄形成胰尾；胰腺颈、尾之间的部分为胰体。

二、胰腺的位置

胰腺横卧于第一、二腰椎前方，其长轴自右下向左上倾斜，与水平面约 15°～20°角。胰腺全程前面被覆后腹膜，显露于小网膜腔中，为网膜腔的后壁。胰腺上缘紧邻腹腔动脉、腹腔神经丛和脾血管。下缘为横结肠系膜的根部。胰头被十二指肠包绕，其后方为下腔静脉；胰头钩突部向下突起并向后包绕肠系膜上动静脉。胰腺颈部狭窄，深面是肠系膜上静脉与门静脉交界处。胰体部后方为腹主动脉、左肾及左肾上腺。胰尾部是胰腺左端的狭细部分，与胰体无明确分界。由于胰腺后方即为腰椎，腹部受顿挫伤时极易受到挤压造成损伤；

又因胰腺前方有胃、胃结肠韧带和横结肠及其系膜掩盖，位置深在、隐蔽，腹部手术探查时，极易忽略胰腺病变，造成误诊。

三、胰腺的血液供应

供应胰腺的血液主要来自胰十二指肠上动脉、胰十二指肠下动脉和脾动脉。静脉回流伴随相应的同名动脉，头部经胰十二指肠静脉，体尾部经脾静脉流入门静脉。胰腺周围重要血管很多，胰腺钩突包绕肠系膜上动静脉，头部深面为下腔静脉和肾静脉，颈部深面有肠系膜上动静脉和门静脉，体尾部深面有腹主动脉，体尾部上缘为脾动静脉。胰腺癌极易侵犯这些血管，致使肿瘤难以切除；此外，胰腺损伤时常伴有血管损伤，引起大出血。

四、胰腺的淋巴引流

胰腺上部的淋巴回流到腹腔动脉周围淋巴结。胰头部前上、后上部淋巴回流至幽门下淋巴结，再回流到肝总动脉淋巴结；胰体右上部淋巴直接回流到肝总动脉干淋巴结；胰体左上部淋巴回流到脾动脉干淋巴结；胰尾淋巴经脾门淋巴结或脾动脉干淋巴结回流，而后均回流到腹腔动脉周围淋巴结。胰腺下部淋巴结回流到腹主动脉淋巴结。胰头前下、后下部淋巴回流到胰下淋巴结、肠系膜根部淋巴结；胰体左下部淋巴经结肠中动脉起始部淋巴结回流至肠系膜根部淋巴结；胰体右下部淋巴直接回流至肠系膜根部淋巴结。最后，肠系膜根部淋巴均注入腹主动脉周围淋巴结。

五、胰腺的神经支配

胰腺神经是腹腔神经丛及肠系膜上神经丛的分支，腹腔神经丛和肠系膜上神经丛均位于胰体后部或后上部。胰腺炎症或肿瘤均可刺激或压迫神经丛，造成顽固性的、剧烈的腰背部疼痛，故腰背部疼痛常常是晚期胰腺癌的主要症状。晚期胰腺癌患者可通过神经丛阻滞达到镇痛的目的。胰腺的外分泌受迷走神经支配，在胰腺炎或其他需要抑制外分泌的情况下，可以应用迷走神经抑制药物加以控制。

六、胰腺的组织结构和功能

胰腺实质被胰腺被膜伸入其间的结缔组织分隔成许多小叶，表面呈细分叶状。每个小叶由无数腺泡构成，腺泡由数个或数十个腺泡细胞和腺泡中心细胞组成。细胞构成腺泡腔与胰毛细管相通，胰毛细管汇集成小叶间胰管，再汇集成胰管，引流胰液。胰管位于胰腺实质内，分成主胰管和副胰管，主胰管在实质内靠近后面，贯通胰腺全长；副胰管引流胰头腹侧胰液。胰腺外分泌的功能是分泌含有消化酶的胰液，其中有水、电解质、蛋白分解酶及碳水化合物分解酶等，参与食物的消化吸收。胰腺的内分泌功能由胰腺腺泡之间的胰岛细胞群组成，主要分泌胰岛素、胰高血糖素和促胃液素等激素。

（梁　艳）

第三节　病理

胰腺癌大体上根据发生的解剖部位可以分为胰头癌、胰体癌、胰尾癌和全胰癌，其中胰头癌占60%~70%，胰体癌占20%~30%，胰尾癌占5%~10%，全胰癌约占5%。

胰腺癌组织学上80%~90%为腺癌结构。肿瘤主要由分化程度不同的导管样结构的腺体构成，伴有丰富的纤维间质。高分化腺癌主要由分化好的导管样结构构成，内衬高柱状上皮细胞，有的为粘液上皮细胞。胰腺癌的腺管常常不规则、分支状、上皮呈假复层、癌细胞核极向消失。中分化腺癌由不同分化程度的导管样结构组成，有的与高分化腺癌相似，有的可出现实性癌巢。低分化导管腺癌则少见不规则腺腔，大部分为实性癌巢，细胞异型性大，可有少量粘液。其余10%~20%的胰腺癌组织学可以表现为特殊类型的导管起源的癌（如多形性癌、腺鳞癌、粘液腺癌、粘液表皮样癌、纤毛细胞腺癌、腺泡细胞癌等）。

胰腺为腹膜后位器官，胰腺组织直接被周围纤维结缔组织包绕，胰腺组织富含血管、淋巴管；加之胰腺癌发展快，在早期即有局部外侵。肿瘤可直接侵犯周围纤维组织、神经组织、淋巴组织、血管，癌细胞还可经血管、淋巴管向远处组织器官转移。胰腺癌最常见浸润部位为肠系膜根部血管或腔静脉，其次为胃窦、十二指肠、胆总管、横结肠及区域淋巴结，远处转移以肝转移最常见。

（梁 艳）

第四节 临床表现和体征

一、临床症状

胰腺癌初期症状与其他消化道疾病的症状难以鉴别，由于部位深在，往往难以早期发现。胰头部肿瘤由于压迫邻近胆总管末端，可以出现黄疸，症状出现比胰体尾癌早；胰体尾癌往往发展到侵犯周围脏器或腹腔神经丛时方出现疼痛及相应症状。自出现不典型症状到确诊一般病程为1~6月，平均3个月；临床出现典型症状如黄疸、疼痛的病程平均不超过20天。胰腺癌的恶性程度很高，一般不治生存期6~12个月；胰头癌更短，往往由于梗阻性黄疸造成肝损坏死亡。

胰腺肿瘤造成胰管阻塞，使肿瘤周围及胰管受阻致使远端胰腺组织呈炎症状态，表现为局部胰腺组织水肿，胰液分泌减少及/或胰液排泄受阻，导致消化功能障碍，食物吸收不良而出现消瘦、体重下降。上述症状不典型，因而称为非特异性症状，在早期容易误诊；待晚期出现典型的胰腺癌症状和体征时，病变已为晚期，治疗效果差或已无法治疗。下面就胰腺癌的非特异症状和典型症状进行说明：

（一）初期非特异性症状

1. 上腹不适或腹部隐痛 以往一般认为胰头癌的典型症状为无痛性黄疸，实际上无论胰头癌或胰体尾部癌，初期均有上腹部不适或隐痛，往往为首发症状，一般占90%。患者临床表现为上腹部"粗糙感"，往往自认为胃痛或饮食不适，容易误诊为"胃癌"。

2. 腹部胀闷、食欲减退 为胰腺癌常见症状，占80%左右。患者表现为进食后不消化，且食欲改变，厌食油腻及动物蛋白食物。

3. 消瘦乏力 胰腺癌患者多有消瘦乏力，休息后很难完全缓解。

（二）晚期症状

1. 黄疸 胰腺癌患者出现的黄疸应为阻塞性黄疸，为胰管受阻造成，表现为：皮肤、巩膜黄染、皮肤瘙痒和粪便颜色变白，是胰头癌的重要症状，90%胰头癌可出现梗阻性黄疸。

2. 疼痛　无论胰头癌还是胰体尾部癌，疼痛均是重要的症状，常常预示晚期。疼痛的性质和肿瘤的部位有关。胰腺癌肿物或腹膜后淋巴结转移及压迫胰腺周围腹腔神经丛时，患者常有顽固性、难以缓解、持续性的腰背部不适、酸胀疼痛，疼痛性质为隐痛或钝痛，以夜间为明显，仰卧时加重，从而使患者呈强迫性弯腰抱膝体位，以减轻疼痛；胰头癌侵及或压迫胰管、胆总管末端形成胆道梗阻时，胆汁排泄不畅，胆道内压力增高，可致绞痛，往往在剧烈腹痛的同时伴有发热、黄疸，形成"三联征"，此时意味着已合并胆道感染。

3. 消瘦、体重减轻　90%的患者在疾病初期就有消瘦、体重减轻，发展到疾病后期可以形成恶病质。形成消瘦的原因为：肿瘤对正常组织的慢性消耗；消化液分泌排泄障碍，致使食物消化不良；疼痛致使患者不能正常休息或伴有高热等增加身体的消耗。

4. 胃肠道症状　进展期胰腺癌患者均有严重的腹胀和食欲不振。对于有消化道梗阻的患者，甚至出现食物消化不良和严重呕吐，部分患者出现腹泻。

5. 发热　胰腺肿块压迫胆道并继发胆道感染时，可出现高热经久不退。另外，胰腺肿物巨大，中央坏死形成组织吸收热，也是发热的原因之一。

二、体征

胰腺癌患者在发病初期常无明确的体征，出现明确体征时往往意味着肿瘤已发展到晚期。主要的体征表现为：患者全身皮肤和巩膜黄染；消瘦，甚至形成恶病质；形成梗阻时，可扪及肿大的肝脾和胆囊，甚至可以扪及肿物。胰腺癌侵犯或转移到腹膜时，可出现腹腔积液。胰腺癌远处淋巴结转移最常见的部位是左锁骨上淋巴结。胰腺癌若出现血行转移，如肝、胸膜、骨等，则出现相应的症状和体征。

（刘崇华）

第五节　诊断与分期

胰腺癌解剖部位深在，早期症状不典型，而且目前没有特异性的肿瘤标志物检测，因此胰腺癌的早期诊断目前仍很困难。根据患者的临床症状和体征进行胰腺癌的诊断，往往胰腺癌已经临近晚期。

一、分期检查

临床分期检查包括详细病史的询问、体格检查。CA19-9是筛查胰腺癌的重要肿瘤标志物。影像学检查包括腹部B超、腹部CT/MRI、胸部X线片，以及十二指肠低张造影等。如果患者伴有黄疸，可行逆行性胰胆管造影（ERCP）。腔内超声内镜可以显示胰头占位情况以及胰头周围淋巴结有无肿大。

二、分期

胰腺癌的TNM分期（2002 AJCC）见表15-1。$T_{1\sim2}$以及部分T_3病变一般可以切除，肿瘤侵出胰腺或与腹腔大血管关系密切，被认为是局部晚期，无法手术切除。

表 15 - 1　　胰腺癌的 TNM 分期（2002 AJCC）

T：原发肿瘤

　　T_x：原发肿瘤无法评价

　　T_0：未见原发肿瘤

　　T_{is}：原位癌

　　T_1：肿瘤侵局限于胰腺，最大径≤2cm

　　T_2：肿瘤侵局限于胰腺，最大径 >2cm

　　T_3：肿瘤超出胰腺，未累及腹腔干或肠系膜上动脉

　　T_4：肿瘤侵及腹腔干或肠系膜上动脉（原发肿瘤不能切除）

N：区域淋巴结

　　N_x：区域淋巴结不能评价

　　N_0：无区域淋巴结转移

　　N_1：有区域淋巴结转移

M：远地转移

　　M_x：远地转移不能评价

　　M_0：无远地转移

　　M_1：远地转移

TNM 临床分期

0：T_{is}　N_0　M_0

ⅠA：T_1　N_0　M_0

ⅠB：T_2　N_0　M_0

ⅡA：T_3　N_0　M_0

ⅡB：T_1　N_1　M_0

　　　T_2　N_1　M_0

　　　T_3　N_1　M_0

Ⅲ：T_4　任何 N　M_0

Ⅳ：任何 T　任何 N　M_1

（刘崇华）

第六节　放射治疗

一、简介

　　胰腺癌治疗疗效极差，5 年的总生存率仅为 2% ~ 3%。80% 以上胰腺癌就诊时已无法手术切除，其中 50% ~ 60% 为局部晚期胰腺癌。不能手术切除的胰腺癌只能通过同步放化疗或化疗进行治疗。胰腺癌手术后，局部复发率高达 50% ~ 86%，5 年生存率小于 20%；而无法手术切除的胰腺癌，中位生存率一般小于 1 年。

　　80% 以上的胰腺癌为不可手术切除者，因此放射治疗，尤其是同步放化疗是局部晚期胰腺癌的主要治疗手段。以健择为基础的同步放化疗可以提高局部晚期胰腺癌的中位生存期、缓解疼痛症状从而提高临床获益率，成为局部晚期胰腺癌的标准治疗手段。另外，对于胰腺

癌术后局部残存或切缘不净者，术后同步放化疗可以弥补手术的不足。

近年来放疗技术的提高以及多种放射治疗方法的运用，如术中照射、粒子植入和重粒子的治疗，使一度被认为是放射治疗禁区的胰腺癌的放疗成为可能。同时随着新一代化疗药物以及分子靶向药物的问世，人们对胰腺癌治疗又萌发了新的兴趣，希望在新一代治疗药物和放射物理学方面进展的帮助下，使胰腺癌的治疗能发生质的飞跃。

二、放射治疗在胰腺癌治疗中的价值

放射治疗是绝大多数胰腺癌患者的主要治疗选择，主要的适应证为：①局部晚期胰腺癌；②晚期胰腺癌的镇痛放疗（腹痛或者骨转移造成的疼痛等）；③胰腺癌术后肿瘤切缘不净或肿瘤残存者（R1 或 R2 手术）。

（一）不可手术切除胰腺癌的放射治疗

1. 局部晚期胰腺癌的放射治疗　绝大多数胰腺癌就诊时不能手术切除，其中局部晚期、无远地转移的患者是放射治疗的主要适应证，这也是放射治疗在胰腺癌治疗中的最大治疗领域。放射治疗可以提高患者的生存率，并改善症状和生存质量。自 20 个世纪 60 年代以来，欧美国家对不能手术切除、局部晚期的胰腺癌进行了一系列前瞻性随机分组的研究，包括以下几个方面：放射治疗与同步放化疗的比较、同步放化疗与单纯化疗的比较、同步放化疗中不同照射剂量的比较以及同步放化疗中不同化疗药物的比较等，结果见表 15 - 2。

表 15 - 2　不能手术切除胰腺癌放、化疗的前瞻性临床实验结果

研究方案	病例数	中位生存期（月）	局部失败率（%）	2 年生存率（%）	P
Mayo Clinic					
EBRT（35～37.5Gy/4w）	32	6.3	/	/	<0.05
EBRT（35～37.5Gy/4w）+5-FU	32	10.4	/	/	
GITSC					
EBRT（60Gy/10w）	25	5.7	24	5	<0.01*
EBRT（40Gy/6w）+5-FU	83	9.1	26	10	=0.19**
EBRT（60Gy/10w）+5-FU	86	12.4	27	10	
ECOC					
EBRT（40Cy/4w）+5-FU	47	8.2	32	6	>0.05
单纯 5-FU	44	8.3	32	13	
GITSG					
EBRT（54Cy/6w）+5-FU	31	10.5	38	41（1 年）	<0.02
单纯 SMF	26	8	29	19（1 年）	
GITSG					
EBRT（60Gy/10w）+5-FU	73	8.4	58	12	>0.05
EBRT（40Gy/4w）+ADM	73	7.5	51	6	

研究方案	病例数	中位生存期（月）	局部失败率（%）	2年生存率（%）	P
Taiwan					
EBRT（50.4~61.2Gy）+5-FU	16	6.7	/	0	=0.027
EBRT（50.4~61.2Gy）+Gem	18	14.5	/	15	

*：单纯高剂量放疗与放疗+化疗之比，差别有显著统计学意义（P<0.01）；**：高剂量放疗+化疗与中剂量放疗+化疗相比．差别无显著性统计学意义（P=0.19）。

（1）同步放化疗与单纯放射治疗疗效比较：共有2个前瞻性随机分组研究着眼于这方面的研究：Mayo Clinic研究所将64例局部晚期胰腺癌分为两组：放射治疗+安慰剂与放射治疗+5-氟尿嘧啶。放射治疗剂量为DT 35~37.5Gy，4周内完成。同步放化疗组中位生存期显著高于单纯放射治疗组（10.4月 vs 6.3月，P<0.05）。美国胃肠肿瘤研究组（GITSG）又进行了进一步研究：他们将高剂量单纯放射治疗作为对照组（60Gy，10周内完成，即每照射DT 20Gy后，休息2周再进行下一轮放射治疗），另两个同步放化疗组为实验组，放射治疗的剂量有所不同（DT 40Gy/6周+5-氟尿嘧啶，DT 60Gy/10周+5-氟尿嘧啶）。放射治疗采用前后对穿野治疗，高剂量放疗组在DT 40Gy后缩野至肿瘤区继续放射至60Gy。在每个放射治疗阶段开始的前3天给予静脉注射5-FU 500mg/m²，同步放化疗或单纯放射治疗结束后，继续化疗5-FU 500mg/m²/周，持续2年或到肿瘤进展为止。由于在实验开始后不久，初步结果显示综合治疗组的近期疗效显著高于单纯放射治疗组，研究者停止了单纯放射治疗组的研究，而继续随机分组研究高放射剂量同步放、化疗组与中放射剂量同步放、化疗组。这项研究得出了两个重要结论：一是综合治疗（无论是高放射剂量同步放化疗还是中放射剂量同步放化疗）与单纯放射治疗相比，综合治疗组的中位生存期均显著高于单纯放射治疗组，是单纯放射治疗组结果的将近两倍（12.4月 vs 9.1月 vs 5.7月，P<0.01）；二是在同步放化疗的两组中，高放射剂量组与中放射剂量组相比，尽管前者的中位生存期比后者长，但是未达到统计学意义（12.4月 vs 9.1月，P=0.19），即高放射剂量组同步放、化疗的疗效与中放射剂量组的疗效相近。

（2）同步放化疗与单纯化疗疗效比较：ECOG 1985年报告同步放化疗（40Gy/4周+5-氟尿嘧啶）与单纯化疗（5-氟尿嘧啶）的随机分组实验。在这个方案中，与以往分段放射治疗不同，放射治疗是在4周内连续完成的，每周5次。可供分析的病例数91例，结果显示综合治疗疗效并未显著优于单纯化疗（中位生存率8.2月 vs 8.3月，P>0.05）。但是美国胃肠肿瘤研究组（GITSG）进行的类似研究（放射治疗+5-氟尿嘧啶 vs 链脲霉素+丝裂霉素+5-氟尿嘧啶）得出了相反的结论，综合治疗组疗效显著优于单纯化疗组，1年生存率综合组41%，化疗组19%（P<0.02）。

（3）同步放化疗与支持治疗的比较：Shinchi报告同步放化疗与支持治疗的回顾性比较分析，接受同步放化疗的胰腺癌患者中位生存期和1年生存率显著高于支持治疗组（13.2月 vs 6.4月，53.3% vs 0%，P=0.0009），其KPS评分、生活质量评分、平均住院天数亦显著优于接受支持治疗的患者，说明局部晚期胰腺癌应给予积极的治疗，可以延长生存时间以及提高生活质量。

根据以上的随机分组研究结果，尤其是美国胃肠肿瘤研究组（GITSG）对局部晚期胰腺癌治疗的系列研究，认为对于局部晚期胰腺癌，综合治疗（同步放、化疗）疗效显著优于单一治疗（无论单纯放射治疗还是单纯化疗）。对局部晚期胰腺癌，同步放、化疗是标准的治疗方案。

（4）同步放化疗中不同化疗方案的选择：在明确同步放、化疗在局部晚期胰腺癌的治疗地位后，来自中国台湾的一项随机分组研究，以三维照射技术为基础，比较同步化疗药物5－氟尿嘧啶与新一代化疗药物健择的疗效。结果表明，健择放化组无论是在治疗反应率（50% vs 12.5%，P＝0.005）、临床受益率（39% vs 6%，P＝0.043）、中位进展时间（7.1月 vs 2.7月，P＝0.019）和中位生存期（14.5月 vs 6.7月，P＝0.027）均显著高于5－氟尿嘧啶放化组。美国胃肠肿瘤研究组（GITSG）也在探索最优的同步化疗药物。1985年发表了同步放化疗中5－氟尿嘧啶与阿霉素的疗效比较结果（表15－2），两组的治疗效果相当，但阿霉素组的治疗毒性反应显著高于5－氟尿嘧啶组（53% vs 36%，P＜0.05）。

简而言之，对于局部晚期、不能手术切除的胰腺癌，无论现有何种治疗，治疗效果均不佳，中位生存期在5.7～14.5月。根据欧美国家一系列研究结果显示，同步放、化疗治疗局部晚期胰腺癌，疗效好于单纯放射治疗或单纯化疗，所以欧美国家把以5－FU为主的同步放、化疗作为局部晚期胰腺癌的标准治疗手段。另外，新一代化疗药物如健择的同步放化疗结果好于5－FU同步放化疗方案，同时其他化疗药物也不断涌现，如泰素、希罗达、CPT－11和奥沙利铂等，均给胰腺癌的治疗带来一线希望。在放射治疗领域，三维适形放射治疗/三维调强适形放射治疗的出现，是放射治疗技术的一个飞跃，这项技术增加对正常组织保护同时增加剂量，给局部晚期胰腺癌的治疗带来了新的尝试，期望通过先进技术和药物的结合，使局部晚期胰腺癌的治疗取得突破。

2. 术前同步放化疗对不能手术切除胰腺癌的作用　手术是胰腺癌唯一的治愈手段，对疗前判断不能手术的患者，一些研究者尝试用术前放化疗的方法缩小原发肿瘤，取得降低分期效果，从而使原来不能手术的病例成为可以手术。但事实上，疗前明确判断能否手术比较困难，各家医院、各位外科医师判断的标准不同。表15－3列举了进行不能手术切除胰腺癌术前同步放化疗的临床Ⅱ期结果。虽然进行了术前中－高剂量照射（45～50.4Gy），大多数研究结果并未显示期望的降期疗效。近年来，人们将新一代化疗药物（如泰素、健择等）与术前放射治疗结合，但并未取得优于5－FU为主的术前同步放化疗的疗效。

表15－3　不能手术切除胰腺癌的术前放化疗

作者	时间	例数	治疗	结果
Jessup（14）	1993	16	CI 5－FU＋RT	2例可切除，生存20、22个月
Bajetta（15）	1999	32	5－FU＋RT	7例PR行探查，5例切除，其中3例存活18、27、65个月
White（16）	1999	25	CI 5－FU＋RT	8例探查，6例切除；64% SD或缩小
Safran（17）	2001	14	紫杉醇＋RT	4例切除，1例达病理CR，9例肝转移

（二）可手术切除胰腺癌的放射治疗

1. 术前放化疗　术前放、化疗同术后放射治疗相比有以下优势：①不必推迟放射治疗时间，据报道25%胰腺癌患者因需要术后恢复，术后放射治疗需要推迟到10周后进行，甚至因术后恢复差，放弃了术后的放射治疗；②在术前放射治疗期间出现远地转移的患者避免了不必要的剖腹探查；③术前放化疗可以降低局部肿瘤分期，提高切除率；④术前放化疗可以防止手术操作造成的腹腔内种植转移。日本和美国几家医院报告了术前放化疗治疗可手术切除胰腺癌的初步结果（表15-4）。研究的初步结果表明，术前放射治疗胰腺癌的局部控制率令人鼓舞，局部复发率为9%~20%，而治疗导致的并发症和死亡率均在可接受的范围。在此基础上，ECOG收入了更多的病例数（n=53），其中22.6%患者术前放化疗期间因毒性反应、病情进展和死亡未行计划性剖腹探查，在剩余41例中，17例剖腹探查发现局部进展或远地转移未行根治性切除，24例（45.3%）最终行计划性根治手术，其中位生存期为15.7月，而全组的中位生存期为9.7月。在该组中，43%患者疗中出现3~5级的肝功能损害。为了降低术前放化疗胃肠道的毒性反应，MDACC肿瘤中心将术前放射治疗剂量降低到30Gy（30Gy/10次/2周），术中还进行了10~15Gy的术中照射，8.6%（3/35）患者出现3度恶心和呕吐，其余未见3度以上的放化疗反应。随后，MDACC分析了在1990-1999年收治的可手术切除术前放化疗的132例患者，发现短疗程的术前放化疗与常规分割的术前放化疗相比，生存期无显著差别。总之，虽然可手术切除胰腺癌的术前放化疗的初步结果尚可，不过，由于预测可否行根治性手术的标准不明确，而且治疗中发现病变出现远地转移的几率大、患者的身体状况不允许等，最终可行根治手术的患者比例很低，目前仅有少数研究所在进行术前放化疗的研究，具体结论需要前瞻性随机分组研究来证实。

表15-4　术前放射治疗±化疗治疗可手术切除胰腺癌的初步结果

作者	例数	照射剂量（Gy）	化疗	中位生存期（月）	4年生存率（%）	局部复发率（%）
Ishikawa et al（22）	23	50	-	15	22	20
Hoffman et al（21）	11	50.4	5-FU/MMC	33	40	9
Staley et al（24）	39	30~50.4	5-FU	19	19	11
		10（IORT）				
Pisters et al（23）	35	30	5-FU	25	23	10
		10~15（IORT）				

2. 胰腺癌根治术后放射治疗　胰腺癌根治术后辅助治疗共有3个前瞻性随机分组研究。1985年，美国胃肠肿瘤研究组（GITSG）率先发表了胰腺癌术后辅助治疗里程碑式的文章，在GITSG这一研究中，胰腺癌术后分为观察组（22例）和术后辅助治疗组（21例）。辅助治疗方案为分段放射治疗（DT 40Gy，20次，6周完成；中间休息2周）与5-氟尿嘧啶（5-FU）同步放、化疗，5-FU 500mg/m²，在两段放射治疗的头3天静脉注射，在以后的2年间继续每周静脉注射同样剂量的5-FU。结果表明，接受术后辅助治疗的患者中位生存时间显著高于术后观察组（20月 vs 11月），2年生存率治疗组43%，对照组18%（P<0.03），5年生存率治疗组19%，对照组5%。这是人们首次认识到术后辅助治疗可以显著延长胰腺癌的生存率，但因为收治进度太慢（7年内收治不到50例）和术后辅助治疗的显著优越性而提前终止了该研究。后来，GITSG又补充分析了30例进行术后同步放化疗的病例，得出相似的结论。

与上述结果不同的是，1999年欧洲EORTC40891报告了一个"有意义的阴性结果"。该研究收入胰头癌和壶腹癌病例 208 例，随机分为单纯手术组和术后同步放化疗组（化疗仅在放疗期间进行且为 24 小时静脉持续滴注，$25m/m^2$，在每段放射治疗的 1~5 天进行），结果显示中位生存期两组无显著差别（治疗组 24.5 月，观察组 19 月，P = 0.208），2 年生存率治疗组和对照组亦无区别（51% vs 41%，P = 0.208）。但是在胰头癌患者中，治疗组的 5 年生存率高于对照组（20% vs 10%），但是差别仍无显著意义（P = 0.099）。虽然这个结果是阴性结果，但是因为在治疗组有 20% 左右的患者因术后并发症等原因未按要求进行术后辅助治疗，本着意向性分析的原则，仍将这 23 例列入治疗组分析，因而人们认为本研究的结论是一个值得探讨的阴性结论，同时认为 5 - FU 和放射治疗同步进行是安全的，能为绝大部分患者所耐受，仅 7 例（7/81）患者出现恶心和呕吐为主的Ⅲ度反应（WHO 评级）。值得注意的是另一个关于胰腺癌术后辅助治疗的研究，这是迄今为止有关胰腺癌术后辅助治疗最大的临床报告（ESPAC - 1，n = 541），随后在 2004 年的新英格兰杂志上，作者对该研究又做了追踪报告。这两个研究结果显示胰腺癌根治术后的辅助化疗结果比非化疗组好（P = 0.009），术后同步放化疗疗效比非术后同步放化疗差（P = 0.05）。由于研究本身的设计问题和统计分析的偏倚，以及治疗的依从性差，人们对该研究得出的结论持怀疑态度。随后，陆续报告了多家非随机分组的关于胰腺癌术后辅助性放射治疗的结果（表 15 - 5）。

表 15 - 5 胰腺癌术后放射治疗结果

研究方案	病例数	照射剂量（Gy）	化疗	中位生存期（月）	2 年生存率（%）	局部复发率（%）
随机分组结果						
GITSC						
单纯手术	22	/	/	10.9	18 *	33
术后放化疗	21	40	5 - FU	21	43	47
EORTC40891						
单纯手术	103	/	/	19	41	/
术后放化疗	104	40	5 - FU	24.5	51	/
ESPAC - 1（n = 541）						
无放化疗 *	178	/	/	16.1	20	/
术后放化疗 *	175	40	5 - FU	15.5	10	/
ESPAC - 1（n = 289）						
无放化疗 *	144	/	/	17.9	41	20
术后放化疗 *	145	40	5 - FU	15.98	29	10
非随机分组结果						
Whittington						
单纯手术	29	/	/	15	35	85
术后放化疗	19	> 45	5 - FU	15	30	55
Bosset	14	54	/	23	50	50
Foo						

研究方案	病例数	照射剂量 （Gy）	化疗	中位生存期 （月）	2 年生存率 （%）	局部复发率 （%）
单纯手术	89	/	/	12	25	/
术后放化疗	29	45～54	5－FU	22.7	48	7
Yeo						
单纯手术	53	/	/	13.5	30	
术后放化疗（常规组）	29	40～45	5－FU	21	44	
术后放化疗（加强组）	21	50～57	5－FU＋LV	17.5	22	/

总之，由于胰腺癌能行手术切除的比例少，术前对能否行根治切除的预测标准不统一，术前放化疗的研究不能广泛开展，但是术前放射治疗期间，由于发现远地转移，会使部分患者避免不必要的剖腹探查二完成胰十二指肠切除术（Whipper's 手术）后的患者，术后放化疗可以提高一部分患者的局部控制率和长期生存率，但是不同的研究组结论不完全相同，需要进一步验证。2006 年 ASCO/AS－TRO 对 RTOG97－04 的随机分组研究进行了初步报告，该研究对胰腺癌患者进行了术前化疗＋手术＋术后同步放化疗＋术后化疗，比较术前/术后化疗中 5－FU 与健择的疗效，两组的术后同步放化疗均为 5－FU 的同步放化疗。初步结果表明，在 442 例可供分析的胰腺癌中，381 例胰头癌患者接受健择化疗者中位生存期、3 年生存率分别为 20.6 月、32%，接受 5－FU 者为 16.9 和 21%，前者显著优于后者（P＝0.033），但是对全部 442 例患者进行生存分析时，两组的生存率未显示明显差别（P＝0.20）。

（三）术中放射治疗

术中放射治疗第一次由日本的 Abe 医师采用，用来治疗局部晚期恶性肿瘤，随后广泛运用于临床。术中放射治疗是将高能加速器产生的高能电子线通过限光筒引导到需照射的部位进行照射，避开周围敏感组织和器官，因而术中照射的优点是靶向性好，对肿瘤部位集中剂量照射，同时保护周围正常组织和器官。术中放射治疗在胰腺癌治疗中的作用分为两方面：胰十二指肠切除术＋术中放射治疗和不可手术切除胰腺癌探查术后的照射。

1. 胰十二指肠切除术后（Whipper's 手术）的术中放射治疗　术中放射治疗在肿瘤大部切除后或部分切除后进行，肿瘤区域可能存在切缘不净、瘤床肿瘤局部残存或淋巴结残存等因素，但大体肿瘤已被切除。术中放射治疗的目的是进一步提高局部控制率，因而治疗是以根治为目的。Zerbi 等回顾性比较 Whipper's 手术＋术中放射治疗（n＝43）和单纯 Whipper's 手术（n＝47）两组病例的治疗疗效，术中放射治疗可以显著降低局部复发率（27% vs 56%，P＜0.01），但并没有显著提高总生存率。Reni 等详细分析了术中放射治疗对不同分期胰腺癌的疗效。对于Ⅰ/Ⅱ期胰腺癌，胰十二指肠术后行术中放射治疗同单纯手术比较，术中放射治疗组可以显著降低局部复发率（27% vS 60%，P＝0.04）、延长术后至局部复发时间（17.5 月 vs 12 月，P＝0.003）、提高 5 年总生存率（22±10% vs 6±6%，P＝0.01）。对于Ⅲ/Ⅳ期胰腺癌，如果术中放射治疗的射线能量大于 9MeV，则可显著降低局部复发率，但对总生存时间无明显疗效。

Kawamura 回顾性分析 37 例术中放射的疗效，并与同期无术中放射治疗的 40 例（对照组）做比较。两组病例在年龄、性别、分期、手术切除率和手术方式等方面具有可比性：在 37 例术中放射治疗组中，28 例为Ⅲ/Ⅳ期胰腺癌（75.7%），40 例对照组中为 26 例（65.0%）；手术分为完全切除、部分切除和未切除，未切除比例在术中放射治疗组为 21/37（56.8%），在对照组为 18/40（45.0%）。结果表明术中放射治疗组的中位生存期长于对照组（9.4 月 vs 6.6 月，P = 0.091），手术性质对两组的生存期无影响，例如无论是肿瘤完全切除术、部分肿物切除术，还是肿瘤未切除，术中放射治疗均不能显著延长中位生存期，但在未切除组中，术中放射治疗 + 术后同步放、化疗（12 例）与单纯接受术中放射治疗（9 例）相比，术后同步放、化疗可以明显延长中位生存期（11.2 月 vs 5.8 月，P = 0.065），并且术中放射治疗 ± 术后同步放、化疗可以使 95% 未切除肿瘤患者缓解疼痛症状。腹膜腔内播散和肝转移是最主要的治疗失败原因，另外术中放射治疗组有 5 例出现严重的并发症，主要为十二指肠瘘、胃十二指肠溃疡出血，以及十二指肠穿孔。其中 4 例因并发症死亡，1 例经胃十二指肠切除术后好转，这 5 例患者的 4 例为手术不能切除的局部晚期患者，他们在接受术中放射治疗后又进行了术后的同步放、化疗。其他研究报告认为术中放射治疗可以降低局部复发率（33% ~ 36%），但中位生存期没有明显延长（表 15 – 6）。

表 15 – 6　胰十二指肠切除术后行术中放射治疗的疗效

研究组	病例数（个）		肿瘤大体切除（%）	LN +（%）	中位生存期（月）	
	IORT IORT	无			IORT	无 IORT
Zarbi	43	47	37	61	19	12
Reni						
临床Ⅰ/Ⅱ期	30	19	14	不详	18.5 +	13 +
临床Ⅲ/Ⅳ期	97	57	48	90	14.5	12
Staley	33	0	18	38	19	– –
Nishimura	55	102	45	68	6.5 ~ 15.5	
					5.5 – 13	
Pisters	20	0	10	65	25	
Kasperk	19	25	32	不详	10.5 +	12 +
Sindelar	11	9	不详	75	12	10
Dobelbower	16	28	不详	不详	9 ~ 17.5	
					6.5 ~ 14.5	

　　术前同步放、化疗 + 手术探查 + 术中放射治疗是术中放射治疗的另一种形式，目的通过术前同步放、化疗使肿瘤缩小，达到降低分期的目的，使术前不能手术的患者可以进行手术，并在术中进行照射，尽量控制肿瘤的局部播散。Breslin 等报告了 132 例进行术前同步放、化疗 + 手术探查 + 术中放射治疗的病例。132 例患者根据术前临床检查均可实施手术切除，44 例术前同步放化疗剂量为 45 ~ 50.4Gy/（25 ~ 28）次，88 例为 30Gy/10 次/2 周，5 – FU 为主要的同步化疗方案。其中 70.5% 患者接受了术中放射治疗。可供分析的 129 例中仅 8% 出现局部瘤床复发，与术前放射剂量无关（30Gy，9%；45 ~ 50.4Gy，11%）。多因素回归分析结果认为无论是术前放射剂量高低（30Gy vs 45 ~ 50.4Gy）、同步化疗的应用，还是术中放射治疗对该组患者的生存期均无显著影响，但是短疗程同步放、化疗（30Gy/10

次/2周）+胰十二指肠切除术+术中放射治疗对局部复发的控制有一定作用。

Mayo Clinic 报道了一个临床 I/II 期结果，入组病例为疗前诊断为局部晚期不能手术切除的患者。这 27 例患者进行术前同步放疗±化疗+手术探查+术中放射治疗：全组局部控制率为 78%（21/27），1、2 和 5 年局部控制率为 86%、68% 和 45%，70% 患者最终出现腹膜腔内播散和/或肝转移。中位生存期为 14.9 月。2 和 5 年生存率为 27% 和 7%。27 例入组患者与该医院同期进行手术探查+术中放射治疗+术后放疗±化疗的 56 例患者相比，2 年和 5 年生存率高于后者（6%，0%，P=0.001）。作者认为术前放射治疗±化疗对分期具有更好的确定，因为部分患者在术前治疗期间出现远地转移，因而避免了不必要的局部治疗（手术探查或/和术后放射治疗），这个高选性导致术前治疗组患者的生存率高于术后治疗组。

Dobelbower 文中总结了 31 家报道不足 1000 例不可手术切除胰腺癌患者进行术前/术后放射治疗+术中照射的治疗结果，中位生存期为 5.8~13.5 月，50%~92% 患者的疼痛症状得到缓解，30% 患者疗后出现包括胃肠道出血、梗阻和穿孔在内的严重并发症。

2. 不可手术切除胰腺癌探查术+术中放射治疗　许多家研究机构报告了例数有限的局部晚期胰腺癌术中放射治疗的结果，部分研究者认为与单纯放射治疗±同步化疗相比，术中放射治疗可以提高局部晚期胰腺癌患者的局部控制率和中位生存期（11.2~16 月 vs 5.8~12 月），同时患者可以耐受治疗的副作用；但也有相反的意见，认为术中放射治疗+外照射与单纯外照射相比，并不能明显延长中位生存期，且治疗副作用显著。在 Nishimura 研究中，局部晚期胰腺癌患者在术中照射 20~25Gy 后，进行外照射 45~50Gy，胃和十二指肠的术中照射剂量限定在 12Gy 以下。尽管中位生存期在术中照射+外照射组并未比单纯外照射组延长，但术中照射组长期存活的病例数多于单纯外照射组。根据治疗后 CT 显示，术中照射+外照射后肿瘤完全消退率为 7%（3/42），部分缓解率为 45%（19/42）；在术中照射野内复发者 33%（12/42），明显低于单纯外照射组（60%）。但是 Nishimura 的这个研究同样报告了术中放射治疗+外照射导致较高的治疗并发症，如消化道溃疡、穿孔、十二指肠纤维化和胰腺局部坏死。这些副作用提示无论是术中放射治疗还是单纯外照射，大分割单次放射治疗的剂量应有所限制，例如同样是术中放射治疗+外照射，术中放射治疗剂量在 10~20Gy 就很少引起非常严重的放射反应。达成共识的是，无论是已切除还是未被切除的胰腺癌，术中放射治疗剂量均不能一次给予 20Gy 以上的剂量，如果照射野内包括的胃、十二指肠或小肠的体积过多，术中放射治疗的剂量应限定在 12.5Gy 以下。表 15-7 为美国安德森肿瘤中心放射治疗科对于胰腺癌术中放射治疗剂量的限定。

表 15-7　美国 MD 安德森肿瘤中心放射治疗科对胰腺癌术中放射治疗的推荐剂量

肿瘤情况	剂量（Gy）
根治切除，切缘阴性	10.0
无论何种术式，十二指肠全部在照射野内	12.5
切缘阳性；或肿瘤未切除但十二指肠部分在照射野内	15.0
肿瘤大体切除；或肿瘤未切除，十二指肠全部在照射野外	20.0

为了进一步明确术中照射在局部晚期胰腺癌治疗中的作用，NCI 和 RTOG 分别进行了术中放射治疗的随机分组研究。在 NCI 的研究中，术中照射组接受能量为 18~22MeV 电子线 25Gy 的术中照射+50Gy 术后放射治疗+5-FU 同步化疗，对照组仅为同步放、化疗（60Gy

分段放疗 +5 – FU），两组的中位生存期均为 8 个月，局部控制时间术中照射组略长于对照组。在 RTOG85 – 05 的研究中，术中放射治疗组进行术中照射 20Gy 后，接受同步放、化疗（50Gy + 5 – FU），对照组仅接受同步放化疗（50Gy + 5 – FU），该研究结果示两组的平均生存期均为 9 个月，术中照射 20Gy 与常规同步放、化疗方案相比，并没有提高局部晚期胰腺癌患者的生存期。

总之，由于胰腺癌发现时分期较晚，术前诊断往往与术中肿瘤情况不符，所以很难确定随机分组的入组条件，同时许多研究单位不具备术中放射治疗设备，个别治疗单位的小样本的报告结果很难阐述术中放射治疗在胰腺癌不同肿瘤情况时的治疗疗效，因而，目前无法肯定术中放射治疗的价值。

（四）其他照射方法

碘 125（^{125}I）粒子植入配合外照射是另一个胰腺癌的治疗方法，20 世纪 70 年代许多研究单位进行了尝试，^{125}I 与外照射相结合的治疗一般适用于不能手术切除的胰腺癌。^{125}I 经皮穿刺进入胰腺肿瘤部位，存在精确定位问题，同时常造成出血、胰瘘和胰腺炎等并发症，因而该方法仅有少数医院使用，没有大宗病例的临床报道。用 ^{125}I 结合外照射治疗胰腺癌的中位生存期为 7 ~ 11 月，与单纯放化疗或术中照射相比，治疗效果无明显优势。

还有少数医院尝试性地用快中子、质子等重粒子治疗胰腺癌，前者是试图通过中子比常规高能 x 线优越的生物学效应以期得到更好的治疗比，后者期望通过物理学的效应得到更优的治疗比。Cohen 发表了目前最大宗的中子治疗结果，173 例胰腺癌患者接受中子治疗，其中 106 例为单纯快中子治疗，另外 67 例同时接受 5 – FU 化疗。快中子的剂量分别为 20，21 ~ 23 和 24 ~ 25nGy。虽然治疗后大部分患者的症状得到缓解，但是中位生存期仅为 6 个月，并且 18% 的患者出现 WH03 度以上的晚期并发症并导致 2 人死亡。接受中子治疗后最常见的晚期并发症是胃肠溃疡，常发生于疗后 6 ~ 12 个月。如果治疗剂量高于 21nGy，并发症的发生率将显著增高。治疗后主要失败于远地转移，提示与化疗配合进行综合治疗的必要性。RTOG 研究组在 1989 年报道了快中子治疗局部晚期胰腺癌的随机分组研究。患者随机分为单纯接受快中子治疗组（n = 23），快中子与常规射线混合线治疗组（n = 11）和常规射线治疗组（n = 15）。3 组的中位生存期依次为 5.6 个月、7.8 个月和 8.3 个月，中位局部控制时间分别为 6.7 个月、6.5 个月和 2.3 个月，虽然常规射线治疗组的局部控制时间低于前两个快中子治疗组，但 3 组之间的差别无统计学意义。由此显示，与常规射线的治疗结果相比，快中子治疗胰腺癌无明显优势。鉴于以上的结果，近年来欧美国家很少再进行胰腺癌快中子治疗的研究。

三、胰腺癌放射治疗的研究方向

胰腺癌今后治疗的研究方向包括以下两个方面：①寻求新一代化疗药物与放射治疗的最佳组合；②放射治疗方面：以 3D – CRT/IMRT 治疗技术为基础，探讨适宜的治疗范围以及适宜的分割方式，以提高肿瘤照射剂量、降低胰腺周围正常组织和器官的受照射剂量，提高患者对治疗的耐受性。

（一）选择最优的同步放化疗方案

对于局部晚期不能手术切除的胰腺癌，以 5 – FU 为主的同步放、化疗方案是标准的治疗方案，其他化疗方案与 5 - FU 相比，未显示更优的疗效。近年来，由于新一代化疗药物的出现，如健择、希罗达、泰素、奥沙利铂、CPT - 11 和 R11577，人们希望可以将新一代化疗药物与放射治疗结合，得到比 5 - FU 为主的同步化放疗更优的效果。目前这一类的研究尚处于临床 I / II 期试验，初步结果认为放射治疗与这些新一代药物结合，患者的耐受性尚可，无严重毒性反应发生，但是疗效如何尚待 III 期临床试验的结果。

（二）探讨适宜的放射治疗范围和适宜的分割方式

既往的放射治疗野不仅要求包括肿瘤区域（原发肿瘤和转移的淋巴结），还要包括相应部位的淋巴引流区，放射范围大，治疗的副作用大，运用同步放化疗后，治疗的副反应更大。有学者认为，同步放化疗中出现严重的胃肠道急性或晚期毒性反应归因于放射治疗野过大，同时治疗失败的患者中仅有少数为单纯的野内复发，大多数为远地转移，说明局部治疗并不能阻止肿瘤的转移，故而缩小放射治疗野或降低局部剂量对治疗结果无不良影响，反而可提高治疗的耐受性。目前在不能手术切除的胰腺癌治疗的临床研究中，放射治疗多采用 3D - CRT/IMRT 技术，照射野仅包括病变区。

还有的研究者进行了放射治疗剂量的递增试验。McGinn 等在该研究中，使用标准的健择化疗剂量 $1000mg/m^2/w$，放射治疗剂量从单次剂量 1.6Gy 递增到最大单次剂量 2.8Gy，相应的总治疗剂量为 24 ~ 42Gy/3w。在这个研究中放射治疗范围较常规的范围小，仅仅包括病变区和外周 1.0cm 的范围，不进行周围淋巴结引流区的预防照射，目的是减轻局部治疗反应。作者认为该研究中的健择的毒性反应与其他类似研究一致，毒性反应程度是可以接受的。

此外，还有其他关于大分割放射治疗与健择的 I / II 期临床试验，隔周 1 次的健择化疗与放射治疗的联合治疗等临床研究。

四、放射治疗技术

表 15 - 8 列举了胰腺癌放射治疗的原则，无论是常规技术，还是三维适形/调强适形放射治疗（3D CRT/IMRT），其靶区定义、射野安排等均须遵从以上原则。

表 15 - 8　胰腺癌放射治疗原则

用高能 X 线（≥6MV）
多野照射，每日每野均予照射
每周拍摄校位片
用计划系统进行计划设计，减少靶区内热点，可适当使用楔形板
CT 模拟定位下进行三维适形照射，勾画正常组织器官，并定义剂量 - 体积限制条件
靶区照射剂量 DT 45 ~ 50Cy，1.8 ~ 2.0Gy/d，5 次/周
仅进行肿瘤局部照射，不必照射全胰腺
可以进行区域淋巴结的预防照射，也可根据病期、患者的一般状况不必进行淋巴结预防照射

（一）常规体外照射技

1. 照射前准备和照射体位　患者进行模拟定位前应嘱咐患者喝一定量水，以充盈胃部。以后在每次治疗前，应喝相同量水，使胃的充盈度每次相似。模拟定位和每次治疗体位均为仰卧位，双手上举，抱肘置于额头。

2. 照射范围和照射剂量　胰腺癌术后放疗时，应要求外科医师术中在怀疑未切净的部位、或未切除的肿瘤附近放置金属标志物，便于确定术后放射治疗的范围。如果未进行手术或未放置金属标志，应根据治疗前的 CT、钡餐造影和术中所见来确定照射范围。

（1）无法手术切除的胰头癌的照射范围：可以仅照射胰头癌以及周围外放的区域，如果进行区域淋巴结预防照射，照射野还应包括胰十二指肠淋巴结、肝门区淋巴结、腹腔淋巴结和胰上淋巴结区。因为胰头与十二指肠内侧壁关系极为紧密或有时甚至胰头癌已经侵犯了十二指肠内侧壁，所以十二指肠内侧壁应包括在胰头癌照射的高剂量区内。胰头癌 + 区域淋巴结照射的范围包括：前后野的上界为胸 11 椎体的上缘或中 1/2 椎体，下界为第 2 或 3 腰椎椎体下缘；内侧界应包括十二指肠降段（C 环），或肿瘤内侧缘向右放 2 ~ 3cm，外侧界在肿瘤外界向外（左侧方向）2 ~ 3cm。右肾的 50% 可能在照射范围内，为了保证不损伤肾脏的功能，需保证左肾的 2/3 在照射范围外（图 15 – 1A）。侧野的边界：上、下界与前后野的上下界相同，侧野的前界应在肿瘤前界前 2 ~ 3cm，后界应在椎体后 1/3 左右以避免照射脊髓（图 15 – 1B）。由于侧野的照射范围内包括了大部分肝脏和部分双侧肾脏的体积，所以侧野的照射权重应限制在 DT 15 ~ 18Gy 以下。

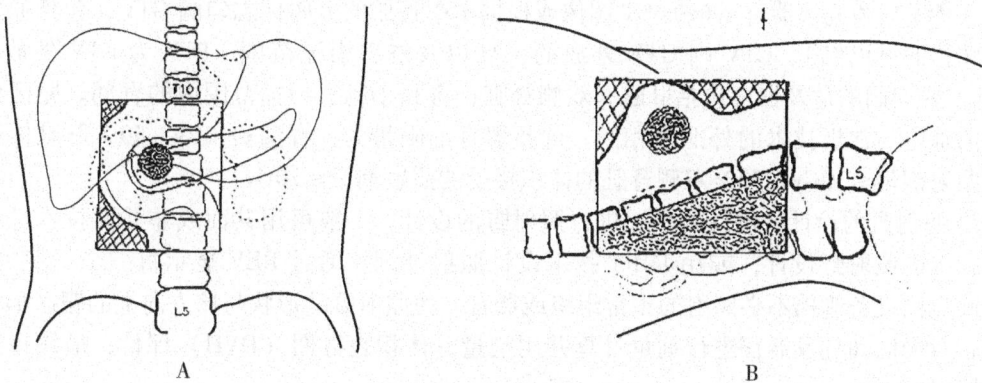

图 15 – 1　胰头癌原发灶 + 区域淋巴结照射范围
A. 前后野；B. 侧野照射

（2）胰体、尾癌的照射范围：胰体肿瘤有时可能位置略高于胰头肿瘤，所以上界按 CT 所示应高于胸椎 11 上缘以完全包括肿瘤，下界与胰头肿瘤设野相同。内、外侧界均距肿瘤边缘 2 ~ 3cm，这样内侧界不必包括胰头/十二指肠降部（C 环），就至少避免照射右肾的 2/3，但左肾的一半在照射野内（图 15 – 2）。侧野的照射野设计原则与胰头癌相同，最重要的是要使双侧肾脏照射剂量在 DT 20Gy 以下（图 15 – 2）。

（二）三维适形照射/适形调强照射（3D CRT/IMRT）

3D CRT/IMRT 通过在每一个照射野与肿瘤的形状相一致，使高剂量曲线集中在肿瘤区，从而使肿瘤得到高剂量的照射，而同时可以避免其周围正常组织和器官的不必要的照射，IMRT 比 3D CRT 的适形度更好，对正常组织和器官保护得更好。

1. 治疗前准备和 CT 模拟定位　为了显示胃和小肠的位置，在定位前 1.5 ~ 2 小时口服 800ml，定位前 40 分钟 ~ 1 小时口服 500 ~ 800ml，做 CT 模拟定位前口服剩余的 200 ~

400ml。患者仰卧位，双手抱肘置于头上，真空垫或体膜固定。扫描范围一般在呼气位的膈顶至第四腰椎椎体下缘，确保肿瘤范围、淋巴引流区和感兴趣的正常组织器官（一般指全部肝脏、双侧肾脏、胃和部分小肠）包括在扫描的范围内，CT 扫描层距为 3 ~ 5mm。

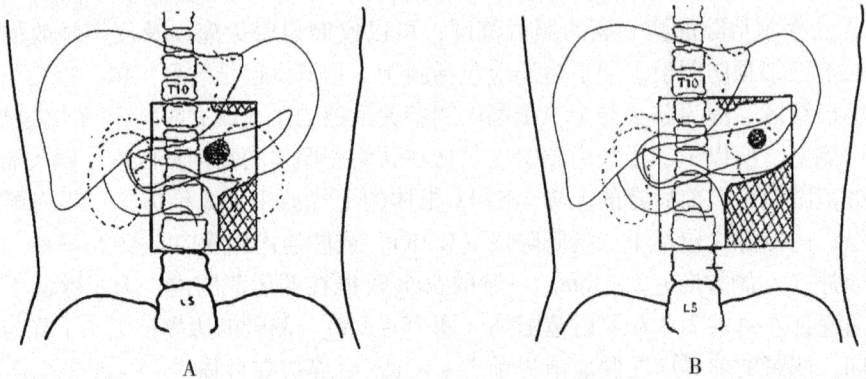

图 15 - 2　胰体（A）、胰尾（B）肿瘤的照射野

2. 靶区及处方剂量的定义　靶区勾画包括：肿瘤区（GTV）、临床靶区（CTV）、计划靶区（PTV）和危及器官。根据 CT 图像或根据术中置放的金属标志勾画 GTV（包括原发肿瘤和转移的淋巴结），CTV 则 GTV 外放的区域以及淋巴引流范围，PTV 为 CTV 外放 5 ~ 10mm。要勾画的危及器官包括肝脏、双侧肾脏、胃和小肠、扫描范围内的脊髓。靶区处方剂量的确定与常规技术的外照射相同。危及器官的限量为：脊髓≤40Gy，50% 肝脏体积接受的照射剂量≤30Gy，30% 双侧肾脏的体积接受的照射剂量≤20Gy。

3. 照射野的设计　用计划系统进行照射野的设计，一般可用共面或非共面技术进行二维或三维的照射野设计，或用 IMRT 技术设计照射计划。通过 BEV 显示每一个投照方向，用多叶光栅设备遮挡不必照射的正常组织或器官，使照射野的形状与该方向上的靶区形状相一致，对靶区和危及器官进行剂量计算并用剂量 - 体积直方图（DVH）评价，最终得到满意的照射计划。

（刘崇华）

第十六章

直肠癌

第一节　概述

一、流行病学

直肠癌是常见的恶性肿瘤，在欧美国家直肠癌的发病率很高，每年新发病例数约为 14 万，男、女发病率均为恶性肿瘤发病率的第三位，每年的死亡率约为 5.5 万，为恶性肿瘤死亡率的第三位。据我国 1985 年常见各部位肿瘤发病分类构成统计，结直肠癌发病率男性为第五位，女性的发病率为第六位。近年来，由于生活水平的提高，直肠癌在我国的发病率可能有上升趋势。

直肠癌的发病率男性略高于女性，约为 1.3 ：1。发病的危险性在 40 岁以后开始增长，到 50~55 岁达到发病高峰。据美国国立癌症中心对 1973 – 1995 年癌症发病统计分析，大约 6% 的美国人在其一生中可能患直肠癌。

遗传病学和流行病学的研究表明，直肠癌的发生、发展与遗传的易感性和环境因素有密切的关系。由于有效的一级和二级预防，美国国立癌症中心的统计分析表明，美国男、女直肠癌的发病率已有明显下降，证明一级和二级预防的重要性。

二、直肠癌的病因

关于结直肠癌的病因虽然在世界各国做了大量的研究，但至今尚未完全阐明。现代生物学、遗传学和流行病学的研究表明，结直肠癌的发病原因主要与环境因素、生活方式和遗传因素有密切关系，是多因素相互作用的结果。

（一）环境因素

研究发现，低发病地区的居民如中国、日本、非洲等一些国家移居到高发病率的西方国家后，结直肠发生率随之增高，在第一代即可迅速增高，至第二代即与当地发病率趋于一致，说明发病情况随环境的改变有非常明显的上升趋势。研究各种环境因素，发现饮食因素最重要。调查资料显示，高发病率国家的饮食具有高脂肪、高动物蛋白，尤其是牛肉、少纤维及精致碳水化合物，即所谓"西方化饮食"的特点，其中高脂肪饮食的影响最明显。

高纤维饮食是否对结直肠癌的发生具有保护作用也存在争议。对 9 个国家 13 个病例对照研究进行荟萃分析，显示高纤维饮食与结直肠癌的发生呈负相关。不过，一个涵盖 88 757 例病例数的大型前瞻性临床研究表明，高纤维饮食对结直肠癌的发生并无保护作用，纤维素的摄入量与大肠腺瘤无明显相关性。

（二）胆汁酸

高脂肪饮食促使结直肠癌发生的机制可能为：①某些胆汁酸可与肠粘膜细胞相互作用，改变细胞的通透性，促进肠道对致癌物的吸收；②初级胆汁酸与次级胆汁酸增加多胺合成酶的活性；③胆汁酸能促进肠上皮增生。虽然目前对胆盐在结直肠癌中所起的作用尚不清楚，但胆汁酸尤其是次级胆汁酸可能是促癌物。鉴于此，有些研究认为，胆囊切除术会增加结直肠癌的发生。但是 Reid 对一些相关研究进行了复习，认为目前所观察的现象可能是由于对阳性结果报道的偏差或研究所含有的误差所致，目前还不能肯定切除胆囊会导致结直肠癌发生率的提高。

（三）遗传因素

约 6% ~10% 的结直肠癌的发生与遗传有关，如遗传性非家族性息肉病性结直肠癌（HNPCC）和多发性家族性息肉病。遗传性结直肠癌的特点为：发病年龄早，多中心发病，常伴有合并症。随着分子生物学技术的发展，人们认识到结直肠癌的发生是多阶段的、多个基因连续性缺失所造成的。目前认为以下基因异常造成结直肠癌的发生：Sq，ras，DCC，17p12 ~17p13.3，p53。Jen 等学者认为 18q 等位基因的缺失是结直肠癌患者 5 年总生存率的独立预后指标。18q 基因缺失的结直肠癌患者的 5 年生存率为 54%，而无缺失者为 93%；Ⅱ 期患者但伴有 18q 等位基因缺失者的预后与 Ⅲ 期患者相似。

（四）其他因素

伴有溃疡性结肠炎或 Crohn 病的患者，发生大肠癌的危险性显著高于同年龄人群，大肠腺瘤与结直肠癌的发生关系密切，血吸虫病流行区也是结直肠癌的高发区。一般认为大肠粘膜被血吸虫虫卵长期积累，理化作用导致肠粘膜反复溃疡、修复以致发展为反复炎症，出现腺瘤样增生，逐年累月，发生癌变。另外，有盆腔的放射治疗史的患者也可能诱发盆腔结直肠癌的发生。

（梁　艳）

第二节　临床表现和诊断

一、直肠的解剖

直肠为大肠的终末端，下界由齿状线与肛管分界，上端在相当于第三骶椎水平与乙状结肠相连，长度约为 12 ~15cm。直肠的具体长度因人而异，与不同体型、不同身高和不同的骨盆宽度有关。通常直肠被人为分为 3 段：齿状线上 5cm 为直肠下段，5 ~10cm 为中段，10 ~15cm 为上段，肿瘤位于不同区段可采取不同手术术式。

直肠的血供主要来自直肠上动脉和直肠下动脉。直肠上动脉是由肠系膜下动脉延伸向下，在直肠上端后方分为二支，沿直肠两侧向下形成的，主要供应齿状线以上的直肠血运。直肠下动脉起自髂内动脉或阴部内动脉，沿直肠两侧韧带进入直肠，主要供应直肠下段血运。

直肠的淋巴引流通常沿同名血管走行。以齿状线为界，直肠的淋巴引流分为上下两组：

齿状线以上的直肠淋巴为上组，以下为下组。上组的淋巴引流分为 3 个方向：①向上沿直肠上动脉引流至肠系膜下动脉和腹主动脉旁淋巴结；②向两侧经直肠下动脉延伸至骶前淋巴结；③向下可至肛提肌上淋巴结或穿过肛提肌至坐骨直肠窝淋巴结，然后沿肛内血管至髂内淋巴结。齿状线以下的下组淋巴经会阴引流至双腹股沟淋巴结（图 16－1）。由于上下两组淋巴引流网存在广泛吻合，所以少数直肠癌也可以通过淋巴道转移到腹股沟淋巴结。

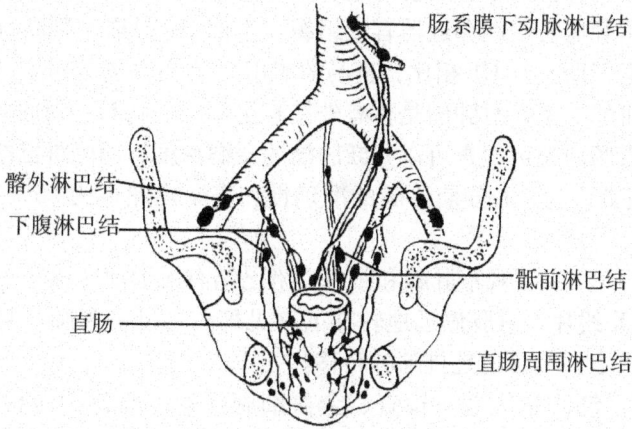

图 16－1　直肠癌的解剖和淋巴引流

二、临床表现

与结肠癌不同，直肠癌的局部症状比较明显，而全身症状不明显。直肠癌的症状主要是：排便习惯改变，如排便次数增多、便秘，以及排便性状的改变，如排便不成形、稀便、排便困难或排便带血、肛门疼痛或肛门下坠等。局部晚期直肠癌伴有直肠全周性受侵时，通常表现为排便困难，排不尽感或里急后重感；如果伴有排尿困难或会阴区疼痛，通常提示肿瘤已有明显外侵。

三、直肠癌的分期检查

直肠癌的分期检查包括详尽的病史检查、仔细的体格检查、一系列的影像学检查以及病理检查，具体如下：

1. 详细病史询问　包括家族史。

2. 全身体格检查　重点为直肠指诊。直肠指诊简单易行，是早期发现直肠癌的关键检查手段之一。一般可以发现距肛门 7～8cm 之内的直肠肿物，但是直肠指诊容易被忽略，凡遇患者主诉便血、直肠刺激症状、粪便变形等均应行直肠指诊。检查时应注意：肿瘤下界距肛门口的距离、肿瘤的质地、大小、活动度、粘膜是否光滑、有无压痛以及与周围组织的关系。如果肿瘤位于直肠前壁，男性应明确肿瘤与前列腺的关系，女性应进行阴道双合诊，查明肿瘤是否侵犯阴道的后壁，指诊结束时应注意指套有无染血。

3. 乙状结肠镜检查及活检　乙状结肠镜可检查距肛缘 25cm 以内的全部直肠和部分乙状结肠，可发现 60%～70% 以上的大肠癌，发现肿物后进行活检，其病理结果是诊断结直肠癌最可靠的诊断。

4. 结肠气钡双重造影　结肠气钡双重造影是诊断结直肠癌最常用而有效的方法，它能提供病变的部位、大小、形态和类型，并可以观察结直肠癌多发病变以及腺瘤，是诊断结直肠癌的首选方法。

5. 盆腔 CT 或 MRI 或直肠腔内 B 超　直肠癌的 CT 主要表现为局部肠壁增厚。CT 可以显示肿瘤向腔内、腔外生长的状态、肿瘤与周围脏器之间的关系，如前列腺、精囊、阴道或膀胱、坐骨直肠窝及骶骨。如果肿瘤有外侵，通常表现为肠壁不规则增厚，与周围脏器之间的脂肪层消失，提示肿瘤已浸润邻近器官或组织。术前 CT 扫描对判断分期及手术完全切除可能性的判断有一定帮助。与 CT 相比，直肠的 MRI 具有更高的分辨率，可以清楚地显示盆内软组织和脏器的毗邻关系，对肿瘤是否有外侵有更明确的判断，因而对直肠癌的术前分期有更肯定的提示。直肠内超声检查可以判断肿瘤的浸润深度、周围淋巴结有无转移，其效果优于 CT 或 MRI。通常认为，T 分期诊断的准确性，直肠内超声为 50% ~ 90%，CT 或 MRI 为 50% ~ 70%。

6. 腹部 B 超或 CT　主要观察肝脏和腹膜后淋巴结有无远地转移。

7. 胸部正侧位 X 线片　直肠癌远地转移的常见部位为肝脏和肺。胸部正侧位相是治疗前最主要的分期检查之一，目的是排除肺转移。

8. 实验室检查　包括粪便潜血检查、全血细胞计数、肝肾功能检查和血清癌胚抗原（CEA）。

四、直肠癌的分期

直肠癌根据肿瘤浸润的深度、局部/区域淋巴结的转移情况和有无远地转移进行分期。Dukes 于 1932 年提出将结直肠癌分为三期：A 期为肿瘤局限于肠壁，B 期肿瘤已侵及肠壁外但无淋巴结转移，无论肿瘤是否局限于肠壁，只要出现淋巴结转移即为 C 期。目前，TNM 分期成为最常用的分期方法（表 16-1）。

直肠癌局部/区域复发率与直肠癌的分期密切相关（表 16-2）。一般认为，$T_{1,2}N_0$ 直肠癌根治术后局部/区域复发率小于 15%，T_3N_0 为 16% ~ 34%，T_4 或 N + 高达 34% ~ 65%。因此，对于 $T_3/T_4N_0M_0$，或无论 T 分期，有淋巴结转移的患者，都应该进行盆腔的放射治疗，以降低局部/区域复发率。

表 16-1　盲肠癌 TNM 分期（2002 年，AJCC）

T：原发肿瘤

T_x：原发肿瘤不能确定

T_0：未见原发肿瘤

T_{is}：原位癌

T_1：肿瘤侵犯粘膜下层

T_2：肿瘤侵犯肌层

T_3：肿瘤侵透肌层，侵到浆膜层或纤维层或直肠周围组织

T_4：肿瘤固定或直接侵犯周围器官或结构和/或穿透脏层浆膜

N：区域淋巴结

 N_x：区域淋巴结不能确定

 N_0：未见区域淋巴结转移

 N_1：1～3 个结肠或直肠周

 围淋巴结转移

 N_2：≥4 个结肠或直肠周围

 淋巴结转移

M：远地转移

 M_x：远地转移不能确定

 M_0：无远地转移

 M_1：远地转移

THN：临床分期

0：T_{is}	N_0	M_0
Ⅰ：$T_{1\sim2}$	N_0	M_0
ⅡA：T_3	N_0	M_0
ⅡB：T_4	N_0	M_0
ⅢA：$T_{1\sim2}$	N_1	M_0
ⅢB：$T_{3\sim4}$	N_1	M_0
ⅢC：$T_{1\sim4}$	N_2	M_0
Ⅳ：$T_{1\sim4}$	$N_{0\sim2}$	M_1

表 16－2　直肠癌局部/区域复发率与分期的关系

作者	复发率（%）					
	$T_{1,2}N_0$	T_3N_0	T_4N_0	$T_{1,2}N+$	T_3N+	T_4N+
Rich	8	24	53	2/4	47	4/6
Mendenhall	15	26	x	52	41	x
Walz	6	16	x	x	36	x
Pilipshen	11	34	x	x	44	x
Stockholm	13	28	x	x	34	x

（梁　艳）

第三节　直肠癌的放射治疗

直肠癌的治疗主要依据临床分期，是多学科的综合治疗。手术是直肠癌根治性的治疗手段。对于Ⅰ期直肠癌，单纯根治性手术即可获得较满意的长期生存率，术后无需其他治疗；如果Ⅰ期直肠肿瘤距离肛门缘较近，可行肿瘤局部切除手术±术后放射治疗，在保留肛门的同时，可以获得与根治性手术相同的疗效。对于Ⅱ～Ⅲ期可进行手术切除的直肠癌（$T_{3\sim4}$/

N^+），多项随机分组研究表明，术前放疗、术前同步放化疗、术后同步放化疗与手术相比，降低了Ⅱ/Ⅲ期直肠癌的局部区域复发率，并显著提高了长期生存率，成为Ⅱ/Ⅲ期直肠癌的标准治疗手段。术前同步放化疗与术后同步放化疗相比，取得了与术后同步放化疗相似的长期生存，并在此基础上进一步降低了局部区域复发率，同时不良反应发生率更低并且可能提高保肛率。因此，越来越多的研究单位选择术前同步放化疗作为Ⅱ~Ⅲ期可进行手术切除的直肠癌的标准方法。

近年来，结直肠癌辅助化疗取得长足的进展，涌现出各种新一代的化疗药物以及靶向药物。以第三代铂类药物奥沙利铂为基础的 FOLFOX4 化疗方案、以拓扑酶抑制剂Ⅰ CPT – 11 为基础的 FOLFIRI 化疗方案与传统的 5 – FU/CF 方案比较，前者可以进一步提高Ⅱ/Ⅲ期结肠癌的长期疗效，而 5 – FU 类似物的口服制剂希罗达与传统方案比较，不仅可以取得相似的疗效，并且不良反应发生率显著低于传统的 5 – FU/CF 方案。

对于局部晚期不可手术切除的直肠癌，术前同步放化疗是推荐的首选治疗手段。通过同步放化疗，可以使部分患者得到手术的机会；而对放疗后无法切除的患者，同步放化疗也可以缓解症状，达到姑息治疗的目的。

以下围绕放射治疗在直肠癌治疗中的作用就以下方面进行分别阐述，内容包括：Ⅱ/Ⅲ期可手术切除直肠癌的术前放射治疗、术前同步放化疗、术后放射治疗和术后同步放化疗，主要目的是提高局部控制率和总生存率；早期低位直肠癌放射治疗与手术的联合治疗，主要以保留肛门为目的；以及局部晚期/复发直肠癌的姑息治疗。

一、Ⅱ/Ⅲ期可手术切除直肠癌的综合治疗

临床分期为Ⅱ、Ⅲ期的直肠癌，即 $T_{3~4}N_{1~2}M_0$，治疗首选根治性手术。但是单纯根治术后的局部复发率为 15% ~65%，为降低局部复发率，提高长期生存率，手术前后的辅助性治疗是必需的。Ⅱ、Ⅲ期直肠癌的综合治疗包括：术前放射治疗/术前同步放化疗、术后放射治疗/术后同步放化疗。

（一）术前放射治疗

术前放射治疗的优点是：①减少手术中肿瘤的种植，使肿瘤缩小、使淋巴结转移数目减少以降低分期；②对于低位Ⅱ、Ⅲ期直肠癌，术前放射治疗可以增加保留肛门括约肌手术的可能性，从而提高患者的生活质量；③由于未手术前小肠在腹膜返折线上，且未粘连固定，所以术前放射治疗导致小肠不良反应比较低；④由于腹盆未行手术，无瘢痕形成，肿瘤细胞氧合好，对放射治疗更敏感。但是，由于术前不能准确分期，术前放射治疗可能使一部分早期不必进行放射治疗的患者（$T_{1~2}N_0M_0$）进行了过度治疗。随着影像诊断技术的不断发展（如直肠内 B 超、盆腔 MRI），术前分期诊断越来越准确，也许能够弥补这个不足。

1. 单纯术前放射治疗的疗效　20 世纪八九十年代，欧美国家，尤其是欧洲各国对可手术切除直肠癌（$T_{2~3}N_xM_0$，或 Duke's B&C 期）的单纯术前放射治疗，有一系列的临床报道，但是这些研究中，术前放射范围、剂量分割以及总剂量均各不相同。例如，术前放射治疗剂量和分割方式分布在 DT 5Gy/1 次 ~ DT 40Gy/20 次范围内。有的研究中，术前放射治疗范围不仅包括了真骨盆，还包括了腹主动脉旁的区域。表 16 – 3 总结了临床Ⅱ、Ⅲ期直肠癌单纯术前放射治疗的 11 个随机分组的研究结果。

表 16-3　可切除直肠癌术前放射治疗的随机分组治疗结果

研究组（年代）	治疗组及病例数	总量/单次剂量（Gy）	治疗间隔（天）	5-LF&（%）	P	5-OS$（%）	P
美国 VASOC I，(1975)	R+S	20/2	14	29	–	43.4#	0.042
	S			40		31.6	
英国 MRC I，(1984)	SF+S=277	5/5	7	55.4*	0.7	41.7	>0.9
	MF+S=272	20/2	7	52.9*		40.0	
	S=275			56.8*		38.0	
美国 VASOG II，(1986)	R+S=180	31.5/1.75	立即	37.8	–	50.3#	0.997
	S=181			36.3		49.6	
欧洲 EORTC，(1988)	R+S=224	34.5/2.3	11	15	0.003	51.6	0.69
	S=226			30		49	
斯德哥尔摩 I，(1990)	R+S=424	25/5	7	不详	<0.01	36	NS
	S=425					36	
Goldberg，(1994)	R+S=228	15/5	2	17	<0.05	39	NS
	S=239			24		40	
Marsh，(1994)	R+S=143	20/5	7	12.8	0.0001	30.1	0.21
	S=141			36.5		30.5	
斯德哥尔摩 II，(1996)	R+S=272	25/5	7	10	<0.05	不详	不详
	S=285			21			
英国 MRC II，(1996)	R+S=139	40/2	45	40	0.04	31	0.10
	S=140			52		28	
瑞典研究组，1997	R+S=573	25/5	7	11	<0.001	58	0.004
	S=574			27		48	
荷兰研究组，(2001)	R+TME=924	25/5	<10	占2.4	<0.001	82.0	0.84
	TME=937	87%		8.2（2y）		81.8（2y）	

从表 16-3 中可以看到，11 个大宗随机对比试验中，其中 8 组结果认为单纯术前放射治疗能够显著降低局部复发率，但是只有美国 VASOG I 和瑞典研究组表明术前放射治疗不仅能显著增加局部控制率，还能显著提高长期生存率。美国在 20 世纪 70 年代首先开展了 II、III 期直肠癌术前放射治疗的尝试，其 VASOG I 的实验组采用常规低剂量术前放射治疗（DT 20Gy/10 次），结果表明术前低剂量放射治疗后，患者的局部控制率和总生存率均显著高于单纯手术组（5 年总生存率，术前放射治疗组 vs 单纯手术组 =43.4% vs 31.6%，P=0.042）。为了进一步提高疗效，他们将术前放射剂量提高至 31.5Gy/18 次（VASOG II），这个实验再次证明术前放射治疗可以显著降低局部复发率（术前放射治疗组 vs 单纯手术组 =10% vs 21%，P<0.05），但并未显著提高生存率。对于这两个随机研究，人们批评在 VASOG I 组中，手术组的 5 年总生存率太低（仅为 36%），因而对其结果的真实性产生质疑。英国 MRC 也进行两个不同阶段的随机系列研究，前一个为低剂量照射（DT 5Gy/1 次/1 天和 DT 120Gy/10 次/2 周与单纯手术对比），后一个研究为常规分割的中等剂量照射（DT

40Gy/20 次）。接受常规分割中等剂量照射的 MRC Ⅱ 研究结果表明，术前放射治疗可以显著降低局部复发率（52% vs 40%，P = 0.04），但未提高长期生存率。斯德哥尔摩研究对不同分期进行了分层分析，结果表明术前放射治疗对提高 Duke's B&C 的局部控制率尤为有效，但不能进一步提高 Duke's A 期的局部控制率。

在瑞典研究组研究中（n = 1168），可切除的、分期为 $T_{1~3}N_xM_0$ 的直肠癌患者被随机分为术前放射治疗组（DT 25 Gy/5 次/7 天）和单纯手术组。结果表明，术前放射治疗组的局部复发率显著低于单纯手术组（12% vs 27%），术前放射治疗组的 5 年总生存率比单纯手术组高 10%（58% vs 48%），差别具有非常显著的统计学意义（P = 0.004）。

在以上的随机对照组中，手术均为常规直肠癌根治术，即直肠癌前切除术（Dixon 手术）或者直肠、腹会阴联合根治术（Mile's 手术）。荷兰直肠癌研究组进行了术前放射治疗 + 全直肠系膜切除术（TME）与单纯 TME 手术的对比研究（n = 1861）。全直肠系膜切除术（TME）与常规术式相比，可以显著降低局部复发率，其局部治疗疗效与常规手术 + 术后同步放化疗相同，因此在欧洲许多国家 TME 手术是中下段直肠癌的标准术式。在荷兰研究组中，TME 手术后的 2 年局部复发率仅为 8.2%，术前放射治疗则可以更进一步降低 2 年局部复发率（2.4% vs 8.2%，P < 0.001），但两组的 2 年生存率无显著差别。

可切除直肠癌术前放射治疗究竟有何价值？有两个荟萃分析对这个问题进行了探讨。Calogero Camma 对 14 个可切除直肠癌术前放射治疗随机研究组进行了荟萃分析（n = 6426），结果显示与单纯手术相比，术前放射治疗不但可以显著降低可切除直肠癌的局部复发率（OR = 0.49；95% CI，0.38 ~ 0.62；P < 0.001），还可以显著降低总死亡率（OR = 0.84；95% CI，0.72 ~ 0.98；P = 0.03），并可以显著降低癌症相关死亡率（OR = 0.71；95% CI，0.61 ~ 0.82；P < 0.001），尤其是对于 Duke'sB&C 的患者，受益更大。结直肠癌协作组（Colorectal Cancer Collaborative Group）2001 年发表了另一个荟萃分析结果。文中分析了术前放射治疗和术后放疗对直肠癌治疗的影响。结果表明，将术前不同的放射剂量和分割方式换算成等效放射生物学剂量（BED），当该剂量≥30Gy 时，术前放射治疗不仅可以显著降低局部复发率（45.9% vs 52.9%，P < 0.00001）和癌症相关死亡率，还可能提高直肠癌的总生存率，其差别具有显著性的统计学意义。

术前放射治疗最常见的并发症为脓肿（18.3%）、吻合口瘘（5.2%）和小肠梗阻（5.2%）。术前放射治疗组出现吻合口瘘的比率显著高于单纯手术组（21% vs 15.2%，P < 0.001），其他并发症发病率亦显著高于单纯手术组（21% vs 17.8%，P = 0.03），尤其当 BED 剂量≥30Gy 时，不良反应发生率会更高（P = 0.002）。但是，术前放射治疗并未显著增加手术后的死亡率。术前放射治疗组副作用出现的比例高，可能跟各个不同研究组所的照射野大小和照射技术有关。12 个研究组中，美国 VASOGⅡ、EORTC 和斯德哥尔摩Ⅰ均照射了腹主动脉旁（上界达 L2 水平），有 6 个研究组采用前后对穿野的照射技术。瑞士研究组发现，用两野技术与用 3 或 4 野技术相比，患者的住院期间死亡率前者显著高于后者（15% vs 3%，P < 0.001）。荷兰研究组采用 3 或 4 野照射技术进行真骨盆区域照射，除了放射组失血量比手术组多 100ml，并伴有略多的会阴区域的并发症外，术前放射治疗未增加围手术期的死亡率（4.3% vs 3.3%）。

总之，对于可切除的Ⅱ/Ⅲ期直肠癌，术前放射治疗可以降低局部复发率。BED < 30Gy 未提高生存率，而术前较高剂量照射（BED≥30Gy）可能延长总生存率。但同时应注意照

射技术和照射范围，应采用多野治疗，仅照射包括瘤床和区域淋巴结的真骨盆，这样有助于降低治疗相关的并发症和死亡率。另外，没有证据表明，术前放射治疗对 $T_{1\sim2}N_0$ 直肠癌有益，因此，应使用有效的术前分期来避免对 $T_{1\sim2}N_0$ 早期直肠癌的放化疗。

2. 术前放疗与术前同步放化疗的随机对照研究在 20 世纪 90 年代，$T_{3\sim4}$ 期直肠癌的术前放射治疗是欧洲国家的标准治疗方法，而随着同步放化疗在恶性肿瘤治疗中的成功应用，法国于 1993 - 2003 年完成一项比较术前放疗与术前同步放化疗的随机分组研究（FFCD 9203）。该研究收入临床分期为 $T_{3\sim4}N_0M_0$ 的可手术切除直肠癌，分别进行了单纯放疗（DT 45Gy/25F）和同步放化疗（化疗为 5 - FU 325mg/m² + 四氢叶酸钙 20m/m²，d1～5，放疗第 1、5 周进行），手术在放疗或同步放化疗结束 3～10 周后进行。在 724 例可供分析的患者中，接受同步放化疗者取得了更高的病理无瘤率（11.4% vs 3.6%，P < 0.0001）以及更低的局部失败率（8.1% vs 16.5%，P = 0.004），但是两组在保留肛门括约肌、5 年无瘤生存率和总生存率上无显著差别，而术前同步放化疗有更多的 Ⅲ～Ⅳ 度不良反应（14.9% vs 2.9%，P < 0.0001）（表 16 - 4）。

EORTC 22921 进行了另外一项术前放疗或同步放化疗的随机分组研究。与 FFCD 9203 不同的是，EORTC 22921 设计成 2 × 2 析因分析的模式，将可手术切除的临床诊断为 $T_{3\sim4}$、距肛缘 < 15cm 的患者分为术前放疗组、术前同步放化疗组、术前放疗 + 术后化疗组和术前同步放化疗 + 术后化疗组，分别比较术前放疗与术前同步放化疗、术后化疗与无术后化疗的疗效。EORTC 22921 的研究结果与 FFCD 9203 相似，术前同步放化疗可以更进一步降低局部复发率，降低了临床分期，但并未能提高长期总生存率和无瘤生存率，术前同步放化疗也并没有提高肛门括约肌保留率（表 16 - 4）。但是，FFCD 9203 和 EORTC 22921 研究均采用静脉冲入 5 - FU，而非静脉持续滴注，FFCD 9203 在研究后期建议使用全直肠系膜切除术（TME），EORTC 22921 则推荐 TME 手术。

表 16 - 4　术前放疗和术前同步放化疗在 2 个随机分组研究的疗效对比

	FFCD 9203			EORTC 22921		
	术前放疗 （n = 367）	术前同步放化疗 （n = 375）	P	术前放疗 （n = 505）	术前同步放化疗 （n = 506）	P
病理无瘤率（%）	3.6	11.4	< 0.0001	/	/	/
5 年局部失败率（%）	16.5	8.1	0.004	17.1	8.7	0.002
5 年无瘤生存率（%）	55.5	59.4	/	54.4	56.1	0.52
5 年总生存率（%）	67.9	67.4	0.684	64.8	65.8	0.84
括约肌保留率（%）	58.3	57.7	0.837	50.5	52.8	0.47

3. 术前放射治疗对于低位直肠癌肛门括约肌保存的影响因素　病理学家的研究证实，直肠癌很少沿直肠肠壁纵轴方向浸润，仅 2.5% 患者的浸润长度超过 2.5cm，手术切缘距肿瘤小于 2cm 和大于 2cm 的局部控制率无显著差别。因此，如果肿瘤下缘距肛管大于 3cm，可以通过努力使患者的肛门得以保留。如果术前放射治疗可以使肿瘤进一步缩小，则直肠下段癌的肛门保留率可以大大提高。有 3 个随机分组对术前放射治疗保留低位直肠癌肛门括约肌分别进行了以下 3 个方面的研究，即 Lyon R90 - 01 的放射治疗结束至手术的时间间隔的研究、Lyon R96 - 02 的术前放射治疗的剂量的研究及波兰（Poland）的术前短疗程放疗与术

前常规分割的同步放化疗的随机分组研究。

（1）术前放射治疗至手术之间的间隔长短对疗效的影响：Lyon R 90－01 研究的主要目的是术前放射治疗至手术之间的间隔长短对疗效的影响。入组要求包括可手术切除（$T_{2\sim3}$ $N_{0\sim3}M_0$）病理证实的直肠腺癌，肿瘤下缘距肛门的中位距离为 5.7cm（1～11cm）。入组患者在接受了 DT 39Gy/13 次/17 天的术前放射治疗后被随机分为两周内手术组（短间隔组，n＝99 例）和 6～8 周内手术（长间隔组，n＝102 例）。结果是无论是总反应率还是病理分期下降率，放疗长间隔组均显著高于短间隔组，临床总反应率分别为 71.7% 和 53.1%（P＝0.007），病理分期下降分别为 26% 和 10.3%（P＝0.005），括约肌保存率分别为 76% 和 68%（P＝0.27），但两组局部控制率和总生存率无显著差别（表 16－5）。该研究认为，对于肿瘤距离肛门 >6cm，行保留肛门括约肌手术的可能性比较大，如果肿瘤距离肛门很近，即使进行了术前放疗也很可能不能保留肛门，在这两种情况下，术前放射治疗与手术的间隔不必考虑很长，一般 4 周左右即可。术前放疗后，盆腔处于充血、水肿状态，立即实施手术可能会增加手术的并发症；但是如果拖延过久，也可能造成放射区域的纤维化，增加手术的难度。如果外科医师术前对能否实施保留肛门括约肌的手术把握性不大，期望通过术前放疗可以使肿瘤缩小，并增加保留肛门括约肌手术的可能性，建议延长放射治疗后的休息时间。

表 16－5　术前放射治疗与手术的时间间隔对肛门括约肌保存的关系

	短间隔组 （n＝99）	长间隔组 （n＝102）	P
总反应率（%）	53.1	71.7	0.007
病理分期下降率（%）	10.3	26.0	0.005
肛门括约肌保存率（%）	68.0	76.0	0.27
肿瘤距肛缘≤5cm（%）	23.0	41.0	NS
3 年总生存率（%）	78.0	73.0	NS
局部控制率（%）	78.8	80.4	NS

（2）术前放射治疗剂量对疗效的影响：Lyon R96－02 试图阐述术前放射治疗剂量对保留肛门率的影响。研究对象为腔内超声诊断为 $uT_{2\sim3}N_xM_0$ 患者，肿瘤距离肛门 ≤6cm，肿瘤侵犯周径 <2/3。治疗随机分为低剂量组（单纯外照射 DT 39Gy/13 次/17 天，n＝43）和高剂量组（单纯外照射 DT 39Gy/13 次/17 天 + 腔内低剂量照射 DT 46Gy，n＝43）。高剂量组的病理完全缓解率显著高于低剂量组（24% vs 2%，P＝0.004），保留肛门括约肌的比率显著高于低剂量组（76% vs 40%，P＝0.004），但两组的 2 年无局部复发生存率无显著差别（92% vs 88%）。保留肛门术后，两组患者对肛门括约肌的功能进行了自我评价，分为极好、好、一般和差。两组的自评在 4 个评价组的比例相似，也就是说，接受高剂量放射治疗并没有损伤肛门括约肌的功能。

（3）术前短疗程放射治疗与术前常规分割同步放化疗的随机对照研究：术前短疗程放射治疗（5Gy×5 次）一直是欧洲各国进行可手术切除直肠癌术前放疗的标准模式，但是在北美各国，术前常规分割的同步放化疗越来越被接受。两种方法都被各自国家所视为常规治疗，孰优孰劣存在争议。波兰进行了这项非常有意思的随机分组研究，就欧洲模式的短疗程术前放疗与美洲模式的常规分割的术前同步放化疗进行了随机分组研究。所有人组的 316 例

患者均为可切除的 $T_{3\sim4}$ 直肠癌，肿物距离肛门 2 ~ 10cm。在分别进行了上述两种术前治疗后，所有患者均进行了 TME 手术。术前同步放化疗并没有显著提高肛门括约肌保留率（58% vs 61%，P = 0.57），但是可以显著肿瘤的病理完全缓解率（15% vs 1%，P < 0.001）以及达到降低分期的目的。

综上所述，可手术切除的直肠癌术前放疗可以降低局部复发率，但是由于治疗剂量、分割方法、治疗部位在各研究单位不尽相同，较高剂量照射，如 5 × 5 或 50Gy/25f 可能提高生存率。随着欧洲 3 项大宗的随机分组的研究，术前同步放化疗与术前放疗或术前短疗程的放疗相比，可以更进一步降低局部复发率和降低分期，提高病理的无瘤率，但是对于肛门括约肌的保留以及长期生存率，术前同步放化疗并没有显示优于术前常规分割单纯放疗或短程单纯放疗。由于上述几项研究都是基于 5 - FU 和四氢叶酸钙的同步化疗，期望未来进行更优的同步化疗方案可以取得更好的结果。

（二）术后放射治疗

术后放疗的适应证为 Ⅱ ~ Ⅲ 期可切除直肠癌。直肠癌术后放疗的优点在于有准确的病理分期，避免了 $T_{1\sim2}N_0M_0$ 患者的不必要照射，但不利点在于，第一由于术后腹盆解剖结构的破坏，术后照射了更多的小肠；第二手术后瘢痕的出现使瘤床在术后潜在乏氧；第三腹会阴联合切除术时需包括会阴手术瘢痕，照射野大，毒副作用较多。

1. 直肠癌根治术后的单纯放疗　在 20 世纪 90 年代以前，开展了一系列 Ⅱ ~ Ⅲ 期直肠癌术后放疗和单纯手术的随机对照研究，这些研究结果证明了术后 40 ~ 50Gy 照射显著降低了局部区域复发率，但未提高总生存率。荟萃分析结果显示，术后单纯放疗和单纯手术的 5 年单纯局部区域复发率分别为 22.9% 和 15.3%（P = 0.0002）。中国医学科学院肿瘤医院在 1994 ~ 1997 年共治疗 243 例 Ⅱ ~ Ⅲ 期直肠癌，192 例根治术后放疗，51 例单纯根治术，术后放疗显著降低了局部区域复发，5 年局部区域复发率从 26.8% 降低至 15.8%（P = 0.043），但未提高无病生存率和总生存率，结果和国内外文献报道相同。

2. 直肠癌根治术后同步放化疗

（1）术后同步化放疗与手术、术后放疗、术后化疗比较：由于根治术后单纯放疗未提高生存率，在此之后开展了一系列术后同步化放疗的研究。全世界共有 4 项研究将 Ⅱ ~ Ⅲ 期直肠癌术后同步化放疗分别与单纯手术、术后放疗、术后化疗进行了随机对照分析。这 4 个研究结果均显示，作为实验组的术后同步化放疗与对照组相比，进一步降低了局部区域复发率和提高了无病生存率和总生存率。4 个不同侧面的研究得到的结论一致，因此 Ⅱ/Ⅲ 期直肠癌根治术后同步放化疗可以提高局部控制率和长期生存率为 Ⅰ 类证据，根治术后的同步放化疗是 Ⅱ/Ⅲ 期直肠癌治疗的金标准（表 16 - 6）。

表 16 - 6　Ⅱ/Ⅲ 期直肠癌根治术后同步放化疗的随机分组研究

随机分组研究	局部复发率		5 年总生存率	
	（%）	P	（%）	P
Mayo/NCCTC 794751				
术后同步放化疗（n = 104）	13.5	0.036	58	0.025
术后放疗（n = 100）	25		48	

随机分组研究	局部复发率		5 年总生存率	
	(%)	P	(%)	P
Norway				
术后同步放化疗 (n=66)	12	0.01	64	0.01
单纯手术 (n=70)	30		50	
NSABP R02				
术后同步放化疗 (n=346)	8	0.02	66	0.89
术后化疗 (n=348)	13		66	

早在 1985 年，GTSG - 7175 的研究结果证明，Ⅱ/Ⅲ期直肠癌根治术后同步化放疗优于单纯手术，无病生存率分别为 70% 和 46%（P=0.009），总生存率分别为 58% 和 45%（P=0.005）。此后，1991 年 NCCTG - 794751 发表了一项随机对照研究结果，204 例直肠癌 $T_{3~4}$ 或 N^+ 的患者在手术后随机分成放疗同步 5 - FU 化疗或单纯放疗两组，同步放化疗显著降低了局部区域复发率（13.5% vs 25%，P=0.036），显著提高了无病生存率（59% vs 37%，P=0.002）和总生存率（58% vs 48%，P=0.025）。因此，从 1991 年开始，直肠癌术后同步化放疗已成为标准的辅助治疗原则。1997 年挪威发表了第三项随机对照研究，比较术后同步放化疗和单纯手术的疗效，两组的局部复发率分别为 12% 和 30%（P=0.01），5 年无病生存率分别为 64% 和 46%（P=0.05），5 年总生存率分别为 64% 和 50%（P=0.01）。2000 年 NSABP - R02 的研究比较 Duke B 和 C 期直肠癌根治术后同步化放疗（n=346）和单纯化疗（n=348）的疗效，术后同步化放疗显著降低了局部复发率（8% vs 13%，P=0.02），但未提高无病生存率和总生存率。但是，在这项研究中，放射治疗开始于术后 3 个月（先做化疗），延迟同步化放疗将显著降低放疗疗效，这是人们对这项研究普遍的批评意见。

综上所述，Ⅱ～Ⅲ期直肠癌根治术后以 5 - FU 为基础的同步化放疗与单纯手术、单纯术后放射治疗或术后化疗相比，不仅可以显著提高局部控制率，还能显著提高长期生存率，是Ⅰ类的治疗根据，已成为标准治疗原则。据此，美国国立癌症研究所（NCI）已明确规定，针对Ⅱ～Ⅲ期直肠癌根治术后的临床研究，必须以 5 - FU 同步放化疗为对照组，以避免损伤患者的利益。

（2）术后同步化放疗的 5 - FU 给药方式：在上述研究中，同步化放疗采用的都是 5 - FU 静脉滴注的给药方式，在 GTSG 7180/NCCTG 864751 的随机对照研究中，比较了同步放化疗时，5 - FU 持续静脉注射（5 - FU 225mg/m^2）（n=328）和滴注给药（500mg/m^2）（n=332）的疗效。研究对象为 $T_{3~4}/N^+ M_0$ 的直肠癌根治术后的患者，一组采用持续静脉给药，一组采用 5 - FU 静脉滴注。5 - FU 持续静脉给药和放疗同步应用显著降低了局部复发率，并提高了生存率。两组的总复发率分别为 37% 和 47%（P=0.01），4 年无病生存率分别为 63% 和 53%（P=0.01），4 年总生存率分别为 70% 和 60%（P=0.005）。因此，直肠癌根治术后的同步化放疗中，5 - FU 连续静脉给药方式是标准给药模式。

（3）生物调节剂在直肠癌根治术后同步化放疗中的价值：直肠癌根治术后同步化放疗以 5 - FU 为主的方案是标准化疗方案，但 5 - FU 联合生物调节剂如甲酰四氢叶酸（LV）和左旋咪唑（Lev）并未提高疗效。2002 年发表的 INT - 0114 随机对照研究结果显示，5 - FU 联合甲酰四氢叶酸和/或左旋咪唑未改善无病生存率和总生存率，但加入生物调节剂后同步放化疗出现的不良反应不同。INT – 0114 入组条件为 $T_{3\sim4}$ 或 N^+ 直肠癌，年龄 > 18 岁，共 1792 例接受了同步放化疗并随机分成四组：5 – FU + 放疗，5 – FU + LV + 放疗，5 – FU + Lev + 放疗，5 – FU + LV + Lev + 放疗。单用 5 – FU 同步放疗时的 III ~ IV 度白细胞减少和血小板减少显著高于 5 – FU 联合甲酰四氢叶酸和左旋咪唑，而 III ~ IV 腹泻较少（表 16 – 7）。另外，GTSG 7180/NCCTG 864751 研究组在进行直肠癌根治术后同步放化疗 5 – FU 的最佳给药方法的随机研究的同时，也对比了 5 – FU 与 5 – FU + 四氢叶酸的疗效，加入四氢叶酸不能显著降低局部复发率（9% vs 11%，P > 0.05），亦不能提高无病生存率（60% vs 60%，P = 0.33）和总生存率（62% vs 62%，P = 0.61）。

表 16 – 7　同步放化疗时 5 – FU 不同联合方案的疗效和毒副作用比较（INT – 0114）

	5 – FU	5 – FU + LV	5 – FU + Lev	5 – FU + LV + Lev
3 年无病生存率（%）	62	68	62	63
3 年生存率（%）	78	80	79	79
局部复发率（%）	12	9	13	9
III ~ IV 度白细胞减少	33	23	23	24
III ~ IV 度血小板减少	49	37	39	38
III ~ IV 度腹泻	19	28	20	35

（4）术后同步化放疗的放疗时间：直肠癌根治术后同步化放疗时，放疗应尽早进行，延迟放疗将降低治疗疗效。韩国进行了一项随机对照研究，308 例 II ~ III 期直肠癌根治术后随机分成两组，一组的同步放化疗在手术后立即开始，然后给予 6 周期辅助性化疗（早放疗组）；另一组术后先化疗 2 周期，然后接受同步放化疗，再继续 4 周期化疗（晚放疗组），两组的同步放化疗用药、放疗剂量以及辅助化疗均一样。该研究的结果表明，早放疗组显著提高了无病生存率和降低了局部复发率，但总生存率无差别。早放疗组和晚放疗组的 4 年无病生存率分别为 81% 和 70%（P = 0.043），4 年总生存率分别为 84% 和 82%（P = 0.387），复发率分别为 17% 和 27%（P = 0.047）。

（三）术前同步化放疗和术后同步化放疗比较

以上介绍的 II/III 期直肠癌辅助性放化疗都是术前治疗模式之间或术后治疗模式之间的相互比较。德国 CAO/ARO – 094 的随机对照研究则比较了可手术切除直肠癌术前同步化放疗和术后同步化放疗的疗效。全部患者经过盆腔 CT 和直肠腔内超声检查诊断为 $T_{3\sim4}$ 或 N^+（临床分期），无远处转移，年龄 ≤ 75 岁，肿瘤距肛门 16cm 以内，既往未做过化疗或放疗。同步化放疗时 5 – FU 剂量为 1000mg/（m² · d），d1 ~ 5，连续静脉滴注，放疗开始第一周和第五周，巩固化疗方案为 5 – FU 500mg/（m² · d），d1 ~ 5，静脉滴注，每 4 周为一周期，共 4 周期。放疗为全盆腔照射，DT 50.4Gy/28 次，1.8Gy/次，术后放疗组局部补量 5.4Gy。入组的 799 例随机分成两组：术前化放疗（n = 405）和术后化放疗（n = 394）组。前者显著降低了局部复发率（6% vs 13%，P = 0.006），但总生存率无病生存率在两组间无显著差别（76% vs 74%，68% vs 65%）。全组患者在手术前均经外科医师检查，共有 194 例患者被认为需要做腹会阴联合切除术（不能保肛），其中术前同步化放疗组 116 例，术后同步化放疗组 78 例。结果表明，术前同步放化疗组的实际保肛率为 39%，术后同步放化疗组为 19%（P = 0.004），术前同步化放疗显著提高了保肛率。另外，需引起人们注意的是，术前同步化放疗组的急性和长期毒副作用显著低于术后同步化放疗组（表16-8），而且，术前同步化放疗未增加吻合口瘘、术后出血和肠梗阻的发生率，虽然伤口延迟愈合高于术后同步化放疗组，但未达到统计学差别。

表16-8 术前同步化放疗和术后同步化放疗疗效和毒副作用比较

	术前同步化放疗 (n=405)	术后同步化放疗 (n=394)	P
5年局部复发率（%）	13	6	0.006
5年总生存率（%）	76	74	0.80
5年无病生存率（%）	68	65	0.32
Ⅲ～Ⅳ急性毒性反应（%）			
腹泻	12	18	0.04
血液毒性	6	8	0.27
皮肤	11	15	0.09
其他	27	40	0.001
长期毒性反应（%）			
胃肠道	9	15	0.07
狭窄	4	12	0.003
膀胱	2	4	0.21
其他	14	24	0.01
围手术期并发症（%）	36	34	0.68
吻合口瘘	11	12	0.77
伤口延迟愈合	10	4	0.10
肠梗阻绞痛	2	1	0.26
术后出血	3	2	0.50
住院死亡率（%）	0.7	1.3	0.41

根据该项研究，术前同步放化疗尽管未能提高总生存率，但是至少可以保持与术后同步放化疗相同的长期生存率，并且在术后同步放化疗的基础上可以进一步降低局部复发率，且毒副作用显著低于术后同步放化疗，应有可能使更多的患者能保留肛门括约肌。因此，在欧洲和美国，越来越多的医院倾向于术前同步化放疗，而不是术后同步化放疗。2007年NCCN治疗指南中，对于可手术切除的Ⅱ/Ⅲ期直肠癌，推荐的标准治疗方案不仅包括术后同步放化疗，亦包括术前同步化放疗。

根据以上临床研究证据，表16-9提供了Ⅱ～Ⅲ期可手术切除直肠癌术前/术后辅助性治疗的建议。

（四）新化疗药物在直肠癌同步化放疗中的作用

过去几十年来，大肠癌的化疗一直以5-FU为基础的标准化疗方案。最近几年，新的化疗药物的出现如奥沙利铂、开普拓（CPT-11）和希罗达等，使大肠癌的化疗取得了长足的进步。有多项随机对照研究证明，奥沙利铂或CPT-11联合5-FU提高了转移性结直肠癌的疗效，而口服单药希罗达可以取得和 5 - FU 方案同样的疗效。另外，靶向治疗（抗表皮生长因子受体的抗体 C225 和抗血管内皮生长因子受体的抗体 avastin）与上述新一代化疗方案结合，也显示出初步的可喜成果。这几种新型药物目前也正在被广泛地运用于直肠癌的同步放化疗 Ⅰ ~ Ⅲ 期临床试验，期望可以取得比 5 - FU 同步放化疗更优的治疗疗效。

表 16 - 9　Ⅱ ~ Ⅲ 期可手术切除直肠癌术前和术后辅助治疗建议

1. 适应证：临床或病理分期为 Ⅱ ~ Ⅲ 期直肠癌（$T_{3-4}N_0M_0$，或任何 T 分期，N + M_0）

2. 无论术前还是术后的同步放化疗均是 Ⅱ ~ Ⅲ 期可手术切除直肠癌的标准辅助治疗方案

3. 术前对于 T 和 N，建议采用盆腔 MRI 或直肠腔内 B 超

4. 肿瘤位于直肠中低位、有保肛意愿者，推荐进行术前同步放化疗

5. 同步化疗采用 5 - FU 为基础的化疗药物，放射治疗剂量 DT 50Gy/25 次/5 周

6. 建议给予 5 - FU 持续静脉滴注的给药方式，从放射治疗第一天至最后一天，或者放疗期间给药，周末不用药

7. 同步放化疗的同时不必使用生物调节剂，如四氢叶酸或左旋咪唑，但是可以利用生物调节剂缓解不良反应

8. 接受术后同步放化疗者，建议先进行同步放化疗，然后进行辅助化疗

9. 建议进行全直肠系膜切除术（TME）

1. 希罗达　希罗达是最新一代的氟脲类药物类似物，与其他化疗药物相比，希罗达最突出的特点是口服用药并且安全可靠。希罗达口服后迅速通过胃肠道粘膜吸收入血，运送到肝脏。在肝脏中，大部分希罗达被羧酸酯酶水化为 5′-脱氧 5 - 氟胞苷（5′-DFCR），在胞苷脱氨酶（CyD）作用下转变为 5′-脱氧，5 - 氟尿苷（5′-DFUR），后者再在胸苷磷酸化酶（TP）作用下转化为最终的活性产物 5 - 氟尿嘧啶（5 - FU）。最关键的转化酶胸苷磷酸化酶（TP）仅存在于肝脏和肿瘤细胞中，在后者的浓度更高，所以关键的转化是在希罗达代谢物进入肿瘤细胞内完成的，因而认为靶向性好，对正常组织、细胞危害较小。

在用于晚期结直肠癌治疗的两项随机分组研究中，与 5 - 氟尿嘧啶 + 四氢叶酸钙（5 - FU + LV）标准的化疗方案相比，希罗达的总有效率（CR + PR）显著高于标准方案，肿瘤进展时间（TTP）和中位生存期两组接近。但是口服制剂的希罗达显著降低了严重不良反应的发生率，与 5 - FU/LV 静脉输液相比，希罗达用药更安全，也更容易被患者接受（表 16 - 10）。

表 16 - 10　希罗达在转移性结直肠癌的随机分组研究

	欧洲组随机分组研究			北美组随机分组研究		
	5 - FU/LV (n = 301)	希罗达 (n = 301)	P	5 - FU/LV (n = 303)	希罗达 (n = 302)	P
总反应率（%）	15	18.9	0.002	15.5	24.8	0.005
中位无进展时间（月）	4.7	5.2	0.65	4.7	4.3	0.72
治疗失败时间（月）	4.0	4.2	0.89	3.1	4.1	0.89
中位生存时间（月）	12.1	13.2	0.33	13.3	12.5	0.974
Ⅲ ~ Ⅳ 度腹泻（%）	10.4	10.1	> 0.05	13.9	15.4	> 0.05
Ⅲ ~ Ⅳ 度胃炎（%）	13.3	1.3	< 0.05	16.0	3.0	< 0.05
发热性白细胞下降（%）	–	–	< 0.05	–	–	< 0.05
Ⅲ 度手足综合征（%）	1.9	12.4	< 0.05	0.7	18.1	< 0.05

希罗达不仅在晚期结直肠癌的治疗中显示与 5 – FU/LV 传统方案相似的疗效，而且在结肠癌根治术后辅助化疗中也得出类似的结论。一项旨在研究结肠癌根治术后希罗达单药与 5 – FU/LV 传统化疗比较的 X – ACT 方案中（n = 1987），患者随机分入希罗达组 [2500mg/（m² · d），d1 ~ 14，休息 7 天为一个周期，共 8 个周期，n = 1004] 和 5 – FU + LV（Mayo 方案：5 – FU 425mg/m²，d1 ~ 5，每 28 天重复；LV 20mg/m²，d1 ~ 5，每 28 天重复，每 28 天为一周期，共 6 个周期。n = 983），入组的患者为根治术后的 II ~ III 期结肠癌患者。结果显示无论是无病生存率（64.2% vs 60.6%，P = 0.05）、3 年无复发生存率（65.5% vs 61.9%，P = 0.04）还是 3 年总生存率（81.3% vs 77.6%，P = 0.05），希罗达组均显著高于 Mayo 方案，而希罗达组的不良反应显著低于标准 5 – FU 方案。因此，无论用于晚期结直肠癌化疗，还是用于结肠癌根治术后的辅助治疗，希罗达均显示与传统结肠癌化疗相似的结果，而不良反应显著下降，代表了其特有的安全性，有取代静脉 5 – FU/LV 标准化疗的趋势。

希罗达与放射治疗的同步治疗亦被广泛研究，目前已经有多家 I 期临床试验，证明希罗达与放射治疗同步治疗的安全性，并初步认为 II ~ III 期临床试验的推荐剂量为 1650mg/（m² · d），从放疗第一日开始，分为每日 2 次口服，每周 5 次，直到放射治疗结束；或者采用从放射治疗第一日开始用药，连续口服 14 天，休息一周的 3 周用药方式（表 16 – 11）。中国医学科学院完成 II ~ III 期直肠癌术后希罗达同步放化疗 I 期临床研究，采用希罗达连续服用 2 周休息 1 周的方案，放射治疗采用标准的盆腔野照射，DT 50Gy/25F/5 周。在 24 例入组患者中得到同步放化疗希罗达的最大耐受剂量（MTD）为 1600mg/（m² · d），剂量限制性不良反应为 III 度腹泻。血液学不良反应表现为轻度 ~ 中度，75% 患者出现 I ~ II 度白细胞下降（18/24），20.8% 出现 I 度贫血（5/24），8.3% 为 I 度血小板下降（2/24），另外上消化道反应（恶心、呕吐）亦较轻微，均为 I ~ II 度。与国外报道不同的是，本方案没有观察到严重的手足综合征，治疗过程中仅 2 例出现 I 度手足综合征。

表 16 – 11　直肠癌同步放化疗希罗达 I 期临床试验

作者	时间	例数	人组	希罗达递增 [mg/（m² · d）]	MTD [mg/（m2 · d）]	DLT
Dunst	2002	36	术前或术后 DT≥45Gy	250 ~ 2500，D1 ~ 42	1700	III 度手足综合征
Ngan	2004	28	术前，DT 50.4Gy	850 ~ 2000，每周 5 次	1800	III 度腹泻、III 度皮肤反应
Souglakos	2003	31	术后 DT 50.4Gy	1000 ~ 1700，D1 ~ 42	1600	III 度腹泻、III 度手足综合征
医科院肿瘤医院	2005	24	术后，DT 50Gy	1000 ~ 1700，D1 ~ 14，D22 ~ 35	1700	III 度腹泻

在同步放化疗中，希罗达能否代替 5 – FU 静脉滴注？美国 Anderson 癌症中心和韩国分别回顾性分析术前 5 – FU/LV 和希罗达同步放化疗的对照研究，前者运用回顾性配对试验，在术前同步放化疗后进行了 TME 手术，5 – FU 采用静脉持续滴注的方式；后者将不同的随机分组研究接受 5 – FU/LV 术前同步放化疗与希罗达同步放化疗的患者抽取出来进行对比分析，未要求进行 TME 手术，且 5 – FU 为静脉冲入的注射方式。两个研究均显示 5 – FU/LV 同步放化疗组在病理无瘤率、降低分期率与希罗达同步放化疗相似，Anderson 癌症中心的研

究还表明希罗达同步放化疗组在3年局部控制率、远地转移率和长期生存率均与5-FU/LV组无显著差别，表明希罗达可望代替静脉用5-FU/LV进行同步放化疗，不过最终还有待于Ⅲ期随机分组的临床研究证实。

2. 奥沙利铂 奥沙利铂是第三代铂类衍生物，其细胞毒作用与顺铂一样，通过铂化后链间和链内嵌合物的形成而抑制DNA合成。与其他铂类衍生物的毒性反应不同的是，奥沙利铂主要毒性反应为血液系统毒性、胃肠道毒性和神经毒性反应，目前尚无肾毒性反应报道。

对于晚期结直肠癌，两项Ⅲ期临床研究表明奥沙利铂联合5-FU和四氢叶酸与5-FU+四氢叶酸相比，可以显著延长无进展生存期和提高肿瘤反应率。随后，著名的法国MOSAICⅢ期临床研究首次证明，以奥沙利铂为主的FOLFOX4方案在Ⅱ～Ⅲ期结肠癌根治术后的辅助化疗中，3年无瘤生存率显著高于5-FU为主的化疗（78.2% vs 72.9%，P=0.002），两组的3年总生存率无统计学显著性差别。

奥沙利铂同步放化疗的Ⅰ/Ⅱ期临床研究正在广泛开展。Lyon R9703进行了奥沙利铂+5-FU+LV与放射治疗同步的临床Ⅰ期试验，旨在确定奥沙利铂的最大耐受剂量。放射治疗为真骨盆DT 45Gy/25F/5w，在放射治疗第1、5周同步进行化疗：LV100mg/（$m^2 \cdot d$），dl，5-FU350mg/（$m^2 \cdot d$），持续5天静脉滴注，奥沙利铂80、100、130mg/（$m^2 \cdot d$）进行剂量递增。该试验未达到奥沙利铂的最大耐受剂量，仅确定奥沙利铂在随后Ⅱ/Ⅲ期临床试验的初步推荐剂量为130mg/m^2，放射治疗的第1、5周时使用。

Lyon R0-04沿用上述治疗方案对可手术切除的T_{3-4}直肠癌患者进行术前同步放化疗的Ⅱ期临床研究，总的治疗反应率高达75%，病理无瘤率为15%，另外30%患者的病理标本中仅有少量肿瘤残存。

奥沙利铂+希罗达（XELOX）同步放化疗方案国外同行也有初步的尝试，但目前仅有2篇正式发表的Ⅰ期临床研究结果（表16-12）。Rodel所发起的Ⅰ期临床实验是个不成功的临床实验，仅进行了2个剂量水平就观察到了剂量限制性不良反应。该实验的对象是T_3/T_4或低位直肠癌，进行术前同步放化疗。希罗达为固定剂量1650mg/m^2/d，奥沙利铂进行剂量递增试验，50mg/（$m^2 \cdot w$）开始，以10mg为一个剂量水平递增，希罗达和奥沙利铂均在第1、2、4、5周使用。另一个奥沙利铂+希罗达同步放化疗的Ⅰ期临床研究是由Fakih完成，该研究采用希罗达、奥沙利铂交替爬坡剂量递增试验，放疗每周的周一至周五口服希罗达，静脉用奥沙利铂每周注射1次，术前放疗的5周内完成同步化疗然后接受手术治疗。中国医学科学院肿瘤医院同样进行了奥沙利铂+希罗达同步放化疗的临床Ⅰ期试验，与上述两个研究不同的是，本试验对象为Ⅱ/Ⅲ期直肠癌根治术后的患者，而不是术前同步放化疗。希罗达采用固定剂量1300mg/（$m^2 \cdot d$），在放疗的第1～14、22～35天服用，奥沙利铂进行剂量递增，从40mg/（$m^2 \cdot w$）开始，以10mg/m^2为剂量间隔，在放疗的第1、2、4、5进行静脉输注。该试验得到剂量限制性不良反应为Ⅲ度腹泻和Ⅲ度白细胞下降，奥沙利铂的最大耐受剂量为80mg/m^2，推荐剂量为70mg/m^2。3个Ⅰ期临床研究结果见表16-12。

表 16－12　直肠癌同步放化疗奥沙利铂＋希罗达 I 期临床试验

作者	时间	例数	入组	希罗达 [mg/（m²·d）]	奥沙利铂 （mg/m²）	奥沙利铂 推荐剂量（mg/m²）	剂量限制性 不良反应
Rodel	2003	32	术前 DT 50.4Gy	1650，D1～14， 22～35	50、60 wl、2、4、5	50	Ⅲ度腹泻和Ⅲ度 肛周皮肤反应
Fakih	2007	12	术前 DT 50.4Gy	1450、1650、1800 MON－FRI	50、60、70 Weekly	希罗达：1450 奥沙利铂：50	Ⅲ度腹泻
医科院肿 瘤医院	待发表	21	术后 DT 50Gy	1300 D1～14，22～35	40、50、60、 70、80 wl、2、4、5	70	Ⅲ度白细胞 下降Ⅲ度腹泻

一、 I 期低位直肠癌的治疗

低位直肠癌，是指肿瘤位于距离肛门缘 7～10cm 以内。不能保留肛门的低位直肠癌的标准治疗通常是腹会阴联合切除术（Mile's 手术），患者术后将在腹壁终生留置人工肛门。低位直肠癌保留肛门治疗方式通常包括肿瘤局部切除手术治疗、单纯放射治疗和局部肿瘤切除手术＋放射治疗的综合治疗，前者包括经肛门肿物切除术、经肛门局部电灼/激光手术、经耻骨肿物切除术和直肠/结肠镜下肿物切除术等；单纯放射治疗包括单纯腔内接触治疗、插植治疗、或腔内照射＋外照射相结合；根据肿瘤局部切除手术的情况和术后的病理检查，决定是否进行术后辅助性放射治疗。保留肛门治疗一般适用于肿瘤位于直肠中下段，分期比较早（T_1 或 T_2）的患者。

对 I 期低位直肠癌治疗模式的选择，在不同地区治疗倾向不同。欧洲等国，尤其法国多倾向于进行单纯放射治疗（接触/插植治疗±外照射）；而北美地区通常选择肿瘤局部切除手术±术后辅助治疗。目前没有前瞻性随机研究证明单纯放射治疗与局部切除治疗相比，哪一种疗效更优。只要病例选择恰当，两种治疗方法的局部控制率、生存率和保肛率相当（表 16－13），但是近年来，越来越多的国家选择保守手术±术后辅助治疗。

表 16－13　 I 期低位直肠癌（$T_{1,2}N_0$）局部切除术和单纯放射治疗的治疗疗效

作者 （年代）	例数	分期	治疗	局部控制 率（%）	生存率 （%）	保肛率 （%）
Cerard （1996）	101	$T_{1,2}N_0$	单纯接触治疗	98.0（挽救性 手术后）	83.3（5 年 Os）	92.9
Willett （1989）	66	活动病变，N_0	单纯局部切除术 局部切除术＋外照射	15 15.4[@]	70（5 年 OS）	87.5 92.4
Wong （1993）	25	可切除病变， 无区域/远地 转移	局部切除＋外照射	76	80（6 年 Os）	80

作者（年代）	例数	分期	治疗	局部控制率（%）	生存率（%）	保肛率（%）
CALGB (1999)	110	$T_{1,2}N_0$	单纯局部肿物切除（T_1N_0） 单纯切除+同步放化疗（T_2N_0）	96.6 86.3	85（6年OS）	91.8
RTOC8902 (2000)	65	直径小于4cm，活动肿物	单纯局部肿物切除 局部切除+外照射（50~56Gy）+化疗 局部切除+外照射（59.4~65Gy）+化疗	7 11 15 [§]	x	91.8
Aumock (2001)	199	$T_{1,2}N_0$	单纯接触治疗 接触治疗+外照射	45 72 [*]	x	x
Maingon (1998)	151	$T_{1,2}N_0$	单纯接触治疗 接触治疗+腔内治疗 外照射+接触治疗/腔内治疗	81 100 77 [#]	57（5年OS）	84
Papillon (1990)	310	$T_{1,2}N_0$	接触治疗±插植治疗	4.5（局部失败率） 3.8（区域复发率）	73.8（5年OS）	x
Chakravarti (1999)	99	$T_{1,2}N_0$	单纯局部切除术 局部切除术+外照射	72 90	66 74 [&]	90.9

（一）Ⅰ期低位直肠癌单纯局部肿瘤切除手术

多组回顾性研究资料表明，Ⅰ期的低位直肠癌（$T_{1,2}N_0$，肿瘤距肛缘小于10cm）经肿瘤局部切除术后可以达到与常规手术同样的局部控制率（85%~90%），而术后并发症显著少于常规手术，更重要的是保全了肛门，提高了患者的生活质量。这样的治疗尤其适用于合并其他疾病，不能耐受常规手术的患者。

Ⅰ期低位直肠癌单纯局部肿瘤切除手术的适应证：

1. 中低位直肠肿物，肿物距肛门距离小于10cm。
2. 临床或直肠超声诊断为T_1病变。
3. 肿瘤最大直径小于3cm或肿瘤侵犯直肠周径小于40%。
4. 病理分化程度良好或中等。
5. 手术切缘净。
6. 无血管/淋巴管受侵。

（二）Ⅰ期低位直肠癌单纯放射治疗

法国Lyon医院的Papillon在20世纪70年代开始报道了一系列单纯放射治疗低位Ⅰ期直肠癌的临床报告。肿瘤直径小于3cm、外生型、仅侵犯粘膜层，单纯腔内接触治疗的局部复发率仅为 0~6.9%。肿瘤最大径大于 3cm、T_2 病变、病理为低分化、溃疡型肿瘤，盆腔外照射（DT 45~50Gy/1.8~2.0Gy/25 次）是必需的，全盆外照射可以降低局部/区域复发率。直肠内 B 超可以提高分期的准确性，经直肠内 B 超确定的 T_1 病变，放射治疗后的局部控制率显著高于临床诊断 T_1 的局部控制率。

（三）Ⅰ期低位直肠癌的局部肿瘤切除术后的放射治疗

低位直肠癌进行保留肛门的局部手术后，根据病理分期和预后因素，决定是否给予术后放射治疗 ± 化疗。一般认为，T_2N_0、任何 T、淋巴结阳性或 T_1N_0 但是有不良病理预后因素者，如切缘近或阳性、低分化肿瘤、有血管/淋巴管侵犯，均应进行术后放射治疗。Chakraarti 对 99 例 $T_{1,2}N_0$ 的Ⅰ期低位直肠癌局部切除加或不加术后放射治疗进行分析，两组 5 年局部控制率无显著性差异，但是术后放射治疗组中 T_2 或 T_1 病变同时伴不良病理因素的比例显著高于行单纯肿物局部切除术者，术后放射治疗可显著提高这部分患者的局部控制率（85% vs 33%，P = 0.0004）。

目前，有两个关于局部切除术治疗Ⅰ期低位直肠癌的前瞻性、多中心的Ⅱ期临床研究：RTOG 8902 和 CALGB/SWOG/RTOG/ECOG 的多中心报告。两组的研究对象均为临床诊断为 $T_{1,2}N_0$ 的直肠癌患者，肿瘤最大径小于 4cm，侵犯范围小于直肠周径的 40%，肿瘤下界至肛门距离小于 10cm。两组的治疗略有不同：在 RTOG 8902 研究组，T_1N_0、无不良病理因素的患者仅行单纯肿物切除，伴有不良病理因素者（T_2N_0、切缘小于 3mm，病理分级Ⅲ级或侵犯了脉管）接受术后放射治疗 + 化疗（5 - FU 连续静脉灌注），放射治疗依剂量再分为两组：DT 50~56Gy 和 DT 59.4~65Gy。在 CALGB 组，T_1 和切缘阴性者，局部手术后观察；T_2 且切缘阴性者，局部手术后行 DT 50Gy 的外照射 + 5 - FU 静脉冲人化疗。RTOG 8902 组的 5 年后随访结果表明，T_1N_0 的局部控制率优异，达 96%（26/27），T_2、T_3 的局部区域控制率分别为 86%（21/25）和 77%（10/13），对于有不良病理因素的患者，局部给予更高剂量的放射治疗并未能进一步降低局部复发率（11% vS 15%）；CALGB 组 4 年随访期内 T_1 患者局部区域复发率为 7.8%（4/51），T_2 的局部区域复发率为 20%。

综上所述，对于Ⅰ期低位 T_1N_0 直肠癌，如果无不良病理因素，无论单纯放射治疗还是单纯肿物切除术均可以达到满意的局部控制率。当分期为 T_2N_0，或 T_1N_0 伴有不良病理预后因素，如肿物大于 3~4cm、侵犯肠周大于 40%、分化程度差、溃疡或浸润生长、切缘阳性和侵犯血管/淋巴管时，应在局部保守治疗（单纯放射治疗或单纯局部切除术）后给予全盆腔的外照射 ± 化疗，以降低局部/区域复发率。直肠腔内 B 超可以进一步提高诊断的准确性，可以更好地指导治疗。而 T_3 病变，除非患者无手术适应证，一般不推荐行保守治疗；淋巴结转移是保守治疗的禁忌证。

三、局部晚期直肠癌的放射治疗

局部晚期直肠癌是指局部肿瘤巨大、浸润盆壁、肿瘤固定、失去了手术切除机会的直肠癌（不可手术的 $T_4N_{0~2}M_0$）。对这部分患者，术前的同步放化疗是标准的治疗方法。一部分患者通过术前同步放化疗，可以使局部病变分期降低，变为可以手术，使治愈的可能性提高。而对放射治疗/同步放化疗无反应的患者，则治疗仅为姑息性，治疗的目的仅为缓解症状，提高患者生活质量。局部晚期直肠癌患者一般都伴有肠梗阻、出血或疼痛等局部症状。对于已有肠梗阻或出现不全梗阻的患者，在治疗前应请多学科会诊，可以施行金属内支架解除梗阻，也可请外科医师进行乙状结肠造瘘或横结肠造瘘，以缓解症状或预防放射治疗造成肿瘤水肿。在一项研究中，29 例局部晚期患者同步放化疗后，23 例进行了手术，其中 18 例为根治性手术。术后病理完全缓解率为 13%，而手术后分期降低的比率高达 90%。在中位随访了 28 个月后，15 例手术患者无瘤生存。瑞士的一项研究表明对于局部晚期的直肠癌，术前同步放化疗与单纯术前放射治疗相比，可以显著提高切除率。局部晚期不能立即手术的患者随机分为单纯放射组（n = 36）和同步放化疗组（n = 34）。经术前治疗后，术前同步放化疗组的手术切除率比单纯术前放射治疗组高 10%（74% vs 64%），5 年无局部复发生存率显著高于单纯术前放疗组（66% vs 38%，P = 0.003），但是 5 年总生存率两组无显著差别。

对于肿瘤非常巨大，侵犯多个周围器官/组织，手术根本不可能进行的患者，应先予全身化疗。放射治疗仅仅为减轻症状，放射治疗可以缓解 70% 患者的疼痛或出血症状。放射治疗可以进行大分割的放射治疗，以尽快缓解症状。Princess Margaret 医院对于此类患者予 DT 50Gy/20 次/4 周，4 野放射技术。根据肿瘤局部侵犯的范围和程度，姑息放射治疗的疗效不同。如果肿瘤活动，姑息放射治疗后 5 年总生存率为 48%，半活动者为 27%，肿瘤固定者仅为 5%。此外，肿瘤固定与否预示对放射治疗反应率：肿瘤活动者对放疗的反应率为 50%，半固定者为 30%，固定肿瘤仅为 9%。

四、直肠癌局部复发后的治疗

直肠癌术后局部复发可行姑息性放射治疗。除少数患者因为吻合口复发、发现早，可以有再次手术的机会，多数复发病例已无手术机会。复发患者往往有骶丛神经刺激症状，如会阴区下坠感，会阴部疼痛，臀部疼痛，下肢痛，便血和分泌物增多等。因此，对这部分患者进行放射治疗可以缓解症状，改善生活质量，延长生命。中国医学科学院放疗科于 1993 - 1998 对 87 例直肠癌术后复发患者进行放射治疗，症状缓解率为 100%，82% 患者的缓解时间为 1 ~ 1.5 年，姑息疗效较好；而术后放疗后复发的患者，再程放射治疗的疗效则较差，症状缓解期仅 1 ~ 6 个月。

直肠癌术后放疗后复发，照射野应仅局限于复发肿瘤区域，运用三维适形技术或调强放射治疗的技术，尽量减少正常组织受到照射。意大利进行了一项前瞻性 II 期临床研究，59 例入组患者为既往接受 DT ≤ 55Gy 放疗的患者。对复发病灶进行再程超分割放疗（DT 1.2Gy，bid，两次照射间隔 6 小时）。PTV1 为 GTV 外放 4cm，总剂量达到 DT 30Gy 后，予 PTV2 加量放疗（为 GTV 外放 2cm）至总量为 40.8Gy。在再程放疗的同时给予 5 - FU 225mg/m^2 持续静脉滴注，在同步放化疗结束后 6 ~ 8 周实施手术。经过再程同步放化疗后，8.5% 患者评价为完全缓解，35.6% 为部分缓解（CR + PR% 为 44.1%）。最终 50.8% 患者接受了手术，其中 R0 和 R1 切除者分别为 35.6% 和 5.1%。再程同步放化疗中，仅 5.1% 患者出现小于等于 3 度的不良反应。该试验结果初步提示对于已经接受放射治疗的直肠癌复发患者，再程超分割同步放化疗是安全的，并可以使一半患者获得再次手术的机会，因此是个可以尝试的治疗方法。

（梁 艳）

第四节　放射治疗技术

直肠癌最主要的局部区域失败部位依次为骶前区、吻合口附近或会阴部、髂血管淋巴结以及真骨盆内其他部位，发生髂总血管旁或腹主动脉旁（即真骨盆外）复发的比例小于10%。中国医学科学院肿瘤医院回顾性分析了收治的327例直肠癌根治术后的病例，发现直肠癌根治术后最常见的复发部位是骶前区，占全部复发病例的31.5%，其次是髂内血管旁，占15.8%，会阴部居第三位，为12.3%。本节重点阐述直肠癌放射治疗靶区的设定、盆腔照射时正常组织的保护以及三维适形/调强技术在直肠癌放疗中的运用。

一、直肠癌放疗靶区的定义

（一）临床靶区的定义

Roels对17篇直肠癌术后复发部位的文章进行综合分析，认为直肠癌术后最常见的局部复发部位为骶前区（22%），其余为盆侧壁、坐骨直肠窝/会阴区和盆前前部，而上述部位复发的比率在全部复发患者中分别为49%、21%、12%和17%，吻合口复发者在全部复发患者中占10%～21%。最常见的区域淋巴结复发部位为：直肠系膜区（46%）直肠上动脉/肠系膜下动脉（28%）髂内/闭孔区（27%）髂外区（4%），而腹股沟区淋巴结转移最少见（小于1%）。因此，无论是术前放射治疗还是术后放射治疗，治疗部位应包括直肠系膜区、骶前区、髂内血管区（盆侧壁区）。当肿瘤位于距肛门<6cm时或进行了Mile's手术后，必须包括坐骨直肠窝/肛门括约肌区；当肿瘤位于距肛门大于10cm处，下界可适当上提，不必包括全部的坐骨直肠窝。

但是，如果根治术后病理显示肠系膜淋巴结转移时，是否需要照射腹主动脉旁的区域？EORTC专门就这一问题进行了一项随机分组研究。$T_{3\sim4}N^+$、年龄小于70岁的患者随机分为盆腔照射组（DT 50Gy/25次）和盆腔＋腹主动脉旁照射组，结果无论是5、10年无病生存率、5、10年总生存率还是10年盆腔复发率，两组的差别均无统计学意义。盆腔照射组的5、10年总生存率为45%、40%，盆腔＋腹主动脉旁照射组为48%和37%；5、10年无病生存率盆腔组为42%、31%，盆腔＋腹主动脉旁照射组为47%、31%；10年盆腔复发率两组均为30%，说明加照腹主动脉旁并没有提高长期生存率和局部控制率。

（二）计划靶区的定义（PTV的定义）

PTV的概念只有当进行CT模拟定位、进行三维适形照射时才有。直肠癌放疗时的PTV一般指摆位误差。中国医学科学院肿瘤医院刘跃平医师对直肠癌患者放射治疗的摆位误差进行了分析。5位患者连续5天进行摆位研究，每位患者均用CT模拟定位，定位时患者俯卧于有孔腹部定位装置上，在体表描记摆位标记，用体膜固定。治疗时，用上述方法进行摆位，将中心标有"＋"及刻度的刻度盘插入治疗机头，将3个金点贴于体表标记点上，每位患者每次摆位均摄正侧位两张X线片。在X线片上可以看到刻度尺和金点，以第一次金点与中心"＋"的位置为标准，以后4次摆位将金点的位置与第一次对比，得出每次摆位在头尾、腹背和左右方向的移动范围，进行统计学分析（图16-2）。结果表明，直肠癌摆位误差在腹背方向最大，为0.98±0.68cm，有9次摆位误差＝1cm，占测算次数的45%，其中2次误差=2cm；头尾方向摆位误差为0.5~0.7±0.45cm，正位测定头尾方向误差小于侧位，分别为0.51±0.46cm和0.70±0.45cm，正位和侧位分别有4次和7次摆位误差=1cm；左右方向误差最小，为0.37±0.28cm，仅1次误差=1cm。

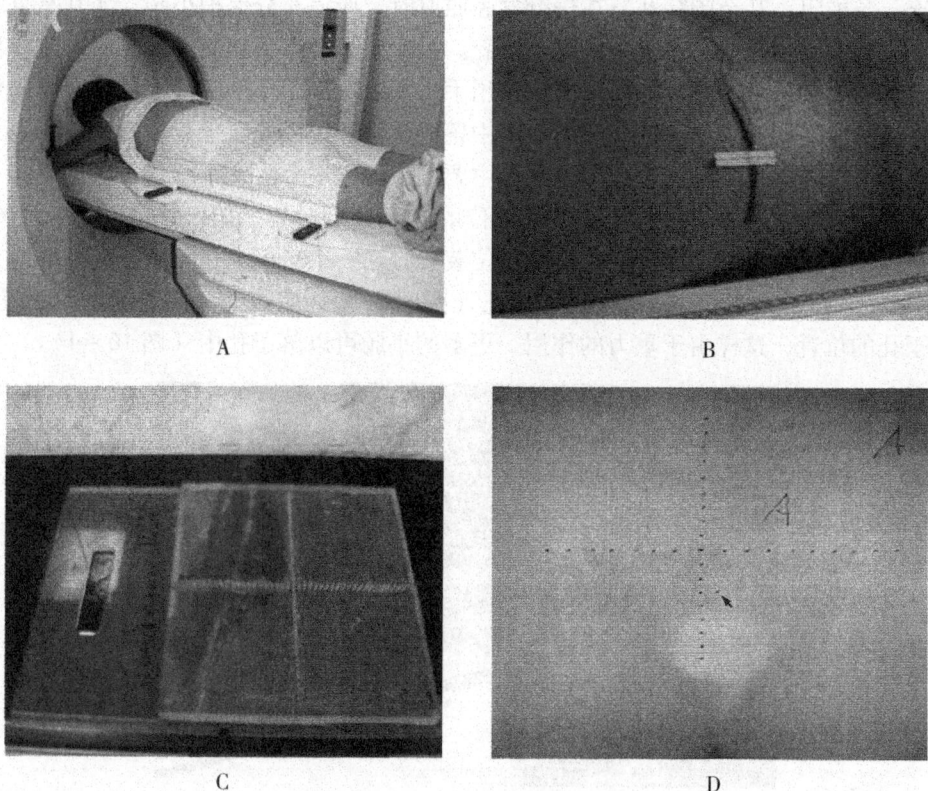

图16-2　直肠癌摆位误差的研究

A：患者俯卧位于有孔腹部定位装置上，用体膜固定，激光灯标记射野中心；B：皮肤墨水标记摆位中心，用金点标记中心，用于在定位相上标记摆位位置；C：有"+"标记及刻度的标记盘，插于治疗机上，用于摄复位相；D：治疗体位后前位相，可见标记点、射野中心标记点和标记摆位位置的金点—红色箭头处

根据刘跃平医师的分析数据，直肠癌摆位在腹背方向误差最大，头尾次之，左右方向最小。这些数据也为我们进行直肠癌三维适形放射治疗时，决定PTV的范围提供了理论数据。根据这些测量数据，直肠癌进行三维适形放射治疗时，应在CTV的基础上，至少在患者的左右方向放0.5cm作为PTV，在患者腹背方向和头脚方向至少放1cm作为PTV。

目前很多单位开展了图像引导下的放射治疗（IGRT），可以在IGRT下进行摆位误差的研究，并在治疗前进行摆位误差的矫正，使三维适形治疗更为精准。

一、正常组织的保护

1. 多野照射技术　随机分组研究表明，盆腔前后两野照射可导致较高的治疗并发症。瑞士研究组在对可手术切除直肠癌术前放射治疗与单纯手术随机对照研究中发现，如果患者接受两野照射，其住院期间死亡率显著高于接受3~4野照射的患者（15% vs 3%）。因此，无论是直肠癌术前还是术后放射治疗，放射治疗野均应以3野或4野治疗为宜。3野或4野照射可以更好地保护膀胱、小肠以及盆腔周围的软组织，降低盆腔正常组织的照射剂量。

2. 正常组织的保护措施　小肠是盆腔照射的剂量限制性器官，一般小肠的限制剂量为≤45~50Gy。当小肠受到过多体积或过高剂量照射时，容易出现消化道症状，严重者出现肠粘连、肠梗阻，甚至肠穿孔。在进行盆腔照射时，应该充分保护小肠，尤其是直肠癌术后，由于腹膜的破坏，使更多的小肠落入盆腔。目前有多种方法限制小肠受照射的体积和剂量，主要分为各种手术方法和非手术方法。用手术的方法来防止小肠进入盆腔即可避免小肠受到照射，其方法包括：盆腔底壁重建、术中置放金属标记以便于术后精确定位、用大网膜或可吸收的人工网兜织补盆底等，上述方法主要是重建盆底，阻止小肠落入盆腔。非手术法防止过多小肠进入盆腔的方法包括：不同体位的研究（仰卧位、俯卧位或斜位）充盈膀胱法和有孔腹部定位装置的运用。有孔腹部定位装置是在一个平板上在相当于腹部的地方留置一个30cm×30cm 或40cm×40cm 的正方形孔（图16-3），定位时让患者俯卧位于平板上，腹部置于孔的位置，这样由于重力的作用，更多的小肠可以落于孔中（图16-4）。

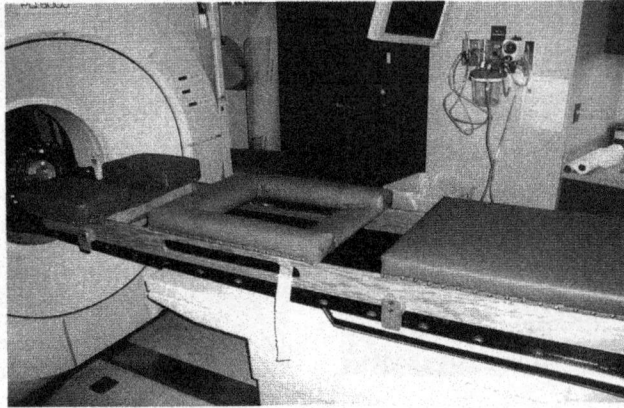

图16-3　用于腹、盆腔肿瘤定位的腹部定位板

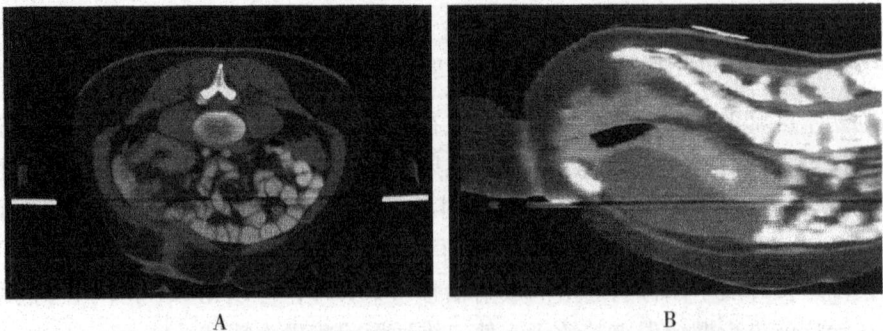

图16-4　CT 模拟定位显示小肠落入有孔腹部定位装置
A. 横断面；B. 矢状位

有孔腹部定位装置早在20世纪90年代广泛用于直肠癌的放射治疗，已经成为直肠癌的标准定位装置。但是，以往的研究是基于将小肠显影在普通 X 线片上，计算显影小肠在直肠癌照射野内的体积。近几年，由于 CT 模拟定位的广泛应用，可以在每一层 CT 扫描图像上勾画小肠来精确计算放射治疗范围内的体积。

DAS 进行了一项使用有孔腹部定位装置对小肠照射体积影响的研究。患者进行 CT 扫描前 1~1.5 小时口服 500ml 水 +20% 泛影葡胺 10ml 用来显影小肠，扫描前 15 分钟再口服 450ml 上述混合液，同一个患者用或不用有孔腹部定位装置分别进行 2 次 CT 扫描，根据 IC-RU 的定义在两个融合的 CT 图像上逐层勾画 CTV、膀胱和显影的小肠并得出相应的体积（图 16-5）。通过 t 检验计算显示，应用有孔腹部定位装置在各个剂量水平均可显著降低膀胱和小肠受照射的体积，尤其以低剂量区段更为明显。

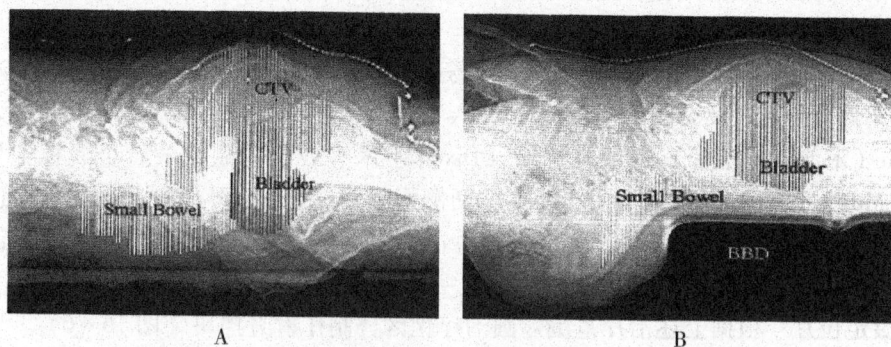

图 16-5　用或不用有孔腹部定位装置小肠与 CTV 的关系
A. 未用有孔腹部定位装置；B. 使用有孔腹部定位装置。
Small Bowel：小肠；Bladder：膀胱；CTV：临床靶区

来自韩国的一项研究亦证明使用有孔腹部定位装置对于小肠的保护，另外这个研究还表明照射时充盈膀胱对小肠的保护作用。定位前的准备、CT 扫描和靶区勾画同 DAS 研究。患者分为 4 组：I 组为排空膀胱、不使用有孔腹部定位装置；II 组为排空膀胱、使用有孔腹部定位装置；III 组为充盈膀胱、不使用有孔腹部定位装置；IV 组为充盈膀胱、使用有孔腹部定位装置。实验表明，小肠受照射体积在 4 组中呈显著下降趋势（P < 0.05）；以 I 组作为基数，小肠平均受照射体积在 II 组中下降 14.5% ~ 65.4%，III 组为 48.4% ~ 82.2%，IV 组为 51.4% ~ 96.4%，以 IV 下降幅度最大。该实验说明直肠癌治疗中，用有孔腹部定位装置和充盈膀胱两种方法可以有效地降低小肠受照射体积，如果两种方法同时使用，小肠受照射体积将最小。

综上所述，为减少正常组织的反应，降低小肠受照射的体积，将直肠癌放射治疗的建议归纳于表 16-14。

表 16-14　直肠癌放射治疗过程中保护正常组织的措施

用高能 X 线，能量 ≥6MV

常规分割放射治疗，每日照射所有的治疗野

俯卧位，运用多野照射技术，侧野用楔形板，射野挡铅或用多叶光栅

仅照射真骨盆：上界位于 L_5/S_1 交界；如果需要局部加量，尽量使用两个对穿侧野

模拟定位时，直肠内注入造影剂（Mile's 手术者除外）

使用有孔腹部定位装置，充盈膀胱

靶区剂量均匀，避免高剂量区域位于小肠

尽量保证小肠最高剂量 ≤45Gy

三、放射治疗具体实施步骤

(一) 常规放射治疗（普通三野等中心照射）

1. 定位方法　定位前经肛门注入约 20~50ml 钡剂（术前放射治疗和 Dixon 手术后患者），在肛门处、或会阴瘢痕处放置金属标记（Mile's 手术患者）。俯卧位，垫有孔腹部定位装置；一后两侧野照射，剂量比为 2：1：1，侧野用 300 楔形板（或者根据治疗计划决定剂量比和楔形板的度数）。

2. 照射范围　包括瘤床（吻合口）、直肠系膜区、骶前软组织、髂内血管周围淋巴引流区和/或坐骨直肠窝以及会阴手术瘢痕（mile's 术后）。上界 L_5/S_1 椎体之间，下界为肿瘤下缘下 3cm（术前放射治疗）或闭孔下缘（Dixon 手术）或会阴瘢痕放置金属标记处下 1~1.5cm（Mile's 手术），外界真骨盆外 1cm。两侧野后界包括骶骨外侧皮质，前界在造影剂显示直肠前壁前 2~3cm（术前放射治疗和 Dixon 手术后），或根据术后盆腔 CT 片，包括膀胱后 1/3 处（Mile's 手术，见图 16-6）。

3. 摄定位片　根据上述治疗范围勾画治疗靶区，制作射野挡块（图 16-6）。

4. 第一次治疗时以及定期（每周 1 次）摄校位片。

5. 照射剂量　术前放射治疗/术后放射治疗：DT 50Gy/25 次/5 周；局部晚期直肠癌或复发直肠癌：真骨盆照射 DT 50Gy/25 次/5 周后，缩野至肿瘤处补量 DT 16~20Gy。

(二) 三维适形放射治疗/三维调强适形放射治疗

直肠癌三维适形或调强适形照射的价值尚不明确。中国医学科学院肿瘤医院医师钱立庭试图对这一问题进行分析。他将直肠癌根治术后的患者进行 CT 模拟定位，在同一个定位图像上分别设计 3 种治疗计划：在 CT 模拟图像上观察常规模拟定位下三野照射的剂量分布（常规计划）在 CT 模拟定位图像上勾画 CTV、PTV 设计三野适形治疗计划（三维适形计划）和在 CT 模拟定位图像上勾画 CTV、PTV 设计 IMRT 治疗计划（IMRT 治疗计划）。结果表明，在常规定位片上设计的治疗计划明显不能很好地涵盖需照射的靶区，靶区剂量分布不均匀。三维计划和 IMRT 计划可以准确包括需要照射的范围，治疗准确，但是三野三维计划靶区剂量分布也不均匀，只有 IMRT 计划的靶区适形度最好。另外，在治疗的低剂量区，小肠和膀胱受照射的体积在三种计划中无明显差别，但是在 80% 以上的高剂量区，小肠和膀胱的体积有明显差别，二者的体积在第一、二、三计划中依次降低。

因此，建议将 CT 模拟定位用于直肠癌放射治疗计划的设计，用来进行个体化治疗，精确定位治疗范围，尽量减少正常器官的照射，评价治疗靶区的适形度，均匀照射剂量，并在患者复发时可以进行复发部位与照射范围的复位，规范今后的靶区勾画。

直肠癌三维适形靶区的勾画如前所述，需要定义 CTV 和 PTV，如果是术前放疗，还需定义 GTV（图 16-7）。直肠癌三维适形放疗具体实施步骤为：

1. CT 模拟定位　定位前 1~1.5 小时至定位时，排空膀胱后间隔半小时左右分次口服泛影葡胺 20ml + 1000~1500ml 水，每次 400~600ml；或者定位前 1 小时排空膀胱后，一次口服 20% 泛影葡胺 10ml + 500~800ml 水，目的是显影小肠；并嘱患者服造影剂后至 CT 扫描前憋尿，目的是充分充盈膀胱，避免小肠落入盆腔。定位时垫有孔腹部定位装置，俯卧位，在体表大致确定摆位中心，以层厚 0.5cm 进行扫描，采集约 50~80 张 CT 图像。要求进行

CT 增强扫描，但如果患者对造影剂过敏或高龄、有合并症时，也可以进行平扫。

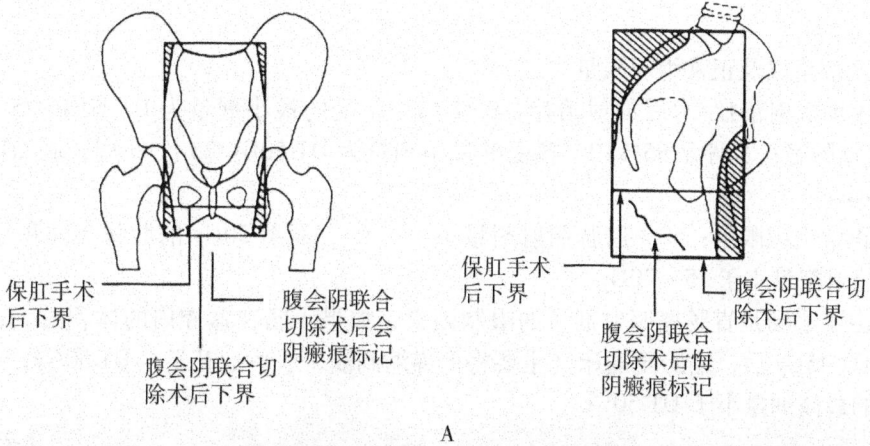

A

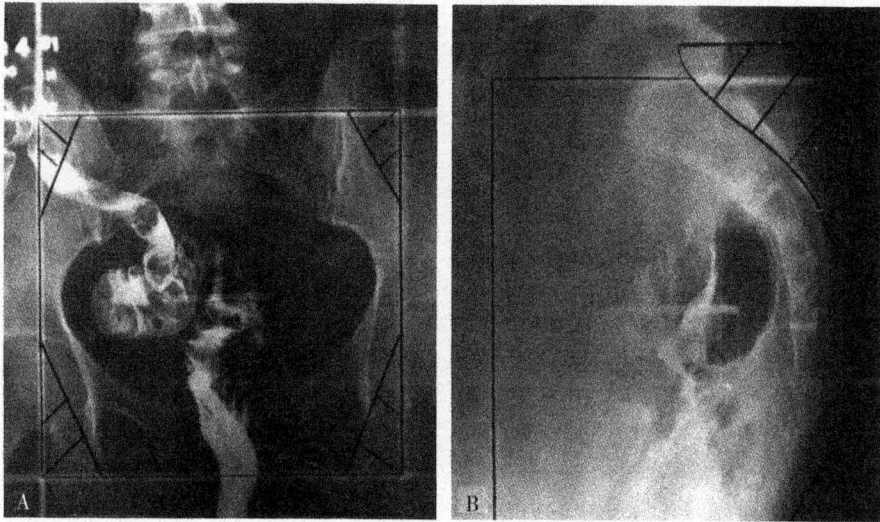

B

图 16-6　直肠癌常规三野放射治疗盆腔野正侧位治疗野（A）和定位图（B）

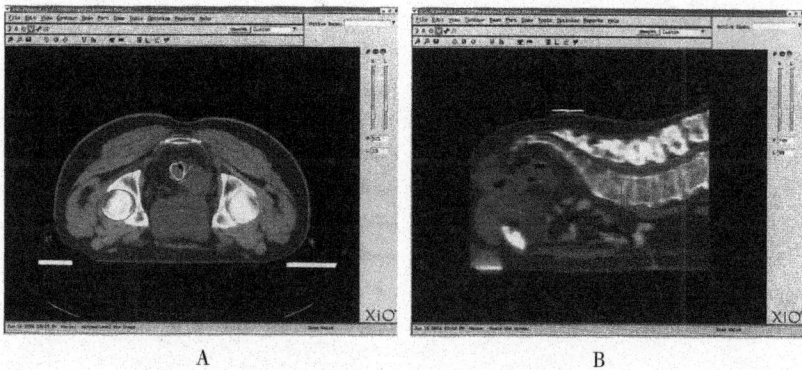

图 16-7　直肠癌术后三维适形/调强适形放射治疗靶区的勾画（A）（B）

黄线为 PTV，蓝线为 CTV

2. 靶区的定义及勾画（见前文所述）。

3. 正常组织和器官的勾画　包括双侧股骨头、膀胱、照射范围内的小肠和睾丸（男性）。

4. 靶区剂量以及正常组织限量

（1）术前放射治疗/术后放射治疗：95% PTV 接受的最小剂量为 DT 50Gy/25 次/5 周。晚期/复发直肠癌：真骨盆95% PTV 接受的最小剂量为 DT 50Gy/25 次/5 周，肿瘤区补量至 DT 66～70Gy。

（2）正常组织限量：50% 膀胱照射剂量小于50Gy，照射50Gy 的股骨头体积小于5%，50% 小肠照射剂量小于15～20Gy。

（3）由于小肠是直肠癌照射剂量的限制因素，如果小肠在盆腔内的体积过大，可以全骨盆照射 DT 45Gy 后，缩野至瘤床（主要将上界缩到骶3 水平）补量至 DT 50Gy，以保证小肠受照射的最高剂量小于 DT 50Gy。

（梁　艳）

第十七章

肛门区癌

肛门区癌根据解剖部位，分为肛管癌和肛周癌。发生于肛门区恶性肿瘤最常见的病理为上皮性恶性肿瘤，如鳞癌和腺癌，其次为黑色素瘤等。本文主要讨论发生于肛门区的上皮性恶性肿瘤鳞状细胞癌。肛门区癌大约占全部大肠癌的 2% ~ 4%，大多数为鳞状细胞癌（80%），其次为腺癌。近二三十年来，肛门区癌的治疗经历了一系列的变迁。以往的治疗方法为手术切除，即腹会阴联合切除术（Mile's 手术），接受该手术后，患者将终生需要人工肛门。随着放化疗的介入，肛门区鳞状细胞的治疗模式产生了显著变化。同步放化疗的使用，不仅可以使肛门区鳞癌得到与手术相同的疗效，而且还可以保留肛门。目前，同步放化疗已成为肛门区癌的标准治疗方案。

第一节　概述

一、流行病学

肛门区癌大约是直肠癌发生率的 1/10，肿瘤多原发于肛管，是原发于肛周的 3 ~ 4 倍。肛门区癌的中位发病年龄在 60 ~ 65 岁之间，并呈地域性分布，发病率最高的地方位于瑞典、波兰和巴西；其病理也因地域的不同而不同，例如，在北美和欧洲，80% 肛门癌的病理为鳞癌，而在日本，鳞癌仅占 20%，其余为腺癌。

近年来，欧美国家的肛门癌发病率逐步递增。美国 1973 - 1979 男性肛门癌的发病率为 1.06/10 万人口，1994 - 2000 年增长为 2.04/10 万人口，女性由 1.39 到 2.06/10 万人口（P < 0.01）。美国预测在 2006 年将有新发肛门区癌病例 4660 例，其中男性 1910 例，女性 2750 例；同一年，将有 660 例死于该肿瘤。男性发病率增长速度高于女性，尤其是当男性年龄小于 45 岁、同性恋或双性恋男性中，或感染了艾滋病的男性，肛门癌的发病率显著上升。另外，黑人肛门癌的发病率高于其他人种，尤其是男性黑人肛门癌发病率的增长速度最快，由 1973 - 1979 年的 1.09/10 万增长到 1994 - 2000 年的 2.71/10 万人口，而白人在同期则分别为 1.08/10 万及 2.07/10 万人口。另外，肛门癌的发病率随年龄增长而升高，65 岁以上无论男女，发病率均为最高；绝大多数肛门癌病理为鳞癌。

二、病因

肛门区癌的发生与生殖性疾病、多个性伴侣、感染人乳头状瘤病毒（human papilloma-virus，HPV）等因素有关，而与结直肠炎症无明显的相关性（表 17 - 1）。

表 17 - 1　肛门癌的病因

关键病因
人乳头状瘤病毒感染（HPV）
经肛门性交史
性传播疾病感染史
超过 10 个性伴侣
既往患有宫颈癌、外阴癌或阴道癌
器官移植后的免疫抑制治疗
次要病因
人类免疫缺陷病毒感染史（HIV）
长期服用类固醇激素
吸烟

（一）肛门癌与性行为

流行病学调查表明，肛门癌的发生与生殖器疣感染和性行为有关。Da - ling 用结肠癌患者作为对照，将 1978 - 1985 年发生的肛门癌进行了病例对照研究。结果表明，既往曾感染过生殖器疣或单纯疱疹病毒的女性与未感染过的结肠癌女性患者相比，更易发生肛门癌；有同性恋性交史、曾进行过肛交的男性、既往感染过生殖器疣或淋病的男性，与结肠癌男性相比，肛门癌的发病率亦显著增高。以后的一系列的研究，证实了男性肛门癌的发生与经肛门性交有密切关系。

无论男女，多个性伴侣和性病的伴随感染与肛门癌的发生有着必然的联系。Fnsch 等将417 例肛门癌患者与 554 例正常人群进行了一项病例对照研究，多因素分析结果表明，导致女性肛门癌发生相对危险度最高的因素为：超过 10 个以上的性伴侣、既往患有肛门疣、生殖器疣、淋病或宫颈肿瘤；另外，造成肛门癌患病危险度增高的因素还包括患者同时伴有人类免疫缺陷性病毒（HIV）感染和性伴侣有性传播性疾病。多因素分析结果表明，对于异性恋的男性，超过 10 个性伴侣或既往患肛门疣、梅毒或肝炎者，肛门癌的患病风险显著升高。另有一些研究证实了患生殖器肿瘤（如宫颈癌、外阴癌或阴道癌）的女性患者，发生肛门癌的可能性增高。

（二）肛门癌与人乳头状瘤病毒（HPV）感染

宫颈上皮内瘤变（cervical intraepithelial neoplasia）与 HPV 感染有密切关系，而 HPV 感染同样也可以导致肛门上皮内瘤变，从而导致肛门癌。Frisch 等进行的病例对照研究发现，388 例肛门癌患者中的 88% 例中携带 HPV 的 DNA，而在 20 例对照组中，无一例携带 HPV 的 DNA。目前已经明确，HPV 的 16 型与肛门癌的发生有必然的联系，它可导致高分化的肛门上皮内瘤变，而 HPV 的其他类型可导致低分化的肛门上皮内瘤变，不过，合并 HPV 感染似乎与肛门癌的预后并没有直接的关系。

（三）肛门癌与 HIV 感染

HIV 感染后的患者更容易合并 HPV 感染，HIV 阳性者，合并 HPV 感染的机会是 HIV 阴性患者的 2~6 倍，HIV 阳性者合并长期 HPV 感染的机会是阴性者的 7 倍。尽管很多研究证实了 HIV 感染的患者显著增加了 HPV 感染的可能性，尤其是当 CD4 + T 细胞计数显著下降时，可导致肛门癌的发生，但是，目前还没有证据证实 HIV 感染直接影响了肛门癌的发生。

（四）肛门癌与吸烟

一些病例对照研究表明吸烟可使肛门癌的发生危险度提高 2~5 倍，同时，还有一些研究表明，肛门癌患者中患肺癌的几率是普通人群的 2 倍，间接证实了吸烟与肛门癌的关系。

（五）肛门癌与结直肠炎症性疾病

一项病例对照研究表明，痔疮、肛瘘和肛裂不会影响肛门癌的发生，结直肠炎症亦不会导致肛门癌。根据丹麦一家医院对 68 549 例病例的分析，651 例患有克罗恩（Crohn）病或 509 例患有溃疡性结肠炎的患者，无一例发生肛门癌。

（陈东祥）

第二节 临床表现和诊断

一、肛门区的解剖和病理

（一）肛门区的解剖（17 - 1）

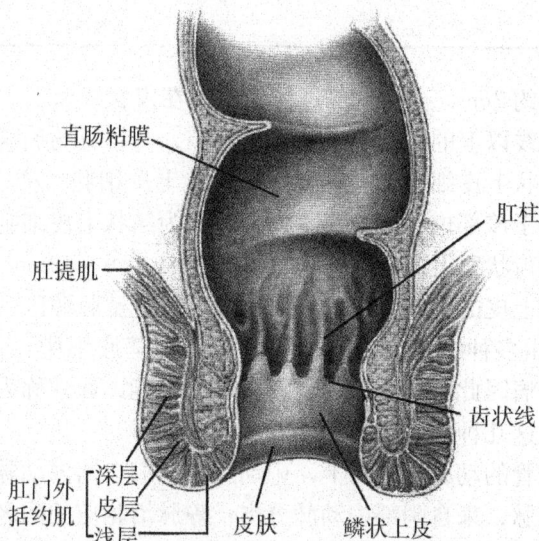

图 17 - 1 肛门区解剖示意图

肛门区分为肛管和肛周，发生于肛管的上皮性恶性肿瘤，称为肛管癌；发生于肛周的，为肛周癌。肛管和肛周的界限划定，在不同的文献中有不同的定义。2002 年第 6 版 AJCC 和 UICCTNM 分期对肛管和肛周的定义为：肛管为直肠的末端，上界起自肛直肠环（anorectal-ring，由肛门内括约肌上界、肛门外括约肌深层和皮层、肛提肌和结直肠肠壁纵行肌的末端组成，肛门触诊可触及），下界为肛门放松状态下的肛门缘（analverge），长度约为 3～4cm。肛管由齿状线上和齿状线下两部分组成，其中齿状线上部分占肛管 2/3，齿状线下至肛缘占肛管大约 1/3。肛周是指以肛门缘为中心，周围 5cm 范围内的皮肤和会阴区域。该区域覆盖着角化的鳞状上皮，淋巴引流至腹股沟淋巴结区。发生该区域的恶性肿瘤包括鳞状细胞癌、疣状瘤、粘液表皮样癌、基底细胞癌、Bowen 病和 Paget 病，其分期按照皮肤癌的分期原则进行。

（二）肛门区的上皮组成、血液供应、淋巴引流和神经支配

肛管从胚胎发育上来说，来源于两个胚胎层。以齿状线为组织学的分界线，在齿状线以上的部分来自内胚层泄殖腔，齿状线以下的 1/3 肛管来自于外胚层，因此齿状线对于肛门区域的解剖具有重要的意义。由于胚胎发育的不同，齿状线上下肛管粘膜覆盖的表皮细胞、动静脉血液供应、淋巴回流以及神经支配都不同（表 17-2）。

表 17-2　齿状线的重要作用

	齿状线上	齿状线下
组织胚胎发育	内胚层	外胚层
粘膜表皮细胞	柱状细胞	鳞状上皮细胞
恶性肿瘤命名	腺癌	鳞癌
动脉供应血管	直肠上中动脉	直肠下动脉
静脉回流血管	直肠上中静脉	直肠下静脉
淋巴回流	髂内血管周围淋巴结	腹股沟淋巴结、髂外淋巴结
神经支配	内脏神经	外周神经

齿状线距离肛缘大约 2cm，由肛柱的连线组成。在齿状线以上，肛管粘膜覆盖的上皮为柱状上皮，发生于齿状线以上的肛管癌，病理为腺癌，与结直肠癌病理一样；齿状线以下的肛管粘膜覆盖细胞为鳞状上皮细胞，与肛周皮肤鳞状上皮细胞一样，但不包括毛发附属器、汗腺和脂肪腺体，发生于该部位的肛管癌，病理应该为鳞状上皮细胞癌。但是肛管粘膜覆盖的上皮组织来源不是在齿状线上截然分开的，在齿状线上 6～12mm 区域，有一个上皮细胞由柱状上皮过渡到鳞状上皮的区域，被称之为移行区或泄殖腔源区（transitional zone 或 cloacogenic zone）。该区域由多种细胞组成，如柱状细胞、基底细胞、移行细胞和鳞状上皮细胞，发生于该区域的肿瘤因此可以有多种上皮来源的可能，通常称为移行细胞癌、基底细胞癌或泄殖腔源细胞癌，这几种称谓均指同一种病理类型。

供应齿状线以上肛管的动脉为直肠上、中动脉，它们自髂内动脉分支；供应齿状线以下肛管的动脉为直肠下动脉，来自阴部内动脉分支；静脉沿相应的同名动脉回流到髂内、髂外静脉，直到门静脉系统。另外，外周静脉与门静脉系统在肛管远端、肛管粘膜深面的静脉丛相吻合。肛管癌的淋巴回流主要有 3 种通路：位于齿状线以上的近端肛管癌，其淋巴回流经直肠周围淋巴结，至肠系膜下血管周围淋巴结；位于齿状线周围的肛管癌，其淋巴回流经阴

部内血管周围淋巴结，至髂内血管周围；在齿状线以下和肛周的肿瘤，淋巴回流到腹股沟淋巴结区。

肛周癌主要是鳞癌，其结构与皮肤鳞状上皮一样，血液供应为髂外动静脉，淋巴回流经腹股沟淋巴区到髂外血管周围，再到腹主动脉。

（三）肛门区癌的病理类型

80%肛门区肿瘤的病理类型为鳞状上皮细胞癌。绝大多数肛周癌为角化型、分化好的鳞状上皮细胞癌，而发生于肛管的上皮细胞一般表现为非角化型、分化较差。来自移行区或泄殖腔源区的恶性肿瘤可以表现为多种形式，如腺癌、移行细胞癌或鳞癌。腺癌在肛门区癌肿比较少见，约占 5% ~ 10%。肛管癌如果为腺癌，治疗原则与肛门区鳞癌不同，而与直肠癌的处理一样，因此，本章仅讨论肛门区鳞状细胞癌的治疗。

二、临床表现

肛门区癌患者来就诊时，30% ~50% 患者已经为局部晚期，贻误诊断的原因主要是患者误将癌肿为肛门区良性病变，如痔疮、肛瘘或肛裂。大约 50% 肛周癌在出现症状 2 年后才来就诊（图 17 - 2）。肛门区癌常见的主诉为：疼痛（60% 患者）、出血（59% 患者）、肛门区肿物（23% ~30% 患者）和肛门区不适（28% 患者）。除此以外，还包括肛门区瘙痒、里急后重、大便习惯改变等。

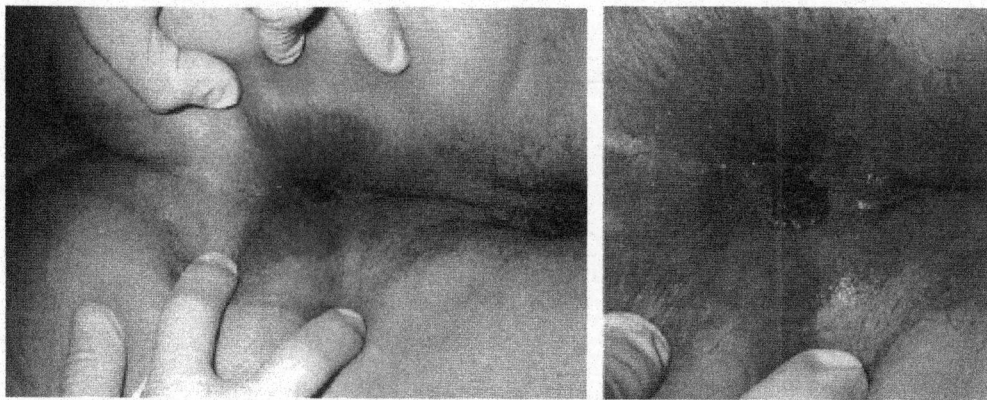

图 17 - 2　肛门区癌的临床表现

肛管癌就诊时，只有 12% 患者的病变局限于粘膜或粘膜下，34% 已侵犯肛周括约肌，将近一半肿瘤侵犯周围皮肤、直肠。10% 患者就诊时肿瘤侵犯到周围组织和脏器，但是男性很少侵犯前列腺。

三、分期和预后

（一）肛门区癌的分期

1. 分期检查　肛门区癌的分期检查包括：详细的体格检查，包括肛门肿物的触诊和腹部沟淋巴结区检查。在检查肛门区的肿物时，如果患者疼痛剧烈，应在局部麻醉下进行肛门的触诊。应注意记录肛门区肿物的大小、位于肛周还是肛管、与齿状线的关系等。如果扪及肿大的腹股沟淋巴结，应注意肿大淋巴结的大小、质地、活动度以及对侧腹股沟的情况。一旦扪及腹股沟淋巴结，应进行细针下穿刺细胞学检查。女性患者在做肛查的同时，还应进行妇科的检查，尤其当肿瘤位于肛管前壁或已经侵犯会阴时。如果发现阴道粘膜受侵，则可能发生或已经发生了阴道直肠瘘，应考虑暂行结肠造瘘术以避免放化疗当中出现并发症。其他的分期检查包括：纤维直肠镜、肿瘤活检、内镜 B 超、腹盆腔 CT 和胸正侧位 X 线片。内镜下 B 超可以显示肿瘤侵犯周围组织的深度，有利于分期诊断；腹盆腔 CT 可以显示肿瘤与周围组织和脏器的关系，还可以显示盆腔、腹股沟区淋巴结转移情况，另外，如果有肝转移，也可以在腹部 CT 片上显示。

2. 分期 肛门区癌的区域淋巴结定义为直肠周围、髂内血管周围和腹股沟区淋巴结。肛门区癌区域淋巴结发生转移的时间较早，但与局部分期有关。局部早期肛门区癌淋巴结转移率为 10% ~20%，局部晚期者则上升到 60%。10% ~20% 患者首诊时发现腹股沟淋巴结肿大，一般为单侧淋巴结肿大，25% 为双侧腹股沟淋巴结肿大。局部晚期肛门区癌（T_3 以上），合并腹股沟淋巴结转移的几率上升到 30% ~60%。盆腔和肠系膜下淋巴结转移率为 26%（10% ~40%），上段肛管癌转移到肠系膜淋巴结的几率显著高于位于肛管下段肿瘤（50% vs 14%）。

肛门区癌首诊时较少出现远地转移，一般少于 5%。10% ~17% 患者治疗后发生远地转移，最常见的远地转移部位是肝脏、肺以及盆腔以外的淋巴结区，骨转移、脑转移少见。

肛管癌的分期依照 2002 年 AJCC（表 17 - 3），肛周癌依照皮肤癌的 TNM 分期，本文不在这里表述。

表 17 - 3 肛管癌的 TNM 分期

T：原发肿瘤

　　T_x：原发肿瘤无法查明

　　T_0：无原发肿瘤的证据

　　T_{is}：原位癌

　　T_1：原发肿瘤最大径≤2cm

　　T_2：2cm < 原发肿瘤最大径≤5cm

　　T_3：原发肿瘤最大径 >5cm

　　T_4：无论肿瘤大小，肿瘤侵犯邻近器官（如阴道、尿道、膀胱；单纯侵犯肛门括约肌不可评为 T_4。）

N：区域淋巴结

　　N_x：区域淋巴结转移无法查明

　　N_0：无区域淋巴结转移

　　N_1：直肠周围淋巴结转移

　　N_2：单侧髂内淋巴结和/或单侧腹股沟淋巴结转移

　　N_3：直肠周围以及腹股沟淋巴结转移，和/或单/双侧髂内淋巴结转移，和/或单/双侧腹股沟淋巴结转移

M：远地转移

　　M_x：远地转移无法查明

　　M_0：无远地转移

　　M_1：出现远地转移

续 表

分期

  0 期：$T_{is}N_0M_0$

  I 期：$T_1N_0M_0$

  II 期：$T_{2\sim3}N_0M_0$

  IIIa 期：T_1，T_2，$T_3 N_1M_0$；$T_4 N_0 M_0$

  IIIb 期：$T_4 N_1 M_0$，任何 T，N_2，N_3，M_0

  IV 期：任何 T，任何 N，M_1

（二）预后因素

肛门区癌的预后与性别、年龄、人种、治疗年代、病理类型和分期有关。美国对 1973 - 2000 年间发生的肛门区癌进行了分析，男性患者的疗效显著低于女性（5 年生存率男性 58%，女性 64%）。在 1973 - 2002 年间，女性肛门区癌的治疗疗效随时代的渐进而提高（1973 - 1979 年 5 年生存率为 59%，1994 - 2000 年间 5 年生存率上升为 73%），而男性则无此现象，5 年生存率基本稳定在 60% 左右。在该篇文章中，肛门区癌的疗效还与种族有关，男性黑人的疗效最差，比男性白人的 5 年生存率低 23% 左右（男性白人为 61%，男性黑人仅为 38%）。如果男性白人和黑人按治疗年代分组，可以看出，男性白人在 1973 - 2000 年间的治疗疗效稳定在 60% 左右，而男性黑人近年来的治疗疗效明显差于以往（1994 - 2000 年 5 年生存率 27%，1973 - 1979 年为 45%）；而对于女性，白人的生存率随年代接近而提高，黑人则无明显提高，稳定在 65% 左右。还有，腺癌与鳞状上皮细胞癌相比，治疗疗效差于后者；年龄大于 65 岁的患者，无论男女，其疗效均低于年轻者。

与大多数恶性肿瘤相似，肛门区癌最重要的预后因素是分期。局限于局部的肛门区癌，5 年生存率为 78%，有区域淋巴结受侵者为 56%，伴有远地转移者仅为 18%，且男性的生存率和局部控制率总是比女性差（图 17 - 3）。Peiffert 报告肛门区癌的局部复发率随 T 分期增大而升高（T_1，11%；T_2，24%；T_3，45%；T_4，43%），5 年生存率随 T 分期增大而下降（T_1，94%；T_2，79%；T_3，53%；T_4，19%）。$T_{1\sim2}$ 与 $T_{3\sim4}$ 期相比，5 年保留肛门生存率后者显著低于前者（T_1，83%；T_2，89%；T_3，50%；T_4，54%）。中国医学科学院肿瘤医院分析了 1958 - 1988 年收治的 61 例肛门癌患者的疗效，全组 5 年总生存率 44.3%，其中 T_1N_0 81.8%，T_2N_0 68.5%，$T_{3\sim4}N_0$ 25.0%，分期是影响预后的重要因素。

与 T 分期相同的是，N 分期也对预后有影响作用。中国医学科学院肿瘤医院 61 例肛门癌疗效分析中，伴淋巴结转移患者的 5 年生存率为 10.0%，而无淋巴结转移患者的 5 年生存率均超过 25.0%。Cumming 等人的分析认为，淋巴结阳性者经同步放化疗后 5 年癌症相关生存率显著低于淋巴结阴性者（57% : 81%）。Allal 在单因素分析中表明，肛门区癌患者接受同步放化疗后，淋巴结阴性者的局部复发率显著低于淋巴结阳性者（19% vs 36%，$P = 0.03$）。另外，欧洲肿瘤研究和治疗组织（European Organization for Research and Treatment of Cancer, EORTC）的一项 III 期临床研究表明，肛门区癌淋巴结阳性者无论是局部复发率（$P = 0.035$）还是 5 年生存率（$P = 0.038$）都显著劣于淋巴结阴性者。

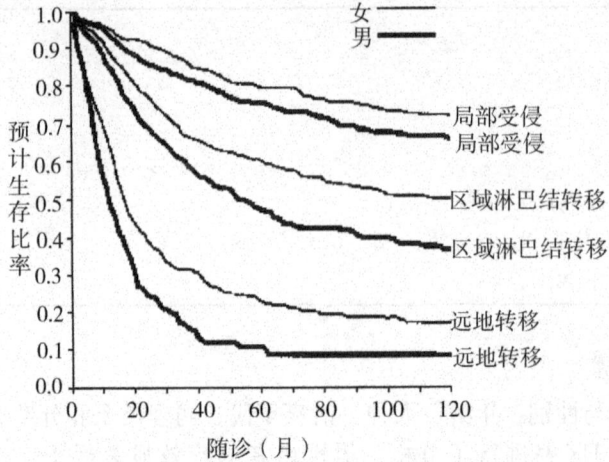

图 17 – 3　美国 1973 – 2000 年肛门区癌的治疗疗效

除了 TNM 分期对肛门区癌治疗疗效的影响，Weber 认为总的放射治疗时间对疗效也有直接影响（P = 0.09）。EORTC 的多因素回归分析结果表明，淋巴结转移、皮肤溃疡和男性是局部控制和长期生存的预后不良影响因素。其他的影响因素还包括：放射治疗剂量、患者的血红蛋白水平、DNA 的含量以及 p53 的过度表达。

（陈东祥）

第三节　治疗

1974 年 Nigro 首次将同步放化疗运用于肛门区癌的治疗。以前，手术是肛门区癌的标准治疗，其术式为腹会阴联合切除术（Mile's 手术），意味着手术将把患者的会阴、肛门全部切除、腹壁进行永久性造瘘术（人工肛门）。根据美国 1988 – 1993 年国家癌症数据库的登记资料，单纯手术治疗肛门区癌的比率随年代而递减（1988 年 24% 患者行 Mile's 手术，1993 年下降到 20%），而接受放化疗的患者逐年递增（1988 年 34%，1993 年为 39.6%）。近年来，随着一系列肛门区癌综合治疗的 III 期随机分组临床研究的完成，同步放化疗取代了单纯手术，成为肛门区癌的标准治疗手段。

一、肛管癌的治疗

（一）手术治疗

虽然手术治疗肛管癌，5 年局部复发率为 27% ~ 47%，生存率可达到 50% ~ 70%，但是目前手术已经不再是肛管癌首选的治疗手段。肿瘤的局部切除术仅适用于一些高选患者：如 Ti 病变以及高分化肿瘤，其区域淋巴结转移率低于 5%，可以通过肿瘤局部切除得到良好的疗效；局部晚期的肛管癌如果接受局部切除术，只能带来较差的预后。目前，手术通常用来作为挽救性治疗手段，用于同步放化疗后肿瘤残存或复发。肛管癌的手术适应证还包括：第一，如果预计患者因身体原因不能顺利地完成同步放化疗，或者患者可能出现了直肠阴道瘘，可行暂时性腹壁造瘘术，以避免并发症的出现，或直接进行根治性 Mile's 手术；第二，如果肿瘤已侵犯肛门括约肌，排便功能已经丧失，可以在同步放化疗前进行腹壁造瘘，视治疗后的疗效，决定二次手术方式。

（二）单纯放射治疗

为了保留肛门，避免 Mile's 手术的缺点，同时因为绝大多数肛管癌为鳞癌，对放疗比较敏感，所以单纯放射治疗也是肛管癌的治疗选择之一。肛管癌的放疗可以是单纯外照射，也可以是外照射与腔内照射的结合。肛管癌放疗后，大约75％患者可以最终保留肛门，部分患者放疗后的局部控制率和生存率可达到70％～90％。很多回顾性研究表明，放疗剂量是影响治疗疗效的重要因素，剂量≥54Gy疗效优于低剂量者。但是，高剂量也会带来严重的治疗并发症。肛管癌患者放疗后，大约4％～17％会出现放疗后并发症，如排便失禁、溃疡不愈、肛门狭窄和肛周坏死等，这些并发症需要手术治疗，最终使患者不能保留肛门。

（三）同步放化疗

1974年Nigro等人创新性地最早将同步放化疗运用于肛管癌治疗：他们采用术前同步放化疗随后手术的形式，对3例肛管癌的患者进行了实验性研究。放射治疗剂量为DT 30Gy，同步予5-氟尿嘧啶（5-FU）和丝裂霉素（MMC），放射治疗后进行Mile's手术。令人惊讶的是，3例患者的术后病理均显示无肿瘤残存，显示了同步放化疗的优异结果。这一结果提示人们，手术不是肛管癌的唯一有效治疗手段，也许可以另辟蹊径，不必让患者遭受终生人造肛门的痛苦。随后，他们在45例肛门区癌患者中进一步验证了同步放化疗的有效性，初步确定了同步放化疗在肛门区癌的治疗地位，而Mile's手术则在同步放化疗后肿瘤残存或复发时，成为有效的挽救性治疗手段。

最终确定放化疗在肛管癌治疗地位的是3个前瞻性随机分组研究，分别来自英联邦肿瘤研究协作组（United Kingdom Coordinating Committee for Cancer Research，UKCCCR）、欧洲肿瘤研究与治疗组织（European organization for research and treatment of cancer，EORTC）和北美放射治疗研究组/东部肿瘤研究协作组（Radiation Therapy Oncology Group，RTOG/Eastem Cooperative Oncology Group，ECOG）。

UKCCCR和EORTC设计方案类似，前瞻性随机比较了肛门区癌单纯放疗与同步放化疗的疗效，两个研究结果均表明，同步放化疗可以显著降低局部复发率和腹壁造瘘术的发生率，但对生存率无明显提高（表17-4）。

表17-4 肛门区癌单纯放疗与同步放化疗的随机分组研究

研究组（发表年代）	单纯放疗组	同步放化疗组	P
EORTC（1997）			
例数	52	51	
CR（%）*	54	80	<0.05
3年局部控制率（%）	39	58	0.02
3年生存率（%）	65	72	0.17
UKCCR（1996）			
例数	285	292	

续 表

研究组（发表年代）	单纯放疗组	同步放化疗组	P
CR（%）*	30	39	0.08
3 年局部复发率（%）	61	39	<0.001
3 年癌症相关生存率（%）	61	72	<0.001
3 年生存率（%）	58	65	0.25

在 UKCCR 研究中，585 例患者有 75% 为肛管癌，25% 为肛周癌，且包括部分 $T_{1 \sim 2}$ 的早期肛门区癌。585 例患者随机分为单纯放疗组（n=290）和同步放化疗组（n=295）。放疗和化疗的具体治疗方案见图 17-4。局部失败定义为：完成治疗后活检证实肿瘤残存/复发、治疗产生严重并发症进行手术、治疗 6 个月后，暂时性腹壁造瘘口仍未缝合。第一程放疗 DT 45Gy 后，两组绝大多数患者肿瘤消退大于 50% 而进入第二程补量放疗（共 89%），但两组间的反应率无显著差异（CR%，同步放化疗 39%，单纯放疗 30%；PR%，同步放化疗 53%，单纯放疗 62%；P=0.08）。随访 42 个月后，全部患者的 3 年局部控制率为 50%，绝大多数患者复发在疗后 18 个月内，其中同步放化疗组的局部控制率显著高于单纯放疗组（表 17-5，图 17-5A）。同时，3 年内死于肛门区癌的患者在同步放化疗组显著低于单纯放疗组（28% vs 39%，P=0.02）（图 17-5B），但是两组的总生存率无显著差别（表 17-5）。

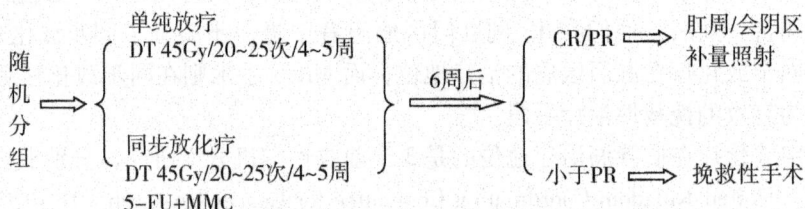

图 17-4 UKCCR 随机分组研究的治疗流程图

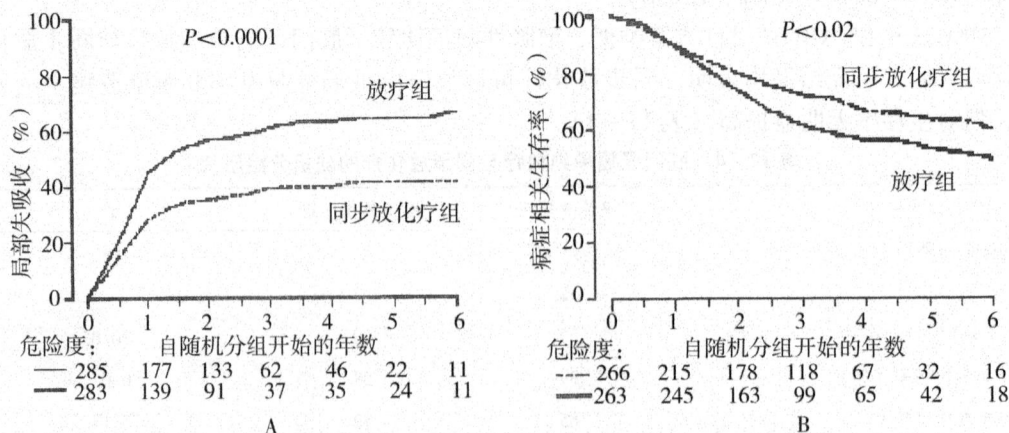

图 17-5 UKCCR 随机分组研究的局部复发率（A）和癌症相关生存率（B）

EORTC22861 研究对象仅为肛管癌，且全部为局部晚期的肛管癌。与 UKCCR 一样，重点研究肛管癌患者接受同步放化疗的疗效是否与单纯放疗不同，两个研究的治疗方案类似。该方案的结果表明，同步放化疗组的患者在第一程治疗后，肿瘤 CR 率显著高于单纯放疗组（80% vs 54%），肿瘤局部控制率、无进展生存率亦显著高于单纯放疗组（表 17 - 5），另外，与 UKCCR 结论一致的是，同步放化疗并没有显著提高总生存率。

表 17 - 5　RTOG 8804/ECOG 1289 随机分组研究结果

	5 - FU 同步放化疗 (n = 145)	5 - FU/MMC 同步放化疗 (n = 146)	P
活检阴性率（%）	86	92	0.135
腹壁造瘘术发生率（%）	22	9	0.002
4 年无腹壁造瘘术存活率（%）	59	71	0.014
4 年无瘤生存率（%）	51	73	0.0003
4 年总生存率（%）	-	-	0.31

由北美放射治疗研究组/东部肿瘤研究协作组（Radiation Therapy Oncology Group，RTOG/Eastern Cooperati Ve Oncology Group，ECOG）倡导的肛管癌Ⅲ期前瞻性随机分组研究，在 EORTC 和 UKCCR 研究的基础上，进一步阐明 MMC 在肛管癌同步放化疗中的必要性；同时，通过这个研究，明确了挽救性同步放化疗的价值。具体的治疗设计见图 17 - 6。研究的结果表明，MMC 的加入，有助于提高同步放化疗后的肿瘤完全缓解率（5 - FU/MMC 组，92% vs 5 - FU 组，86%，P = 0.135）4 年无瘤生存率（5 - FU/MMC 组，73% vs 5 - FU 组，51%，P = 0.0003）降低腹壁造瘘手术比率（5 - FU/MMC 组，9% vs 5 - FU 组，22%，P = 0.002）以及显著提高了 4 年无腹壁造瘘术存活率（5 - FL/MMC 组，71% vs 5 - FU 组，59%，P = 0.014），但是未能显著提高长期生存率（P = 0.31）（表 17 - 6）。尽管 DT 45Gy 同步放化疗后两组的病理活检阴性率无显著差别，但是，如果原发肿瘤最大径小于 5cm，5 - FU/MMC 同步放化疗后的活检阴性率显著高于 5 - FU 同步放化疗组（93% vs 83%，P = 0.02），说明肿瘤大小是不同治疗方案近期疗效的影响因子。该篇文章虽然并没有直接分析不同放化疗方案后对肿瘤的局部疗效，而是将未保留肛门的腹壁造瘘术进行了分析，不过进行腹壁造瘘术就意味着局部区域的失败＝全部治疗结束后 4 年，5 - FU/MMC 组腹壁造瘘术发生率显著低于 5 - FU 组（9% vs 23%，P = 0.002）。5 - FU/MMC 组中 13 例进行腹壁造瘘术患者中，11 例因为局部肿瘤治疗失败，只有 2 例为同步放化疗引起的不良反应；5 - FU 组中，32 例中的 29 例因为局部失败进行了腹壁造瘘术，2 例因为不良反应，1 例不详。另外，早期肿瘤进行不同方案的治疗后，腹壁造瘘术发生率无显著差别（P = 0.141），但是局部晚期肿瘤（$T_{3\sim4}$）经 5 - FU/MMC 治疗后，腹壁造瘘术的发生率显著低于 5 - FU 组（P = 0.019），说明 MMC 对于局部晚期肿瘤的治疗疗效有显著的影响作用。

当同步放化疗后，25 例患者病理证实仍有肿瘤残存。按照方案设计，其中 22 例继续进行 5 - FU/DDP 挽救性同步放化疗。疗后 55% 患者经病理证实最终达到了无瘤残存（12/22）。4 年随访后 .50% 无瘤存活。

RTOG 8804/ECOG 1289 随机分组研究，得到以下几个结论：MMC 在肛管癌的治疗中有明确的作用，可以提高肿瘤对治疗的完全缓解率、提高保留肛门率和无瘤生存率，5 - FU/MMC 同步放化疗是肛管癌的标准治疗方案；无论患者是否有腹股沟淋巴结和/或伴有直肠周围淋巴结转移，5－FU/MMC 同步放化疗均可以提高疗效；当患者在同步放化疗结束后仍有肿瘤残存时，可以尝试挽救性同步放化疗，或密切随诊，不能保留肛门的 Mile's 手术应当保留到挽救性同步放化疗失败后或随诊时肿瘤进一步进展时再进行。

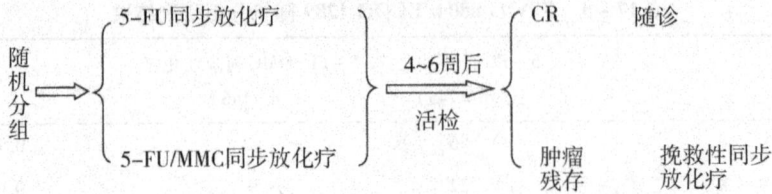

放射治疗：

图 17－6　RTOG 8804/ECOG 1289 随机分组研究的治疗流程图

　　根据以上 3 个随机分组研究，确定同步放化疗是肛门区癌、尤其是肛管鳞癌的标准治疗方案，其中 5－FU/MMC 同步放化疗疗效优于 5－FU 同步放化疗。但是，同步放化疗就像一个双刃剑，虽然提高了疗效，但是不可避免地带来更高、更严重的不良反应。在 UKCCR 研究中，早期不良反应发生率在同步放化疗组显著高于单纯放疗组（47.9% vs 38.6%，P = 0.03），主要为骨髓抑制、血小板减少、放射性皮炎、消化道和泌尿系不良反应，其中 6 人死于与化疗相关的不良反应，不过未发现同步放化疗可产生显著的晚期不良反应。在 RTGO/ECOG 研究中，非血液性不良反应在 5－FU 和 5－FU/MMC 同步放化疗两组中相似（如消化道、皮肤和粘膜反应），但是 5－FU/MMC 同步放化疗显著加重了骨髓抑制和由此产生的感染，也严重影响了血小板的水平，Ⅲ、Ⅳ级不良反应发生率在 5－FU/MMC 同步放化组中显著高于 5－FU 同步放化疗组（P≤0.0001），因此，文章对于 HIV 阳性或伴有免疫抑制的肛管癌患者不推荐进行 5－FU/MMC 同步放化疗。

　　上述治疗结果均发表于 20 世纪 90 年代中叶，随着同步放化疗这一理念广泛应用于其他肿瘤，如局部晚期头颈部鳞癌、局部晚期非小细胞肺癌、中晚期可手术切除直肠癌、宫颈癌等，发现了越来越多的、有效而副作用低的同步化疗药物，如顺铂（DDP）卡铂、泰素、博来霉素等。长期的临床随诊观察认为 MMC 可能会增加肾脏、肺和骨髓的长期毒性反应，而顺铂与放疗同步进行，产生的不良反应可能低于 MMC 同步放化疗，因此近年来陆续对肛门区癌进行了多个顺铂/5－FU 同步放化疗的临床研究（表 17－6）。初步的结果显示，顺铂/5－FU 同步放化疗可以取得与 MMC/5－FU 同步放化疗相似的近期和远期疗效，而前者组合未发现严重的骨髓抑制等不良反应。目前，顺铂/5－FU 同步放化疗与 MMC/5－FU 同步放化疗前瞻性临床研究正在进行。

表 17－6　顺铂/5－FU 同步放化疗治疗肛门区癌的临床研究结果

方案（发表年代）	例数	化疗		疗（Gy/次/天）	CR（%）	5y OS（%）
		5－FU	DDP			
Gerard（1998）	95	$10g/m^2/24h$，共 4 天	$25mg/m^2$，第 1～4 天	40/10/10－17	81	84
Martenson（1996）	19	$10g/m^2/24h$，第 1～4、43～46 天	$75mg/m^2$，第 1、43 天	59.4/33/59，36GY 时中断	68	－

续　表

方案（发表年代）	例数	化疗		疗（Gy/次/天）	CR（%）	5y OS（%）
		5 - FU	DDP			
Doci（1992）	35	0.75g/m²/24h，第1~4、22~25天	100mg/m²，第1、22天	54/30/42	94	–
Hung（2003）	92	250mg/m²/24h，每周1~5持续静脉滴注	4mg/m²/24h，每周1~5持续静脉滴注	55/30/42	82	91
Rich（1993）	18	250~300mg/m²/24h，每周1~5持续静脉滴注	4 mg/m²/24h，每周1~5持续静脉滴注	55 /30/42	–	94（2y）
Chie（2004）	14	1.0g/m²/次，第1~5天	60mg/m²/次，第1天	50.4/25/35		85.1

　　尽管5 - FU/MMC同步放化疗是肛门区癌的标准治疗方案，但是局部复发率仍可达30%~40%，占全部复发原因的60%~70%。而放化疗的总治疗时间（OTT）是影响局部复发率的影响因素。若OTT >41天，5年局部控制率为58%；OTT≤41天，则为79%（P = 0.04）。因此，EORTC发起一项Ⅱ期临床研究（EORTC 22953），旨在了解缩短放化疗时间以及更积极的同步化疗方案的可行性。EORTC 22953与EORTC 22861相比，有以下不同：第一阶段放疗剂量由DT 45Gy降至DT 36Gy，第二阶段放疗为DT 23.4Gy，总放疗剂量不变；两阶段治疗间隔由原来的6周，缩短为2周；MMC化疗由原来1次，改为2次，分别在两阶段放疗的第一天进行，5 - FU化疗也改为在两个阶段放疗期间予持续静脉滴注。在2阶段放化疗结束后，90.7%患者达到了完全缓解，与EORTC 22861方案相比，局部控制率（68% vs 88%）无腹壁造瘘生存率（72% vs 81%）长期生存率（70% vs 81%），EORTC22953均比前者高，而3度皮肤急性反应、腹泻和血液学反应发生率分别为28%、12%和2%。通过EORTC 22953研究，认为两阶段放化疗间的2周间隔时间可以为患者接受，初步疗效好于6周间隔，建议以后的临床研究以2周间隔为主。

（四）未来的治疗进展

　　目前各个国家或组织至少有4项关于肛门区癌同步放化疗的前瞻性随机分组临床研究正在进行，着重于同步放化疗的各个不同方面（表17 - 7）。

表17 - 7　正在进行的肛门区癌随机分组研究

研究	具体方案
RTOG 9811	实验组：DDP/5 - FU新辅助化疗 + DDP/5 - FU同步放化疗
	对照组：MMC/5 - FU同步放化疗
UKCCR ACT Ⅱ	实验1：实验组：5 - FU/MMC同步放化疗
	对照组：5 - FU/DDP同步放化疗
	实验2：实验组：同步放化疗 + 5 - FU/DDP辅助化疗
	对照组：同步放化疗
EORTC 22011	实验组：MMC/DDP同步放化疗
	对照组：MMC/5 - FU同步放化疗
法国 FFCD 9804	实验1：实验组：5 - FU/DDP新辅助化疗 + 5 - FU/DDP同步放化疗

研究	具体方案
	对照组：5 - FU/DDP 同步放化疗
实验2：对照组：5 - FU/DDP 同步放化疗 + 局部补量 15Gy	
	实验组：5 - FU/DDP 同步放化疗 + 局部补量 20～25Cy

美国 RTOG 9811 研究目的是比较 DDP/5 - FU 诱导 + 同步放化疗与 MMC/5 - FU 同步放化疗的近期和长期疗效，主要是比较用顺铂化疗的疗效是否比 MMC 疗效更佳。对照组为 MMC/5 - FU 同步放化疗，其治疗方案与 RTOG 8804/ECOG 1289 相同。实验组先进行 2 周期 DDP/5 - FU 新辅助化疗，每周期方案为：每次 DDP $75mg/m^2$，第一天静滴；5 - FU $1g/m^2/24h$，持续静脉滴注，共 4 天；2 周期新辅助化疗后进行 DDP/5 - FU 同步放化疗，化疗药物用法与诱导方案相同，放射治疗分为 3 个阶段：第一阶段照射全骨盆，同时包括双侧腹股沟淋巴结区（DT 30.6Gy/17 次，上界为腰 5/骶 1 交界），第二阶段将上界缩回到骶尾交界处，只照射中下段骨盆和肛周/会阴区，如果腹股沟淋巴结疗区无肿瘤，则不再照射，第二阶段照射区照射 DT 14.4Gy，两阶段总剂量达 DT 45Gy；第三阶段的照射仅针对以下人群：$T_{3～4}$、N^+ 或 T_2 病变，但是 DT 45Gy 后肿瘤残存者。放射野进一步缩小到肿瘤区，照射 10～14Gy，使总剂量达到 55～59Gy。在 2006 年的 ASTRO 会议上，报告了该研究的初步结果：682 例入组，其中 634 例可供分析。MMC + FU 同步放化疗组与 DDP/5 - FU 诱导 + 同步放化疗组相比，其 3、5 年无瘤生存率分别为 68% vs 62%；59% vs 53%（$P = 0.33$）；3、5 年总生存率分别为 84% vs 76%；73% vs 70%（$P = 0.13$）。3～4 度不良反应前组高于后组（60% vs 42%，$P = 0.0013$），但是前组发生结肠造瘘术者显著低于后者（3 年发生率：10% vs 17%，$P = 0.04$）。作者认为，MMC + 5 - FU 同步放化疗仍然是肛管癌的标准治疗方案。

英国的 UKCCR ACT II 研究（United Kingdom Coordinating Committee on Cancer Research, Anal Cancer Trial II）是个 2×2 析因分析的设计，第一个目的是比较 5 - FU/MMC 同步放化疗和 5 - FU/DDP 同步放化疗两个治疗方案，第二个目的是比较同步放化疗后，再进行辅助性 5 - FU/DDP 化疗与无辅助化疗的区别。放射治疗剂量为 50.4Gy/28 次/5.5 周，放疗中间无中断。

EORTC 22011 比较 MMC/DDP 同步放化疗与传统的 MMC/5 - FU 同步放化疗方案，前者化疗 MMC 采用单剂量，放疗第 1 天注射，DDP 为放疗每周注射。本研究放射治疗起初先予 DT 36Gy/20 次，再缩野放疗到总量 DT 59.4Gy。

法国 FFCD 9804（French Federation Francaise de Cancerologie Digestive, FFCD）也是一个 2×2 的析因分析方案，首先要证实 5 - FU/DDP 新辅助化疗的疗效，其次比较放疗补量剂量高低对治疗的影响。放射治疗在两组中均先给予 DT 45Gy/25 次/5 周，同时予 2 周期 5 - FU/DDP 同步化疗，结束后，两组分别给予不同放疗补量：15Gy 或 20～25Gy，补量阶段同时使用同步化疗。

这几个随机分组研究完成后就可以明确：新辅助化疗的作用、DDP 在肛门区癌同步放化疗中的地位以及辅助化疗的作用，期待着这些研究的顺利完成。

二、肛周癌的治疗

肛周癌除了鳞状上皮细胞癌，还包括 Bowen 病和 Paget 病等，在本节中将不讨论后两种病的治疗和预后。肛周的鳞癌可以局限于局部生长，也可以侵犯肛管，如果原发病灶很难确定是在肛周还是肛管，一般归之为肛管癌。早期的肛周鳞癌，如 T1 病变，以单纯局部切除术为主；局部中晚期的肛周癌，只要手术可以保留肛门括约肌，一般仍推荐先手术治疗，因为同步放化疗后肛周皮肤和肛门括约肌的不良反应，有可能在同步放化疗后不能保存肛门的功能。只有当肛门括约肌已经受侵，治疗才以同步放化疗为主，手术作为同步放化疗失败后的挽救性治疗。在 UKCCR 研究中，肛周癌占入组人数的 25%，该实验证明了同步放化疗的疗效优于单纯放射治疗，但是没有对肛周癌的随机分组疗效进行分层分析，因此，肛周癌单纯放疗与同步放化疗疗效的区别，目前尚不能提供随机分组研究的结果。一个小样本的回顾性研究表明，无论单纯放疗还是同步放化疗，对肛周癌的治疗结果并无区别。肛周癌放疗失败后的手术治疗，除了需要进行 Mile's 手术，还必须依照肿瘤的部位和切除的范围，考虑是否需要会阴部的整形手术。

肛周癌主要的淋巴引流区为腹股沟区，罕见直肠周围和盆腔淋巴结转移。肛周癌腹股沟淋巴结转移率并不高，一般小于 10%。T_3、T_4 病变、分化差的鳞癌腹股沟淋巴结转移几率较大，对于上述这些情况，可以考虑进行选择性腹股沟淋巴结清扫或预防性照射。

综上所述，北美国家癌症治疗网 2006 版给出肛管癌以及肛周癌的治疗指南，各国可参考这个指南，根据肛门区癌不同的临床分期给予不同方案的治疗（图 17 - 7）。

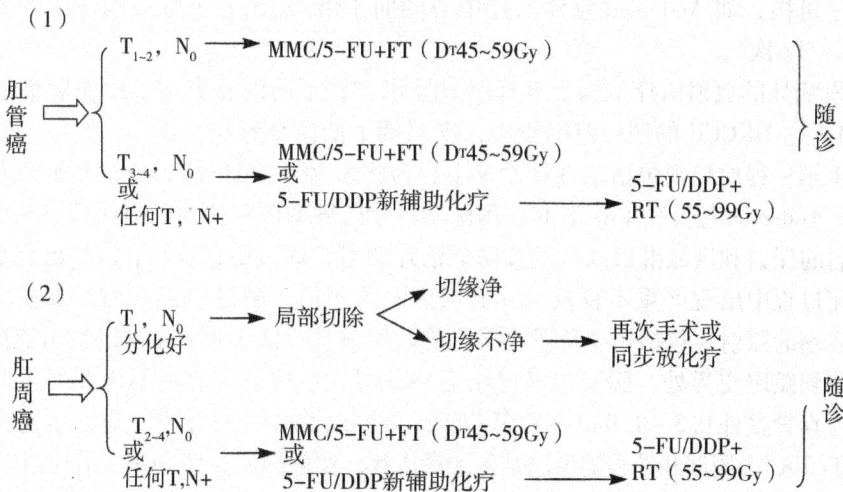

图 17 - 7 肛管癌（1）和肛周鳞癌（2）治疗指南

三、合并 HIV 阳性或艾滋病患者的治疗

由于在 HIV 感染或艾滋病患者中，肛门区癌的发生率越来越高，很多研究者对这一人群进行了研究分析，重点在于常规剂量的同步放化疗是否可以为这些患者所接受。根据目前已完成的小样本临床研究结果，标准剂量的同步放化疗可以为 HIV 阳性患者或艾滋病患者接受，未发现产生严重的治疗不良反应。但是，淋巴细胞 CD4 水平是评价 HIV 感染患者或

艾滋病患者对同步放化疗耐受性的一个指标。美国一项研究表明，当 CD4 计数小于 200/L 时，HIV 感染患者或艾滋病患者因同步放化疗不良反应死亡的人数显著高于 CD4 计数大于 200/L 者。因此，对于 CD4 计数小于 200/L 的患者，建议将同步放化疗的剂量予以调整，以避免发生严重的不良反应。另外，由于在 RTOG 8804/ECOG 1289 研究中，MMC 的加入显著增加了骨髓抑制的严重程度，因此，也不建议给予 MMC/5 - FU 同步放化疗。

肛门区癌的放射治疗范围和剂量在不同的研究单位可能不尽相同。有的单位照射范围仅包括直肠下段和肛门/会阴区，有的包括全盆腔，有的不仅包括全盆腔，同时也做腹股沟区的预防照射。可以说，目前肛门区癌常规的照射范围还没有一个达成共识的标准。另外，由于盆腔野和腹股沟区照射深度不同，给常规照射野的设计带来困难。随着三维适形技术的开展，在 CT 图像引导下，可以更好地设计照射野，使照射野内的剂量分布更均匀。

（一）放射治疗范围以及常规照射技术

1. 腹股沟区预防性照射的原则　无论是肛管癌还是肛周癌，腹股沟淋巴结是其区域淋巴结转移区。肛门区癌发病的同时，发生腹股沟淋巴结转移者比较少见，一般在 10% ~ 20% 左右，当肿瘤为 T_{1-2} 期时，腹股沟淋巴结转移率更低，小于 5%。因此，对于 No 的患者，是否需要预防性照射腹股沟淋巴引流区是大家一直在讨论的问题。在 UKCCR、EORTC 和 RTOG 8804/ECOG 1289 3 个随机分组研究中，实验设计者对 No 患者腹股沟淋巴引流区的处理是各不相同的。UKCCR 中，无论 N 的状态，均予 DT 45Gy 照射；EORTC 中，N_0 患者不予腹股沟区预防性照射；而在 RTOG 8804/ECOG 1289 中，N_0 患者仅接受 DT 30.6Gy 的预防性照时。近年来，新设计的随机分组研究（如 UKCCR ACT II 和 RTOG 9802 研究）以及一些大的医疗机构，如 Anderson 癌症治疗中心倾向于给 N_0 患者予腹股沟区低剂量预防照射（DT 30.6Gy/17 次）。

2. 原发病灶的放射治疗范围及常规照射技术　在不同的研究中，原发肿瘤的常规照射范围也有不同。UKCCR 的照射范围较小，仅包括了低位直肠和会阴/肛周区；而 EORTC 和 RTOG 8804 第一程放疗则包括了真骨盆（上界为腰 5/骶 1 交界处），然后再针对肿瘤区缩野加量放疗。Anderson 癌症中心医院和中国医学科学院肿瘤医院认为肛门区鳞癌放射治疗应包括原发肿瘤的照射和区域淋巴结区的预防或治疗照射，即包括原发灶和区域淋巴结。为了尽量减少治疗过程中出现严重不良反应，肛门区癌的照射是随阶段进行缩野加量的。简而言之，肛门区癌的照射应包括 3 个阶段：第一阶段照射真骨盆区和区域淋巴结引流区；第二阶段将上界缩到骶尾交界处，腹股沟淋巴结无转移者，在这一阶段可不再照射腹股沟区，因此，侧界为真骨盆外 0.5 ~ 1.0cm（仅低位直肠周围以及肛门区）；第三阶段，进一步将放射野缩小到肛门区/会阴部和转移的淋巴结区加量放疗，照射剂量参照 NCCN 治疗指南（表 17 - 8，图 17 - 8）。不过，肛门区癌同步放化疗期间可产生严重的急性不良反应，如 3 度以上急性放射性皮炎、腹泻或骨髓反应，一般在放化疗的第 2、3 周开始出现，最严重时为第 4 周，因此肛门区癌在同步放化疗期间一般需要休息一段时间以防止不良反应进一步恶化。这个休息间隔可以在第一、二阶段之间（DT 30.6Gy 后），也可以在第二、三阶段治疗间（DT 45Gy 后），时间间隔可以为 6 周，也可以为 2 周，目前倾向于休息 2 周。

第一阶段因为要照射腹股沟区，患者采用仰卧位，前后野对穿照射，DT 30.6Gy/17 次。在第二阶段，如果无腹股沟淋巴结转移，按图 17 - 8A 所示照射野进行照射，上界下移到骶尾交界。患者可采用俯卧位，垫腹部定位器（belly - board），以避免过量照射小肠。与直肠癌的照射技术相似，采用后野 + 两个侧野的技术，可使用楔形板以及采用适当的剂量配比；如果需要照射腹股沟淋巴结区，则采用图 17 − 8B 的射野，上界下移到骶尾交界处；腹股沟区在前后 X 线照射时可以用铅挡住，然后用电子线将挡去的部分补足剂量，根据 CT 图像计算腹股沟淋巴结的深度，据此计算需要补足的电子线剂量。参照表 17 − 8，部分有第三阶段照射适应证的患者需要接受进一步补量照射，一般用 X 线或电子线，仅针对原发灶或转移的淋巴结进行照射；或者可以用 ¹⁹²Ir 插植治疗原发病灶。

表 17 − 8　MD Anderson 肿瘤中心对肛门区癌照射野和照射剂量的考虑

放射治疗	放射治疗野边界	剂量（Gy）
第一阶段	上界：腰 5/骶 1 交界	30.6
	下界：肛门区肿物下 3cm	
	侧界：侧界如图 17 − 8B 所示，包括腹股沟外侧区淋巴结	
第二阶段	上界：骶尾骨交界处	补量 14.4，总量 DT45
	下界：不变	
	侧界：1. 腹股沟淋巴结阴性：真骨盆外侧 0.5 ~ 1.0cm，见图 17 − 8A	
	2. 腹股沟淋巴结阳性：同第一阶段，腹股沟区可用电子线补量，见图 17 − 8B	
第三阶段会阴区/肛周区/转移淋巴结，肿瘤外放 2 ~ 3cm。用电子线、X 线或 ¹⁹²Ir 插植补量 10 ~ 15，总量 DT 55 ~ 60		
（T₃~₄、N + 或 T₂ 病变，但是 DT 45Gy 后肿瘤残存者）		

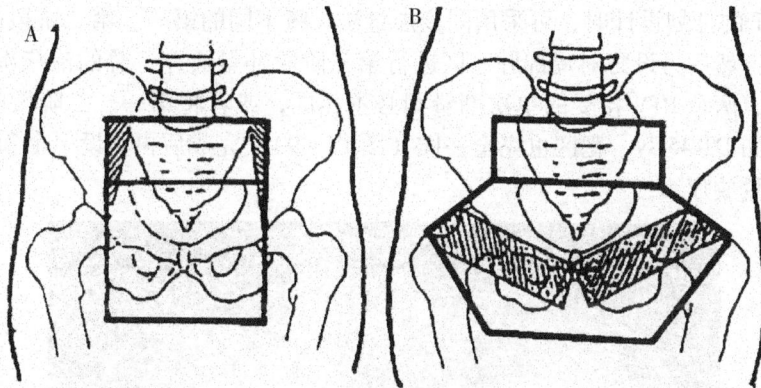

图 17 − 8　肛门区常规放射治疗野
A. 腹股沟淋巴结阴性；B. 腹股沟淋巴结阳性

（二）照射剂量

目前尚无针对肛门区鳞癌照射剂量的随机分组研究。一般认为，如果肿瘤最大径小于 3cm，MMC/5 − FU 同步放化疗 30Gy/3 周，可以使 90% 患者的肿瘤完全消失；而当肿瘤大于 4cm 时，需要照射 45Gy/5 周到 54Gy/6 周，如果肿瘤仍未完全消失，有时还需要休息 6 ~ 8 周后再补量至总量 60 ~ 65Gy，该方法可使 65% ~ 75% 患者大于 4cm 的肿瘤完全消失。提高放疗剂量可以获得更高的肿瘤局部控制率，这种剂量 — 效应关系已经在多种肿瘤的治疗中得以验证，肛门区癌也存在这种量效关系。但是，如果一味追求高剂量，势必会造成严重的不良反应。因此，对于肛门区癌，当肿瘤为 T₁~₂ 时，局部照射剂量为 30 ~ 45Gy，如果肿瘤治疗后 6~8 周仍残存，可以局部加量到总量 55Gy；当肿瘤为 $T_{3~4}$ 期，局部治疗剂量应为 DT 55Gy 以上。

（三）肛门区癌的三维适形/调强适形照射（3D CRT/IMRT）

肛门区癌照射范围较大，各个照射区域的照射深度不同（如真骨盆区和腹股沟淋巴结区），在照射区周围分布着会阴/睾丸、膀胱、小肠、整个骨盆的扁骨造血系统等重要组织和器官，因此肛门区癌的放疗适合用三维适形/调强适形照射技术（3D CRT/IMRT），使不同解剖区域得到适合的剂量、合理的剂量分布，同时可以保护周围重要的器官和组织。

肛门区癌进行 3D CRT 照射时，按照 ICRU 50 号报告，分别定义 GTV（肿瘤区，gross tumer volume）CTV（临床靶区，clinical target volume）PTV（计划靶区，planning target volume）。GTV 是指 CT 图像所显示的原发肿瘤和转移的淋巴结；CTV 的定义可遵从表 17-8 所示的三阶段剂量逐步加量的原则，分别定义 3 个 CTV。CTV1 包括真骨盆和双侧腹股沟区，上界为腰 5/骶 1 交界，下界包括全部的肛门/会阴区；CTV2 包括低位直肠及其周围区域、肛门/会阴区和转移淋巴结区域；CTV3 则为 GTV 外放 2~3cm。PTV 在 CTV 基础上外放 1cm，依据不同的 CTV，可定义为 PTV1、PTV2、PTV3 等。同样遵从表 17-8 的三阶段剂量逐步加量原则，分别给出不同 PTV 的处方剂量，如 95% PTV1 定义剂量为 DT 30.6Gy，95% PTV2 剂量为 DT 14.4Gy，95% PTV3 剂量为 DT 10~15Gy，最后进行最终的剂量合成。

另外，需要对靶区周围组织和器官进行勾画和定义，包括阴道/睾丸、靶区内的小肠、膀胱、双侧股骨头和骨盆。利用剂量-体积直方图（DVH）评价计划。

进行 IMRT 的计划设计时，可采用同步加量法，将不同的第一、第二阶段的剂量在相同的时间内完成，然后另设野对局部肿瘤区进行第三阶段补量放疗。总的治疗次数/时间相同而总剂量不同，两个 PTV 接受的单次剂量则必不相同；或者将第一、二阶段的剂量均定义为相同剂量，如 DT 45Gy，靶区也完全一样（图 17-9），完成后再另设一个 3D CRT 计划对肿瘤区进行补量放疗。

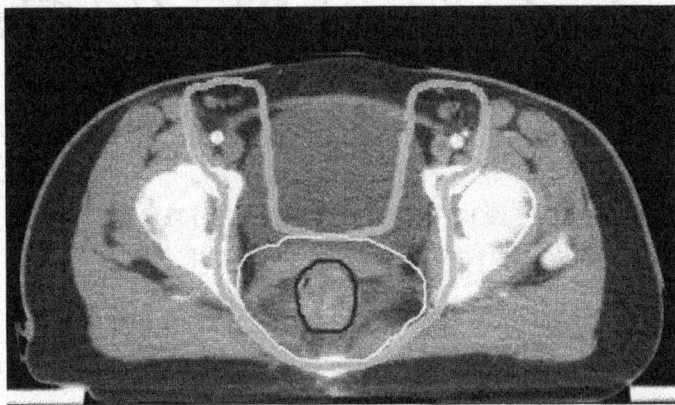

图 17-9 中国医学科学院肿瘤医院对肛管癌的靶区定义
CTV1（绿线），为真骨盆+双腹股沟区，DT 30.6Gy；CTV2（黄线），上界缩到骶尾骨交界，下界不变，双侧界到骨盆外 1cm（当腹股沟区淋巴结阴性时），补量 DT 14.4Gy、总量 DT 45Gy；CTV3（红线），仅包括肿瘤区，补量 DT 10~15Gy、总量达 DT 55~60Gy

肛门区癌发病率比较低，因此 3D CRT/IMRT 治疗该病的报告并不多见。目前已经发表的两篇文章显示，3D CRT/IMRT 同步放化疗治疗肛门区癌与常规技术的同步放化疗相比，靶区的剂量分布显著优于常规计划，更重要的是 3D CRT/IMRT 照射技术可以显著降低小肠、膀胱和生殖器的受照射剂量，患者的耐受性很好。所有患者无 1 例因皮肤或其他不良反应而中断 3D CRT/IMRT 的治疗，无一例出现 3 度以上的血液学不良反应，而 3 度的骨髓、胃肠道和皮肤反应分别仅为 13.3%、3.3% 和 20%。

（杨　峥）

第十八章

血液肿瘤

第一节　霍奇金淋巴瘤

一、概述

（一）定义

霍奇金淋巴瘤（Hodgkin lymphoma，HL）是恶性淋巴瘤的一个独特类型。其特点为：临床上病变往往从一个或一组淋巴结开始，逐渐由邻近的淋巴结向远处扩散。原发于结外淋巴组织的少见；瘤组织成分多样，但都含有一种独特的瘤巨细胞即 Reed – Sternherg 细胞（R – S 细胞）；R – S 细胞来源于 B 淋巴细胞。

（二）发病情况

霍奇金淋巴瘤在欧美各国发病率高（1.6～3.4）/10 万；在我国发病率较低男性（0～0.6）/10 万，女性（0.1～0.4）/10 万。

（三）病因

霍奇金淋巴瘤病因不明，可能与以下因素有关：EB 病毒的病因研究最受关注，约 50% 患者的 RS 细胞中可检出 EB 病毒基因组片段，细菌因素，环境因素，遗传因素和免疫因素有关。

（四）病理

霍奇金淋巴瘤病理检查至关重要。

霍奇金淋巴瘤的显微镜下特点是在炎症细胞的背景下，散在肿瘤细胞，即 RS 细胞及其变异型细胞。其背景细胞以淋巴细胞为主，包括 B 淋巴细胞和 T 淋巴细胞。有学者认为这些淋巴细胞不能限制肿瘤细胞的生长，相反，却能分泌一些淋巴因子刺激其生长。因此，在霍奇金淋巴瘤的治疗中，如果限制和减少了这些背景细胞，也就减少了霍奇金淋巴瘤细胞生长的"土壤"。

1. 病理学分类　HL 的特点是 RS 细胞仅占所有细胞中的极少数（0.1%～10%），散在分布于特殊的反应性细胞背景之中。历史上 HL 曾被认为是单一疾病，并有过几次单纯根据形态学的分型：①Jackson 和 Parker（1949 年）将其分为 3 个亚型：副肉芽肿型、肉芽肿型和肉瘤型。②Luckes 和 Butler（1963 年）将其分为 6 个亚型：L&H 结节型、L&H 弥漫型、结节硬化型、混合细胞型、弥漫纤维化型、网状细胞型。③Rye 国际会议（1965 年）讨论决定将 Luckes 和 Butler 的 6 个亚型合并为 4 个亚型：淋巴细胞为主型（LP）、结节硬化型（NS）、混合细胞型（MC），淋巴细胞消减型（LD）。纯形态学分类与肿瘤恶性程度、预后等有关，亚型不多，临床医师易于理解和掌握，但不够完善。随着细胞生物学和分子生物学的研究进展，使得人们对霍奇金淋巴瘤的认识越来越深入，仅以病理形态为依据的恶性淋巴瘤分类和诊断已不能满足临床治疗的需求。人们逐渐认识到 HL 不是单一疾病，而是两个独立疾病，在修订的欧美淋巴瘤分类（REAL 分类，1994 年）的基础上，2001 年世界卫生组织（WHO）的淋巴造血系统肿瘤分类正式将它们命名为：结节性淋巴细胞为主型霍奇金淋巴瘤（nodular lymphocyte predominant Hodgkin's lymphoma，NLPHL）和经典霍奇金淋巴瘤（classical Hodgkin's lymphoma，CHL）。CHL 又包括 4 个亚型：富于淋巴细胞型（lymphocyte rich Hodgkin's lymphoma，LRHL）、结节硬化型（nodular sclerosis Hodgkin's lymphoma，NSHL），混合细胞型（mixed cellularity Hodgkin's lymphoma，MCHL）和淋巴细胞消减型（lymphocyte deplecion Hodgkin's lymphoma，LDHL）。

NLPHL 与 CHL 在形态学上不同，但具有一个共同的特征即病变组织中肿瘤细胞仅占极少数，而瘤细胞周围存在大量反应性非肿瘤性细胞。CHL 的 4 个亚型之间存在着差异，好发部位不同，背景细胞成分、肿瘤细胞数量和（或）异型程度、EBV 感染检出率也不同，但肿瘤细胞的免疫表型相同。

2. 组织学特点　淋巴结正常组织结构全部或部分破坏，早期可呈单个或多个灶性病变。病变由肿瘤细胞（HRS 细胞）和非肿瘤性多种细胞成分组成。HRS 细胞是一种单核、双核或多核巨细胞，核仁大而明显，嗜酸性，胞质丰富。HRS 细胞有很多亚型，近年来已经倾向于其来自 B 淋巴细胞。非肿瘤性细胞包括正常形态的淋巴细胞、浆细胞、嗜酸粒细胞、中性粒细胞、组织细胞、成纤维细胞，同时伴有不同程度的纤维化，病灶内很少出现明显的坏死。

（1）HL 肿瘤细胞的特征：HL 肿瘤细胞是指经典型 RS 细胞及其变异型细胞，统称为 HRS 细胞，有 7 种不同的形态。

1）经典型 RS 细胞：是一种胞质丰富，微嗜碱性或嗜双染性的巨细胞，直径为 15 ~ 45μm，有 2 个形态相似的核或分叶状核，核大圆形或椭圆形，核膜清楚，染色质淡。每个核叶有一个中位嗜酸性大核仁，直径 3 ~ 5μm，相当于红细胞大小，周围有空晕，看起来很醒目，如同"鹰眼"。两个细胞核形态相似，比较对称，似镜映物影，因此有"镜影细胞"之称。这种细胞非常具有特征性，在 HL 中具有比较重要的诊断价值，故有诊断性 RS 细胞之称。值得注意的是，RS 细胞只是诊断 HL 的一个重要指标。但不是唯一的指标，除此之外，还必须具备"反应性背景"这项必不可少的指标。因为 RS 细胞样的细胞也可见于其他疾病，如间变性大细胞淋巴瘤、恶性黑色素瘤、精原细胞瘤、低分化癌等，而这些疾病都不具有反应性背景。

2）单核型 RS 细胞：又称为霍奇金细胞。在形态上除了是单核细胞，其余特征与经典型 RS 细胞相同。这种细胞可能是经典型 RS 细胞的前体细胞，即核分裂前的细胞，也可能是由于切片时只切到了经典型 RS 细胞的一叶核所致。这种细胞可见于各型经典霍奇金淋巴瘤，但 MCHI 更多见。在反应性增生的淋巴组织中有时会见到类似这种单核型 RS 细胞的免疫母细胞，应予以鉴别。免疫母细胞要小些，核仁也小些，为 $2 \sim 3\mu m$，核仁周围没有空晕，因此不够醒目。

3）多核型 RS 细胞：其特点是细胞更大，有多个核，有的核呈"马蹄形"，其余特征与经典型 RS 细胞相同。这种细胞也有较高的诊断价值，主要见于 LDHL 和 MCHL，但也可见于非霍奇金淋巴瘤，如间变性大细胞淋巴瘤。

4）陷窝型 RS 细胞：又称为陷窝细胞，是经典型 RS 细胞的一种特殊变异型。形态特点是细胞大，细胞界限清楚，胞质空，核似悬在细胞的中央。多为单个核，也可见多个核，核仁通常较典型 RS 细胞的核仁小。出现这种细胞的原因完全是人为所致，是由于组织固定不好造成细胞收缩引起的，如果先将淋巴结切开再固定这种现象就会消失。因此，也不难理解为什么这种细胞多见于包膜厚纤维条带多的 NSHL。

5）固缩型 RS 细胞：又称为"干尸"细胞（mummified cell），这种细胞比经典型 RS 细胞小，细胞膜塌陷，形态不规则，如同细胞缺水的干瘪状，最醒目的是细胞核，低倍镜下很容易注意到形态不规则的深染如墨的细胞核。细胞核的大小不一，与其身前的大小和固缩的程度有关。核仁因核深染而不明显。这种细胞是一种凋亡的 RS 细胞，可见于各型 HL。由于很少见于其他肿瘤（可见于间变性大细胞淋巴瘤），因此，对 HL 的诊断有提示作用。

6）奇异型 RS 细胞：这种细胞较大，可以是单核，也可以是多核，细胞核不规则，异型性明显，核分裂多见。主要见于 LDHL。

7）L&H 型 RS 细胞［lymphocytic and/or histocytic Reed – Stemberg cell variants，淋巴细胞和（或）组织细胞性 RS 细胞变异型］：L&H 细胞体积大，比典型的 HRS 细胞略小，比免疫母细胞大，胞质少，单一大核，核常重叠或分叶，甚至呈爆米花样，因此，有"爆米花"细胞（popcom）的名称。核染色质细，呈泡状，核膜薄，核仁多个嗜碱性，中等大小，比典型 HRS 细胞的核仁小。主要见于 NLPHL，但在部分 LRHL 中也可见少数 L&H 细胞，此时，应做免疫标记进行鉴别。

传统上一直认为 L&H 细胞是 RS 细胞的一种变异型，但是近年来免疫表型和遗传学研究显示 L&H 细胞明显地不同于经典型 RS 细胞及其他变异型，如 L&H 细胞几乎总是 $CD20^+$、$CD15^-$、CD30，Ig 基因具有转录的功能及可变区存在自身突变和突变正在进行的信号，而经典型 RS 细胞及其他变异型细胞几乎都呈 $CD30^+$，大多数 $CD15^+$，少数（20% ~ 40%）$CD20^+$，Ig 基因虽然有重排和自身突变，但不具有转录的功能。因此，L&H 细胞是 RS 细胞的一种变异型，这种传统的观点正在被动摇。

（2）HL 各亚型的病理特点

1）结节性淋巴细胞为主型（MPHL）：淋巴结结构部分或全部被破坏，取而代之的是结节，或结节和弥漫混合的病变。结节数量不等，体积比较大，超过常见的反应性淋巴滤泡的大小，结节界限清楚或不太清楚，周边多无纤维带，或有纤细纤维带，结节的边缘可见组织细胞和一些多克隆浆细胞。病变主要由小淋巴细胞、组织细胞和上皮样组织细胞构成背景，背景中偶见散在单个中性粒细胞，但不存在嗜酸粒细胞，也不存在中心母细胞。在背景中可见醒目的散在分布的大瘤细胞—L&H 细胞。不过，约半数病例中可见到分叶核、大核仁的 L&H 细胞，形态似典型 HRS 细胞，但这些细胞的数量很少，只有少数病例中这种细胞较多。L&H 细胞的数量不等，但通常较少。结节内几乎没有残留的生发中心。病变弥漫区主要由小淋巴细胞和组织细胞组成，后者可单个或成簇。该瘤很少以弥漫性为主的形式出现。

欧洲淋巴瘤工作组曾将病变结节区域大于 30% 定为 NIPHL，小于 30% 定为弥漫性淋巴细胞为主 HL 伴结节区。该小组发现 219 例淋巴细胞为主 HL（LPHL）中仅有 6 例为弥漫性 LPHL 伴结节区。大约 3% 的病例可以完全呈弥漫性分布，此时，与 T 细胞丰富的大 B 细胞淋巴瘤鉴别非常困难。根据生长方式可以将 NLPHL 分为 6 个变异型：典型（富于 B 细胞）结节型、匐行（serpiginous）结节型、结节外 L&H 细胞为主结节型、富于 T 细胞结节型、富于 T 细胞的弥漫型（TCRacL 样型）、富于 B 细胞的弥漫型。富于 T 细胞的弥漫型主要见于复发病例，提示 T 细胞增多可能预后变差。结节外 L&H 细胞为主结节型可能是结节发展成弥漫的过渡阶段。在淋巴结结构尚未全部破坏的病例中，偶尔在病变附近存在反应性滤泡增生伴有生发中心进行性转化（PTGC）。

2）经典型霍奇金淋巴瘤（CHL）：肉眼所见为淋巴结肿大，有包膜，切面呈鱼肉状。NSHL 中可见明显结节，致密纤维条带和包膜增厚。脾脏受累时，白髓区可见散在结节，有时可见大瘤块，也可见纤维条带。发生在胸腺的 HL 可出现囊性变。

镜下显示淋巴结结构部分或全部破坏，病变主要包括两部分，即肿瘤细胞成分和反应性背景成分。

CHL 中每种亚型的组织形态学描述如下。

a. 混合细胞型 HL（MCHL）：淋巴结结构破坏，但也可能见到滤泡间区生长形式的 HL。多数病例呈弥漫性生长，有的可见结节样结构，但结节周围没有宽阔的纤维条带。可以出现间质纤维化，但淋巴结包膜不增厚，容易见到经典型、单核型和多核型 RS 细胞。背景由混合性细胞组成，其成分变化可以很大，常有中性粒细胞、嗜酸粒细胞、组织细胞和浆细胞。可以一种为主。组织细胞可以向上皮样细胞分化并形成肉芽肿样结构。

b. 结节硬化型 HL（NSHL +）：病变具有 CHL 的表现，呈结节状生长，结节周围被宽阔的纤维条带包绕，结节内有陷窝型 RS 细胞，诊断 NSHL 至少要见到一个这样的结节。由于纤维化首先是从包膜开始，然后，从增厚的包膜向淋巴结内扩展，最后将淋巴结分割成大小不等的结节，因此，包膜纤维化（增厚）是诊断 NSHL 的一个必要条件。NSHL 中的 HRS 细胞、小淋巴细胞和其他非肿瘤性反应细胞数量变化很大，结节中的陷窝细胞有时比较多并聚集成堆，可出现细胞坏死，结节内形成坏死灶。当陷窝细胞聚集很多时，称为"变异型合体细胞"。嗜酸粒细胞和中性粒细胞常常较多。

c. 富于淋巴细胞型 HL（LRHL）：有两种生长方式，结节性，常见；弥漫性，少见。病变区有大量的小结节，结节间的 T 区变窄或消失。小结节由小淋巴细胞组成，可有生发中心，但常为偏心的退化或变小的生发中心。HRS 细胞多见于扩大的套区中。经典型 RS 细胞不易见到，但单核型 RS 细胞易见。部分 HRS 细胞可以像 L&H 细胞或单核的陷窝细胞，这一亚型容易与 NLPHL 混淆。最近欧洲淋巴瘤工作组分析了 388 例曾诊断为 NLPHL 的病例，结果发现 115 例（约 30%）是 LRHL。

d. 淋巴细胞消减型 HL（LDHL）：虽然 LDHL 的形态变化很大，但共同特征是 HRS 细胞相对多于背景中的淋巴细胞。有的病例很像混合细胞型，但 HRS 细胞数量更多。有的病例以奇异型（多形性）RS 细胞为主，呈肉瘤样表现，即 Lukes 和 Butler 分类中的网状细胞型。这些病例与间变性大细胞淋巴瘤鉴别较困难。另一些病例表现出弥漫性纤维化，成纤维细胞增多或不增多，但 HRS 细胞明显减少，等同于 Lukes 和 Butler 分类中的弥漫纤维化型。如果有结节和纤维硬化，就将其归为 NSHL。

二、临床表现

霍奇金淋巴瘤（HL）主要侵犯淋巴系统，年轻人多见，早期临床进展缓慢，主要表现为浅表淋巴结肿大。与 NHL 病变跳跃性发展不同，HL 病变沿淋巴结引流方向扩散。由于病变侵犯部位不同，其临床表现各异。

（一）症状

（1）初发症状与淋巴结肿大：慢性、进行性、无痛性浅表淋巴结肿大为最常见的首发症状，中国医学科学院肿瘤医院 5101 例 HL 统计表明，HL 原发于淋巴结内占 78.2%，原发于结外者占 20.2%。结内病变以颈部和隔上淋巴结肿大最为多见，其次见于腋下和腹股沟，其他部位较少受侵。有文献报道，首发于颈部淋巴结者可达 60%~80%。淋巴结触诊质韧、饱满、边缘清楚，早期可活动，晚期相互融合，少数与皮肤粘连可出现破溃等表现；体积大小不等，大者直径可达十厘米，有些患者淋巴结可随发热而增大，热退后缩小。根据病变累及的部位不同，可出现相应淋巴结区的局部症状和压迫症状；结外病变则可出现累及器官的相应症状。

（2）全身症状：主要为发热、盗汗和体重减轻，其次为皮肤瘙痒和乏力。发热可以表现为任何形式，包括持续低热、不规则间歇性发热或偶尔高热，抗感染治疗多无效。约15% 的 HL 患者表现为周期性发热，也称为 Murchison–Pel–Ebstem 热。其特点为：体温逐渐上升，波动于 38~40℃ 数天，不经治疗可逐渐降至正常，经过 10d 或更长时间的间歇期，体温再次上升，如此周而复始，并逐渐缩短间歇期。患者发热时周身不适、乏力和食欲减退，体温下降后立感轻快。盗汗、明显消瘦和皮肤瘙痒均为较常见的症状，瘙痒初见于局部，可渐发展至全身，开始轻度瘙痒，表皮脱落，皮肤增厚，严重时可因抓破皮肤引起感染和皮肤色素沉着。饮酒痛为另一特殊症状，即饮酒后出现肿瘤部位疼痛，常于饮酒后数分钟至几小时内发生，机制不清。

（3）压迫症状：深部淋巴结肿大早期无明显症状，晚期多表现为相应的压迫症状。如纵隔淋巴结肿大，可以压迫上腔静脉，引起上腔静脉压迫综合征；也可压迫食管和气管，引起吞咽受阻和呼吸困难；或压迫喉返神经引起麻痹声嘶等；病变也可侵犯肺和心包。腹腔淋巴结肿大，可挤压胃肠道引起肠梗阻；压迫输尿管可引起肾盂积水，导致尿毒症。韦氏环（包括扁桃体、鼻咽部和舌根部）肿大，可有破溃或疼痛，影响进食、呼吸或出现鼻塞，肿块触之有一定硬度，常累及颈部淋巴结，抗炎治疗多无效。

（4）淋巴结外受累：原发结外淋巴瘤（primary extranodal lymphoma，PENL）由于受侵部位和器官不同临床表现多样，并缺乏特异性症状、体征，容易造成误诊或漏诊。有人曾报道 PENL 误诊率高达 50%~60%，直接影响正确诊断与治疗，应引起足够重视。原发于结外的 HL 是否存在一直有争议，HL 结外受累率明显低于 NHL，以脾脏、肺脏等略多见。

1）脾脏病变：脾原发性淋巴瘤占淋巴瘤发病率不到 1%，且多为 NHL，临床诊断脾脏原发 HL 应十分小心，HL 脾脏受累较多见，约占 1/3。临床上判断 HL 是否累及脾脏可依据查体及影像学检查，确诊往往要采用剖腹探查术和脾切除，但由于是有创操作，多数患者并不接受此方式，临床也较少采用。

2）肝脏病变：首发于肝的 HL 极罕见，随病程进展，晚期侵犯肝者较多见，可出现黄疸、腹水。因肝脏病变常呈弥漫性，CT 检查常不易诊断；有时呈占位性病变，经肝穿刺活检或剖腹探查可确诊。临床表现为肝脏弥漫性肿大，质地中等硬度，少数可扪及结节，肝功检查多正常，严重者可有肝功异常。

3）胃肠道病变：HL 仅占胃肠道 ML 的 1.5% 左右。其临床表现与胃肠道其他肿瘤无明显区别。病变多累及小肠和胃，其他如食管、结肠、直肠、胰腺等部位较少见。临床症状常为腹痛、腹部包块、呕吐、呕血、黑便等。胃 HL 可形成较大肿块，X 射线造影显示广泛的充盈缺损和巨大溃疡。与胃 HL 相比，小肠 HL 病程较短，症状也较明显，80% 表现为腹痛；晚期可有小肠梗阻表现，甚至可发生肠穿孔和肠套叠。

4）肺部病变：HL 累及肺部较 NHL 常见，以结节硬化型（NS）多见，女性和老年患者多见。病变多见于气管或主支气管周围淋巴结，原发 HL 累及肺实质或胸膜，病变压迫淋巴管或致静脉阻塞时可见胸腔积液。临床患者可表现呼吸道和全身症状，如刺激性干咳、黏液痰、气促和胸闷、呼吸困难、胸痛、咯血，少数可出现声音嘶哑或上腔静脉综合征；约一半患者出现体重减轻、发热、盗汗等症状。由于肺 HL 形态多变，应注意与放射治疗及化疗所致的肺损伤，以及肺部感染相区别。肺原发 HL 极少见，必须有病理学典型 HL 改变，病变局限于肺，无肺门淋巴结或仅有肺门小淋巴结以及排除其他部位受侵才可诊断。

5）心脏病变：心脏受侵极罕见，但心包积液可由邻近纵隔 HL 直接浸润所致。可出现胸闷、气促、上腔静脉压迫综合征、心律失常及非特异性心电图等表现。

6）皮肤损害：皮肤 HL 多继发于系统性疾病，原发者罕见。有报道 HL 合并皮肤侵犯的发生率为 0.5%，而原发性皮肤霍奇金淋巴瘤（pnmary cutaneous HL, PCHL）约占霍奇金淋巴瘤的 0.06%。HL 累及皮肤通常表明病变已进入第Ⅳ期，预后很差。而 PCHL 临床进展缓慢，一般不侵及内脏器官，预后相对较好。

7）骨骼、骨髓病变：骨的 HL 甚少见，占 0.5%。见于疾病进展期血源性播散，或由于局部淋巴结病变扩散到邻近骨骼。多见于胸椎、腰椎、骨盆，肋骨和颅骨次之，病变多为溶骨性改变。临床主要表现为骨骼疼痛，部分病例可有局部发热、肿胀或触及软组织肿块。HL 累及骨髓较 NHl，少见，文献报道为 9%～14%，但在尸检中可达 30%～50%。多部位穿刺可提高阳性率。

8）神经系统病变：多见于 NHL，HL 少见。HL 引起中枢神经系统损害多发生在晚期，其中以脊髓压迫症最常见，也可有脑内病变。临床可表现为头痛、颅内压增高、癫痫样发作、脑神经麻痹等。

9）泌尿系统病变：HL 较 NHL 少见。肾脏受侵多为双侧结节型浸润，可引起肾肿大、高血压及尿毒症。原发于膀胱病变也很少见。

10）其他部位损害：少见部位还有扁桃体、鼻咽部、胸腺、前列腺、肾上腺等器官，而生殖系统恶性淋巴瘤几乎皆为 NHL。类脂质肾病的肾脏综合征是一种霍奇金淋巴瘤的少见表现，并且偶尔伴有免疫复合物沉积于肾小球，临床上表现为血尿、蛋白尿、低蛋白血症、高脂血症、水肿。

（二）体征

慢性、进行性、无痛性淋巴结肿大为主要体征。

（三）检查

（1）血液和骨髓检查：HL 常有轻或中等贫血，少数白细胞轻度或明显增加，伴中性粒细胞增多。约 1/5 患者嗜酸性粒细胞升高。骨髓被广泛浸润或发生脾功能亢进时，可有全血细胞减少。骨髓涂片找到 RS 细胞是 HL 骨髓浸润依据。骨髓浸润大多由血源播散而来，骨髓穿刺涂片阳性率仅 3%，但活检法可提高至 9% ~ 22%。

NHL 白细胞数多正常，伴有淋巴细胞绝对和相对增多。晚期并发急性淋巴瘤细胞白血病时可呈现白血病样血象和骨髓象。

（2）化验检查：疾病活动期有血沉加快，血清乳酸脱氢酶活性增高。乳酸脱氢酶升高提示预后不良。当血清碱性磷酸酶活力或血钙增加，提示骨骼累及。B 细胞 NHL 可并发抗人球蛋白试验阳性或阴性的溶血性贫血，少数可出现单克隆 IgG 或 IgM。必要时可行脑脊液的检查。

（3）彩超检查：浅表淋巴结的检查，腹腔、盆腔的淋巴结检查。

（4）胸部摄片检查：了解纵隔增宽、肺门增大、胸水及肺部病灶情况。

（5）胸部、腹腔和盆腔的 CT 检查：胸部 CT 可确定纵隔与肺门淋巴结肿大。CT 阳性符合率 65%，阴性符合率 92%。因为淋巴造影能显示结构破坏，而 CT 仅从淋巴结肿大程度上来判断。但 CT 不仅能显示腹主动脉旁淋巴结，而且还能显示淋巴结造影所不能检查到的脾门，肝门和肠系膜淋巴结等受累情况，同时还显示肝、脾、肾受累的情况，所以 CT 是腹部检查首选的方法。CT 阴性而临床上怀疑时，才考虑做下肢淋巴造影。彩超检查准确性不及CT，重复性差，受肠气干扰较严重，但在无 CT 设备时仍不失是一种较好检查方法。

（6）胸部、腹腔和盆腔的 MRI 检查：只能查出单发或多发结节，对弥漫浸润或粟粒样小病灶难以发现。一般认为有两种以上影像诊断同时显示实质性占位病变时才能确定肝脾受累。

（7）PET - CT 检查：PET - CT 检查可以显示淋巴瘤或淋巴瘤残留病灶。是一种根据生化影像来进行肿瘤定性诊断的方法。

（8）病理学检查

1）淋巴结活检、印片：选取较大的淋巴结，完整地取出，避免挤压，切开后在玻片上做淋巴结印片，然后置固定液中。淋巴结印片 Wright's 染色后做细胞病理形态学检查，固定的淋巴结经切片和 HE 染色后作组织病理学检查。深部淋巴结可依靠 B 超或 CT 引导下细针穿刺涂片做细胞病理形态学检查。

2）淋巴细胞分化抗原检测：测定淋巴瘤细胞免疫表型可以区分 B 细胞或 T 细胞免疫表型，NHL 大部分为 B 细胞性。还可根据细胞表面的分化抗原了解淋巴瘤细胞的成熟程度。

3）染色体易位检查：有助 NHL 分型诊断。t（14；18）是滤泡细胞淋巴瘤的标记，t（8；14）是 Burkitt 淋巴瘤的标记，t（11；14）是外套细胞淋巴瘤的标记，3q27 异常是弥漫性大细胞淋巴瘤的染色体标志。

4）基因重排：确诊淋巴瘤有疑难者可应用 PCR 技术检测 T 细胞受体（TCR）基因重排和 B 细胞 H 链的基因重排。还可应用 PCR 技术检测 bcl - 2 基因等为分型提供依据。

（9）剖腹探查：一般不易接受，但必须为诊断及临床分期提供可靠依据时，如发热待查病例，临床高度怀疑淋巴瘤，彩超发现有腹腔淋巴结肿大，但无浅表淋巴结或病灶可供活检的情况下，为肯定诊断，或准备单用扩大照射治疗 HL 前，为明确分期诊断，有时需要剖腹探查，在取淋巴结标本同时切除脾做组织病理学检查。

（四）临床分期

根据病理活检结果、全身症状、体格检查、实验室检查、影像学检查等结果做出的临床分期，以及在此基础上通过损伤性操作如剖腹探查、骨髓活检做出的病理分期（pathological stage，PS）对治疗方案的选择、预后判断具有重要意义。目前国内外公认的 HL 分期标准系由 1971 年举行的 Ann Arbor 会议所建议，主要根据临床表现、体格检查、B 超、CT 扫描、下肢淋巴管造影、下腔静脉造影等进行分期。

根据患者有无临床症状又可分为 A 和 B。A 为无症状。B 为以下症状：①不明原因半年内体重下降10%。②发热38°以上。③盗汗。

三、诊断与鉴别诊断

（一）诊断

霍奇金淋巴瘤的诊断主要依靠淋巴结肿大的临床表现和组织活检结果。霍奇金淋巴瘤的诊断应包括病理诊断和临床分期诊断。

（1）结节性淋巴细胞为主型霍奇金淋巴瘤（NLPHL）病理诊断要点

1）满足 HL 的基本标准，即散在大细胞 + 反应性细胞背景。

2）至少有一个典型的大结节。

3）必须见到 L&H 细胞。

4）背景中的细胞是小淋巴细胞和组织细胞，没有嗜中性和嗜酸粒细胞。

5）L&LH 细胞总是呈 LCA^+、CD_{20}^+、CD_{15}、CD_{30}^-，L&H 细胞周围有大量 CD_3^+ 和 CD_{57}^+ 细胞围绕。

（2）经典型霍奇金淋巴瘤 CHL 病理诊断要点

1）散在大细胞 + 反应性细胞背景。

2）大细胞（HRS 细胞）：主要为典型 RS 细胞、单核型和多核型 RS 细胞。

3）混合性反应性背景：中性粒细胞、嗜酸粒细胞、组织细胞和浆细胞等。

4）弥漫性为主，可有结节样结构，但无硬化纤维带包绕和包膜增厚。

5）HRS 细胞总是 CD_{30}，多数呈 CD_{15}，少数呈 CD_{20}，极少出现 EMA^+。

6）绝大多数有 EBV 感染，即 $EBER^+$ 和 $LMPI^+$。

（二）鉴别诊断

（1）病理鉴别诊断

1）结节性淋巴细胞为主型霍奇金淋巴瘤 NLPHL 与富于淋巴细胞型霍奇金淋巴瘤 LRHL 相鉴别。

LRHL 有两种组织形式：结节性和弥漫性。当呈结节性生长时很容易与 NLPHL 混淆。

2）富于 T 细胞的 B 细胞淋巴瘤 TCRBCL 与结节性淋巴细胞为主型霍奇金淋巴瘤 NLPHL 相鉴别。

NLPHL 的结节明显时，鉴别很容易。根据现在 WHO 的标准，在弥漫性病变中只要找到一个具有典型 NLPHL 特征的结节就足以排除 TCRBCL。但结节不明显或完全呈弥漫性生长时，应与 TCRBCL 鉴别。

3）生发中心进行性转化（PTGC）与结节性淋巴细胞为主型霍奇金淋巴瘤 NLPHL 相

鉴别。

由于 PTGC 结节形态与 NLPHL 结节相似，二者也常出现在同一淋巴结，因此应做鉴别。PTGC 是由于长期持续的淋巴滤泡增生而变大的，套区小淋巴细胞突破并进入生发中心，生发中心内原有的中心细胞和中心母细胞被分割挤压，但常能见到残留的生发中心细胞（CD10$^+$），没有 L&H 细胞。

4）结节性淋巴细胞为主型霍奇金淋巴瘤 NLPHL 与经典型霍奇金淋巴瘤 CHL 相鉴别。

结节性淋巴细胞为主型与经典 HL 不同，NIPHL 的 RS 细胞为 CD45$^+$，表达 B 细胞相关抗原（CD19，CD20，CD22 和 CD79）和上皮膜抗原，但不表达 CD15 和 CD30。应用常规技术处理，NLPHL 病例中免疫球蛋白通常为阴性。L&H 细胞也表达由 bcl-6 基因编码的核蛋白质，这与正常生发中心的 B 细胞发育有关。

NLPHL 结节实际上是转化的滤泡或生发中心。结节中的小淋巴细胞是具有套区表型（IgM$^+$和 IgG$^+$）的多克隆 B 细胞和大量 T 细胞的混合物，很多 T 细胞为 CD57$^+$，与正常或 PTGC 中的 T 细胞相似。NLPHL，中的 T 细胞含有显著增大的不规则细胞核，类似中心细胞，往往呈小灶性聚集，使滤泡呈破裂状或不规则轮廓。NLPHL 中的 T 细胞多聚集在肿瘤性 B 细胞周围，形成戒指状、玫瑰花结状或项圈状。尽管几个报道表明，围绕爆米花样细胞的 T 细胞大多为 CD$_{57}^+$，但玫瑰花结中缺乏 CD$_{57}^+$细胞也不能否定 NLPHL 的诊断。在结节中，滤泡树突状细胞（FDC）组成了明显的中心性网。滤泡间区含有大量 T 细胞，当出现弥散区域时，背景淋巴细胞仍然主要是 T 细胞，但 FDC 网消失。Ig 和 TCR 基因为胚系，EBV 常阴性。但是，经典型霍奇金淋巴瘤常常没有这些特征。

（2）临床鉴别诊断传染性单核细胞增多症（infectious mononucleosis，IM）IM 是 EBV 的急性感染性疾病，起病急，突然出现头痛、咽痛、高热，接着淋巴结肿大伴压痛，血常规白细胞不升高，甚至有些偏低，外周血中可见异型淋巴细胞，EBV 抗体滴度可增高。患者就诊时病史多在 1~2 周，有该病史者发生 HL 的危险性增高 2~4 倍，病变中可出现 HRS 样的细胞、组织细胞等，可与 LRHL 和 MCHL 混淆，应当鉴别。IM 淋巴结以 T 区反应性增生为主，一般结构没有破坏，淋巴滤泡和淋巴窦可见，不形成结节样结构，没有纤维化。T 区和淋巴窦内有较多活化的淋巴细胞、免疫母细胞，有的甚至像单核型 RS 细胞，但呈 CD$_{45}^+$（LCA）、CD$_{20}^+$、CD$_{15}^-$，部分细胞 CD$_{30}^+$。如鉴别仍困难可进行短期随访，因 IM 是自限性疾病，病程一般不超过 1 个月。

四、治疗

目前 HL 的治疗主要是根据患者的病理分型、预后分组、分期来进行治疗选择，同时还要考虑患者的一般状况等综合因素，甚至还要考虑经济、社会方面的因素，最终选择最理想的方案。综合治疗是治疗 HL 的发展方向，对中晚期 HL 单纯放疗效不理想，常以化疗为主，辅以放疗。复发性、难治性霍奇金淋巴瘤的治疗已较多考虑造血干细胞移植。

（一）早期霍奇金淋巴瘤的治疗

早期霍奇金淋巴瘤的治疗近年来有较大进展，主要是综合治疗代替了放疗为主的经典治疗。早期霍奇金淋巴瘤是指 I、II 期患者，其治疗方针以往以放疗为主，国内外的经验均证明了其有效性，可获得 70%~90% 的 5 年总生存率。近年来国外的大量研究表明，综合治疗（化疗加受累野照射）可以获得更好的无病生存率，大约提高15%，但总生存率相似，预期可以明显减轻放疗的远期不良反应。因此，目前化疗结合受累野照射的方法是治疗早期霍奇金淋巴瘤的基本原则。但是国内尚没有大组病例的相关研究资料。

（1）放射治疗

1）经典单纯放射治疗的原则和方法：早在1950年以后，^{60}Co远治疗机和高能加速器出现后，解决了深部肿瘤的放射治疗问题。对于常常侵犯纵隔、腹膜后淋巴结的霍奇金淋巴瘤来说，为其行根治治疗提供了技术设备条件。由于该病沿着淋巴结蔓延的生物学特性，扩大野照射解决了根治治疗的方式方法问题。对于初治的早期患者来说，行扩大野照射，扩大区DT 30~36Gy，受累区DT 36~44Gy，就可以获得满意疗效，5年总生存率80%~90%，这是单纯放疗给患者带来的利益。

扩大野照射的方法包括斗篷野、锄形野、倒Y野照射，以及由此组合产生的次全淋巴区照射和全淋巴区照射等放疗方法。特点是照射面积大，疗效可靠满意，近期毒性不良反应可以接受。因此，对于有化疗禁忌证以及拒绝化疗的患者，还是可以选择单纯放疗。

2）单纯放疗的远期毒性不良反应：人们对单纯放疗的优缺点进行了较长时间的研究，发现随着生存率的提高，生存时间的延长，缺点逐渐显现，主要是放疗后的不良反应，特别是远期不良反应，如肺纤维化，心包积液或胸腔积液，心肌梗死，第二肿瘤的发生（乳腺癌，肺癌，消化道癌等）。Stanford报道了PS ⅠA~ⅢB期治疗后死亡情况分析情况，总的放疗或化疗死亡率为32.8%（107/326），死亡原因：①死于HL，占41%。②死于第二肿瘤，占26%。③死于心血管病，占16%。④其他原因死亡，占17%。可见59%的患者不是死于HL复发，而是死于其他疾病，这些疾病的发生与先前的高剂量大面积放疗相关。Van-Leeuwen等2000年报道的研究发现第二肿瘤的发生与患者治疗后存活时间和接受治疗时年龄有关。患者治疗后存活时间越长，接受治疗时年龄越小，第二肿瘤的发病危险性越大。

3）放疗、化疗远期并发症的预防：国外对预防放疗、化疗远期并发症已经有了一定研究，制订了两级预防的措施。初级预防：①限制放射治疗的放射野和剂量。②先行化疗的联合治疗模式。③避免用烷化剂和VP-16。④避免不必要的维持化疗。⑤用博来霉素的患者应监护其肺功能。二级预防：①停止吸烟。②放疗后5~7年内常规行乳腺摄片。③限制日光暴露。④避免引起甲状腺功能低下的化学药物。⑤有规律的体育运动。⑥注意肥胖问题。⑦心脏病预防饮食。

（2）综合治疗

1）综合治疗的原则：先进行化疗，选用一线联合方案，然后行受累野照射。但要根据患者的预后情况确定化疗的周期数和放疗剂量。

a. 预后好的早期霍奇金淋巴瘤：指临床Ⅰ~Ⅱ期，没有不良预后因素者。选用一线联合化疗方案2~4周期，然后行受累野照射，剂量为20~36Gy。而早期结节性淋巴细胞为主型HL可以采用单纯受累野照射。

b. 预后不好的早期霍奇金淋巴瘤：指临床Ⅰ~Ⅱ期，具有1个或1个以上不良预后因素的患者。选用一线联合化疗方案治疗4~6周期，然后受累野照射30~40Gy。

2）综合治疗和经典单纯放疗的比较：尽管单纯放疗可以治愈早期霍奇金淋巴瘤，疗效满意，但其远期并发症是降低患者生活质量和增加死亡率的重要问题。常规化疗的远期毒性不良反应较放疗轻，因此有人提出化疗后减少放疗面积和剂量，以减少远期并发症的发生，结合两者的优点进行综合治疗。最近 30 年大量临床研究已证明综合治疗模式可以代替单纯放疗治疗早期霍奇金淋巴瘤。

到 20 世纪 90 年代后期就已有较大组综合治疗研究结果的报道。1998 年 Specht L 等报道的一个 23 组试验的随机对照结果，共 3888 例早期 HL 病例参加试验，包括 I、II 期预后好的和预后不良的 HL，也含有少数 III A 病例。文中分析了其中 13 组试验涉及单纯放疗或化疗结合放疗的综合治疗随机对照研究，10 年复发率分别是 15.8% 和 32.7%（P < 0.000 1），10 年实际生存率分别为 79.4% 和 76.5%（P > 0.05）。有学者认为综合治疗可以改善无病生存率，但是实际生存率相似。有学者还分析了 8 个单纯放疗的随机对照研究报道，对比局限扩大野照射（斗篷野照射等）与大野照射（次全淋巴区照射或全淋巴区照射）的疗效，全组的 10 年复发率分别为 31.1% 和 43.4%（P < 0.000 1），10 年实际生存率分别为 77.0% 和77.1%（P > 0.05），结论是大野照射可以减少复发率，提高无病生存率，但是不能提高实际生存率，这从另一个角度提示放射野是可以适当缩小的。缩小放射野后，复发率提高增加了HL 的死亡率，但是心脏病等并发症的减少似乎可以抵消这种死亡率的提高。

目前的问题是对于预后好的早期 HL 而言，综合治疗是否可以代替单纯放疗。EORTC对这问题进行了系统研究。1997 年报道了 H7F 号研究结果，该研究对预后好的 333 例临床I、II 期 HL 进行随机对照研究，单纯放疗组为次全淋巴区照射，综合治疗组为 6 周期的EBVP 方案化疗加受累野照射，6 年无病生存率分别为 81% 和 92%（P = 0.002），6 年实际生存率分别为 96% 和 98%（P > 0.05）。EORTC - H8F 临床研究中，对 543 例临床 I、II 期HL 患者进行随机对照研究，单纯放疗组为次全淋巴区照射，综合治疗组为 3 周期的 MOPP/ABV 方案化疗加受累野照射，4 年 TFFS 分别为 77% 和 99%（P = 0.002），4 年 OS 分别为96% 和 99%（P > 0.05）。

德国的霍奇金淋巴瘤研究组（GHSG）也进行了研究，GHSG HD7 研究中有 571 例早期HL 入组，随机分为两组，第一组为综合治疗组，采用 ABVD 2 周期十次全淋巴区照射；另一组为单纯放疗组，采用单纯次全淋巴区照射。2 年 FFTS 分别是 96% 和 84%，实际生存率无差异。

SWOG/CAL GB 的随机分组研究中有 324 例预后好的 HL 患者入组，分别随机分为综合治疗组（采用 AV 3 周期 + 次全淋巴区照射）和单纯放疗组（单纯次全淋巴区照射），3 年FFS 分别为 94% 和 81%，但是实际生存率无差异。

Hagenheek 等在 2000 年美国血液学年会上报道了 543 例早期（预后好的）HL 的单纯放疗与综合治疗的临床对照研究结果。该研究中单纯放疗组采用 sTNI 常规放疗，综合治疗组采用 MOPP/ABV + 受累野照射，两组 CR 率分别为 94% 和 96%；4 年 FFS 分别为 77%。和99%（P < 0.001），4 年 OS 分别为 95% 和 99%（P = 0.02）。上面多组随机分组研究的结果显示，综合治疗组提高了无病生存率，但是没有提高总生存率。还有其他多组研究均表明，综合治疗疗效不低于传统的单纯放疗。

但是否可以不用放疗，只用化疗治疗早期霍奇金淋巴瘤呢？目前尚无明确答案。在1995 ~ 1998 年进行的 CCG - 5942 研究中，501 例化疗后获得 CR 的 HL 病例进入研究组，其中多数为 I、II 期，少数为 III、IV 期，随机分入受累野照射组和单纯观察组。结果 3 年无事件生存率分别为 93% 和 85%（P = 0.002 4），实际生存率为 98% 和 99%。化疗后放疗改善了无事件生存率，但是没有改善实际生存率。另一个研究是 2002 年 ASTRO 上报道的

EORTC H9F 研究，入组病例是预后好的 Ⅰ、Ⅱ 期 HL 患者，接受 EBVP 方案化疗达 CR 后随机分为 3 组，第一组单纯观察不放疗；第二组行受累野照射 20Gy；第三组为 36Gy。但是由于单纯化疗组的复发率明显增高，故此项研究被提前终止。还有一些试验在进行中。目前单纯化疗虽然还没有结论，但是 EORTC H9F 的结果应当重视。目前单纯化疗还没有成为标准治疗。

对于预后不良的（含有 1 个或 1 个以上不良预后因素）Ⅰ、Ⅱ 期 HL，是否也可以用综合治疗的模式代替单纯放疗，对此也有许多重要的临床试验研究。EORTC – H5U 是随机对照临床研究，296 例入组病例均是预后不好的 Ⅰ、Ⅱ 期 HL，病例特点是年龄 ≥40 岁，血沉 ≥70mm/h，混合细胞型或淋巴细胞减少型，临床 Ⅱ 期，但未侵犯纵隔。分为单纯放疗组（全淋巴区照射）和综合治疗组（MOPP×3 + 斗篷野照射 + MOPP×3）。两组 15 年无病生存率分别为 65% 和 84%（P < 0.001），但是实际生存率两组均为 69%。在另一组临床研究中，115 例膈上受累的病例，病理分期为 Ⅰ A ~ Ⅱ B 期，随机分入单纯斗篷野照射组或综合治疗组（斗篷野照射 + MVPP 方案化疗）。两组 10 年无复发生存率分别为 91% 和 67%（P < 0.05），实际生存率为 95% 和 90%（P > 0.05）。在 EORTC H8U 的预后不良 Ⅰ、Ⅱ 期随机研究中，495 例初步结果显示，4 周期和 6 周期 MOPP/ABV + 受累野或扩大野照射的 4 年总生存率和无病生存率无差别。说明对于预后不好的 HL 来说，综合治疗同样提高了无病生存率，但未改善实际生存率。

3）综合治疗模式中化疗方案的优化：综合治疗中的化疗方案和周期数是以往较多探讨的问题。根据近些年的临床研究表明，预后好的 HL 选择 ABVD 方案、VBM 方案；预后不好的 HL 选用 ABVD 方案、MOPP/ABV 方案、BEAMOPP 方案、Stanfort V 方案等。ABVD 方案和 MOPP 方案是治疗早期霍奇金淋巴瘤的经典方案，许多随机分组的临床研究均已经证明了 ABVD 方案的优越性，ABVD 的疗效明显优于 MOPP，毒性不良反应也较低。在 EROTC H6U 试验中，316 例早期 HL 病例入组，随机分入两组，第一组为 MOPP×3 + 斗篷野照射 + MOPP×3；第二组为 ABVD×3 + 斗篷野照射 + ABVD×3。结果 6 年无进展生存率分别为 76% 和 88%，实际生存率分别为 85% 和 91%。ABVD 的血液毒性和性腺毒性均轻于 MOPP，但是肺毒性略高，可能与博来霉素有关，使用中应当注意不要超过其限制使用剂量。远期毒性还需继续观察。1988 ~ 1992 年 EROTC H7U 的研究中，对预后不好的早期 HL 随机进入 EBVP + IFRT 治疗组或 MOPP/ABV + IFRT 治疗组进行比较，结果两组 EFS 分别为 68% 和 90%（P < 0.000 1），6 年 OS 分别为 82% 和 89%（P = 0.18）。1998 ~ 2003 年进行的 GHSG HD11 随机研究中，含有 ABVD 或 BEAMOPP 化疗方案的治疗方案，FFTF 分别为 89% 和 91%，OS 分别为 98% 和 97%，均没有明显差别。由于 ABVD 方案疗效不低于其他方案，不良反应相对较低。因此，对于预后不好的早期 HL 来说还是首选的方案。

早期霍奇金淋巴瘤综合治疗中化疗周期数量是长期探讨的问题。一般对于预后好的早期 HL 应采用 2 ~ 4 周期的 ABVD 方案化疗加受累野照射 30 ~ 36 Gy。对于预后不好的应采用 4 ~ 6 周期的 ABVD 方案化疗，加 36 ~ 40Gy 的受累野照射。有些试验表明并不是增加化疗周期数就可以增加疗效。2000 年 Ferme 等报道 EORTC/GELA H8U 的试验结果，全组为 995 例预后不良的早期 HL，分别采用 6 周期 MOPP/ABV + 受累野照射、4 周期 MOPP/ABV + 受累野照射、4 周期 MOPP/ABV + 次全淋巴区照射 3 种治疗方法进行对照研究，结果 3 组病例的缓解率（CR + PR）分别为 86%、91% 和 88%；FFS 分别为 89%、92% 和 92%；OS 分别为

90%、94%和92%。3组缓解和长期生存情况接近，说明综合治疗方案中化疗4个周期与6个周期接近。

4）放射野的大小和放疗剂量：综合治疗中的受累野照射及照射剂量是综合治疗实施的重要问题。综合治疗模式中受累野照射已经可以代替扩大野照射。大多数治疗中心对预后好的早期HL受累野照射剂量为30~36Gy，预后不好的受累野照射剂量为36~40Gy。Milan组研究103例早期HL，两组分别为ABVD+IF和ABVD+sTNI，结果4年FFS分别为95%和94%，OS为均100%。这组试验也证明综合治疗中扩大照射野没有益处。1998~2003年进行的GHSG HD11研究中，针对早期HL的综合治疗中放疗剂量应该是多少进行了随机分组研究，化疗后受累野照射分为20Gy和30Gy两组，结果FFTF 91%和93%，SV 99%和98%，没有明显差异。现在关于HL的放疗剂量和放射野均有下降的趋势。

总之，对于早期HL的治疗已不再推荐单纯放疗作为其标准方案，而是推荐综合治疗的方法，较好的方法是ABVD+IF的组合。一般对于预后好的早期HL应采用2~4周期的ABVD方案化疗然后加受累野照射30~36Gy。对于预后不好的应采用4~6周期的ABVD方案化疗，然后加36~40Gy受累野照射。

（二）进展期、复发性难治性霍奇金淋巴瘤的治疗

（1）进展期HL的治疗

1）进展期患者成为复发性和难治性HL的风险因素：进展期（Ⅲ、Ⅳ期）HL患者，疗效不如早期患者，更容易变为复发性和难治性的患者。90年代哥伦比亚研究机构对711例HL患者进行研究，虽然发现进展期患者复发率和难治性发生率较早期高，但分析后发现有7个风险因素对预后影响明显，包括：男性，年龄>45岁，Ⅳ期，血红蛋白<10^5g/L，白细胞计数>$15×10^9$/L，淋巴细胞计数（0.6×10^9/L或淋巴细胞分类<8%，血浆蛋白<40g/L。其中0~1个风险因素的进展期患者成为复发性和难治性HL的风险小于20%，而还有4个或更多风险因素的进展期患者成为复发性和难治性HL的风险大于50%。

2）进展期HL化疗：鉴于ABVD和MOPP方案对HL治疗效果，许多人提出ABVD与MOPP不同组合来提高Ⅲ期和Ⅳ期HL疗效。但多中心试验表明，不同组合与单独ABVD疗效相当，而血液系统和非血液系统毒性明显增加。进展期HL其他治疗方案有Stanford V方案、BEACOPP基本和强化方案、BEACOPP-14方案等。

3）进展期HL的放疗效果：进展期HL的常规治疗仍以联合化疗+受累野照射为主，化疗方案选用ABVD、MOPP/ABV、BEACOPP和Stanford V等；受累野照射的剂量为30~36Gy。GHST进行的一项试验，患者随机分为2组，一组是BEACOPP强化方案8周期或BEACOPP强化方案4个周期+BEA-COPP基本方案4个周期后进行最初发病的淋巴结和残留病灶进行照射（剂量为30Gy）；另一组是相同化疗后未进行放疗。两组最终结果无明显差异。最近EORTC进行的研究也将进展期HL患者化疗MOPP/ABV化疗6~8周期后分为继续照射组和不进行照射组。化疗达到CR的患者照射剂量为16~24Gy，达到PR患者照射剂量是30Gy。研究也显示，进展期HL患者经过8周期有效化疗达到CR后继续进行放疗并没有显示更好的效果，而且继发AML/MDS的概率明显增加。但对于化疗后达到PR的患者进行补充放疗效果较好，5年EFS为97%，OS为87%。

（2）复发性和难治性霍奇金淋巴瘤

1）定义和预后：1990年以后霍奇金淋巴瘤经一线治疗，80%患者达到治愈，所以对于

HL 的临床研究主要集中在复发性和难治性 HL。有专家提出难治性 HL 的定义为：在初治时淋巴瘤进展，或者虽然治疗还在进行，但是通过活组织检查已经证实肿瘤的存在和进展。复发性 HL 的定义为：诱导治疗达到完全缓解（CR）至少 1 个月以后出现复发的 HL。哥伦比亚研究机构对 701 例 HL 患者进行标准治疗，214 例为早期患者，其中有 6 例复发，460 例进展期患者中 87 例复发，34 例为难治性 HL，可见复发性和难治性 HL 主要集中在进展期的患者。

经联合化疗达到 CR 后复发有 2 种情况：①经联合化疗达到 CR，但缓解期 <1 年，即早期复发。②联合化疗达到 CR 后缓解期 >1 年，即晚期复发。有报道早期复发和晚期复发的 20 年存活率分别为 11% 和 22%，晚期复发者约 40%，可以使用常规剂量化疗而达到治愈。难治性 HL 预后最差，长期无病存活率为 0 ~ 10%。GHSG 最近提出了对于难治性患者的预后因素：KPS 评分高的、一线治疗后有短暂缓解的、年龄较小患者的 5 年总存活率为 55%，而年龄较大的、全身状况差且没有达到缓解的患者 5 年总存活率为 0。复发和难治的主要原因是难以克服的耐药性、肿瘤负荷大、全身情况和免疫功能差等。

2）复发性和难治性霍奇金淋巴瘤的挽救治疗：解救治疗的疗效与患者年龄、复发部位、复发时疾病严重程度、缓解持续时间和 B 症状有关。

a. 放疗缓解后复发病例的解救治疗：初治用放疗达到 CR 后，复发患者对解救化疗敏感，NCI 长期随访资料表明用放疗达 CR 后复发患者经解救化疗，90% 达到第二次 CR，70% 以上可长期无病存活，疗效与初治病例相似。所以放疗缓解后复发病例一般不首选大剂量化疗（HDCT）和自体干细胞移植（ASCT）。研究证实，用 ABVD 方案解救疗效优于 MOPP 方案。

b. 解救放疗（SRT）：对于首程治疗未用放疗的复发患者，若无全身症状，或仅有单个孤立淋巴结区病变及照射野外复发的患者 SRT 治疗有效。Campbell 等对 80 例化疗失败后的 HL 患者进行挽救性放疗，27 例（34%）达到完全缓解；7 例（9%）在 SRT 后仍未缓解；46 例（58%）复发。实际中位无进展生存期为 2.7 年，5 年 OS 为 57%。SRT 对化疗失败后 HL 患者的局部病灶效果好，长期缓解率高；对于不适合大剂量化疗加自体干细胞移植的患者，SRT 仍是一个很好的选择。

c. 复发性和难治性霍奇金淋巴瘤的解救方案：目前尚不能确定复发性和难治性 HL 的多种解救方案中哪个解救方案更好。有报道 Mini – BEAM 方案（卡莫司汀、依托泊苷、阿糖胞苷、苯丙氨酸氮芥）反应率 84%，Dexa – BEAM 方案（地塞米松、卡莫司汀、依托泊苷、阿糖胞苷、苯丙氨酸氮芥）反应率 81%，DHAP 方案（顺铂、大剂量阿糖胞苷、地塞米松）反应率 89%。Mini – BEAM 方案的疗效肯定，但是此方案影响干细胞动员，一般在 HDC/HSCT 之前要进行最低限度的标准剂量化疗，其原因是安排干细胞采集和移植之前需要使淋巴瘤得到控制；促进有效外周血干细胞的采集。Koln 研究组认为在应用大剂量化疗前使用标准剂量的解救方案疗效最佳，如大剂量 BEAM 化疗前应用 3 ~ 4 个疗程 Dexa – BEAM。其他常用的药物包括足叶乙苷、铂化物和异环磷酰胺，这些药物既有抗 HL 疗效又具有较好的干细胞动员效果。

（三）大剂量化疗和放疗加造血干细胞移植（HDC/HSCT）

（1）HDC/HSCT 的必要性、有效性和安全性：霍奇金淋巴瘤经标准的联合化疗、放疗可获良好疗效，5 年生存率已达 70%，50% 的中晚期患者也可获长期缓解。但仍有部分患者经标准治疗不能达完全缓解，或治疗缓解后很快复发，预后不佳。现代的观点认为霍奇金淋巴瘤首次缓解时间的长短至关重要。如 > 12 个月，接受常规挽救性方案治疗常可再次获得缓解；如 < 12 个月，则再次缓解的机会大大下降。美国国立肿瘤研究所（NCI）的一项长期随访发现初次缓解时间长的复发患者，85% 可获再次缓解，24% 存活 11 年以上；而首次缓解时间短的复发患者，仅 49% 获得再次缓解，11% 存活 11 年。其他一些研究中初治不能缓解或短期复发者几乎无长期无病生存，实际生存率为 0 ~ 8%。另外，难以获得满意疗效的患者其不良预后因素包括年龄 ≥ 50 岁、大包块（肿瘤最大直径 ≥ 患者的 30%，其生存率明显下降。10cm，或巨大纵隔肿块）、B 组症状、ESR ≥ 30mm/h（伴有 B 组症状）或 ESR > 50mm/h（不伴有 B 组症状），3 个以上部位受侵，病理为淋巴细胞消减型和混合细胞型，Ⅲ、Ⅳ期患者。这部分患者约占初治经过几十年的努力，自体造血干细胞移植结合大剂量化疗、放疗治疗技术已经成熟，其安全性和有效性已经被临床医师接受，使得挽救这部分患者成为可能。目前主要希望通过这一疗法改善那些初治难以缓解和复发（特别是首次复发）患者的预后状况。大约 25% 的中晚期患者初治时不能达到缓解，强烈治疗结合造血干细胞移植的疗效优于常规挽救治疗。Chopra 等报道造血干细胞移植治疗 46 例难以缓解的患者，8 年无病生存率 33%，其他研究结果为 27% ~ 42%；同法治疗复发（缓解期 < 12 个月）患者疗效也优于常规解救化疗，8 年无病生存率是 43%；而其他研究组的无病生存率为 32% ~ 56%。

另一前瞻性研究的结果证明，强烈治疗结合造血干细胞移植的疗效优于常规治疗，此研究中高剂量 BEAM（BCNU，VP16，Ara – C，Mel）组与常规剂量 BEAM 组比较，3 年无病生存率分别为 53% 和 0。还有一项随机研究对比了 Dexa – BEAM 方案与 HDT/HSCT 方案，HDT/SCT 方案的无治疗失败生存率（FF – TE）为 55%，Dexa – BEAM 方案为 34%。对多种方案均无效或耐药的难治性 HL 患者，HDC/HSCT 提供了几乎是最后的治疗机会，故认为 HDC/HSCT 是复发和耐药霍奇金淋巴瘤患者标准解救治疗的手段。

（2）自体骨髓移植（ABMT）与自体外周血干细胞移植（APBSCT）：造血干细胞移植最初是从 ABMT 开始的，并取得了较好疗效。Chopra 等报道 155 例原发难治性或复发性 HL 患者接受高剂量 BEAM 化疗后进行自体骨髓移植，5 年 PFS 为 50%，OS 为 55%。最近 Lumley 等使用相似的预处理方案对 35 例患者进行骨髓移植，EFS 为 74%。

近年来 APBSCT 已逐渐代替 ABMT，因外周血干细胞的采集已变得较为容易；采集过程痛苦较轻，可避免全身麻醉；可以门诊进行干细胞的采集；造血重建和免疫重建较 ABMT 快；采集的费用降低，降低了住院移植的费用；适用于以前进行过盆腔照射和骨髓受侵的患者。意大利一研究组报道 92 例 HL 患者进行 APBSCT 的多中心研究结果，90% 完成了 HDC 方案，5 例发生移植相关死亡，6 例出现继发性的恶性疾病，5 年 EFS 和 OS 分别为 53%、64%。首次复发者疗效最好，5 年 EFS 和 OS 分别为 63% 和 77%。难治性 HL 结果最差，5 年 EFS 和 OS 分别为 33% 和 36%。美国 Argiris 等对 40 例复发性或难治性 HL 患者进行 HD – BEAM/APBSCT 37 例达到 CR，3 年 EFS 69%，3 年 OS 77%。无论是 ABMT 或是 APBSCT，其总生存率相似，A R perry 报道两者的 3 年总生存率分别为 78.2%。和 69.6%；无进展生存率分别为 58.1% 和 59.4%，均无显著差别。两者的区别主要在方便程度、造血重建、免疫重建等方面，APBSCT 较 ABMT 更有优势。

首次复发的 HL 是否应采用自体造血干细胞移植尚存争议，特别是仅未照射的淋巴结复发及初治达 CR 持续 1 年以上复发者。前者经扩大范围的照射治疗，加或不加用化疗，40%～50%的患者仍可再次达至 II 治愈；而后者应用非交叉方案再次进行化疗，可加或不加放疗，也有20%～40%患者治愈。很多研究表明，首次复发的 HL 患者采用 HDC/ASCT 疗法，长期生存率可以达到 90%。GHSG 的研究表明，HDC/ASCT 对 HL 复发患者疗效很好，可提高长期生存率。复发者包括：初次化疗达到 CR 状态，但 1 年以内复发者；复发时伴有 B 症状者；结外复发者；照射过的淋巴结复发者。

复发性和难治性 HL 患者进行自体干细胞移植时应注意如下情况：①经检查确认骨髓中无肿瘤细胞侵犯时才可采集干细胞。②化疗次数越多，患者采集干细胞成功的可能性越低，尤其是应用细胞毒性药物时，如应用 MiniBEAM 或 Dexa－BEAM 方案时。③新移植患者获得较完善的造血重建需要一个较长的过程，故移植后一段时间内不应该化疗，移植后可根据患者情况行放射治疗。④移植时肿块越小预后越好，CR 后再进行移植治疗的预后最好。

（3）异基因造血干细胞移植

1）清髓性异基因造血干细胞移植在复发性和难治性 HL 治疗中的应用：异基因造血干细胞移植治疗难治性霍奇金淋巴瘤的疗效似乎优于自体造血干细胞移植，其优点是输入的造血干细胞不含肿瘤细胞，移植物抗淋巴瘤效应可减低复发率。Anderson 等报道的研究结果中，全组异体移植 53 例，自体移植 63 例，治疗后复发率分别为 43% 和 76%。但很多研究证明异基因移植的移植相关死亡率高，同胞间移植的移植相关死亡率为 20%～30%，主要死因为感染、肺毒性和 GVHD，抵消了异体移植低复发率的优点，而且治疗费用昂贵，配型困难，故一般霍奇金淋巴瘤治疗中采用者较少。

无关供者移植和单倍体移植的移植相关死亡率更高。最近一国际骨髓移植注册处（IBMTR）和欧洲外周血及骨髓移植组（EBMT）研究表明，进行异基因造血干细胞移植的 HL 患者，治疗相关死亡率高达 60%。T 细胞去除的异基因移植可以降低死亡率，但这样又会增加复发率和植入失败率。所以目前自体外周血干细胞移植是治疗 HL 的首选方法，而异基因造血干细胞移植仍然应用较少，主要用于如下情况：①患者因各种原因导致缺乏足够的干细胞进行自体移植。②患者具有较小病变，病情稳定但骨髓持续浸润。③ASCT 后复发的患者。

2）非清髓异基因外周血干细胞移植（nonmyeloablative allogeneicBtem－celltransplanta60n，NST）或小移植（minitranaplantation）：NST 是对传统异基因造血干细胞移植的一个改良，但这方面报道例数少，随访时间短，患者条件、GVHD 的预防、患者与供者之间组织相容性的不同可导致不同的结果。NST 的预处理造成充分的免疫抑制和适当的骨髓抑制，以允许供者和受者造血细胞共存，形成嵌合体，但最终被供者细胞所代替。Carella 等提出 NST 免疫抑制预处理方案包括一个嘌呤类似物（如氟达拉滨）和一个烷化剂（如环磷酰胺或苯丙氨酸氮芥）。欧洲骨髓移植组（EBMT）收集了 94 例接受 NST 治疗的 HI 病例，大部分患者接受的是同一家族的 HI 相同供者提供的造血干细胞，有 10 例接受的是无关供者或不匹配的供者的干细胞。80 例患者 4 年 OS 为 50%，PFS 39%，治疗相关死亡率 20%，4 年复发率 50%。Paolo 等治疗 58 例难治复发性 HL，其中 83% 是 ASCT 失败的患者，其中 33 例采用了无关供者。结果 100d 和 2 年移植相关死亡率分别是 7%、15%，与采用无关供者无关。100 d 急性 GVHD（II～IV度）的发生率是 28%，慢性 GVHD 的发生率是 73%，预期 2 年 OS 和 PFS 分别为 64%（49%～76%）、32%（20%～45%），2 年疾病进展或复发率为 55%

（43%～70%）。

从 EBMT 和其他机构的研究可以看出，NST 的移植相关死亡率较低，总生存率提高。NST 拓宽了恶性淋巴瘤患者异基因移植的适应证，特别是对一些惰性的类型。与 HDT/HSCT 比较，NST 预处理的强度较低，使用药物的细胞毒性是否充分达到异基因 T 细胞控制残留肿瘤细胞寿命的水平尚不确定，而且 NST 的严重感染发生率和慢性 GVHD 并未减少，故对难治性 HI，NST 的应用仍有一定限制。治疗 HL 还需要大样本和长期随访的临床研究，以确定 NST 最佳时机、最佳适合人群、最佳的预处理方案以及最佳 GVHD 的预防；并需要与 HDT/ASCT 进行大样本及长时间多中心前瞻性比较，才能确定 NST 治疗 HL 的效果。

（4）小结：造血干细胞移植疗法给复发难治性霍奇金淋巴瘤病例提供了重要方法，获得了明显的疗效，其中自体造血干细胞移植的应用更为成功。异基因造血干细胞移植虽然复发率略低于自体造血干细胞移植，但移植相关死亡率较高、供者困难、费用高等问题，抵消了其优点。非清髓异基因外周血干细胞移植还在研究之中。

（四）靶向治疗

靶向治疗是近些年来发展迅速的新型治疗方法，目前研究较多包括抗体治疗（单抗或多抗）、肿瘤疫苗（DNA 疫苗和细胞疫苗）、反义核酸、特异性配体携带治疗物（抗肿瘤药物、免疫毒素、放射性核素）等。现在较为成熟的治疗方法是单克隆抗体治疗，抗 CD20 单抗治疗 CD20 阳性的 B 细胞淋巴瘤取得较大成功，在惰性 NHL 中单药治疗可达到 50% 缓解率；对淋巴细胞为主型霍奇金淋巴瘤 CD20 单抗也有尝试，反应率可达到 50% 或更好。这种治疗方法毒性小，与其他方案联合使用可提高疗效。其原理可能是经典型 HL 损伤中浸润 B 淋巴细胞在体内促进 HRS 细胞生存并调节细胞因子和趋化因子的表达，CD20 在经典 HL 恶性细胞的表达占 25%～30%，而在 LPHL 中 100% 表达，所以使用抗 CD20 单克隆抗体治疗这类患者应该有效。NLPHL 没有经典 HL 典型的 HRS 细胞，也不表达 CD30 和 CD15，但是却像 HL 那样具有明显的炎症背景，表达 CD20 标记，也有人尝试应用不良反应相对较好的抗 CD20 单抗治疗本病。2002 年，德国 HL 研究组报道 Rituximab 单药治疗 12 例 NLPHL，主要为复发病例，结果 CR 7 例，PR 5 例，OR 100%，9 例持续缓解时间 9～12 个月。2003 年，Bradley 等报道用 Rituximab 单药治疗 22 例 NLPHL，其中 10 例复发病例，10 例为初治病例，结果 100% 缓解，CR 9 例，CRu 1 例，PR 12 例，中位随访时间 13 个月，9 例中位复发时间为 9 个月，预期无复发生存时间 10.3 个月。

最近一些专家选择抗 CD20 单克隆抗体作为一种新的治疗复发性 LPHL 的方法，它可抑制恶性 B 细胞克隆，阻滞其转化为进展期非霍奇金淋巴瘤。1999 年，Keilholz 等给一位Ⅳ期复发性 LPHL 患者静脉注射常规剂量利妥昔单抗，CR 状态持续 6 个月。Lucas 等对 9 例复发性或第一次发病 LPHL 患者使用常规剂量利妥昔单抗，反应率达 100%，其中 6 例（66.7%）达到 CR，3 例（33.3%）达到 PR。另一项研究是 GHSG 进行的一项国际多中心的 Ⅱ期临床试验，对象为复发性淋巴细胞为主型 HL 或 CD20 阳性 HL 的其他亚型患者，利妥昔单抗治疗前至少接受 1 次化疗。利妥昔单抗剂量为常规剂量：$4 \times 375 \text{mg/m}^2$，14 例患者中 8 例（57.1%）达到 CR，4 例（28.6%）达到 PR，2 例（14.3%）为疾病进展 PD，中位随访时间为 12 个月。

Younes 等对 22 例复发性或难治性经典 HL 患者进行 6 周利妥昔单抗治疗，剂量是

375mg/（m^2·周），连续 6 周。结果 22 例中有 1 例（4.5%）达到 CR，4 例达到 PR（18.2%），SD 为 8 例（36.4%）。伴有结外病灶的患者没有达到 CR 或 PR。结论：利妥昔单抗治疗复发性经典 HL 可以改变血清 IL-6 水平，改善 B 症状，对于限制在淋巴结和脾脏的病灶可以达到临床缓解。

其他研究者有应用抗 CD30 抗体治疗 HL，但治疗结果不满意。Schnell 等研制 Il31-CD30 鼠源单抗治疗 22 例复发难治性 HL，结果 CR1 例，PR 5 例，MR 3 例，7 例发生Ⅳ度骨髓毒性。

总之，利妥昔单抗治疗 CD20 阳性的 HL 各亚型是有效且安全的。但由于 LPHL 和 CD20 阳性的其他 HL 患者数量少，更缺乏大组病例的随机对照研究，目前还不能得出结论，有效性和可行性还需要进一步证实。随着新抗体的不断出现，可能会进一步改善疗效和减轻治疗相关的毒性不良反应，放免铰链物、双特异性抗体、肿瘤特异性免疫疫苗技术也正在研究中。

五、预后

（一）不同病理分型的预后

NLPHL 80%~90% 的病例经过治疗可达完全缓解，并能存活 10 年以上。晚期是不利的预后因素。3%~5% 的病例可能变为大 B 细胞淋巴瘤。患 NLPHL 的患者比患其他类型 HL 的患者发展成 NHL 的风险略高，其中发展成弥漫性大 B 细胞性淋巴瘤（DLBCL）最常见。Hansmann 等报道了在 537 个病例中，这种转变的发生率为 2.6%。英国国家淋巴瘤研究组（BNLI）报道了 182 例患者的转变率为 2%。大细胞性淋巴瘤（LCL）不一定含有典型的淋巴细胞和（或）组织细胞，通常与其他 DLBCL 相似。在某些病例中，通过分子遗传学分析，证实了 NLPHL 和 DLBCL 的克隆关系。有报道由 NLPHL 进展演变的 DLBCL 与原发的 DLBCL 预后相似。除了进展演变为 DLBCL，NLPHL 患者在确诊或复发时，其病变还可和 DLBCL 病变在同一个淋巴结中并存。目前还不知道这种现象发生的频率，但总体上似乎很低。并存型患者的预后明显比一般 DLBCL 患者好。NLPHL 患者较少转变成外周性 T 细胞性淋巴瘤。

在 CHL 中，淋巴细胞为主型预后最好，5 年生存率为 94.3%；LDHL 预后最差，5 年生存率仅为 27.4%。采用现代治疗方法后，如果临床分期相同，LDHL 与其他亚型 CHL 具有相似的预后。NSHL 的预后略好于 MCHL 和 LDHL，其中部分原因是 NSHL 被发现时多处于较早期（Ⅱ期）。纵隔形成巨大肿块是本病发展成晚期的危险因素。

（二）不同临床表现的预后

不同研究组关于 HL 的预后因素的认识略有不同，一般认为不良预后因素包括：①年龄≥45~50 岁。②≥3~4 个淋巴结区域受侵。③ESR≥50 或 ESR≥30（伴有 B 组症状）。④巨块（直径>10cm）或纵隔大肿块（纵隔肿物最大横径大于第 6 胸椎下缘水平胸腔横径的 1/3）。⑤男性。⑥B 组症状。⑦混合细胞或淋巴细胞削减型。有研究者发现，HIV+ 患者预后较差。

EORTC 对早期霍奇金淋巴瘤进行了预后分组、分为预后极好组、预后良好组、预后不良组。

（1）预后极好组的条件是 IA 期，女性，年龄 <40 岁，淋巴细胞为主型或结节硬化型，非巨块或大纵隔肿块。

（2）预后不良组的条件是 ≥50 岁，≥4 个淋巴结区域受侵，ESR ≥50 或 ESR ≥30（伴有 B 组症状），巨块（肿块 >10cm）或纵隔大肿块（纵隔肿物最大横径大于第 5、第 6 胸椎水平胸腔横径的 1/3 或 0.35）。

（3）预后良好组不符合预后极好组和预后不良组条件的其他临床 I/II 期患者。

德国霍奇金淋巴瘤研究组（GHSG）提出的预后因素包括纵隔肿块、结外病变等；EORTC 更重视年龄是否 >50 岁，GHSG 则更重视是否发生结外病变，其他各项均相似。

NCCN 2003 年公布的 HL 诊治指导原则中认为早期 HL 的预后因素主要是：①巨大肿块（纵隔肿块最大宽度/胸腔最大宽度 >1/3，或任何肿块的直径 >10cm）。②血沉 ≥50mm/h，并伴有 B 组症状。③ >3 个以上的受累淋巴结区。

对于进展期 HL 则要参考另一个预后标准，即预后指数。1990 年在哥伦比亚研究机构对 711 例 HL 患者进行研究，制订了 7 个风险因素：①男性。②IV 期。③年龄 ≥45 岁。④Hb <105g/L。⑤WBC ≥15 × 10^9/L。⑥淋巴细胞绝对计数 <0.6 × 10^9/L，或淋巴细胞比例 <8%。⑦血浆蛋白 <40g/L。虽然发现进展期患者复发或难治的发生率较早期高，但含有 0~1 个风险因素的进展期患者，复发难治的风险小于 20%；而有 4 个或更多风险因素的进展期患者，复发和难治的风险大于 50%。根据这一观点，Moskowitz 等进行了相关研究，1998 年报道了 76 例 HL 病例，将全组病例进行了分组，化疗方案采用 ABVD 44 例，Stanford V 方案 32 例，随访 21 个月。结果发现分值越高，疗效越差。这个评分方法在国际国内尚未广泛使用，但是可以研究探讨。

关于 HL 的预后，最近不同的研究者还有新的不同的结论。一线治疗效果不好的难治性 HL 预后较差，长期无病存活率在 0~10%。

2003 年的美国血液年会（ASH）提出了更简单的预后因素：分期早晚；是否有 B 组症状；是否有巨大肿块（肿瘤直径 ≥10cm）。一般来说，没有上述不良预后因素者为预后良好组，或低危组；相反，具有上述不良预后因素者为预后不良组，或高危组，两组患者在治疗和预后上有区别。

（陈　潍）

第二节　非霍奇金淋巴瘤

一、概述

（一）定义

非霍奇金淋巴瘤（Non - Hodgkin's Lymphoma，NHL）是恶性淋巴瘤的一大类型，除来源于中枢神经淋巴瘤组织的原始淋巴细胞淋巴瘤是来源于胸腺内前 T 细胞，以及组织细胞淋巴瘤以外，NHL 均来源于在接触抗原后处于不同转化或发育阶段，属于周围淋巴组织的 T 或 B 淋巴细胞的恶性淋巴瘤。

（二）发病情况

非霍奇金淋巴瘤男性比女性更多见，白人比其他种族也更多见，这种情况的原因不明或部分可能是因为遗传因素种族差异在某些 NHL 亚型中非常明显，如网状组织淋巴瘤它在西方国家占很大比例而在发展中国家很少见。新加坡于 1996 年对 1968 ~ 1992 年的 1988 例 NHL 病例进行了分析：中国人和马来西亚人的 NHL 发病率都呈增长趋势，每年在美国，约有 5 万例 NHL 发病，在所有肿瘤中占 4% 而且每年在所有肿瘤引起的死亡的比例中 NHL 占 4%。在过去几十年中 NHL 的发病率呈持续稳定性升高每年约增长 3% 比大部分肿瘤增长快，部分原因与 AIDS 流行有关，另外也可能与其他未知的原因有关。

（三）病因

大多数情况下非霍奇金淋巴瘤为散发疾病病因不明。但是，流行病学研究揭示非霍奇金淋巴瘤主要的风险因素与环境因素、化学物质、饮食因素、免疫状态、病毒感染和细菌感染有关。已知 EB 病毒与高发区 Burkitt 淋巴瘤和结外 T/NK 细胞淋巴瘤鼻型有关成人 T 细胞淋巴瘤/白血病与人类亲 T 细胞病毒 I 型（HTLVI）感染密切关联；胃黏膜相关淋巴组织淋巴瘤是由幽门螺旋杆菌感染的反应性病变起始而引起的恶性变放射线接触如核爆炸及核反应堆意外的幸存者、接受放疗和化疗的肿瘤患者非霍奇金淋巴瘤发病危险增高；艾滋病某些遗传性获得性免疫缺陷疾病或自家免疫性疾病如共济失调 - 毛细血管扩张症联合免疫缺损综合征、类风湿性关节炎系统性红斑狼疮、低 γ 球蛋白血症以及长期接受免疫抑制药治疗（如器官移植等疾病）所致免疫功能异常均与非霍奇金淋巴瘤发病有关。

（四）病理

非霍奇金淋巴瘤病变淋巴结其切面外观呈鱼肉样。镜下正常淋巴结构破坏，淋巴滤泡和淋巴窦可以消失。增生或浸润的淋巴瘤细胞成分单一排列紧密，大部分为 B 细胞性。NHL 常原发累及结外淋巴组织，往往跳跃性播散，越过邻近淋巴结向远处淋巴结转移。大部分 NHL 为侵袭性，发展迅速，易发生早期远处扩散。有多中心起源倾向，有的病例在临床确诊时已播散全身。

1982 年美国国立肿瘤研究所制订了 NHL 国际工作分型（IWF），依据 HE 染色的形态学特征将 NHL 分为 10 个型。在相当一段时间内，被各国学者认同与采纳。但 IWF 未能反映淋巴瘤细胞的免疫表型（T 细胞或 B 细胞来源），也未能将近年来运用单克隆抗体、细胞遗传和基因探针等新技术而发现的新病种包括在内。

民较公认的分类标准是 WHO 制订的分型方案。WHO 未将淋巴瘤单独分类，而按肿瘤的细胞来源确定类型，淋巴组织肿瘤中包括淋巴瘤和其他淋巴组织来源的肿瘤，为保持完整一并列出。

WHO（2001 年）分型方案中较常见的非霍奇金淋巴瘤亚型包括以下几种。

（1）边缘带淋巴瘤：边缘带淋巴瘤（MarginalZone lymphoma，MZL）为发生部位在边缘带，即淋巴滤泡及滤泡外套（mantlc）之间结构的淋巴瘤。边缘带淋巴瘤系 B 细胞来源，CD5$^+$，表达 bcl - 2，在 IWF 往往被列入小淋巴细胞型或小裂细胞型，临床经过较缓，属于“惰性淋巴瘤”的范畴。

1）淋巴结边缘带 B 细胞淋巴瘤（MZL）：系发生在淋巴结边缘带的淋巴瘤，由于其细胞形态类似单核细胞，亦称为“单核细胞样 B 细胞淋巴瘤”（monocytoid B - cell lymphoma）。

2）脾边缘带细胞淋巴瘤（SMZL）：可伴随绒毛状淋巴细胞。

3）黏膜相关性淋巴样组织结外边缘带 B 细胞淋巴瘤（MALT - MZL）：系发生在结外淋

巴组织边缘带的淋巴瘤，可有 t（11；18），亦被称为"黏膜相关性淋巴样组织淋巴瘤"（mucosa - associated lymphoid tissue lymphoma，MALT lymphoma）。包括甲状腺的桥本甲状腺炎（Hashimoto's thyroiditis），涎腺的干燥综合征（Sjogren syndrome）以及幽门螺杆菌相关的胃淋巴瘤。

（2）滤泡性淋巴瘤：滤泡性淋巴瘤（follicular Iymphoma，FL）指发生在生发中心的淋巴瘤，为 B 细胞来源，CD5（+），BCL - 2（+），伴 t（14；18）。为"惰性淋巴瘤"，化疗反应好，但不能治愈，病程长，反复复发或转成侵袭性。

（3）套细胞淋巴瘤：套细胞淋巴瘤（mantle cell lymphoma，MCL）曾称为外套带淋巴瘤（mantle zone lymphoma）或中介淋巴细胞淋巴瘤（intermediate cell lymphocytic lymphoma）。在 IWF 常被列入弥漫性小裂细胞型。来源于滤泡外套的 B 细胞，CD5$^+$，常有 t（11；14），表达 BCL - 2。临床上老年男性多见，占 NHL 的 8%。本型发展迅速，中位存活期 2～3 年，属侵袭性淋巴瘤，化疗完全缓解率较低。

（4）弥漫性大 B 细胞淋巴瘤：弥漫性大 B 细胞淋巴瘤（diffuse large B cell lymphoma，DL - BCL）是最常见的侵袭性 NHL，常有 t（3；14），与 BCL - 2 表达有关，其 BCL - 2 表达者治疗较困难，5 年生存率在 25% 左右，而低危者可达 70% 左右。

（5）伯基特淋巴瘤：伯基特淋巴瘤（Burkitt lymphoma，BL）由形态一致的小无裂细胞组成。细胞大小介于大淋巴细胞和小淋巴细胞之间，胞质有空泡，核仁圆，侵犯血液和骨髓时即为急性淋巴细胞白血病 L3 型。CD20$^+$，CD22$^+$，CD5$^-$，伴 t（5；14），与 MYC 基因表达有关，增生极快，是严重的侵袭性 NHL。流行区儿童多见，颌骨累及是特点。非流行区，病变主要累及回肠末端和腹部脏器。

（6）血管免疫母细胞性 T 细胞淋巴瘤：血管免疫母细胞性 T 细胞淋巴瘤（angio - immunoblas - tic T cell lymphoma，AITCL）过去认为系一种非恶性免疫性疾患，称做"血管免疫母细胞性淋巴结病"（angio - immunoblastic lymphadenopathy disease，AILD），近年来研究确定为侵袭性 T 细胞型淋巴瘤的一种，应使用含阿霉素的化疗方案治疗。

（7）间变性大细胞淋巴瘤：间变性大细胞淋巴瘤（anaplastic large cell lymPHoma，ALCL）亦称 Ki - 1 淋巴瘤，细胞形态特殊，类似 Reed - Sternberg 细胞，有时可与霍奇金淋巴瘤和恶性组织细胞病混淆。细胞呈 CD30$^+$，亦即 Ki - 1（+），常有 t（2；5）染色体异常，临床常有皮肤侵犯，伴或不伴淋巴结及其他结外部位病变。免疫表型可为 T 细胞型或 NK 细胞型。临床发展迅速，治疗同大细胞性淋巴瘤。

（8）周围 T 细胞淋巴瘤：周围 T 细胞淋巴瘤（periPHeral T - cell lymphoma，PTCL）所谓"周围性"，指 T 细胞已向辅助 T 或抑制 T 分化，可表现为 CD4$^+$ 或 CD8$^+$，而未分化的胸腺 T 细胞 CD4，CD8 均呈阳性。本型为侵袭性淋巴瘤的一种，化疗效果可能比大 B 细胞淋巴瘤较差。本型通常表现为大、小混合的不典型淋巴细胞，在工作分型中可能被列入弥漫性混合细胞型或大细胞型。本型日本多见，在欧美约占淋巴瘤中的 15% 左右，我国也较多见。

成人 T 细胞白血病/淋巴瘤是周围 T 细胞淋巴瘤的一个特殊类型，与 HTLV - 1 病毒感染有关，主要见于日本及加勒比海地区。肿瘤或白血病细胞具有特殊形态。临床常有皮肤、肺及中枢神经系统受累，伴血钙升高，通常伴有免疫缺陷。预后恶劣，化疗后往往死于感染。中位存活期不足一年，本型我国很少见。

（9）蕈样肉芽肿/赛塞里综合征：蕈样肉芽肿/赛塞里综合征（mycosis fungoides/Sezary

svndrome，MF/SS）常见为蕈样肉芽肿，侵及末梢血液为 Sezary 综合征。临床属惰性淋巴瘤类型。增生的细胞为成熟的辅助性 T 细胞，呈 CD3$^+$、CD4$^+$、CD8$^+$。MF 系皮肤淋巴瘤，发展缓慢，临床分三期：红斑期，皮损无特异性；斑块期；最后进入肿瘤期。皮肤病变的病理特点为表皮性浸润，具有 Pautrier 微脓疡。Sezary 综合征罕见，见于成人，是 MF 的白血病期，可有全身红皮病、瘙痒、外周血有大量脑回状核的 Sezarv 细胞（白血病细胞）。后期可侵犯淋巴结和内脏，为侵袭性皮肤 T 细胞淋巴瘤。

二、临床表现

（一）症状

（1）以淋巴结肿大为首发症状：多数见于浅表淋巴结，NHL 较 HL 少见。受累淋巴结以颈部最多见，其次是腋窝、腹股沟。一般多表现为无痛性，进行性淋巴结肿大，早期可活动，晚期多个肿大淋巴结，易发生粘连并融合成块。

部分 NHL 患者为深部淋巴结起病，以纵隔淋巴结肿大较常见，如纵隔大 B 细胞淋巴瘤。肿大的淋巴结可压迫上腔静脉，引起上腔静脉综合征；也可压迫气管、食管、喉返神经产生相应的症状如呼吸困难、吞咽困难和声音嘶哑等原发于腹膜后淋巴结的恶性淋巴瘤亦以 NHL 多见，可引起长期不明原因发热，临床诊断比较困难。

韦氏环也是发生结外淋巴瘤的常见部位，NHL 多见，发生部位最多在软腭、扁桃体，其次为鼻腔、鼻窦，鼻咽部和舌根较少见，常伴随膈下侵犯，患者可表现为咽痛、咽部异物感、呼吸不畅和声音嘶哑等。原发于脾和肝脏的 NHL 较少见，但 NHL 合并肝、脾浸润者较常见，尤以脾脏受累更为多见，临床表现为肝脾肿大、黄疸等，少数患者可发生门脉高压，需与肝硬化鉴别。

（2）器官受累的表现：除淋巴组织外，NHL 可发生于身体任何部位，其中以原发于胃肠道 NHL 最为常见，累及胃、十二指肠时患者可表现为上腹痛、呕吐等；发生于小肠、结肠等部位时患者常伴有慢性腹泻、脂肪泻、肠梗阻等表现；累及肾脏导致肾炎。

原发于皮肤的 NHL 并不常见（如蕈样真菌病），但 NHL 累及皮肤较常见，包括特异性和非特异性两种表现。特异性表现有皮肤肿块、结节、浸润斑块、溃疡、丘疹等；非特异性表现有酒精痛、皮肤瘙痒、带状疱疹、获得性鱼鳞癣、干皮症、剥脱性红皮病、结节性红斑、皮肤异色病等。

（3）全身症状：淋巴瘤患者常有全身无力、消瘦、食欲减退、盗汗及不规则发热等全身症状。临床上也有少数患者仅表现为持续性发热，较难诊断。

（二）体征

非霍奇金淋巴瘤体征早期不明显，中晚期常有不明原因浅表淋巴结，持续性体温等体征。

（三）检查

（1）实验室检查：①外周血，早期患者血象多正常继发自身免疫性溶血或肿瘤累及骨髓可发生贫血、血小板减少及出血。9%～16% 的患者可出现白血病转化，常见于弥漫型小淋巴细胞性淋巴瘤、滤泡型淋巴瘤淋巴母细胞性淋巴瘤及弥漫型大细胞淋巴瘤等。②生化检查；可有血沉血清乳酸脱氢酶、β$_2$-微球蛋白及碱性磷酸酶升高，单克隆或多克隆免疫球蛋白升高，以上改变常可作为肿瘤负荷及病情检测指标。③血沉；血沉在活动期增快缓解期正常，为测定缓解期和活动期较为简单的方法。④骨髓象，早期正常晚期浸润骨髓时骨髓象可发生变化如找到淋巴瘤细胞，此时可称为淋巴瘤白血病。

（2）病理活检：是诊断 NHL 及病理类型的主要依据。

（3）免疫学表型检测：①单克隆抗体免疫表型检查可识别淋巴瘤细胞的细胞谱系及分化水平用于诊断及分型常用的单克隆抗体标记物包括 CD45（白细胞共同抗原）用于鉴定其白细胞来源。②CD_{19}、CD_{20}、CD_{22}、CD_{45} RA、CD_5、CD_{10}、CD_{23} 免疫球蛋白轻链 κ 及 γ 等用于鉴定 B 淋巴细胞表型。③CD_2、$CD_3 CD_5$、CD_7、CD_{45} RO、CD_4、CD_8 等鉴定 T 淋巴细胞表型。④CD_{30} 和 CD_{56} 分别用于识别间变性大细胞淋巴瘤及 NK 细胞淋巴瘤 CD_{34} 及 TdT 常见于淋巴母细胞淋巴瘤表型。

（4）遗传学：90% 的非霍奇金淋巴瘤存在非随机性染色体核型异常，常见为染色体易位部分缺失和扩增等。不同类型（entity）的非霍奇金淋巴瘤多有各自的细胞遗传学特征。非霍奇金淋巴瘤是发生于单一亲本细胞的单克隆恶性增殖，瘤细胞的基因重排高度一致。IgH 基因重排常作为 B 细胞淋巴瘤的基因标志 TCRγ 或 β 基因重排常作为 T 细胞淋巴瘤的基因标志，阳性率均可达 70% ~80% 细胞遗传学及基因标志可用于非霍奇金淋巴瘤的诊断、分型及肿瘤微小病变的检测。

（5）影像学检查：胸正侧位片、腹盆腔 CT 扫描、胸部 CT 扫描、全消化道造影、胸腹部 MRI、脑、脊髓 MRI。胸腹部彩超、淋巴结彩超、骨扫描、淋巴造影术和胃肠镜检查。

三、诊断与鉴别诊断

（一）诊断

本病的确诊有赖于组织学活检（包括免疫组化检查及分子细胞遗传学检查）。这些组织学免疫学和细胞遗传学检查不仅可确诊，还可做出分型诊断这对了解该病的恶性程度、估计预后及选择正确的治疗方案都至关重要。凡无明显原因淋巴结肿大，应考虑到本病，有的患者浅表淋巴结不大但较长期有发热盗汗体重下降等症状也应考虑到本病。

（二）鉴别诊断

不少正常健康人也可在颈部、腹股沟及某些浅表部位触肿大的淋巴结，应注意鉴别。但应以下具体疾病相鉴别：

（1）慢性淋巴结炎：一般的慢性淋巴结炎多有感染灶。在急性期感染如足癣感染可致同侧腹股沟淋巴结肿大，或伴红肿、热痛等急性期表现或只有淋巴结肿大伴疼痛，急性期过后，淋巴结缩小，疼痛消失。通常慢性淋巴结炎的淋巴结肿大较小，0.5~1.0cm，质地较软、扁多活动而恶性淋巴瘤的淋巴结肿大具有较大丰满、质韧的特点必要时切除活检。

（2）淋巴结结核：为特殊性慢性淋巴结炎，肿大的淋巴结以颈部多见，多伴有肺结核，如果伴有结核性全身中毒症状，如低热盗汗、消瘦乏力等则与恶性淋巴瘤不易区别；淋巴结结核之淋巴结肿大，质较硬、表面不光滑质地不均匀或因干酪样坏死而呈囊性，或与皮肤粘连，活动度差 PPD 试验呈阳性反应。但要注意恶性淋巴瘤患者可以患有结核病，可能是由于较长期抗肿瘤治疗机体免疫力下降从而罹患结核等疾患，因此临床上应提高警惕，凡病情发生改变时，应尽可能再次取得病理或细胞学证据以免误诊误治。

（3）结节病：多见于青少年及中年人多侵及淋巴结，可以多处淋巴结肿大，常见于肺门淋巴结对称性肿大或有气管旁及锁骨上淋巴结受累淋巴结多在 2cm 直径以内，质地一般较硬，也可伴有长期低热结节病的确诊需取活检可找到上皮样结节，Kvein 试验在结节病90% 呈阳性反应，血管紧张素转换酶在结节病患者的淋巴结及血清中均升高。

（4）急性化脓性扁桃体炎：除有不同程度的发热外，扁桃体多为双侧肿大红、肿、痛且其上附有脓苔扪之质地较软炎症控制后扁桃体可缩小。而恶性淋巴瘤侵及扁桃体可双侧也可单侧，也可不对称地肿大，扪之质地较硬韧，稍晚则累及周围组织，有可疑时可行扁桃体切除或活检行病理组织学检查。

（5）组织细胞性坏死性淋巴结炎：该病在中国多见，多为青壮年临床表现为持续高热，但周围血白细胞数不高，用抗生素治疗无效酷似恶性网织细胞增生症组织细胞性坏死性淋巴结炎的淋巴结肿大，以颈部多见直径多在 1～2cm。质中或较软。不同于恶性淋巴瘤的淋巴结确诊需行淋巴结活检本病经过数周后退热而愈。

（6）中央型肺癌侵犯纵隔、胸腺肿瘤：有时可与恶性淋巴瘤混淆，诊断有赖于肿块活检。

（7）与霍奇金淋巴瘤相鉴别：非霍奇金淋巴瘤的临床表现与霍奇金淋巴瘤十分相似，只有组织病理学检查才能将两者明确区别诊断。

四、治疗

非霍奇金淋巴瘤的治疗目前崇尚个体化治疗。

（一）前 T 淋巴母细胞淋巴瘤/白血病

1. 病理学特征

（1）组织学：前 T 淋巴母细胞淋巴瘤/白血病（T - LBL/ALL）其组织学表现与多数淋巴瘤不同，淋巴结多有完整的滤泡结构和生发中心。T - LBUALL 有淋巴母细胞的特点，形态上很难与 BLBL 区别，主要依据免疫表型进行鉴别。镜下常累及被膜或周围组织，瘤细胞中等大小，核质比高，细胞核为圆形、类圆形或不规则形，核膜清楚而薄，染色质细，核仁常不明显，核分裂象多见，胞质稀少，嗜碱性。约有10% 的病例瘤细胞体积大，胞质相对丰富，核仁明显，细胞酸性磷酸酶染色核旁灶性强阳性，α - 萘酚醋酸酯酶阳性，β - 葡萄糖苷酶阳性。瘤细胞呈弥漫性生长，常致密、浸润单一。

（2）免疫组织化学：T - LBL/ALL 表达 T 细胞抗原，如 CD_{1a}、CD_2、CD_3、CD_4、CD_5、CD_7 和 CD_8 等，不同程度表达 CD_4、CD_8、CD_{1a}。CD_3 为 T - LBL - ALL 的特异性抗原，CD_{45} 和 CD_{34} 为非特异性抗原。末端脱氧核糖核酸转移酶（terminal deoxynucleocide transferase，TdT）和 CD_{99} 是 T - LBL/ALL 的重要标记，对诊断淋巴母细胞淋巴瘤有特异性，TdT 也可用于微小残留病的检测。根据影像学特点将 T - ALL/LBL 分为胸腺型与非胸腺型，其中胸腺型免疫表现常为 CD_8^+/CD_{56}^-，非胸腺型多为 CD_{56}^+/CD_8^+。部分病例不表达 TdT 和 CD_{99}，可以增加 CD_{34} 协助。

T - LBL 可分为普通型（57%）、成熟型（28%）和不成熟型（15%），还有部分为异质的免疫表型。普通型和成熟型表达 CD_7、CD_2、CD_5 和胞质或胞膜 CD_3，也可表达 CD_{1a} 及 CD_4 和（或）CD_8。60% T - LBL 表达 CD_3 和 TCR 的 β 链；75% T - LBL 可表达 CD_{34}，43%

表达 HLADR，15% ~40% 表达 CD$_{10}$。T - LBL 偶尔可表达自然杀伤细胞的标志物如 CD$_{57}$ 或 CD$_{16}$，如有此表达则恶性度较高。TdT 是 T - LBL 和外周 T 细胞淋巴瘤的鉴别点，淋巴母细胞淋巴瘤/白血病特异地表达 TdT，而外周 T 则不表达。BLBL 也表达 TdT、HLA - DR；但同时常表达 B 细胞表面的标记如 CD$_{10}$，CD$_{19}$，CD$_{99}$（MIC2），CD$_{43}$。PAX$_5$，CD$_{20}$，CD$_{79a}$；如少部分 B - LBL 表面标记中 CD$_{20}$（ - ），CD$_{43}$（ + ），则易与 T - LBL 相混淆，可根据其是否表达 CD$_3$ 和 CD$_5$ 相鉴别。

（3）分子生物学及细胞遗传学

1）基因重排：95% 的 T - ALL/LBL 可检测到 TCR 基因的重排，染色体断裂也可以累及 T 细胞受体基因（TCR）：TCRa/8（14q11）、TCRp（7q34 ~ 35）、TCR7（7p15）；在部分病例中也可见到 IgH 基因的重排，克隆性 IgH 基因重排发生率为 10% ~25%，IgL 基因重排罕见。因此，IgL 可作为 T - LBL/ALL 的一个排除性诊断指标。

2）14q11 ~ 13 染色体畸变：发生率最高，在 T - ALL 和 T - LBL 中分别为 47% 和 36%，常见易位有：t（11；14）、t（10；14）、t（1；14）、t（8；14）和 t（9；14），易位导致不同伙伴染色体上的转录因子与 TCR 融合，使转录因子高表达。t（11；14）（p15；q11）、t（11；14）（p13；q11）均累及 14 号染色体上 TCR 基因，11p15 区域内的 TTGl 基因的开放式阅读框和 RHOM 基因编码 LIM 结构域蛋白，11p13 区域包括 RHOM2/TTG2，这些易位使 T 细胞异常表达 RHOM1/RHOM2，引起 T 细胞的异常增殖。在儿童 T - ALL 中，t（1；14）（p32；q11）的发生率为 3% ~7%，该染色体异常常伴有外周血细胞数增高、纵隔肿块等临床不利因素。HOX 家族基因与血液系统恶性肿瘤的发生密切相关，t（10；14）的易位使得 HOX Ⅱ 在胸腺中表达，引起 T 细胞生长失控。HOX Ⅱ 基因位于 10 号染色体，t（10；14）导致 HOX Ⅱ 高表达与胸腺 T 有关，是 T - ALL 中预后良好亚型。HOX Ⅱ L2 基因位于 5 号染色体，t（5；14）时被活化，为预后不良因素。4% ~6% T - ALL 存在 NUP214 - ABLI 融合基因，是伊马替尼的靶标。

3）47% 的 T - LBL 有染色体 9、染色体 10 和染色体 11 的缺失和易位：其中有 t（9；17）（q34；q23）易位的患者病情进展迅速，预后较差；在极少数有 t（8；13）（p11；q11）易位的可见到嗜酸粒细胞数增高、浸润和髓系增生，部分常发展为髓系肿瘤如 AML、MDS 等。

4）与 7 号染色体相关的易位：t（7；9）易位可使 TANI 基因缩短，导致其在淋巴样组织中过度表达；t（7；19）易位可使 19 号染色体上的 LYLI 基因缩短，DNA 结合能力发生改变；LCK 基因编码一种 SRC 家族蛋白激酶，与 CD4 介导的信号传导有关，t（1；7）（p34；q34）使得 TCR 恒定区增强了上游与 LCK 基因连接，LCK 过度表达，导致胸腺瘤的发生，有时还合并其他外周淋巴组织恶性肿瘤。

5）STAT 在 ZNF198 基因和 8p11 上成成纤维细胞生长因子受体 1 基因融合中有至关重要的作用。13q14 上的 RBI 基因的缺失或失活在 T - ALL 中的发生率约为 6%。

6）p16 基因在 T 细胞肿瘤中发生率较高，提示 p16 可能在 T 细胞肿瘤的发生发展中有重要作用。p16 是一个重要的抑癌基因，编码 16kd 的蛋白。在细胞的增殖周期中，它一方面通过直接抑制 CDK4 而抑制细胞生长；另一方面 p16 和 Cyclin D 竞争结合 CDK4 而抑制细胞增殖。若 p16 基因发生突变，则会丧失上述功能，使细胞过度增殖导致肿瘤的发生。

2. 治疗

（1）一般治疗：在 1970 年以前，T – LBL 单纯用纵隔放疗的长期生存率小于 10%，大部分患者很快出现中枢神经系统的浸润，最终发展为 T – ALL。近 20 年来，随着人们对淋巴细胞生物学和淋巴瘤的发病机制的深入研究，治疗也有了显著的进步。在应用 CHOP 或 CHOP 样方案后患者的 CR 为 53% ~71%；应用调整的 CHOP 方案、CNS 的预防治疗、维持治疗后，CR 提高到 79% ~100%。T – LBL/ALL 总的治疗原则同 B – LBL/ALL。在本病的治疗中大剂量化疗、维持治疗及 CNS 白血病的预防性治疗越来越受到重视。

T – ALL 诱导化疗以 VDIP/D 四药联合为基本方案。A Reiter 等人对 105 例儿童 T – LBL 患者应用 T – ALL 的方案进行了报道：应用高强度的 ALL 化疗方案（包括环磷酰胺 cyclophosphamide $3g/m^2$），中等强度的颅内照射（12Gy），但无局部放疗，患者的缓解率可达到 90%。随后对病变局限（Ⅰ、Ⅱ期）患者应用类似 T – ALL 的 VDP 方案，总体生存率达到 80% ~85%；但由于治疗相关毒性较大，对 VDP 的治疗强度和疗程相应缩短后，总体疗效可达到 85% ~90%。但某些局限期的 T – LBL 尽管应用类似于 ALL 的治疗方案，仍会因病情复发或进展导致治疗失败。美国 CALGB 8811 方案和意大利 GIMEMA 0288 方案将 CTX 加入诱导治疗方案中，并证实对 T – ALL 产生良好效果。LASP 也是重要的药物之一。L – ASP 通过水解耗竭血清门冬氨酸影响肿瘤蛋白合成，持续的门冬氨酸耗竭是治疗成功的关键，其不但受 L – ASP 药物浓度和持续时间的影响，白血病细胞合成门冬氨酸的能力也直接影响 L – ASP 的疗效。与 B – ALL 相比，T – ALL 细胞的门冬氨酸合成酶表达增高，因此 L – ASP 给药必须持续足量且达到 PK/PD 要求。MTX 在 T – ALL 应用时需更大剂量（ $>3g/m^2$ ）方能显效，因体外研究显示 T – ALL 细胞长链多聚谷氨酸盐合成酶（FPGs）低表达，从而使 MTX 活性代谢产物 MTXPG（甲氨蝶呤长链多聚谷氨酸盐）减少，T – ALL 细胞要达到 MTX-PC 95% 饱和所需 MTX 胞外浓度为 $48\mu mol/L$，而 BALL 只需 $34\mu mol/L$，因此必须大剂量应用。

应用类似 ALL 的治疗方案明显提高了Ⅰ、Ⅱ期 T – LBL 患者的生存率，但进展期（Ⅲ期或Ⅳ期）儿童患者的生存率仍不到 50%，因此很多学者对进展期病例提出了新的化疗方案。其中影响较大的是 LSA2L2 化疗方案，Woliner 等人对 17 例进展期患者进行此方案的治疗，即诱导缓解后进行 3 年的循环巩固化疗及 MTX 鞘内注射预防 CNS 侵犯，取得了令人鼓舞的结果，明显提高了 CR 率、长期生存率：40 个月的实际生存率为 88%，5 年无病生存率为 61%。随后，M. D Anderson 对 175 例儿童患者进行了 LSA2L2 和 COMP 的随机临床试验，结果 LSA2 L2 和 COMP 的总体生存率（OS）分别为 67% 和 45%（ $P = 0.008$ ），5 年无病生存率分别 64% 和 32%（ $P < 0.01$ ），CR 率达到 96%。目前国际上公认 BFM 方案为最佳方案，5 年生存率达 90%。

对于 T – ALL 的巩固强化治疗通常采用大剂量 Ara – C（HDAC）+ HDMTX。由 M. DAnderson 的 Murphy 教授设计的 Hyper – CVAD 方案是采用多个无交叉耐药的联合化疗方案，该方案针对 T – LBL 肿瘤细胞增殖分裂快的特点，加大了 CTX 的用量，更快地杀伤肿瘤细胞，使患者尽快达到缓解，减少耐药的发生，降低复发率。该方案用地塞米松代替泼尼松，利用后者在 CNS 中半衰期长的特点，更好地预防 CNS 侵犯，Thomas 等报道了 33 例 LBL 应用 8 个周期 Hyper – CVAD/MTX – Ara – C 方案治疗的结果：OS 为 70%，预计 3 年 DFS 为 66%，CR 率为 91%。由大剂量 Ara – C 造成的骨髓抑制是该方案的主要不良反应。

无白血病生存率（leukemia free survival，LFS）分别为早期 T（eealy – T）25%，胸腺/皮质 T（cortical – T）63%，成熟 T（mature T）28%，因此，早期 T 和成熟 T 可于 CRI 时选择 Allo – SCT。Hyper – CVAD 方案对外周血干细胞有持续毒性，因此应在治疗的早期进行外周血干细胞动员和采集。

DeAngelo DJ 等人对用奈拉滨（Nelarabine）治疗的 26 例 T – ALL 和 13 例 T – LBL 的结果进行了报道：所有患者均为原发耐药或 CR 后复发患者，奈拉滨按照 1.5g/（$m^2 \cdot d$）的剂量在第 1、第 3、第 5 天使用，22d 为 1 个周期，CR 为 31%，OR 为 41%，主要不良反应为 3~4 级的中性粒细胞和血小板减少，发生率分别为 37% 和 26%；中位 DFS 为 20 周，一年总体生存率为 28%，且患者有较好的耐受性，因此奈拉滨在复发或难治性 T – ALL/T – LBL 的抗肿瘤活性较高。

近年来，靶向治疗也成为 T – ALL 治疗的一种新方法。①NUP 214ABL1 阳性 T – ALL 具有酪氨酸激酶活性，可用伊马替尼及二代 TKIs 治疗。②Nelarabine：嘌呤类似物，对 T – ALL 具有高度选择性，有望作为巩固阶段的一线治疗。③阿仑单抗（Alemtuzumab）靶向 CD52 抗原。④50% T – ALL 有 Notch1 受体突变，Notch1 是一种跨膜蛋白，是造血干细胞自我更新和 T 细胞生长发育所必需，突变导致 Notch1 活化增加，继而 c – myc 等原癌基因活化使 T 细胞过度增殖，通过关闭 Notch 信号传导通路就可以关闭 c – myc 基因，切断肿瘤细胞生长。Notch1 有两种类型突变，一种通过蛋白酶复合体 γ – secretase 切割 Notch 蛋白使其进入细胞核活化下游基因，针对 γ – secreIase 的抑制剂 MK – 0742 正在进行难治复发性 T – ALL 的临床试验。

尽管 TLBL 的治疗取得了显著的进步，治疗过程中的一些问题还未得到解决，且这些问题一直是研究的热点：诱导缓解的最优化、维持治疗的持续时间、CNS 预防性照射的作用、局部放疗特别是纵隔放疗的疗效等。

（二）CNS 和纵隔疾病的处理

CNS – L 预防是 T – ALL 治疗的重要组成部分，约 20% 的 T – LBL 患者有 CNS 受累；未进行 CNS 预防的患者，CNS 是复发的常见部位。由于骨髓受累与 CNS 和（或）睾丸受累有较强的相关性，因此在开始治疗时须进行脑脊液细胞学的评估和 CNS 的预防性治疗。

Coleman 等人的研究中加用 MTX 鞘内注射和预防性头颅照射使复发率由 29% 降低到 3%，但患者的生存率却没有明显的改善。单独应用鞘内注射进行预防时，CNS 的复发率为 3%~42%，联合颅内照射的复发率为 3%~15%；不进行 CNS 预防时其复发率为 42%~100%。儿童肿瘤研究组的研究发现，单独应用鞘内注射和鞘内注射联合头颅照射的复发率是相同的，因此很多研究考虑到长期的神经系统损害和鞘内注射的有效预防作用，已放弃了头颅照射。

但以后的研究发现，单纯鞘内化疗预防 CNS – L 仅在白细胞不高的患者取得与颅脑照射同样的疗效，而白细胞 >100×10^9/L 的患者，3 年 EFS 仅 17.9%，经颅脑照射者 3 年 EFS 可达 81.97%。如已有中枢神经系统侵犯，可应用以大剂量 MTX、Ara – C 为主的化疗方案，两药可通过血脑屏障，达到治疗目的并减少放疗导致的脑细胞损伤。但与联合颅脑照射相比，单纯高剂量化疗者复发率高于联合颅脑照射组。

纵隔是肿瘤复发的另一重要部位。最近德国进行了一项多中心的研究 45 例 T – LBL 成人患者，以男性为主，确诊时 91% 存在纵隔肿块，40% 的有腹膜和腹膜周围的浸润，73%

的患者处于Ⅲ、Ⅳ期，骨髓受累的比例为31%，无 CNS 受累。应用儿童 ALL 方案包括标准诱导治疗、预防性头颅照射（24Gy）和纵隔照射（24Gy）、巩固强化治疗后，42 例（93%）患者达到 CR，2 例（4%）达到 PR，1 例（2.2%）在治疗过程中死于肿瘤溶解综合征。Ⅰ~Ⅲ期患者（n=18）的 CR 率为100%，Ⅳ期患者（n=27）的 CR 为89%。总的治疗时间的中位数为 8 个月，远远短于 ALL 的 2.5~3 年的治疗时间。12 个月内有 15 例（36%）复发，其中47%的复发患者有纵隔瘤块。根据 Murphy 分类法，有纵隔受累的儿童 NHl，患者至少归为Ⅲ期，如果成年患者采用这种分类法，成人 T－LBLⅢ、Ⅳ期患者的比例达到96%。纵隔复发是 T－LBL 治疗的一大障碍，有学者推荐进一步强化治疗，增加纵隔照射的剂量（36Gy），扩大 SCT 的适应证。

尽管纵隔放疗是一种有效的局部治疗方法，但这种方法可能会引起严重的并发症如继发心脏疾病、放射性肺炎、乳腺癌和骨肉瘤等继发性恶性肿瘤、AML、骨髓增生不良等。这些并发症对儿童患者有重要的不良影响，因此，儿童患者应慎用纵隔放疗。无放疗的巩固和强化治疗使单独纵隔的复发率为5%~10%。对纵隔受累患者是否应常规进行纵隔放疗仍然有争议。

LBL 患者纵隔残留瘤块的处理也是一个有争议的问题。目前，治疗方法包括：局部放疗、手术切除、患者接受维持治疗或 SCT 后密切观察等。在一组 60 例患者的研究中，在完成化疗后行残留纵隔瘤块的切除，经病理确诊仍有 8% 的患者有微小残留病。若残留的纵隔瘤块的体积有增大时（瘤块的高×宽×厚度×0.523），应进行影像学检查。若在第 33 天，瘤块缩小的体积 <70% 或骨髓中有 >5% 的肿瘤细胞，就应根据 BFM－90 方案进行强化治疗，采用这一方案大大降低纵隔的复发率（7%）；而且成人患者应用这一方案的毒性较低。进一步的研究包括对治疗反应较慢的患者或有其他高危指标的患者在 ALL 化疗方案中加用阿伦单抗（CD_{52}的单克隆抗体）和奈拉滨等。

尽管 LBL 的发病率较低，但已经有很多治疗方法。关于治疗小结如下：①高强度的 ALL 治疗方案比 NHL 的化疗方案更为有效。②没有维持治疗的短期化疗可能会增加 LBL 的复发。③应用高强度的颅内预防化疗可以降低 CNS 的复发，在预防 CNS 复发时，头颅照射的作用并不清楚。④高强度的 ALL 方案联合足够剂量的纵隔巩固性放疗，可能会降低纵隔的复发。⑤包括了巩固治疗、SCT/BMT 的治疗可能会改善患者的长期预后。

（3）SCT 在 T－LBL 治疗中的作用：高强度的化疗方案（联合或不联合放疗）改善了成人 LBL 患者的预后，但仍有部分患者疗效不佳，为进一步改善患者的预后，对高危的 LBL 患者，需联合应用自体/异体干细胞移植。资料表明，自体和异基因 SCT 可以改善患者的长期预后，但哪些患者可从中受益尚不明确。

一些单中心研究结果显示，与常规化疗相比，成人 LBL 患者在第一次缓解后应用 ASCT 有改善患者无复发生存的趋势。最近淋巴瘤委员会的 LeVine 等人发表了 1989~1998 年在 IBMTR 和 ABMTR 注册过的 204 例患者进行自体（n=128）或 HLA 相同的同胞兄妹间（n=76）SCT 的结果。这些患者中，年龄≥l6 岁的成年患者183 例，其中118 例（64.5%）接受了 ASCT，65 例（35.5%）接受了异基因 SCT。自体移植者的中位年龄为 31（2~67）岁，HLA 相同的同胞兄妹移植的中位年龄为 27（5~53）岁。接受异基因 SCT 者与接受自体移植者比，6 个月的治疗相关死亡率（TRM）分别为 18% 和 3%（P=0.002）；这种情况持续1~5 年，GVHD 的相关死亡率为 7%。自体或异基因移植治疗相关死亡的原因大部分为感染、肺炎、器官衰竭，异基因移植治疗相关死亡是自体移植的 6.12 倍。两者的早期复发率相似，但异基因 SCT 的远期复发率明显降低，异基因 SCT 和自体 SCT 的累积复发率分别为34%（95% 可信区间，23% ~ 45%）和 56%（93% 可信区间，45% ~ 65%）（P = 0.004）。多变量分析显示，供体来源、移植时骨髓受累、移植时疾病状态是 SCT 后难治或复发淋巴瘤的独立预后因素。

根据上述研究，目前比较公认的成人 T - LBL 患者的一线疗法包括：提高化疗强度、延长维持治疗的时间（根据分期为 1 ~ 2 年）、瘤块或微小残留病的控制（通过放疗或切除）、扩大 SCT 的适应证。复发 T - LBL 患者预后较差，应用异基因 SCT 可以降低自体 SCT 晚期复发率（≥1 年），因此复发患者应尽快首选异基因 SCT。发病时无骨髓受累的患者应首选自体 SCT。

总之，应用 ALL 样方案，LBL 患者的疗效已经有很大的改善；有不良预后因素者应考虑更强的治疗方案如大剂量化疗联合 SCT。尽管 T - LBL 患者自体和异基因 SCT 效果的数据有限，但从总体讲这两种治疗模式对 CRI 患者，特别是无骨髓受累者疗效相似。但疾病恶性度较高、有骨髓受累、非 CRI 的患者因 GVL 效应更适合异基因 SCT。

3. 预后　T - LBL/ALL 呈高度侵袭性，病程短，治疗困难，复发率高。高危患者即使采用类似高危 ALL 的治疗方案，5 年生存率也仅为 20%；无上述不良预后因素者 5 年生存率可达 90%。

预后不良因素包括诱导治疗未达到 CR，LDH 的水平高于正常的 1.5 倍，Ⅲ/Ⅳ期、B 症状、年龄 >30 岁、IPI≥2、CNS 受累、每高倍视野 >50 个分裂象，骨髓受累、WBC >50 × 10^9/L、Hb <100g/L、SCT 后仍有 CNS 受累。2006 年美国血液年会 Gokbuget 报道中认为，T - ALL 中的 early - T、mature - T、WBC >100 × 10^9/L、HOX Ⅱ L2 者属于高危，预后不良。

Coleman 等人根据有无骨髓和 CNS 的受累、Ann Arbor 分期和 LDH 水平设计了一个危险分层模型，危险度较低的标准包括：Ⅰ ~ Ⅲ期或Ⅳ期但无骨髓和 CNS 受累、LDH 低于正常的 1.5 倍，低危患者的 5 年无复发生存率为 94%，而有这些危险因素的患者的 5 年无复发生存率为 19%（P = 0.000 6）。Coleman 模型在临床上得到了广泛的认可，但德国 GMALL 的研究发现仅 LDH 大于正常的 2 倍是患者生存的预后指标。同样，在儿童 T - LBL 患者中 GMALL 也未发现显著影响预后的因素。由于 T - LBL 发病率较低，治疗方案不一致，目前还没有前瞻性研究来证实这一模型；T - LBL 患者中没有相应的能够评估对治疗反应的参数。理性的评估应该是以骨髓或外周血 MRD 的检测为依据，这有助于 LBL 患者的个体化治疗（包括 CRI 后进行 SCT）。和 T - ALL 相似，大多数研究表明 T - LBL 有 TCR 基因的重排。因此，将来 SCT 的适应证将以 MRD 的检测为基础。

（二）B 淋巴母细胞淋巴瘤

1. 概述

（1）定义：B 淋巴母细胞淋巴瘤（B lymphoblastic lymphoma，B - LBL）是一种较少见的淋巴瘤，仅占淋巴母细胞淋巴瘤的 10% ~ 20%。

（2）发病情况：B 淋巴母细胞淋巴瘤可发生于任何年龄，以儿童和青少年为主；20 岁以下患者占 75%，35 岁以下患者占 88%；3 ~ 4 岁为高发年龄。男性略多于女性患者。

（3）病因：B 淋巴母细胞淋巴瘤病因不明。

（4）病理：B 淋巴母细胞淋巴瘤：肿瘤细胞有正常分化阶段的淋巴母细胞的特点。镜下瘤细胞呈弥漫性浸润生长，瘤细胞体积中等大小，介于小淋巴细胞和大 B 细胞之间，胞质稀少粉染，核圆形、类圆形或不规则形，核膜薄而清楚，染色质细，核仁常不明显，核分裂象多见；细胞组织化学染色显示其核周环状阳性，非特异性酯酶多为灶性点状或高尔基区阳性。

2. 临床表现

（1）症状：B 淋巴母细胞淋巴瘤病变最常侵犯皮肤（尤其是头颈部）、骨、软组织和淋巴结等，表现为皮肤多发性结节，骨内孤立性肿块，很少出现纵隔包块。少数年幼儿童（5个月至 6 岁）表现为原发性皮肤病变，可位于头面部及颈部，往往多发，病变呈红色结节状，质硬。病变的肿瘤细胞可短期内迅速增多并浸润外周血和骨髓，表现出 ALL 症状。

（2）体征：B 淋巴母细胞淋巴瘤体征不明显。

（3）检查

1）实验室检查：实验室检查血常规，侵犯骨髓时，外周血或骨髓中肿瘤细胞增多，外周血白细胞多 $<10 \times 10^9/L$，可见到幼稚淋巴细胞；血红蛋白可降低，表现为正细胞正色素性贫血；血小板常低于正常。

2）骨髓穿刺：骨髓中可见幼稚淋巴细胞，$<25\%$。

3）彩超检查：B – LBL 患者可表现为颈部、锁骨上、腋下等淋巴结肿大，部分患者可表现为肝、脾肿大。

3. 诊断与鉴别诊断

（1）诊断：确诊 B – LBL 的依据为病理形态学。

（2）鉴别诊断：由于 B – LBL 较少见，部分病例的形态学和免疫表型与成熟 B 淋巴细胞肿瘤（如 Burkitt 淋巴瘤）较为相似而极易误诊，而两类肿瘤的治疗方案完全不同，因此，必须注意鉴别 B – LBL 和成熟 B 细胞淋巴瘤。

4. 治疗 治疗原则：根据不同预后选择相应的治疗方案；多药联合化疗应用于诱导缓解，尽快达到完全缓解；缓解后加强巩固，维持治疗，减少肿瘤负荷，降低复发率；早期进行有效的中枢神经系统白血病的预防；加强支持疗法，尽量减少化疗不良反应及并发症。

（1）化学治疗：多药联合的系统治疗［长春新碱（VCR）、强的松（Pred）、6 – 巯基嘌呤（6MP）、甲氨蝶呤（MTX）］、中枢神经系统预防和侵犯野放疗，使 I ~ II 期患者的长期生存率可达85% ~90%，但 III ~ IV 期患者的生存率仍小于40%。随方案改进强化，逐渐加甩了烷化剂、蒽环类药物、左旋门冬酰胺酶（L – ASP）、阿糖胞苷（Ara – C）等药物联合化疗，即应用 COMP、CHOP、LSA2L2 方案，疗效得以明显改善，尤其是 LSA2 L2 方案采用了 MTX 做 CNS 预防，将维持治疗延长至 3 年，使 5 年无事件生存率（EFS）达64% ~74%。近年来，采用类似治疗 ALL 的强烈化疗方案取得可喜疗效，CR 率为 77% ~100%，5 年 EFS 达70% ~90%。

（2）放射治疗：诱导治疗后的纵隔残留病灶是 T – LBL 未达 CR 和治疗失败的主要原因，也是最常见的复发部位，这部分患者往往诊断时有巨大纵隔占位，甚至可发生急性气道梗阻等急症。研究结果显示，在儿童患者中巩固性放疗并未获益，相反却增加了治疗的相关毒性。

部分研究表明，病变局部巨大肿块以及诱导治疗后未达完全缓解是预后不良的表现；有纵隔残留病灶的患者也常增加了复发风险。故除强化系统化疗外，能否对有纵隔巨大占位的患者及诱导治疗后仍有残留病灶的患者应用纵隔巩固性放疗以预防复发，仍需探讨。

（3）综合治疗：综合治疗，诱导缓解、巩固治疗、再诱导和维持治疗，去除了局部放疗，其中Ⅰ、Ⅱ期患者无再诱导治疗，Ⅲ、Ⅳ期患者于再诱导治疗后予预防性颅脑放疗（12Gy），均维持治疗至24个月。5年无事件生存率达90%，是目前报道过的治疗儿童青少年LBL疗效最好的方案。

（4）自体和异基因造血干细胞移植的作用：由于LBL具有复发的高风险，且复发后预后极差，尤其T-LBL，疾病复发后往往迅速进展，对补救化疗反应率很低，故多组研究于化疗首次缓解（CRI）后应用自体或异基因造血干细胞移植（SCT）。

也有研究认为LBL应用ALL样方案化疗，疗效与SCT相当；且目前尚未明确预后不良相关因素，确定高危组患者，故CRI后行SCT的适应证尚未明确，尤其是异基因SCT的治疗相关死亡率较高，更应严格把握。

（5）LBL复发后的补救治疗：10%~20%的进展期T-LBL属难治或复发病例。缓解后一旦复发，往往病情极其凶险，迅速全身多脏器转移，即使应用二线化疗药物也可能不敏感，尤其是应用ALL样方案化疗后再次缓解困难，预后极差；而最初应用CHOP方案、B-NHL短疗程方案的患者复发后再应用ALL样方案仍可获得缓解。

补救治疗主要包括再次诱导和造血干细胞支持的强化治疗。补救的目标是如何尽快达到稳定的CR2，尽早行SCT。目前常用的可以作为二线治疗的细胞毒类药物有异环磷酰胺、去甲氧柔红霉素、卡铂。

5. 预后　在治疗早期根据预后不良因素，确定危险分组，尽早发现高危患者，是各研究组长期探讨的问题，但各组统计学分析结果不一。预后相关因素主要包括：诱导结束时未达完全缓解（PR）、临床Ⅲ、Ⅳ期、免疫表型、骨髓侵犯、纵隔病变、巨大瘤块、中枢神经系统侵犯、血清LDH增高等，但虽经国内外多组研究，目前尚无明确统一的预后不良相关因素。

（三）MALT型结外边缘区B细胞淋巴瘤（MALT-MZL）

1. 病理学特征　尽管黏膜相关淋巴组织淋巴瘤发生部位不同，但它们的组织学形态却类似。瘤细胞通常为小到中等大小的淋巴细胞，带有中等丰富程度的胞质和不规则的核，相似于滤泡中心细胞，故而被称为中心细胞样细胞。虽然瘤细胞相似于中心细胞是一般规律，但也可有多种变化形式。在一些病例，它们可呈单核细胞样，即胞质丰富、淡染，细胞界限清晰，也可呈小淋巴细胞样或相似于淋巴浆细胞样细胞。以上细胞形态可单独存在，也可不同程度地混合出现。此外，散在的转化性母细胞（免疫母细胞、中心母细胞样的大细胞）及浆细胞分化亦可见到。淋巴瘤细胞多沿反应性淋巴滤泡周围生长，后期也可侵入并取代滤泡而形成滤泡植入（follicular-colonisation）现象。通常，瘤组织中还有数量不等的非肿瘤性反应性T细胞散在分布。

MALT淋巴瘤的一个重要病理学特征是淋巴上皮病变，即簇状的肿瘤细胞浸润并部分破坏黏膜腺体的现象。此时，腺上皮细胞呈嗜酸性变，腺体扭曲、变形，细胞角蛋白免疫组化染色可很好地显示这一病变。淋巴上皮病变在胃、甲状腺、唾液腺及肺的MALT淋巴瘤中经常见到，并为诊断所必需。在其他部位如泪腺及皮肤的MALT淋巴瘤中，淋巴上皮病变则数量较少或很少见到。然而，由于边缘区B细胞本身就有可以进入上皮内而形成相似于淋巴上皮病变的特点，因此，对MALT淋巴瘤的诊断一定要根据以上形态学特点进行综合判断。

在 MALT 淋巴瘤的病理诊断中，isaacson 建议不应再使用高恶性 MALT 淋巴瘤（high – grade MALT lymphoma）这一术语。MALT 淋巴瘤的术语只限用于小细胞为主的淋巴瘤而不能应用于大细胞淋巴瘤，即使这些大细胞淋巴瘤是继发于 MALT 淋巴瘤。随着病程的进展，肿瘤组织中转化型母细胞可明显增加，并成簇、片状，最终相互融合而使以前的 MALT 淋巴瘤形态完全消失，当 MALT 淋巴瘤中转化的免疫母细胞及中心母细胞样大细胞呈实体样或片状增生时，应诊断为弥漫性大 B 细胞淋巴瘤（diffuse large B – cellIymphoma，DLBCL）（伴或不伴 MALT 淋巴瘤成分）。MALT 淋巴瘤细胞与边缘区 B 细胞具有几乎相同的免疫表型，即表达全 B 细胞标记物（CD_{19}、CD_{20}、CD_{79a}），而不表达 CD_5、CD_{10}、CD_{23} 和 Cy – clin D_1，从而说明了瘤细胞乃源于边缘带 B 细胞。CD_{35} 和 CD_{21}（染滤泡树突状细胞）的免疫组化染色可显示残余滤泡的存在及瘤细胞植入滤泡现象。瘤细胞同时表达 IgM，并表现为轻链限制（K：$\lambda > 10$：1，或相反）。

2. 治疗　MALT 淋巴瘤属惰性淋巴瘤，病程进展缓慢，治疗无论是手术切除、化疗还是放疗，5 年存活率可达 80% ~95%但随着对其病因及分子遗传学研究的进展，其治疗方法也有了很大改变。国内北京大学第三医院的研究提示，其 3 年生存率也已达到 93.8%，与国外的结果相似。

（1）抗 H. pylori 治疗：随着国内外对 H. pylori 在胃 MALT 淋巴瘤发生发展中作用的研究，越来越多的证据表明 H. pylori 根除疗法可以作为早期低度恶性胃 MALT 淋巴瘤的一线治疗。根除 H. pylon 治疗在低、中度恶性胃 MALT 淋巴瘤的治疗中占有重要地位；在高度恶性胃淋巴瘤应采用常规化疗、放疗或手术治疗，抗生素治疗不是首选，但可以作为辅助治疗，因其可以消除肿瘤组织中对 H. pylori 抗原刺激有反应部分肿瘤的复发。2006 年 NCCN 指南明确指出，H. pylori 阳性的 IE 期患者应采用含有质子泵抑制剂的三联治疗，推荐的一线药物包括质子泵抑制剂、克拉霉素和阿莫西林或甲硝唑。国内对抗生素治疗肿瘤尚无经验，北京大学第三医院血液科选择了 10 例无 API2 – MALTl 融合基因的 Ⅰ 期和Ⅱ期 H. pylon 阳性患者进行了单纯的抗 H. pylori 治疗。经胃镜证实 5 例 CR，5 例 PR，PR 患者经化疗 3 例达到 CR，现仍在随访中。

（2）放射治疗：对伴有 t（11；18）、t（1；14）等分子遗传学异常、肿瘤细胞侵及肌层以下以及 H. pylori 阴性的胃 MALT 淋巴癌病例，单纯抗 H. pylon 治疗效果可能不好，治疗失败的病例可以选择局部放疗。国外报道，对 H. pylori 阴性的 Ⅰ ~ Ⅱ期患者应用单纯胃的低剂量放疗，经过 27 个月的随访，达到了 100% 的完全缓解率且无严重的不良反应。在多伦多大学放疗肿瘤学系进行的研究中，61 例接受放疗（单独或联合化疗）的患者的中位放射剂量为 30Gy。目前国内仅有少数病例接受过胃的单纯低剂量照射治疗，尚无大样本报道，照射后 X 射线的影像学改变明显滞后，部分患者放射治疗后几次胃镜病理检查未见肿瘤细胞，但影像学尚未见明显好转。原发于甲状腺的 MALT 淋巴瘤，Ⅰ 期可以采用体外放疗，局限性的Ⅱ期采用放疗联合 CVP 化疗也可取得较好疗效。

（3）化学治疗：由于 MALT 淋巴瘤是低恶度的肿瘤，所以不建议使用强烈的化疗方案，常用的传统方案 COP、CVP、CHOP 等，其他如含氟达拉滨的 FC、FMD 也有报道；对原发甲状腺或转化型 MALT 淋巴瘤常采用 BA – COP、ESHAP 等更积极的化疗方案。国际结外淋巴瘤研究组对 CD20 抗体利妥昔单抗治疗 MALT 淋巴瘤尤为关注，认为利妥昔单抗联合上述化疗方案可以明显提高疗效，故 NCCN 推荐将 RCHOP 方案作为一线方案。

也有报道认为由于 MALT 肿瘤的胃泌素水平高于正常，而在早期胃泌素与肿瘤细胞是相互促进的，所以可以使用胃泌素抗体来治疗。

（4）手术治疗：手术治疗对早期、病情局限的胃和胃外 MALT 淋巴瘤是有效的治疗措施。Cogliatti 等报道了 69 例低度 MALT 的治疗，其中 48 例处于 IE 期，21 例处于 ⅡE 期：45 例只接受手术治疗，12 例接受手术和化疗，11 例接受手术和放疗，1 例接受了手术、化疗和放疗，结果 5 年存活率为 91%（IE 期为 95%，ⅡE 期为 82%），且对接受单独的手术治疗组和手术与其他治疗的联合治疗组间进行比较没有显著性差异。

但因胃 MALT 淋巴瘤常呈多灶性分布，手术常需进行全胃切除，严重影响了患者生活质量，而进行胃大部切除又有残胃肿瘤复发或肠道及远处转移的报道。近年，由于抗生素治疗和局部放疗能使大多数早期胃 MALT 淋巴瘤患者获得治愈，因此手术除了明确诊断外只用于那些有出血、溃疡的患者，手术治疗在国外已基本放弃，但肺局限性 MALT 淋巴瘤手术治疗效果很好。

（5）综合治疗：抗 H. pylori 治疗、放射治疗、化学治疗、手术治疗都不能对所有病例达到最好的治疗效果，但是国际上普遍认为抗 H. pylori 治疗应作为基本的初治手段，同时可根据组织学分型、免疫学表型、分子遗传学特点、临床分期、国际预后指数以及患者情况进行个性化综合治疗，以期达到最好的治疗效果。

3. 预后　MALT 淋巴瘤的 5 年 OS 率为 86% ~95%，且在 I 期患者伴或不伴远处转移的患者中无显著性差异。小于 10% 的病例在疾病晚期其组织病理可以转化为大细胞淋巴瘤。肿瘤大小、血 β_2 – MG 和 LDH 及血清白蛋白水平对预后有一定的影响，大瘤块、血 β_2 – MG 和 LDH 升高者预后较差。诊断时组织学上存在大细胞成分者预后较差。存在 t（11；18）（q21；q21）易位的病例对于抗 H. pylori 及烷化剂治疗效果差，而对于利妥昔单抗治疗有效。Taji 等人进行了一系列关于第三染色体三体化的研究，研究结果提示第三染色体三体化的出现预示抗生素根治 H. pylori 效果不佳。另外也有人报道，NF – KB 与 bcl – 10 是感染 H. pylori 的胃 MALT 淋巴瘤的独立预后因素，Ki –67 高表达者预后较差。

（四）脾边缘区淋巴瘤，+／–绒毛状淋巴细胞（SMZL）

1. 病理学特征

（1）组织学

1）肉眼观：脾通常增大呈典型的微小结节状。多数患者的脾重超过 400g，甚至超过 2000g。

2）组织学：早期病变累及白髓，滤泡增大，并且大小不等，表现为滤泡周围围绕着浅染的边缘区样结构，此区内的细胞中等大小，胞质丰富、浅染，核椭圆形，似单校样 B 细胞形态。滤泡的中心或呈现由于小的中心细胞样细胞取代套区及生发中心。

小而圆的淋巴细胞围绕或取代转化性生发中心，同时正常滤泡套区消失。其外周细胞小到中等大小，染色质较分散，并有丰富的淡染胞质，形态相似于边缘区细胞，其中有分散的转化性母细胞。肿瘤细胞可有浆细胞分化。病变进一步发展，红髓也可受累。红髓中聚集成结节状的较大细胞与成片分布的小淋巴细胞常侵犯髓窦。

（2）免疫表型：肿瘤细胞表达表面 IgM 和 IgD，表达 B 细胞抗原 CD20 和 CD79a，并表达 bcl –2。不表达 CD5、CD10、CD23、CD43 和 Cyclin Dl。Ki –67 的表达少于 5%。

2. 治疗　目前仍无统一的首选治疗方案，具体治疗取决于患者的临床表现。

（1）随诊观察：如果淋巴细胞增多不明显且较稳定及无血细胞减少、无脾亢的患者并不需要积极治疗，可随诊观察。这些患者的5年存活率可以达到88%，疾病多可稳定存在至少10年。

（2）放射治疗：El Weshi等人报道小剂量（4Gy）放疗就可以有效，可以显著减少外周循环的绒毛淋巴细胞，使脾缩小，且显著改善血细胞的减少。当不允许进行切脾手术或化疗的不良反应太大时，放疗是一种有效的替代治疗。

（3）化学治疗：对于初发患者化疗很少带来益处，但是对于进展期的患者，尤其是切脾以后病情进展的患者，烷化剂是有益的，但是很少能达到CR，这类患者的5年存活率为64%。嘌呤类似物是一种更有前景的药物，但直到目前为止，仅少量患者应用氟达拉滨治疗。无论是一线还是二线治疗都有一些CR病例。

（4）手术治疗：脾切除可以有效改善脾亢、腹胀等不适，而且有助于确诊，但有报道脾切除可能会改变骨髓的侵犯方式，从而增加肿瘤负荷。

脾切除不适用于高度侵袭性的肿瘤，单纯切脾不能控制脾外浸润。

（5）综合治疗：单克隆抗体，如CD20单抗及CD22单抗，目前已经或即将给临床治疗带来更大进展。另有报道对于HCV感染的病例，干扰素的抗病毒治疗有效。

3. 预后　目前多数报道认为SMZL的预后较好，5年生存率可以超过50%。有发热等全身症状、LDH升高、全身一般情况差者预后较差，中位生存时间仅为26个月。其余不利的预后因素包括：白细胞总数 $>20 \times 10^9$/L、淋巴细胞总数 $<4 \times 10^9$/L或 $>20 \times 10^9$/L、血 β_2-MG升高、血中有单克隆免疫球蛋白等。出现淋巴结或其他结外组织转移的中位时间为3.7年，非SVCL和SCVL病例没有差异，极少数转化为DLBCL。

（五）淋巴结边缘区B细胞淋巴瘤（NMZL）

1. 病理学特征

（1）组织学：大多数淋巴结边缘区淋巴瘤在低倍镜下即可引起注意。此时，界清或不清的斑片状淡染区存在于淋巴结滤泡间区及滤泡边缘区，80%的病例可见到或多或少的残存滤泡。斑片状淡染区的肿瘤细胞为中等大小、胞质丰富淡染的单核样B细胞，核圆形或不规则形，核染色质略粗，通常有小而孤立的核仁。有些病例中可见转化的母细胞（母细胞样大细胞）散在分布于单核样B细胞中，并可见数量不等的浆细胞（肿瘤细胞的浆细胞样分化）。少量的中性粒细胞通常可找到，少数情况下也可见到一些上皮样细胞。当母细胞样大细胞增多时，可能转化为弥漫性大B细胞样淋巴瘤。鉴于生长方式及免疫表型的不同，淋巴结边缘区淋巴瘤可分为两个不同的类型：①MALT型：此型占多数，显示MALT淋巴瘤的形态学及免疫表型特征。带有单核样B细胞/边缘区分化，生长多呈窦周和血管周围浸润方式，残存生发中心带有相对完好的套区。肿瘤细胞IgD阴性，44%的患者临床上有结外受累情况。②脾型：相似于脾边缘带淋巴瘤的形态学及免疫表型特征。多形性肿瘤细胞围绕残留生发中心生长，缺乏或仅有微小（attenuated）的套区，肿瘤细胞IgD阳性，诊断时通常处于早期（Ⅰ、Ⅱ期），没有脾脏的受累。

（2）免疫表型：肿瘤细胞 CD_5、CD_{10}、CD_{23} 阴性，80%的病例 bcl-2 弱表达。大多数病例与MALT淋巴瘤的免疫表型相似，IgD阴性；一些病例则与脾边缘带淋巴瘤者相似，IgD阳性。

（3）遗传学：淋巴结边缘区淋巴瘤的遗传学异常部分与脾边缘带淋巴瘤及MALT淋巴

瘤一致，如部分或整个 3 号染色体三体等，表明三者组织起源的相似性。但淋巴结边缘区淋巴瘤不存在 MALT 淋巴瘤特异性染色体易位，如 t（11，18）/API2MALTI、t（14；18）（q32；q21）/IgH - MALTI 等。

2. 治疗 早期患者可采取手术切除、局部放疗、联合化疗或几种方法的联合治疗。化疗一般是根据患者的疾病进展分期来选择化疗药物的，目前认为嘌呤类似物可能是一种有效的治疗方法，而联合利妥昔单抗的治疗可能更好。

3. 预后 本病临床呈惰性进展，预后与 SMZI，相似，但是较 MALT 为差。5 年总生存率为 50% ~ 70%，但是中位进展期仅 1 ~ 2 年。大约有 20% 的病例因存在大细胞成分而转化为 DLBCL。这与其他低恶度淋巴瘤相似，然而随着疾病的进展，不同分期患者的预后不同。早期患者即使只进行局部治疗也会有好的预后及较长的生存期，进展期患者预后差，而且复发的危险性大，生存期短。

（六）弥漫性大 B 细胞淋巴瘤

1. 病理学特征

（1）组织学：大体标本多为均一的新鲜鱼肉状肿物，可侵及全部或绝大多数的淋巴结，偶见淋巴结部分受累。结外受累通常表现为肿块，可伴有或不伴有纤维化。

形态学上，典型的肿瘤细胞弥漫性增生取代受累的淋巴结或结外组织。淋巴结的受累可为完全性、部分性、滤泡内、窦样或几种形式混合。结外软组织及血管浸润常见，可观察到广泛或清晰的硬化带。坏死常见，偶尔出现整个病灶梗死，而影响诊断。一些病例由于反应性组织细胞增生明显，呈现"星空"现象。背景中有时可见上皮样细胞、浆细胞和嗜酸粒细胞。

肿瘤细胞为大的转化淋巴细胞，体积在不同的病例或同一病例中可有很大差异，但核都较大，一般大于反应性组织细胞的核。部分病例中，核中等大小，可造成与 Burkitt 淋巴瘤鉴别困难。核呈圆形、锯齿状或不规则折叠，染色质空泡状或粗颗粒状，常有核仁，大小不等、嗜碱或嗜酸性、1 个或多个。胞质中等量或丰富，可透明、淡染或嗜双色。一些病例中的瘤细胞呈浆细胞样：嗜碱性、嗜派洛宁，伴有淡染的核周高尔基空晕。可有嗜碱性胞质碎片，与炎症反应中的"浆细胞小体"不易区分。可见类似于 RS 细胞的多叶核细胞或奇异细胞。核分裂象易见。

从细胞学的角度，肿瘤细胞形态多样，可进一步进行形态学分类—中心母细胞型、免疫母细胞型、富于 T 细胞/组织细胞型以及间变型 4 种变异型，但治疗和预后差别不大，故统一名词在 DLBCL 下。另外还有 2 类特殊少见的亚型：纵隔硬化性大 B 细胞淋巴瘤和血管内大 B 细胞淋巴瘤，其发病部位、临床还是有些特点，故作为亚型提出。

（2）免疫组织化学：肿瘤细胞可表达多种 B 细胞抗原，如 CD19、CD20、CD22、CD79a，但也可缺少其中的一项或几项。大多数研究用 3 个标记 CD10、BCL6 和 MUMI 来区别 GC 和 ABC 样 DLBCL。但近来的研究发现增加 GCET - I 和 FoxP1 对明确细胞起源更有帮助。50% ~ 70% 的病例表达表面和（或）胞质 Ig（IgM > IgG > IgA）。胞质型 Ig 常见于有浆样分化的病例。CD30 最常表达于间变型。10% DLBCL 表达 CD5。hcl - 6 表达在生发中心起源的 B 细胞 NHL 上，阳性率为 70%。30% ~ 50% 的病例 bcl - 2 阳性，少数病例 p53 阳性，很少的病倒可有浆细胞相关抗原（CD138）表达。Cyclin D1 阴性。核增殖指数（Ki - 67）> 40%，有的甚至 > 90%。

（3）分子生物学及细胞遗传学：约50%的病例有染色体的易位，67%的患者存在DNA的失衡，其中比较常见的失控基因包括bcl-6、bcl-2和c-mve基因等。

1）多数病例有IgH和IgL基因重排及可变区自发突变。

2）bcl-2：是一种原癌基因，位于18q21，抑制凋亡。bcl-2的失调常常和t（14；18）相关，t（14；18）见于20%～30%的DLBCL中。bcl-2蛋白的表达可以出现在至少50%的DLBCL中，而不与t（14；18）相关。有趣的是，bcl-2蛋白表达和DLBCL的良好预后相关，而独立的t（14；18）与预后无关。另有研究显示其与患者对化疗的耐药有关，是一项不依赖于IPl的独立的预后因素。

3）bcl-6：涉及3q27的bcl-6基因，发生率为35%～40%。bcl-6是锌指蛋白转录抑制因子，在生发中心形成反应中起重要作用，正常情况下只表达在GC-B细胞上。bcl-6的下调可能对GCB细胞进一步分化为记忆性B细胞和浆细胞起关键作用，同时bcl-6还可能抑制GC反应中由于DNA损伤引起的、由p53介导的GCB细胞的凋亡，bcl-6在DLBCL中表达可能抑制凋亡，使恶性克隆持续存在。

4）c-myc：是与Burkitt淋巴癌相关的一种转录因子。15%的DLBCL中存在c-mvc的下调。下调最常见于t（14；18），使8q24上的c-myc基因置于免疫球蛋白启动子的控制下。c-myc重排与DLBCL的预后无明确的相关性。

5）Fas（CD95）：是一种表达在GC中的原凋亡蛋白。Fas配体与跨膜的Fas死亡受体交联，导致诱导死亡的信号复合体装配和启动凋亡。Fas突变见于约20%的DLBCL中。

6）p53：位于染色体17p上，属于肿瘤抑制基因，它的突变出现在一少部分DLBCL中，与DLBCL的不良预后有关。p53很少作为独立的表现出现在DLBCL中。

7）其他：GCB-DLBCL染色体的改变常见12q12扩增，3q扩增，18q21～q22扩增（bcl-2），6q21～q22缺失，t（8；14）；ABC-DLBCL染色体改变常见为3号染色体三体。其他染色体失衡包括：lq，5号、7号和14号染色体异常，与DLBCL的不良预后有关，Xq、7q、12p和6q对预后没有明显的影响。

（4）DLBCL的预后分型

1）应用DNA microarray技术：随着DNA microarray技术的出现，通过对肿瘤细胞基因表达图谱的分析，将DLBCL分为2个亚型：①生发中心B细胞性DLBCL（germinalcenter B-cell like DLBCL）。②活化B细胞性DLBCL（activated B-cell like DLBCL）。前者的预后明显优于后者。近年研究发现存在第3型：基因表达图谱介于生发中心B细胞和活化B细胞之间，预后与活化B细胞性DLBCL相似，约占DLBCL的40%，其临床意义尚不明确。但DNA microarray需要大量的新鲜组织，且成本昂贵，难以应用于日常诊断工作。

2）应用免疫组化技术：目前可综合使用CD10、bcl-6以及MUMI免疫组化染色将DLBCL分为生发中心细胞来源和非生发中心细胞来源两型，与DNA microarray分型结果对比显示吻合率达到70%以上，且研究表明免疫组化分类更符合临床生物学行为，具有广泛的应用价值。大部分研究用CD10、bcl-6作为GC B细胞的标志，用MUMI/干扰素调节因子4（IRF）作为活化（ABC）或非GCB细胞标志。但用免疫组化法无法区别第3种类型，只能将DLBCL分为生发中心B细胞性DLBCL和非生发中心B细胞性DLBCL。

A. CD10：是一种蛋白水解酶，表达在GCB细胞和各种其他细胞表面，包括淋巴前体细胞和许多上皮细胞的表面。它的确切功能还不清楚，CD10是淋巴母细胞淋巴瘤、Burkitt淋巴瘤和滤泡性淋巴瘤的特征性标记物。CD10 表达在 30% ~ 40% 的 DLBCL 病例中，通常被认为是生发中心来源的标志。许多报道发现 CD10 的表达对 DFS 和 CR 是良好的预后指标。

B. bcl - 6：被认为在生发中心的形成中起了核心的作用，表达在 GC 反应的起始阶段，在凋亡或分化选择过程中下调。bcl - 6 蛋白表达严格局限在核内，通常表达在正常 GCB 细胞中（中心母细胞及中心细胞）和 50% ~ 70% 的 DLBCL 肿瘤细胞中。它的预后意义还不清楚。

C. MUMI/IRF4（multiple myeloma oncogenel/干扰素调节因子 4）蛋白：是转录因子 IRF 家族的一员。它们在调节一些基因的表达中起重要的作用，这些基因对有干扰素和其他细胞因子参与的信号传导起反应。MUMI/IRF4 只表达在淋巴细胞中，可能对浆细胞的发育起了关键的作用。在浆细胞中，MUMI 单克隆抗体显示核染色，一小部分 GCB 细胞表现一定程度的浆细胞分化。大部分 GCB 和套细胞 MUMI 阴性。MUMI 表达在 40% ~ 50% 的 DLBCL 病例中。正常情况下的 GCB 细胞中，bcl - 6 和 MUMI 不共同表达，而 DLBCL 肿瘤细胞中可以共同表达这两个蛋白。

目前大部分文献将 DLBCL 按照上述 3 个指标将原发 DLBCL 分为 2 个亚群：①GCB：CD10+ 或 CD10-，MUMI-。②非 GCB：CD10-，MUMI+。

3）应用 consensus clusters 技术将 DLBCL 分为 3 种类型

A. 氧化磷酸化（oxdative phosphorylation，OX phos）DLBCls：表现更多基因缺陷而影响凋亡通路，包括 t（14；18）和 Fas 死亡功能区的缺失。

B. B 细胞受体/增殖（B - cell receptor/proliferation，BCR）DLBCLs：更依赖 bcl - 6 信号通路，并对 bcl - 6 抑制剂敏感。

C. 宿主反应（host response，HR）DLBCLs：显示活跃的宿主免疫和炎症反应，伴有大量炎症和 DC 细胞，临床表现类似富于 T/组织细胞的 B 细胞淋巴瘤（T/HRBCL），多见于青年，更易伴肝、脾、骨髓浸润，细胞遗传学异常少见。

2. 治疗

（1）治疗原则

1）局限期：目前局限期标准治疗为：化学治疗加或不加局部放射治疗，即 R - CHOP（4 ~ 8 周期）；R - CHOP（3 ~ 8 周期）+局部放疗。目前对早期患者的化疗周期没有较好的对照试验加以比较。

3 周 CHOP + RT 最初由英国哥伦比亚肿瘤中心的研究人员提出，对于局限病变的患者在第 10 年约 90% 可被治愈，局限的病例在第 10 年约 70% 可被治愈。对于早期患者是否放疗目前还存在争议。

Miller TP 等前瞻性随机研究了 401 例局限期中、高度恶性 NHL，201 例接受 3 周期 CHOP + RT，200 例接受单纯 8 周期 CHOP，发现 9 年 OS 没有差异。单纯化疗组有 7 例心功能下降，而放疗组没有心脏事件，提示对于局限期患者 3 周期 CHOP + RT 优于单纯 8 周期化疗。Reyes F 等研究了 631 例年龄小于 60 岁的局限期患者，329 例接受 3 周期 CHOP + RT，318 例以 BCHOP 为主的化疗。7 年的随访结果，无病和 OS 在单纯化疗组明显高于加放疗组。近期，Laurie H 等提出采用 PDF - PET 的方法可以有助于区分适宜放疗的患者，他们研究了局限期患者 3 周期 CHOP 联合利妥昔单抗，后若 PET 阴性可单纯使用化学免疫治疗，不加放疗。PET 阴性组/阳性组 2 年的预计无疾病进展率 91%、75%（P = 0.09），2 年的预计总体生存率97%、69%（P=0.1）。

GELA 试验中，Reyes 等人将Ⅱ期伴有大包块的病例分为采用 3 周期 CHOP + RT 方案与采用进展期方案（ACVBD，CTx，VCR，阿霉素，博来霉素和激素，2 周间歇后加高剂量 MTX，依托泊苷，阿糖胞苷巩固）2 组进行比较，后者 5 年预期生存优于前者（82% 对 50%，P=0.03），提示 3 周 CHOP + RT 不足以清除由于巨大肿块引起的远处微小的转移，Ⅱ期伴有大包块应该选择更积极的进展期方案。

2）进展期：Ⅲ ~ Ⅳ期 DLBCL 标准治疗的选择为 CHOP 加利妥昔单抗；或单纯 CHOP 化疗。

（2）化学治疗

1）标准方案：1972 年，Levitt M 首次报道了用联合化疗治愈进展性 DLBCL（网状细胞肉瘤）。1978 年，Elias L 报道用 CHOP 方案治疗 DLBCL（弥漫性组织细胞淋巴瘤）治愈率 35%。西南肿瘤协作组（SWOG）和东部肿瘤协作组（ECOG）进行了一项组间研究，将初发Ⅱ期伴大包块、Ⅲ、Ⅳ期中高度恶性患者随机分入 CHOP、m - BACOD、ProMACE - CytaBOM 或 MACOP - B 4 组，患者平均年龄 54 岁，5 年无病生存期和总体生存期在各组间没有差异。CHOP 和 ProMACE - CytaBOM 的致命性不良反应明显低于 m - BACOD 和 MA-COPB（P < 0.001）。以后的学者如 Gordon 和 Cooper 等分别比较了 m - BACOD 和 CHOP、MACOP - B 与 CHOP 方案的疗效，到治疗失败的时间（TTF）和总体生存期（OS）及无病生存期（FFS）没有差异。

CHOP 方案最经济和方便，且不良反应的发生率较少，是治疗 DLBCL 的金标准，14d 或 21d 为 1 个疗程，对 60% ~ 70% 患者有效，但 DLBCL 属于侵袭性淋巴瘤，CHOP 方案只有 40% 治愈的可能性。2005 年美国血液学年会将 6 周期的 R - CHOP 方案作为老年弥漫大 B 细胞淋巴瘤的标准治疗。R - CHOP 方案为 CHOP 方案合用利妥昔单抗（抗 CD20 嵌合型单克隆抗体），$375mg/m^2$，50ml/h，开始，逐渐增加至 100ml/h，是有经济条件者的一线治疗方案。若乳酸脱氢酶（LDH）增高 ± β_2 - 微球蛋白（β_2 - MG）增高 ± 明显胸腔内病变（甚至 >10cm）则 CHOP 方案应用 8 个疗程。在某些病例（累及睾丸、鼻旁窦、硬膜外、骨髓），要考虑预防中枢神经系统受累。治疗可包括大剂量治疗。

2）强化化疗：2004 年，德国 Pfreundschuh 等人采用析因分析的方法研究了 CHOP - 14、CHOP21 和 CHEOP - 14、CHEOP21 4 个方案对 NHL 的疗效，710 例年龄 <60 岁，LDH 正常的患者（60% 为 DLBCL），5 年 EFSCHO（E）P - 14 与 CHO（E）P - 21 组没有差异，分别为 65% 和 62%，而 5 年的 OS 前者优于后者，分别为 85% 和 58%（P=0.004）。接受依托泊苷（E）治疗的患者 EFS 提高（69% 对 58%，P=0.004），OS 无变化（84% 对 80%）。一项有 689 例（71% 为 DLBCL）、年龄 >60 岁的老年患者参加的研究指出，相对于 CHOP - 21 方案，CHOP - 14 的 EFS（44% 对 33%，P=0.003）和 OS（53% 对 42%，P < 0.001）均有显著提高，而加入 E 没有显示对 EFS 和 OS 有提高，且毒性增加。

3）难治复发性患者的治疗：任何患者经 3 个连续治疗方案仍进展，则不可能从现有的联合化疗中获益。挽救性的方案常常加入顺铂、异环磷酰胺、依托泊苷和阿糖胞苷，同时加用利妥昔单抗。常见的解救方案有：B - CHOP（博来霉素、环磷酰胺、阿霉素、长春新碱、强的松），DICE（地塞米松、异环磷酰胺、顺铂、依托泊苷），DICE 中的异环磷酰胺、依托泊苷和顺铂联合对 NHL 或其他复发耐药肿瘤（如睾丸肿瘤）的疗效相对较好。DICE 方案可将中、高度恶性 NHL 的有效率提高到 60%~73%，CR 率 23%~41%。在 T 细胞淋巴瘤中 DICE 组缓解率和生存率均优于 CHOP 组，主要不良反应为骨髓抑制和消化道反应，表现为粒细胞、血小板减少及恶心、呕吐等。少数病例有肝功能损害，均为轻度。偶发膀胱炎或肉眼血尿。VAEP（长春新碱、阿糖胞苷、依托泊苷、强的松），ICE（异环磷酰胺、阿糖胞苷、VP-16），ESHAP（VP-16、甲基强的松龙、阿糖胞苷、顺铂或卡铂），MOEP（米托蒽醌、长春新碱、VP-16、强的松），HOAPBLEO（阿霉素、长春新碱、阿糖胞苷、强的松、博来霉素），pro-MACE/MOPP（阿霉素、环磷酰胺、VP-16、氮芥、长春新碱、甲氨蝶呤、强的松），proMACE/CytaBOM（阿霉素、环磷酰胺、VP-16、阿糖胞苷、博来霉素、长春新碱、甲氨蝶呤、强的松），MIME［Methyl-guazone（Methly-GAG）、异环磷酰胺、甲氨蝶呤、VP-16］，m-BACOD（长春新碱、阿霉素、环磷酰胺、博来霉素、地塞米松、甲氨蝶呤），HD-MTX，CAEP-BLEO（环磷酰胺、VM-26、博来霉素、阿糖胞苷、强的松），CEAP（卡铂、VP-16、阿霉素、强的松），COEP（卡铂、VP-16、环磷酰胺、强的松）等。

近年来多选择不含蒽环类药物的方案作为常规解救方案，铂类为主的方案最为常用，有效率达 30%~70%，患者长期生存率在 10% 以下。

（3）综合治疗

1）大剂量化疗（HDT）和造血干细胞移植（SCT）：异基因移植复发率低，但有较高的移植相关死亡率大部分学者倾向于进行自体干细胞移植（ASCT），而对高危患者非清髓异基因移植的效果正在评价中。

Haioun 等回顾性地比较了 236 例年龄 <55 岁的患者缓解后选用常规量 CMTX、异环磷酰胺及左旋门冬酰胺、阿糖胞苷化疗与自体干细胞移植的结果，高危组 8 年的无病生存率（DFS）在 ASCT 和化疗组分别为 55% 和 39%（P=0.02）；8 年的总体生存率（OS）分别为 64% 和 490r4（P=0.04），ASCT 组在 DFS 和 OS 上均有提高。Cissebrecht 等报道 370 例患者，其中 DLBCL 占 61%，5 年无事件生存率（EFS）在 ASCT 和化疗组分别为 52% 和 39%（P=0.01），5 年的 OS 分别为 46% 和 60%（P=0.007），因移植组的生存缩短，研究提前终止；Milpied 等回顾性分析了 197 例年龄 15~60 岁 NHL（其中 DLBCL 占 55%），缓解后 4 周期化疗和 HDT/HASCT 比较，5 年的 EFS 在 ASCT 和 CHOP 组分别为 55% 和 37%（P=0.037），5 年 OS 分别为 71% 和 56%；对于 IPI 高危组患者其 5 年的 EFS 在 ASCT 和 CHOP 组分别为 56% 和 28%（P=0.003），5 年 OS 分别为 74% 和 44%（P=0.001）。法国 VIvanov 等研究了 27 例 60 岁以上（平均年龄 63 岁）DLBCL 患者，采用 BEAM 联合自体外周血干细胞移植，3 年 EFS66%，5 年 EFS49.4%，但仍有复发（1 例相关死亡，7 例复发）。Imothy S 等采用加利妥昔单抗的预处理方案，1 年和 3 年的 EFS（62%/49%，P=0.002；49%/38%，P=0.010），OS 利妥昔单抗组提高（1 年 68%/60%，P=0.032；3 年 57%/45%，P=0.003）。但目前大部分研究认为 HDT/ASCT 作为 DLBCL 的首选治疗与传统的化疗相比并没有优势，且存在移植相关死亡，因此不建议作为初发 DLBCL 的首选治疗方案，欧美国家也只建议在临床试验中进行，高复发危险的患者采用自体或异基因外周血或骨髓移植也尚在临床评价中。

2）放射免疫治疗方法（RIT）：对于复发难治性 DLBCL 还可以采用放射免疫治疗方法（RIT），将单克隆抗体连接到放射性核素上形成放射免疫复合体。RIT 的目的是使放射性核素到达与单抗相连的细胞，破坏肿瘤细胞和肿瘤局部的微环境，增强细胞毒作用。目前已被美国 FDA 批准的药物为 Ibritumomab tiuxetan（Zevalin，Biogen - IDEC）和 Tositumomab（Bexxar，Glaxo Smjth Kline），这是两个鼠的 CD20 单抗，分别与放射性核素 tiuxetin 和 iodine - 131 连接，90Y - ibntumomabtiuxetan 发出纯的 β 射线，照射范围 5mm，iodine - 131 发射 β 和 γ 射线。欧洲的 Morschhauser F 等学者的一项 II 期 90Y - ibritumomabtiuxetan 临床试验研究了 76 例单纯化疗的难治复发性 DLBCL，诱导失败组的 ORR 52%，复发组为 ORR 53%，无疾病进展生存期（PFS）分别为 5.9 个月和 3.5 个月，因 4 级血小板减少引起脑出血 2 例。另一项早期的 90Y - ibntumomab tiuxetan 研究中，中度恶性患者的 ORR 为 43%，7 例（58%）有效 DLBCL 患者平均持续缓解 49.8（1.3 ~ 67.6）个月。

（4）免疫治疗：利妥昔单抗（Ritu xman，R）是针对全 B 细胞标志 CD20 的重组人单克隆抗体，它的作用机制包括：抗体依赖细胞介导的细胞毒作用，补体介导的细胞溶解和诱导凋亡。Coiffier 等研究了 399 例老年 NHL（其中 DL - BCL 占 84%），年龄 60 ~ 80 岁；R - CHOP 和 CHOP 比较，5 年 EFS 分别为 47% 和 29%（P < 0.001），5 年 OS 分别为 58% 和 45%（P = 0.007），不良反应无明显增加，显示了利妥昔单抗联合化疗治疗老年 DLBCL 的优势，尤其是化疗耐受能力差者。GELA 协作组中，Pfreundschuh 等的 MinT 实验研究了 326 例 18 ~ 60 岁患者，IPI 低危者选择 R - CHOP 与 CHOP 方案的效果，其 TrF 分别为 76% 和 60%（P < 0.001），2 年 OS 分别为 94% 和 84%（P = 0.001），提示利妥昔单抗对各年龄段的患者均有益处。在一项早期分析中发现，在 bcl - 2 阳性患者中 R - CHOP 方案比 CHOP 方案更有效，提示利妥昔单抗可能可以克服 bcl - 2 引起的化疗耐药。基于 GE - LA 的大量相关报道，CHOP 加利妥昔单抗逐渐成为进展期 DLBCL 的标准初始治疗方案。

Halaas 儿等单中心报道 49 例初发 DLBCL 患者采用 6 ~ 8 周期 R - CHOP - 14，辅以粒系集落刺激因子和预防性抗生素，平均随访 24 个月，EFS 80%，OS 90%，毒性反应为血液毒性，无治疗相关死亡。意大利 Brusamolino E 等进行的 II 期临床研究入组 50 例患者（22 ~ 70 岁），采用 R - CHOP - 14，第一天使用利妥昔单抗（375mg/m^2），第 3 天使用 PEG 粒细胞集落刺激因子（每周期 6mg），10% 的患者未完成试验，原因为间质性肺炎、疾病进展、严重粒细胞缺乏和败血症，该研究 CR74%，2 年的 EFS 72%，OS 68%。西班牙淋巴瘤协作组（GEUTAMO）Eva Gonzalez - Barca 等研究了 6 周期 R - CHOP - 14 加 PEG 粒细胞集落刺激因子治疗低危 DLBCL，这是一项开放性多中心临床研究，患者 16 ~ 65 岁，IPI 0 ~ 2 分，每疗程第二天予 PEG - G - CSF 共 6mg。

化疗发生率 5.5%，显示这一方案在大部分 DLBCL 患者中的可耐受性和有效性。人们在对利妥昔单抗联合其他化疗方案的有效性进行研究。对于应用利妥昔单抗作为 DLBCL 患者的维持治疗（MR），由于它的费用和有效性，目前存在争议。一些学者认为，对于已用利妥昔单抗联合诱导的患者维持单抗治疗没有益处，MR 治疗仅对单纯化疗的患者有益。

（5）治疗新进展：虽然现在有很多方法治疗 DLBCL，但仍有部分患者不能治愈，还需要一些新药。目前可能治疗进展期 DLBCL 的药物有蛋白激酶 C（PKC）- β 抑制剂，Epratuzumab，Galliumnitrate，Genasense 和 anti - VEGF 药等，这些药物不仅可以增加疗效而且可以降低毒性。

1）Genasense：是一种新型反义药物，目前正研究将其用于骨髓瘤、淋巴瘤和多种实体瘤。在肿瘤细胞中，对化疗药物的耐药是由于 bcl - 2 蛋白的产生，Genasense 可以特异性结合 mRNA，从而抑制 bcl－2 蛋白的产生，提高化疗对肿瘤细胞的敏感性，引起肿瘤细胞死亡，减少对正常细胞的不良反应。2003 年 ASH 的报道指出 Genasense 可以增强蛋白酶体抑制剂硼替佐米的作用。Genasense 目前主要用于复发难治多发性骨髓瘤的治疗，对 DLBCL 的研究还处在临床研究阶段，常见不良反应为低度发热、血液性毒性。

2）Enzastaurin：是一种蛋白激酶 C－β（protein kinase C－heLa，PKC－β）的抑制剂。PKC－β 是一种丝氨酸/苏氨酸激酶，可以调节 B 细胞中 B 细胞受体（BCR）的信号传导和肿瘤微血管中血管内皮生长因子信号，对于 BCR 介导的 NF－KB 活化是特别需要的。而 NF－KB 对于维持正常的 B 细胞是必需的，NF－KB 活化失调有助于淋巴瘤的产生，因此，PKC－β 的抑制可以促 B 淋巴瘤的细胞死亡，提示 PKC－β 可以作为 B 系淋巴瘤的关键靶位。体外实验已经证实其靶向作用，PKcp 抑制剂已在临床试验中用于难治/复发性 DLBCL 患者。

Michael J 报道了 Enzastaurin 用于治疗难治复发性 DLBCL 的 II 期临床试验。共入组 55 例患者，年龄 31～87 岁，平均 68 岁，均为既往接受过以 CHOP 方案为主治疗的难治复发性 DLBCL 淋巴瘤患者。15 例患者因疾病进展，疗程不足 1 周期（500～525mg，口服，每天 1 次，28d 1 周期），6 例完成 6 周期或 6 周期以上的治疗，其中 4 例持续用药超过 20 周期。最常见的毒性是乏力（8/55）、腹泻（7/55）、恶心呕吐（5/55），严重的 3 级毒性分别为乏力（2/55）、水肿（1/55）、高钾（1/55）、头痛（1/55）、血小板减少（1/55）、运动神经病（1/55），4 级毒性为低镁血症（1/55）。无 3～4 级血液毒性和治疗相关死亡。值得注意的是，22%（12/55）（95% CI，13%～46%）患者无疾病进展（FFP）超过 2 个周期，150/（8/55）（950/CI，6%～27%）患者 FFP 超过 4 周期，70/（4/55）（95% CI，2%～18%）持续 FFP 超过 20～50 个月。这项试验显示了 Enzastaurin 的良好耐受性，延长了一小部分复发 DLBCL 患者的 FFP。

3）Epratuzumah：是一种单克隆免疫球蛋白 G1 抗体，可以对抗表达在前 B 细胞和成熟、正常 B 细胞上的 B 细胞特异性抗原 CD22。CD22 表达在约 85% DLBCL 中。Immunomedics 公司生产的 Epratuzumab（H112 或 LymphoCide）可以与 CD22 结合，主要通过抗体依赖的细胞毒性作用（antibody dependent cellular cytotoxicity，ADCC）发挥抗肿瘤作用。通过放射性核素标记后证实其具有抗淋巴瘤活性。目前已经将非标记的抗体应用于复发难治性 NHL 以评价其安全性和疗效。Micallef IN 等进行的一项 Epratuzumab 和利妥昔单抗联合 CHOP 方案治疗初发 DLBCL 的研究，方法为 Epratuzumab $360mg/m^2$，利妥昔单抗 $375mg/m^2$，标准剂量 CHOP，每 3 周 1 个疗程，共 6～8 周期。15 例平均年龄 63 岁（42～78 岁）DLBCL 患者入组，60% 为 III 期或 IV 期。14 例（93%）出现 3～4 级中性粒细胞缺乏。3 例出现 3 级以上的感染或发热。11 例（73%）患者需要减量。10 例（67%）达 CR，3（20～6）例 PR，1 例病情稳定，1 例进展。平均随访 30 个月，1 年 PFS93%，OS100%，2 年 PFS 和 OS 均为 86% Leonard JP 等报道了 Epratuzumab 治疗进展期非霍奇金淋巴瘤的 I／II 期临床试验的结果，采用单中心、剂量递增型的方法。共入组 56 例患者，35 例为 DLBCL，所有患者之前均有积极的治疗，其中包括自体干细胞移植。每周 1 次用 Epratuzumab，$150～1000mg/m^2$，未出现剂量限制性的毒性，3 例 CR。DLBCL 患者中 15% 出现客观反应，20% 患者肿块缩小，到疾病进展的时间平均 35 周。提出治疗进展期 NHL 的适宜剂量为 $240mg/m^2$。Leonard JP 等报道了另一项有关 Epratuzumab 治疗惰性 NHLI／II 期临床试验的结果。患者每周 1 次 Epratuzumab，剂量递增，120~1000mg/m²，共 4 周。55 例患者中，9 例（18%）出现客观反应，均为滤泡型 NHL，其中 3 例 CR。平均客观反应时间 79.3 周（11.11~143.3 周），平均无疾病进展时间 86.6 周。

4）抗 CD40 抗体：SGN-40 是重组人抗 CD40 抗体。CD40 是肿瘤坏死因子（tumornecrosis factor，TNF）受体家族的一员，具有效应细胞的功能，广泛表达在 B 细胞恶性肿瘤上。Ranj-ana Advani 等报道了单药治疗复发进展期 NHL Ⅰ 期临床试验的结果，入组患者为 14 例 DLBCL，9 例 FCL，9 例 MCL，2 例 MZL 和 1 例 SLL。8 例 DLBCL 患者完成 1 个疗程并接受了最大剂量至少为 3mg/kg SGN-40 的治疗，客观反应率 37.5%（1 例 CR，2 倒 PR），2 例疾病稳定。最常见的不良反应是疲乏（31%）、头痛（26%）、寒战（17%）、发热（17%）、肝转氨酶升高（11%）和低血压（11%）。3 级药物相关的不良反应为结膜炎和单侧视敏度缺失，贫血和肝转氨酶升高，均为短暂可恢复，提示 SGN-40 的安全性和良好的抗肿瘤活性。一项单药治疗复发性 DLBCL 的 Ⅱ 期临床试验正在进行。

5）其他单抗：体外实验，更强的 CD20 单抗已经证实对利妥昔单抗耐药的 CD20 细胞系有效，将最终用于临床。其他单抗 CD22，HLA-DR 和 CD80 也正在研究中。

6）Suberoylanilide hydroxamic acid（SAHA）：是最具代表性的 HDAC 抑制剂。组蛋白乙酰基转移酶（hisloneacetylase，HAT）或组蛋白去乙酰基转移酶（HDAC）均能与对某些造血细胞分化、发育十分关键的信号转导途径（RAS/MAPK、JAK-STAT 等）和一系列影响造血细胞发育分化的转录因子相互作用。组蛋白去乙酰化酶（histone deacetvlase. HDAC）和 silent information regulaIor 2（SIR2）可以使组蛋白去乙酰化，其抑制剂可以诱导组蛋白高度乙酰化，下调 bcl-6，抑制细胞增殖，促进细胞的分化和凋亡。

7）硼替佐米（Bortezomib，P5341，VELCADE，万珂）：是首个进行临床研究的蛋白酶体抑制剂。蛋白酶体是泛素-蛋白酶体通路的一部分，负责细胞内 90% 以上的胞质蛋白的降解。蛋白酶体由两部分组成，20S 蛋白酶体和 19S 调节亚基，共同组成 26S 蛋白酶体，可以降解蛋白质成为较小的碎片。研究显示蛋白酶体抑制剂可以：①导致细胞的死亡和细胞周期的停滞。②导致一些细胞周期调节蛋白的堆积，包括细胞色素、细胞色素依赖激酶抑制因子 p21 和 p27。③通过对 bax 和 bik 抗凋亡及促凋亡蛋白的调节直接诱导凋亡。④抑制 NF-KB，蛋白酶体抑制剂能够通过抑制它的自然抑制因子，IκB 的降解，阻断转录因子 NF-κB 的活化。在正常静止期的细胞中，NF-κB 和 IκB 结合以没有活性的状态存在。在恶性细胞中或受到刺激，暴露于各种细胞因子、细胞毒性药物、病毒、氧化剂或其他有丝分裂因素的刺激，IκB 被 IκB 激酶磷酸化，导致最终降解，释放出游离的 NF-κB。Leonard JP 等报道用剂量递增法硼替佐米加标准 R-CHOP 治疗 DLBCL 的 Ⅰ/Ⅱ 期临床试验，方法为初治的 DLBCL 患者 40 例，患者分为 3 组，分别接受 0.7mg/m²、1.0mg/m² 和 1.3mg/m² 3 个剂量组的硼替佐米，患者平均年龄 58 岁（21~86 岁），其中 35 例患者（88%）疾病处于 Ⅲ/Ⅳ 期，意向性治疗组（intent to treat，ITT）总体反应率为 90%，CR 和 CRu 为 68%，2 年的无进展生存为 72%，不良反应为外周神经病变 55%（450/ 为 Ⅰ 级）。

3. 预后

（1）国际预后指数（international prognostic index，IPI）：有许多因素可以影响 DLBCL 对治疗的反应，包括年龄、一般状况、病变的范围、LDH 水平等。国际上有 2 种评估预后的模型：国际预后指数（IPI）和年龄调整的 IPI。IPI 有 5 个预后因子（年龄 >60 岁、血清

LDH > 正常值、PS 评分为 2 ~ 4、Ⅲ或Ⅳ期、结外累及部位 > 1 个，有 2 个或 2 个以上危险因素的患者 5 年无病生存和 OS 不足 50%），而这 5 个因素又是 DI，BCL 预后的 5 个独立危险因素。年龄调整的 IPI 根据 3 个预后因素（Ⅲ期或Ⅳ期、PS 评分为 2 ~ 4、血清 LDH > 1 × 正常值）将 60 岁以下患者分为低、低中、中高和高危 4 组。在这两种预后测算模型中，患者死亡危险的增加常与完全缓解率低及复发率较高有关。

（2）其他影响预后的因素：目前已有研究显示，采用标准化疗，GCBDLBCL 的预后显著好于 ABC - DLBCL，5 年 OS 分别为 59% 和 30%，是独立于 IPI 的预后因素。近期有学者指出，ABC - DLBCL 的 OS 较低可能和有些文献中将第三型 DLBCL 与 ABC - DLBCL 通称为 Non - GCB DLBCL 有关，因为第三型 DLBCL 的预后很差。也有学者认为采用含有利妥昔单抗的免疫化学疗法，二者的长期生存没有差异。肿瘤增殖率（K1 - 67）高，则预后较差；bcl - 6 易位者预后较好。日本学者最近提出 sFas 可以作为预后不良的指标，以 3.0ng/ml 为界，大于和小于 3.0ng/ml 的 CR 分别为 51.5%、81.6%（P < 0.000 5）；5 年 OS 为 19.8%、61.9%（P < 0.000 5）。bcl - 2、p53 阳性是预后不好的指标。

（七）慢性淋巴细胞性白血病

1. 概述

（1）定义：慢性淋巴细胞性白血病（chronic lymphocytic leukemia，CLL）是一种发生在外周血、骨髓和淋巴结的形态单一的小圆 B 细胞淋巴瘤，伴有前淋巴细胞和副免疫母细胞（假滤泡），通常表达 CD5 和 CD23。CLL 是肿瘤性疾病，病因不明，其发生发展可能与基因有关。约 50% CLL 患者的白血病细胞有染色体的异常，其中 13q14 基因缺失是最常见的染色体异常，其后依次是 12 三体型。17q13 的 p53 肿瘤抑制基因的突变常见。

（2）发病情况：本病在西方国家是最常见的成人白血病，占 65 岁以上白血病患者的 65%。中位发病年龄 65 ~ 70 岁。30 岁以下极为罕见，但 20% ~ 30% 的病例于 55 岁前发病，年发病率约 3/10 万。欧洲、澳大利亚、北美白人以及黑人的发病率是印度、中国、日本的 20 ~ 30 倍。美国每年的新发病例约为 17 000 人，发病率为 2.7/10 万人，约占所有白血病的 30%，发病年龄一般大于 50 岁（平均 65 岁），并且随着年龄的增加发病率也呈上升趋势，50 岁以下仅占 10%。男性多于女性，男女比例约为 2 ∶ 1。一般来说，这种肿瘤性淋巴细胞属于 B 细胞系，而 T 细胞来源小于 2%，称为 T 淋巴细胞白血病。CLL 在东方人中少见，在日本仅占 2.6%，我国亦较少见，仅占 1.1%。

（3）病因：慢性淋巴细胞性白血病病因不明。至今尚无明确的证据提示化学物质和放射接触史、饮食、吸烟、病毒感染以及自身免疫性疾病等因素能够引起 CLL，但本病具有家族聚集的特点。CLL 的 B 细胞表面免疫球蛋白呈弱阳性，主要为 IgM 和 IgG，为单一的轻链型（κ 或 λ）。血清中常产生自身抗体。单克隆性 B 淋巴细胞的增殖可能同抗原的持续刺激，T、B 细胞的调节异常，细胞因子调控异常以及细胞及分子遗传学的改变有关。约 80% 的病例伴有染色体的异常，常见的为 13q14 缺失，11q 缺失和三体 12，少见的有涉及 p53 基因的 17p 的缺失和 6q 的缺失。在伴有异常核型的患者中，65% 为单一核型异常，部分可有两种以上的染色体变异。

（4）病理：过去曾把细胞形态和临床表现与本病相似，但免疫表型带有明显 T 细胞特征的淋巴细胞增殖性疾病也归于 CLL，作为 CLL 的一种变异型，或称为 T 细胞性慢性淋巴细胞性白血病（T - CLL）。根据世界卫生组织对造血组织和淋巴组织肿瘤的分类方案，已经将本病归类于慢性淋巴细胞性白血病/小淋巴细胞性淋巴瘤（CLL/SLL），而 T - CLL 则被归类于 T 细胞幼淋巴细胞性白血病（T - PLL）和 T 细胞大颗粒淋巴细胞白血病（T - LGLL），而经典者均为 B 细胞性淋巴细胞白血病。

2. 临床表现

（1）症状：大多数患者诊断时年龄在60岁以上，且90% >50 岁。男女发病率为2：1。80% 的 CLL 患者表现为无痛性淋巴结肿大，大多见于颈部和锁骨上腋窝。50% 的患者有轻到中度脾肿大，少部分因脾功能亢引起，起继发性贫血和血小板减少。多数情况下因骨髓浸润和（或）自身抗体间断表达引起血细胞减少。肝脏肿大少见，多因白血病细胞浸润所致。

1）起病：起病比慢粒更缓慢，常拖延数月至数年才就诊，不少病例因其他疾病检查血常规时才被发现，首发症状以淋巴结肿大为最常见，也可因乏力、消瘦、贫血、出血、脾肿大、感染而就诊。

2）全身症状：可有乏力、发热、出汗、瘙痒、体重减轻等。

3）其他局部表现：50% 病例有皮肤病变。非特异性改变包括瘙痒、荨麻疹、湿疹、丘疹、疱疹、带状疱疹等；特异性皮肤损害，则包括结节和红皮病。肺部表现为肺浸润和胸膜渗出，可引起呼吸道症状。胃肠道表现为厌食、上腹饱胀、腹痛、腹泻及黑便等，偶有肠梗阻或肠穿孔。骨骼系统可有骨痛、溶骨性改变及骨硬化。20% 病例有蛋白尿、血尿，并可发生肾结石。

（2）体征：淋巴结、肝、脾肿大淋巴结肿大为全身性，最常见于颈部、腋下、腹股沟等处。淋巴结常呈中等度肿大，表面光滑，质地中等硬度，无压痛或粘连。纵隔淋巴结肿大可压迫支气管而引起刺激性咳嗽及反复的肺炎发作等，也可压迫上腔静脉而引起上腔静脉综合征。后腹膜淋巴肿大可致下背痛、下肢水肿，也可引起输尿管梗阻，从而反复并发肾盂肾炎，甚至发生肾功能损害、尿毒症。扁桃体和胸腺也可明显肿大。

脾大不如慢粒显著，亦有少数病例只有脾大而无淋巴结肿大。肝大不如脾大多见，但至晚期，肝脏可有明显肿大，伴肝功能损害，表现为黄疸、右上腹疼痛、低蛋白血症，血清碱性磷酸酶、谷丙转氨酶及乳酸脱氢酶值升高。本病还可因胆管浸润而发生梗阻性黄疸。并发慢性溶血者还可继发胆色素结石，从而出现胆管疾病的表现。

（3）检查

1）实验室检查：外周血淋巴细胞比例和计数均明显增高，细胞形态表现为成熟型小淋巴细胞。部分病例可伴有贫血和血小板减少，多数与脾脏肿大伴有脾功能亢进以及骨髓浸润有关。部分患者 Combs 试验阳性，但有溶血表现的不多见。骨髓中淋巴细胞比例可达到30% ~100%，骨髓活检可见淋巴细胞浸润。

A. 血象：白细胞增多，一般为（30 ~ 200）×10^9/L（3 万 ~ 20 万/mm^3），偶见高达（500 ~1000）×10^9/L（50 万 ~100 万/mm^3），分类中多数为成熟小淋巴细胞（可达80% ~99%），血片中破碎细胞较多，偶可找到原淋细胞。有时可见幼粒细胞，为骨髓受白细胞浸润所"刺激"的表现。

贫血和血小板减少为晚期表现，除由于白血病细胞浸润骨髓外，本病易并发自身免疫性溶血性贫血及血小板减少症，还可能由脾功能亢进引起。

B. 骨髓象：疾病早期，白血病细胞仅在少数骨髓腔出现。以后侵犯全身骨髓。骨髓象显示增生明显至极度活跃，主要是淋巴系增生。50% 以上为小淋巴细胞，并Ⅲ见相当数量的大淋巴细胞，原始淋巴细胞和幼稚淋巴细胞较少见（5%～10%）；红系一般增生低下，有溶血反应时，幼红细胞增生；巨核细胞到晚期才减少。骨髓活检示淋巴细胞浸润呈弥漫性、间质性或局灶性，在后两种情况下常保留有残余的正常造血。

2）淋巴结检查：典型的淋巴结结构因小淋巴细胞的浸润而丧失，这些小的淋巴细胞和循环的白血病细胞形态相同，淋巴结组织学和低分化的小淋巴细胞性淋巴瘤相同。在疾病进展期，淋巴结融合形成大而固定的团块。

3）免疫表型 95% 以上的 CLL 呈 B 淋巴细胞标志。瘤细胞表面 IgM 弱（＋）或 IgM 和 IgD 弱（＋），CD_5^+，CD_{19}^+，CD_{20} 弱（＋），CD_{79a}^+，CD_{23}^+，CD_{43}^+，CD_{11c} 弱（＋）。并且 CD_{10} 和 cyclin D_1（－）；FMC7 和 CD_{79a} 通常（－）或弱（＋）。

4）遗传学：80% 患者存在异常核型。50% 的患者有 13q14 基因缺失，20% 的患者 12 号染色体出现三倍体的情况，11q22－23 基因缺失见于 20% 的病例，10% 的患者有 17q13（p53 位点）基因缺失，5% 的患者有 6q21 基因缺失。

（4）分期：CLL 分期对预后有意义，以 Rai 分期系统和 Binet 分期系统应用较广。

Rai 分期系统，由 Rai 等于 1975 年提出。

0 期：仅有外周血和骨髓中淋巴细胞增多，为低危；Ⅰ期：淋巴细胞增多和淋巴结肿大，为中危；Ⅱ期：淋巴细胞增多合并肝和（或）脾肿大，为中危；Ⅲ期：淋巴细胞增多和贫血（血红蛋白＜110g/L），为高危；Ⅳ期：淋巴细胞增多和血小板减少（100×10⁹/L），为高危。

其平均生存期依期别增加而递减，分别如下：0 期，150 个月；Ⅰ期，101 个月；Ⅱ期，72 个月；Ⅲ期，30 个月；Ⅳ期，30 个月。

Binet 分期系统，由 Binet 于 1981 年提出，除淋巴细胞增多外，将身体淋巴组织分为 5 个区域即颈淋巴结区、腋下淋巴结区、腹股沟淋巴结区、脾脏和肝脏。

A 期：血红蛋白≥100g/L，血小板≥100×10⁹/L，小于 3 个淋巴结区受累。B 期：血红蛋白≥100g/L，血小板＞100×10⁹/L，≥3 个淋巴结区受累。C 期：血红蛋白＜100g/L 和（或）血小板＜100×10⁹/L，不论累及部位多少。

3. 诊断与鉴别诊断

（1）诊断：临床表现结合实验室检查做出诊断。

（2）鉴别诊断：CLL 应与下列疾病相鉴别。

1）幼淋巴细胞白血病：幼淋巴细胞白血病是 CLL 亚急性型，该病 50% 以上的血液白细胞是大淋巴细胞，其大小和形态可以和 CLL 的白血病细胞区别。幼淋巴细胞直径 10～15μm，而 CLL 细胞一般是小的静止的淋巴细胞，直径为 7～10μm。血液或骨髓中的幼淋巴细胞为圆形或分叶核，每一核有单突厚边缘的核仁，染色质的密度高于原始淋巴细胞，而低于成熟淋巴细胞或 CLLB 细胞。胞浆一般呈淡蓝色，无颗粒，有时光镜下可见胞浆包涵体。这些细胞侵犯淋巴结，一般产生浸润假结节，它与典型 CLL 弥漫型明显不同。与 CLL 白血病 B 细胞不同，幼淋巴细胞高表达表面免疫球蛋白 SN8 染色亮，表面抗体为特异性 CD79b。

2）毛细胞白血病：毛细胞白血病肿瘤 B 细胞比 CLL 细胞大（MCV 400fl），胞浆丰富，常有较好的丝状"毛发"影。这些细胞对酸性磷酸酶抗酒石酸同工酶呈强阳性反应。与 CLLB 细胞不同的是毛细胞白血病的肿瘤细胞高表达 CD11c 和 CD25。

3）淋巴瘤：淋巴瘤有循环瘤细胞，这种瘤细胞有时引起血液淋巴细胞增多症，它可能被误认为CLL。

A. 小淋巴细胞白血病：低分化小B淋巴细胞淋巴瘤在生物学和临床特点方面与B-CLL密切相关，外周血小淋巴细胞淋巴瘤的肿瘤细胞与CLL白血病细胞形态相同，故需首先鉴别。CLL常常有血液淋巴细胞增多，而小淋巴细胞淋巴瘤常常有淋巴结浸润，CLL常常有骨髓淋巴细胞增多，而小淋巴细胞淋巴瘤骨髓未受浸润。当小淋巴细胞淋巴瘤浸润骨髓时，呈典型的结节型，而不是间质型及弥漫型。

B. 套细胞淋巴瘤：套细胞淋巴瘤是一种中-度分化B细淋巴瘤。与弥漫性淋巴结受累典型CLL不同，套细胞淋巴瘤的淋巴结组织学特征之一是套带单克隆B细胞围绕反应生发中心。而且与CLLB细胞不同的是套细胞淋巴病一般不表达CD23。

C. 滤泡性淋巴瘤：起源于滤泡中心细胞低恶度淋巴瘤能够侵犯血液，常以淋巴结肿大，偶尔巨脾为特征，这些白血病细胞体积小，典型的是胞核清晰，核仁清楚，滤泡中心小细胞淋巴瘤常表达CD10（CALLA）抗原。与CLL不同，这些细胞常高表达表面免疫球蛋白，而不表达鼠的玫瑰形受体和CD5抗原，这种细胞FMC7阳性。淋巴结活检可证实为结节状或弥漫小细胞淋巴瘤。

4. 治疗 目前临床上使用Rai和Binet分期评估预后。早期的患者（Rai 0~Ⅱ，Binet A）一般不需治疗，仅需"观察和等待"。只有出现和疾病进展相关的症状（肝、脾、淋巴结肿大的症状或并发症）时，才必须治疗。NCCN（美国国家综合肿瘤中心联盟）治疗指征：有症状；反复感染；就诊时巨大瘤负荷；重要脏器功能受累；血细胞减少（红细胞、血小板）；自身免疫性血细胞减少（AIHA，ITP，纯红再障）；疾病持续缓慢进展至少6个月；患者要求治疗。BCSH（英国血液学标准委员会）治疗指征：全身症状：6个月内体重下降>10%，发热>38℃两周，乏力，盗汗；淋巴结肿大>10cm或进行性增大；脾脏肿大>6cm或进行性增大；淋巴细胞进行性升高：2个月内升高>50%，淋巴细胞倍增时间<6个月；进行性造血衰竭：出现贫血，血小板减少或加重；自身免疫性血细胞减少。

（1）化学治疗：

1）烷化剂：苯丁酸氮芥（CLB）应用最广，延缓疾病进展，但不延长总生存期；苯丁酸氮芥+强的松或蒽环类药物并不延长10年生存期。用法为：①0.1~0.2mg/（kg·d），口服，连用6~12d，2周后减至2~4mg/d，长期维持。②间歇疗法，0.2mg/（kg·d），口服，连用10~14 d，休息2周重复给药。亦可用联合化疗，用CLB+PDN（泼尼松），CLB0.1~0.2mg/（kg·d）与PDN 10~20mg/d，连用4d，每3周1次。亦可用M2方案，即BCUN（卡氮芥）0.5~1mg/kg，静脉注射，第1天；CTX（环磷酰胺）10mg/kg静脉注射，第2天；L-PAM（苯丙氨酸氮芥）0.25mg/（kg·d），口服，第1~14天；VCR（长春新碱）0.03mg/kg静注，第21天；PDN 1mg/（kg·d），口服，第1~14天。停药4周后可重复。苯丁酸氮芥的主要不良反应是骨髓抑制。

2）嘌呤类似物

A. 嘌呤类似物单药治疗：目前治疗CLL主要使用3种嘌呤类似物：氟达拉滨、喷妥司汀（Pentostatin）和克拉屈滨（Cladrihine）。氟达拉滨单药治疗相比于其他的包含烷化剂或糖皮质激素的治疗方案具有更出众的总体缓解率，但并未证实总体生存时间延长。

氟达拉滨25~30mg/m² 静脉注射（30min滴注），第1~5天，每3~4周重复。适用于患者对首次治疗无效或首次治疗后12个月内复发。

克拉屈滨 0.1mg/（kg·d）静脉注射（连续滴注），第 1～7 天，每 3～4 周重复。

B. 嘌呤类似物联合化疗：CLL 联合化疗是氟达拉滨加环磷酰胺（FC）。在一项前瞻性研究中比较氟达拉滨和 FC，研究结果表明联合治疗具有更高的缓解率。FC 联合化疗具有明显更高的完全缓解率（16%）和总体缓解率（94%），相比于氟达拉滨单药治疗（分别是 5% 和 83%），FC 治疗也具有更长的中位缓解持续时间（48 个月：20 个月）和更长的无病生存时间（49 个月：33 个月）。FC 相比于氟达拉滨引起更显著的血小板减少和白细胞减少，但贫血不显著。FC 没有增加严重感染的数量。目前认为 FC 是 CLL 的一线治疗方案。

（2）综合治疗

1）美罗华为基础的化学 - 免疫治疗：美罗华（Rituximab），一种 CD20 单克隆抗体，在 CLL 治疗中令人鼓舞，Rituximab 可以下调抗凋亡因子的表达。联合美罗华的化疗被证实是 CLL。非常有效的治疗。在 MD Anderson 肿瘤中心进行的实验中 224 位初治的 CLL 患者，使用美罗华加氟达拉滨/环磷酰胺（FC）取得 95% 的缓解率，71% 完全缓解，提示美罗华加以氟达拉滨为基础的化疗是 CLL 治疗的较好选择。但复发患者应用 FCR 方案疗效还有待研究。177 名复治患者，无论患者既往曾应用单药或联合化疗，FCR 方案缓解率 73%，其中 25% 达 CR。氟达拉滨耐药患者缓解率也可达 58%，但 CR 率仅 6%。

2）阿仑单抗（Alemtuzumab）为基础的化学 - 免疫治疗：阿仑单抗（Alemtuzumab）是一种重组人源化的 CD52 的单克隆抗体。在使用过烷化剂并且使用氟达拉滨治疗失败或复发的进展期患者中，阿仑单抗单药治疗已经产生 33%～53% 的缓解率，中位缓解持续时间为 8.7～15.4 个月。Alemtuzumab 对于存在 p53 基因突变或缺失、对化疗无效的患者亦有一定疗效。Alemtuzumab 对多发淋巴结肿大患者效果欠佳，但对清除外周血及骨髓中肿瘤组织有一定作用。对自体干细胞移植的干细胞采集有一定作用。

（3）造血干细胞移植：CLL 患者的中位发病年龄为 65 岁，其中小于 60 岁的患者占 40%，因此对于高危组及低危组部分年轻患者也可行造血干细胞移植。

1）自体造血干细胞移植：研究表明自体造血干细胞移植疗效优于传统化疗。有研究表明移植后仅 1 名患者死于移植早期并发症，CR 率 74%，5 年生存率 77.5%，5 年无病生存率 51.5%。未发现能够预测患者生存期及无病生存期的治疗前因素。可检测的 20 名患者中 16 名在移植后 6 个月内达到分子学完全缓解。8% 的患者发生移植后急性髓性白血病/骨髓异常综合征。目前研究认为，自体移植早期治疗相关病死率较低，但移植后机会感染发生率较其他疾病高。

与其他疾病相似，早期治疗和移植时肿瘤负荷低的患者预后较好，故认为患者应在第一次完全或部分缓解后尽早行造血干细胞移植。造血干细胞的采集时机和是否应该在第一次缓解时采集后保留至治疗终末期再应用，仍有待进一步探讨。此外，部分患者采集不到足够的 CD34 细胞，尤其对于接受大剂量前驱治疗的患者，推荐在最后一次应用氟达拉滨或白细胞减除术后至少 3 个月后再采集。复发是自体造血干细胞移植的主要问题。

2）异基因造血干细胞移植：CLL 患者行异基因造血干细胞移植有较高治疗相关病死率，包括治疗相关毒性、移植物抗宿主病（graft - versus - host disease，GVHD）及感染。但存活患者疾病能够得到长期控制。据骨髓移植登记处资料统计，CLL 患者异基因造血干细胞移植治疗相关病死率为 46%，其中 GVHD 病死率 20%。CLL 患者自体造血干细胞移植与异基因干细胞移植的疗效比较至今尚无定论。异基因移植的最主要优点在于存在移植物抗白血病效应，移植后供者淋巴细胞输注或停用免疫抑制剂可诱导该效应产生。研究者正在对 CLL 及其他血液恶性肿瘤患者应用供者淋巴细胞输注时的淋巴细胞用量及移植后的应用时机进行研究，希望能够达到最大的移植物抗白血病效应而不引起 GVHD。

3）非清髓造血干细胞移植：非清髓或降低预处理剂量的移植能够降低移植后短期病死率，通常被称为"小移植"。主要的抗白血病效应是移植物抗白血病作用而非化疗。在预处理时应用 Alemtuzumab 可能降低 GVHD 发生率，但却能够增加复发率，进而需要应用供者淋巴细胞输注。

降低预处理强度能够降低移植相关病死率，使老年患者造血干细胞移植成为可能，使更多的 CLL 患者能够获得移植机会。虽然进行该类移植的患者多为反复化疗或难治性患者，但患者的植入率及 CR 率均较高，移植后患者生存期延长。这说明移植物抗白血病效应在 CLL 患者治疗中可能得到广泛应用；今后的研究重点在于移植前或移植后维持适当的免疫抑制状态使嵌合状态能够呈稳态存在。值得强调的是这项治疗正在研究过程中，尽管与大剂量预处理相比其急性病死率明显降低，但慢性 GVHD 相关死亡及疾病控制情况仍不清楚。

总之，对于低危组年轻患者可应用大剂量化疗或自体干细胞移植治疗，但其最终疗效仍有待评价。微小残留病变的检测可用于指导上述治疗的应用。清髓性移植治疗相关病死率高，应该被限制应用于预后较差患者。虽然没有进行清髓性及非清髓性移植在 CLL 患者疗效的比较，但是考虑到 CLL 患者年龄偏大，选择非清髓移植似乎更合理。

5. 预后　尽管大剂量治疗能够获得高 CR 率，一部分患者能够达到长期无病生存，但目前 CLL 仍被认为是不可治愈的。与传统治疗相比自体移植能够延长患者的生存期及无病生存期。然而，随着非清髓移植的不断成熟，其可能最终取代自体移植。

（陈　漉）

第三节　急性淋巴细胞白血病

急性白血病（acute leukemia）是早期造血干/祖细胞在分化过程中出现分化阻滞，凋亡障碍，大量的原始及幼稚细胞在造血组织中异常增殖，从而引起一组造血系统的恶性疾病。由于造血干/祖细胞的恶变，生成的白血病细胞逐步取代骨髓组织，抑制了正常红细胞、白细胞和血小板的增生，患者出现贫血、感染和出血等正常血细胞减少症候群。大量积聚的白血病细胞随着血流全身播散，逐渐侵犯淋巴结、肝、脾及其他重要的组织器官。急性淋巴细胞白血病（acute lymphocytic leukemia，ALL）儿童多见。国外资料显示，在 1~15 岁儿童中 ALL 占所有恶性肿瘤的15%，在 15~19 岁人群中占5%，而 20 岁以上人群中 <10%。

一、流行病学

ALL 的发病率具有种族、性别和年龄分布的特点。根据 1996 年 IARC 登记的世界 166 个地区的白血病发病率情况来看，淋巴细胞白血病男性最高为 8.1/10 万，最低为 0.5/10 万；女性最高为 4.2/10 万，最低为 0.3/10 万。在美国，白人儿童的 ALL 发病率为（2.0~2.6）/10 万，黑人儿童为（0.7~1.0）/10 万；ALL 发病率男女之比为（1.2~1.6）：1；在年龄上存在 2 个高峰，<5 岁的儿童（3.8/10 万）和 >70 岁的老人（3.7/10 万）。欧洲也有同样趋势。在中国，ALL 主要见于儿童和青少年。

二、发病机制

白血病与其他肿瘤一样，其基本生物学特性是增殖失控、分化受阻和凋亡异常。导致这些特性的根本原因在于三大类癌基因，即原癌基因、抑癌基因和凋亡基因的结构及功能异常，对白血病的发生、发展及预后具有重要作用。正常干细胞在不断产生祖细胞的同时具有自我更新和自我维持，使自己永不消亡，但不能增殖；祖细胞则有高度增殖力，因此干细胞能够在体内长期或永久地重建造血，而祖细胞在体内只能短期重建造血。急性白血病是多能干/祖细胞肿瘤性病变，并且阻滞于分化特定阶段。近年来研究表明白血病细胞克隆具有异质性，其恶变性质不均一，可发生在造血干细胞定向、分化各个途径中。60% ~85% ALL 可发现克隆性染色体异常，主要为染色体数量和结构异常，染色体的异常改变又常导致特殊融合基因的产生，从而使细胞的生物学特征发生改变，导致白血病的产生。

三、临床表现

急性白血病起病多急骤，临床表现主要为骨髓正常造血功能衰竭和白血病细胞髓外浸润所致。常见症状主要为发热、进行性贫血、出血及组织脏器浸润。但也有些起病缓慢者多以进行性乏力、面色苍白、食欲不振等为首发症状。

1. 发热　发热是急性白血病常见的症状之一，大多为感染所致。感染引起的发热常以弛张热或稽留热为主，病原体以细菌多见。发病初期往往是革兰阳性球菌如粪链球菌、金黄色葡萄球菌；随着疾病进展，后期多以革兰阴性杆菌为主，如铜绿假单胞菌、大肠埃希菌、阴沟杆菌、假单胞杆菌等，少部分为真菌感染，以念珠菌及曲菌多见。发生病毒感染时病情常较凶险。感染可发生在体内任何部位，但以咽峡炎、口腔炎最多见，上呼吸道感染、肛周炎、肺炎、肠炎、耳部炎症、疖亦较常见。感染严重者，尤其是在化疗后，还可发生败血症、脓毒血症，从而危及生命。除感染外，白血病本身亦可引起发热，体温一般在 38 ~ 39℃，并对抗感染治疗无效。

2. 出血　约半数患者在诊断时伴有出血症状，以皮肤黏膜出血最为明显，表现为皮肤瘀点、瘀斑、鼻出血、牙龈出血、口腔黏膜出血。少数患者有眼眶出血，女性患者常伴有月经过多。严重时可出现血尿、消化道出血，甚至因颅内出血而危及生命。ALL 出血的主要原因是由于白血病细胞的异常增殖，使骨髓巨核细胞生成受抑，导致血小板减少。此外，白血病细胞对血管壁的浸润使血管脆性增加。

3. 贫血　贫血常是急性白血病的早期表现之一，患者常感到疲乏无力、面色苍白、虚弱、心悸、气短，贫血常呈进行性加重。造成贫血的主要原因为白血病细胞增殖使正常的红系祖细胞生成受到抑制；其次为无效红细胞生成及红细胞寿命缩短；再次为出血后失血使贫血加重。

4. 浸润

（1）骨关节浸润：由于白血病细胞对骨髓的浸润或骨骼坏死引起骨关节疼痛。成人 ALL 骨痛与儿童不同，多发生在肋骨和脊椎，因同时伴有骨质疏松，常表现为钝痛，有时呈剧痛。儿童多发生在四肢长骨，表现为严重的锐痛，行走困难。关节疼痛多发生在大关节，呈对称性、游走性疼痛，往往无红肿现象，易被误诊为风湿病。胸骨下端局限性压痛是急性白血病最常见的骨骼浸润表现，对诊断有重要意义。少数 ALL 患者因骨髓坏死，常出现全身骨骼剧痛。

（2）肝、脾、淋巴结肿大：半数以上患者有肝、脾、淋巴结肿大，ALL 较急性非淋巴细胞白血病多见。淋巴结肿大常表现为全身浅表淋巴结轻至中度肿大，质地中等，无压痛。ALL 患者有时也有深部淋巴结肿大，如纵隔、后腹膜、脊柱旁，通常＜3cm。肝脾肿大一般为轻至中度，质地中等。

（3）中枢神经系统浸润：白血病中枢神经系统浸润有脑脊膜浸润（脑脊膜白血病）、脑实质浸润（脑实质白血病）、脊髓浸润（脊髓白血病），统称为中枢神经系统白血病（central nervoussystem leukemia，CNS － L）。CNS － L 可发生在疾病的任何阶段，ALL 发生 CNS － L 比急性非淋巴细胞白血病高，大多数发生在疾病的缓解期，约 3% ALL 患儿在确诊 ALL 时即可发生，成人 ALL 在确诊时约 10% 伴 CNS － L。最常见为脑脊膜白血病，临床主要表现为头痛、头晕、恶性、呕吐，严重者有抽搐、昏迷；可有颈项抵抗感；脑脊液检查示压力增高，白细胞及蛋白含量上升，可找到白血病细胞。脑实质白血病类似脑瘤的表现，可有脑神经受压相应的临床症状，有时伴癫痫样发作。脊髓白血病可表现为截瘫及大小便障碍。凡白血病有不明原因头痛、恶心或呕吐，即使神经系统体征阴性，亦应做腰椎穿刺，以排除是否有 CNS － L。

（4）其他组织浸润：皮肤浸润可表现为皮下结节、丘疹、红斑、牙龈肿胀等。ALL 除成人 T 细胞白血病有皮肤结节、红皮病外，其他类型 ALL 皮肤浸润极为少见。此外，急性白血病有时可伴有肺实质、胸膜、心包浸润，出现胸腔及心包积液，临床出现相应的症状。男性 ALL 患者可有睾丸浸润，常出现在缓解期，表现为单侧或双侧睾丸无痛性肿大，质地坚硬，无触痛。女性极少数伴有卵巢浸润，肾脏浸润极为罕见。

四、辅助检查

1. **血象** 红细胞和血小板常减少，一般为中等度的正细胞正色素性贫血，血涂片可见少量有核红细胞。血小板早期轻度减少，晚期明显减少，同时常伴有血小板功能异常。白细胞计数高低不一，ALL 患者约 2/3 诊断时白细胞计数是增高的，大多在（10 ~ 100）×10^9/L 之间，少数可 ＞100×10^9/L，高白细胞以 T － ALL 和早期 B － ALL 较多见。外周血涂片中大多数患者可见到原始和幼稚细胞，但少数患者外周血中未见原始、幼稚细胞，同时白细胞计数也不高，这种类型的白血病常称为"非白血病性白血病"。

2. **骨髓象** 骨髓中常显示有核细胞增生明显活跃或极度活跃，主要为原始及幼稚淋巴细胞的大量增生，原始细胞 ＞10%，原始 ＋ 幼稚细胞 ＞30%。偶尔有患者起病时外周血全血细胞减少，骨髓增生低下。红系和巨核系细胞因受白血病细胞增殖的影响，均有一定程度的抑制。有骨髓坏死者则呈现"干抽"现象，或骨髓液呈"冻样"改变，涂片中可见破碎细胞及篮细胞。

3. **形态学分型** 按 FAB 分类，ALL 可分为 L1、L2、L3。

（1）L1 型：原始及幼稚细胞以小细胞为主。核为圆形，核染色质较粗、结构一致，核仁小且不清楚；胞质少，呈轻或中度嗜碱性，极少有空泡。以儿童多见。

（2）L2 型：原始和幼稚细胞以大细胞为主。核形不规则，核染色质较疏松、结构较不一致，核仁较清楚、1 个或多个；胞质较多，呈轻或中度嗜碱性，空泡极少。以成人多见。

（3）L3 型：以大细胞为主。细胞大小较一致；核形较规则，核染色质细而致密，核仁清晰、1个或多个、泡沫状；胞质为深蓝色，呈蜂窝状。

细胞形态学分型中，细胞化学染色有助于区分 ALL 和 AML。ALL 细胞化学染色的特点为：原始细胞过氧化物酶（POX）和苏丹黑 B（SBB）染色阳性率≤3%；过碘酸 – 席夫（PAS）反应呈块状或粗颗粒状；特异性酯酶和非特异性酯酶染色均为阴性；中性粒细胞碱性磷酸酶增高。

4. 免疫学分型 细胞免疫学检查对 ALL 的分型诊断具有重要意义。采用单克隆抗体检测细胞表面（Sm）或细胞质（Cy）内的分化抗原，依据抗原表达将 ALL 分为若干亚型。按照免疫学标记 85% 的 ALL 为 B – ALL，15% 属 T – ALL。目前根据 8 种单克隆抗体将 T – ALL 分为与正常胸腺发育阶段相对应的 3 个亚型：I 型为幼稚胸腺细胞型（immature T – ALL）；II 型为普通胸腺细胞型（common T – ALL）；III 型为成熟胸腺细胞型（mature T – ALL）（表 18 – 1）。非 T 细胞型可再分早期前 B – ALL（B – I）、普通 B 细胞（common ALL，B – II）、前 B – ALL（B – III）和成熟 B – ALL（B – IV）（表 18 – 2）。

表 18 – 1 T – ALL 亚型

亚型	CD7	CD5	CD2	CyCD3	SmCD3	CD4	CD8	CD1a
I	+	- / +	- / +	- / +	-	-	-	-
II	+	+	+	+	- / +	+	+	+
III	+	+	+	+ / -	+	+ / -	- / +	-

表 18 – 2 B – ALL 亚型

亚型	HLA – DR	CD10	CD19	CD20	CD22	CyIgM	SmIg
B – I	+	-	+ / -	-	-	-	-
B – II	+	+	+	- / +	- / +	-	-
B – III	+	+	+	+	+	+	-
B – IV	+	+ / -	+	+	+	-	+

WHO 分类法更注重于免疫分型并将 ALL 与淋巴母细胞淋巴瘤合并。WHO 分类中的前体淋巴母细胞白血病/淋巴瘤（又分为 B 细胞型及 T 细胞型）相当于 FAB 分型中的 L1 及 L2 型。WHO 分类中的 Burkitt 淋巴瘤/白血病相当于 FAB 分型中的 L3 型。

5. 细胞遗传学和分子生物学特征 随着细胞遗传学技术的不断发展，急性白血病染色体的变化不仅与诊断有关，而且与方案选择及预后有关。约 60% 以上 ALL 有染色体异常，包括染色体数目及结构异常，从而导致基因发生变化。

（1）染色体数目异常：主要分为 4 种：①假二倍体：染色体数目正常，但有结构异常。此型缓解期短，预后较差。②低二倍体：染色体数目在 44 ~ 45 之间，伴有微小的结构变化，预后较差。③临界超二倍体，染色体数目在 47 ~ 50 之间，儿童 ALL 如出现这种染色体异常，对预后影响不大，成人相对预后较差一些，应尽早使用有效的化疗。④超二倍体：染色体数目 >50（50 ~ 65 之间），儿童中 20% ~ 30%、成人 5% ~ 12% 有超二倍体，其预后较好，中位生存时间较长。

（2）染色体结构异常和基因的变化：

1）B-ALL相关的染色体的异常：如：①t（9；22）（q34；q11）：ph1染色体在成人ALL中约占25%，在儿童中占3%，在40~50岁年龄组ALL中可高达50%，并且可检测到bcr/abl融合基因，其融合蛋白约75%为p190，25%为p210。这些患者在诊断时往往白细胞升高，老年人及男性多见，FAB分型呈L2型。此型完全缓解率低，复发率高，预后差。②t（4；11）（q21；q23）：3%~5%成人ALL可见此易位，形成MLL/AF4融合基因。伴有该异常的ALL免疫表型为前B细胞。临床上白细胞往往升高，有脾肿大和CNS-L，对常规化疗反应欠佳，缓解期短，预后较差。③t（1；19）（q23；q13）：此型约占儿童ALL的5%和成人ALL的3%，免疫表型为前B-ALL。这种易位产生F2A/PBXl融合基因，可阻断HOX基因和E2A靶基因的表达。临床常见白细胞增高，对标准治疗方案效果欠佳，预后较差（儿童更明显），而强烈化疗后预后良好。④t（12；21）（pl3；q22）：在儿童B-ALL中最为常见，约为20%，成人约2%，主要累及TEL和AML1基因，产生TEL/AML1融合基因，免疫表型为早期前B-ALL。此型为ALL中预后较好的一种亚型。⑤t（8；14）（q24；q32）：是B-ALL中最常见的易位，和Burkit淋巴瘤的细胞特点相似，属L3型。此外也可以是t（2；8）（p12；q24）或t（8；22）（q24；q11）易位。这些易位使8q24上c-Myc癌基因易位到14号染色体上和免疫球蛋白重链IgH并列，或于2p12和22q11免疫球蛋白轻链基因IgK和Igγ并列，形成IgH-Myc、Myc-Igκ，c和Igγ-Myc融合基因，使Myc基因调控失常而过度表达，导致细胞的恶性转化，此种患者对化疗药物易产生耐药，中位生存期<1年。

2）T-ALL相关的染色体异常：T-ALL的遗传学异常主要是以一些转录因子的过表达为主要特点。T-ALL患者最常见的是累及lp32上的TALl基因重排，其中3%ALL患者可见t（1；14）（p32；q11）易位，形成TCRaa-TALl融合基因。T-ALL也可存在位于10q24的HOX11基因的过表达，t（10；14）（q24；q11）易位，形成TCRaa-HOX11融合基因，而使HOX11基因活化。另一个HOX11L2基因位于5q35，可通过t（5；14）（q35；q32）或t（5；14）（q35；q11）而活化。此外，25%T-ALL有t（11；14）（p13；q11）易位，并形成TCRaa-TTG2融合基因。另外，4%儿童T-ALL有del（11），可以是11p12和11p13，该基因异常导致LMO$_2$基因上游自身负调控区域丢失，从而使得邻近LMO$_2$基因启动子被激活。

6. 血液生化检查　急性白血病，特别是在化疗期间，因白细胞破坏过多，血尿酸增高，尿中尿酸的排泄量增加，可出现尿酸结晶，若不及时处理，可引起尿酸性肾病。ALL患者末端脱氧核糖核酸转移酶（TdT）大多增高，血清乳酸脱氢酶（LDH）可升高。

五、诊断

ALL的诊断通常并不困难，一般临床上往往有贫血、发热或骨痛和肝、脾、淋巴结肿大。大多数患者外周血白细胞显著增高，并可见大量白血病细胞。骨髓检查即可确诊，即骨髓中原始+幼淋巴细胞≥30%。ALL诊断确定后，还必须通过细胞化学染色和免疫单克隆抗体方法进一步明确其类型和亚型。

六、鉴别诊断

一些疾病可产生与 ALL 相似的症状和血象，但只要详细询问病史，仔细检查和观察，比较容易鉴别。

1. 再障　再障和急性白血病都可以出现发热、出血、贫血和全血细胞减少，但再障患者的外周血涂片中找不到白血病细胞，肝、脾一般不肿大，骨髓检查可给予明确。

2. 传染性单核细胞增多症　传染性单核细胞增多症的患者外周血涂片中可见异常淋巴细胞，有时可能被误认为白血病细胞，一般来说做嗜异体凝聚试验和骨髓检查即可鉴别。

3. 骨髓病性贫血　癌肿骨髓转移时，外周血中常出现幼粒细胞和有核红细胞，骨髓涂片中的肿瘤细胞有时也会被误认为白血病细胞，如神经母纤维瘤细胞尤其容易被误认为原淋细胞，但骨髓中肿瘤细胞常聚集成堆，体积较大，细胞化学染色反应与白血病细胞或正常骨髓造血细胞也不一样。一般通过询问病史，全面分析患者的情况，不难做出正确诊断。

七、治疗

（一）支持治疗

大多数急性白血病都因发热、出血、贫血和（或）肝、脾、淋巴结肿大求治而确诊。因此对这些患者，在尽早进行化疗的同时，还应积极支持治疗，尤其是对化疗后白细胞减少或粒细胞缺乏的治疗，因其常合并严重感染，是死亡的主要原因。

1. 感染的处理　急性白血病在发病和治疗过程中易出现感染，故首先应加强预防措施。有条件者应安置在无菌层流病房进行化疗，降低感染率，强调口腔、鼻腔、皮肤、肛门周围的清洁卫生。化疗前如有局灶性感染，有条件者应予去除。有资料显示，当化疗后中性粒细胞绝对计数（ANC）$< 0.5 \times 10^9$/L，且持续 1 周以上者，几乎 100% 发生严重感染；当 ANC $<0.1 \times 10^9$/L 而未能纠正者，80% 死于感染；若 ANC $< 1.0 \times 10^9$/L 而未能纠正者，60% 左右死于感染；当 ANC $< 1.0 \times 10^9$/L 但能纠正而恢复到 1.0×10^9/L 以上者，仅 1/4 死于感染。当患者体温升高达 38.5℃ 以上，且在停止输液、输血等 2.5h 后高热仍不退时，应首先考虑感染。ALL 患者一旦感染，常来势凶猛、进展迅速，尤其是革兰阴性杆菌感染。当粒细胞减少患者合并铜绿假单胞菌败血症时，若未予以及时治疗，死亡率甚高。经验性抗生素的早期应用大大降低了粒细胞减少患者感染的死亡率。故一旦出现发热，应尽早寻找感染源，详细询问病史及做全面体格检查，反复做血、痰、咽拭、尿、肛周等分泌物的细菌培养及药敏试验，行肺部 X 线检查，同时开始经验性抗炎治疗，选用广谱抗生素。对于粒细胞减少的白血病患者，则应侧重于选择抗革兰阴性杆菌的药物。最常用的方案为氨基糖苷类加抗铜绿假单胞菌的 β 内酰胺类。对于肾功能不全患者，特别是老年人或有明显听力障碍的患者，主张以第三代头孢菌素类代替氨基糖苷类抗生素。经验性抗生素治疗 3~4d 后若体温下降，再继续治疗 3d；若体温不退，此时可参照病原菌的阳性结果和药敏情况调整用药。若各种培养阴性，患者仍有持续发热，则应考虑患者是否有真菌感染，可加用抗真菌药物。由于患者化疗后细胞免疫和体液免疫功能显著缺陷，故合并病毒感染的机会相对较多，尤其是巨细胞病毒和带状疱疹病毒感染，在正常人可呈良性且有自限性，在 ALL 患者病情可能较严重。有病毒感染时可采用无环鸟苷、大蒜制剂及 IFN－α 或 β。对体液免疫功能降低的

患者，可用 IVIG 0.2 ~0.4g/（kg·d），在一定程度上可帮助控制感染。

2. 出血的处理　出血是化疗前或化疗后常见的严重的临床表现。患者起病时由于血循环中白血病细胞数过高，脑部血管白细胞淤积，故颅内出血常是致命的并发症，因此对白细胞过高的患者应积极设法降低白细胞，如用白细胞分离术等。其次化疗后骨髓抑制、血小板计数明显降低，易发生出血。ALL 出血若是血小板减少所致，可输注单采血小板，并加用一些止血药物如卡洛柳钠（安络血）、酚磺乙胺（止血敏）等；若为凝血因子减少所致，可输注相应的血浆制品如凝血酶原复合物、纤维蛋白原等。

3. 贫血的处理　贫血可引起全身各组织器官的缺氧，导致功能衰竭，因此贫血患者伴有心悸、心动过速、气急、气短或血红蛋白 <60g/L 时可输入红细胞悬液，以改善机体缺氧状况。纠正贫血的最根本方法是尽快使白血病缓解。

4. 高尿酸血症的处理　急性白血病最常见的代谢异常是高尿酸血症。对已有血尿酸增高者，在化疗期间随白细胞破坏过多，高尿酸血症可能加重，应及早给予别嘌醇 0.1g，每日 3 次口服，防止尿酸性肾病的发生。同时补充足量的液体，使患者保持足够的尿液，以加速尿酸的排泄，并给一些碱性药物如碳酸氢钠，防止尿酸在肾小管沉淀。对白细胞计数 >20×10^9/L 的患者，在急性白血病诱导化疗期间也采用上述治疗原则，以减少尿酸形成。

（二）化学治疗

随着医学的不断发展，急性白血病已由不治之症成为可以治愈的恶性疾病之一。骨髓和外周血干细胞移植开展是治愈白血病的方法之一，但却受到供体、年龄、设备诸多条件的限制，尚不能普及，因此化疗仍是目前临床治疗白血病最常用的手段。通过化疗大量杀灭白血病细胞，以减少肿瘤负荷。一次足量的化疗可以杀灭体内 2 ~5 个对数的白血病细胞，骨髓抑制越明显，越早获得完全缓解，持续完全缓解就越长，长期无病生存率越高。但遗憾的是化疗作用是全身性的，有很大毒性，它既作用于白血病细胞，也影响正常细胞。

1. 化疗策略　应用化疗的目的是杀灭肿瘤细胞，故在化疗时应注意：①初治诱导缓解的重要性：因为初治患者存在肿瘤原发耐药的概率较低，骨髓内保留的正常 CFU - GEMM 相对要多一些，患者整体情况好，如有感染，较易控制。②强调一疗程缓解率：此与缓解时残留细胞群数有关。③采取联合方案，加大剂量：这与缓解率有关，亦与一疗程缓解率有关。④缓解后治疗：其目的是消灭残存白血病细胞，阻止耐药细胞生长，防止复发，延长生存期。缓解后强化治疗无疑对治愈白血病起决定作用。

2. 化疗治疗原则　联合化疗至今仍是急性白血病治疗的主要方法。强烈诱导、及早巩固、大剂量强化、酌情维持及个体化治疗是白血病化疗的重要原则。此外，髓外白血病的防治（中枢神经系统、睾丸等），支持治疗的进一步加强，生物反应的调控治疗，免疫、分子靶向治疗及多药耐药逆转治疗，都应十分注意。

3. ALL 化疗　ALL 一旦被确诊，应立即进行化疗。首先是诱导缓解，目的是杀死患者体内的白血病细胞，从而使患者临床症状和体征完全消失，骨髓恢复正常造血。然后是缓解后治疗，包括巩固强化治疗、维持治疗及 CNS - L 的防治等。近来资料显示，儿童 ALL 的完全缓解（CR）率可达 98%，5 年无病生存（DFS）达 70% ~ 80%。成人 ALL 的 CR 率在 74% ~93%，5 年 DFS 为 33% ~48%。

（1）诱导缓解治疗：成人 ALL 标准的诱导化疗方案以长春新碱、泼尼松和蒽环类药物（柔红霉素或多柔比星）组成的 DVP 方案或加左旋门冬酰胺酶（L - ASP）组成的 VDLP 方案最常用，CR 率一般在 75% ~ 90%，中位缓解时间为 18 个月左右。有报道认为在 DVP 方案基础上加用 L - ASP 不影响 CR 率，但可以改善 DFS。在诱导缓解治疗中 L - ASP 可用，也可不用，但缓解后巩固治疗中最好能用。另外，诱导缓解中可提高蒽环类的药物剂量，如柔红霉素（DNR）45 ~ 60mg/（$m^2 \cdot d$），用 2 ~ 3d。地塞米松代替泼尼松，因为地塞米松在脑脊液中浓度高，维持的半衰期长，有更好地预防 CNS - L 的复发和提高 DFS 的作用。

为了提高 CR 率，继而改善 DFS，在成人 ALL 中诱导缓解治疗中加环磷酰胺（CTX）可提高 T - ALL 的疗效，加用大剂量阿糖胞苷（HD - AraC）主要在于提高 DFS 以及有效预防 CNS 的复发。MD Anderson 癌症中心尝试 Hyper - CVAD 与甲氨蝶呤（MTX）联合 HD - AraC 方案交替使用，其 CR 率可达 92%。此外，替尼泊苷（VM26）、大剂量 MTX、米托蒽醌也被广泛应用于 ALL 患者的诱导缓解治疗。

成人 ALL 患者经诱导治疗，约 20% 未能达 CR，约 10% 成人患者在确诊和治疗开始后最初 8 周内死亡。死亡率与年龄相关，患者年龄 >60 岁，约 2/3 死于感染，尤其在中性粒细胞减少期，各种广谱抗生素的大量使用使真菌感染机会明显增加。正规的标准剂量联合化疗 1 ~ 2 个疗程，未 CR 者属于难治性白血病，应改变化疗方案。

（2）缓解后治疗：ALL 在取得 CR 后应及时给予缓解后的强化治疗，进一步清除体内残留白血病细胞，防止复发，延长缓解期，使患者能长期存活。缓解后治疗可以采用大剂量化疗，应用诱导缓解时未曾应用的新的化疗药物，也可应用原诱导缓解或序贯的巩固化疗方案。如 CAM（CTX）1000 mg/m^2，第 1 日，静滴；Ara - C 1000mg/m^2，每 12 h 一次，第 1 ~ 3 日，静滴，用 6 次；巯嘌呤（6 - MP）50mg/m^2，第 1 ~ 7 日，晚上顿服）、VDL、VDLP 方案也可作为缓解后的巩固治疗。

大剂量化疗——主要是 HD - AraC 或 HD - MTX，已越来越多地应用于成人 ALL 的巩固治疗。HD - AraC 常用剂量为每次 1 ~ 3g/m^2（每 12h1 次，一般用 6 次），HD - MTX 为 2 ~ 3g/m^2，对于预防全身和睾丸复发、治疗 CNS - L 具有肯定价值。MD Anderson 癌症中心 Hyper - CVAD 治疗方案是典型的 HD - AraC、HD - MTX、HD - CTX、大剂量糖皮质激素相结合的方案：Hyper - CVAD（第 1、3、5、7 疗程），CTX 300 mg/m^2，每 12 h1 次，第 1 ~ 3 日（美司钠等量解救）；VCR 2mg，第 4、11 日；多柔比星 50 mg/m^2，第 4 日；地塞米松 40mg/d，第 1 ~ 4、11 ~ 14 日。HD MTX - AraC（第 2、4、6、8 疗程），MTX1.0g/m^2，第 1 日；AraC 3.0g/m^2，每 12 h1 次，第 2、3 日；甲泼尼龙 50 mg，每 12 h 1 次，第 1 ~ 3 日。中位随访时间为 63 个月，5 年生存率为 38%，5 年持续 CR 率为 38%。

ALL 患者强化巩固治疗后，继续进行维持治疗对于延长患者缓解期及 DFS 是十分重要的。目前成人 ALL 维持治疗的方法是参考儿童 ALL，基本方案是：6 - MP 75 ~ 100mg/m^2，晚上顿服；MTX 20mg/m^2，每周 1 次，口服或静注。此外，成人 ALL 的维持治疗也可间歇使用联合化疗方案，或单药持续给药与联合化疗间歇序贯应用，维持治疗期间的强化治疗多选用 COAD、VDLP、VDL + HD - AraC 方案。强化化疗的间隔则根据不同的危险度，高危患者维持治疗开始每 3 个月需强化 1 次；中危患者每半年强化 1 次；而标危患者在 CR 后 12 个月强化 1 次即可。维持治疗的持续时间往往为 2 ~ 3 年，至少不应少于 1 年。

（3）髓外白血病的防治：髓外白血病是指骨髓以外部位所发生的白血病，这些部位在常规化疗时化疗药物不能达到有效的杀伤浓度。除了 CNS 外，尚有睾丸、卵巢等。这些部位残留的白血病细胞是造成临床复发的主要原因。因此加强对髓外白血病的防治是使 ALL 患者持续缓解、避免复发甚至治愈的重要环节。

成人 ALL 初治时脑膜白血病的发生率 < 10% ，但如不接受 CNS 预防措施，30% ~ 50% 成人 ALL 可发展为 CNS – L。发生 CNS – L 的相关因素主要是外周血白细胞增高，特别是处于增殖周期的白血病细胞比例较高。其次 B – ALL，尤其是 L3 型 CNS – L 的发生率高。

1）CNS – L 的预防和治疗：包括：①鞘内化疗：预防性治疗通常在诱导缓解期，外周血中原始细胞基本消失，血小板回升即可开始鞘内注射 MTX 10mg + 地塞米松 2.5mg（每周 1 ~ 2 次，连用 4 ~ 6 次）。如出现 CNS – L，则 MTX + 地塞米松隔日鞘内注射至脑脊液生化、常规达正常为止，以后每 4 ~ 6 周 1 次，随全身化疗结束而停用。若 MTX 效果不佳，也可使用或加用 AraC 30 ~ 50mg/次。②全脑照射 + 鞘内注射 MTX：全脑预防性照射剂量，标危组为 18Gy，高危组或已发生 CNS – L 者为 24Gy。因全脑照射后长期生存者的随访发现有智力降低、神经内分泌功能降低和继发性脑肿瘤，故目前全脑预防性照射只应用于高危患者。③全身化疗：CNS – L 是全身白血病的一部分，由于血脑屏障的存在，常规全身用药大多不能在脑脊液中达到足够浓度，无法起预防和治疗作用，故应使用能通过血脑屏障的药物，并大剂量给药，如中、大剂量 MTX 或大剂量 Ara – C。当中剂量 MTX （500 ~ 1500mg/m²） 或大剂量 MTX （1500 ~ 2500mg/m²） 静脉用药时，脑脊液内浓度达 10^{-7} ~ 10^{-5} mol/L。一般认为 10^{6} mol/L 浓度有杀灭白血病细胞的作用。临床上可以用大剂量 MTX 静注 + MTX （10mg/m²） 鞘内注射预防 CNS – L。大剂量 Ara – C 静脉给药能很快到达脑脊液，渗入脑脊液的比例较高，约为血清浓度的 40% ，使其在脑脊液中的浓度与血浆达到平衡，以预防脑膜白血病。

2）睾丸白血病：睾丸白血病的发生率仅次于 CNS – L，也是 ALL 细胞最易浸润的"庇护所"之一。5% ~ 10% 长期生存的男性患者可发生睾丸浸润。生存越久，发生率越高，且多累及双侧睾丸，可根据临床表现和睾丸穿刺活检确诊。对睾丸白血病的治疗主要用局部放射治疗，同时加全身化疗，特别是大剂量化疗可明显提高疗效，还可用类固醇激素治疗。

3）卵巢白血病卵巢白血病十分罕见。在可能情况下以手术全切除为主，可配合全身化疗或局部放疗。

（4）Ph/bcr – abl 阳性 ALL 治疗：Ph/bcr – abl 阳性 ALL（在成人 ALL 中总的发病率为 25% ，且随年龄增长而有所增加，50 岁以上患者发病率在 40% 以上）是一个预后最差的亚型。Ph/bcr – abl 阳性 ALL 的 CR 率加权平均值为 66% ，然而只有不到 10% 患者在强烈诱导治疗后可达到分子遗传学的缓解，传统化疗甚至是包括大剂量化疗（如 HD – AraC）后中位缓解期很短（9 个月），2 ~ 3 年的 LFS 为 0 ~ 15% ，非常差。目前最好的结果是在 CR1 时进行干细胞移植，最好是来源于 HLA 相合的同胞供者，也可以是无关供体或自体干细胞移植。

最近出现了一些新的分子靶向治疗手段，可直接选择性抑制 bcr – abl 基因。伊马替尼作为 Ph （ + ）ALL 的一线治疗的研究已逐渐开展。现一般认为：①在诱导和巩固阶段用化疗与伊马替尼联合有协同作用，CR 率达 95% ，并有助于防止继发耐药。②化疗与伊马替尼同时使用有更高的 PCR 转阴率。③老年 Ph （ + ）ALL 的患者采用伊马替尼 600mg/d 和泼尼松诱导，也可获 90% 的 CR 率。④使用伊马替尼能更好地维持细胞和分子遗传学的缓解，减少复发。⑤CD20 – ALL 可加用抗 CD20 单抗。

（三）造血干细胞移植

ALL 患者用化疗能够获得长期 DFS，尤其是儿童 ALL，CR 率高，长期生存率也较高，这些并不急需在 CRI 时就进行干细胞移植。成人标危 ALL 在 CRI 时也不主张进行干细胞移植。目前欧洲骨髓移植协作组公布的 allo – HSCT 在 ALL 治疗中的适应证为：CR1 的高危/极高危患者（PH$^+$、诱导缓解化疗无效、T – ALL 且泼尼松反应不良、诱导化疗 6 周后 MRD > 10^{-2}等）；CR2 患者（CRI 持续时间 < 30 个月或 CR1 期 MRD 持续高水平）。

（栾春来）

第四节　急性髓细胞白血病

急性髓细胞白血病（acute myeloid leukemia，AML）是造血系统的一类恶性肿瘤，白血病细胞在骨髓和血液中大量积聚，浸润全身器官和组织。AML 是一个具有明显异质性的疾病群，它可以由正常髓细胞分化发育过程中不同阶段的祖细胞恶性增殖而产生，不同阶段祖细胞的 AML 具有不同特征，故 FAB 分型有 $M_0 \sim M_7$ 虽然 AML 有其异质性，但对其分子生物学特征和临床治疗方面除了急性早幼粒细胞白血病有比较深入的了解和针对靶基因采取诱导分化治疗外，其他髓系白血病仍以联合化疗为主。AML 总的缓解率可达 60% ~ 80%，但 5 年无病生存（DFS）率仍在 25% ~ 30%。

一、流行病学

美国 AML 每年发病率约为 3.6/10 万，男性略高于女性（1.2 : 1），随年龄增长，发病率逐渐升高，65 岁以下为 1.7/10 万，而 65 岁以上则为 16.2/10 万。过去 10 年间 AML 发病率迅速增加。我国近几年也呈上升趋势，20 世纪 80 年代末我国 22 个省进行了白血病年均发病率调查，总发病率为 2.76/10 万，其中 AML 为 1.85/10 万。与 ALL 不同的是，AML 以成人多见（成人急性白血病中 ALL 占 20%，AML 占 80%），其发病率随年龄增长渐次上升，20 岁以下年轻患者仅占全部 AML 的 5%，一般过 40 岁后发病增加，而 50% 以上 AML 年龄 ≥ 60 岁，中位发病年龄为 60 ~ 65 岁。男性发病率比女性略高，至老年期男性发病率明显高于女性。

二、病因和发病机制

AML 的病因和发病机制类似 ALL，主要为遗传因素、电离辐射、化学药物和某些职业相关因素，但病毒致 AML 还没有直接证据。

1. 遗传因素　体细胞染色体异常如 Down 综合征（21 – 三体）、Patau 综合征（13 – 三体）和 Klinefelter 综合征（XXY 畸形）的患者中，AML 的发生率增加。此外，一些常染色体遗传病如先天性血管扩张红斑病（Bloom 综合征）、先天性再生障碍性贫血（Fanconi 贫血）、先天性丙种球蛋白缺失症和 Kostmann 综合征等，AML 的发病率均较高。

2. 电离辐射　日本遭原子弹袭击后的幸存者中，AML 的发生率明显提高，爆炸 5 ~ 7 年后是发病高峰。单纯的放疗很少增加 AML 的患病率。

3. 化学因素　苯作为溶剂，应用于化工、塑料、橡皮和制药行业，它的致白血病作用已经肯定。吸烟、接触石油制品、燃料均会增加 AML 的患病率。抗癌药物，尤其是烷化剂可引起继发性白血病，多发生在接触后 4 ~ 6 年内，5 号和 7 号染色体异常多见。拓扑异构酶 Ⅱ 抑制剂相关的白血病发生在 1 ~ 3 年内，染色体异常表现为 11q23。乙双吗啉、氯霉素、保泰松亦可能有致白血病作用。氯喹、甲氧沙林可引起骨髓抑制，继而发展为 AML。

AML 的恶性克隆性增殖累及造血细胞的水平不一，可以是多能干细胞，也可以是粒 - 单核细胞祖细胞，白血病细胞失去进一步分化成熟的能力，阻滞在较早阶段。髓系造血细胞发生白血病变的机制可能还与染色体断裂、易位有关，使癌基因的位置发生移动和被激活，染色体内基因结构的改变可导致细胞发生突变。

三、临床表现

AML 的临床表型与 ALL 大致相同，但各有其特点。

1. 贫血　AML 患者起病急缓不一，有些自感乏力、心悸、气短、食欲下降和体重减轻，多数为轻至中度贫血。老年患者贫血更为多见，甚至为严重贫血，可能少数在确诊前数月或数年先有难治性贫血，以后再发展为 AML。

2. 出血　AML 患者起病时血小板减少极为常见，约 1/3 患者血小板数 $< 20 \times 10^9/L$，60% 初发患者有不同程度的出血，临床主要表现为皮肤瘀点和瘀斑、鼻出血、牙龈出血、口腔黏膜出血，少数患者有眼球结膜出血，女性患者常伴有月经过多。出血的主要原因是由于白血病细胞的异常增殖，使骨髓巨核细胞生成受抑，导致血小板减少；也可能是继发于 DIC 所致，这通常见于急性早幼粒细胞白血病患者，其表现为广泛皮肤、黏膜或注射部位、穿刺部位大片出血，甚至因颅内和消化道大出血而死亡。

3. 感染　10% 的 AML 患者，发热是首发症状，而感染是发热最常见的原因。几乎所有 AML 患者发病时中性粒细胞绝对值是下降的，同时伴粒细胞功能的缺陷。感染可发生在体内任何部位，约 25% 出现严重的软组织或下呼吸道感染，多数为细菌感染，极少数为真菌感染。

4. 白血病细胞浸润　AML 髓外浸润主要以 M_4 和 M_5 多见，白血病细胞可侵及牙龈，出现牙龈增生和肿胀，甚至表面破溃出血。皮肤浸润表现为斑丘疹、结节状或肿块。眼部浸润一般出现在原始细胞极度升高的患者，以视网膜浸润为主，有时在眼球后部位可见绿色瘤，主要是因瘤细胞内含大量髓过氧化物酶，使瘤体切面呈绿色。肝、脾、淋巴结肿大比 ALL 少，肝、脾通常肋下刚及，明显的肝、脾、淋巴结肿大者 ≤10%。中枢神经系统浸润方面，AML 明显低于 ALL，包括初发和复发患者，成人 CNS－L 发生率大约为 15%。极少数患者（2% ~ 14%）首先发现有肿块，可出现在软组织、乳房、子宫、卵巢、硬脑（脊）膜、胃肠道、肺、纵隔、前列腺、骨骼或全身其他部位。肿块是由白血病细胞积聚而成，称为粒细胞肉瘤。肿块可以于 AML 诊断时被发现，亦可在 AML 诊断确立前即出现。这种粒细胞肉瘤多见于伴有 t（8；21）染色体易位的患者。

四、辅助检查

1. 血象　AML 患者的白细胞均值约为 $15 \times 10^9/L$，约半数 AML 患者白细胞在（10 ~ 100）$\times 10^9/L$，而 20% 患者的白细胞 $> 100 \times 10^9/L$，25% ~ 40% 患者白细胞计数 $< 5.0 \times 10^9/L$，少数患者白细胞数 $< 4 \times 10^9/L$，常为 M_3 型和老年患者。外周血分类中可见不同数量的白血病细胞，大约有 5% 患者外周血中很难找到原始细胞。外周血中性粒细胞吞噬和趋化功能削弱，形态有异常改变（核呈分叶状，缺乏正常的嗜天青颗粒）。大多数患者有不同程度的正细胞正色素性贫血，有些甚至出现严重贫血，网织红细胞常减少。75% 患者血小板计

数 $<100 \times 10^9/L$，而 25% 患者 $<25 \times 10^9/L$，尤其是 M_3 型。血小板的形态和功能异常，巨大畸形含异常颗粒，失去正常的聚合、黏附功能。

2. 骨髓象　急性白血病的诊断依赖于骨髓穿刺和活检。多数患者骨髓象示细胞显著增多，白血病原始和（或）幼稚细胞占骨髓细胞的 30% ~ 100%，取代了正常的骨髓组织。白血病细胞常有形态异常和核质发育不平衡，如胞质内出现 Auer 小体，则可确诊 AML 而排除 ALL。偶尔可见骨髓纤维化（M_7 多见）和骨髓坏死。

3. 其他实验室检查　在出现 DIC 时，除血小板减少外，可有血浆凝血酶原时间（PT）和活化部分凝血活酶时间（APTT）延长，血浆纤维蛋白原降低，纤维蛋白降解产物增加和 D 二聚体升高。高尿酸血症常见于白细胞数增高和诱导化疗期的患者，往往与肿瘤溶解有关，表现为高钙血症、高钾血症、高尿酸血症、高磷酸血症和肾功能不全，这些症状往往出现在治疗开始后不久，不予适当治疗将危及生命，但 AML 的高尿酸血症发生率比 ALL 低。血清乳酸脱氢酶（LDH）可升高，在 M_4 和 M_5 中多见，但也比 ALL 轻。血清溶菌酶在 AML 患者中增高，以 M_4 和 M_5 型多见。

五、分型

根据白血病细胞的形态学、细胞化学、免疫表型、细胞遗传学及分子生物学的特点，可以将 AML 进行多种分类。

1. 形态学　典型 AML 白血病细胞直径在 $12 \sim 20 \mu m$ 之间，形态有异常改变，如染色质粗糙、排列紊乱，核的形态异常（切迹、分叶），核仁明显，胞质中常含有嗜天青颗粒。AML 的一个重要特征是胞质中可见 Auer 小体，经 Wright – Giemsa 染色呈红色。法国、美国、英国协作组（FAB 协作组）根据形态学和组织化学将 AML 分为 8 个亚型：M_0、M_1、M_2 和 M_3 型是原粒细胞分化停滞在不同阶段，M_4 和 M_5 型白血病未成熟细胞为粒（单核）系，M_6 型为红系，M_7 型为巨核系（表 18 – 3）。

表 18 – 3　AML 的 FAB 分类

亚型	形态	POX	NSE	PAS	染色体改变
M_0，急性未分化型白血病	大小一致，未分化的原粒细胞	-	-	-	多样
M_1，急粒白血病未分化型	未分化的原粒细胞，无嗜天青颗粒	+/-	+/-	-	多样
M_2，急粒白血病部分分化型	含颗粒的细胞占主体，可见 Auer 小体	+ + +	+/-	+	多样；t（8；21）
M_3，急性早幼粒细胞白血病	以多颗粒的早幼粒细胞为主	+ + +			t（15；17）
M_4，急性粒 – 单核细胞白血病	原粒细胞和原单核细胞为主	+ +	+ + +	+ +	多样；Inv/del（16）
M_{4EO} 急粒 – 单核伴嗜酸性粒细胞增多	除 M_4 型特点外，含有嗜酸性粒细胞				
M_5，急性单核细胞白血病	原单核细胞为主	+/-	+ + +	+ +	多样 11q23 异常
M_{5a}，未分化型	原单核细胞≥80%				

亚型	形态	POX	NSE	PAS	染色体改变
M_{5b}，部分分化型	原单核细胞 >20%				
M_6，急性红白血病	原红细胞为主，巨大畸形红细胞可见	−	−	++	多样
M_7，急性巨核细胞白血病	原巨核细胞为主	−	+/−	+	多样

2. 免疫表型 根据细胞表面抗原对单克隆抗体的免疫反应，在一定程度上有助于 AML 进行分型。在 AML 的单克隆抗体检测中，未成熟的粒－单核细胞表面抗原可以与抗 CD_{13}、抗 CD_{14}、CD_{15}、抗 CD_{33} 和抗 CD_{34} 结合，这种反应出现在 AML 患者的白血病细胞中。而 M_6、M_7 型表达红系、巨核系的免疫表型，M_6 型为抗血型糖蛋白 A，M_7 型表达抗血小板糖蛋白 CD_{41}、CD_{42b}、CD_{61}。AML 同时表达 HLA－DR 抗原，但通常缺乏 T 细胞、B 细胞和其他淋巴细胞抗原。仅 10% ~20% AML 患者可表达 T、B 细胞等淋巴细胞抗原，这些患者淋巴细胞抗原的表达并不改变疾病的发展，但对化疗的反应可能较差。

3. 细胞遗传学和分子生物学 在 AML 中，不同的形态学表现和临床亚型往往有特征性的染色体异常。染色体异常包括数目异常、染色体多或少；更多见的是染色体易位、缺失和倒置。在诊断 AML 时进行细胞遗传学的检测成为预测患者预后及治疗方案选择的依据。50% ~60% 的初发成人 AML 骨髓可检测到染色体克隆的异常（至少 2 个细胞分裂中期的细胞有染色体结构异常或染色体三体，至少 3 个细胞分裂中期的细胞发现染色体单体）；10% ~20% 患者存在复杂核型，即至少有 3 种染色体异常；另有 40% ~50% 患者通过常规染色体显带技术检测不到细胞遗传学异常。一些协作研究已经提出在根据诊断时的核型变化，将 AML 分为预后良好、中等和不良三组。而且有资料证实，在诊断时即使只有 1 个中期细胞存在核型异常，但只要这种核型持续存在，就会导致更高的累积复发率及更低的 DFS 和总生存（OS）。当急性白血病患者经过化疗达完全缓解（CR）期，染色体异常消失；而当疾病复发后，染色体异常将又出现。

在所有细胞遗传学分类中，正常核型的患者比例最高，为中等预后。但发现对此类患者采取相同的治疗方案，其效果并非相同，可能原因是正常核型的 AML 患者在分子水平上存在异质性。目前影响正常核型 AML 患者最重要的因子是 FLT_3 基因的内部串联重复（FLT_3－ITD），大约发生在 1/3 的患者中，提示预后不良，尤其是伴有不表达 FLT_3 野生型等位基因或高度突变的 FLT_3 基因的患者，预后更差。另外，在正常核型 AML 中有 5% ~10% 的 MLL－PTD 突变，另一些有 BAALC 和 ERG 的过度表达，这些突变和过度表达均提示其预后不良。相反，如出现 NPMI 和 CEBPA 突变，则提示其预后较好。

六、诊断

根据 AML 临床表型、外周血象及骨髓检查，一般均能给予明确诊断。随后结合骨髓涂片中的细胞化学、免疫学、染色体及分子生物学的检测，按照 FAB 或 WHO 分型进一步确立其分型。

七、鉴别诊断

1. 再障　白血病和再障都可表现为外周全血细胞减少，但再障的骨髓象示细胞增生低下或极度低下，无原幼细胞发现，淋巴细胞相对增多。

2. MDS　表现为外周血细胞减少，出现病态造血，骨髓中可见一系或多系病态造血，原始细胞 <20%。

3. 类白血病反应　严重感染可出现类白血病反应，外周血中可见幼稚粒细胞，但骨髓和外周血中以后期幼粒细胞为主，原始和（或）幼稚细胞增多不明显，一般 <10%，细胞化学染色 NAP 积分升高，经抗感染治疗后白细胞逐渐下降。

八、治疗

AML 诊断确立后，应迅速对患者病情作一评估，然后给予适当的治疗。除了判断 AML 的亚型，还应对患者的全身整体情况做出评判，包括心血管系统、呼吸系统和肝肾功能等。还应评定与预后有关的某些因素，这些将影响患者能否达到 CR 和维持缓解的时间。如患者同时伴有感染，因寻找原因，积极抗感染处理。某些患者存在严重的贫血和血小板减少，应及时给予输注红细胞和血小板。尤其是急性早幼粒细胞白血病，若并发 DIC，除积极治疗原发病外，可使用低分子量肝素，24h 内肝素剂量为 3000~6000U；若同时伴有凝血因子减少包括纤维蛋白溶解亢进所致，可输注相应的血浆制品如凝血酶原复合物、纤维蛋白原等。

约 50% 患者血清尿酸浓度轻度或中度升高，仅 10% 有严重升高。尿酸在肾内形成结晶引起严重的肾病是较少见的并发症。化疗将加重高尿酸血症，应立即给予患者别嘌醇，并嘱咐其多饮水并碱化尿液。

多年来成人 AML 的总体疗效逐步改善，目前仍以细胞毒化学药物治疗为主。AML 的化疗一般分为诱导缓解治疗和缓解后治疗两个阶段。诱导缓解治疗的目的是达到临床和血液学的 CR，而缓解后的治疗则是尽可能地减少机体亚临床的白血病细胞负荷，达到真正的治愈。

1. 诱导缓解治疗　目前非 APL 的 AML 诱导缓解经典方案为 DA "3+7" 方案：柔红霉素（DNR）45mg/m^2 静注，用 3d；阿糖胞苷（AraC）100mg/（m^2·d）静滴，用 7d，最好 24h 内持续静滴。小于 55~60 岁患者的 CR 率为 60%~75%，遗传学特征不良组（即核型差的成人 AML）CR 率在 55%~58%。有许多随机研究在 AraC 用量不变的基础上比较了盐酸柔红霉素与伊达比星（idarubicin）、安吖啶（amsacrine）、阿柔比星、米托蒽醌，结果显示这些药物均优于 DNR（45 mg/m^2）。因此，目前主张采用比 45mg/m^2 更大剂量的柔红霉素，或换用其他蒽环类，如伊达比星或米托蒽醌。伊达比星替代 DNR，组成伊达比星加 AraC 的 "3+7" 方案，伊达比星 12mg/（m^2·d）静滴，每日 1 次，连续 3d，而 Ara-C 的用法同上。此方案比 "DA 3+7" 方案有较高的长期 DFS 率。研究表明，此结果可能与伊达比星比 DNR 具有更好的中枢渗透性和在细胞内积蓄，以至不易被 P 糖蛋白（Pgp）泵出和与不易耐药有关。

近几年来有许多在 "3+7" 方案基础上的改良方案，通过增加 AraC 的剂量或加用依托泊苷来提高诱导化疗强度，对初始缓解率虽无明显提高，但 DFS 率得到改善，尤其对于 50 岁以下的患者。最近几年广泛的临床试验结果表明，在 AML 中具有潜在应用价值的其他新药包括以下 4 类：①核苷类似物：氟达拉滨（fludarabine）。②拓扑异构酶 I 抑制剂：托泊替康（topotecan）和一氨基喜树碱（9 – amino camptothecin）。③去甲基化制剂：氮杂胞苷（5 – azacytidine）相地西他滨（decitabine）。④铂和烷化剂类似物：卡铂（carboplatin）和 tabli-mustine。这些新药目前主要被用于难治性 AML 和复发 AML 的诱导缓解治疗。

2. 缓解后治疗　20 世纪 80 年代以前 AML 的缓解后治疗主要是长期的维持治疗。维持治疗的方案很多，多数由 2 种以上的药物构成，但总的细胞毒杀伤程度通常低于诱导缓解治疗，复发率比较高。近来缓解后治疗方案的选择主要依据细胞遗传学特征而定。

（1）预后好的遗传学特征组：这组患者对诱导缓解的初始反应率在 85% 左右，经过强烈缓解后治疗 5 年生存率 > 50%。缓解后治疗的化疗方案有很多，但大多数认为年龄在 55 岁以下者，大剂量阿糖胞苷（HD – AraC）是缓解后治疗的有效方案。HD – AraC 的具体用法为：AraC 2.0 ~ 3.0g/m²，每 12h 一次，每次持续静滴 3h，第 1 ~ 3 日，共 6 次，根据骨髓造血功能恢复的快慢，每 35 ~ 42 日为一疗程，共 4 ~ 5 个疗程。主要毒副作用为皮疹、充血性结膜炎、胃肠道反应和中枢神经系统（常为小脑共济失调）毒性。CALGB 报道称对那些有 t（8；21）易位的患者，3 ~ 4 个疗程的 HD – AraC 是最合适的，这组患者 3 年 DFS 约为 60%。对本组患者缓解后是否需要进行自体造血干细胞移植尚有争议。自体造血干细胞移植后复发率明显下降，但移植相关死亡率为 18%，故总生存率无差别。而异基因干细胞移植治疗相关死亡率高，对这组患者不作为标准方案。

（2）预后中等的遗传学特征组：对 55 ~ 65 岁的患者，建议行 HLA 相合同胞的异基因移植，3 年生存率达 65%，3 年复发率为 18%。至于初次缓解期何时行异基因干细胞移植为宜，尚无前瞻性研究，IBMTR 的回顾性资料提示缓解后继续化疗无特别优点，如果有 HLA 相配的供体，应当尽快实施移植。无合适同胞供者，可接受 HD – AraC 方案，HD – AraC 的剂量为 1.5 ~ 3g/m²。有关核型中等 AML 患者的自体造血干细胞移植有相当多的报道。MRC 研究报道，接受自体移植的患者复发率为 35%，而接受强化疗的患者复发率为 55%，5 年生存率分别为 56% 和 48%。提倡移植前给予几个疗程强烈化疗以达到体内净化，或移植前加用抗 CD33 单抗。

（3）预后不良的遗传学特征组：含 3 种以上异常的复杂核型，这组患者长期以来被认为是 AML 中治疗效果最差的，虽然初始治疗反应可能 > 50%，但无论缓解后治疗采用什么方案，总的长期生存很差。目前治疗趋势是，如果有 HLA 相合同胞供者，应当在诱导缓解后尽快行异基因造血干细胞移植，5 年生存率达 44%，而接受化疗组仅 15%。如无 HLA 相合同胞，可在第一次缓解后就接受 HLA 相合的无关供者或半相合同胞供者，长期生存仍可达 40% ~ 50%。无合适供者，则接受 2 ~ 3 个疗程 HD – AraC 或类似方案，再行自体造血干细胞移植。

3. 老年 AML 的治疗　老年 AML 的治疗仍是一个具有很大挑战的问题，因为细胞遗传学的预后分组主要是以年轻患者（年龄 < 60 岁）的研究结果而定，某些染色体的异常对老年和中青年 AML 临床预后的影响是不同的。如 MDR 的表达，< 56 岁的为 33%，而 > 75 岁的为 57%；预后良好的核型在 < 56 岁为 17%，> 75 岁则降至 4%；而年龄 < 56 岁和 > 75 岁 AML 患者核型不良的分别为 35% 和 51%。且老年患者体能状态差，某些有 MDS 的病史，骨髓中伴有多系分化异常，因此要寻求新的治疗措施，以改善老年患者的生存。

有研究显示，化疗比单纯支持治疗的生存率有增加的趋势，但是年龄 > 80 岁的老年患者不会从标准化疗中受益。多中心研究显示，老年患者用标准方案治疗后的 CR 率达 45% ~

55%，但3年DFS率＜15%；尤其是对60岁以上患者，在诱导治疗和缓解后治疗中采用HD－AraC，并不优于标准剂量AraC。将依托泊苷、巯嘌呤等其他药物加到诱导化疗方案中，缓解率略有提高，但并不改善患者的DFS。目前尚无随机对照显示缓解后的治疗能够改善老年患者的预后，但有研究表明，老年AML患者进行诱导缓解和缓解后治疗可获得较长的DFS，因此给予缓解后治疗是合理的。可以采用重复诱导缓解方案、减弱的诱导方案（DA："2＋5"）或AraC单药治疗。

九、预后

AML的预后因素主要与年龄、外周血白细胞和原始细胞数的高低，以及患者的全身状况、细胞遗传学改变及治疗疗效有关。

患病时的年龄是影响预后最重要的因素，因为年龄较大的患者对化疗耐受性差，难以达到CR。同时老年患者的AML生物学特征与年轻患者不同。老年患者的白血病细胞常有MDRI（多药耐药基因）的表达，对化疗药物有抗药性。随着年龄增加，对药物的抗药性也增加。老年AML患者合并慢性疾病或并发症，对治疗的耐受性下降，如果治疗前有其他急性疾病，也会降低生存率。同时老年患者的一般情况将影响其对化疗的反应和预后，白细胞计数较高是影响预后的又一独立因素，维持CR的时间与外周血白细胞计数、外周血白血病细胞绝对值呈负相关。患者白细胞数＞$100 \times 10^9/L$，则早期中枢神经系统出血及治疗后复发比例较高，均会影响预后。FAB分类诊断也会影响预后，其中M_4及M_5的预后较差，M_7的预后最差。染色体异常是影响预后的一个独立因素（前面已述）。骨髓有多系细胞异常造血者，或在AML诊断前已有一段时间存在贫血、白细胞减少和血小板减少者，预后较差。此类患者可能由MDS演变而来。应用细胞毒性药物治疗其他恶性疾病而引起的继发性白血病预后亦差。

除了治疗前的因素，一些治疗时的因素也关系到能否达到CR，如治疗后多久白血病细胞在外周血中消失。患者经过一个疗程即达到CR，预后要好于通过几个疗程才能达到CR。

（栾春来）

第五节　慢性淋巴细胞性白血病

慢性淋巴细胞性白血病（chronic lymphocytic leukemia，CLL）是一种发生在外周血、骨髓和淋巴结的形态单一的小圆B细胞淋巴瘤，伴有前淋巴细胞和副免疫母细胞（假滤泡），通常表达CD5和CD23。CLL是肿瘤性疾病，病因不明，其发生发展可能与基因有关。约50% CLL患者的白血病细胞有染色体的异常，其中13q14基因缺失是最常见的染色体异常，其后依次是12三体型。17q13的p53肿瘤抑制基因的突变常见。

一、流行病学

本病在西方国家是最常见的成人白血病，占65岁以上白血病患者的65%。中位发病年龄65～70岁。30岁以下极为罕见，但20%～30%的病例于55岁前发病，年发病率约3/10万。欧洲、澳大利亚、北美白人以及黑人的发病率是印度、中国、日本的20～30倍。美国每年的新发病例约为17000人，发病率为2.7/10万人，约占所有白血病的30%，发病年龄一般大于50岁（平均65岁），并且随着年龄的增加发病率也呈上升趋势，50岁以下仅占10%。男性多于女性，男女比例约为2：1。一般来说，这种肿瘤性淋巴细胞属于B细胞系，而T细胞来源小于2%，称为T淋巴细胞白血病。CLL在东方人中少见，在日本仅占2.6%，我国亦较少见，仅占1.1%（1977年）。

二、病因和发病机制

CLL的病因和发病机制目前还不清楚。至今尚无明确的证据提示化学物质和放射接触史、饮食、吸烟、病毒感染以及自身免疫性疾病等因素能够引起CLL，但本病具有家族聚集的特点。CLL的B细胞表面免疫球蛋白呈弱阳性，主要为IgM和IgG，为单一的轻链型（χ或λ）。血清中常产生自身抗体。单克隆性B淋巴细胞的增殖可能同抗原的持续刺激，T、B细胞的调节异常，细胞因子调控异常以及细胞及分子遗传学的改变有关。约80%的病例伴有染色体的异常，常见的为13q14缺失，11q缺失和三体12，少见的有涉及到p53基因的17p的缺失和6q的缺失。在伴有异常核型的患者中，65%为单一核型异常，部分可有两种以上的染色体变异。

三、分类与分型

过去曾把细胞形态和临床表现与本病相似，但免疫表型带有明显T细胞特征的淋巴细胞增殖性疾病也归于CLL，作为CLL的一种变异型，或称为T细胞性慢性淋巴细胞性白血病（T-CLL）。根据世界卫生组织对造血组织和淋巴组织肿瘤的分类方案，已经将本病归类于慢性淋巴细胞性白血病/小淋巴细胞性淋巴瘤（CLL/SLL），而T-CLL则被归类于T细胞幼淋巴细胞性白血病（T-PLL）和T细胞大颗粒淋巴细胞白血病（T-LGLL），而经典者均为B细胞性淋巴细胞白血病。

四、临床表现

大多数患者诊断时年龄在60岁以上，且90%大于50岁。男女发病率为2：1。80%的CLL患者表现为无痛性淋巴结肿大，大多见于颈部和锁骨上腋窝。50%的患者有轻到中度脾肿大，少部分因脾功能亢进引起继发性贫血和血小板减少。多数情况下因骨髓浸润和（或）自身抗体间断表达引起血细胞减少。肝脏肿大少见，多因白血病细胞浸润所致。

1. 起病　起病比慢粒更缓慢，常拖延数月至数年才就诊，不少病例因其他疾病检查血常规时才被发现，首发症状以淋巴结肿大为最常见，也可因乏力、消瘦、贫血、出血、脾肿大、感染而就诊。

2. 全身症状　可有乏力、发热、出汗、瘙痒、体重减轻等。

3. 淋巴结、肝、脾肿大　淋巴结肿大为全身性，最常见于颈部、腋下、腹股沟等处。淋巴结常呈中等度肿大，表面光滑，质地中等硬度，无压痛或粘连。纵隔淋巴结肿大可压迫支气管而引起刺激性咳嗽及反复的肺炎发作等，也可压迫上腔静脉而引起上腔静脉综合征。后腹膜淋巴肿大可致下背痛、下肢水肿，也可引起输尿管梗阻，从而反复并发肾盂肾炎，甚至发生肾功能损害、尿毒症。扁桃体和胸腺也可明显肿大。

脾肿大不如慢粒显著，亦有少数病例只有脾肿大而无淋巴结肿大。肝肿大不如脾肿大多见，但至晚期，肝脏可有明显肿大，伴肝功能损害，表现为黄疸、右上腹疼痛、低蛋白血症，血清碱性磷酸酶、谷丙转氨酶及乳酸脱氢酶值升高。本病还可因胆道浸润而发生梗阻性黄疸。并发慢性溶血者还可继发胆色素结石，从而出现胆道疾病的表现。

4. 其他局部表现　50%病例有皮肤病变。非特异性改变包括瘙痒、荨麻疹、湿疹、丘疹、疱疹带状疱疹等；特异性皮肤损害，则包括结节和红皮病。肺部表现为肺浸润和胸膜渗出，可引起呼吸道症状。胃肠道表现为厌食，上腹饱胀、腹痛、腹泻及黑便等，偶有肠梗阻或肠穿孔。骨骼系统可有骨痛、溶骨性改变及骨硬化。20%病例有蛋白尿、血尿，并可发生肾结石。

五、实验室检查

外周血淋巴细胞比例和计数均明显增高，细胞形态表现为成熟型小淋巴细胞。部分病例可伴有贫血和血小板减少，多数与脾脏肿大伴有脾功能亢进以及骨髓浸润有关。部分患者Combs 试验阳性，但有溶血表现的不多见。骨髓中淋巴细胞比例可达到30%～100%，骨髓活检可见淋巴细胞浸润。

1. 血象　白细胞增多，一般为（30～200）×10^9/L（3 万～20 万/mm^3），偶见高达（500～1000）×10^9/L（50 万～100 万 mm^3），分类中多数为成熟小淋巴细胞（可达80%～99%），血片中破碎细胞较多，偶可找到原淋细胞。有时可见幼粒细胞，为骨髓受白细胞浸润所"刺激"的表现。

贫血和血小板减少为晚期表现，除由于白血病细胞浸润骨髓外，本病易并发自身免疫性溶血性贫血及血小板减少症，还可能由脾功能亢进引起。

2. 骨髓象　疾病早期，白血病细胞仅在少数骨髓腔出现。以后侵犯全身骨髓。骨髓象显示增生明显至极度活跃，主要是淋巴系增生。50%以上为小淋巴细胞，并可见相当数量的大淋巴细胞，原始淋巴细胞和幼稚淋巴细胞较少见（5%～10%）；红系一般增生低下，有溶血反应时，幼红细胞增生；巨核细胞到晚期才减少。骨髓活检示淋巴细胞浸润呈弥漫性、间质性或局灶性，在后两种情况下常保留有残余的正常造血。

3. 淋巴结检查　典型的淋巴结结构因小淋巴细胞的浸润而丧失，这些小的淋巴细胞和循环的白血病细胞形态相同，淋巴结组织学和低分化的小淋巴细胞性淋巴瘤相同。在疾病进展期，淋巴结融合形成大而固定的团块。

4. 免疫表型　95%以上的 CLL 呈 B 淋巴细胞标志。瘤细胞表面 IgM 弱（+）或 IgM 和IgD 弱（+），$CD5^+$，$CD19^+$，CD20 弱（+），$CD79a^+$，$CD23^+$，$CD43^+$，CD11e 弱（+）。并且 CD10 和 cyclin D1（－）；FMC7 和 CD79a 通常（－）或弱（+）。有些具有典型 CLL 形态的病例可出现免疫表型分离，即 $CD5^-$ 或 $CD23^+$，$FMC7^+$ 或 $CD11c^+$，或表面 Ig强（+），或 $CD79b^+$。

5. 遗传学　80%患者存在异常核型。50%的患者有 13q14 基因缺失，20%的患者 12 号染色体出现三倍体的情况，11q22－23 基因缺失见于 20%的病例，10%的患者有 17q13（p53 位点）基因缺失，5%的患者有 6q21 基因缺失。

六、分期

CLL 分期对预后有意义，以 Rai 分期系统和 Binet 分期系统应用较广。

Rai 分期系统，由 Rai 等于 1975 年提出。

0 期：仅有外周血和骨髓中淋巴细胞增多，为低危；Ⅰ期：淋巴细胞增多和淋巴结肿大，为中危；Ⅱ期：淋巴细胞增多合并肝和（或）脾肿大，为中危；Ⅲ期：淋巴细胞增多和贫血（血红蛋白 <110g/L），为高危；Ⅳ期：淋巴细胞增多和血小板减（<100×10⁹/L），为高危。

其平均生存期依期别增加而递减，分别如下：0 期，150 个月；Ⅰ期，101 个月；Ⅱ期，72 个月；Ⅲ期，30 个月；Ⅳ期，30 个月。

Binet 分期系统，由 Binet 等于 1981 年提出。除淋巴细胞增多外，将身体淋巴组织分为 5 个区域即颈淋巴结区、腋下淋巴结区、腹股沟淋巴结区、脾脏和肝脏。

A 期：血红蛋白≥100g/L，血小板≥100×10⁹/L，小于 3 个淋巴结区受累；B 期：血红蛋白≥100g/L，血小板≥100×10⁹/L，≥3 个淋巴结区受累；C 期：血红蛋白 <100g/L 和（或）血小板 <100×10⁹/L，不论累及部位多少。

七、鉴别诊断

CLL 应与下列疾病相鉴别：

（一）幼淋巴细胞白血病

幼淋巴细胞白血病是 CLL 亚急性型，该病 50% 以上的血液白细胞是大淋巴细胞，其大小和形态可以和 CLL 的白血病细胞区别。幼淋巴细胞直径 10~15μm，而 CLL 细胞一般是小的静止的淋巴细胞，直径为 7~10μm。血液或骨髓中的幼淋巴细胞为圆形或分叶核，每一核有单突厚边缘的核仁，染色质的密度高于原始淋巴细胞，而低于成熟淋巴细胞或 CLLB 细胞。胞浆一般呈淡蓝色，无颗粒，有时光镜下可见胞浆包涵体。这些细胞侵犯淋巴结，一般产生浸润假结节，它与典型 CLL 弥漫型明显不同。与 CLL 白血病 B 细胞不同，幼淋巴细胞高表达表面免疫球蛋白，SN8 染色亮，表面抗体为特异性 CD79b。

（二）毛细胞白血病

毛细胞白血病肿瘤 B 细胞比 CLL 细胞大（MCV 400fl），胞浆丰富，常有较好的丝状"毛发"影。这些细胞对酸性磷酸酶抗酒石酸同工酶呈强阳性反应。与 CLLB 细胞不同的是毛细胞白血病的肿瘤细胞高表达 CD11c 和 CD25。

（三）淋巴瘤

淋巴瘤有循环瘤细胞，这种瘤细胞有时引起血液淋巴细胞增多症，它可能被误认为 CLL。

1. 小淋巴细胞白血病　低分化小 B 淋巴细胞淋巴瘤在生物学和临床特点方面与 B-CLL 密切相关，外周血小淋巴细胞淋巴瘤的肿瘤细胞与 CLL 白血病细胞形态相同，故需首先鉴别。CLL 常常有血液淋巴细胞增多，而小淋巴细胞淋巴瘤常常有淋巴结浸润，CLL 常常有骨髓淋巴细胞增多，而小淋巴细胞淋巴瘤骨髓未受浸润。当小淋巴细胞淋巴瘤浸润骨髓时，呈典型的结节型，而不是间质型及弥漫型。

2. 套细胞淋巴瘤　套细胞淋巴瘤是一种中度分化 B 细淋巴瘤。与弥漫性淋巴结受累典型 CLL 不同，套细胞淋巴瘤的淋巴结组织学特征之一是套带单克隆 B 细胞围绕反应生发中心。而且与 CLLB 细胞不同的是套细胞淋巴病一般不表达 CD23。

3. 滤泡性淋巴瘤　起源于滤泡中心细胞低恶度淋巴瘤能够侵犯血液，常以淋巴结肿大，偶尔巨脾为特征，这些白血病细胞体积小，典型的是胞核清晰，核仁清楚，滤泡中心小细胞淋巴瘤常表达 CD10（CALLA）抗原。与 CLL 不同，这些细胞常高表达表面免疫球蛋白，而不表达鼠的玫瑰形受体和 CD5 抗原，这种细胞 FMC7 阳性。淋巴结活检可证实为结节状或弥漫小细胞淋巴瘤。

八、治疗

目前临床上使用 Rai 和 Binet 分期评估预后。早期的患者（Rai 0～Ⅱ，Binet A）一般不需治疗，仅需"观察和等待"。只有出现和疾病进展相关的症状（肝、脾、淋巴结肿大的症状或并发症）时，才必须治疗。NCCN（美国国家综合癌症中心联盟）治疗指征：有症状；反复感染；就诊时巨大瘤负荷；重要脏器功能受累；血细胞减少（红细胞、血小板）；自身免疫性血细胞减少（AIHA，ITP，纯红再障）；疾病持续缓慢进展至少 6 个月；患者要求治疗。BCSH（英国血液学标准委员会）治疗指征：全身症状：6 个月内体重下降 >10%，发热 >38℃2 周，乏力，盗汗；淋巴结肿大 >10cm 或进行性增大；脾脏肿大 >6cm 或进行性增大；淋巴细胞进行性升高：2 个月内升高 >50%，淋巴细胞倍增时间 <6 个月；进行性造血衰竭：出现贫血，血小板减少或加重；自身免疫性血细胞减少。

（一）烷化剂

苯丁酸氮芥（CLB）应用最广，延缓疾病进展，但不延长总生存期；苯丁酸氮芥 + 强的松或蒽环类药物并不延长 10 年生存期。用法为：①0.1～0.2mg/（kg·d），口服，连用 6～12 天，2 周后减至 2～4mg/d，长期维持。②间歇疗法，0.2mg/（kg·d），口服，连用 10～14 天，休息 2 周重复给药。亦可用联合化疗，用 CLB + PDN（泼尼松），CLB 0.1～0.2mg/（kg·d）与 PDN 10～20mg/d，连用 4 天，每 3 周一次。亦可用 M_2 方案，即 BCUN（卡氮芥）0.5～1mg/kg，静注，第 1 天；CTX（环磷酰胺）10mg/kg 静注，第 2 天；L－PAM（苯丙氨酸氮芥）0.25mg/（kg·d），口服，第 1～14 天；VCR（长春新碱）0.03mg/kg 静注，第 21 天；PDN 1mg/（kg·d），口服，第 1～14 天。停药 4 周后可重复。苯丁酸氮芥的主要不良反应是骨髓抑制。

（二）嘌呤类似物

1. 嘌呤类似物单药治疗　目前治疗 CLL 主要使用 3 种嘌呤类似物：氟达拉滨、喷妥司汀（Pentostatin）和克拉屈滨（Cladribine）。氟达拉滨单药治疗相比于其他的包含烷化剂或糖皮质激素的治疗方案具有更出众的总体缓解率，但并未证实总体生存时间延长。

氟达拉滨 25～30mg/m² iV.（30 分钟滴注），d1～5，每 3～4 周重复。适用于患者对首次治疗无效或首次治疗后 12 个月内复发。

克拉屈滨 0.1mg/（kg·d）iV.（连续滴注），d1～7，每 3～4 周重复。

2. 嘌呤类似物联合化疗　CLL 联合化疗是氟达拉滨加环磷酰胺（FC）。在一项前瞻性研究中比较氟达拉滨和 FC，研究结果表明联合治疗具有更高的缓解率。FC 联合化疗具有明显更高的完全缓解率（16%）和总体缓解率（94%），相比于氟达拉滨单药治疗（分别是 5% 和 83%），FC 治疗也具有更长的中位缓解持续时间（48 个月：20 个月）和更长的无病生存时间（49 个月：33 个月）。FC 相比于氟达拉滨引起更显著的血小板减少和白细胞减少，但贫血不显著。FC 没有增加严重感染的数量。目前认为 FC 是 CLL 的一线治疗方案。

（三）美罗华为基础的化学－免疫治疗

美罗华（Rituximab），一种 CD20 单克隆抗体，在 CLL 治疗中令人鼓舞，Rituximab 可以下调抗凋亡因子的表达。联合美罗华的化疗被证实是 CLL 非常有效的治疗。在 MD An－der-son 肿瘤中心进行的实验中 224 位初治的 CLL 患者，使用美罗华加氟达拉滨/环磷酰胺（FC）取得 95% 的缓解率，71% 完全缓解，提示美罗华加以氟达拉滨为基础的化疗是 CLL 治疗的较好选择。但复发患者应用 FCR 方案疗效还有待研究。177 名复治患者，无论患者既往曾应用单药或联合化疗，FCR 方案缓解率 73%，其中 25% 达 CR。氟达拉滨耐药患者缓解率也可达 58%，但 CR 率仅 6%。

（四）阿仑单抗（Alemtuzumab）为基础的化学－免疫治疗

阿仑单抗（Alemtuzumab）是一种重组人源化的 CD52 的单克隆抗体。在使用过烷化剂并且使用氟达拉滨治疗失败或复发的进展期患者中，阿仑单抗单药治疗已经产生 33% ～53% 的缓解率，中位缓解持续时间为 8.7～15.4 个月。Alemtuzumab 对于存在 p53 基因突变或缺失、对化疗无效的患者亦有一定疗效。Alemtuzumah 对多发淋巴结肿大患者效果欠佳，但对清除外周血及骨髓中肿瘤组织有一定作用。对自体干细胞移植的干细胞采集有一定作用。

（五）造血干细胞移植

CLL 患者的中位发病年龄为 65 岁，其中小于 60 岁的患者占 40%，因此对于高危组及低危组部分年轻患者也可行造血干细胞移植。

1. 自体造血干细胞移植　研究表明自体造血干细胞移植疗效优于传统化疗。有研究表明移植后仅 1 名患者死于移植早期合并症，CR 率 74%，5 年生存率 77.5%，5 年无病生存率 51.5%。未发现能够预测患者生存期及无病生存期的治疗前因素。可检测的 20 名患者中 16 名在移植后 6 个月内达到分子学完全缓解。8% 的患者发生移植后急性髓性白血病/骨髓异常综合征。目前研究认为，自体移植早期治疗相关病死率较低，但移植后机会感染发生率较其他疾病高。

与其他疾病相似，早期治疗和移植时肿瘤负荷低的患者预后较好，故认为患者应在第一次完全或部分缓解后尽早行造血干细胞移植。造血干细胞的采集时机和是否应该在第一次缓解时采集后保留至治疗终末期再应用，仍有待进一步探讨。此外，部分患者采集不到足够的 $CD34^+$ 细胞，尤其对于接受大剂量前驱治疗的患者，推荐在最后一次应用氟达拉滨或白细胞减除术后至少 3 个月后再采集。复发是自体造血干细胞移植的主要问题。

2. 异基因造血干细胞移植　CLL 患者行异基因造血干细胞移植有较高治疗相关病死率，包括治疗相关毒性、移植物抗宿主病（graft－versus－host disease，GVHD）及感染。但存活患者疾病能够得到长期控制。据骨髓移植登记处资料统计，CLL 患者异基因造血干细胞移植治疗相关病死率为 46%，其中 GVHD 病死率 20%。CLL 患者自体造血干细胞移植与异基因干细胞移植的疗效比较至今尚无定论。异基因移植的最主要优点在于存在移植物抗白血病效应，移植后供者淋巴细胞输注或停用免疫抑制剂可诱导该效应产生。研究者正在对 CLL 及其他血液恶性肿瘤患者应用供者淋巴细胞输注时的淋巴细胞用量及移植后的应用时机进行研究，希望能够达到最大的移植物抗白血病效应而不引起 GVHD。

3. 非清髓造血干细胞移植　非清髓或降低预处理剂量的移植能够降低移植后短期病死

率，通常被称为"小移植"。主要的抗白血病效应是移植物抗白血病作用而非化疗。在预处理时应用 Alemtuzumab 可能降低 GVHD 发生率，但却能够增加复发率，进而需要应用供者淋巴细胞输注。

降低预处理强度能够降低移植相关病死率，使老年患者造血干细胞移植成为可能，使更多的 CLL 患者能够获得移植机会。虽然进行该类移植的患者多为反复化疗或难治性患者，但患者的植入率及 CR 率均较高，移植后患者生存期延长。这说明移植物抗白血病效应在 CLL 患者治疗中可能得到广泛应用；今后的研究重点在于移植前或移植后维持适当的免疫抑制状态使嵌合状态能够呈稳态存在。值得强调的是这项治疗正在研究过程中，尽管与大剂量预处理相比其急性病死率明显降低，但慢性 GVHD 相关死亡及疾病控制情况仍不清楚。

总之，对于低危组年轻患者可应用大剂量化疗或自体干细胞移植治疗，但其最终疗效仍有待评价。微小残留病变的检测可用于指导上述治疗的应用。清髓性移植治疗相关病死率高，应该被限制应用于预后较差患者。虽然没有进行清髓性及非清髓性移植在 CLL 患者疗效的比较，但是考虑到 CLL 患者年龄偏大，选择非清髓移植似乎更合理。

尽管大剂量治疗能够获得高 CR 率，一部分患者能够达到长期无病生存，但目前 CLL 仍被认为是不可治愈的。与传统治疗相比自体移植能够延长患者的生存期及无病生存期。然而，随着非清髓移植的不断成熟，其可能最终取代自体移植。

（杨　扬）

第六节　慢性粒细胞白血病

慢性粒细胞白血病（chronic myelogenous leukaemia，CML），又称慢粒白血病，慢性髓系白血病。CML 是起源于造血多能干细胞的克隆性疾病，以贫血、外周血粒细胞增多和出现各阶段幼稚粒细胞、嗜碱性粒细胞增多、常有血小板增多和脾肿大为特点。病程中 90% 以上患者始终伴有 Ph 染色体和（或）BCR/ABL 融合基因，这些异常融合基因见于所有髓系细胞以及部分淋巴细胞。临床分 3 期：早期为髓性的慢性期（CML－CP），随后转化为侵袭性的加速期（CML－AP）和急变期（CML－BP）。

一、流行病学

CML 是最常见的 MPD，占成人白血病的 15%～20%。全世界年发病率 1～1.5/10 万。各年龄组均可发病，高峰发病年龄为 50～60 岁。男女之比为 1.4∶1。

二、病因学

1. 电离辐射　一次大剂量和多次小剂量照射可使 CML 发生率增高。日本广岛和长崎原子弹爆炸后幸存者、接受脊椎放疗的强直性脊柱炎患者和接受放疗的宫颈癌患者中 CML 发生率与其他人群相比明显增高，表明发病与电离辐射有关。

2. 化学因素　长期接触苯和接受化疗的各种肿瘤患者可导致 CML 发生，提示某些化学物质亦与 CML 发病相关。

3. 其他　CML 患者人类白细胞相容性抗原（HLA）CW3 和 CW4 频率增高，表明其可能是 CML 的易感基因。

尽管有家族性 CML 的报道，但 CML 家族性聚集非常罕见，此外单合子双胞胎的其他成员家族性发病无增高趋势，CML 患者的父母及子女均无 CMI。特征性 Ph 染色体，说明 CML 是一种获得性疾病，与遗传因素无关。

三、发病机制

（一）起源于造血干细胞

CML 是一种起源于造血干细胞的获得性克隆性疾病，主要证据有：①CML-CP 可有红细胞、中性粒细胞、嗜酸/嗜碱性粒细胞、单核细胞和血小板增多。②CML 患者的红系细胞、中性粒细胞、嗜酸/嗜碱性粒细胞、巨噬细胞和巨核细胞均有 Ph 染色体。③在 G-6PD 杂合子女性 CML 患者中，红细胞、中性粒细胞、嗜酸/嗜碱性粒细胞、单核细胞和血小板表达同一种 G-6PD 同工酶，而纤维母细胞或其他体细胞则可检测到两种 G-6PD 同工酶。④每个被分析的细胞其 9 或 22 号染色体结构异常都一致。⑤分子生物学研究表明 22 号染色体断裂点变异仅存在于不同 CML 患者；而在同一个患者的不同细胞中其断裂点是一致的。⑥应用 X-连锁基因位点多态性及灭活式样分析亦证实了 CML 为单克隆造血。

（二）祖细胞功能异常

相对成熟的髓系祖细胞存在有明显的细胞动力学异常；分裂指数低、处于 DNA 合成期的细胞少，细胞周期延长、核浆发育不平衡，成熟粒细胞半衰期比正常粒细胞延长。采用 3H 自杀实验证实仅有 20% 的 CML 集落处于 DNA 合成期，而正常人为 40%，CML 原粒、早幼粒细胞标记指数比正常人低，而中、晚幼粒细胞标记指数与正常对照相比无明显差别。造血祖细胞集落培养发现 CML 骨髓祖细胞与外周血祖细胞增殖能力不同，骨髓 CFU-GM 和 BFU-E 数与正常对照相比通常增高，但也可正常或减低，而外周血可升高至正常对照的 100 倍。Ph 阳性 CML 患者骨髓细胞长期培养发现，经几周培养后在培养基中可检测到 Ph 阴性的祖细胞，现已证实这主要为 CML 造血祖细胞黏附功能异常所致。

（三）分子病理学

1. ABL 基因　原癌基因 C-ab1 位于 9q34，在物种发育过程中高度保守，编码在所有哺乳动物组织和各种类型细胞中均普遍表达的一个蛋白质，C-ab1 长约 230kb，含有 11 个外显子，走向为 5' 端至着丝粒。该基因第一个外显子有两种形式，外显子 1a 和 1b，因而有两种不同的 c-ablmRNA，第一种称为 1a-11，长 6kb，包括外显子 1a-11；另一种称为 1b，自外显子 1b 开始、跨越外显子 1a 和第一个内含子，同外显子 2-11 相接，长为 6kb，这两种 ABL 的 RNA 转录编码两种不同的分子量均为 145 000 的 ABL 蛋白。其 N 末端有 3 个 SRC 同源结构域（SH）：SH1 为酪氨酸激酶区，可使酪氨酸激酶残基磷酸化；SH2、SH3 是 ABL 蛋白与其他蛋白相互作用的结构基础。ABL 是细胞生长的负性调节因子。正常的 p145ABL 穿梭于细胞核和胞浆之间，主要定位于细胞核，具有较低的酪氨酸激酶活性。p145ABL 的活性和细胞内定位受连接细胞骨架与细胞外间质的整合素调控，ABL 可能通过将整合素信号传递至细胞核从而充当黏附和细胞周期信号之间的桥梁，参与细胞生长和分化控制。

2. BCR 基因　定位于 22q11，长 130kb，有 21 个外显子，起始方向 5' 端至中心粒。有 4.5kb 和 6.7kb 两种不同的 BCR mRNA 转录方式，编码一分子量为 160 000 的蛋白

p160BCR，该蛋白有激酶活性，其 N 末端有二聚体区、SH2 结合区、丝氨酸 - 苏氨酸激酶激活区，C 端有 GTP 酶活性蛋白同源区（GAP），结构中心的 Ph（pleckstrin - homology）结构域为 Rho 鸟苷酸交换因子（Rho - GEF）同源区，可促使 Ras - GTP 交换，提高 Ras 活性，激活转录因子如 NF - kB 等。BCR 蛋白能使许多蛋白质中的酪氨酸激酶残基磷酸化，其上的第 177 位酪氨酸与 Grb - 2 有关。

3. BCR - ABL 基因　在病理状态下，9 号和 22 号染色体发生断裂，平行交互移位形成 Ph 染色体 t（9；22）（q34；q11），继而产生 BCR - ABL 融合基因，编码 210kD 蛋白（p210BCR - ABL），该蛋白具有很强的酪氨酸激酶活性，可激活下游一系列信号持续磷酸化，导致造血干细胞增殖失控、凋亡受阻，因此认为，BCR - ABL 是 CML 的分子发病基础。这种活性异常升高的肿瘤性酪氨酸激酶（TK）是所有 CML 发病的共同机制，即使在 BCR - ABL 阴性的 CML 中，也有其他酪氨酸激酶的异常活化，如纤维母细胞生长因子受体、血小板源性生长因子受体。

4. BCR - ABL 蛋白的结构

（1）结合配体的结构域：酪氨酸激酶（TK）与相应配体结合，继而 TK 单体发生二聚体化，两个单体的基因相互催化，使酪氨酸激酶残基发生自身磷酸化反应，生成 SH2 结构域结合位点，TK 被激活。需要强调的是，热休克蛋白（HSP90）对于正常蛋白、肿瘤蛋白的稳定存在具有重要作用。

（2）SH2 结合位点：位于酪氨酸激酶结合结构域中，能识别细胞浆衔接蛋白的 SH2 结构域，使衔接蛋白与 TK 结合。

（3）ATP 结合位点：蛋白激酶水解结合在该位点的 ATP，为靶蛋白磷酸化提供所需的磷酸根。

（4）靶蛋白结合区域：催化靶蛋白磷酸化反应。

5. BCR - ABL 蛋白激酶的作用底物分 3 类

（1）衔接蛋白：如 Crkl、p62DOK。

（2）与细胞骨架、细胞膜有关的蛋白：如 paxillin、talin。

（3）有催化功能的蛋白：如非受体酪氨酸激酶 Fes、磷酸酶 Syp。

6. BCR - ABL 导致细胞恶性转化的主要机制

（1）CML 祖细胞与基质、基质细胞黏附减弱，从而减弱了黏附对细胞生长的抑制作用。

（2）激活促有丝分裂信号传导通路。此通路的各个环节如下：

1）衔接蛋白：衔接蛋白是连接 TK 与 Ras 信号传导通路蛋白的桥梁。如衔接蛋白 Grb - 2 的作用如下：BCR - ABL 中的第 177 位酪氨酸自身磷酸化后可与衔接蛋白 Grb - 2 的 SH2 结构域结合，Grb - 2 被活化；Grb - 2 的 SH3 结合位点与 SOS 蛋白结合，SOS 激活。SOS 是鸟苷酸交换因子（GEF），促使 Ras - GDP 转化为 Ras - GTP，从而激活 Ras 蛋白。Ras 蛋白还可由另外两种衔接蛋白 Shc、crkl 激活。

2）Ras 信号传导途径：该途径在 BCR - ABL 介导 CML 发生方面有重要作用，大部分 CML 有 Ras 途径的异常活化。H - Ras、K - Ras、N - Ras 基因编码产生小分子鸟嘌呤核苷酸连接蛋白（G - protein，p21ras），可与 GTP 结合而活化。Ras 蛋白的作用就像一个分子开关，在失活状态和活化状态间转变。在失活状态，Ras 的结合位点被鸟嘌呤二磷酸（GDP）占据，若 GTP 代替 GDP 的位置，Ras 即被激活。活化状态下的 Ras 与多种信号分子相互作用，触发一系列激酶蛋白激活，从而对细胞周期、凋亡、分化等多个过程产生影响。Ras 蛋白本身有内源性 GTP 酶活性，可催化 GTP 水解为 GDP，使 Ras 失活。肿瘤性 Ras 丧失了其在生理状态下的具有保护性的自我失活机制。肿瘤性 Ras 的改变为：Ras 发生突变，失去内源性 GTP 酶活性；Ras 处于持续活化状态。

3）Ras 的法尼基化：法尼基转移酶催化一段含有 15 个碳的法尼基共价连接到 Ras 的 C 末端，发生法尼基化使 Ras 与细胞膜的胞质面结合。Ras 在细胞内的定位对其功能有重要影响。正常细胞由类异戊二烯将 Ras 分子锚定在细胞膜的胞质面，而肿瘤源性的 Ras 依赖戊二烯锚定在细胞膜的胞质面；细胞信号通路的关键部分是分裂素活化的蛋白激酶（MAPK）级联反应；Ras 间接激活 Raf - 1（丝氨酸 - 苏氨酸激酶），Raf - 1 直接催化 MEK - 1/2 磷酸化反应。MEK - 1/2 是具有双重活性的特异性激酶，可以激活 ERK - 1/2 < 细胞外信号调节激酶，而 ERK - 1/2 是细胞信号级联反应的终端 MAPK。MAPK 激酶通路激活的最终结果是使核蛋白磷酸化，激活转录。

（3）抑制细胞凋亡：①JAK - STAT 途径活化，Janus 家族激酶（JAK）是受体和信号传递蛋白，JAK 激活后 STAT 磷酸化，转录活化。BCR - ABL 可激活 STAT 分子。STAT5 的激活抑制细胞凋亡，激活 Bcl - XL（抗凋亡）转录因子。②PI3 激酶途径活化，BCR - ABL 与磷脂酰肌醇 3（PI3）、激酶 cbl、衔接蛋白 Crk、Crkl 组成复合体，活化 PI3 激酶。PI3 激酶的底物是丝氨酸 - 苏氨酸激酶 Akt。Akt 与抗凋亡信号传导通路有关。③上调抑制凋亡分子表达，通过 Ras 或 PI3 激酶途径上调 bcl - 2 表达；BCR - ABL 阳性细胞通过 STAT 活化 Bcl - xL 转录因子表达。④促进凋亡因子失活/下调促凋亡分子表达，BCR - ABL 使促凋亡蛋白 Bad 磷酸化、失活，从而抑制细胞凋亡；BCR - ABL 下调 ICSBP（干扰素共同序列结合蛋白），抑制凋亡。⑤BCR - ABL 抑制线粒体释放细胞色素 C，抑制 caspases 活化。

（4）急性变发生机制：对 CML - AP 和 CML - BP 患者进行遗传学检查，发现大多数患者可检测到继发性染色体异常。CML 急粒变的患者中约 80% 有非随机染色体异常，多表现为超 2 倍体，最常见为 +8，且 +8 常与其他染色体异常如 i（17）、+ Ph、+ 19 等同时出现，其次为 + Ph、i（17）和 - Y。30% CML 急淋变的患者有染色体丢失，表现为亚二倍体或结构异常，常见异常为 + Ph 和 - Y。- 17、14q + 与急淋变特异相关。此外 20% ~30% 的急粒变的患者存在有 p53 基因结构和表达异常，CMLp53 基因改变特征为：①主要改变是基因重排和突变。②主要见于急粒变。③常见于有 17p - 异常患者。④p53 突变能导致 CML 的急粒变。

四、临床表现

1. CMl - CP 各年龄组均可发病，以壮年男性最多。通常起病隐袭，起病形式多种多样，20% ~40% 的患者在初诊时几乎无症状，只是在常规体检提示白细胞增多或脾大，部分患者左上腹饱满不适，或出现乏力、盗汗、体重减轻。查体：90% 的患者有脾肿大、往往就医时已达脐或脐以下，肿大脾脏质地坚实、平滑，无压痛。如果出现脾梗死，则脾区压痛明显，并有摩擦音。当治疗缓解时，脾往往缩小。肝肿大较少见。部分患者有胸骨中下段压痛。约 15% 的患者由于高白细胞数（白细胞计数超过 300×10^9/L）出现"白细胞瘀滞症"，表现为肺、中枢神经系统、某些特殊感觉器官和阴茎等循环血管内血流受阻，出现相应的症状和体征，如呼吸急促、呼吸困难、发绀、头晕、言语不清、谵妄、昏迷、视物模糊、复视、耳鸣、听力减退或阴茎异常勃起。CML - CP 一般持续 1~4 年。

2. CML - AP 患者有发烧、虚弱、进行性体重下降、骨骼疼痛，逐渐出现贫血和出血。脾持续或进行性肿大。对原来治疗有效的药物无效。CML - AP 可维持几个月到数年；也有患者临床表现不明显，无骨痛、发烧、盗汗，仅有贫血加重，白细胞增高或减低，血小板减少，脾脏进行性肿大，甚至脾梗死。

3. CML - BP 为 CML 的终末期，临床表现与急性白血病相似。多数为急性变，少数为急淋变和急单变，偶有红白血病变等。急性变预后差，往往数月内死亡。CML 的患者出现以下情况提示急性变可能：①持续发烧，体温 38.5℃ 以上。②进行性贫血、出血类似急性白血病。③脾脏进行性增大。④外周血原 + 早幼稚细胞 > 20%，骨髓中原 + 早幼稚细胞 > 50%。⑤中性粒细胞碱性磷酸酶积分升高。⑥原按 CML - CP 治疗有效现在无效。

部位：CML - CP 的白血病细胞侵袭性不强，限于造血组织内增生，主要包括血液、骨髓、脾和肝。CML - BP 除上述部位外，很多髓外组织也受累，包括淋巴结、皮肤、软组织和中枢神经系统的原始细胞浸润。

五、实验室检查

1. 慢性期（CML - CP）

（1）血象：外周血以白细胞计数增多为主，大多超过 $50 \times 10^9/L$，甚至高达（400~500）$\times 10^9$。血涂片可见到各阶段的粒细胞，以中晚幼稚以下各阶段及成熟粒细胞为主，原始粒细胞 <2%，原始细胞 + 早幼细胞 <10%，嗜酸嗜碱粒细胞增多，无明显的粒细胞发育异常，血小板正常或增多，可 $>1000 \times 10^9/L$，慢性期血小板减少非常少见。多数患者呈轻度贫血。

（2）骨髓象：骨髓增生明显活跃或极度活跃，粒系增生，中性晚幼粒细胞或中幼粒及杆状粒细胞明显增多，嗜酸嗜碱粒细胞增多，红系减少，巨核系增生，易见到小巨核细胞。骨髓原始细胞计数通常 <5%，如 ≥10% 表明已转化为 CML - AP。巨核细胞小于正常且分叶少是其特征，数量可正常或稍减少，但 40%~50% 的患者巨核细胞中度或重度增生。前体红系细胞数量不等。

（3）外周血中性粒细胞碱性磷酸酶阳性率及积分减低。

（4）细胞遗传学：发现阳性的 Ph 染色体即可确诊。若 Ph 染色体阴性，而临床及实验室检查符合 CML，发现有 BCR/ABL 融合基因阳性也可诊断此病。

（5）其他：①血尿酸升高，常为正常人的 2~3 倍。②血清维生素 B_{12} 水平约为正常人的 10 倍，维生素 B_{12} 结合蛋白常增高。③常有血清乳酸脱氢酶升高。④可有电解质紊乱，如高钙血症和低钾血症。

2. 加速期（CMl - AP）

（1）有人提出外周血三联征：①白细胞 $>50 \times 10^9/L$。②红细胞压积 <0.25（25%）。③血小板 $<100 \times 10^9/L$，治疗无效，可考虑进入 AP。

（2）Cohen 等认为有下列一项即为 AP：①外周血（PB）和骨髓（BM）中原始细胞 <15%~30%。②PB 或 BM 原粒 + 早幼粒细胞 ≥30%（原粒 <30%）。③PB 嗜碱性粒细胞 ≥20%。④血小板 $<100 \times 10^9/L$。

（3）Dwyer 等认为符合下列为 AP：①PB 或 BM 原始细胞 ≥10% 但 <30%。②PB 或 BM

原粒 + 早幼粒细胞≥20%。③PB 或 BM 嗜性碱性粒细胞≥20%。④进行性脾肿大，4 周内增至左肋下≥10cm 或较前增大50%。⑤与治疗无关血小板 <100×10^9/L。⑥除 Ph 染色体外其他染色体畸变。

（4）WHO 规定符合下列一项或一项以上的表现即可诊断 CML - AP：①原始粒细胞占外周血白细胞或骨髓有核细胞的 10% ~ 19%。②外周血嗜碱性粒细胞≥20%。③与治疗无关的血小板持续性减少 <100×10^9/L。④尽管经过充分治疗，血小板仍持续性增多 >1000×10^9/L。⑤白细胞进行性增多和脾进行性肿大对治疗无效。⑥有克隆性演变的证据。此外，粒系显著发育异常或胞体小、发育异常的巨核细胞呈大的簇状或片面状分布伴网状纤维或胶原纤维增生提示 CML - AP，但后述这些改变作为界定加速期的独立意义尚未经大系列的临床研究明确验证过，需与上述要点同存。

3. 急变期（CMl - BP）

（1）血象：①大多数患者有贫血，甚至出现严重贫血，网织红细胞减少。②多数患者血小板减少，少数正常或轻度增高。③白细胞计数多增高，部分患者正常，少数患者白细胞减少；血涂片可见幼稚细胞，原始 + 早幼细胞 >30%。

（2）骨髓象：①骨髓中原粒细胞或原淋 + 幼淋巴细胞或原单 + 幼单核细胞 >20%。②骨髓中原粒 + 早幼粒细胞≥50%；③出现髓外细胞浸润。

六、诊断和鉴别诊断

（一）国内诊断及分期标准

1. CML - CP

（1）Phl 染色体阳性和/BCR - ABL 融合基因阳性，并有以下任何一项者可诊断：①外周血白细胞增高，以中性粒细胞为主，不成熟粒细胞 >10%，原始细胞（Ⅰ型 + Ⅱ型）<5% ~ 10%。②骨髓粒系高度增生，以中性中幼、晚幼粒细胞、杆状粒细胞增多为主，原始细胞（Ⅰ型 + Ⅱ型）10%。

（2）Ph1 染色体阴性和 BCR - ABL 融合基因阴性者，须有以下①~④中的三项加第⑤项即可诊断：①脾大。②外周血：白细胞持续升高 >30×10^9/L，以中性粒细胞为主，不成熟粒细胞 >10%，嗜碱性粒细胞增多，原始细胞（Ⅰ型 + Ⅱ型）<5% ~ 10%。③骨髓象；增生明显活跃，以中性中幼粒细胞、晚幼粒细胞、杆状粒细胞增多为主，原始细胞（Ⅰ型 + Ⅱ型）<10%。④中性粒细胞磷酸酶（NAP）积分降低。⑤能排除类白血病反应、CMML 或其他类型的骨髓增生异常综合征（MDS）、其他类型的骨髓增殖性疾病。

2. 分期标准（第二届全国白血病治疗讨论会，1989 年）

（1）慢性期：①临床表现：无症状或有低热、乏力、多汗、体重减轻等症状。②血象：白细胞计数升高，主要为中性中幼、晚幼和杆状粒细胞，原始细胞（Ⅰ型 + Ⅱ型）<5% ~ 10%。嗜酸性粒细胞和嗜碱性粒细胞增多，可有少量有核红细胞。③增生明显至极度活跃，以粒系增生为主，中、晚幼和杆状粒细胞增多，原始细胞（Ⅰ型 + Ⅱ型）<10%。④染色体：有 Ph1 染色体。⑤CFU - GM 培养：集落或集簇较正常明显增加。

（2）加速期：具有下列之二者，考虑为本期。①不明原因的发烧、贫血、出血加重，和（或）骨骼疼痛。②脾脏进行性增大。③非药物引起的血小板进行性降低或增高。④原始细胞（Ⅰ型 + Ⅱ型）在血和（或）骨髓中 >10%。⑤外周血嗜碱性粒细胞 >20%。

⑥骨髓中有显著的胶原纤维增生。⑦出现 Ph 染色体以外的其他染色体异常。⑧对传统的抗"慢粒"药物治疗无效。⑨CFU – GM 增生和分化缺陷，集簇增多，集簇与集落的比值增高。

（3）急变期：具有下列之一者可诊断为本期。①原始细胞（Ⅰ型＋Ⅱ型）或原淋巴细胞＋幼淋巴细胞，原单＋幼单在外周血或骨髓中＞20%。②外周血中原始粒细胞＋早幼粒细胞＞30%。③骨髓中原始粒细胞＋早幼粒细胞＞30%。④有髓外原始细胞浸润。⑤此期临床症状、体征比加速期更恶化，CFU – GM 培养呈小簇或不生长。

（二）国外诊断及分期标准

1. CMl – CP

（1）Cohen 等诊断 CP 的 5 项标准为：①外周血与骨髓的原始细胞＜0.15（15%）。②外周血与骨髓的原始＋幼稚细胞＜0.30（30%）。③外周血嗜碱性粒细胞＜0.2（20%）。④血小板≥100×10^9/L。⑤除肝脾肿大外无其他髓外组织受累。

（2）Silver 等的诊断标准：①Ph1 染色体阳性。②白细胞在 24～96 小时之间两次计数均＞40×10^9/L，且无类白血病反应的原因。③外周血粒细胞系＞80%。④骨髓或外周血原始粒细胞＋早幼粒细胞不同时间两次分类＜30%。⑤骨髓涂片或活检示增生明显活跃。⑥中性粒细胞碱性磷酸酶积分＜25%。

具备上述 6 条者，诊断成立。如只有②～⑤条者，则要有脾大（应排除肝脏病所致），血清维生素 B_{12}＞148pmol/L，方可做出诊断。

2. 分期标准

（1）国际骨髓移植登记组的分期标准

1）慢性期：①无明显的临床症状（治疗后）。②无加速期与急变期的特征〔注：骨髓可有粒系增生活跃、Ph1 染色体和（或）其他染色体异常〕。

2）加速期：①用常规剂量的药物（羟基脲或马利兰）难以使外周血增高的白细胞计数降低，或治疗疗程间隔不断缩短。②白细胞的倍增时间缩短（＜5 天）。③外周血或骨髓中原始细胞计数＞10%。④外周血或骨髓中原始细胞加早幼粒细胞计数＞20%。⑤外周血中嗜酸性加嗜碱性粒细胞计数＞20%。⑥发生非马利兰或羟基脲引起的贫血或血小板减少。⑦持续性血小板升高。⑧附加染色体异常（出现新的克隆性染色体异常）。⑨脾增大。⑩出现绿色瘤或骨髓纤维化。

3）急变期：外周血或骨髓中原始细胞加早幼粒细胞＞30%。

（2）意大利慢粒白血病研究协作组的急变期标准：①血或骨髓中原始细胞＞20%。②血原始细胞加早幼粒细胞计数＞30%或骨髓中原始细胞加早幼粒细胞计数＞50%。③髓外原始细胞浸润或白血病瘤块形成。

诊断为本病者，具上述任意一项或一项以上，可诊断急变期。

（三）WHO 诊断及分期标准

（1）慢性期：WHO 对 CML – CP 未提出诊断标准。

（2）急变期：WHO 规定符合下列条件一项或一项以上即可诊断 CML – BP（表 18 – 4）

表 18 - 4　慢性粒细胞白血病急变期

有如下一项或一项以上可诊断急变期：

外周血或骨髓原始细胞≥20%

髓外原始细胞增殖

骨髓活检有大的原始细胞灶（foci）或集簇（dusters）

大约70%为急性髓系变，包括中性、嗜酸性、嗜碱性、单核细胞性、红系或巨核细胞或任意几种的混合急性变。20%～30%为急性淋系变。罕见粒系和淋系同时急性变。原始细胞的形态可以是典型的，但原始细胞常常是很早期的或异质性的，所以，建议做免疫表型分析。

髓外原始细胞增殖最常见于皮肤、淋巴结、脾、骨或中枢神经系统等部位，可以是髓系也可是淋系。如果骨髓原始细胞聚集呈明显的灶性，即使骨髓活检其他区域仍为慢性期改变，也应诊断 CML - BP。但是，CML - BP 的原始细胞灶必须与慢性期小梁旁和血管周围的早幼粒细胞和中幼粒细胞灶相区别。

（四）鉴别诊断

1. 与反应性白细胞增多、类白血病反应或外周血幼红幼粒细胞反应相鉴别　①常有炎症、骨髓转移癌或实体瘤的副肿瘤综合征等原发病史。②外周血白细胞计数增高，可达50×10^9/L，中性粒细胞胞浆中常有中毒颗粒和空泡，嗜酸嗜碱性粒细胞不增多，血小板和血红蛋白大多正常。③中性粒细胞碱性磷酸酶积分增高。④Ph 染色体和 BCR - ABL 融合基因阴性。⑤骨髓转移癌时骨髓涂片或活检标本有异常细胞团簇，正常造血细胞减少或骨髓坏死等。⑥原发病控制后，反应性白细胞增多、类白血病反应等亦随之消失。

2. 与 Ph^+ 或 BCR - ABL 融合基因阳性急性白血病（AL）鉴别　3%～5%儿童急淋白血病（ALL），20%成人 ALL（40 岁以上可高达40%）及 2%急性髓系白血病（AML）可有 Ph 染色体或 BCR 重排，主要是成人 ALL。少数 Ph^+ CML 其慢性期不明显而以急变就诊，造成与 Ph^+ - AL 鉴别困难。Ph^+ - AL 与 CML - BP 的鉴别点；①无 CML 特征如巨脾、嗜碱性粒细胞增多或血小板增多。②无 CML - BP 常见的染色体异常如 Ph、i（17q）、+ 8、$22q^-$ 等。③BCR 断裂区在 m 区，编码 p190 蛋白。④于缓解后 Ph 染色体常消失。⑤多数 Ph^+ - AL 为杂合，正常核型与异常核型，髓系表型与淋系表型杂合。

3. 与 Pb^+ 或 BCR 重排血小板增多症相鉴别　Ph^+ 或 BCR^+ 血小板增多症与经典 Ph 或 BCR - 原发性血小板增多症的临床表现无明显差异，均可无症状，偶因查体发现血小板增高，可有反复头晕、头痛、肢体末梢烧灼、麻木感，皮肤黏膜出血、血栓栓塞等，但有以下特点：①几乎均为女性。②多无脾肿大，少数脾轻度肿大。③血红蛋白正常，白细胞计数正常或轻度升高，一般 $< 20 \times 10^9$/L，分类常正常，可出现幼稚细胞，但明显少于 CML 所见，嗜碱性粒细胞多不增多，血小板多 $> 600 \times 10^9$/L 而 $< 2000 \times 10^9$/L，形态无明显异常。④中性粒细胞碱性磷酸酶积分多正常，亦可增高、减低或缺乏。⑤骨髓多纯巨核细胞增生，亦可巨核系/粒系双系增生，增生的巨核细胞形态可正常，多有小巨核或大而畸形巨核细胞，个别有网硬蛋白纤维化。⑥细胞培养显示 CFU - GM 和 BFU - E 与 CML 相似。⑦细胞遗传学无经典原发性血小板增多症常见的 $20q^-$，而有 Ph 染色体或累及 X 染色体的 Ph 复合易位 t（x；

9；22）（q11；q34；q11）。⑧分子水平有与 CML 一样的 M - BCR 重排，极少数为 m - BCR 重排。⑨可向 AL 转化。

4. 与特发性骨髓纤维化相鉴别　①白细胞计数较 CML 偏低，很少 >50 ×10^9/L，有幼红幼粒血象，泪滴状红细胞明显增多，而 CML 幼粒细胞较多，很少有有核红细胞。②嗜酸、嗜碱性细胞不增多。③特发性骨髓纤维化 NAP 多正常或增高，而 CML 者 NAP 多减低或缺乏。④多次骨穿提示有"干抽"。⑤骨髓活检可见纤维组织增生。⑥无 Ph 染色体或 BCR 重排。

5. 与慢性中性粒细胞白血病（CNL）鉴别　CNL 曾作为 CML 亚型，WHO 将其列为 CMPD 实体。其特点：①中度非进行性中性粒细胞增高。②外周血中幼稚细胞少，无中幼粒细胞峰，无明显嗜酸、嗜碱性细胞增多。③骨髓成熟粒细胞增多。④NAP 积分正常或增多。⑤无或轻度脾肿大。⑥无引起类白血病反应的病因。⑦有 Ph 染色体，BCR 断裂点在 u 区。

据上述与 CML 鉴别。WHO 认为，此种 Ph$^+$，BCRu 区重排的 CNL 应诊为 CML，不应诊为 CNL。

七、治疗

CML 一旦急性变，治疗将很难奏效，因此应着重于慢性期的治疗。CML 的疗效判断包括血液学缓解、细胞遗传学缓解（即 Ph$^+$ 细胞消失率）和分子生物学缓解（即 BCR - ABL 融合基因转阴率），能否达到后两者缓解与患者的长期生存乃至治愈密切相关，因此应力争获得后两者的缓解。

（一）常规治疗

水化、碱化尿液：①减少尿酸形成：别嘌吟醇 100mg，3 次/d，当白细胞明显下降、脾明显缩小、无明显高尿酸血症时停药。②大量补液，使尿量维持在 150ml/h。③5% 碳酸氢钠 100 ~200ml/d。

（二）化学治疗

1. 羟基脲（Hydroxycarbarnide，HU）　为细胞周期特异性抑制 DNA 合成的药物，起效快，但持续时间短。用药后二三天白细胞即迅速下降，停药后又很快回升。约 80% 患者可选血液学缓解，25% 可有细胞遗传学反应。目前已取代白消安成为治疗 CML - CP 的首选口服药物。常用剂量为 3g/d，分三次服用，待白细胞减至 20 ×10^9/L 左右时，剂量减半。减至 10 ×10^9/L 左右时，改为小剂量（0.5 ~1.0g/d）维持治疗。用药期间需经常检查血象，以便调整药物剂量。不良反应少，耐受性好，与烷化剂无交叉耐药性。对患者以后接受造血干细胞移植也无不良影响。

2. 白消安（Busrrlfan，BUS，马利兰）　为烷化剂，作用于早期祖细胞。起效较慢，但持续时间长。一般用药后 2 ~3 周外周血白细胞才开始减少，停药后白细胞减少可持续 2 ~4 周，因此，要正确掌握剂量。初始剂量为 4 ~6mg/d，分次口服。当白细胞降至 20 ×10^9/L 左右时，应停药，待稳定后改为小剂量（2mg/1 ~3 天），使白细胞维持在（7 ~10）×10^9/L。用药过量甚至常规剂量也可造成严重的骨髓抑制，且恢复较慢，应予注意。长期用药可出现皮肤色素沉着、精液缺乏及停经、肺纤维化等。

3. 靛玉红及其衍生物甲异靛　靛玉红和甲异靛是中国医学科学院研究所经过 20 多年研究首创用于治疗 CML 的新药。与 HU 和 BUS 相比，其缩脾效果明显好于前二者。有报道甲异靛长期疗效与 HU 相似,甲异靛联合 HU 可明显延长患者慢性期,降低患者 5 年急变率。部分患者可有 Ph 染色体阳性率减低。单用靛玉红剂量为 100~300mg/d,分 3~4 次口服。单用甲异靛 75~150mg/d,分 3 次口服。主要的不良反应有不同程度的骨关节疼痛、恶心、纳差、腹痛、腹泻等消化道反应,极少在治疗期间出现骨髓抑制。

4. 其他药物 小剂量 Ara-C、高三尖杉酯碱、二溴卫茅醇、马法兰、瘤可宁等也有效,但仅在上述药物无效时才考虑应用。最近有长疗程高三尖杉酯碱 2.5mg/(m^2·d)静滴,第 1~14 天,使 6% CML 患者获得完全细胞遗传学缓解的报道。

(三)α-干扰素(IFN-α)

1. IFN-α 作用 ①直接抑制 DNA 多聚酶活性和干扰素调节因子(IRF)的基因表达,从而影响自杀因子(Fas)介导的凋亡。②增加 Ph 阳性细胞 HLA 分子的表达量,有利于抗原递呈细胞和 T 细胞更有效地识别。

由于该药起效较慢,因此对白细胞增多显著者,宜在第 1~2 周并用 HU 或小剂量 Ara-C。IFN-a 能使 50%~70% 的患者获血液学完全缓解(HCR,指血象、骨髓象恢复正常);10%~26% 的患者可获显著的细胞遗传学缓解(MCR,指骨髓 Ph 阳性细胞 <35%),但 BCR-ABL 融合基因 mRNA 仍然阳性;获 MCR 者生存期延长。

IFN-α 剂量为 300 万~900 万 U/d,皮下或肌肉注射,每周 3~7 次。常见不良反应为畏寒、发烧、疲劳、厌食、恶心、头疼、肌肉和骨骼疼痛。用对乙酰氨基酚、苯海拉明等可减轻不良反应,大约 25% 患者因不良反应无法耐受而停药。

2. 迄今为止,关于 IFN 治疗 CML 取得了一些共识 ①天然 IFN 与重组人 IFN 治疗 CML 疗效相似。②持续用药比间歇用药好,大剂量比小剂量疗效好,初治病例的血液学完全缓解明显比复治者高,加速期的疗效比慢性期差。③肌肉注射或皮下注射比静脉注射好。

3. 关于 IFN 治疗 CML 尚待解决的问题 ①IFN 是否可以延长 CML 患者的生存期,各家报道不一致。②IFN 的最适剂量和用药时间,至今仍无统一意见,但多数认为起始剂量应为 300 万~500 万 U/(m^2·d),2~3 周后剂量增至 900 万~1200 万 U/(m^2·d)或达到获显著血液学疗效[即白细胞计数(2~4)×10^9/L,血小板计数接近 50×10^9/L]的最大耐受量及患者出现毒性症状需要减少剂量。可望获得细胞遗传学缓解的最短时间为 6 个月,一般用至病情进展或出现不耐受的药物毒性。③IFN 种类与疗效的关系:不同种类的 α-干扰素临床疗效无差别,γ-干扰素疗效不清,α-干扰素和 γ-干扰素联合应用不能提高疗效。④IFN 联合其他化疗药物如 HU、小剂量 Ara-C 20mg/(m^2·d)×10d 已有 Ⅱ 期临床观察,表明疗效优于单用 IFN。

(四)靶向治疗

1. 甲磺酸伊马替尼(Imatinlb mesylate,STI571,Gleevec) 为苯胺类衍生物,能特异性阻断 ATP 在 ABL 酪氨酸激酶上的结合位置,使酪氨酸残基不能磷酸化,从而抑制 BCR-ABL 阳性细胞的增殖。伊马替尼也能抑制另外两种酪氨酸激酶 c-kit 和血小板衍化生长因子受体(PDGF-R)的活性。

(1)伊马替尼推荐剂量

1)慢性期:400mg/d。用药 3 个月后评估血液学疗效;用药 6 个月后评估遗传学疗效。如 Ph 染色体未达到细胞遗传学缓解(Ph 阳性染色体≤35%),应加大剂量。

2）加速期及急变期：600～800mg/d。如并发全血细胞减少，应在支持治疗下继续用药，应用一年以上。

（2）伊马替尼的疗效

1）CML-CP：对于初治患者，HCR、MCR和完全细胞遗传学缓解（CCR）分别为98%、83%和68%。

2）对于IFN-α治疗失败或不能耐受的CML，其HCR、MCR、CCR分别为95%、60%和41%。伊马替尼可使7%的CML慢性期患者BCR-ABL融合基因转阴（RT-PCR法）。

（3）伊马替尼的主要不良反应有：骨髓抑制、恶心、肌肉痉挛；骨骼疼痛、关节痛、皮疹、腹泻、水肿、体液潴留和肝功能受损等。

（4）另外已发现有对伊马替尼耐药的病例：目前认为应用伊马替尼治疗6个月无细胞遗传学反应或失去前期的疗效为耐药。

1）耐药机制可能与下列有关：①BCR-ABL基因扩增和表达增加或其酪氨酸激酶活性再激活。②BCR-ABL激酶区点突变，不能与药物结合。③CML-CP对外周血和骨髓都能检出细胞周期Go静止期的CD34$^+$Ph$^+$白血病干细胞，对伊马替尼高度耐药，而且耐药细胞内γ-谷氨酰半胱氨酸合成酶和谷胱甘肽增高。

2）发生耐药时可采取：①伊马替尼增量。②停用或加化疗。③加IFN-α或亚砷酸（三氧化二砷，ATO）以下调BCR-ABL加强伊马替尼作用。④加维生素C（1g/d）可降低谷胱甘肽逆转耐药，且可增加ATO的疗效。⑤热休克蛋白90（Hsp90）能稳定BCR-ABL融合基因，加Hsp90抑制剂Geldanamycin（GA）或17-allylaminogeldanamycin（17-AAG），可介导BCR-ABL蛋白降解。

（5）用伊马替尼时需要注意以下情况：①伊马替尼不能透过血脑屏障，要防治中枢神经系统白血病时仍需鞘注甲氨蝶呤、阿糖胞苷等药物。②伊马替尼配伍禁忌有：地塞米松、利福平、苯巴比妥可降低该药血浓度，而钙拮抗剂、双氢吡啶、对乙酰氨基酚、辛伐他汀、红霉素、环孢素、酮康唑、伊曲康唑等增加伊马替尼血浓度。因此伊马替尼与上述药物配伍时要注意增减剂量。③伊马替尼除CML应用外，对Ph$^+$AL、MF、ET等也可应用，对血小板源生长因子受体（PDGFR，c-kit，CD117）也有作用，故可用于治疗CD117$^+$-AML和肥大细胞增生症。c-kit酶位突变者，伊马替尼无效，调节型突变者有效。④与IFN-α、柔红霉素、阿糖胞苷、依托泊苷、ATO合用有协同作用。⑤有效者停药后仍可复发，需维持治疗。⑥有t（9；21）（q34；p1）引起ETV-6-ABL$^-$融合基因，其信号传导途径与P210BCR-ABLAML相同，伊马替尼治疗也有效。可用于t（9；21）（q34；p1）-AML。

2. Dasatinib（BMS-354825）吡咯嘧啶类物质　一种新型的ABL和Src家族酪氨酸激酶抑制剂。同伊马替尼一样，Dasatinib也是与ABL激酶ATP位点竞争性结合，不同的是该酶与激活、非激活构象的ABL均能结合，亲和力更强。已有研究显示Dasatinib抑制ABL激酶的作用是伊马替尼的100倍；对绝大多数BCR-ABL激酶结构域突变（15种突变中有14种）有作用，仅对T3151突变无效。此外，对c-kit和PDGFRβ有明显抑制作用，推测该药能治疗骨髓增殖性疾病，包括系统性肥大细胞对伊马替尼的耐药。

Ⅰ期临床试验检测Dasatinib的安全性，结果显示每天15～180mg每周给药5～7天，耐受性良好。2003年首次用于临床。39例慢性期患者接受该药治疗，其中31例为伊马替尼耐药，多数有BCR-ABL结构域突变，用药后HCR为84%，主要和完全遗传学缓解分别为

35%和52%；另8例为伊马替尼不耐受，用药后100%达HCR，主要和完全遗传学缓解分别为50%和63%；未观察到剂量限制性毒性反应。10例平均病期6年的加速期患者用药后，HCR为50%，40%有主要遗传学缓解。34例平均病期3年的CML急变期患者/ALL用药后，HCR为28%。多数患者出现3~4级血液学毒性。与体外实验一致，T351I突变者，Dasatinib治疗无效。

3. AMN107 苯胺嘧啶衍生物　为伊马替尼类的第二代ABL抑制剂。该药也与非激活构象的ABL激酶结构域结合，竞争性抑制ATP。对野生型BCR-ABL蛋白和发生点突变的耐伊马替尼类蛋白均有作用，主要通过凋亡使细胞生长受抑。体外实验中，该药对细胞自身磷酸化和增殖的抑制强度是伊马替尼的10~25倍。该药对多种伊马替尼耐药突变有作用，如M351T、F317L、E255V突变，但对T3151和G250E突变无效。此外该药可抑制PDGFR和c-kit但对Src家族激酶无作用。人组AMN107 Ⅰ/Ⅱ期临床实验的患者为耐伊马替尼的加速、急变期CML或Ph⁺ALL，AMN107治疗后，加速、急粒变、急淋变和PhALL的血液学缓解分别为51%、17%、11%和10%，主要遗传学缓解达38%~22%。15例CML慢性期、对伊马替尼耐药患者用药后，血液学缓解达80%，主要和完全缓解分别为40%和13%。初步结论：AMN107在体内和体外对BCR-ABL的抑制作用强于伊马替尼；对多种激酶结构域突变致伊马替尼耐药有效，但即使在高剂量时仍对Y253H、E225V、T3151突变无效；在药物的安全性、耐受性、全身毒性方面需进一步观察。

4. ON012380　ON012380封闭ABL激酶底物结合位点，对ATP结合位点无影响。由于作用位点不同，耐伊马替尼点突变不会导致ON012380耐药。体外研究证实，ON012380对野生型及所有耐伊马替尼的突变激酶甚至对T3151均有抑制作用。ON012380对PDG-FR激酶及Src激酶家族成员Lyn也有抑制作用，但对c-kit抑制作用较弱。ON012380、伊马替尼协同抑制野生型BCR-ABL激酶。ON012380抑制野生型BCR-ABL的作用是伊马替尼的10倍。细胞及动物实验已经证明，ON012380对17种伊马替尼耐药突变（包括T3151）均有抑制作用。目前该药尚未进入临床实验阶段。

5. Src酪氨酸激酶抑制剂　Src激酶家族在BCR-ABL介导ALL中有重要作用，但在CML中无重要影响。吡咯嘧啶PD166326是FGFI、EGF、PDGF和Src抑制剂。体外实验证明，PD166326还具有抑制ABL的作用，该药抑制BCR-ABL的作用比伊马替尼强100倍，抑制c-kit介导的增殖作用比伊马替尼强6.8倍，对Lyn也有很强的抑制作用，但对T3151突变无抑制作用。动物实验表明，虽然该药对野生型、突变型BCR-ABL均有抑制作用，但不能清除BCR-ABL阳性细胞。PPI、CGP76030在ABL的结合位点即伊马替尼的结合位点，两药均能抑制ABL激酶活性，还可通过抑制Src激酶导致细胞生长停滞、凋亡。目前该药仍在实验室阶段，尚未进入临床试验。

6. ABL蛋白抑制剂　ABL蛋白在细胞浆、细胞质之间转运。细胞核-细胞质之间的通路需要3种细胞核定位信号分子（NLS）及一种细胞核输出信号分子（NES）参与，这些信号分子位于ABL蛋白C末端。来普霉素B是NES受体抑制剂，能阻断ABL蛋白在细胞核、细胞质间的转运。体外实验表明、先用伊马替尼，然后洗脱该药，再用来普霉素B，可引起小鼠造血干细胞、TonB210、K562细胞凋亡。联合使用伊马替尼、来普霉素净化骨髓中CML，可提高CML患者自体移植疗效。

（五）造血干细胞移植

造血干细胞移植是用大剂量的放疗化疗作为预处理，彻底地清除体内残存的白血病细胞，再输入 HLA 相配的骨髓或其他造血干细胞使患者造血功能重建。异基因造血干细胞移植（allo - HSCT）是采用 HLA 相匹配的同胞兄弟姐妹（亲缘）或无关供者（非亲缘）的骨髓或外周血或脐血等其他造血干细胞为患者进行移植，此方法可消除 Ph^+ 克隆而得以根治，是目前被普遍认可的根治性标准治疗。

移植患者的年龄国内多为 50 岁以下。allo - HSCT 的移植相关病是导致死亡的主要原因，且随年龄增大而增多。年龄 < 30 岁，慢性期早期，诊断一年内，未用过白消安及 IFN - α 治疗，配型完全相吻合的同胞供者，男供者给女受者是 allo - HSCT 疗效好的因素。因此，对有条件接受移植者，应争取在诊断后一年内移植。为了提高移植效果，给初诊 CML 实施更精细合理的治疗，现多强调移植前风险评估。欧洲血液和骨髓移植组（EBMTG）根据 5 个移植前变量提出了风险评估积分（0 ~ 7）系统，以提示移植相关的死亡风险和治愈可能。对 ≤2 分者，因移植相关的病死率 ≤31%，allo - HSCT 可作为一线治疗。对 ≥3 分者，可先行伊马替尼治疗，进行 BCR - ABL 和染色体动态观察，治疗无效再进行 allo - HSCT；也可考虑非清髓造血干细胞移植（NST）。NST 为降低预处理强度的 allo - HSCT，由于其移植相关病死率低，对部分患者、尤其对年龄较大、不适合常规移植者已取得初步较好的效果。自体移植能使少数患者获取短暂的细胞学缓解，移植相关病死率低，且移植者的存活期长于常规化疗者。采用适当方法进行选择性 BCR - ABL 阴性细胞自体移植，值得探讨。

HLA 相合同胞间移植后复发率为 20% ~ 25%，而无关供者移植较同胞间移植复发率低。移植后的主要治疗方法有：①立即停用免疫抑制剂。②DLI，缓解率为 65% ~ 75%，并发症为 GVHD 和骨髓移植。③NST 或二次移植。④药物治疗。

（六）白细胞单采

白细胞单采适合于高白细胞综合征，可快速降低白细胞，减轻白细胞瘀滞症状。妊娠 CML 患者早期进行单采可避免化疗对胎儿的不良作用。单采虽然可快速降低白细胞，但维持时间短暂，需尽快化疗。

（七）脾放射治疗

一般适用于化疗难治，脾脏特别巨大，脾区出现剧痛，有脾脏破裂可能影响胃肠道功能者。患者此时多处于 AF 或 BP，脾放疗为姑息治疗，疗程短。也可作为造血干细胞移植前预处理。

（八）脾脏切除

脾脏切除不能延长患者生存期，不能阻止其向加速期发展，也不能增加对化疗敏感，但对症状性血小板减少，脾急剧增大，可选择性切除。切脾后可发生血栓栓塞综合征，病死率较高，尤其对血小板增多者应谨慎切脾。

（九）血小板增多症的治疗

血小板多随治疗 CML 白细胞下降而下降，但有时白细胞数降至正常而血小板仍持续增高。治疗上可采用：

1. 血小板单采　可快速降低血小板数，但不能降低骨髓中巨核细胞，维持时间短暂。

2. 氯米喹酮　选择性降低血小板，也不能降低骨髓中巨核细胞生成，仅抑制其成熟和血小板形成，对其他血细胞无影响。一般 2mg/d，用药 1 天可使血小板减低 50%，当血小板降至 $<450\times10^9/L$，改用 0.5~1mg/d 维持。不良反应有药物扩血管作用引起头痛、心动过速、腹痛、腹泻、水肿及偶可贫血等。停药后血小板在短期内快速回升。

3. 塞替派 $75mg/m^2$ 静注　每 2~3 周一次，当血小板降至 $<450\times10^9/L$，以 $25mg/m^2$ 静注，每周一次维持。

4. 瘤可宁 $6mg/(m^2\cdot d)$　用 2~6 周可维持血小板数正常。

（十）CML 晚期的治疗

1. 加速期治疗

（1）AlloSCT：HLA 相合同胞间移植和非亲缘间移植的 DFS 分别为 30%~40% 和 15%~35%。

（2）伊马替尼：剂量同上。HCR、MCR、CCR 分别为 34%、24% 和 17%。

（3）其他：干扰素联合化疗或使用联合化疗方案等。

2. 急变期的治疗

（1）化疗：髓系急变者可采用 ANLL 方案化疗，急淋变可按 ALL 方案化疗。

（2）伊马替尼：剂量如上述。HCR MCR CCR 较加速期低分别为 8%、16% 和 17%，且疗效维持短暂。

（3）AlloSCT：疗效差，复发率高达 60%，长期 DFS 仅 15%~20%；对于重回慢性期后做移植者，其疗效同加速期。

八、预后及预测因素

CML 的自然病程是从 CML-CP 向 CML-AP 和（或）CML-BP 发展。通过近年来治疗手段的提高，中位存活时间已经延长，为 39~47 个月。5 年生存率为 25%~35%，8 年生存率 8%~17%，个别可生存 10~20 年。影响 CML 的主要预后因素有：①初诊时预后风险积分。②治疗方式。③病程演变。

Sokal 积分适用于接受化疗者见表 18-5。低危（RR<0.8）、中危（RR0.8~1.2）、高危（RR>1.2）者，中位生存期分别为 5、3.5 和 2.5 年。

欧洲 Hasford 新的预后积分适用于接受干扰素治疗者，见表 18-5。低危（RR≤780）、中危（RR781-1480）、高危（RR>1480）者，中位生存期分别为 96、65 和 42 个月，5 年生存率分别为 75%、56% 和 28%。近年来，HSCT 和伊马替尼治疗 CML 已经并继续在改变着 CML 的预后和生存。通过细胞和分子遗传学、定性和定量 PCR 技术，分别检测 Ph 染色体和 BCR/ABL 融合基因 mRNA 来进行微小残留病灶的动态检测，并实施相应的治疗，以进一步追求 Ph 染色体和 BCR/ABL 融合基因持续阴性和疾病的根除。

表 18-5　慢性粒细胞白血病的预后风险积分系统

项目	Sokal（1984）	欧洲（Hasford，1998）
年龄	0.0116×（年龄 -43.4）	0.6666（年龄≥50 岁时，否则取 0）
脾大小*（cm）	0.0345×（脾 -7.51）	0.042×脾

项目	Sokal（1984）	欧洲（Hasford，1998）
血小板（$\times 10^9$/L）	$0.188 \times [$血小/$700^2 - 0.563]$	1.0956（血小板≥1500 时，否则取 0）
原粒$^\triangle$（%）	$0.0887 \times ($原粒细胞$-2.10)$	$0.0584 \times$原粒细胞
嗜碱性粒细胞$^\triangle$（%）	-	$0.0413 \times$嗜酸性粒细胞
嗜酸性粒细胞$^\triangle$（%）≥3	-	0.2039
RR =	和	和$\times 1000$

注："﹡"左肋缘下垂直距离；"△"慢性外周血中的百分数；'RR'预后风险。

（刘崇华）

第七节 中性粒细胞白血病

慢性中性粒细胞白血病（chronic neutrophilic leukaemia，CNL）是一种罕见的 MPD，其特征为：①外周血中性粒细胞持续增多。②骨髓有核细胞增生明显甚至极度活跃，以中性粒细胞为主。③肝脾肿大。④无 Ph 染色体或 BCR/ABL 融合基因。⑤诊断时应排除所有引起中性粒细胞增多的原因，除外其他所有骨髓增殖性疾病。

一、流行病学

确切发病率不清。迄今，国外发病文献报道不足 100 例，国内自 1977 年至 2001 年 25 年间报道 CNL 76 例。常累及老年人，中位发病年龄为 62.5 岁（15~86 岁），男女发病无明显差异。

二、病因学

CNL 的病因不详。报道高达 20% 的患者中性粒细胞增多伴有潜在的肿瘤，通常多数为多发性骨髓瘤。至今没有 1 例伴骨髓瘤的 CNL 有克隆性染色体异常，或用分子生物学技术证实中性粒细胞中有克隆性的证据。很可能大多数伴骨髓瘤的"CNL"的中性粒细胞不是自主增殖，而是继发于肿瘤性浆细胞或由浆细胞调节的其他细胞释放的异常细胞因子所致。

三、发病机制

目前发病机制仍不清楚。

四、形态学

外周血涂片中性粒细胞增多≥25×10^9/L，中性粒细胞通常为分叶核，但杆状核也可明显增多。几乎所有的病例未成熟粒细胞（早幼粒细胞、中幼粒细胞、晚幼粒细胞）计数 < 5%，但偶尔可达 10%，外周血几乎不见原始粒细胞。中性粒细胞可见异常粗大中毒颗粒，但形态也可正常。无粒细胞发育不良。红细胞和血小板形态通常正常。

骨髓活检示增生极度活跃，中性粒细胞增多，粒红比例高达 20：1 或以上。初诊时原始粒细胞和早幼粒细胞不增多，但中幼粒细胞和成熟粒细胞增多。可能还有红系和巨核系增生。各系增生无明显发育不良，如有则须考虑其他诊断如不典型慢性粒细胞白血病。网状纤维增多不常见。

鉴于文献报道 CNL 常与多发性骨髓瘤相关，应检查有无骨髓浆细胞疾病的证据。如有浆细胞异常，应结合细胞遗传学或分子遗传学技术确定中性粒细胞克隆性增殖才能诊断 CNL。中性粒细胞浸润导致脾、肝肿大，脾主要浸润红骨，肝主要浸润肝窦和肝门区，或两者都有浸润。

五、细胞化学/免疫表型

中性粒细胞碱性磷酸酶积分增高，但无其他细胞化学或免疫表型异常。

六、遗传学

几乎 90% 的患者染色体是正常的，其余的克隆性核型异常有 +8，+9，del（20q）和 del（11q），无 Ph 染色体或 BCR/ABL 融合基因，曾有报道一种 Ph⁺BC R/ABL⁺的 CML 变型，其外周血中性粒细胞与 CNL 相似。这些病例，可查到一种变异蛋白—P230。有这种 BCR/ABL 融合基因分子变异的病例应考虑 CML，而不是 CNL。

七、细胞起源

CNL 的细胞起源不清楚，很可能是系列分化潜能有限的骨髓造血干细胞。

八、临床表现

1. 症状　可无症状，也可有乏力、消瘦、全身瘙痒等，脾肿大可伴有左上腹胀满不适、疼痛等，查体有脾大、肝肿大，25% ~30% 患者皮肤、黏膜或胃肠道出血，可有痛风样发作。

2. 部位常累及外周血和骨髓，脾和肝通常呈现白血病浸润。任何组织都可有中性粒细胞浸润。

九、诊断和鉴别诊断

（一）诊断标准

1. Ito 诊断标准　①外周血中性粒细胞持续增多。②骨髓粒系增生，无病态造血现象。③中性粒细胞碱性磷酸酶积分增高。④血维生素 B_{12}、尿酸增高。⑤无感染、肿瘤、或其他引起类白血病反应等疾病。⑥Ph 染色体和 BCR – ABL 阴性。

2. 慢性中性粒细胞白血病 WHO 诊断标准

（1）外周血白细胞增多≥25×10^9/L，中性分叶核和杆状核细胞 >80%，幼稚粒细胞（早幼粒细胞、中幼粒细胞、晚幼粒细胞）<10%，原始粒细胞 <1%。

（2）骨髓活检增生极度活跃，中性粒细胞比例和数量增多，骨髓原始粒细胞 <5%，中性粒细胞成熟正常。

（3）肝、脾肿大。

（4）无生理性中性粒细胞增多的原因，无感染或炎症，无明确的肿瘤，如有的话，用细胞或分子遗传学证实是克隆性髓系细胞。

（5）无 Ph 染色体或 BCR/ABL 融合基因。

（6）无其他骨髓增殖性疾病的证据，无真性红细胞增多症的证据，即红细胞容量正常，无慢性特发性骨髓纤维化的证据，即无异常巨核细胞增殖，无网状纤维或胶原纤维增生，红细胞无显著异型，无原发性血小板增多症的证据，即血小板 $<600\times10^9/L$，无成熟的大巨核细胞增生。

（7）无骨髓增生异常综合征或骨髓增生异常/骨髓增殖性疾病的证据，无粒细胞发育异常，无其他髓系细胞发育异常，单核细胞 $<1\times10^9/L$。

（二）鉴别诊断

应与 CML、aCML、CMML 及其他 CMPD 鉴别。此外，有的浆细胞病如意义不明的单克隆免疫蛋白病和多发性骨髓瘤有中性粒细胞明显增高，患者体内 G－CSF 水平高可能与瘤细胞分泌 G－CSF 有关，致中性粒细胞反应性增高。综上所述，CNL 为排除性诊断，除外引起反应性中性粒细胞增多的一切病因及其他 CMPD，具有中性粒细胞反应性增高，单核细胞不增多，无病态造血现象，无 Ph 染色体和 BCR－ABL 融合基因才是真正的 CNL。

十、治疗

尚无理想的治疗，凡治疗 CML 的方案均可应用。

十一、预后

虽然一般认为 CNL 是进展缓慢的疾病，但 CNL 的生存期不定，为 6 个月至 20 年以上。通常中性粒细胞增多呈进展性，随后出现贫血和血小板减少。出现骨髓增生异常表现可能是向急性白血病转化的信号已有部分病例报道。还不清楚此类转化的病例是否与曾进行过细胞毒治疗有关。

（杨　扬）

第八节　毛细胞白血病

毛细胞白细胞（hairy cell leukemia）是一种罕见的慢性淋巴组织增生性疾病，表现为 B 淋巴细胞有显著的胞浆突起，累及骨髓和脾脏的 B 淋巴细胞肿瘤，反应性骨髓纤维化和血细胞减少是常见的特征。易患人群常常是中年男性，表现为各类血细胞减少，脾肿大，或反复发生感染。用 2'－氯脱氧腺苷治疗可明显改善患者的预后。

一、概述

毛细胞白血病（HCL）是一个小 B 细胞肿瘤，其核圆，胞质丰富，在骨髓和周围血中可见胞质有发丝样突起。它弥漫浸润骨髓和脾红髓，并且 CD103、CD22 和 CD11c 强（＋）。本病于 1923 年首次报道，描述为白细胞网状内皮组织增生。1958 年确认此病是一种独特的临床病理疾病，称为白细胞性状网状内皮组织增生症。1966 年命名为毛细胞白血病，异常的单核细胞有不规则的胞浆突起。直到 20 世纪 80 年代，认为此病的主要治疗方法是脾切除。在过去的 10 年中，三种有效的全身治疗是：α－干扰素，喷司他汀（2'－脱氧考福霉素）和 2'－氯脱氧腺苷，能够显著改善患者的预后。目前认为 HCL 是一种有治愈可能的疾病。

二、病因和发病机制

毛细胞白血病是一种罕见的疾病，在美国 HCL 在全部成人白血病中大约占 2%．此病在非裔和亚裔人群中罕见。它主要发生在中年男性，中位年龄 55 岁，男女之比为 5∶1。本病的病因不详，可能与 T 细胞白血病病毒 Ⅱ（HTLV - Ⅱ）感染和暴露于辐射和有机溶剂有关。对 30 例毛细胞白血病患者进行细胞遗传学分析，12 例（40%）患者有 5 号染色体克隆畸变，最常见是 5 号染色体三体型或易位和累及 5q13 的间质缺失。

毛细胞是成熟 B 细胞的克隆增生，有克隆性免疫球蛋白基因重排，表达全部 B 细胞表面分化抗原 CD19、CD25、CD22 以及单克隆表面免疫球蛋白，这些 B 细胞分化的免疫标记物通常在 B 细胞成熟的终末阶段正常丢失，CD20 阳性表达，而无早期细胞表面标记物 CD10。毛细胞表达早期浆细胞标记物 PCA - 1，这与 B 细胞发育至前浆细胞阶段的概念相一致。

毛细胞分泌细胞因子，例如 α 肿瘤坏死因子。毛细胞产生的细胞因子通过减少红细胞克隆形成单位（CFU - E）损害造血细胞生成。巨噬细胞克隆刺激因子可诱导毛细胞运动，特异性整合素受体 αVβ3 被认为是运动的标志。

三、临床特征

毛细胞白血病患者通常有全血细胞减少，脾肿大和循环血中毛细胞三联症。50% 的患者出现全血细胞减少，另 50% 的患者常有血细胞减少。最初的表现 25% 的患者有疲乏和虚弱，25% 因血小板减少易青紫，或因白血病易致条件菌感染，25% 的患者因脾肿大有早期饱满或腹胀感。

90% 的患者脾肿大，可能是巨脾，肝肿大罕见，淋巴结病少见。1/3 的毛细胞白血病患者证实有显著的内脏病变。毛细胞白血病可弥漫性浸润骨髓，引发弥漫的骨质疏松，以及局限性或弥漫性骨质硬化。

30% 的毛白血病患者血中性粒细胞绝对值低于。0.5×10^9/L，单核细胞减少是其特征之一。这些血细胞减少使患者易感多种典型和条件菌感染。毛细胞白血病因单核细胞产生干扰素功能受损，增加胞内感染危险性。另有少数患者出现肝功能异常，氮质血症和高球蛋白血症。也可伴发自身免疫性疾病，如皮肤血管炎、白细胞分裂性血管炎、麻风结节性红斑、雷诺现象，皮质激素治疗有效。

四、实验室检查

约 2/3 的患者有中重度全血细胞减少，单核细胞减少是其特征，淋巴细胞比例显著增高。白细胞计数常低于 5×10^9/L，高于 10×10^9/L 者少见。中性粒细胞常低于 1.0×10^9/L，90% 的患者单核细胞少于 0.1×10^9/L。95% 的病例在外周血中可以见到毛细胞。血涂片可见到毛细胞，体积约为淋巴细胞的 2 倍，核为圆形，椭圆形或肾形，胞浆向周围呈放射状毛状凸起。骨髓穿刺常"干抽"，骨髓病理活检可见到毛细胞浸润和纤维化，免疫组化显示 CD_{20} 或 DBA - 44 以及耐酒石酸酸性磷酸酶（TRAP）阳性，细胞化学染色 TRAP 阳性。毛细胞具有成熟 B 细胞的免疫表型，如 CD_{19}、CD_{20}、CD_{22} 和 SmIg 以及 CD_{11e}、CD_{25}、CD_{103} 和 HC_2。其中 CD_{103}、HC_2 和 DBA - 44 具有较强的特异性，特别是 CD_{103}，如果与其他全 B 淋巴细胞标志共表达，强烈提示 HCL；而在骨髓病理切片上检测到 DBA - 44 和 CD_{20}，则不仅有助于 HCL 的诊断，而且还能判断骨髓的浸润程度，为治疗提供依据。

五、诊断与鉴别诊断

本病尚无统一的诊断标准，根据临床特点，外周血和骨髓中发现毛细胞，耐酒石酸酸性磷酸酶（TRAP）实验阳性，骨髓干抽，骨髓病理活检证实有毛细胞浸润，HCL 的特征性免疫表型诊断一般不难。

变异型 HCL 约占所有 HCL 的 10%，其胞核与幼淋巴细胞相似，胞浆与毛细胞相似，处于幼淋巴细胞白血病和毛细胞白血病之间杂合体的独特的病理状态。患者有巨脾，常处于白血病阶段，TRAP 染色阴性或弱阳性，不表达 CD25 和 CD103。外周血白细胞计数常大于 $10 \times 10^9/L$，单核细胞比例和绝对数都不减低。细胞核较大，染色质更加致密，核仁明显。具有成熟 B 细胞的免疫表型，但 CD25 常阴性。对治疗反应差。

本病需与其他淋巴细胞增生性疾病相区别。骨髓纤维化一般通过仔细检查血和骨髓标本可与毛细胞白血病鉴别。

B - PLL 常常易与毛细胞白血病幼淋巴细胞变异体混淆，两种疾病一般都发生在老年男性患者，有明显的脾大，B - PLL 的淋巴细胞仅有局部 TRAP 染色阳性，而毛细胞白血病典型的和变异的毛细胞弥漫性 TRAP 染色体阳性。其他脾淋巴瘤包括累及脾的边缘区淋巴瘤和单核细胞性 B 细胞淋巴瘤也应排除，虽然形态特点均与毛细胞相似，但它们一般 TRAP 染色阴性。

毛细胞白血病还应与肥大细胞疾病鉴别，尤其是浸润细胞呈梭形时。大细胞吉姆萨染色呈染性颗粒，颗粒对氯醋酸酯酶染色也呈阳性。免疫组化分析细胞与巨噬细胞标记物 KPI（CDBP）反应，但无 L26（CD20）染色。B - CLL 患者的血标本由于胞浆扭曲形成假胞浆突起，CD5 呈阳性。CLL 的淋巴细胞显著增多，通常无单核细胞减少。

六、治疗

1. 治疗指征　毛细胞白血病进展缓慢，确诊后不一定立即治疗，治疗的指征如下：①贫血 Hb < 9g/dl。②血小板减少 < （50 ~ 100）× $10^9/L$。③粒细胞减少，白细胞绝对数 < （0.5 ~ 1.0）× $10^9/L$，尤其伴有反复感染，严重感染。其他不常见的指征：脾大出现症状；白细胞增多伴高比例的毛细胞，白细胞数 > $20 \times 10^9/L$；无痛或疼痛性淋巴结病；血管炎和骨的病变。

2. 治疗方案　脾切除是 HCL 的传统治疗方法，随着核苷类似物药物的应用，HCL 的治疗效果已经得到了极大的改善，多数患者都能获得长期生存。治疗目标在于延长缓解期和无病生存期。

（1）脾切除：直到 20 世纪 80 年代中期，脾切除仍是治疗毛细胞白血病的标准治疗，它能迅速逆转外周血细胞减少症。90% 患者恢复一种以上的血细胞，40% ~ 60% 患者恢复正常的血象。目前切脾的指征：活动性或未控制的感染；血小板减少性出血；巨脾疼痛性和（或）脾破裂；系统化疗失败者。

（2）干扰素（IFN）：IFN - α2b 的标准剂量 200 万 U/m^3，皮下，每周 3 次，12 个月。IFN - α2a，300 万 U/（$m^2 \cdot d$），皮下，6 个月，然后减为每周 3 次，再应用 6 个月。

IFN 常见的不良反应是发热、肌痛、不适，对乙酰氨基酚常常能缓解这些症状，随时间发展可脱敏。IFN-α 对毛细胞白血病有效，但它诱导完全缓解率低。IFN 能治疗活动性感染，适用于应用嘌呤核苷酸类似物无效的患者。

（3）嘌呤类似物：

1）喷司他汀（Pentostatin，DCF）：是一种嘌呤类似物，可以抑制腺苷脱氨酶（ADA）的活性。ADA 催化细胞内的腺苷和脱氧腺苷进行不可逆的脱氨基，从而控制体内的腺苷和 dATP 的水平。研究发现过量的 dATP 可以诱发淋巴细胞的凋亡。DCF 通过抑制 ADA 的活性，阻断脱氧腺苷脱氨基的通路，使细胞内脱氧腺苷和 dATP 大量积聚，最终导致细胞的死亡。标准剂量为 $4mg/m^2$，静脉注射隔周一次，持续 3~6 个月直到达最大反应。治疗过程中需监测肾功能，若血清肌酐水平小于 1.5mg/dl 或 24 小时肌酐清除率小于 50ml/min，不用或停用 DCF，直至肾功能的恢复；若 24 小时肌酐清除率在 50~60ml/min，剂量减半。用药前和用药后常规水化，总剂量约为 1500ml。喷司他汀其他毒性作用包括骨髓抑制、发热、恶心、呕吐、光敏、角结膜炎和严重感染，包括播散性带状疱疹病毒、大肠杆菌、肺炎球菌和真菌感染。喷司他汀不可用于活动性难以控制的感染，身体状况差的患者。此药为强免疫抑制剂，在治疗期间或治疗后至少 1 年内，CD4 和 CD8 淋巴细胞减少到 200 个/μl，低剂量的喷司他汀也有免疫抑制能力。

2）2'-氯脱氧腺苷（2'-CdA）：也是一种嘌呤类似物，同脱氧腺苷相比，仅在嘌呤环 2' 位置上以氯原子取代了氢原子，从而使其能够抵抗 ADA 的脱氨基作用。2'-CdA 进入细胞后不能被 ADA 脱氨基，但是可以被脱氧胞苷激酶（DCK）磷酸化，最终形成 2-氯三磷酸脱氧核苷酸（2-CdATP），同时也可被 5'-核苷酶（5'-NT）去磷酸化。这样，在具有较高的 DCK 活性和较低的 5'-NT 活性的淋巴细胞中，就会导致脱氧核苷酸的积聚，而过量的 2-CdATP 又能引起 DNA 双链的断裂和 ATP 的缺乏，从而引发细胞的凋亡。2'-CdA 对静止期和增殖期的淋巴细胞都有作用，确切的机制尚不清楚。2'-CdA 治疗毛细胞白血病的主要急性作用为发热，42% 患者可发生，发热与毛细胞的消失相关，尤其在脾肿大患者最明显。外周插入中心导管用于释放 2'-CdA 引起的感染少见，皮肤带状疱疹是常见的晚期感染。2'-CdA 也可引起免疫抑制。一项研究显示 CD4 细胞在治疗后 6~12 个月恢复，而另一项研究显示该药治疗后较长时间内 CD4 淋巴细胞减少。

用 2'-CdA 治疗后达完全缓解的患者 25%~50% 仍有微小残存病变存在，这种微小残存的病变是通过免疫组化染色骨髓活检标本发现的。应用多聚酶链反应（PCR）和来源于免疫球蛋白重链基因的克隆基因探针检查，发现用 2'-CdA 治疗后有微小残存病变的所有 7 例患者都可达完全缓解。

单用 2'-CdA 注射治疗可诱导大多数患者完全缓解，完全缓解者复发率低，如复发后用 2'-CdA 治疗仍有效。2'-CdA 0.1mg/（kg·d），静脉输注，连续 7 天，最佳的给药途径和方法仍有争论，皮下给药及每周静脉给药已有成功的报道。这些方法有待于大量患者检验和长期随访，以确定这些给药方法是否与持续静脉给药同样有效。

（4）美罗华（Rituximab）：是一种针对 CD20 的人/鼠嵌合的单克隆抗体。Rituximab 与 B 淋巴细胞上 CD20 结合，通过补体和（或）抗体依赖性细胞毒作用诱导 B 细胞的凋亡。近年尝试用 Rituximab 治疗复发和难治性的 HCL 取得了一定的进展。常用剂量为 $375mg/m^2$，每周一次共 8 个疗程，如未达到完全缓解再加用 4 个疗程。53% 的患者可达完全缓解，平均缓解期为 32 个月。Rituximab 的主要毒副反应是发热、寒战和肌痛，还可见心悸、血压减低及气促等。抗组胺药和皮质激素可以预防和缓解症状。

（5）氟达拉滨：虽然氟达拉滨对 CLL 疗效好，但仅对少数毛细胞白血病有效。氟达拉滨效果不及其他嘌呤类似物明显，但是对于一些毛细胞变异体的患者可达部分缓解。

（6）支持疗法：粒细胞集落刺激因子（G－CSF），G－CSF 能解除一些毛细胞白血病患者由 IFN 引起的骨髓抑制及中性粒细胞减少，应用 G－CSF 的作用主要是辅助系统治疗，对毛细胞白血病患者的活动性感染最初治疗有效。4 例毛细胞白血病患者应用 G－CSF 1～6μg/（kg·d），6 周，其中 3 例 1～2 周后中性粒细胞恢复正常，仅一例常有急性腺管炎病史的毛细胞患者发生急性中性粒细胞皮肤病。

七、病程和预后

10% 的患者，通常脾脏未肿大的，血细胞数正常以及低毛细胞负荷的老年男性患者；因为常不需治疗，可观察一段时间。以前用 IFN 和嘌呤类似物治疗有效的患者，中位生存期仅为 53 个月，现在，用嘌呤核苷类似物治疗，4 年总的生存率超过 95%。但不管嘌呤核苷类似物治疗的潜能如何，毛细胞白血病患者现在可望有更长时间的存活。

（梁　艳）

第九节　多发性骨髓瘤

多发性骨髓瘤（Multiple Myeloma，MM）是最常见的恶性浆细胞瘤，我国发病率约为 1/10 万，占全部恶性肿瘤的 1%，占血液恶性肿瘤的 10%。临床特征是浆细胞（骨髓瘤细胞）异常增生，大量分泌单克隆免疫球蛋白（M 蛋白），引起骨骼破坏、血清或尿中出现 M 蛋白、贫血、感染、高黏滞血症和肾功能不全。

（一）MM 诊断的最低标准

应为骨髓中的浆细胞多于 10% 出现浆细胞瘤细胞，再加上以下几项中的至少一项：①血清 M 蛋白（通常 >3g/dl）；②尿 M 蛋白；③溶骨性破坏。另外，患者还应有 MM 常见的临床特征。还应排除转移癌、淋巴瘤、白血病和结缔组织病变。

此外，意义未明的单克隆免疫球蛋白病（monoclonal gammopathy of undetermined significance，MGUS）和隐匿性多发性骨髓瘤（SMM）应被排除。MGUS 的特征为无症状，M 蛋白 <3g/dl，骨髓中浆细胞少于 10%，无溶骨性破坏、贫血、高钙血症或肾功能不全。隐匿性多发性骨髓瘤的特征为 M 蛋白 >3g/dl，骨髓中浆细胞 >10%，患者无溶骨性破坏、贫血或高钙血症。

（二）浆细胞标记指数（PCLI）

有助于 MGUS、SMM 与 MM 的鉴别。浆细胞标记指数升高是活动性 MM 的明显标志。但在有症状的 MM 患者中，40% 患者的 PCLI 正常。80% 的活动性患者的外周血可测到同型的单克隆浆细胞。在 MGUS 和 SMM 中，循环浆细胞或是缺乏，或是以很少的数量存在。大部分研究者使用的 PCLI 临界阳性值为 10%。浆细胞标记指数和 β－2 微球蛋白值是多发性骨髓瘤的最重要预后因素（AJCC，2002）。

（三）疗效判断标准

直接指标：①血清 M 蛋白和（或）尿本周蛋白减少50%以上；②浆细胞肿瘤两个最大径乘积缩小50%以上；③骨骼溶骨性损害改善。

间接指标：①骨髓中瘤细胞减少至＜5%；②血红蛋白增加20g/L；③血钙和尿素氮降至正常水平。

CR：M 蛋白消失，其他上述指标均达到正常水平者。PR：至少一项直接指标，和至少两项间接指标者。RR：CR + PR 为总有效率。

一、病理分类

（一）免疫分型

1. IgC 型　最常见，占55%～70%，其中55%～70%同时伴有轻链的分泌，k/λ 比例为2～3：1，具有 MM 的典型临床表现，预后最好。

2. IgA 型　占20%～27%，50%～70%伴有轻链分泌，k/λ 比例为1～2：1。骨髓中有火焰状瘤细胞，高胆固醇血症和髓外骨髓瘤较多见。

3. IgD 型　占8%～10%，90%伴有轻链分泌，k/λ 比例为1：9，由于 IgD 正常含量少，此型需经免疫电泳和 IgD 定量检查才能确诊，常用的蛋白电泳不能见到 M 成分。患者较年轻，髓外骨髓瘤和髓外浸润多见，骨质硬化相对多见。

4. IgE 型　罕见，轻链多为 λ 型，易合并浆细胞性白血病。

5. IgM 型　少见，因 IgM 分子质量大，易引起高黏滞综合征。

6. 轻链型　占15%～20%，只分泌轻链，没有重链，尿中有大量的本周蛋白，蛋白电泳无 M 成分。此型骨骼破坏严重，极易出现高钙血症和肾功能不全，病情进展快，病程短，预后差。

7. 双克隆或多克隆型（包括双轻链型）　占2%，多见为 IgM/IgG 或 IgM/IgA 联合，其轻链多为同一类型：k 或 λ，多克隆型罕见。

8. 不分泌型　占1%，有 MM 的临床表现，因瘤细胞不分泌免疫球蛋白，故血清中无 M 蛋白，尿中无本周蛋白。可进一步分为不合成型和不分泌型。

（二）特殊类型的多发性骨髓瘤

1. 孤立性浆细胞瘤　包括孤立性骨髓瘤和孤立性髓外浆细胞瘤，须有病理证实。

2. 冒烟型多发性骨髓瘤　符合 MM 的诊断标准，无贫血、高钙血症、肾功能损害等临床表现，也可无骨骼损害，数年间病情稳定无进展。

二、临床分期

有 DS 分期（1975）和 ISS 分期（2003）

（一）DS 分期

国内《血液病诊断及疗效标准》沿用1975年多发性骨髓瘤临床分期标准。

（二）ISS 分期

Ⅰ期：$\beta_2 - MG < 3.5mg/L$，白蛋白≥35g/L。

Ⅱ期：介于Ⅰ期和Ⅲ期之间。

Ⅲ期：$\beta_2 - MG > 5.5mg/L$。

平均生存期为：Ⅰ期62个月，Ⅱ期44个月，Ⅲ期29个月。

三、治疗原则

（一）一般治疗原则

（1）MM 是全身性疾病，化疗是主要治疗手段，支持辅助治疗也很重要，不能忽视。

（2）孤立性浆细胞瘤：放疗或手术治疗。如出现进展，重新分期，按活动性 MM 处理。

（3）冒烟型（无症状）MM 或Ⅰ期 MM 观察 3~6 个月，若病情进展至Ⅱ期或更高阶段，则参照活动性 MM 治疗。

（4）活动性（有症状）MM 初始治疗包括诱导治疗、二磷酸盐治疗和辅助治疗。依据患者是否预备行干细胞移植选择诱导治疗方案。

（5）对初治无反应者实施挽救治疗方案。对初治有反应或对挽救方案有反应的患者，进行干细胞移植。

（6）治疗达到最大反应后化疗持续最多 2 个疗程，（平台期）。

（二）MM 诱导化疗（2009 年 NCCN 指南）

1. 拟干细胞移植者　①硼替佐米/地塞米松（2B 推荐）；②硼替佐米/阿霉素/地塞米松（2B 推荐）；③硼替佐米/来那度胺/地塞米松（2B 推荐）；④硼替佐米/沙利度胺/地塞米松（2B 推荐）；⑤来那度胺/地塞米松（2B 推荐）；⑥地塞米松（2A 推荐）；⑦脂质体阿霉素/长春新碱/地塞米松（DVD）（2A 推荐）；⑧沙利度胺/地塞米松（2A 推荐）

2. 不做干细胞移植者　①地塞米松（2A 推荐）；②来那度胺/低剂量地塞米松（2B 推荐）；③DVD（脂质体阿霉素/长春新碱/地塞米松）（2B 推荐）；④美法仑/泼尼松（MP）（2A 推荐）；⑤美法仑/泼尼松/硼替佐米（1 类推荐）；⑥美法仑/泼尼松/沙利度胺（1 类推荐）；⑦沙利度胺/地塞米松（2A 推荐）；⑧长春新碱/阿霉素/地塞米松（VAD）（2A 推荐）。以上适用于移植者的方案同样适用于非移植者。

（三）维持治疗（2009 年 NCCN 指南）

①干扰素（2B 推荐）；②甾体类化合物（2B 推荐）；③沙利度胺（1 类推荐）；④沙利度胺/泼尼松（2B 推荐）

（四）挽救治疗（2009 年 NCCN 指南）

①苯达莫司汀（2A 推荐）；②硼替佐米（2A 推荐）；③硼替米唑/地塞米松（2A 推荐）；④硼替佐米/来那度胺/地塞米松（2B 推荐）；⑤硼替佐米/脂质体阿霉素（1 类推荐）；⑥环磷酰胺 – VAD（2A 推荐）；⑦地塞米松（2A 推荐）；⑧地塞米松、环磷酰胺、依托泊苷、顺铂（DCEP）（2A 推荐）；⑨地塞米松、沙利度胺、顺铂、阿霉素、环磷酰胺、依托泊苷（DT – PACE）（2A 推荐）；⑩大剂量环磷酰胺（2A 推荐）；⑪来那度胺/地塞米松（1 类推荐）；⑫来那度胺（2A 推荐）；⑬重复原诱导方案（如缓解期 >6 个月）（2A 推荐）；⑭沙利度胺（2A 推荐）；⑮沙利度胺/地塞米松（2A 推荐）。

（五）综合治疗

初治患者在明确诊断后，进行全面评估以决定将来是否接受造血干细胞移植术。对拟行干细胞移植的患者，应限制使用烷化剂亚硝基脲类等骨髓毒性化合物，以免损害干细胞的保存。临床医生对患者实施化疗的同时，要重视并发症的治疗，如高钙血症、高黏滞血症、贫血、感染、病理性骨折等。对症状明显的高黏滞血症给予血浆置换，避免静脉造影检查。使用沙利度胺和来那度胺者，建议接受预防性抗凝治疗。

四、肿瘤内科治疗和化疗方案

1. VAD 方案

（1）长春新碱 0.4mg/d civ，第 1~4 天。

（2）阿霉素 9mg/m² civ，第 1~4 天。

（3）地塞米松 40mg po，第 1~4 天，第 9~12 天，第 17~20 天。

（4）28 天为 1 周期。有效率为 45%~70%。

2. LA/VD 方案

（1）脂质体阿霉素 40mg/m² iv，第 1 天。

（2）长春新碱 1.4mg/m² iv，第 1 天。

（3）地塞米松 40mg po，每日 1 次，第 1~4 天。

（4）3 周为 1 周期。RR 率 44%。

3. MP 方案　早期、初治病例，体弱者。

（1）美法仑 8mg/m² po，每日 1 次，第 1~4 天；或 4mg/m²（0.1mg/kg）po，每日 1 次，第 1~7 天。

（2）泼尼松 60~80mg/d po，每日 1 次，第 1~7 天。

（3）4 周为 1 周期，4~6 周期为 1 疗程。

（4）RR 率 60%，缓解期 18 个月，中位生存期 24~30 个月。

4. M2 方案　中晚期，初复治病例，或难治复发病例。

（1）BCNU 0.5mg/kg ivgtt，第 1 天。

（2）CTX10mg/kg iv，第 1 天。

（3）Melphalan 0.25mg/kg po，每日 1 次，第 1~4 天。

（4）Prednisone 1mg/kg po，每日 1 次，第 1~7 天。

（5）0.5mg/kg po，每日 1 次，第 8~14 天。

（6）VCR 0.03mg/kg iv，第 21 天。

（7）每 5 周为 1 周期。

M2 方案（包括 VBMCP 方案）、MP 方案是国内常用一线治疗方案（见上），常规应用至少 2 个疗程，初治无效视为原发难治性 MM；初治有效而后复发，再次使用无效者称为继发性难治性 MM。

5. VBMCP 方案

（1）BCNU 20mg/m² ivgtt，第 1 天。

（2）CTX 400mg/m² iv，第 1 天。

（3）Melphalan 8mg/m² po，每日 1 次，第 1~4 天。

（4）Prednisone 40mg/m² po，每日 1 次，第 1~7 天。

（5）20mg/m² po，每日 1 次，第 8~14 天。

（6）VCR 1.2mg/m² iv，第 1 天。

（7）5 周为 1 周期。

6. VMCP/VBAP 交替方案

（1）VMCP 方案：

2）VCR 1mg/m² iv，第 1 天。

3）Melphalan 6mg/m² po，每日 1 次，第 1～4 天。

4）CTX 125mg/m² po，每日 1 次，第 1～4 天。

5）Prednisone 60mg/m² po，每日 1 次，第 1～4 天。

6）3 周 1 周期。

2）VBAP 方案：

1）VCR 1mg/m² iv，第 1 天。

2）BCNU 30mg/m² ivgtt，第 1 天。

3）ADM 30mg/m² iv，第 1 天。

4）Prednisone 60mg/m² po，每日 1 次，第 1～4 天，3 周为 1 周期。

VMCP 方案和 VBAP 方案交替使用，共用 4～8 个周期。单用 VBAP 方案用于中晚期病例，有效率为 61%。

7. 地塞米松单药方案　地塞米松 40mg 加 NS 250ml，ivgtt，每日 1 次，第 1～4 天、9～12 天、17～20 天，4 周为 1 周期。地塞米松单药有效率 41%，如地塞米松单药使用 1～2 个月无效，可加用沙利度胺。

8. 干扰素维持治疗　干扰素-α：（3～5）×10⁶U 皮下注射，每周 3 次，连续使用 6 周以上或长期使用。可延长缓解期。

五、靶向药加化疗方案

（一）沙利度胺加化疗方案

1. TD 方案

（1）沙利度胺（Thalidomide）200mg/d（分 2～4 次）po，第 1～28 天。

（2）地塞米松 20mg/m² po，每日 1 次，第 1～4 天、9～12 天、17～20 天，于第 1 周期。

（3）20mg/m² po，每日 1 次，第 1～4 天，于第 2 周期开始后使用。

（4）4 周为 1 周期。RR 率 63%。

2. TP 方案

（1）沙利度胺 200mg/d 分 2～4 次口服，长期服用至复发或病情进展。

（2）泼尼松 60～80mg/d po，每日 1 次，第 1～7 天。

（3）4 周为 1 周期。

3. TMP 方案

（1）沙利度胺 100～200mg/d 分 2～4 次口服，长期服用。

（2）美法仑 4mg/m² po，每日 1 次，第 1～7 天。

（3）泼尼松 40～60mg/d po，每日 1 次，第 1～7 天。

（4）4 周为 1 周期。

（5）RR 76%，CR/VGPR 率27.9%，3 年生存率80%。

4. 来那度胺（Lenalidomide）单药方案　来那度胺 25mg po，每日 1 次，第 1~21 天，来那度胺剂量从 10mg/d 开始，逐渐增加，建议同时辅助抗凝治疗，4 周为 1 周期。

5. LD 方案

（1）来那度胺 25mg po，每日 1 次，第 1~21 天。

（2）地塞米松 40mg po，每日 1 次，第 1~4 天、9~12 天、17~20 天，4 周为 1 周期。RR 率91%，1 年生存率96.5%。

6. ULD－D 方案

（1）来那度胺 25mg po，每日 1 次，第 1~21 天。

（2）地塞米松 40mg po，每日 1 次，第 1、8、15、22 天，4 周为 1 周期。1 年生存率86%。

（二）硼替佐米加化疗方案

1. 硼替佐米单药方案

（1）硼替佐米 $1.3mg/m^2$ iv 冲入，第 1、4、8、11 天，3 周为 1 周期。

（2）RR 40%，持续缓解时间 8.5 个月，中位进展时间 6 个月。

2. BD 方案

（1）硼替佐米（Bonezomib）$1.3mg/m^2$ iv 冲入，每日 1 次，第 1、4、8、11 天。

（2）地塞米松 10~20mg，加 NS 250ml，ivgtt，每日 1 次，第 1~4、8~11 天。

（3）地塞米松 10~20mg/d po，每日 1 次，第 17~20 天，3 周为 1 周期，4~6 周期为 1 疗程；或硼替佐米 $1.3mg/m^2$ iv 冲入，每日 1 次，第 1、4、8、11 天。

（4）地塞米松 40mg 加 NS 250ml，ivgtt，每日 1 次，第 1~4 天、9~12 天，于第 1，2 周期使用。

（5）地塞米松 40mg 加 NS 250ml，ivgtt，每日 1 次，第 1~4 天，于第 3、4 周期使用，3 周为 1 周期。RR 率66%，CR 21%，VGPR（非常良好的部分缓解）10%。

3. BAD 方案

（1）硼替佐米 $1.3mg/m^2$ iv 冲入，每日 1 次，第 1、4、8、11 天。

（2）阿霉素 10mg/d iv，每日 1 次，第 1~4 天。

（栾春来）

第十九章

妇产科肿瘤

第一节　子宫颈癌

子宫颈癌是指发生在子宫阴道部及子宫颈管的恶性肿瘤，是妇女最常见的恶性肿瘤之一。关于子宫颈癌确切的病因尚不清楚，目前认为是多因素综合作用的结果，发病的高危因素包括性生活过早（指小于 18 岁）及早婚、早育者；有多个性伴侣者；生殖道患有性病、梅毒、湿疣等性传播疾病者；性伴侣有疱疹、人乳头瘤病毒（human papilloma virus，HPV）感染及阴茎癌、包茎等疾患；HPV - DNA 阳性（主要指 HPV 的高危型别 16，18 等）；子宫颈糜烂、白斑等；子宫颈不典型增生患者等。子宫颈癌的流行特征为经济不发达国家的发病率高于发达国家，并有明显的地区差别，我国子宫颈癌主要集中在中部地区，且农村高于城市，山区高于平原。我国自 20 世纪 50 年代开展子宫颈癌普查普治以来，子宫颈癌的发病率和死亡率均显著下降，根据 20 世纪 90 年代全国抽样调查，子宫颈癌死亡率降至 3. 25/10 万，在妇女癌症死亡原因中从第 2 位降至第 6 位，但仍居妇科恶性肿瘤的首位。

一、诊断

（一）临床症状表现

早期无症状或仅有白带增多，接触性出血。随后出现不规则阴道流血、恶臭白带、下腹胀痛等。

（二）体征

早期无特殊或久治不愈的子宫颈糜烂，随病情进展，子宫颈呈菜花、结节、溃疡等外观，质硬、脆，易出血，累及阴道、子宫旁等处，子宫活动受限等。

（三）子宫颈刮片细胞学检查

准确性 90% ~95%，假阳性率 2. 4% ~5%，单项正常涂片假阴性率 15% ~28%。常用巴氏五级分类法。

Ⅰ级未发现异常细胞

Ⅱ级发现非典型细胞

Ⅲ级发现可疑恶性细胞

Ⅳ级发现不典型癌细胞

Ⅴ级发现典型癌细胞

子宫颈刮片细胞学检查异常时，并不一定都是子宫颈癌，凡是细胞学检查在巴氏Ⅲ级以上或临床检查可疑者，应重复涂片或行阴道镜检查。凡是涂片发现癌细胞者（相当巴氏Ⅳ~Ⅴ级），都应在阴道镜下多点活检，送病理检查。

（四）液基薄层细胞检测（TCT）

是采用液基薄层细胞检测系统检测子宫颈细胞并进行 TBS 细胞学分类诊断，与传统的子宫颈刮片巴氏涂片检查相比明显提高了标本的满意度及子宫颈异常细胞的检出率，是近年应用于细胞病理学诊断的一种新技术。

（五）碘试验（席勒试验）

将浓度为2%的碘溶液直接涂在子宫颈和阴道黏膜上，观察碘染色的情况，不着色处为阳性。帮助提供活检部位。

（六）阴道镜检查

凡是细胞学检查在巴氏Ⅲ级以上或临床检查可疑者，都应行阴道镜检查，目的是协助定位，提高取材的阳性率。

（七）活体组织检查

是诊断子宫颈癌最可靠的依据。应注意在鳞柱状上皮交界处取材。注意绝经后移行带上移。诊断原位癌和早期浸润癌时一定要多点活检、子宫颈管刮取术排除浸润癌。

（八）子宫颈锥形切除术

临床上细胞学检查和子宫颈活检结果不符时或不能排除浸润癌者，可行子宫颈锥切术。现子宫颈环形电切术（loop electrosurgical excisional procedure，LEEP）已取代传统的子宫颈锥切及部分颈管诊刮和子宫颈多点活检术，具有快捷、安全、取材准确等优点。

（九）盆腔 CT 检查

Ⅰb 期以上宜常规检查，协助了解子宫、附件、盆腔淋巴结情况，指导临床治疗。

（十）其他辅助检查

根据每个病例的具体情况还可行膀胱镜、直肠镜、肾图、肾盂造影、胸片、盆腔淋巴结造影等检查。

二、病理学分类及临床分期

（一）病理学分类

根据肿瘤的组织学来源子宫颈癌的病理类型为鳞状细胞癌、腺癌和混合癌。过去鳞状细胞癌多见，占90%左右，腺癌次之，占5%左右，其余为混合癌，最少。近年子宫颈腺癌和黏液腺癌有上升趋势，从目前的临床诊断来看，鳞状细胞癌仅占70%左右，腺癌占20%左右，腺鳞癌占10%左右。早期子宫颈癌外观正常或呈子宫颈糜烂，浸润型子宫颈癌的大体分型有以下4种。

（1）糜烂型：子宫颈外形可见，肉眼看不到肿瘤，表面糜烂样，也可呈颗粒状粗糙不平，质地较硬，触之易出血。

（2）结节型：外生型肿瘤，癌瘤自子宫颈外口向子宫颈表面形成团块状结节，有明显的突起，常常伴有深浅不一的溃疡形成。质地较硬，触之出血明显。

（3）菜花型：同属外生型肿瘤，癌瘤生长像菜花样自子宫颈向阴道内生长，瘤体较大，血管丰富，质地较脆，接触出血明显，常伴有感染或坏死灶。此型癌瘤较少侵犯宫旁组织，预后相对较好。

（4）溃疡型：属内生型肿瘤，癌瘤自子宫颈向子宫腔内呈侵蚀性生长，形成溃疡和空洞，组织坏死，质地较硬，分泌物恶臭。子宫颈癌尤其是腺癌也可向颈管内生长，使子宫颈呈桶状增大，这也是内生型的一种。

子宫颈鳞癌和腺癌的组织学形态根据分化程度可分为3级，以子宫颈鳞癌为例，其组织形态学特征如下。

（1）高分化鳞癌：鳞状细胞癌Ⅰ级：大细胞，有明显的角化珠形成，可见细胞间桥，瘤细胞异型性较轻，核分裂较少，无不正常核分裂。

（2）中分化鳞癌：鳞状细胞癌Ⅱ级：大细胞，细胞异型性明显，核深染，不规则，核浆比例高，核分裂多见，无不正常核分裂。细胞间桥不明显，有少量或无角化珠，有单个角化不良细胞。

（3）低分化鳞癌：鳞状细胞癌Ⅲ级：大细胞或小细胞，无角化珠形成，亦无细胞间桥，偶有散在单个角化不良细胞核深染，细胞异型性明显和核分裂多见。

（二）临床分期

1. 子宫颈癌的临床分期标准　有两种，一种是国际妇产科联盟（FIGO，2000年）分期法，另一种是国际抗癌协会（UICC）的TNM的分期法，两种分期方法各有优点。具体分期如表19-1所示。

表19-1　子宫颈癌的临床分期（FIGO 2000修正）

FIGO分期	肿瘤范围	TNM分期
	原发肿瘤未能被估计	Tx
	没有原发肿瘤证据	T_0
0期	原位癌	Tis
Ⅰ期	子宫颈癌局限在子宫	T_1
ⅠA	镜下浸润癌。所有肉眼可见的病灶，包括表浅浸润，均为IB/T_{1b}	T_{1a}
ⅠA$_1$	间质浸润深度<3mm，宽度≤7mm	T_1a_1
ⅠA$_2$	间质浸润深度3~5mm，宽度≥7mm	T_1a_2
ⅠB	临床可见癌灶局限于子宫颈，或者镜下病灶>Ⅰa$_2$/Ta$_2$期	T_1b_2
ⅠB$_1$	临床癌灶最大直径≤4cm	T_1b_1
Ⅰb$_2$	临床癌灶最大直径>4cm	T_1b_2
FIGO分期	肿瘤范围	TNM分期
Ⅱ期	肿瘤超越子宫，但未达骨盆壁或未达阴道下1/3	T_2
ⅡA	无宫旁浸润	T_{2a}

续　表

FIGO 分期	肿瘤范围	TNM 分期
ⅡB	有宫旁浸润	T_{2b}
Ⅲ期	肿瘤扩展到骨盆壁和（或）侵犯到阴道下 1/3 和（或）引起肾盂积水或肾无功能	T_3
ⅢA	肿瘤累及阴道下 1/3，没有侵犯骨盆壁	T_{3a}
ⅢB	肿瘤侵犯到骨盆壁和（或）引起肾盂积水或肾无功能	T_{3b}
ⅣA	肿瘤侵犯膀胱黏膜或直肠黏膜和（或）超出真骨盆	T_4
ⅣB	远处转移	M_1

2. 分期注意事项

（1）子宫颈癌的临床分期需 2 名有一定经验的妇科肿瘤医师同时检查后确定。

（2）0 期包括上皮全层均有非典型细胞，但无间质浸润。

（3）由于临床无法估计子宫颈癌是否已扩散至子宫体，因此在分期中不考虑列入。

（4）ⅠA 期应包括最小的镜下间质浸润及可测量的微小癌。

（5）肿瘤固定于盆壁，宫旁组织增厚，使肿瘤与盆壁距离缩短，但宫旁增厚为非结节状者，应定为ⅡB 期。

（6）即使其他检查定期为Ⅰ或Ⅱ期，但有癌性输尿管狭窄而产生肾盂积水或肾无功能时，也应列为Ⅲ期。

三、治疗原则、程序和方法选择

子宫颈癌的治疗以手术和放射治疗为主，近年来抗癌药物的迅速发展，使过去认为对子宫颈癌无效的化疗，现已成为子宫颈癌治疗中常用的方法。在手术或放疗前先用化疗，待癌灶萎缩或部分萎缩后再行手术或放疗；或在手术或放疗后辅助化疗，以便提高疗效。

（一）子宫颈原位癌（0 期）

子宫颈原位癌的治疗以手术治疗为主，常用的术式有筋膜外全子宫切除术和扩大的筋膜外全子宫切除术。对于要求保留生育功能或器官的患者可行子宫颈锥切术。对有手术禁忌或不愿手术的患者可行单纯腔内放疗。

（二）子宫颈早期浸润癌（IA 期）

子宫颈早期浸润癌又称子宫颈微灶性浸润癌（microinvasive carcinoma，MICA），是指只能在显微镜下检出而临床上难以发现的临床前癌。临床上以手术治疗为主，常用的术式有扩大的筋膜外全子宫切除术（ⅠA₁ 期）和次广泛全子宫切除术（ⅠA₂ 期）。对于ⅠA 期要求保留生育功能的年轻患者可考虑行子宫颈锥切术，对于ⅠA₂ 期伴脉管受侵、病灶融合或细胞分化不良者，行广泛性子宫切除术加盆腔淋巴结清扫术。对有手术禁忌或不愿手术的患者可行单纯腔内放疗。

（三）子宫颈浸润癌（ⅠB～ⅣA）

ⅠB～ⅡA 期子宫颈癌以手术治疗为主，术前可行腔内放疗，提高手术切除率。对低分化鳞癌和腺癌考虑行新辅助化疗。常用的术式为子宫颈癌根治术（广泛全子宫切除术 + 盆腔淋巴结清扫术）。ⅡB～ⅢB 期子宫颈癌以放射治疗为主，部分ⅡB～ⅢA 期可考虑先行腔内放疗或动脉插管化疗，如癌灶萎缩符合手术条件，亦可行子宫颈癌根治术。子宫颈浸润癌的治疗原则、程序及方法选择具体如图19-1所示。

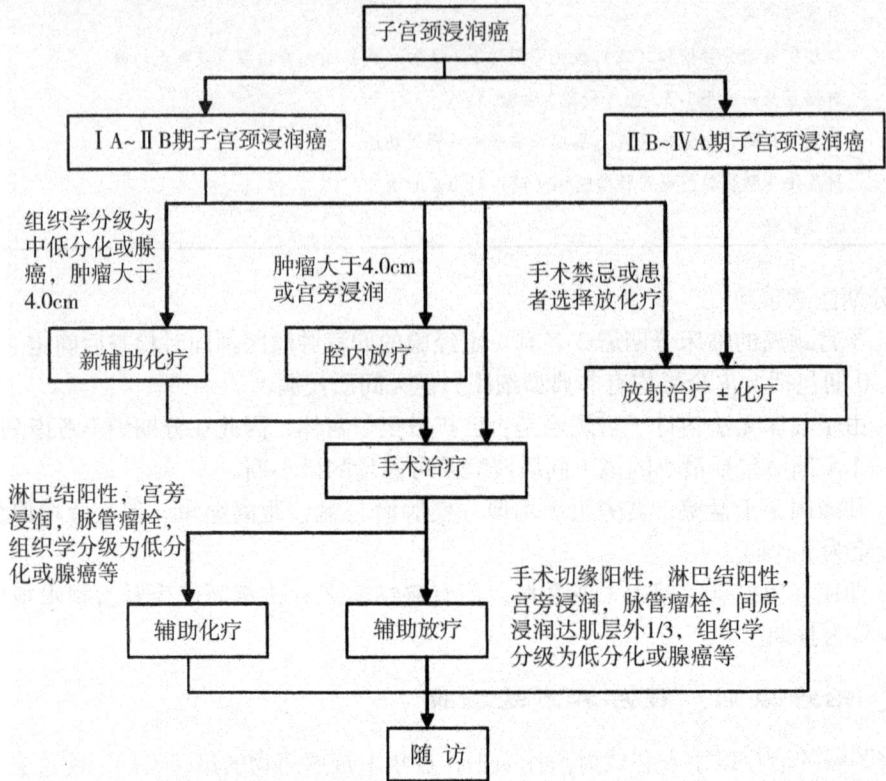

图19-1 子宫颈浸润癌的治疗方法选择及程序图

（四）转移性及复发性子宫颈癌

转移性子宫颈癌的治疗，对于体能状况较好者，可行姑息性放疗结合化疗。对体能状况不佳者，仅行对症支持治疗。对术后局部复发患者，可考虑行放射治疗，或联合化疗。对放疗后局部复发，一般不再考虑放射治疗，以化疗为主。

四、外科手术治疗

子宫颈癌的手术治疗已有100多年的历史，1898年奥地利的Wertheim首创经腹子宫颈癌根治术，其后各国学者坚持开展和不断改良子宫颈手术，现子宫颈癌根治术的经典术式为Wertheim - Meigs术式，即广泛子宫切除 + 盆腔淋巴结清扫术。在人们日益强调多学科综合治疗的今天，手术治疗仍是早期子宫颈癌首选的治疗方法。综合国内外文献报道，早期子宫颈癌手术治疗5年存活率为ⅠA期98% ~100%，ⅠB期80% ~90%，ⅡA期70%左右。平均5年生存率为87% ~92%，与放射治疗的效果基本相当。

（一）适应证

（1）已有病理学检查确诊为子宫颈癌。

（2）适用于0 ~ ⅡA期子宫颈癌患者。

（3）子宫颈残端癌、阴道狭窄的子宫颈癌患者及不宜放疗的子宫颈癌患者。

（4）患者全身情况良好，能耐受麻醉和手术。如有内科并发症，应作相应的治疗，如治疗后仍不能耐受手术，则应改为其他方法治疗。

（5）患者年龄大于 70 岁及合并早、中期妊娠不是手术的禁忌证，应根据患者的全身情况选择是否手术。

（二）术前准备

（1）术前检查：术前详细询问病史，要全面体格检查及化验检查，了解患者身体健康情况及各种重要器官功能。

（2）常规盆腔 B 超检查：必要时行盆腔 CT 或 MRI 检查，以助了解淋巴结、子宫旁及子宫肌层受侵情况。

（3）阴道准备：术前 3d 开始阴道冲洗，每日 1 次。术晨阴道外阴冲洗后子宫颈、阴道上部涂甲紫药液。术前如合并阴道感染，应控制感染后方可手术。

（4）肠道准备：手术前晚清洁灌肠或口服甘露醇溶液 200ml。

（5）术前保留导尿。

（6）拟行子宫颈锥切术，手术应在月经干净后 3 ~ 7 天进行。

（三）常用手术方式（表 19 – 2）

表 19 –2　子宫颈浸润癌不同手术方式的范围和特点

解剖特点	筋膜外全子宫切除术	次广泛全子宫切除术	广泛全子宫切除术
直肠旁及膀胱旁间隙	不需分离	需分离	需分离
主韧带	在子宫颈外侧分离	在子宫颈外侧分离，至少切除全长的 1/3 ~ 1/2	在子宫颈外侧分离，至少切除全长的以上
子宫骶韧带及阴道	在子宫颈处分离，切除阴道 1cm 左右	在子宫颈及直肠间分离，切除阴道 2 ~ 3cm	分离至直肠，切除阴道上 1/3 ~ 1/2 游离输尿管外侧
输尿管	只作辨认和探查	游离输尿管内侧及上方的附着处	从子宫旁组织中全部游离
盆腔淋巴结	一般不行盆腔淋巴结清扫术	根据病情可选择盆腔淋巴结清扫术	需行盆腔淋巴结清扫术
卵巢	需切除双侧卵巢，如年龄≤45 岁，高中分化鳞癌，卵巢正常者，可考虑保留一侧卵巢	需切除双侧卵巢，如年龄≤45 岁，高中分化鳞癌，卵巢正常者，可考虑保留一侧卵巢	需切除双侧卵巢，如年龄≤45 岁，高中分化鳞癌，卵巢正常者，可考虑保留一侧卵巢，如考虑术后需放疗者，行卵巢移位术

1. **子宫颈锥切术**　是指将子宫颈阴道部及子宫颈管做圆锥形切除，兼具诊断和治疗功能。子宫颈锥切术的切除范围应包括阴道镜下所见异常病变，整个转化区，全部鳞—柱交界及颈管下段。切除宽度在病灶外 0.3 ~ 0.5cm，深度在颈管内口以下 2.0cm 左右。子宫颈锥切术用于子宫颈癌治疗时主要用于子宫颈原位癌的治疗，对于要求保留生育功能或拒绝及不能耐受剖腹手术的微灶性浸润癌可考虑子宫颈锥切术。但子宫颈原位腺癌及颈管原位癌不宜用子宫颈锥切术治疗。

2. 筋膜外全子宫切除术　在接近子宫颈分离侧平面不包括子宫颈间质，在子宫颈附着处切断宫骶韧带，切除阴道壁 1.0cm 左右。筋膜外全子宫除术适用于子宫颈原位癌及 I A$_1$ 期子宫颈癌。

3. 子宫次广泛切除术　在子宫颈及盆壁之间靠近子宫颈外侧 1/3 ~ 1/2、2 ~ 3cm 的距离处分离及切除主韧带，子宫骶韧带在中部分离，切除阴道壁 2 ~ 3cm。子宫次广泛切除术适用于 I A$_1$ 期及 I A$_2$ 期子宫颈癌。

4. 子宫广泛切除术　在盆壁及肛提肌处切除主韧带，子宫骶韧带在靠近其下外侧附着处切除，阴道必须切除上段的 1/3 ~ 1/2，子宫旁组织应根据病灶范围切除 4cm 以上，必要时可达盆壁，同时行盆腔淋巴结清扫术。子宫广泛切除术适用于 I B ~ II A 期子宫颈癌。

5. 子宫扩大根治术　切除更广泛的阴道旁组织和宫旁组织，必要时切除髂内动脉和输尿管壁上的所有组织。与广泛子宫切除术的区别在于输尿管从膀胱子宫韧带完全游离，切除膀胱上动脉周围的组织，切除 3/4 的阴道。适用于放疗后中央型复发的病例。

6. 部分盆腔脏器切除术　包括全盆、前盆和后盆清除术。前盆清除术包括切除子宫、子宫颈、阴道、膀胱。后盆清除术包括切除子宫、子宫颈、阴道、直肠。全盆清除术包括切除子宫、子宫颈、阴道、直肠、膀胱。有些还需切除远端输尿管并进行输尿管膀胱植入等。适用于中央型复发或广泛手术发现肿瘤包绕输尿管远端或合并膀胱阴道瘘或直肠阴道瘘病例。

7. 盆腔淋巴结清扫术　是指将盆腔各组淋巴结整块切除，清除的淋巴结包括髂总、髂外、髂内及各组闭孔淋巴结。盆腔淋巴结清扫术可从腹膜内和腹膜外进行，国内外多数学者采用腹膜内盆腔淋巴结清扫术。

8. 卵巢移位术　是指将保留的卵巢带血管蒂移位至脐水平以上部位。常将卵巢移至结肠旁沟外侧及腹外斜肌筋膜外。固定时注意勿使血管扭曲，防止卵巢坏死。留置银夹标记，以便术后放疗时定位。

（四）手术并发症及处理

1. 脏器损伤　术中最常见的是损伤膀胱及肠曲，其次为输尿管。一旦发生损伤，应根据损伤的部位和范围行修补术，如因癌灶浸润导致损伤，应根据病情考虑膀胱或肠段部分切除后吻合。

2. 尿潴留　是子宫颈癌术后最常见的并发症之一，术后 2 周残余尿超过 100ml 者为尿潴留。其原因为术中处理子宫主韧带及骶韧带时对骨盆内脏神经有不同程度的损伤，以致术后出现神经性膀胱功能障碍，排尿困难。预防和处理措施为术后保留导尿管 7 ~ 10 天，测残余尿，当残余尿 <50ml 时，方可拔除导尿管。

3. 盆腔淋巴囊肿　因子宫颈癌术后腹膜后留有无效腔，回流的淋巴液潴留而形成腹膜后淋巴囊肿。多于术后 2 ~ 7d 形成，囊肿小者可无症状和体征，囊肿较大时有下腹不适或疼痛，严重者产生下肢水肿及输尿管梗阻等压迫症状。术后留置腹膜外或阴道引流管持续负压引流 3 ~ 5d，可使淋巴囊肿发生率明显下降。淋巴囊肿形成后较小者可不做处理，较大者可在 B 超定位下穿刺抽液，或外敷中药（大黄、芒硝等）促进吸收。同时予以抗炎及支持治疗。

4. 下肢静脉血栓　行子宫广泛切除术的患者可能发生下肢静脉血栓，其主要原因为静脉壁受损及静脉血淤积，有3%～5%患者可能发生肺栓塞，后果严重，应引起高度重视。术中应尽量减少下肢静脉的压迫、创伤，缩短手术时间。术后鼓励患者早作肢体运动，早日下床活动。

5. 其他并发症　常见的有出血、感染、肠梗阻、人工闭经、阴道缩短等。

五、放射治疗

放射治疗是中晚期子宫颈癌的主要治疗手段，放射治疗前应有明确的治疗目的，即给予根治还是姑息放疗。高剂量率后装加体外照射已成为子宫颈癌放射治疗的常规方法。Yamazaki A 的研究认为 3DCRT 治疗子宫颈癌运用包括侧野在内的 4 个适形野较前后野照射显著降低了下肢水肿、膀胱和直肠并发症，但单纯适形放疗疗效较差，仍需配合腔内后装治疗。超分割放疗子宫颈癌局控率较常规有提高，但生存率无差异，且晚期并发症高。

（一）放疗适应证

1. 术前放疗　用于ⅠA～ⅡB 期患者，目的在于缩小肿瘤，减少手术引起癌细胞播散的机会，便于手术顺利进行。术前放疗主要采用近距离腔内放疗，一般总量不超过 25Gy。术前放疗适应证有：①子宫颈外生型肿瘤，体积较大者。②子宫颈癌浸润阴道上段较明显者。③子宫颈内生型肿瘤，子宫颈管明显增粗者。④肿瘤病理分化较差者，如病理Ⅲ级。

2. 术后放疗　用于补充手术之不足。

（1）术后病理报告阴道残端见癌细胞者或阴道切除长度不足者，需补充阴道腔内放疗 DT 30Gy。

（2）术后病理证实盆腔淋巴结或腹主动脉旁淋巴结有癌转移者，应给予盆腔淋巴结区域或腹主动脉旁淋巴结区域外照射，DT（45～50）Gy/（4.5～5）周。

（3）手术时因各种原因未行盆腔淋巴结清扫者，术后应给予盆腔淋巴结区域外照射，DT（50～60）Gy/（5～6）周。

（4）有高危因素者（病理分化差、肿瘤浸润深肌层、子宫旁组织见癌浸润及血管，淋巴管有癌栓或子宫颈癌合并妊娠等），术后应行盆腔外照射，DT（45～50）Gy/（4.5～5）周。

3. 根治性放疗　0～ⅢB 期患者及部分器官浸润少的ⅣA 期子宫颈癌患者，均可接受根治性放疗。0 期及ⅠA 期患者，可单独使用腔内放疗，A 点总量 40～50Gy。ⅠB～ⅣA 期患者必须腔内放疗配合盆腔体外照射才能获得较好的治疗效果。腔内放疗与体外照射配合的方式如下。

（1）ⅠB～ⅡA 期：腔内 A 点总量（50～60）Gy/（8～10）次；体外照射采用四野盒式照射，DT、40Gy/4～4.5 周。腔内放疗与体外照射可同时进行或先腔内放疗一段时间后再与体外照射同时进行。

（2）ⅡB 期：方法同ⅡA 期，但体外照射剂量为 DT（45～50）Gy/（5～6）周。

（3）ⅢA～ⅣA 期：先全盆放疗，DT（20～30）Gy/（2～3）周后再开始腔内放疗及盆腔四野盒式照射（亦可全盆与腔内同时开始）。由于已行全盆放疗，腔内放疗剂量应减少，A 点总量为（40～50）Gy/（6～8）次，盆腔四野照射 DT（20～25）Gy/（2.5～3）周，盆腔照射总量为 50 ~ 55Gy。

4. 姑息性放疗 对于晚期子宫颈癌患者，可行腔内放疗或体外照射，达到缩小肿瘤、止血、止痛、延长生存期的目的。

（二）放疗禁忌证

（1）周围白细胞 $< 3.0 \times 10^9/L$，血小板 $< 70 \times 10^9/L$。

（2）未获控制的盆腔炎症。

（3）肿瘤广泛转移，恶病质，尿毒症者。

（4）急性肝炎，精神病发作期，严重心血管疾患未能控制者。

（三）放射治疗技术

子宫颈癌的放疗包括腔内照射和体外照射。腔内照射主要靶区为原发区域，以 A 点为剂量参考点。体外照射主要靶区为盆腔蔓延及转移区域，以 B 点为剂量参考点。注：A 点为阴道穹隆垂直向上 2cm 与子宫中轴线外 2cm 的交叉点，自 A 点水平向外延伸 3cm 处为 B 点。

1. 体外照射 体外照射主要针对盆腔淋巴结转移区包括子宫旁组织，大部分髂总及髂内、髂外、闭孔、腹股沟深组、骶前各淋巴结群。

（1）照射靶区：子宫颈癌体外照射有 3 种设野方式：全盆大野，盆腔四野以及盆腔侧野。

1）盆腔大野：一般包括下腹及盆腔，上界为腰 4 ~ 5 水平，下界为盆底（闭孔下缘），两侧在髋臼外缘内 1cm（股骨头内 1/3）附近。

2）改进后的盆腔大野：上界长 6 ~ 8cm，下界长 12cm，两侧真骨盆最宽处间距 15 ~ 17cm。

3）盆腔四野：在全盆大野的基础上中间活动挡铅前面挡 3cm，后面挡 4cm。

4）盆腔侧野：从盆腔侧入射，照射范围包括全子宫、子宫旁、直肠和膀胱的一部分，髂外淋巴结的一部分。

（2）剂量：体外照射的组织量 2Gy/次，4 ~ 5 次/周（如与腔内放疗同时进行，则腔内放疗当天不进行外照射），B 点总剂量（45 ~ 55）Gy/（4.5 ~ 6）周。

2. 腔内放疗 腔内照射主要针对原发灶区，有效治疗范围为阴道上段、子宫颈、子宫体及子宫旁三角区（A 点以内）组织。

高剂量率后装治疗方法（目前我国常用）为每周 1 ~ 2 次，子宫腔和阴道可同时或分别进行，阴道和子宫腔剂量比为 1 :（1 ~ 1.5）。每次 A 点量为 5 ~ 7Gy，总量为 50 ~ 60Gy。

（四）同期放化疗

对局部晚期（ⅡB ~ ⅣA 期）和高危的早期病例的治疗原则是同步放化疗。常用以顺铂为基础的化疗方案进行同步放化疗。如 RTOG 9001 的化疗方案是顺铂 $75mg/m^2$，d_1，d_{22}，d_{42}，5 - FU $4g/m^2$ 连续 4d 静脉滴注，每 3 周 1 次，3 年有效率放化组和单纯放疗组分别为 73% 和 54%（P = 0.004）。

美国放射治疗肿瘤协作组（RTOG）对 403 例 ⅡB ~ Ⅳ 期或淋巴结受累的 ⅡA 期病例，随机分为单纯放疗组和同期放化疗组，化疗方案为 PF（DDP + 5FU），放疗第 1 ~ 5d，第 22 ~ 26d，1 ~ 2 次低剂量率腔内治疗后，共 3 个周期化疗。放化组与单放组 5 年生存率比较为 73% 与 58%（P < 0.01），5 年无瘤生存率为 67% 与 40%（P < 0.01），局部复发率、远处

转移率单放组均高（P<0.01），副反应几乎相同。说明同期放化疗对于中晚期和早期淋巴结受累的子宫颈癌患者能提高疗效且不增加不良反应。

（五）放疗加热疗

荷兰深部热疗协作组于1990~1996年进行了一项前瞻性、多中心、随机性研究，对385例局部晚期盆腔肿瘤（包括子宫颈癌ⅡB、ⅢB、Ⅳ期，膀胱癌$T_{2~4}N_0M_0$，直肠癌$M_{0~1}$），随机分为单纯放疗组176例，中位放疗剂量65Gy；热疗加放疗组182例，采用BSD-2000热疗，每周1次，连续5周，瘤体内温度42℃，每次热疗持续60~90分钟，于放疗后1~4h热疗。结果显示热疗加放疗组无论是CR率、局部控制时间、局部控制率方面，均优于单纯放疗组，而且子宫颈癌在3年总生存率方面，两组有非常显著的统计学意义。因此，荷兰从1996年起即把热疗加放射治疗作为晚期子宫颈癌治疗的标准模式。

（六）放疗并发症与处理

1. 早期放射反应 发生在放疗期间或放疗结束后3个月内。

（1）全身反应：主要表现为疲乏、食欲减退、恶心、呕吐及血象改变。应嘱咐患者进食高蛋白、高纤维素、低脂肪饮食，并给予一般的对症处理，多能继续治疗。

（2）直肠放射反应：表现为里急后重、黏液便、血便等。直肠镜检查可见直肠黏膜充血、水肿。可给予消炎、止血、润肠等对症处理，必要时暂停放疗。

（3）膀胱放射反应：表现为尿频、尿急、尿痛、排尿困难等，经消炎、碱化尿液等对症处理后，症状很快消退，必要时暂停放疗。

2. 晚期并发症 多在放疗后3个月至2年内发生，亦有在2年以后发生者。

（1）放射性直肠炎：发生率为5%~20%。按直肠镜检查所见分为3度：①轻度，可见肠壁黏膜充血水肿，临床检查无明显异常。②中度，直肠壁有明显增厚或溃疡。③重度，肠管有明显狭窄、肠梗阻、肠穿孔或直肠阴道瘘形成。发生原因多数和直肠剂量较高有关。轻、中度放射性直肠炎以保守治疗为主，可服消炎、止血、润肠药物或行保留灌肠。重度者症状明显，严重影响生活质量，如全身情况尚好，可考虑行乙状结肠造瘘术。

（2）放射性膀胱炎：多发生在手术1年后。按临床表现可分为：①轻度，有尿频、尿急、尿痛等症状，膀胱镜检查可见膀胱充血、水肿。②中度，膀胱黏膜毛细血管扩张出血引起血尿，可反复发作，有时形成溃疡。③重度，膀胱阴道瘘形成。轻、中度者，可予消炎、止痛；重度损伤者，消炎、止血、保留导尿，必要时手术治疗。

（3）放射性小肠炎：表现为腹痛、大便次数增多、稀便、黏液血便等，严重时可出现小肠溃疡、梗阻、穿孔，需要手术治疗。

（4）盆腔纤维化：表现为盆腔组织增厚，可为冰冻状，与盆腔复发难以区分。治疗较为困难，主要在于预防。应避免过高剂量的盆腔照射以及早期使用活血化瘀药物。

（七）放疗中注意事项

（1）并发症的处理，如合并盆腔感染及营养不良者，应纠正贫血、控制感染及补充营养后再行放疗。合并心、肝、肾等重要器官的疾病，在急性发作期应待病情稳定后再行放疗。

（2）放疗完成时，一般子宫颈肿瘤消失，子宫颈萎缩，局部可有白膜，阴道上段可有一定程度狭窄，此时认为肿瘤可获控制，可结束放疗，患者应自行阴道冲洗半年，并定期随诊。

(3) 放疗后原发灶仍有肿瘤残存且子宫旁控制满意时，可争取手术治疗。

(八) 子宫颈癌合并妊娠的处理

一般认为妊娠会促进子宫颈癌的扩散和转移。对妊娠的处理，除子宫颈癌适于手术者可一并处理外，早期妊娠在放射治疗中自然流产，绝大部分在放疗开始后 2~4 周排出胚胎。中、晚期妊娠，一般主张刮宫中止妊娠。子宫颈癌的处理在妊娠中止后尽快进行放射治疗，治疗原则和方法与一般子宫颈癌相同。

(九) 子宫颈癌复发的治疗

子宫颈癌放射治疗失败的患者中，约 60% 为盆腔内复发，40% 为远处转移。子宫颈、阴道、子宫体复发，可经病理组织学证实，肾盂造影对子宫旁复发的诊断有参考价值，阳性率可达 66.7%。对于复发在子宫体、子宫颈、阴道或子宫旁（孤立结节）等部位可以手术者，则以手术为首选，腔内治疗为辅。子宫旁或盆壁复发，可以体外照射。对距首次放疗 2~3 年以上者，可以全量照射。

(十) 预后

早期子宫颈癌无论手术或放射治疗均能达到满意效果，5 年生存率分别为 Ⅰ 期 90% ~100%，Ⅱ 期 50% ~70%。而晚期子宫颈癌疗效差，Ⅲ 期 30% ~50%，Ⅳ 期 10% 左右。总的 5 年生存率为 50% ~55%。

六、化学药物治疗

在以往的子宫颈癌的治疗中，化疗多用作中晚期或复发的姑息治疗，用以改善患者的生存质量，延长存活期。但近年来随着新辅助化疗及同步放化疗的开展，化疗在子宫颈癌的治疗中越来越显示出其重要性。

(一) 术后辅助化疗

术后辅助化疗的目的是消灭残余的肿瘤细胞和亚临床微小病灶，降低其复发和远处转移的发生率。

术后辅助化疗的指征有：①肿瘤直径≥4cm。②有子宫旁浸润。③脉管内有癌栓。④盆腔或腹主动脉旁淋巴结转移。⑤腺癌、小细胞癌、透明细胞癌等特殊的病理类型。⑥手术切缘阳性。⑦肿瘤细胞分化差等。

1. 单药化疗（表 19-3）　单药化疗目前多用于放疗的增敏化疗，同步放化疗以及术前新辅助化疗。在目前已知的药物中，顺铂被认为是子宫颈癌最有效的单药，其次还有卡铂、氟尿嘧啶、异环磷酰胺等。

表 19-3　子宫颈癌常用单药化疗的疗效

药物名称	有效例数/总数	有效率（%）
顺铂	190/815	23
卡铂	50/250	20
氟尿嘧啶	68/348	20
异环磷酰胺	35/157	22

药物名称	有效例数/总数	有效率（%）
CPT－11	13/55	23
紫杉醇	9/52	17
长春新碱	10/55	18
二溴甜醇	23/102	23

2. 联合化疗　目前在子宫颈癌的术后辅助化疗中，多采用以顺铂为主的联合化疗。常用的联合化疗方案有 CF 方案（DDP＋5－FU）（表19－4）、PVB 方案（DDP＋VCR＋BLM）、BIP 方案（表19－5）（BLM－IFO＋DDP）等。

表19－4　CF 方案（每4周重复）

药物名称	剂量	给药方式	实施计划
顺铂	30mg/（m² · d）	静滴	第1～3d
5－Fu	750mg/（m² · d）	静滴	第1～5d

表19－5　BIP 方案（每4周重复）

药物名称	剂量	给药方式	实施计划
博莱霉素	10mg/（m² · d）	静滴	第1、第8天
异环磷酰胺	1.5g/（m² · d）	静滴	第1～5d
顺铂	30mg/（m² · d）	静滴	第1～3d

（二）新辅助化疗

新辅助化疗（neoadj uvant chemotherapy）是指在术前行1～3个疗程的化疗，用以消灭或减少亚临床微小病灶，缩小肿瘤体积，降低肿瘤的临床分期，从而降低手术难度，减少术中播散及术后复发、转移的概率。

在子宫颈癌的治疗中，新辅助化疗主要用于 I B 和 II A 期的患者，另外部分 II B 期和局部晚期的患者亦可通过新辅助化疗达到临床降期，从而获得手术的机会。新辅助化疗在子宫颈癌的治疗中的作用已经得到初步的肯定。在 Napolitano 的一项报道中，在 I B 和 II A 期子宫颈癌患者中采用 PVB 方案（BLM＋VCR＋DDP）行新辅助化疗的患者，其5年无病生存率显著高于单纯手术或放疗的患者。另有报道说在局部晚期的患者中，新辅助化疗加手术治疗与单纯放疗相比，其5年生存率高出14%。

目前用于子宫颈癌的新辅助化疗的常用药物有顺铂、氟尿嘧啶、博莱霉素、长春新碱、紫杉醇等。到目前为止，子宫颈癌的新辅助化疗多采用顺铂单药或顺铂与其他药物联合的化疗方案。常用的新辅助化疗方案有 CF 方案、PVB 方案、DDP＋VCR 方案（表19－6～表19－7）等。

表 19 – 6　单药顺铂方案（每 3 周重复）

药物名称	剂量	给药方式	实施计划
顺铂	20mg/（m² · d）	静滴	第 1 ~ 5d

表 19 – 7　PVB 方案（每 3 ~ 4 周重复）

药物名称	剂量	给药方式	实施计划
博莱霉素	10mg/（m² · d）	静滴	第 1、第 8 天
长春新碱	1.4mg/（m² · d）	静滴	第 1 天
顺铂	30mg/（m² · d）	静滴	第 1 ~ 3d

另外目前还有人对肿块较大的局部晚期患者行动脉插管介入化疗的新辅助化疗，并取得了一定的成果，但因临床经验较少，目前还未广泛应用。常用的灌注药物有顺铂、吡喃阿霉素等。

（三）姑息化疗（表 19 – 8 ~ 表 19 – 9）

大多数的 ⅡB ~ Ⅳ 期子宫颈癌患者没有手术治疗的机会，一般以放疗为主。但是通过姑息化疗 + 放疗序贯治疗或用同步放化疗可使其中的部分患者生存期延长。在复发和有远处转移的子宫颈癌患者中，姑息化疗可以起到延长生存期和改善生活质量的作用。

姑息化疗多以联合化疗为主，常用的联合化疗方案有 CF 方案（DDP + 5 – Fu）、BIP 方案（BLM + IFO + DDP）、PVB 方案（DDP + VCR + BLM）、CAP 方案（CTX + ADM + DDP）、TP 方案（Taxol + DDP）等。

表 19 – 8　CAP 方案（每 4 周重复）

药物名称	剂量	给药方式	实施计划
环磷酰胺	400 ~ 600mg/（m² · d）	静滴	第 1 天
阿霉素	30 ~ 40mg/（m² · d）	静滴	第 1 天
或吡柔比星	50mg/（m² · d）	静滴	第 1 天
顺铂	30mg/（m² · d）	静滴	第 1 ~ 3d

表 19 – 9　TP 方案（每 4 周重复）

药物名称	剂量	给药方式	实施计划
紫杉醇	135 ~ 175mg/（m² · d）	静滴	第 1 天
或多西紫杉醇	75mg/（m² · d）	静滴	第 1 天
顺铂	20mg/（m² · d）	静滴	第 1 ~ 5d

另外，还有报道说吉西他滨、草酸铂等对中、晚期子宫颈癌亦有一定的疗效。

（刘崇华）

第二节　卵巢癌

卵巢恶性肿瘤是女性生殖器常见的恶性肿瘤之一。由于卵巢位于盆腔深部，早期病变不易发现，一旦出现症状多属晚期。近20年来，由于有效化疗方案的应用，使卵巢恶性生殖细胞肿瘤的治疗效果有了明显的提高，死亡率从90%降至10%。但卵巢上皮性癌的治疗却一直未能根本改善，5年生存率徘徊于30%～40%。死亡率居妇科恶性肿瘤首位，其主要原因是70%的卵巢上皮癌患者在就诊时已为晚期，治疗后70%的患者将会复发，难以治愈。卵巢上皮癌已成为严重威胁妇女生命和健康的主要肿瘤，对其早期诊治、手术、化疗和放疗等方面也存在颇多等问题和争论，这是当今妇科肿瘤界面临的严重挑战。

一、诊断

（一）病史

（1）危险因素：卵巢癌的病因未明。年龄的增长、未产或排卵年增加、促排卵药物的应用等，以及乳腺癌、结肠癌或子宫内膜癌等个人史及卵巢癌家族史，被视为危险因素。

（2）遗传卵巢癌综合征（HOCS）：尤其是BRCA1或BRCA2基因表达阳性者，其患病的危险率高达50%，并随年龄增长，危险增加。

（3）"卵巢癌三联征"：即年龄40～60岁、卵巢功能障碍、胃肠道症状，可提高对卵巢癌的警戒。

（二）症状

卵巢恶性肿瘤早期常无症状，可在妇科检查时发现。晚期主要临床表现为腹胀、腹部肿块及腹水，症状的轻重决定于：①肿瘤的大小、位置、侵犯邻近器官的程度。②肿瘤的组织学类型。③有无并发症。

（1）压迫症状：由于肿瘤生长较大或浸润邻近组织所致。

（2）播散及转移症状：由于腹膜种植引起的腹水、肠道转移引起的消化道症状等。

（3）内分泌症状：由于某些卵巢肿瘤所分泌的雌激素、睾酮的刺激，可发生性早熟、男性化、闭经、月经紊乱及绝经后出血等。

（4）急腹症症状：由于肿瘤破裂、扭转等所致。

（三）体征

（1）全身检查：特别注意乳腺、区域淋巴结、腹部膨隆、肿块、腹水及肝、脾、直肠检查。

（2）盆腔检查：双合诊和三合诊检查子宫及附件，注意附件肿块的位置、侧别、大小、形状、边界、质地、表面状况、活动度、触痛及子宫窝结节等。

应强调盆腔肿块的鉴别，以下情况应注意为恶性：①实性。②双侧。③肿瘤不规则，表面有结节。④粘连、固定、不活动。⑤腹水，特别是血性腹水。⑥子宫直肠窝结节。⑦生长迅速。恶病质，晚期可有大网膜肿块、肝脾肿大及消化道梗阻表现。

（四）辅助检查

（1）腹水或腹腔冲洗液细胞学：腹水明显者，可直接从腹部穿刺，若腹水少或不明显，可从后穹隆穿刺。所得腹水经离心浓缩，固定涂片。

（2）肿瘤标记物：

1）CA_{125}：80%的卵巢上皮性癌患者CA_{125}水平高于35kIU/L，90%以上患者CA_{125}水平的消长与病情缓解或恶化相一致，尤其对浆液性腺癌更有特异性。

2）AFP：对卵巢内胚窦瘤有特异性价值，或者未成熟畸胎瘤、混合性无性细胞瘤中含卵黄囊成分者均有诊断意义。其正常值为$<25\mu g/L$。

3）HCG：对于原发性卵巢绒癌有特异性。

4）性激素：颗粒细胞瘤、卵泡膜细胞瘤产生较高水平的雌激素。黄素化时，亦可有睾酮分泌。浆液性、黏液性或纤维上皮瘤有时也可分泌一定的雌激素。

（3）影像学检查：

1）超声扫描：对于盆腔肿块的检测有重要意义，可描述肿物大小、部位、质地等。良恶性的判定依经验而定，可达80%~90%，也可显示腹水。通过彩色多普勒超声扫描，能测定卵巢及其新生组织血流变化，有助诊断。

2）盆腔或（和）腹部CT及MRI：对判断卵巢周围脏器的浸润、有无淋巴转移、有无肝脾转移和确定手术方式有参考价值。

3）胸部、腹部X线摄片：对判断有无胸腔积液、肺转移和肠梗阻有意义。

（4）必要时选择以下检查：

1）系统胃肠摄片（GI）或乙状结肠镜观察，必要时行胃镜检查，提供是否有卵巢癌转移或胃肠道原发性癌瘤的证据。

2）肾图、静脉肾盂造影：观察肾脏的分泌及排泄功能，了解泌尿系统压迫梗阻情况。

3）肝脏扫描或γ照像：了解肝转移或肝脏肿物。

4）放射免疫显像或PET检查：有助于对卵巢肿瘤进行定性和定位诊断。

5）腹腔镜检查：对盆腔肿块、腹水、腹胀等可疑卵巢恶性肿瘤患者行腹腔镜检查可明确诊断。若肿块过大或达脐耻中点以上、腹膜炎及肿块粘连于腹壁，则不宜进行此检查。腹腔镜检查的作用：①明确诊断，作初步临床分期。②取得腹水或腹腔冲洗液进行细胞学检查。③取得活体组织，进行组织学诊断。④术前放腹水或腹腔化疗，进行术前准备。

（五）确诊卵巢癌的依据

明确卵巢癌诊断的依据是肿瘤的组织病理学，而腹水细胞学、影像学和肿瘤标记物检查结果不能作为卵巢癌的诊断依据。

卵巢恶性肿瘤的诊断需与如下疾病鉴别：①子宫内膜异位症。②结核性腹膜炎。③生殖道以外的肿瘤。④转移性卵巢肿瘤。⑤慢性盆腔炎。

二、病理组织学分类与临床分期

（一）卵巢肿瘤组织学分类，见图19-2。

（二）卵巢恶性肿瘤分期（2000，FIGO）

卵巢恶性肿瘤FIGO分期，见表19-10。

```
                        ┌─ 浆液性肿瘤
                        ├─ 黏液性肿瘤
                        ├─ 子宫内膜样肿瘤
              上皮性肿瘤 ─┼─ 透明细胞肿瘤
                        ├─ 移行细胞（勃勒纳）瘤
                        ├─ 混合性上皮肿瘤
                        ├─ 未分化癌
                        └─ 未分类的上皮性肿瘤
                        ┌─ 无性细胞瘤
                        ├─ 卵黄囊瘤（内胚窦瘤）
                        ├─ 胚胎癌
              生殖细胞肿瘤 ┼─ 绒毛膜上皮癌
                        ├─ 畸胎瘤
                        └─ 混合型生殖细胞肿瘤
                        ┌─ 颗粒细胞-间质细胞肿瘤
                        ├─ 支持细胞-间质细胞肿瘤
              性索间质肿瘤 ┼─ 两性母细胞瘤
                        ├─ 环管状性索瘤
                        ├─ 脂质细胞瘤
                        └─ 未分类肿瘤
                                       ┌─ 单纯型
                            ┌─ 性母细胞瘤 ┼─ 伴无性细胞瘤
       生殖细胞-性索-间质肿瘤 ─┤             或其他生死细
                            └─ 未分类      胞瘤的混合型
       卵巢网肿瘤*
       间皮细胞瘤*
       未确定细胞类型的肿瘤 ─┐
                          ┘
       继发性（转移性）肿瘤
       非卵巢特异性软组织肿瘤
       恶性淋巴瘤*
       未分类肿瘤
       瘤样病变
       *为1973 WHO分类所没有
```

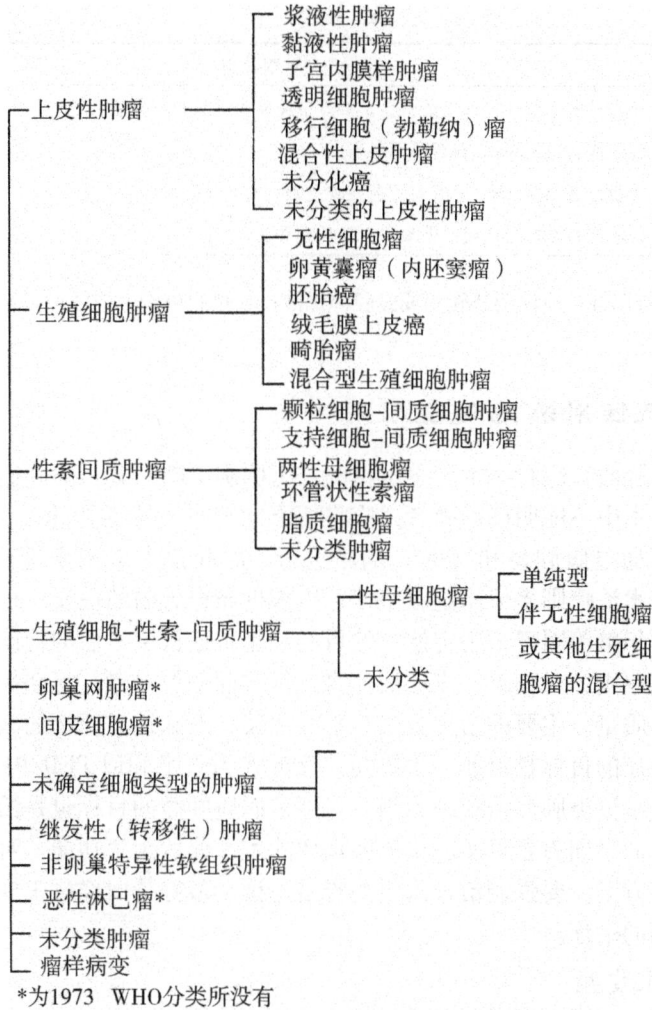

图 19-2　卵巢肿瘤组织学分类（Scully，1988 年）

*为 1973 WHO 分类所没有

表 19-10　卵巢恶性肿瘤 FIGO 分期（引自 Cancer Committee，1986 年）

FIGO 分期	肿瘤范围
Ⅰ期	病变局限于卵巢
Ⅰa	病变局限于一侧卵巢，包膜完整，表面无肿瘤，无腹水
Ⅰb	病变局限于双侧卵巢，包膜完整，表面无肿瘤，无腹水
Ⅰc*	Ⅰa或Ⅰb病变已穿出卵巢表面；或包膜破裂；或在腹水或腹腔冲洗液中找到恶性细胞
Ⅱ期	病变累及一侧或双侧卵巢，伴盆腔转移
Ⅱa	病变扩展或转移至子宫或输卵管
Ⅱb	病变扩展至其他盆腔组织
Ⅱc*	Ⅱa或Ⅱb期病变，肿瘤已穿出卵巢表面；或包膜破裂；或在腹水或腹腔冲洗液中找到恶性细胞
Ⅲ期	病变累及一侧或双侧卵巢，伴盆腔以外种植或腹膜后淋巴结或腹股沟淋巴结转移，肝浅表转移

FIGO 分期	肿瘤范围
Ⅲa	病变大体所见局限于盆腔，淋巴结阴性，但镜下腹腔腹膜面有种植瘤
Ⅲb	腹腔腹膜种植瘤直径 <2cm，淋巴结阴性
Ⅲc	腹腔腹膜种植瘤直径≥2cm，或伴有腹膜后或腹股沟淋巴结转移
Ⅳ期	远处转移，腹水存在时需找到恶性细胞；肝转移累及肝实质

注：如细胞学检查阳性，应注明是腹水或腹腔冲洗液；如包膜破裂，应注明是自然破裂或手术操作时破裂。

三、卵巢恶性肿瘤的处理原则

一经发现卵巢肿瘤，应行手术。手术目的：①明确诊断。②切除肿瘤。③恶性肿瘤进行手术 - 病理分期。术中不能明确诊断者，应将切下的卵巢肿瘤送快速冷冻组织病理学检查，进行确诊。手术可通过腹腔镜和（或）剖腹进行，腹腔镜大多用来进行卵巢肿瘤的诊断，而卵巢恶性肿瘤手术治疗则多使用剖腹手术。应根据卵巢肿瘤的性质、组织学类型、手术 - 病理分期和患者的年龄等因素来决定治疗的目的和是否进行手术后的辅助治疗。

治疗的目的和原则：对卵巢上皮癌治疗目标是早期争取治愈；晚期控制复发，延长生存期及提高患者生活质量。主要的治疗方式为手术加紫杉醇和铂类药物的联合化疗。对卵巢生殖细胞恶性肿瘤治疗的目标是治愈，主要的治疗方式为手术和以 PEB/PVB 为主要方案的化疗，保留生育功能是该类肿瘤治疗的原则。对性索间质肿瘤的目标也是治愈，手术是主要的治疗手段，对年轻的早期患者可实施单侧卵巢切除术，保留生育功能。对发生转移的患者还没确定最佳的治疗方案。要强调治疗医生的资格论证，最好是由经过正规训练的妇科肿瘤专科医生实施卵巢癌的治疗。

（一）卵巢上皮癌

1. Ⅰ期　经过仔细的手术分期之后，Ⅰ期患者最好的治疗无疑是经腹全子宫切除术和双侧附件切除术，Ⅰc 期患者还应行大网膜切除术。由于在外观上判断为Ⅰ期的患者中，大网膜是一个非常容易存在显微镜下转移的器官，而且它还对放射性胶体物质如^{32}P 有良好的反应性，所以切除大网膜在理论上可用于允许放射性物质均匀分布于腹腔，与腹腔脏层和壁腹膜表面有更大程度的接触，因此对计划术后给予腹腔内灌注放射性胶体磷治疗的病例。但大网膜切除术本身作为Ⅰ期病例的一种治疗方式的价值还有待进一步论证。

作为一种诊断和治疗方法，淋巴结切除术在外观上判断为Ⅰ期卵巢癌患者中的应用价值正在进一步研究之中。有研究表明，外观局限于卵巢的患者中盆腔和（或）主动脉旁淋巴结的转移率为 10% ~20%。在Ⅰ期盆腔淋巴结阴性的患者中，也可能出现腹主动脉旁淋巴结的转移。卵巢癌能够转移至盆腔和腹主动脉旁淋巴结，因此必须对这些部位进行评价，尽可能地明确病灶的范围，从而准确诊断和治疗Ⅰ期患者。

2. Ⅱ期　目前，对Ⅱ期患者的手术治疗包括全子宫加双附件切除术，网膜切除术及盆腔扩散病灶切除，即尽量切除肉眼可见病灶。关于Ⅱ期卵巢上皮性癌的术后辅助治疗，目前有 4 种方案尚在进一步研究中：第 1 种是放射性胶体物质^{32}P 的腹腔内灌注；第 2 种是腹、盆腔放疗；第 3 种是盆腔放疗联合系统化疗；第 4 种是以铂类为基础的联合化疗。每一种方案都有相关的成功经验的报道，但是哪一种方案更优，尚缺乏大样本的前瞻性随机化研究。我国大多数学者采用第4种方案。

3. Ⅲ期　尽管几十年的努力旨在提高早期的监测和诊断方法，但是大部分卵巢癌患者直到病灶超过卵巢范围才被诊断。根据国内外统计资料，卵巢癌初次就诊时，Ⅲ、Ⅳ期患者所占的比例高达70%~80%，在目前的治疗条件下，这些病例的生存率仍然很低。对于Ⅲ期卵巢癌的治疗方法基本统一，即理想的肿瘤细胞减灭术加上有效的化疗，可达较满意的效果。关于理想的肿瘤细胞减灭术的含义有不同的说法，大多数以残余癌中每一个单个病灶直径都小于2cm为界限。目前已有大量的临床经验的报道，说明晚期卵巢癌初次手术是否彻底以及残存癌的大小是影响预后的重要因素。只有减灭术达到理想手术标准才能提高疗效，若达不到标准则不能改善生存率，因此尽最大努力做到成功地肿瘤细胞减灭术是很重要的。但是，也有一些临床实践的总结，对创伤性太大的肿瘤细胞减灭术的长期效果持怀疑态度，他们认为对晚期卵巢癌行创伤性极大的手术，并不能带来肿瘤的治愈，只是可能延长生存期。因此，在尚无肯定的结论之前，应根据患者的具体情况，包括年龄、病理分级、肿瘤大小、转移部位等这些影响预后的重要因素，综合现有的条件，具体患者具体对待。

有资料表明腹膜后淋巴结清扫术可以起到改善生存率的效果。但由于缺乏大样本的前瞻性对照研究，不能充分说明淋巴结清扫术的积极效果，还待进一步研究后做出更有科学性的结论。

近年来发现腹、盆腔放疗作为辅助治疗的效果越来越不佳，除非腹内任一残留病灶的直径均不大于2cm，否则放疗不可能有效，所以对于晚期卵巢癌术后的辅助治疗，几乎为术后化疗所代替。辅助化疗不仅能在术后巩固或提高手术的效果，而且在术前化疗可使肿瘤局限、缩小、松动、腹水减少，利于手术的完成，并能有助于减少术中出血，增加手术切除肿瘤的机会。但是，术前化疗的时间不宜太长，疗程不宜太多，以免副反应不能缓解，贻误了手术时机。术后化疗应该建立在肿瘤细胞减缩或基本满意切除的基础上，才能发挥作用。目前绝大多数卵巢癌患者采用的是以铂类为基础的联合化疗方案。由于卵巢上皮性癌的转移主要以暴露在腹腔各脏器表面的弥散性种植为主，很少远处转移，结合这一特点，腹腔化疗继全身化疗之后受到广泛的重视，并已有关于此方案在晚期卵巢癌治疗中取得良好效果的报道。此外，目前还有与免疫治疗联合的化疗方案，在自身骨髓移植或用周围血干细胞支持下行超大剂量化疗方案，但是，由于仍处于初期阶段，有待于进一步的探索与提高。

4. Ⅳ期　Ⅳ期卵巢癌患者是否有必要施行肿瘤细胞减灭术仍有很大争议。目前Ⅳ期卵巢上皮性癌肿瘤细胞减灭术的范围尚无统一模式，应根据患者情况和医疗技术水平来决定手术范围，大致为全子宫、双附件及盆腔肿块切除，大网膜切除，阑尾切除，肝、脾、肠道等转移灶切除，腹主动脉旁及盆腔淋巴结清扫。有不少学者认为Ⅳ期卵巢癌的肿瘤细胞减灭术对患者已经是创伤较大的手术，最好避免腹膜后淋巴结清扫这种难度大、创伤也较大的操作，故对Ⅳ期卵巢上皮性癌患者是否行腹膜后淋巴结清扫术要结合患者情况具体对待。

Ⅳ期卵巢上皮性癌的辅助治疗推荐的是化疗，除了常规的全身系统化疗还可以采用系统化疗与腹腔化疗联合的方法，以及目前正在探索的其他方法。有资料表明对Ⅳ期卵巢癌患者在术前进行以铂类为基础的化疗2~4个疗程可能会成功地进行肿瘤细胞减灭术。在术后化疗中，有不少资料报道紫杉醇和顺铂联合的方案有较为满意的效果。

（二）卵巢恶性生殖细胞肿瘤

恶性生殖细胞肿瘤仍以手术为主，化疗、放疗为辅。保留生育功能是治疗的原则。至今手术治疗的地位不能为其他治疗所代替，仍然是治疗的关键，可根据病变范围、年龄及生育要求采用单侧附件切除术，单侧附件加全子宫切除术以及肿瘤细胞减灭术等。

化疗是极其重要的辅助治疗。对于那些恶性程度高的生殖细胞肿瘤，近年来肿瘤化疗进展在改善患者预后方面取得令人瞩目的成绩，为保守治疗和保留生育功能创造了条件。

放疗是无性细胞瘤的主要辅助治疗，对晚期和复发癌有明显的疗效。

四、外科手术治疗

卵巢癌以手术治疗为主，对晚期卵巢癌施行最大限度手术是近代晚期卵巢癌治疗的总趋势。

（一）早期上皮性卵巢癌（Ⅰ、Ⅱ期）手术治疗

1. 手术探查及手术－病理分期

（1）手术分期的意义：对早期卵巢癌利用手术探查来确定疾病的扩散范围已成为强制性的手术，是早期卵巢癌手术的重要组成部分。通过手术探查，进行仔细的临床分期，对于手术方案的选择，指导术后辅助治疗，提高疗效，以及估计预后是很重要的，必须十分重视。

（2）手术探查的指征

1）临床检查诊断的卵巢肿瘤，特别是恶性肿瘤或可疑患者。

2）青春前期及绝经后有附件肿块。

3）绝经后可触及卵巢综合征。

4）任何年龄的妇女实性附件肿块。

5）生育年龄妇女大于6cm直径的附件囊性肿块或4～6cm持续3个月以上或观察中增大者。

6）其他附件包块不能排除卵巢恶性肿瘤者。

需要手术探查者，术前可作血清标志物测定，如 CA_{125}、HCG、AFP 等，这些标志物对卵巢肿瘤诊断有一定意义；B超、X线、CT 及 MRI 等对于术前判断有重要作用，而腹腔镜检具有决定性的作用。

（3）手术探查的方法及技巧

1）术前必须进行彻底的肠道准备，口服甲硝唑、清洁灌肠、口服泻药，同时预防性使用抗生素。给予对症、支持治疗。

2）探查切口：为了确定病灶的范围，可采用下腹正中切口。开腹后经初步检查如为恶性或可疑恶性，为了暴露上腹部，切口须绕脐延长至脐上5cm，甚至延至全腹。

3）取腹水或腹腔冲洗液做细胞学检查：打开腹腔后，一经发现有腹水，须吸出送细胞学检查。如无腹水，需取4个部位腹膜表面冲洗液标本。膈表面为第一标本。升结肠和降结肠为第二和第三标本，盆腔腹膜表面为第四标本。其方法是用50～70ml生理盐水分别冲洗盆腔和左右结肠旁沟等处，并加以回收做细胞学检查。注意不要用高渗液冲洗，如为明显的血性腹水，可加用肝素抗凝。

4）探查原发瘤：先检查内生殖器，确定是否有卵巢肿瘤，原发还是继发，单侧还是双侧，实性、囊性还是半囊性。包膜是否完整，表面有无肿瘤，有无破裂，与周围组织器官，如输卵管、子宫、膀胱、直肠等有无粘连，是否受侵犯。

5）探查转移情况：即使是早期，也有亚临床转移的可能。这些病灶在探查时不易直接识别，多在活检时才发现。应该仔细地探查高危区，特别是右半膈、大网膜、腹膜、腹主动脉旁淋巴结，盆腔淋巴结。腹腔检查尤应注意子宫直肠窝、子宫膀胱陷窝、结肠侧沟、两侧盆腔等处的腹膜。可疑处分别取两块活体组织送病理检查。

6）确定分期：根据探查结果，按 FIGO 标准严格分期，并选择合适的手术方案。

2. 手术方式及适应证

（1）保守性手术：保守性手术是指对儿童或有生育要求的卵巢癌患者行单侧附件切除。

1）适应证：①Ⅰ期。②分化良好（高中分化）。③年轻渴望保留生育功能。④肿瘤包膜完整、无粘连。⑤包膜、淋巴结、卵巢系膜无浸润。⑥腹腔冲洗液阴性。⑦充分评估对侧卵巢，必要时做楔行切除活检，结果阴性。⑧横结肠下大网膜切除活检阴性，横膈组织学或细胞学阴性。⑨能严密随访。生育后切除余下的卵巢。

单侧卵巢、输卵管切除对年轻希望保留生育功能的患者，其疗效是肯定的。对渴望生育的Ⅰa期上皮性卵巢癌患者行保守性手术是安全的、有效的。生育后需切除保留的附件（卵巢），但对浆液性癌（Ⅰa期）患者的保守性治疗需慎重对待。对Ⅰb、Ⅰc及Ⅱ期患者行保守性手术的安全性需进一步观察、证实。

2）手术范围：传统的保守性手术为单纯切除患侧附件。这样可能会造成某些手术分期的错误，所以当代的观点主张按完整手术分期的要求探查和确定分期。手术范围应该包括：①盆、腹腔腹膜多处活检。②患侧卵巢或附件切除，对侧卵巢剖视或不剖视，或行一侧或双侧囊肿切除（Ⅰb期）。③大网膜切除。④阑尾切除。⑤腹膜后淋巴结取样。

3）手术程序：步骤如下。①取腹水或盆腔冲洗液行细胞学检查。②切除患侧附件或完整摘除肿瘤。③触摸和直视下检查对侧卵巢，如大小、外观、形状正常不必剖视，如可疑存在病变，须剖视，必要时行楔行切除活检。④盆、腹腔可疑病灶活检，包括粘连部位。⑤左右结肠旁沟、子宫直肠窝、子宫膀胱窝、盆腔两侧壁腹膜随机活检。⑥右横膈活检。⑦盆腔淋巴结活检。⑧横结肠下大网膜切除。⑨腹主动脉旁淋巴结取样。⑩阑尾切除。

（2）全子宫加双附件切除术：毫无疑问，经腹全子宫加双侧卵巢、输卵管切除术是早期卵巢上皮性癌最基本的术式，是最有效的治疗方法。

1）手术范围：①双侧卵巢、输卵管切除。②子宫切除。③大网膜切除。④腹膜后淋巴结切除（取样）。⑤阑尾切除。

2）手术程序：①开腹。②取腹水或盆、腹腔冲洗液细胞学检查。③连同卵巢原发肿瘤切除一侧或双侧附件。④盆、腹腔可疑病灶活检，右横膈活检或搔刮做细胞学检查。⑤左右结肠旁沟、子宫直肠窝、子宫膀胱窝、两侧盆壁腹膜随意活检。⑥行保守性子宫切除术。⑦常规或选择性盆腔淋巴结切除。⑧沿横结肠切除大网膜。⑨选择性切除主动脉旁淋巴结或取样。⑩切除阑尾。⑪冲洗腹腔，缝合或不缝合后腹膜。⑫腹腔内化疗药物。⑬关腹。

（3）肿瘤细胞减灭术：Ⅱ期卵巢癌有盆腔腹膜种植转移和（或）累及直肠、乙状结肠者，需施行肿瘤细胞减灭术，力争将肿瘤切净。

（二）晚期（Ⅲ、Ⅳ期）上皮性卵巢癌首次细胞减灭术

1. 肿瘤细胞减灭术的定义及其标准　Ⅲ、Ⅳ期卵巢癌是一种全腹性疾病，有些（Ⅳ期）已有远处转移。治疗原则仍然以手术治疗为主。只要患者一般情况许可，应进行肿瘤细胞减灭术，尽量切除原发病灶及转移病灶，必要时还可切除部分肠道、胆囊或脾脏等。术后再辅以化疗或放疗，以改善患者一般情况，延长生命，提高生存率。

设计能逆转肿瘤自然发展过程的手术称"肿瘤细胞减灭术"，或者说，当肿瘤切除达到残余肿瘤能为辅助治疗所根治的程度时称"肿瘤细胞减灭术"。

患者残余肿瘤直径低于 2cm 时，对辅助治疗效果最佳。能达到此标准的肿瘤细胞减灭术称"最大限度缩瘤术"、"最佳肿瘤细胞减灭术"。将肿瘤细胞减灭术分为 3 类：术后肉眼观无残余肿瘤者称"最佳"手术；残余肿瘤直径小于或等于 2cm 者称次最佳手术；残余肿瘤直径大于 2cm 者称大面积残余瘤手术。但多数学者把它们分为两类：术后残余瘤直径小于或等于 2cm 者称最佳减灭术，残余瘤直径大于 2cm 者称非最佳减灭术。

2. 肿瘤细胞减灭术的机理及其临床意义

（1）机理：关于肿瘤细胞减灭术的机理，Griffiths 提出以下 3 点：①以减少肿瘤负荷的直接作用来减轻肿瘤对宿主的直接损害，通过逆转肿瘤自然发展的过程来延长患者的生存时间。②根据一级动力学的概念，经手术切除能使肿瘤（体积）大小呈指数下降，再借助辅助治疗杀灭残余肿瘤，使肿瘤根治成为可能。③切除对辅助治疗相对不敏感的大肿瘤，而余下对辅助治疗相对较敏感的微小或显微小或显微水平的癌细胞群体。

（2）临床意义：肿瘤生物学特性与减灭术对卵巢癌的反应率，无进展期及生存率的影响哪一个更重要，一直是人们争论的问题。偏向于减灭术者利用大量的临床试验证实最大残余肿瘤直径大小影响预后。毫无疑问，这些研究清楚地表明，残余瘤小的比残余瘤大的患者的预后好。切除大块卵巢肿瘤和受累的大网膜，常常可减少80%～90%的肿瘤负荷。缩减术的理论价值在于明显减少肿瘤细胞数目和为辅助治疗提供有利条件，这在卵巢癌中特别有意义。

3. 手术范围　妇科肿瘤医生遇到最大的难题之一是决定实行多大范围肿瘤细胞减灭术才是合适的，判断一个患者能否耐受广泛性手术是困难的。如果不能做出正确的决定，可能会减少治愈的机会，或增加并发症。

尽管肿瘤细胞减灭术没有统一的模式，但按手术部位大致可分为 3 部分：①盆腔肿瘤细胞减灭术。②腹腔内肿瘤细胞减灭术。③腹膜后淋巴结切除术。

4. 手术并发症　文献报道肿瘤细胞减灭术后发病率，仅有一定的临床意义，因为患者的特征和手术范围差异很大，并缺乏群体对照观察。然而综合同年代关于卵巢癌接受理想的或次理想肿瘤细胞减灭术的一系列文献，介绍了所有风险的一般征象。手术比较彻底的患者并发症较多，占的比例较大，可以出现肠梗阻、心肺功能衰竭、脑血管意外、末端肠管坏死继发败血症、切口裂开，或需要重新手术。

5. 手术前化疗（新辅助化疗）　除了多发性肝转移及严重并发症外，首次细胞减灭术对大多数患者有益。但是有内科疾患不适合于首次手术者，新辅助化疗可能起作用，然而这些患者十分少。胸腔积液对于手术并不是绝对禁忌证。年老患者合并其他疾病的概率增加，因此并非所有患者都能进行最佳减灭术，但应尽可能实施这种手术。总之，尽管有许多患者在首次手术中不能完成最佳缩瘤，但至今仍然没有一种好方法，包括 CT 检查能预示患者先作化疗而不是首先手术。但有些相对适应证可以参考，包括患者有大量胸腹水，重度营养不

良（血清蛋白小于 2.8g/dl，体重下降超过 10% ~ 15%）以及同时存在重要的医疗问题，如慢性阻塞性肺疾病、心肌缺血或年龄超过 75 岁，这些患者有发生肺、肾、心及肠诸多并发症及术中、术后发生凝血疾病的高度危险性。此外，锁骨上淋巴结转移、腹主动脉旁大的转移灶患者，手术前最好给予 2 ~ 3 个疗程化疗。

在化疗开始之前，通过胸腹水的检查或针抽吸锁骨上、腹股沟淋巴结或腹部肿块，或经腹腔检查取活检确定诊断，或经 CT 检查证实腹膜后淋巴结及肝门、肾蒂有转移。这种新辅助化疗，不仅使患者身体状况得到改善，缩小肿瘤，有利于完成最佳肿瘤细胞减灭术，而且可以减少并发症。

6. 影响首次细胞减灭术成功的因素

（1）不能获得手术成功的因素：哪些因素会影响首次细胞减灭术获得成功呢？主要有以下因素。

1）有些部位的转移灶，如肝门、肾血管以上间隙转移病灶，横结肠、网膜囊大的转移病灶，肝多发性转移灶，妇科肿瘤医师和普通外科医师在技术上不能予以切除，残余肿瘤直径大于 2cm。

2）有些医师，如普通妇科医师、普外科医师不熟悉手术操作，无法完成最佳肿瘤细胞减灭术。

3）手术前准备不足，如需肠切除而未作肠道准备，术前未纠正水、电解质不平衡，高度营养不良未予以纠正等。

4）因某些原因，患者不能耐受长时间手术。

上述因素致使 50% ~ 70% 的晚期卵巢癌患者不能完成最佳肿瘤细胞减灭术。

（2）手术成功的必要条件：

1）严格选择患者：通过临床检查及各项辅助检查，明确诊断，了解转移瘤所在位置，特别是腹膜后转移病灶的部位，肝肺转移情况，估计手术获得成功的可能性；通过患者的全身检查，肝、肾功能检查，血气分析，血生化检查，估计患者承受广泛手术的可能性等。如果暂时不能接受手术者，可对症治疗，术前化疗，待身体情况改善，并发症得以控制，肿瘤缩小，有利于减灭术的成功。

2）充分的手术准备：晚期患者在出现明显恶病质前都存在营养不良状况，常有贫血、低血清蛋白，氧合能力差，维生素缺乏，凝血酶原时间缩短，体重下降，体质减弱。如果这些情况未能改善而匆忙手术，可因患者不能耐受而使手术无法进行，或因术后严重并发症而使手术失败，或因术后迟迟不能恢复而使手术成果因肿瘤迅速再生而抵消。因此，在术前必须对患者进行全面了解，对其体质进行详细估计，做好充分的术前准备。

3）手术医师具有坚韧不拔的精神和熟练的技术：晚期卵巢癌患者行肿瘤细胞缩减术，手术范围广，难度大，手术时间长，失血较多，手术医生必须有高度的责任感和坚韧不拔的精神。

4）积极而适时的辅助治疗：手术的彻底性直接影响化疗和放疗的最终结果，但术后如不配合化疗或放疗对残余癌组织进行持续的治疗，可因肿瘤的迅速再生而使手术效果化为乌有。根据我国的情况，术后行化疗者居多。

（三）二次肿瘤细胞减灭术

二次细胞减灭术的定义：是指患者在完成全疗程的化疗之后仍存在持续性或复发性病变

而施行的手术。上皮性卵巢癌二次手术与二次细胞减灭术有些不同点。卵巢癌二次手术泛指第一次手术后检查的任何二次手术，包括：

（1）再次分期手术：卵巢癌首次手术时未能充分探查，手术分期可能不准确而再次手术探查，明确手术分期和再次"缩瘤"。

（2）二次细胞减灭术：患者在完成全疗程的化疗时仍有持续性疾病存在或随后出现临床复发而施行的手术。

（3）间歇性细胞减灭术：患者首次手术残留大块肿瘤，经短期的诱导化疗之后（通常为2~3个周期）而施行的手术，尽量切除原发和转移病灶，以提高随后化疗的反应，改善生存期。

（4）二次探查术：在完成了规定的化疗（典型是6个疗程）之后临床上无病灶存在而行手术探查。

（5）姑息性二次手术：患者因疾病进展有明显的症状和体征（如胃肠梗阻）而施行的手术，其目的是在最短时间内缓解症状。

（四）卵巢恶性生殖细胞肿瘤的手术治疗

主要的治疗方式：手术（剖腹探查进行手术分期、保守性单侧卵巢切除、切除容易切除的转移灶）和化疗（Ⅰa期的无性细胞瘤和Ⅰa期1级的未成熟畸胎瘤除外）。保留生育功能是治疗的原则。

由于绝大部分恶性生殖细胞肿瘤患者是希望生育的年轻女性，常为单侧卵巢发病，即使复发也很少累及对侧卵巢和子宫，更为重要的是卵巢恶性生殖细胞肿瘤对化疗十分敏感。因此，手术的基本原则是无论期别早晚，只要对侧卵巢和子宫未受肿瘤累及，均应行保留生育功能手术，即仅切除患侧附件，同时行全面分期探查术。对于复发的卵巢生殖细胞肿瘤仍主张积极手术。

五、放射治疗

谨慎地应用放射治疗，选择性地治疗卵巢癌患者如盆腔内残余肿瘤、孤立的转移灶或姑息治疗等，仍不失为有效的治疗，对放射线高度敏感的无性细胞瘤、颗粒细胞瘤的放疗效果较好。

（一）放疗适应证

主要用于术后及化疗后的放疗，术前放疗很少应用。

术后放疗：应根据手术后病理类型及术后临床分期选择。

无性细胞瘤除早期外，对放射线高度敏感，盆腔放疗可作为常规。颗粒细胞瘤一般也给予盆腔放疗，对于术后盆腔内有残余病灶者，应补充腹部照射。

卵巢上皮癌：Ⅰ期放疗意义不大。Ⅱ期手术基本切除或盆腔残余灶直径<2cm者，给予盆腔照射；残余病灶>2cm者，应在化疗的基础上给予盆腔照射。Ⅲ期，手术基本切除或腔内残余灶直径在1cm以下，化疗配合盆腹放疗。二次手术后的残余灶，以局部小野放疗为宜，如需大野照射，应适当减少放疗量。

对其他类型的卵巢癌，由于对放射线不敏感，手术后的残余灶仅作为局部小野放疗，并配以化疗。

（二）放疗技术

1. 照射野

（1）全腹照射：常适应于卵巢癌腹腔内广泛转移的病例。

照射范围：包括整下盆、腹腔脏器，上至横膈，下达盆底（闭孔下缘）。

照射方式：前后大野或分为二野或四野垂直照射，腹部移动条形野照射。

（2）盆腔照射：照射范围包括下腹及盆腔，上界脐水平（第5腰椎上缘），下达盆底。

（3）盆腔加腹主动脉旁照射：腹主动脉照射野上界达剑突下，下界第4腰椎下缘，右侧界腹中线右2cm，左侧界腹中线左4cm。

（4）全腹移动条形野照射技术：从耻骨联合至膈肌顶部，每隔2.5cm为野界，自下至上2.5cm×25cm，5cm×25cm，7.5cm×25cm，10cm×25cm，10cm×25cm……10cm×25cm，7.5cm×25cm，5cm×25cm，2.5cm×25cm进行照射，前后野同照，每野连续照射2d，每天300cGy，剂量不超过3000cGy/6~7周。

2. 照射剂量

（1）全腹照射：全腹大野照射（2200~3000）cGy/（6~8）周，最大耐受量3000cGy/6~7周，肾脏耐受不超过1400~1800cGy，肝脏不超过2500~3000cGy。

（2）盆腹照射：（4000~5000）cGy/（6~8）周，目前多数患者肿瘤量给予5000~5500cGy，对较大肿瘤姑息放疗可缩野追量至6000cGy。

（3）全腹+盆腔野：全腹大野（2200~2500）cGy/（4~6）周，盆腔照射2000~2500cGy/2周；全腹移动条形野照射2600~2800cGy，每次300cGy。盆腔2000Gy/2周。

（4）盆腔+腹主动脉照射：盆腔野（4500~5500）cGy/（5~7）周，腹主动脉旁2500~3000cGy。

（三）放疗并发症及处理

全腹和盆腔照射的不良反应主要是恶心、呕吐、腹泻、大便次数增多等消化道反应和骨髓抑制，其远期并发症主要是肠粘连、肠梗阻，应及时对症支持治疗，控制照射剂量。

（四）同时放化疗

放疗与化疗同时进行，副作用大，疗效无明显改善，临床较少应用。

（五）疗效（表19-11）

表19-11 Coppleson有关卵巢癌各期的5年生存率

分期	手术	手术+放疗
Ⅰ	67.7%	60.6%
Ⅱ	23.5%	37%
Ⅲ、Ⅳ	4.0%	11.1%

六、化学药物治疗

化疗是晚期卵巢癌的重要治疗措施，一定要及时、足量、规范。对于进行了最大限度的肿瘤细胞减灭术，或瘤体很小的患者更为有效。上皮性卵巢癌的化疗以TP（紫杉醇、卡铂/顺铂）、PC（顺铂、环磷酰胺）、PAC（顺铂、阿霉素、环磷酰胺）方案作一线方案（表19-

12）。二线化疗药物较多，但并没有首选的化疗方案，可选用的药物有：紫杉醇、健泽、多西紫杉醇、拓扑替康、六甲蜜胺、异环磷酰胺等。恶性生殖细胞肿瘤及性索间质肿瘤可用PEB（顺铂、依托泊苷、博莱霉素）、PVB（顺铂、长春新碱、博莱霉素）、VAC（长春新碱、放线菌素 D、环磷酰胺）方案作一线方案。

表 19－12　晚期卵巢上皮癌单药治疗疗效

药物名称	例数	有效率（%）
米尔法兰	494	47
瘤可宁	280	50
塞替派	144	65
环磷酰胺	126	49
阿霉素	33	36
甲氨蝶呤	16	25
足叶乙苷	22	32
六甲蜜胺	53	41
异环磷酰胺	61	78
顺铂	34	27
卡铂	22	50

（一）卵巢上皮癌的化疗

随着顺铂联合化疗的应用以及积极的肿瘤减灭术的开展，卵巢上皮癌的治疗在近 20 年来取得了显著的效果。在 20 世纪 60 年代，卵巢癌的一线化疗药物主要为烷化剂，其疗效仅为 40%。70 年代，随着顺铂和顺铂联合方案的应用，中晚期卵巢癌患者的无进展生存期及总生存期获得了显著的延长。到了 90 年代，随着紫杉醇的问世。其与顺铂的联合化疗方案为更多的卵巢癌患者带来了希望。

1. 单药化疗　单药化疗主要用于早期的卵巢癌患者的预防治疗和年老体弱或有内科并发症患者的治疗。在 20 世纪 70 年代以前，烷化剂作为单药治疗被广泛应用，其有效率为 33% ~ 65%，中位生存期 10 ~ 14 个月，有效者生存 10 ~ 20 个月，无效者 6 ~ 13 个月，5 年生存率 < 10%。自从顺铂研制成功，使化疗在卵巢癌治疗中的地位发生了根本改变，其单药有效率为 25% ~ 40%（表 19－13），中位生存期为 19 个月。

表 19－13　常用单药化疗的用法

药物名称	剂量	给药途径	实施计划
米尔法兰	0.2mg/（kg·d）	口服	第 1 ~ 5d（每 4 周重复）
瘤可宁	7.5mg/（m²·d）	口服	第 1 ~ 15d（每 4 周重复）
环磷酰胺	0.2g/（m²·d）	口服	第 1 ~ 15d（每 4 周重复）
六甲蜜胺	250mg/（m²·d）	口服	第 1 ~ 15d（每 4 周重复）
顺铂	100mg/m²	静滴	第 1 天或分 3 ~ 5d 用（每 4 周重复）
卡铂	250 ~ 400mg/m²	静滴	第 1 天（每 4 周重复）

国际卵巢癌协作组 ICON2 大多病例的随机研究指出单药卡铂和 CAP 两组方案治疗晚期卵巢癌的无癌进展期和总生存期统计学差异，故单药卡铂是治疗卵巢上皮癌既安全又有效的药物。目前，在以往常用的单药中，除卡铂以外，其他单药由于疗效不佳已经被以顺铂为主的联合化疗取代了。单药卡铂主要用于早期患者或年龄超过 65 岁或有糖尿病等并发症或不能耐受顺铂的患者。早期患者的预防治疗一般用药 6~10 个疗程。

2. 辅助化疗　一般认为，卵巢上皮癌的术后患者，除 Ia 期肿瘤分化好者（G_1）外，均需要行术后的辅助化疗。卵巢癌术后的首选治疗是应用足剂量的铂类多疗程化疗，这是目前早已形成的共识。在 20 世纪 70 年代后期，治疗卵巢癌已采用联合化疗方案，并比较了有效的非顺铂联合化疗方案，Hexa－CAF（六甲嘧胺＋环磷酰胺＋甲氨蝶呤＋5－Fu）与单药米尔法兰的疗效。结果表明，在肿瘤的完全缓解率与中位生存期方面，非顺铂联合化疗方案均明显优于单药化疗。此后又比较了顺铂联合化疗方案 CHAP（环磷酰胺＋六甲嘧胺＋阿霉素＋顺铂）和非顺铂联合化疗方案 Hexa－CAF，结果表明铂类联合化疗方案明显优于非铂类联合化疗方案。自 80 年代起，PAC 方案（顺铂＋阿霉素＋环磷酰胺）和 PC 方案（顺铂＋环磷酰胺）就成为卵巢癌术后治疗的一线方案。国际晚期卵巢癌试验组的研究表明顺铂联合化疗优于非顺铂联合化疗，顺铂联合化疗也优于顺铂单药化疗。卡铂无论作为单药或联合都与顺铂疗效相当。同时研究也表明，PAC 方案与同剂量强度的 PC 方案治疗卵巢癌的疗效相同，但 PAC 方案的 2 年及 5 年生存率均高于 PC 方案。

20 世纪 90 年代紫杉醇开始应用于卵巢癌的一线治疗。1996 年美国妇科肿瘤组（GOG）进行了 TP 方案（紫杉醇＋顺铂）与 PC 方案治疗晚期卵巢癌的研究。结果表明，TP 方案比 PC 方案有更高的疗效（73% 对 66%），较高的完全缓解率（51% 对 31%）和较长的中位生存期（38 个月对 24 个月），且 3 年生存率更高。此结果在其他临床研究中亦被证实，故 TP 方案在 90 年代亦成为卵巢癌的一线化疗方案。由于紫杉醇的细胞毒性与暴露的持续时间有关，周疗增加了用药密度和暴露时间，因而可减少肿瘤细胞的增殖和耐药，并增加肿瘤细胞的凋亡和抑制肿瘤血管生成，可望提高疗效，故近年来紫杉醇周疗的治疗方法亦得到广泛重视，但目前并未形成明确的结论。目前临床上报道更多的是紫杉醇周疗可降低其毒性。Ferlnelly 等研究表明，低剂量周疗可使紫杉醇维持在 $>0.01\mu mol/L$ 和 $<0.05\mu mol/L$ 的血药浓度，既有有效的抗肿瘤作用，又不引起太重的骨髓抑制。Wong 等 2001 年报道紫杉醇周疗对顺铂耐药患者有效率达 42%（60mg/m^2·周）和 61.5%（80mg/m^2·周），且无明显毒副作用。

常用的卵巢癌辅助化疗方案如下（表 19－14 ~ 表 19－16）。

表 19－14　PC 方案

药物名称	剂量	给药方式	实施计划
顺铂	75mg/m^2	静滴	第 1 天或分 3d 用
或卡铂	300mg/m^2	静滴	第 1 天或分 3d 用
环磷酰胺	750mg/m^2	静滴	第 1 天

注：此方案的毒副作用相对较轻，适用于卵巢癌术后残存肿瘤小，或年老体弱及有其他并发症的卵巢癌患者。

表 19 - 15　PAC 方案

药物名称	剂量	给药方式	实施计划
顺铂	75mg/m^2	静滴	第 1 天或分 3d 用
阿霉素	40mg/m^2	静滴	第 1 天
环磷酰胺	750mg/m^2	静滴	第 1 天

注：此方案中的顺铂可用卡铂代替，阿霉素可用表柔比星、表柔比星代替。此方案的毒副作用较大，顺铂的毒副作用主要为肾毒性及神经毒性。总剂量为 $800\sim880\text{mg/m}^2$。阿霉素有心脏毒性，总剂量不超过 500mg/m^2。PAC 方案的有效率可达 80%，其 2 年及 5 年生存率亦较 PC 方案高，主要适用手术后残存肿瘤小的卵巢癌患者。

表 19 - 16　TP 方案

药物名称	剂量	给药方式	实施计划
紫杉醇	$135\sim175\text{mg/m}^2$	静滴	第 1 天
顺铂	75mg/m^2	静滴	第 2d 或分 3d 用
或卡铂	300mg/m^2	静滴	第 2d 或分 3d 用

注：有少数的患者用紫杉醇后司以出现高敏反应，故在应用前应行预处理，预防过敏反应。另外紫杉醇和卡铂的血液学毒性都较大，故治疗期间应观察血象。此方案开始是作为复发卵巢癌的首选二线化疗，由于其疗效好，完全缓解率高，中位生存期较长，目前已成为常用的一线方案。

3. 姑息化疗　对大多数复发卵巢癌的治疗都是姑息性治疗。大部分复发患者的生存时间不超过 2 年，只有极少数化疗敏感患者经过反复治疗，可以获得更长的生存期，故对于复发的卵巢癌的化疗原则是在重视生存质量的前提下选择适当的治疗方案。目前公认的卵巢癌复发的概念是指肿瘤在治疗后的复发或转移，包括一些在一线化疗中肿瘤未控或进展者，即难治性卵巢癌。复发的指征是指临床或影像学检查发现肿瘤或出现相关症状，以及 CA_{125} 持续升高。肿瘤对铂类一线化疗的敏感性和无化疗间隔期是影响二线治疗的主要因素，故复发的卵巢癌可分顺铂敏感和顺铂耐药两组。

1）顺铂敏感组：肿瘤一线化疗中有效，无化疗间隔期≥6 个月，此复发肿瘤对二线顺铂为基础的化疗仍会敏感。

2）顺铂耐药组：肿瘤在顺铂为基础的一线化疗中无效，或有效但无化疗间隔期 <6 个月，这种复发肿瘤对二线顺铂为基础的化疗耐药。

目前对复发卵巢癌的化疗尚未形成统一的治疗模式和规范，但已明确铂类耐药复发很少对铂类为基础的二线治疗有效，而铂类敏感复发应用铂类治疗仍有效，疗效一般随无化疗间隔的延长而增高。故对于复发的卵巢癌患者的治疗是应在重视其生存质量的条件下，尽量积极减轻患者的痛苦，延长患者的寿命，选择适当的治疗。有不少学者主张对复发的卵巢癌患者应用单药化疗，他们认为，顺铂敏感复发的化疗属姑息性治疗，单药序贯治疗可提供相等的有效机遇（有效率和总生存率），而无过多的毒性，至少损伤小。这些患者选择单药化疗是较合理的。同时也指出患者有长的无化疗间隔期者（ >18 个月）例外，因为他们的化疗疗效近似初治晚期癌，这些患者的二线化疗采用联合化疗是有道理的。

（1）顺铂敏感复发卵巢癌的单药化疗（表 19 - 17）。如果把单药作为顺铂敏感复发患者姑息性的标准化疗，可用的药很多，如紫杉醇、多西紫杉醇、卡铂、奥沙利铂、口服足叶乙苷、吉西他滨、拓扑替康、长春瑞滨、异环磷酰胺、CPT－11 等。但用哪种药及怎样序贯应用，目前尚无标准答案。现在很多学者支持首选卡铂或紫杉醇。用卡铂的原因是：①毒性小，用药方便。②已证明铂类是治疗卵巢癌最有效的药，单药有效率 15% ~ 80%。③目前尚未证明在顺铂敏感复发的卵巢癌化疗中有优于卡铂的单药或联合化疗。由于有部分患者可出现严重的过敏反应及血小板的累积毒性，使卡铂很难用足剂量，故有人提出应用紫杉醇单药周疗。有研究报道，在用 T/CBP 方案一线化疗复发后，用单药紫杉醇化疗，有效率为44%，其中顺铂敏感和耐药者的有效率各为 53% 和 33%，表明单药紫杉醇对复发的卵巢癌患者有较好的疗效。有人提出无化疗间隔 18 ~ 24 个月，可能使耐药逆转，最宜选用单药卡铂、紫杉醇。上述提到的每种二线化疗包括新药的有效率和疗效持续时间无大的差异，临床上应根据每个患者的具体情况如患者体质、化疗间隔、以前用药情况，药物的毒副作用等选择合适的单药和剂量。在选择单药序贯治疗时，应在用第一个单药肿瘤开始进展前立刻改用第二个单药。

表 19 - 17 顺铂敏感复发卵巢癌的单药化疗方案

药物名称	剂量	给药途径	实施计划
多西紫杉醇	60 ~ 75mg/（m²·d）	静滴	第 1 天（每 3 周重复）
口服足叶乙苷	50 ~ 100mg/（m²·d）	口服	第 1 ~ 21d（每 4 周重复）
紫杉醇	40 ~ 75g/（m²·d）	静滴	第 1、第 8、第 15d（每 4 周重复）
吉西他滨	1000mg/（m²·d）	静滴	第 1、第 8、第 15d（每 4 周重复）
草酸铂	130mg/m²	静滴	第 1 天（每 3 周重复）
卡铂	AUC 4 ~ 7（一般为 250 ~ 400mg/m²）	静滴	第 1 天或分 3d（每 4 周重复）

（2）顺铂敏感复发卵巢癌的联合化疗：近年来有学者进行了包括新药在内的单药或联合化疗治疗顺铂敏感复发卵巢癌的 Ⅱ、Ⅲ 期临床试验，结果表明联合化疗可能比单药化疗有更高的有效率和较长的无进展生存期，但总生存期相似。并未发现 T/CBP 联合化疗方案优于其他联合化疗方案。联合化疗有较高的缓解率和较长的无进展生存期，说明联合化疗可能对肿瘤更具杀伤力。如果复发患者是症状姑息性治疗，联合化疗能得到较好的姑息疗效，同时也改善有效者的生存质量，这也是复发患者迫切需要解决的问题，故多数学者主张对顺铂敏感复发的卵巢癌患者选择联合化疗。

常用的顺铂敏感复发卵巢癌的联合化疗方案有：PAC 方案、T/CBP 方案、GP 方案等（表 19 - 18 ~ 表 19 - 23）。

表 19 - 18 T/CBP 方案（每 4 周重复）

药物名称	剂量	给药方式	实施计划
卡铂	AUC 4 ~ 7（一般为 250 ~ 400mg/m²）	静滴	第 2d 或分 3d
紫杉醇	135 ~ 175mg/m²	静滴	第 1 天

表 19－19　GP 方案（每 3～4 周重复）

药物名称	剂量	给药方式	实施计划
吉西他滨	1000mg/（m² · d）	静滴	第 1、第 8 天
顺铂	80mg/m²	静滴	第 1 天或分 3d 用
或卡铂	250～400mg/m²	静滴	第 1 天或分 3d 用

表 19－20　IFO/VP－16 方案（每 4 周重复）

药物名称	剂量	给药方式	实施计划
异环磷酰胺	1.2g/（m² · d）	静滴	第 1～3d
足叶乙苷	75mg/（m² · d）	静滴	第 1～5d

表 19－21　Taxol/OXL（每 4 周重复）方案

药物名称	剂量	给药方式	实施计划
紫杉醇	135～175mg/m²	静滴	第 1 天
奥沙利铂	130mg/m²	静滴	第 2d

表 19－22　IFO/Taxol 方案（每 3 周重复）

药物名称	剂量	给药方式	实施计划
异环磷酰胺	1.2g/（m² · d）	静滴	第 1～3d
紫杉醇	135～175mg/m²	静滴	第 1 天

表 19－23　Doce/CBP 方案（每 4 周重复）

药物名称	剂量	给药方式	实施计划
多西紫杉醇	75mg/m²	静滴	第 1 天
卡铂	300mg/m²	静滴	第 2d 或分 3d

目前在临床上应用的治疗复发卵巢癌的联合化疗方案很多，在实践中可根据患者的实际情况来选择更适合患者的方案。

总之，单药或联合化疗治疗顺铂敏感复发卵巢癌各有优点，单药治疗有毒性较小、患者易耐受、生存期与联合化疗相近的优点，更适合年老、体弱、肿瘤进展较慢、无明显症状或以前化疗有明显毒性不能耐受强化疗的患者。联合化疗更适合肿瘤进展快、有明显症状、有大块肿瘤或晚期复发患者（即无化疗间隔≥18 个月）。

（3）顺铂耐药卵巢癌的化疗：顺铂耐药患者选择一线化疗中的已用药物作为挽救治疗是没有理由和无效的，应选择未用过的，特别是新药的单药或联合化疗作为挽救治疗，因为这些患者疗效差，生存期短。对顺铂耐药复发的治疗主要是症状姑息性治疗，治疗前应全面权衡药物的疗效和毒性、患者的耐受性，特别是关注患者的生存质量，尊重患者的意愿，做出合理的选择。近年来在临床中应用的治疗卵巢癌的新药有：拓扑替康、吉西他滨、脂质体阿霉素、草酸铂、多西紫杉醇等。

4. 新辅助化疗　晚期卵巢癌患者术前予行 2～3 个周期化疗，以减少肿瘤负荷，提高手术切除率，这种方法叫新辅助化疗，包括有严重的内科并发症，大量胸腹水，盆腔肿瘤切除困难等。这些患者手术危险性大，并发症多，手术不会改善生存质量。对这些患者先行 2～3 个周期化疗，多数患者肿瘤肿瘤缩小，胸、腹水消退，一般情况改善，其后再行肿瘤减灭术。其优点在于降低手术风险和手术成本，提高手术切除率，同时改善了患者的生存质量，对于总生存率的影响尚在研究中。

5. 腹腔化疗　对于较晚期的卵巢上皮癌术后患者，有人研究用静脉化疗＋腹腔化疗的方法治疗（表 19－24）。对比单纯静脉化疗，其二探阴性率和中位生存期均较高，且毒性较小。腹腔化疗有局部药物浓度高、药物与肿瘤直接接触、毒性较低的特点，但药物渗入肿瘤的深度有限，一般 ＜5mm，故不宜用于有大块肿瘤残存者，特别是术后腹腔脏器粘连，影响药物分布，同时插管穿刺可引起并发症，使其应用受到限制。常用的腹腔化疗药物有顺铂、羟喜树碱等。

表 19－24　腹腔化疗的用药及用法

药物名称	剂量	药物配制	实施计划
顺铂	100mg	加入盐水 1500～2000ml	腹腔注入（每 3～4 周 1 次）
羟喜树碱	15mg	加入盐水 1500～2000ml	腹腔注入（每 3～4 周 1 次）

（二）卵巢生殖细胞瘤的治疗

卵巢恶性生殖细胞瘤是化疗敏感肿瘤，其化疗主要借鉴于睾丸癌的化疗成果。在早年多用 VAC 方案（长春碱＋更生霉素＋环磷酰胺）及 PVB 方案。1994 年，妇科学者用 BEP 方案治疗术后 Ⅰ～Ⅲ 期患者，97 例获得全部无瘤存活的好效果。目前认为无论病情早晚，BEP 方案都是治疗卵巢恶性生殖细胞瘤的标准金方案，从 90 年代至今被广泛采用。恶性卵巢生殖细胞瘤患者除 Ⅰa 期分化 1 级的未成熟细胞瘤外，其余的均需行术后的辅助化疗。

常用的治疗卵巢恶性生殖细胞瘤的化疗方案如下（表 19－25、表 19－26）。

表 19－25　PVB 方案（每 4 周重复）

药物名称	剂量	给药方式	实施计划
顺铂	20mg/（m² · d）	静滴	第 1～5d
长春新碱	1.2mg/（m² · d）	静滴	第 1 天
博莱霉素	30mg	肌注	第 2、第 9、第 16 天

表 19－26　IEP 方案（每 4 周重复）

药物名称	剂量	给药方式	实施计划
异环磷酰胺	1.2mg/（m² · d）	静滴（用美司那解毒）	第 1～3d
足叶乙苷	75mg/（m² · d）	静滴	第 1～3d
顺铂	20mg/（m² · d）	静滴	第 1～5d

此方案主要用于复发的恶性生殖细胞瘤患者，早期恶性生殖细胞瘤术后化疗一般用 3～4 个周期，晚期 5～6 个周期。

目前早期卵巢恶性生殖细胞瘤的治愈率达 95%，晚期为 60%～70%，但复发者为 50%，尤其是铂类耐药复发者更低，目前复发耐药的生殖细胞瘤尚无特别的治疗方案。异环磷酰胺单药有效且与顺铂有协同作用，其他包括紫杉醇、吉西他滨亦有一定的疗效。IEP 方案是目前常用的治疗复发卵巢生殖细胞瘤的方案。

在卵巢癌的治疗中，真正铂类耐药肿瘤极少治愈，有报道称不足 10%，成为难治的焦点。随着一批新药的研制成功，如拓扑替康、吉西他滨、脂质体阿霉素、多西紫杉醇等对难治卵巢癌均有一定的疗效。这些新药的应用以及新药之间或与其他药物的联用，将为治疗耐药性卵巢癌提供新的机遇。

（陈东祥）

第三节　输卵管癌

输卵管癌是非常少见的恶性肿瘤，占所有妇科恶性肿瘤的 0.1% ~ 1.8%。超过 60% 的输卵管癌发生于绝经后妇女，平均发病年龄为 50 多岁。患者的年龄、少生育以及不孕等因素提示它的病因学和卵巢癌、子宫内膜癌的病因相似。有关研究已经证实有相似的基因异常，比如 c - eb、B - 2、p53、K - ras 突变。这些基因异常也常常见于卵巢及子宫内膜的恶性肿瘤。

一、诊断步骤

（一）病史采集要点

（1）询问阴道排液情况，排液增多已有多长时间。阴道排液的颜色、性质、有无臭味，有无阴道流血。

（2）有无腹痛、腹痛的部位、性质及持续时间。阴道排出水样液体后腹痛是否缓解。

（3）患者是否自己在腹部扪及包块。有无腹胀。

（二）体格检查要点

1. 一般检查　患者一般年龄较大，故应特别注意血压、脉搏、心脏情况。

2. 腹部检查

（1）有无腹部肿块，肿块的部位、大小、性质、活动度、表面是否光滑等。

（2）腹部压痛的部位、范围、程度有无压痛及质地，有无肌紧张及反跳痛。

（3）腹部是否隆起，有无移动性浊音，若怀疑有腹水，应测量腹围。

3. 妇科检查

（1）阴道内分泌物或液体的量、性质、颜色，有无特殊臭味。

（2）子宫的位置、大小、活动度、有无压痛及质地。有无盆腔肿块，注意肿块与子宫的关系，肿块的大小，是否规则、表面是否光滑、软硬度、活动度、有无压痛。

（三）辅助检查要点

1. B 型超声检查　常用的辅助诊断方法，可确定肿块的部位、大小、性质及有无腹水等。

2. 阴道细胞学检查　涂片中找到癌细胞，特别是腺癌细胞，而宫腔及宫颈管检查均为阴性，则输卵管癌诊断可以成立。

3. 分段诊刮　若宫腔探查未发现异常，刮出内膜检查阴性，排除宫颈癌和子宫内膜癌后，应高度怀疑输卵管癌。若内膜检查发现癌灶，虽然首先考虑子宫内膜癌，但亦不能排除输卵管癌向宫腔转移的可能。

4. 宫腔镜检查　可观察子宫内膜情况，有否肿瘤存在，同时还可通过宫腔镜见到左、右输卵管开口处，以便吸取液体作脱落细胞学检查。

5. 血清 CA_{125} 测定　80 年代发现原发性输卵管癌患者 CA_{125} 升高，并已用于输卵管癌的诊断和检测，以及治疗疗效的评价。

（四）进一步检查项目

1. 腹腔镜检查　在早期输卵管癌可见到输卵管增粗，外观如输卵管积水呈茄子状。如癌灶已穿破输卵管壁或已转移至周围脏器，可直接见到赘生物。

2. 腹、盆腔 CT　可确定肿块的性质、部位、大小、形状，以及种植和转移在腹膜上的肿瘤，并可了解腹膜后淋巴结有无转移。

3. 膀胱镜、直肠镜检查　由于输卵管癌不易早期诊断，因此发现输卵管癌转移至膀胱、直肠的亦不少见。如患者尿血、便血应怀疑膀胱直肠转移，应作相应检查。

二、诊断对策

（一）诊断要点

1. 病史　如慢性输卵管炎史、不育史。

2. 典型的临床表现　阴道大量排液、腹痛、盆腔肿块称为输卵管癌"三联征"。

3. 辅助检查　阴道后穹窿或宫腔内吸液涂片找到癌细胞，而又可排除子宫内膜癌及宫颈癌。CA_{125} 升高。影像学检查及腹腔镜检查支持输卵管癌的诊断。

4. 病理学诊断标准

（1）肿瘤来源于输卵管内膜；

（2）组织学类型可以产生输卵管黏膜上皮；

（3）可见由良性上皮向恶性上皮转变的移行区；

（4）卵巢和子宫内膜可以正常，也可以有肿瘤，但肿瘤体积必须小于输卵管肿瘤。

（二）临床分期

输卵管癌的分期是手术 - 病理分期系统。组织病理学的结果可以修正临床或影象学的估计和肿瘤减灭术前的手术所见。常用 FIGO 分期（2000 年），见表 19 - 27。

表 19 - 27　输卵管癌手术 - 病理分期

期别	肿瘤范围
0	原位癌（浸润前癌）
I	肿瘤局限于输卵管
I A	肿瘤局限于一侧输卵管，浆膜表面无穿破；无腹水
I B	肿瘤局限于双侧输卵管，浆膜表面无穿破；无腹水
I C	IA 或 IB 伴癌达到或穿破浆膜表面，或腹水中或腹腔冲洗液有癌细胞
II	肿瘤累及一侧或双侧输卵管并有盆腔内扩散
II A	扩散和（或）转移到子宫和（或）卵巢
II B	扩散到其他盆腔脏器

期别	肿瘤范围
ⅡC	ⅡA 或ⅡB，腹水或腹腔冲洗液中有癌细胞
Ⅲ	肿瘤累及一侧或双侧输卵管并有盆腔以外腹膜种植和（或）区域淋巴结阳性
ⅢA	显微镜下见盆腔外腹膜转移
ⅢB	肉眼见盆腔外腹膜转移，转移灶最大径线≤2cm
ⅢC	腹膜转移最大直径＞2cm 和（或）区域淋巴结阳性
Ⅳ	腹腔外远处转移（腹膜转移除外）

（三）鉴别诊断要点

1. 附件炎性肿物　原发性输卵管癌与附件炎性肿块在盆腔检查时很难区分，均为活动受限的包块。两者均有不孕史，如患者年龄偏大，且有阴道排液，量多，要考虑输卵管癌，但必须进一步作各项辅助检查，以协助诊断。

2. 卵巢恶性肿瘤　输卵管癌与卵巢癌不易区分，在症状方面输卵管癌多偏于阴道排液，而卵巢癌常为不规则阴道流血，如伴腹水者多考虑卵巢癌，也可辅以 B 超及 CT 等检查。

三、治疗对策

（一）治疗原则

（1）以手术为主，辅以化疗、放疗的综合治疗，应强调首次治疗的彻底性和计划性。

（2）手术切除范围包括全子宫、双侧附件及大网膜，若癌肿已向腹腔、盆腔转移，应进一步扩大手术范围，可行肿瘤减灭术及盆腔淋巴结清扫术。

（3）放疗常用于术后作为辅助治疗。

（4）化疗可选用顺铂、环磷酰胺、塞替哌、阿霉素等。

（5）剖腹探查是有必要的，可切除原发肿瘤，确定分期以及切除转移病灶。

（二）输卵管腺癌的处理

（1）早期输卵管癌的处理

1）原位癌的处理：手术治疗如前所述范围切除肿瘤，术后不提倡辅助治疗。

2）FIGO Ⅰ期及 FIGO Ⅱ期：早期输卵管癌患者应该进行手术分期。术后组织学诊断为腺癌原位癌或Ⅰ期，分化Ⅰ级，手术后不必辅助化疗。其他患者，应该考虑以铂类为基础的化疗。偶然发现的输卵管癌（如患者术前诊断为良性疾病，术后组织学诊断含有恶性成分）应该再次手术分期，若有残留病灶，要尽可能行细胞减灭术，术后接受以铂类为基础的化疗。

（2）晚期输卵管癌的处理

1）FIGO Ⅲ期：进行减灭术后应行以铂类为基础的化疗。若患者初次诊断时未行理想的减灭术，应该接受以铂类为基础的化疗，然后再重新评估。化疗 3 个周期以后，再次评估时可以考虑二次探查，如有残留病灶，应该行二次细胞减灭术。

2）FIGO Ⅳ期：诊断远处转移必须有原发病灶的组织学证据。手术时应尽可能切除肿瘤病灶，如果有胸膜渗出的症状，术前要抽胸水，送胸水找癌细胞。若一般情况好，应该接受以铂类为基础的化疗。若患者情况不能耐受化疗，应该对症治疗。

（三）其他少见输卵管恶性肿瘤的处理

1. 输卵管绒癌的处理　本病十分罕见，据报道可见于输卵管妊娠患者，和体外受精胚胎移植有关。治疗与可以治愈的子宫绒癌一样，先采用手术治疗，然后根据预后因素采用化疗。如果疾病较局限，希望保留生育功能者可以考虑保守性手术。

2. 输卵管生殖细胞肿瘤的处理　输卵管生殖细胞肿瘤相当罕见。可是本病却可以发生在有生育潜能的年轻女性，虽然治愈率高，但是本病进展较快。因此本病的早期诊断早期治疗十分重要。治疗采用手术治疗，然后根据相关预后因素采用化疗。如果要保留生育功能，任何期别的患者均可以行保守性手术。化疗方案采用卵巢生殖细胞肿瘤的化疗方案。

3. 输卵管肉瘤的处理　输卵管肉瘤非常罕见。多数肉瘤的组织学类型是混合苗勒管瘤。治疗先手术，再化疗。

4. 输卵管淋巴瘤　本病治疗方案是先手术，再化疗。化疗方案根据具体的组织学类型而定。

四、出院后随访

目前还没有证据表明密切监护对于改善输卵管癌无症状患者的预后、提高生活质量有积极意义。然而，对于治疗后长期无瘤生存患者复发时早期诊断被认为可以提供最好的预后。

（一）随访的目的

（1）观察患者对治疗后的近期反应。

（2）及早认识，妥善处理治疗相关的并发症，包括心理紊乱。

（3）早期发现持续存在的病灶或者疾病的复发。

（4）收集有关治疗效果的资料。

（5）早期患者，提供乳腺癌筛查的机会；保守性手术的患者，提供筛查宫颈癌的机会。

（二）随访的时间

随访的第一年，每3个月复查一次；随访间隔逐渐延长，到5年后每4~6个月复查一次。

（三）随访的内容

详细复习病史，仔细体格检查（包括乳房、盆腔和直肠检查）排除任何复发的征象。虽然文献报道CA_{125}对预后的影响仍不清楚，但仍应定期检查血CA_{125}，特别是初次诊断发现CA_{125}升高的患者。影像学检查例如盆腔超声检查、CT、MRI应当只在有临床发现或者肿瘤标记物升高提示肿瘤复发时才进行检查（D级证据）。所有宫颈完整的患者要定期行宫颈脱落细胞检查。所有40岁以上或有乳腺癌家族史的年轻患者，每年都要行乳房检查。

五、预后

经积极治疗，5年生存率20%~30%。影响预后的因素主要是临床分期及术后肿瘤残余量。临床期别愈高，预后愈差；肉眼肿瘤残余量愈多，5年生存率愈低。据报道，肿瘤残余量≥2cm，5年生存率仅7%。

（陈东祥）

第四节 外阴癌的手术

一、概述

原发性外阴肿瘤占女性全身性恶性肿瘤的1%，占妇科恶性肿瘤的3%～5%，多见于绝经后妇女，但约有40%发生在40岁以下。外阴癌发生率近年来有所增加，以鳞状细胞癌为主。

外阴部位具有丰富的淋巴组织，两侧淋巴管互相交通组成淋巴网，因此，外阴癌的淋巴转移可出现在病灶的同侧或双侧。如果术中发现腹股沟深部淋巴结肿大，可疑肿瘤转移，或冰冻切片证实转移者，均应继续做盆腔淋巴群清除术。一般采用一期完成双侧深、浅腹股沟淋巴结切除术及广泛性外阴切除术，可缩短住院日期，减少患者负担，不增加手术危险。对个别年老体弱或有其他全身性疾病不能耐受一期手术者，可先做广泛性外阴切除术，待外阴伤口愈合后，再行双侧腹股沟淋巴结切除术。

手术治疗所采用的术式趋向于个体化，对早期浸润性外阴癌，不须一律用外阴广泛切除术，局部广泛切除术也能取得最佳的治疗效果。

二、外阴癌的手术病理分期

外阴癌2009 FIGO分期标准如下：

分期　肿瘤大小及累及范围

Ⅰ期　肿瘤局限于外阴，无淋巴结转移。

ⅠA期　肿瘤局限于外阴或会阴，最大径线≤2cm，间质浸润≤1.0mm☆

ⅠB期　肿瘤最大径线>2cm或局限于外阴或会阴，间质>1.0mm☆

Ⅱ期　肿瘤侵犯下列任何部位：下1/3尿道、下1/3阴道、肛门，无腹股沟股淋巴结转移。

Ⅲ期　肿瘤有或（无）侵犯下列任何部位：下1/3尿道、下1/3阴道、肛门、有腹股沟股淋巴结转移。

ⅢA期　1个淋巴结转移（≥5mm），或1～2个淋巴结转移（<5mm）。

ⅢB期　≥2个淋巴结转移（≥5mm），或≥3个淋巴结转移（<5mm）。

ⅢC期　阳性淋巴结伴囊外扩散。

Ⅳ期　肿瘤侵犯其他区域（上2/3尿道，上2/3阴道）或远处转移。

ⅣA　肿瘤侵犯下列任何部位：上尿道和（或）阴道黏膜、膀胱黏膜、直肠黏膜或固定在骨盆壁，或腹股沟股淋巴结出现固定或溃疡形成。

ⅣB　任何部位的远处转移，包括盆腔淋巴结。

注：☆浸润深度指肿瘤从接近最表皮乳头上皮—间质连接处至最深浸润点的距离。

三、外阴及股三角区解剖要点

（一）血管分布

1. 外阴　血管主要来自阴部内动脉。阴部内动脉为髂内动脉主要分支，它从坐骨大孔穿出骨盆腔，绕过坐骨棘，再经坐骨小孔进入会阴、肛门部，并达到坐骨直肠窝的筋膜。它分出痔下动脉，供应直肠下段及肛门部；在尿生殖膈处分出阴唇动脉，分布在阴唇；分出会阴动脉，分布于会阴浅部，其主支成为阴蒂动脉，于筋膜深处上行供应阴蒂及前庭球。

2. 股三角区　腹股沟淋巴清除术的手术范围主要在腹股沟及股三角区，股三角的上界为腹股沟韧带；外侧界为缝匠肌内缘；内侧界为内收长肌；股三角上面为阔筋膜。股三角区的血管分布如下。

（1）股动脉：髂外动脉在髂前上棘与耻骨结节连线中点通过腹股沟韧带后，即成为股动脉，为下肢供血。于腹股沟韧带下方大腿内侧，可以摸到股动脉搏动。股动脉深支在腹股沟淋巴切除术时见不到；股动脉浅支于股三角的顶部进入缝匠肌下方，离开手术野。股动脉浅支有三个分支，向外侧分出旋髂浅动脉；向上分出腹上浅动脉；向内分出阴部外动脉。

（2）股静脉：在腹股沟韧带之下，居于股动脉的内侧，其内为股管，三者均包于股鞘之内。

（3）大隐静脉：位于大腿内侧的皮下组织内，在卵圆孔处进入股静脉。大隐静脉上段内侧、外侧均有淋巴结，连同皮下脂肪附于静脉周围。因此，要彻底清除此处淋巴结，有时须同时切除一段大隐静脉。大隐静脉可有几个浅支与相应的小动脉伴行，这几个小支一般在卵圆孔附近进入大隐静脉，个别可直接进入股静脉，腹股沟浅组淋巴结均与这些静脉伴行。

（二）淋巴系统

分浅组与深组，沿静脉走行，埋于皮下脂肪内。

1. 浅层淋巴结　分为2组，1组位于阔筋膜上面，沿腹股沟韧带下方横行分布，收容阴道下段、阴唇、尿道下1/4、会阴及肛门部的淋巴。如果有癌细胞转移至此，此组淋巴结即可肿大。另1组沿大隐静脉纵行分布，此组淋巴结较多，收纳会阴及下肢表面的淋巴。

2. 深层淋巴结　位于股静脉内侧股管内，于股管上方可见一个淋巴结，即腹股沟深淋巴结（Cloquet淋巴结），收纳腹股沟浅层淋巴。

一般外阴淋巴引流几乎全部经过腹股沟浅层淋巴结达腹股沟深层淋巴结，再进而与盆腔深部淋巴结（髂外、闭孔、髂内）相通。

四、手术切除范围

1. ⅠA期　原发癌灶基底浸润深度≤1mm，无淋巴管或血管侵犯，癌组织分化Ⅰ~Ⅱ级，通常无淋巴结转移。应行外阴病灶局部广泛切除术，切缘距病灶边缘1cm。但对合并有外阴白色病变或不典型增生病例均应同时切除那些不正常的皮肤，这些部位均可能发展成癌。

2. 浸润癌

（1）癌灶基底浸润深度在1~2mm，无淋巴管侵犯，组织分化Ⅰ级，腹股沟淋巴转移率约为8%。可行较小范围的根治性外阴切除术和腹股沟淋巴结切除术。

1）病灶位于外阴前部一侧，可行保留后部阴唇系带和会阴体部黏膜的半外阴根治术，切缘边距癌灶2cm宽，深度应达尿生殖膈筋膜或耻骨联合腱膜。同时行同侧腹股沟淋巴清扫术。

2）病灶位于外阴后部一侧，应行全外阴根治术，同时行同侧腹股沟淋巴清扫术。如果冰冻切片Cloquet淋巴结或腹股沟淋巴结有2个以上淋巴结阳性者，应同时行同侧盆腔淋巴结清扫术。术后对盆腔淋巴结阳性者，再补充盆腔体外放疗。

3）癌灶位于中线时，尤其是阴蒂部，腹股沟或盆腔淋巴结转移率高，且常为双侧转移。须行外阴癌联合根治术，即广泛外阴切除术及双侧腹股沟淋巴结清扫术，对腹股沟淋巴结超过 2 个以上或 Cloquet 淋巴结阳性者，应同时行髂盆淋巴结清扫术。

（2）癌灶基底浸润深度超过 2mm，淋巴结转移率达 11%~28%。癌灶周围有淋巴管或血管浸润者，淋巴结转移率高达 75%。因此，应行外阴癌联合根治术。根据转移情况决定是否同时行盆淋巴结切除术。

3. Ⅱ~Ⅲ期　癌灶直径均 >2cm，淋巴结转移率达 30% 以上，均应行标准的广泛性外阴切除术及双侧腹股沟淋巴结切除术，如果腹股沟淋巴结转移，则应进一步行盆腔淋巴结切除术。

如果癌侵犯尿道口，应同时切除 2cm 以内的尿道，不会产生尿失禁。病灶累及肛管和（或）直肠下段和（或）下段阴道直肠膈时，应行直肠下段和肛管切除及人工肛门成形术。

如果病灶累及上尿道和（或）膀胱三角区，则应行全尿道及部分膀胱切除、人工膀胱成形术及尿道重建术，部分膀胱壁代替尿道，人工尿道口可置于下腹壁或置于外阴原尿道出口处。此类手术应与外科医师联合进行。

五、术前准备要点

（1）详细检查周身及局部情况。全面评估患者全身情况，确定能否耐受手术。局部情况包括原发灶发生的部位、癌肿的体积、基底是否活动、邻近器官是否被侵犯以及浸润的范围，腹股沟淋巴结有无肿大、压痛及其硬度、活动度等。

（2）各项常规检查，包括血常规、尿常规及肝、肾功能检查等。

（3）如有高血压、贫血等情况，应于术前治疗及纠正。

（4）如原发灶有溃破、感染，术前送细菌培养加药物敏感试验，用高锰酸钾溶液坐浴，选用抗生素控制感染。

（5）术前 3d 无渣饮食，手术前夜做清洁灌肠。

（6）备皮范围围上自脐部，下达膝关节，外侧达两侧腋前线、大腿外侧中线，内侧达两侧大腿内侧中线及外阴与肛门周围。

六、股骨沟淋巴结清除术

（一）手术步骤及技巧

（1）先取膀胱截石位，常规消毒外阴、阴道及两大腿内侧。再取平卧位，以碘伏液或碘酒、酒精消毒下腹、腹股沟及大腿内侧达膝关节。将会阴部以无菌巾盖上，然后铺消毒单，做两侧腹股沟淋巴结清除，有条件者可双侧同时进行。

（2）常用腹股沟斜行直切口或与腹股沟平行的切口，切口在腹股沟韧带上方 2cm，内侧达耻骨结节，外侧至髂前上棘内侧，长 8~10cm。

如果取腹股沟斜行直切口，切口始于髂前上棘内侧约 3cm 处，向内下方股动脉搏动方向走行，长 12~15cm，切开皮肤及约 5mm 厚的皮下脂肪组织。

（3）以鼠齿钳将切口皮肤边缘提起，将其下方的皮下脂肪及淋巴组织与皮肤做潜行分离，分离到离切口约 3cm 处。皮下脂肪分离的范围上至切口上端，下至股三角尖端，外达髂前上棘内侧，内侧止于耻骨结节。应注意要适当保留一些皮下脂肪，以免皮肤过薄，术后发生大片坏死。

（4）切口皮肤游离后，扩大手术野，用皮肤拉钩拉开皮肤，清除分离下来的皮下脂肪及所含有的淋巴结及淋巴管。清除顺序是由外向内，外侧由髂前上棘处开始，向腹股沟韧带及外阴方向移进。由上向下，深度达筋膜上。术者一边用刀切，助手一边将游离的组织块向内拉，逐步将腹股沟韧带上方的腹外斜肌筋膜及其下方的缝匠肌上的阔筋膜露出。在剔除皮下脂肪过程中，于髂前上棘内下方可遇到旋髂浅血管支；于腹股沟韧带中 1/3 处遇到腹上动脉浅支，均需做切断结扎，并继续向内剥离至股血管处。

（5）同法在切口的下内侧行潜行分离，将股三角区完全显露于术野内。于缝匠肌下内侧皮下脂肪内分离出大隐静脉，在切除脂肪淋巴组织时应尽可能保留之，以减少术后下肢淋巴性水肿。

（6）于腹股沟韧带中 1/3 处稍下，可摸到股动脉搏动，了解股动脉部位后，沿缝匠肌内缘将阔筋膜剪开，向内分离露出下面的髂筋膜及股动脉。沿股动脉的外侧将股鞘切开。先开一小口，然后以钝头剪刀向上延长开大切口，打开股鞘前壁。将股鞘连同其上的组织块拉向内侧，继续向内分离露出股动脉。此时可见由股动脉向内分出一小横支，即阴部外动脉浅支，将其游离切断结扎。一般在此小动脉之上即为大隐静脉，在卵圆孔进入股静脉处。由此向内稍上即可分离出大隐静脉向心端，但血管分布有个体差异，有时大隐静脉在阴部外动脉的下方。继续分离大隐静脉，并切断、结扎大隐静脉的几个小分支。

（7）继续将股静脉及大隐静脉内侧股管附近的脂肪剔净，注意股管内的淋巴结，如有将其取下。

（8）继续向内分离组织块，在内上方与圆韧带相连，将其切断结扎，在内下方将耻骨肌筋膜及内收长肌筋膜上方的组织完全剔净，此处脂肪较多，并可遇到向外阴方向走行的小血管，应注意结扎止血。

外阴癌的淋巴转移，一般先累及腹股沟淋巴结，其次累及盆腔淋巴结。盆腔淋巴结单独受累而无腹股沟淋巴结转移者极少（阴蒂癌淋巴转移可直接累及盆腔淋巴结），一般有盆腔淋巴转移者多已有腹股沟淋巴转移。腹股沟深淋巴结几乎收纳全部腹股沟浅部淋巴，再与盆腔淋巴相通。如可疑腹股沟深淋巴结有转移，可做冰冻切片检查，无转移时即不再做盆腔淋巴切除，亦即盆腔淋巴结清除术不列为常规手术。

（9）以盐水冲洗伤口，检查无渗血，游离缝匠肌上段后，在距髂前上棘 2cm 处切断，拉向内侧，覆盖在股血管之上。缝匠肌近端用 7 号丝线缝扎，另一端用 7 号丝线间断缝合于腹股沟韧带上。这样可减少股三角死腔。防止术后瘢痕压迫血管。

（10）如果腹股沟深淋巴结可疑转移或已转移，则须经腹膜外做盆腔淋巴结切除术。不切断腹股沟韧带，先从腹股沟管外环起，经腹股沟管切开腹外斜肌筋膜，达髂前上棘内侧。

（11）将切开的腹外斜肌筋膜向两侧分离后显露出腹内斜肌，用两指挑起腹内斜肌，距腹股沟韧带 2cm，向髂前上棘方向切开腹内斜肌，结扎出血点。

（12）为了能够尽量地将腹膜向内上方翻转，须将腹壁下动、静脉切断结扎。在圆韧带断端、腹股沟管内环的内侧、腹膜下部可找到腹壁下动、静脉，分离出来钳夹、切断、结扎。

（13）连接腹膜与腹股沟韧带之间有一层很薄的腹膜筋膜，用手平放在腹膜上，向后上方分拉以显露髂窝，此时腹横筋膜也随即断离。

（14）用深部拉钩将膀胱及腹膜向后、内拉开，显露出髂血管区，从腰大肌开始把脂肪及淋巴结向内侧分离，显露出髂外动脉，沿髂外动脉外侧，自上而下切除髂外动脉旁淋巴结。

（15）再分离，切除髂外静脉旁淋巴结。

（16）在髂外静脉内侧及髂内动脉外侧面间即为闭孔窝，小心分离其间的脂肪、淋巴结。闭孔神经被脂肪和淋巴组织包绕，分离后可见到闭孔神经。用长镊子提起闭孔神经上面的脂肪、淋巴组织，由外向内，将闭孔神经上的脂肪淋巴结扫除。

（17）盆腔淋巴结清除后还原腹膜，用4号丝线间断褥式缝合腹内斜肌，并将腹内斜肌及联合腱膜和腹股沟韧带缝在一起。

（18）用4号丝线间断缝合腹外斜肌筋膜，将切口下方最低处皮肤打洞，由此放橡皮引流条或负压引流管，切口皮肤以丝线间断缝合，上方以无菌纱布棉花垫加压包扎。

（二）术中注意点

（1）潜行分离皮下组织时应适当留些皮下脂肪。如果有淋巴结转移于皮肤粘连者应一并切除该处皮肤。

（2）清除皮下脂肪及淋巴组织时，应注意勿伤及股血管。

（3）在分离大隐静脉旁的脂肪、淋巴组织时，如损伤大隐静脉，可从根部切断结扎，将一段大隐静脉连同脂肪、淋巴组织一并切除。

（4）大隐静脉附近及股三角内下方的皮下脂肪，内含有较多的淋巴管，应分次切断结扎，以减少术后伤口淋巴液渗出。

七、外阴广泛切除术

（一）手术步骤及技巧

（1）取膀胱截石位，外阴及大腿内侧皮肤用碘伏液重新消毒，铺无菌单。

（2）先画定切口范围，其外周切口，上起自阴阜，两侧沿大阴唇外侧，后达会阴体。根据病变大小及部位，切除范围需超出病变2～3cm，将整个外阴切除。范围确定后，画上记号笔作标志。内周切口，将两侧小阴唇以鼠齿钳提起向外拉开，露出尿道及阴道前庭部，于正常黏膜内0.5～1cm处切开黏膜浅层做标志。

（3）先从大阴唇外上方开始，沿外周切口标志线垂直向下切直达筋膜，将整块皮下脂肪组织从筋膜上剔除，遇到小血管，注意随时用细丝线结扎止血或电凝止血。

（4）切除阴阜到阴蒂处时，因此处血管丰富，应注意止血。此处有阴蒂动脉须切断、结扎。将阴蒂完全切除后，其下露出耻骨韧带。

（5）切到两侧下方时，注意对阴部内动脉分支钳夹、切断、结扎。

（6）先从外周切口将上方及两侧组织向下内侧游离，再从内周切口向外切，使内外两切口相通。以鼠齿钳将两侧小阴唇向外上方拉开，将尿道、阴道前庭部显露出来以便操作。沿黏膜已画好的标志向深处垂直切开。上方注意尿道，于尿道口上方与阴阜处的外周切口相通，如尿道受累，须根据病变切除一段尿道。两侧与大阴唇两侧切口相通，将阴道前半部切下。

（7）再切除后半部，切到后联合及会阴部时应注意经产妇有会阴陈旧裂伤，此处已被瘢痕代替，会阴浅横肌断裂多看不清楚，切时勿伤及直肠或肛门括约肌，需要时助手可以将左手示指伸入肛门作指引来进行操作。取下标本后，用盐水冲洗伤口，妥善止血后即可缝合。尿道以上的皮肤及皮下组织两侧对合，纵行间断缝合。将阴道口周围的黏膜与皮肤对台，用丝线间断缝合，皮下组织可用 3 - 0 可吸收线间断缝合。

（二）术后处理要点

（1）术后保留尿管长期开放 6d，外阴保持清洁及干燥。

（3）术后注意伤口出血、淋巴液渗出、皮肤坏死、感染等。伤口 6d 拆线，如有感染应提前拆线，并每日换药清洁伤口。

（3）拆线前应以卧床休息为主，以减少淋巴的回流；拆线后逐渐下地活动。

附 1　左半外阴切除术

1. 切口线　在肿瘤向外 2cm 处的无瘤边缘用记号笔画出切口线。

2. 外阴切口　由上向下切除，达会阴筋膜上。内侧阴道黏膜也从上向下切开脂肪垫。整个左半外阴广泛切除，标本向下牵拉至完整切下标本。标本 12 点用线缝一针作标记，检查切缘是否充分。

3. 左半外阴缝合　充分结扎及电凝止血后，冲洗伤口，拉近脂肪组织，用 3 - 0 号可吸收缝线间断缝合脂肪层，间断缝合皮肤。

附 2　外阴松解缝合术

如果外阴癌广泛性切除术后创面过大，皮肤缝合困难时，伤口可做外阴松解缝合术。

（1）切口画线和切开：当切除面积太大时，可做皮肤 Z 字形切口。

（2）松解皮下脂肪与筋膜附着处，做松解减张缝合，A 与 A 缝合，B 与 B 缝合。

（3）肛周肿瘤切除后的缝合：为使皮肤能减张，在切口下方做一"∧"形切口，并在下端切除一小三角形皮肤及脂肪，拉紧皮肤与肛门周围皮肤缝合成形。

（陈东祥）

第五节　子宫内膜癌手术

子宫内膜腺癌是常见的女性生殖道恶性肿瘤之一，是继乳腺癌、肺癌、结直肠癌之后占第 4 位的女性恶性肿瘤，而其病死率则在女性恶性肿瘤中占第 8 位。子宫内膜癌多发生在绝经后的老年女性，平均发病年龄为 60 岁，75% 患者年龄超过 50 岁。近年来，由于妇女的平均寿命延长、绝经后激素替代治疗、易感人群增加等因素，子宫内膜癌的发病率有明显上升趋势。此外，子宫内膜癌一般发展较慢，局限于子宫体内的时间较长，治愈率较高，其预后比子宫颈癌要好。

一、转移途径

1. 淋巴转移　当肿瘤侵犯到深肌层或扩散到宫颈管或癌组织分化不良时，易发生淋巴转移。宫底部的癌灶沿阔韧带上部的淋巴网，经骨盆漏斗韧带至卵巢，向上至腹主动脉旁淋巴结。子宫角部的癌灶沿圆韧带的淋巴管到腹股沟淋巴结。子宫下段及扩散到宫颈管的病灶，与宫颈癌的淋巴转移途径相同，可至宫旁、髂内、髂外、髂总淋巴结。子宫后壁的癌可沿宫骶韧带扩散到直肠淋巴结，子宫前壁的癌可扩散到膀胱，通过逆行引流可到阴道前壁。

2. 直接蔓延　癌可沿子宫内膜蔓延生长，向上经子宫角到输卵管，向下到宫颈管，然后到阴道。也可侵犯肌层到子宫浆膜面，蔓延到输卵管、卵巢、子宫直肠陷凹及大网膜等部位。

3. 血行转移　晚期患者可经血行转移至肺、骨、肝等处。

二、子宫内膜癌手术病理分期

子宫内膜癌手术病理分期依据 2009 年 FIGO 制定的分期标准如下：

分期　肿瘤累及范围

Ⅰ期☆　肿瘤局限于子宫体。

ⅠA 期☆　肿瘤浸润深度 < 1/2 肌层。

ⅠB 期☆　肿瘤浸润深度 ≥1/2 肌层。

Ⅱ期☆　肿瘤侵犯宫颈间质，但无宫体外蔓延△。

Ⅲ期☆　肿瘤局部区域扩散。

ⅢA 期☆　肿瘤累及浆膜层和（或）附件☆。

ⅢB 期☆　阴道和（或）宫旁受累。

ⅢC 期☆　盆腔淋巴结和（或）腹主动脉旁淋巴结转移☆。

ⅢC1 期☆　盆腔淋巴结阳性。

ⅢC2 期☆　腹主动脉旁淋巴结阳性有或无盆腔淋巴结转移。

Ⅳ期☆　肿瘤侵及膀胱和（或）直肠黏膜，和（或）远处转移。

ⅣA 期☆　肿瘤侵及膀胱或直肠黏膜。

ⅣB 期☆　远处转移，包括腹腔内和（或）腹股沟淋巴结转移。

注：☆，G1G2G3 任何一种；△仅有宫颈内膜腺体受累应当认为是Ⅰ期，而不再认为是Ⅱ期；☆腹水或腹腔冲洗液细胞学检查阳性应单独地报告，并没有改变分期。

三、治疗选择

手术是子宫内膜癌首选的治疗方法，应先行分期探查术。术中应取盆、腹腔冲洗液行细胞学检查，仔细探查盆腹腔内脏器，包括大网膜、肝、腹膜、子宫直肠陷凹和附件表面，特别应注意详细探查腹主动脉旁和盆腔内可疑增大的淋巴结。

1. Ⅰ期的治疗　标准术式是筋膜外子宫全切及双侧附件切除术、盆腔与腹主动脉旁淋巴结切除术，手术方式可为传统的经腹进行，也可经腹腔镜下完成全面分期探查术及盆腔淋巴结与腹主动脉旁淋巴结切除术。对于腹腔镜手术困难者可中转开腹完成手术。

（1）对年龄 < 40 岁，ⅠA 期，组织学分级为 G1，腹腔细胞学阴性，盆腔淋巴无转移，雌、孕激素受体阳性，患者迫切要求保留卵巢而且具备随访条件者，在患者及其家属完全知情同意的前提下，可保留卵巢。但对子宫内膜腺鳞癌、透明细胞癌、浆液性乳头状癌等或组织学分级为 G3 者，仍以切除双侧附件为宜。

（2）淋巴结切除可进行准确的手术分期，判断预后，制定辅助治疗方案。凡肌层浸润深度 >1/2、子宫颈间质受累、肿瘤大小 >2cm、子宫内膜样癌且组织学分级为 G3 或病理类型为非子宫内膜样癌（如子宫内膜浆液性癌、透明细胞癌等）、有子宫外转移、盆腹腔淋巴结触及肿大者均应行盆腔及腹主动脉旁淋巴结切除术。

（3）对年老、有心血管系统疾病或危重的糖尿病患者等不适宜手术治疗者可行放疗、化疗等综合治疗。

（4）子宫切除后诊断为子宫内膜癌者，如果组织学分级为 G1 且无肌层浸润或仅微小肌层浸润、无淋巴血管间隙累及，则不须再治疗。如果组织学分级为 G2 或 G3、深肌层浸润、有淋巴血管间隙累及者，须再手术切除附件和完成手术分期，或补充盆腔放疗。

2. Ⅱ期的治疗　可根据子宫颈癌的处理原则来选择手术方式，对于无手术禁忌者，可行根治性子宫切除术加双侧盆腔淋巴结清扫术和腹主动脉旁淋巴结取样或清扫术。对于无法手术者，可行全盆放疗和腔内放疗。放疗结束后 6~8 周行全子宫切除及选择性腹主动脉旁及盆腔淋巴结清扫术。

在临床上应注意，根据分段诊刮病理检查来诊断子宫颈间质侵犯往往是不可靠的，特别是在影像检查中未发现宫颈异常者。由于患者多为老年患者，为避免盲目行根治性子宫手术而导致不必要的手术中及术后并发症，可仅行筋膜外子宫切除术及双附件切除术、盆腔及腹主动脉旁淋巴结切除术。术后根据病理检查结果，确定是否为子宫内膜癌Ⅱ期。然后根据手术范围及肿瘤转移情况，开始术后盆腔放疗、阴道放疗或延长野放疗等，同样可取得较好的临床效果。

3. Ⅲ期的治疗　由于阴道、宫旁浸润，在对转移病灶做全面检查后最好行盆腔放疗。放疗后可以手术切除者行剖腹探查术。有盆腔外转移的患者，选用扩大放射治疗野、全身化疗或者激素治疗。如果 B 超已证实附件有包块或受侵犯，应该直接进行手术治疗而不做术前放疗，其目的是为了判断肿物的性质和进行手术病理分期。多数情况下可施行肿瘤细胞减灭术，如果子宫可切除，则应行全子宫切除及附件切除术。在某些病例，术后切除标本的病理检查可能会发现子宫内膜和卵巢均有原发灶，而非内膜癌转移至卵巢。

4. Ⅳ期的治疗　有盆腔外转移的患者常用全身化疗或激素疗法。局部放疗对脑转移或骨转移者有一定疗效。盆腔放疗有助于控制局部病灶和防止局部病灶出血或并发症的发生。

四、经腹与腹腔镜的子宫内膜癌手术

1. 经腹子宫内膜癌手术

（1）适应证：子宫内膜癌Ⅰ~ⅣA 期均可行开腹手术治疗。对于Ⅰ期者，应行筋膜外子宫切除术加双附件切除术或有保留指征者也可保留双侧附件、盆腔与腹主动脉旁淋巴结切除术，而Ⅱ期患者则须行根治性子宫切除术加双附件切除术、盆腔与腹主动脉旁淋巴结切除术。对有子宫外转移者，须行肿瘤细胞减灭术，尽量彻底切除盆腔及腹腔内转移病灶。

（2）禁忌证：ⅣB 期子宫内膜癌，或有严重心血管系统疾病、近期脑栓塞或脑出血病史、危重的糖尿病患者。

（3）术前准备：①详细询问病史，注意有无心、肝、肾疾病及糖尿病，糖尿病患者术前应有效控制血糖。②全面查体，包括心、肺、血压等。③常规检查，包括血常规、尿常规、肝功能、肾功能、血糖、肿瘤标记物 CA_{125} 等。④阴道准备。术前 3d 应行阴道冲洗。⑤肠道准备。术前 3d 开始进食无渣饮食，手术前夜行清洁灌肠。

（4）麻醉：全身麻醉。

（5）手术步骤与技巧：筋膜外子宫切除术加双附件切除术、盆腔与腹主动脉旁淋巴结切除术的手术步骤与技巧如下。①选择下腹部正中切口，向上绕脐左旁延长切口至脐上。依次切开腹壁各层，打开腹膜，进入腹腔。留取腹腔液或腹腔冲洗液行肿瘤细胞学检查。②全面探查腹腔及盆腔，腹腔内探查应注意肝、大网膜、膈肌、腹主动脉旁淋巴结等部位有无异常，盆腔探查应注意子宫表面及其与周围组织有无粘连，双侧卵巢及输卵管、盆腔淋巴结等部位有无异常，可疑部位应行活检病理检查。③钳夹双侧子宫角部，包括双侧圆韧带及卵巢固有韧带及输卵管，在圆韧带中部钳夹、切断、缝扎保留端。如果保留卵巢，则钳夹、切断卵巢固有韧带与输卵管，双重缝扎保留端。如果不保留附件，则向上沿骨盆漏斗韧带方向分离、剪开腹膜。以窄的 Deaver 拉钩（S 形拉钩）轻柔向上拉开，充分显露卵巢血管、髂血管及输尿管，在同侧髂总动脉分叉水平钳夹、切断卵巢血管，双重结扎保留端。④在圆韧带切断处向下继续分离阔韧带前叶腹膜，直至膀胱腹膜反折。剪开膀胱腹膜反折，沿宫颈前方下推膀胱至宫颈外口水平。⑤剪开阔韧带后叶，至同侧宫骶韧带外侧。⑥在子宫峡部水平钳夹、切断子宫血管，双重缝扎保留端。⑦剪开子宫直肠窝腹膜，下推直肠。⑧显露直肠侧窝，在子宫外侧 0.5cm 处钳夹、切断宫骶韧带，缝扎保留端。⑨显露主韧带，距离宫颈外 0.5cm 处钳夹、切断主韧带，缝扎保留端。⑩在宫颈外口水平，沿双侧穹隆用肾蒂钳对夹阴道壁，在钳夹处下方切开阴道壁。⑪以碘伏处理阴道断端，以 1 - 0 可吸收线连续锁边或间断褥式缝合阴道断端。如须盆腔引流，可在阴道断端中间留 1cm 长引流孔，放置 T 形引流管。也可经腹壁放置盆腔引流管。⑫行双侧盆腔淋巴结切除术及腹主动脉旁淋巴结切除术。腹主动脉旁淋巴结切除范围应达到肠系膜下动脉水平。如果有淋巴结转移，应继续向上切除腹主动脉旁淋巴结，至肾动脉水平。⑬仔细检查盆腔内各断端有无活动性出血，充分止血。以温生理盐水或蒸馏水充分冲洗盆腔。⑭以 2 - 0 可吸收线连续缝合腹膜，常规关闭腹壁各层。

根治性子宫切除术加双附件切除术、盆腔与腹主动脉旁淋巴结切除术的手术步骤与技巧。

（6）术中注意事项：①输尿管损伤：术中注意输尿管损伤，特别是在处理骨盆漏斗韧带水平，应在打开腹膜后辨清输尿管走行，然后再处理卵巢血管。②宫旁组织切除：与单纯性子宫切除术不同，不要紧贴子宫侧缘切除阔韧带及宫旁组织，应尽量靠盆壁处切除宫旁组织。③主韧带、宫骶韧带切除：分别在距离宫颈缘 0.5cm 处处理主韧带、宫骶韧带，以免残留宫颈筋膜，减少术后阴道残端肿瘤复发。

（7）术式评价：筋膜外子宫切除对于 I 期子宫内膜癌的治疗是充分的，根治性子宫切除术不能改善 I 期患者的预后。对于 II 期患者，根治性子宫切除可改善预后、减少术后复发。特别是对年轻患者，可避免术后因手术范围不足而补充放疗。对于术中探查发现存在子宫外转移者，手术的目标是尽量切除转移病灶。但对于转移病灶固定、不易切除者，不要强行操作。可在术后给予放疗、化疗等联合治疗，改善患者预后。

在低危的子宫内膜癌患者，如病理类型为子宫内膜样癌且组织学分级为 G1、无肌层浸润或仅为微小肌层侵犯、病灶大小 <2cm、无淋巴血管间隙浸润等，术中仅行盆腔及腹主动脉旁淋巴结探查，异常增大者可行活检，否则不须行系统性切除。

对于非子宫内膜样癌，如子宫内膜乳头样癌、透明细胞癌等，即使早期、无子宫肌层浸润，也有可能发生子宫外转移，包括盆腔与腹主动脉旁淋巴结转移及腹腔内大网膜等处转移。因此，对于此类子宫内膜癌，在行子宫及双附件切除的同时，应行大网膜切除及腹腔内可疑部位活检、盆腔及腹主动脉旁淋巴结切除术。

2. 经腹腔镜子宫内膜癌手术　早期子宫内膜癌可行腹腔镜下全面分期探查术及盆腔与腹主动脉旁淋巴结切除术，如术中有困难者，可中转开腹完成手术。

（1）术前准备：同前。

（2）麻醉：同前。

（3）手术步骤与技巧：①Ⅰ期子宫内膜癌手术：详见腹腔镜下子宫切除术。②Ⅱ期子宫内膜癌手术：详见腹腔镜下根治性子宫切除术。

（4）术中注意事项：详见腹腔镜下子宫切除术、根治性宫颈癌手术部分。

（5）术式评价：随着内镜与电外科技术的发展及医生操作水平的熟练与提高，经腹腔镜完成子宫内膜癌全面分期手术已成为安全、可靠的手术方式。早期临床观察证实，经腹腔镜手术在切除淋巴结数量、术中失血量、患者术后复发率或生存率等方面与经腹手术相比均无差异。经腹腔镜手术具有降低围术期病率、缩短住院时间、身体恢复快等优点。有文献报道经腹腔镜手术后腹腔穿刺部位出现肿瘤转移，但其发生率不足 0.5%。

对于肥胖患者，仍可经腹腔镜完成全面分期手术。对于肥胖患者的淋巴结切除，可采用腹膜外方法，避免肠管对手术野的干扰，手术范围可达到肾静脉水平。

近年来，机器人辅助的腹腔镜手术越来越多应用于临床。与普通腹腔镜相比，其具有操作灵活、创伤更小、医生容易掌握等优点，最重要的是该方法在减少手术损伤及术中出血、缩短手术时间的同时，能保证全面分期的手术范围，包括子宫切除术、双附件切除术及盆腔与腹主动脉旁淋巴结切除术。

（陈东祥）

第六节　恶性卵巢肿瘤的手术

一、概述

恶性卵巢肿瘤是妇科多见的肿瘤之一，其发病率占女性全身恶性肿瘤的 5%，仅次于乳腺癌、肺癌、胃肠道癌、子宫内膜癌和皮肤癌而居第 6 位。在妇科恶性肿瘤中，发病率仅次于子宫内膜癌，位居第 2 位。由于卵巢位于盆腔深处，故对恶性卵巢肿瘤缺乏早期特异性诊断方法，又无特殊症状，所以，当出现症状就诊时多数已达晚期，故其病死率超过宫颈癌和子宫内膜癌病死率的总和，居妇科恶性肿瘤病死率之首。

恶性卵巢肿瘤常见转移部位主要在盆腔器官，其次是腹膜、大网膜、膈肌及肠壁，远处转移的器官有肝实质、脾、胰、胃肠道、膈肌、肺等。淋巴转移主要在腹主动脉旁及盆腔淋巴结等处。

在治疗卵巢肿瘤时应首先确定其性质是良性亦或恶性。一般说恶性者生长快，双侧者多见，腹水发生率高，尤其是血性腹水，多为实性，妇科检查多在后穹隆处扪及不规则结节，化验检查血 CA_{125}、HE_4、CA_{19-9}、CA_{153}、CEA、乳酸脱氢酶等肿瘤标记物异常增高。

治疗以手术为主；配合化疗、放疗以及其他辅助治疗。术中大体标本的识别也很重要，如识别有困难，有条件可做冰冻切片诊断。由于近年来妇科手术技术的发展，扩大了手术范围。对术后的化疗、放疗更为有利，提高了手术的彻底性，对术者的技术要求也更高。

二、手术病理分期

目前临床沿用 1988 年 FIGO 制定的恶性卵巢肿瘤手术病理分期标准如下。

FIGO 分期　分期标准

Ⅰ期　病变局限于卵巢。

ⅠA　病变局限于一侧卵巢，包膜完整，表面无肿瘤，无腹水。

ⅠB　病变局限于双侧卵巢，包膜完整，表面无肿瘤，无腹水。

ⅠC　ⅠA 或ⅠB 期病变已穿出卵巢表面；或包膜破裂；或在腹水或腹腔冲洗液中找到恶性肿瘤细胞。

Ⅱ期　病变累及一侧或双侧卵巢，伴盆腔转移。

ⅡA　病变扩展或转移至子宫或输卵管。

ⅡB　病变扩展到其他盆腔组织。

ⅡC　ⅡA 或ⅡB 期病变，肿瘤已穿出卵巢表面；或包膜破裂；或在腹水或腹腔冲洗液中找到恶性肿瘤细胞。

Ⅲ期　病变累及一侧或双侧卵巢，伴盆腔以外种植或腹膜后淋巴结或腹股沟淋巴结转移，肝表面转移属于Ⅲ期。

ⅢA　病变大体所见局限于盆腔，淋巴结阴性，但腹腔腹膜有镜下种植。

ⅢB　腹腔腹膜种植瘤直径 <2cm，淋巴结阴性。

ⅢC　腹腔腹膜种植瘤直径 >2cm，或伴有腹膜后或腹股沟淋巴结转移。

Ⅳ期　远处转移，胸水存在时须找到恶性肿瘤细胞；肝转移须累及肝实质。

手术前的临床分期往往与术中所见有差异，因术前不易查到位于盆腔腹膜、横膈较小的转移灶、盆腔及主动脉旁淋巴结。所以有时临床诊为Ⅰ或Ⅱ期的患者，经手术探查后分期高于原来的期别。患者的预后与手术病理分期、组织学类型与分化程度、病理分级、手术彻底性及化疗敏感性等有关。

三、手术治疗

目前对恶性卵巢肿瘤多数仍处于确诊晚、治疗效果较差的状况。手术治疗仍是恶性卵巢肿瘤首选的方法，无论肿瘤期别早晚都应行手术探查。一般应尽量将癌瘤切除，强调首次手术的彻底性，但反对不必要的扩大手术范围，术后辅以化疗或放疗。对于已有远处转移的晚期患者应以姑息性手术为妥。

（一）适应证

几乎不受限制，初次接受治疗者，都应给予 1 次手术切除的机会。但对有大量胸腔积液、腹水、不能耐受手术者，应于胸腔积液、腹水基本控制后再手术。经探查，满腹广泛种植，原发灶很小或大部分肠管包裹在肿瘤之中、肠系膜缩成一团已分不清，则不宜立即行手术切除。

（二）术前准备

除一般常规术前准备外，应做全面消化道检查、各项泌尿系统检查、上腹部影像学检查（超声、CT、MRI）等，可疑远处转移者，可行 PET – CT 检查，辅助诊断。术前应做好充分的消化道准备，充分备血，并与家属交代有可能做肠造口等。

（三）麻醉

硬膜外阻滞，要两点穿刺，向上、向下各备一管，麻醉平面稍高。也可行全身麻醉。术时做好心脏监护或中心静脉压测定。

（四）手术范围

一般根据病变累及范围、患者年龄与全身情况来决定手术范围。

1. Ⅰ、ⅡA期患者　原则上行全面分期手术，手术范围包括全子宫、双附件、大网膜、盆腔及腹主动脉旁淋巴结切除。如果病理类型为卵巢黏液性癌，应同时行阑尾切除术。

2. ⅡA期以上的中、晚期患者　初治病例应行肿瘤缩减术（debulking surgery）或细胞灭减术（cytoreductive surgery）。

肿瘤缩减术是对晚期肿瘤而言，应争取尽量做大部分肿瘤切除。个别病例肠转移致梗阻，又可以做肠段切除者，应做肠段切除。如有广泛盆腹腔小病灶及肠浆膜面广泛小转移病灶，可不做肠切除。对肿瘤与盆底或髂血管固定者，先做肿瘤大部切除。残留病灶留待术后化疗，特别是残留病灶直径 <1cm 或肉眼未见残留病灶者，化疗效果较好。

肿瘤细胞灭减术是将肉眼所见的肿瘤，包括全子宫和双附件、大网膜、阑尾、肠段、腹膜等转移病灶全部切除，还包括腹膜后的淋巴结切除。

（五）手术分类

手术是恶性卵巢肿瘤最主要的治疗手段之一。根据手术要达到的目的而将手术分3类。

1. 诊断性手术　主要目的是术中取活检获得病理诊断；明确肿瘤分期；评价治疗效果。

2. 治疗性手术　目的是尽量彻底切除肿瘤，是主要手术方式。根据手术病理分期、病变累及范围、患者年龄与身体状况等，可将卵巢癌手术分为全面分期探查术（comprehensivestaging exploration）、再分期手术（restaging surgery）、肿瘤细胞减灭术（cytoreductive ordebulking surgery）、中间性肿瘤细胞减灭术（interval cytoreductive surgery）、再次肿瘤细胞减灭术（secondary cytoreductive surgery）、保留生育功能的手术（preservation operation offertility）及二次探查术（second look lapatotomy）等。

3. 姑息性手术　目的是为解除患者症状，改善生活质量，适于晚期患者的治疗。

（六）晚期卵巢癌最大限度肿瘤细胞减灭术

1. 手术操作特点　盆腔手术经腹膜外操作，用卷地毯式或包裹式整块切除盆腔内肿瘤和内生殖器，有利于细胞减灭术的完成。术中应充分显露髂血管及输尿管，尽量避免损伤。

2. 手术步骤及技巧

（1）切口要够大，一般自脐上6cm或更高部位，至耻骨联合上缘做腹正中切口。切开腹壁各层进入腹腔，观察有无腹水、腹水的量及性状。留取腹水或腹腔冲洗液行细胞学检查。吸净腹水后开始自上而下地全面检查腹腔、盆腔。先全面检查胃、小肠、结肠、肝、脾及大网膜、肠系膜、膈肌表面等。腹膜检查应注意两侧结肠侧沟，对可疑处行活检。然后检查子宫、附件情况。腹膜后探查主要沿腹主动脉及髂血管走行仔细触摸，以发现有无肿大的淋巴结。经全面探查后确定肿瘤浸润与转移的范围。

（2）先紧靠胃大弯处切除大网膜，分次切断结扎。胃短动脉在左侧位置较高，切断后做贯穿缝扎，以免结扎线滑脱。再沿横结肠下缘分段结扎大网膜，切除全部大网膜及大网膜转移瘤。

（3）经盆腔腹膜外以卷地毯式切除内生殖器，包括肿瘤及盆腔腹膜广泛种植灶。先从骨盆漏斗韧带外侧骨盆入口处剪开腹膜，向前剪开阔韧带前叶，识别输尿管后，高位断扎卵巢血管。断扎圆韧带。手术由上而下、由外向内进行。剪开膀胱腹膜反折，下推膀胱达宫颈外口处。如果膀胱腹膜反折处已有肿瘤转移，则应在肿瘤转移病灶外侧剪开腹膜，从膀胱上游离病灶，至宫颈处下推膀胱。在游离病灶过程中，注意不宜分离过深而损伤膀胱。剥离盆腔侧腹膜到肿瘤的最低点，见到输尿管后，在其内侧、宫颈旁分离出子宫动脉，钳夹、切断、结扎。下推输尿管，使其离开宫颈旁。分离出宫骶韧带、主韧带，切断、缝扎。一般肿瘤大多位于子宫直肠陷凹处，从子宫后壁分离肿瘤几乎不可能。为了便于把子宫直肠陷凹处肿瘤与子宫分开，须做逆行性子宫切除。先切开阴道前壁，再剪开阴道后壁，用 1 - 0 可吸收线锁边缝合阴道，以便做阴道引流。再分离后穹隆上子宫直肠陷凹处组织，达直肠前壁腹膜附着处。如上述断扎主韧带有困难，也可在此时再分离主韧带，然后断扎，这时子宫仅与直肠前肿瘤连在一起。

直肠前组织的分离较困难，须从直肠浆膜下分离，从上、下两个方向将子宫连同肿瘤一并切下，完成子宫、肿瘤及盆腔腹膜转移瘤的切除。如直肠上段及乙状结肠受侵，应做直肠上段及乙状结肠切除术。将直肠游离，不处理直肠侧韧带，切断、结扎直肠上动脉及 1 ~ 2 支乙状结肠动脉。剪开降结肠外侧沟的腹膜反折直到脾曲，以使结肠有足够的长度与直肠保留段相吻合。

（4）在两把直角钳间切断乙状结肠，继续在另两把直角钳间切断直肠，断端须距肿瘤下缘 4cm。以大量盐水冲洗盆腔后，开始乙状结肠直肠吻合。用 1 号丝线间断缝合直肠及乙状结肠后壁的浆肌层，针距及边距均为 0.5cm。自后壁一端开始缝合，各缝线暂不结扎，均用蚊式钳夹住，顺次排列起来直到缝至后壁另一端为止。使乙状结肠向直肠靠拢，逐一结扎缝线，完成后壁浆肌层缝合。修整直肠及乙状结肠断端，以 1 号丝线做直肠及乙状结肠后壁及前壁全层间断缝合，线结应打在肠腔内。间断缝合前壁浆肌层完成吻合。也可选择肠吻合器进行肠吻合，既可保证肠吻合的效果，也可显著缩短手术时间。

（5）阑尾切除术：显露并提起阑尾，显露阑尾根部。分离、钳夹、切断、缝扎阑尾系膜，直至阑尾根部。在处理阑尾系膜过程中，注意确切断扎阑尾血管。在靠近阑尾根部处以弯钳钳夹，以 7 号丝线结扎阑尾，在弯钳与结扎线之间切断阑尾。阑尾残端分别以苯酚（石炭酸）、乙醇溶液及生理盐水依次处理。在盲肠浆肌层距离阑尾根部约 0.5cm 处行荷包缝合，收紧缝线的同时将阑尾残端包埋。

（6）双侧盆腔淋巴结及腹主动脉旁淋巴结切除。首先行盆腔淋巴结切除，然后再行腹主动脉旁淋巴结切除，方法见子宫内膜癌部分。

（7）如术后须行腹腔内化疗，可于皮下置闭合式腹腔化疗装置。分别在膈肌下及盆腔内各放置 1 根化疗装置，于术后第 2 天即可开始腹腔化疗。缝合置管切口后，按层次缝合腹壁。

3. 术时对侧卵巢的保留问题　对年轻患者及尚须保留对侧卵巢或保留生育能力的患者，在术中应仔细识别大体标本，判断期别，以做出恰当的处理。对交界性上皮性肿瘤，如包膜完整、单侧及冰冻切片检查阴性，仅做病侧切除即可。对上皮性肿瘤，因 I 期时即可能有淋巴转移。保留对侧卵巢的条件为 I A 期、分化良好、包膜完整、腹腔冲洗液未查见癌细胞，对侧卵巢剖检及大网膜活检均阴性、盆腔及腹主动脉淋巴结无转移、横膈无转移等。对生殖细胞肿瘤，年轻患者多，须保留子宫、卵巢者多。因此，只要对侧卵巢、子宫均正常，可以保留，术后定期随访。对性腺间质细胞肿瘤，如颗粒细胞瘤、两性母细胞瘤等，可做病侧切除，待生育完成后再做全子宫及附件切除。

4. 复发肿瘤的处理　手术步骤同初治手术，尽量切除复发肿瘤。对不能较彻底手术的晚期病例，在不给患者造成过大创伤及过多失血的前提下，切除复发肿瘤及转移灶，可减少一些症状，得到暂时缓解，对患者仍有益处。

5. 术后的观察与处理　恶性卵巢肿瘤患者多为老年人，合并症较多，术前应进行全面的评估及恰当的治疗。恶性卵巢肿瘤患者确诊时多为临床晚期，手术范围大、时间长、出血量较多，术后应给予严密观察及恰当治疗，以免影响患者恢复及术后化疗。

（1）术后出血：肿瘤细胞减灭术后常规放置盆腔引流管，其目的为引流腹水、创面渗出液等，同时也可通过观察引流液的性状判断是否有术后的盆腹腔创面活动性出血，特别是术后24h内。

（2）术后感染：卵巢癌患者多为老年人，合并症较多，体质较差，术后易发生肺感染、泌尿系感染等。因此，术后应密切观察体温、血象变化，给予必要的支持治疗及有效广谱抗生素预防感染。

（3）术后胃肠道功能：如果术中涉及肠道手术者，如部分肠切除、肠吻合等，术后应给予胃肠减压治疗。待胃肠功能恢复后，停止胃肠减压，正常进食。对于有肠道手术者，术后慎用腹腔化疗。

此外，患者多为伴有大量腹水的晚期患者，术前与术中腹水引流、术前肠道准备与禁食、术后胃肠减压与延时进食等易导致患者术后出现电解质紊乱、低蛋白血症等。因此，应根据患者每日出入量、电解质检查结果等进行恰当静脉补液。

（4）术后血栓形成及栓塞：由于手术时间长、术中大量腹水引流、创面渗出、手术应激导致的高凝状态等原因，患者易发生下肢静脉栓塞。因此，应密切观察，保证有效循环血量，慎用止血药。同时指导护理人员帮助患者尽早开始床上活动。

（5）伤口愈合：术后严密观察腹部伤口愈合情况，及时发现存在的感染及愈合不良，及时治疗。

（6）术后化疗：如果患者术后恢复良好，无禁忌证，则应尽早开始以铂类为基础的联合化疗。如果术后给予腹腔内化疗，则可在手术当日或术后24h开始。如果术后给予静脉化疗，则可在术后1~2周开始。

（陈东祥）

第二十章

骨肿瘤

第一节　骨肉瘤

　　骨肉瘤是最常见的原发恶性骨肿瘤，骨肉瘤占原发性恶性骨肿瘤的 20%～40%。骨肉瘤可发生于几乎各年龄组，但多数发生于 10～20 岁，21～30 岁次之。男女性之比约为 2：1。

一、病理

　　1. 部位　主要发生在生长活跃的干骺端。股骨远端和胫骨近端是最常见的部位，50% 以上的患者肿瘤发生在膝关节周围，次为肱骨近端，腓骨近端等处。

　　2. 分型　一般分为纤维母细胞型、骨母细胞型、血管型。Ross 将骨肉瘤分成 5 种类型：骨母细胞型、软骨母细胞型、纤维母细胞型、混合型和再造变异型。也有作者将骨肉瘤分为骨母细胞型、软骨母细胞型和纤维母细胞型三种。

　　3. 转移　骨肉瘤恶性程度较高，发展快，局部破坏性大，血行播散较多，较早发生肺转移，其次为骨转移，偶有淋巴转移。

二、诊断要点

　　1. 临床表现

　　（1）疼痛和肿胀：常见症状，肿块生长快，开始为间歇性隐痛，迅速转为持续性剧痛，夜间加重，局部出现肿胀。

　　（2）关节活动度受限：病变接近关节时，使关节活动受限，有时跛行。

　　（3）局部表现：皮温升高，静脉怒张，肿瘤部位有时会听到血管杂音，可发生病理性骨折。

　　（4）全身毒性反应：如食欲不振，体重减轻，出现恶病质。

　　2. 实验室检查

　　（1）红细胞沉降率（血沉）：约半数患者红细胞沉降率加快，多发生在肿瘤大，分化差，进展快的病例。红细胞沉降率可作为对肿瘤发展或复发的观察指标之一，但特异性和敏感性不够强。

（2）碱性磷酸酶：50%～70%患者升高，骨肉瘤早期、硬化型骨肉瘤、分化较好骨肉瘤、皮质旁骨肉瘤的碱性磷酸酶可正常。进展快，发生转移的可明显升高。切除肿瘤和化疗后可降低，复发或转移可再次升高，因此碱性磷酸酶可作为复发和转移的监测和预后评估的指标之一。

3. X 线检查

（1）基本病变表现：①瘤骨形成：呈象牙样或密度较低的棉絮状，也可呈放射状（针刺状）。②骨破坏：轻度表现为皮质呈筛孔状或虫蚀状骨破坏，骨松质为斑片状骨破坏，重症呈破坏区融合，出现大片状骨质缺损。③骨膜反应：呈层状或袖口状（Codman 三角），表示恶性程度极高。④软组织肿胀，内有数量不等及不规则的钙化区。

（2）不同类型的病变表现：①溶骨型：肿瘤以破坏为主，呈现局限而广泛的溶骨性透明区。②硬化型：肿瘤以成骨为主，呈现广泛的骨质破坏区。骨外软组织肿块内有放射状瘤骨形成。③混合型：具有骨肉瘤基本病变的全部表现。

（3）肺转移率较高，在肺野边缘或肺门区呈多个大小不等的棉絮状阴影。

4. CT 和 MRI 检查　CT 表现为不规则的骨质破坏、肿瘤骨的形成、骨膜反应、软组织肿块以及其中的瘤骨形成。可显示骨肉瘤在髓腔内、皮质和软组织受累的范围，有助于肿瘤分期的评估和保留肢体的手术设计，以及适用于脊柱、骨盆和部位较深的骨肉瘤。肺部 CT 可显示小的转移灶。MRI 作用与 CT 相似，尤其对髓内和软组织病变范围显示更为清楚，适用于脊柱、骨盆等位置深在的肿瘤。四肢保肢术前的 MRI 检查，了解肿瘤在髓腔扩散情况和软组织受累范围，有利于判断截骨平面和切除范围。

5. 放射性核素全身骨扫描（ECT）　可显示骨肉瘤的部位和范围，以及骨转移灶的部位，为分期提供帮助，也可作为随访的检查内容。

6. 血管造影　可在术前辅助介入治疗时，通过血管造影，了解肿瘤血液供应特点，肿瘤与主要血管的关系，为设计手术方案提供参考依据，同时通过导管进行化疗栓塞。

7. 病理检查　可确定诊断。

8. 鉴别诊断

（1）不典型骨髓炎：弥漫性软组织肿胀，软组织结构层次不清，结合临床症状与病史进行鉴别。

（2）软骨肉瘤：有特征性环形钙化影，少有骨膜变化，软组织肿块周围可见钙化性包壳。

三、临床分期

骨肿瘤的 TNM 分期（UICC，1997）：

1. 原发肿瘤（T）

Tx：原发肿瘤不能确定。

T_0：未发现原发肿瘤。

T_1：肿瘤限于骨皮质。

T_2：肿瘤超过骨皮质。

2. 区域淋巴结转移（N）

Nx：区域淋巴结转移不能确定。

N_0：无区域淋巴结转移。

N_1：有区域淋巴结转移。

3. 远处转移（M）

Mx：远处转移不能确定。

M_0：无远处转移。

M_1：有远处转移。

4. 病理学分级（G）

Gx：分化程度不能确定。

G_1：高分化。

G_2：中度分化。

G_3：低分化。

G_4：未分化。

5. 临床病理分期

Ⅰa 期：$G_{1,2} T_1 N_0 M_0$。

Ⅰb 期：$G_{1,2} T_2 N_0 M_0$。

Ⅱa 期：$G_{3,4} T_1 N_0 M_0$。

Ⅱb 期：$G_{3,4} T_2 N_0 M_0$。

Ⅲ期：未定。

Ⅳa 期：任何 G 任何 $TN_1 M_0$。

Ⅳb 期：任何 G 任何 T 任何 NM_1。

四、治疗要点

骨肉瘤单纯手术治疗的 5 年生存率仅有 5% ~ 20%。自开展化疗以来，尤其在应用大剂量氨甲碟吟（MTX）和四氢叶酸钙（CF）解救疗法，骨肉瘤的生存率不断提高。目前骨肉瘤的治疗是以化疗和手术为中心环节的综合治疗，外科治疗包括术前分期的确定、切除肿瘤的"无瘤"技术，手术方式由单一的截肢发展为在有效的辅助治疗基础上，选择合适的病例实施保留肢体的方式。化疗是治疗骨肉瘤的重要组成部分，化疗包括术前和术后两个阶段，结合静脉化疗和动脉化疗及栓塞。

（一）手术治疗

原则上骨肉瘤在早期应尽可能手术切除，鉴于手术治疗失败的主要原因在于术后很快出现肺转移，所以应在有效的化疗以后给予手术或放射治疗。

（二）化疗

化疗近年来越来越多地应用于骨肉瘤的治疗，主要有两种形式：术前化疗（新辅助化疗）和术后化疗。化疗的应用明显改善了骨肉瘤的治疗疗效。常用的化疗方案如下。

1. 全国骨肉瘤化疗座谈会推荐化疗方案（1998 年 9 月）　多柔比星（ADM）45mg/m^2，静脉用药，顺铂（DDP）100 ~ 120mg/m^2，给 ADM 后第 1 天给药，静脉或动脉连续 48h 输入；甲氨蝶呤（MTX）8 ~ 12g/m^2，静脉用药 4 ~ 6h 输入，6h 后亚叶酸钙（CF）解毒。

大剂量 MTX - CF 疗法临床应用的注意事项：①大剂量 MTX 的应用对患者可引起全身的反应，化疗前应进行全面检查，包括心、肺、肝、肾和血液方面。体质虚弱者、严重心、肺、肝肾功能障碍者不适合此治疗。应进行 MTX 的血药浓度的监测。②在输入 MTX 的前一天需进行水化，静脉输入液体 2000 ~ 3000ml，输入 MTX 的当天和随后的 3 天均需补充足够的液体，每天 3000ml，适量补钾，给予碱性液体碱化尿液，可每日静滴 5% 碳酸氢钠 100 ~ 200ml。③CF 解救：CF 解救一般在 MTX 点滴结束后 6h 开始，6 ~ 15mg/m^2，肌注或静注，每 6h1 次，共 12 次（即 3d），待血中 MTX 浓度下降到安全阈以下，即 0.1μmol/L 以下时才能停止。可定时监测血清 MTX 浓度，及时调整 CF 剂量，防止由于解毒药过量影响疗效及解毒剂量不足而产生严重毒性反应。

2. 骨肉瘤化疗方案 见表 20 - 1。

表 20 - 1 骨肉瘤的化疗方案

方案	药物	剂量（mg/m^2）	用法	使用时间	周期
AP 方案	ADM	40 ~ 60	iv	d_1	3 周为 1 周期
	DDP	90 ~ 120	iv gtt	d_1	
IVP 方案	IFO	3000	iv gtt	$d_{1,2}$	3 周为 1 周期
	Mesna	750	iv（IFO 后 0、4、8 h）	$d_{1~3}$	
	VDS	4	iv	d_1	
	DDP	100	iv gtt	d_3	

（三）中医治疗

骨肉瘤在中医学中属"骨瘤""骨疽""石疽""石痈"等范畴。中医学认为本病的发生是由先天禀赋不足、肾气虚衰、脏腑功能紊乱，以致寒湿毒邪乘虚而入，气血瘀滞，蕴于骨骼而成。

1. 辨证分型治疗

（1）阴寒凝滞证：主证：骨瘤初起，酸楚轻痛，遇寒加重，局部肿块，皮色不变，压痛不著，甚至不痛，舌淡，脉细沉迟。

治法：温阳开凝，通络化滞。

方药：阳和汤加减。威灵仙 20g，透骨草 15g，熟地 20g，肉桂 6g，炮姜 6g，路路通 10g，鹿角胶 10g，麻黄 6g，白芥子 6g，川乌 2g，草乌 2g，生甘草 6g。

方解：方中鹿角胶、熟地滋阴补血，兼补阳气，肉桂、姜炭、川乌、草乌温阳散寒以通滞，白芥子祛除皮里膜外之痰，麻黄开宣腠理，引导寒毒之邪外解，透骨草入骨祛邪，路路通、威灵仙通络祛痰，生甘草解毒。

（2）毒热蕴结证：主证：骨瘤迅速增大，疼痛加重，灼痛或刺痛，皮色正常或紫暗，肢体活动障碍，有时伴有发热，尿短黄，大便干结，舌质红苔黄，脉弦数。

治法：清热解毒，化瘀散结。

方药：消毒化瘀汤加减。透骨草 30g，天花粉 10g，龙葵 30g，忍冬藤 30g，蒲公英 30g，黄柏 10g，刘寄奴 15g，黄芩 10g，地鳖虫 10g，赤芍 10g，乳香 10g，没药 10g，生甘草 6g。

方解：方中蒲公英、黄柏、黄芩、龙葵、忍冬藤、天花粉清热解毒搜毒，乳香、没药、刘寄奴、地鳖虫、赤芍活血化瘀、止痛消肿，透骨草入骨搜毒，生甘草调和诸药。

（3）肾虚火郁证：主证：局部肿块肿胀疼痛，皮色暗红，疼痛难忍，咳嗽消瘦，面色不华，朝轻暮重，身热口干，行走不便，精神萎靡，舌暗唇淡，苔少或干黑，脉细数。

治法：滋肾填髓，泻火解毒。

方药：四骨汤加减。补骨脂15g，山茱萸10g，骨碎补15g，肿节风30g，核桃树枝30g，丹皮10g，黄柏10g，透骨草20g，生地10g，知母10g，续断15g，寻骨风15g，当归10g，自然铜10g。

方解：方中黄柏、知母、生地、山茱萸、丹皮滋阴降火，透骨草、肿节风、寻骨风、核桃树枝祛风除湿、活血止痛，补骨脂、续断、骨碎补、自然铜补肾续骨、活血化瘀，当归养血活血。

（4）脾肾两虚证：主证：上肢或下肢隆起包块，疼痛不休，纳差，倦怠乏力，腰膝酸软，面色淡白无华，气短自汗，舌淡，脉细弱。

治法：益气补血，扶正散结。

方药：八珍汤加减。人参10g，茯苓10g，白术10g，熟地10g，当归10g，白芍10g，黄芪30g，白花蛇舌草30g，甘草10g。

方解：方中黄芪、人参、茯苓、白术补气，熟地、白芍、当归滋阴补血，川芎活血行气，白花蛇舌草解毒抗癌，甘草调和诸药。

2. 专方验方

（1）刺五加皮30~60g，水煎服，每日1剂。

（2）薜荔果30~60g，水煎服，每日1剂。

（3）夏枯草、板蓝根各15g，凤尾草、炙鳖甲各24g，地骨皮、僵蚕、蝉衣、地龙各12g，柴胡、龙胆草各9g，漏芦6g，生姜2片。水煎服，每日1剂。

（4）海藤丸：海藻30g，昆布30g，全蝎10g，桂枝30g，山豆根30g，鸡血藤60g，补骨脂60g，威灵仙60g，当归60g。共研细粉，水泛为丸如绿豆大，开水送下。用于上肢各部位骨肉瘤。每次服3~10g，一日3次。

（5）海豆丸：海藻30g，昆布30g，全蝎10g，山豆根30g，川牛膝60g，补骨脂60g，威灵仙60g，焦杜仲60g，鸡血藤60g，乌蛇30g。共为细粉，水泛为丸，如绿豆大，每次服3~10g，一日3次，开水送下。多用于下肢各部位骨肉瘤。

（6）寻骨风、白英、羊蹄根各30g，补骨脂15g，水煎服，每日1剂。

（7）七叶一枝花9g，田七1g。水煎，每日1剂，15d为一疗程。

（8）海藻、昆布、牡蛎、骨碎补、夏枯草各30g，石斛15g，水煎服，每日1剂。

（9）寻骨风、薜荔果、重楼、木瓜各30g，乳香、没药各10g，穿山甲15g，水煎服，每日1剂。

3. 外治方法

（1）明矾、生石膏各15g，天南星、蟾酥各1.5g，东丹60g，红砒2g，乳香、没药各5g，炮山甲、白芷各10g，肉桂4.5g，共研为细末，撒在麝香壮骨膏上，外敷患处，切忌口服。

（2）儿茶、硼砂、水银各3g，冰片0.4g，麝香、血竭各9g，黄柏15g，共为细末，擦患处。

（3）硇砂120g，冰片5g，泡高粱酒内，外擦肿起处。

（4）当归尾、赤芍、血竭、儿茶、乳香、没药、红花、雄黄、青黛、南星、半夏各10g，冰片3g，麝香0.3g，共研为细面，外敷患处。

（李晓江）

第二节　骨软骨瘤

骨软骨瘤（osteochondroma）即外生性骨疣，来源于软骨化骨的外周部分，在良性骨肿瘤中，骨软骨瘤最常见。可单发，亦可多发，而多发者具有遗传性，又称之为遗传性多发骨软骨瘤病。

一、骨软骨瘤

（一）临床表现

1. 症状与体征　发病年龄在5岁以上，青少年时多被发现。表现为缓慢生长、无痛的、坚硬的、固定的包块，症状多为其对周围组织的刺激所致。肿瘤生长缓慢，疼痛轻微或完全无症状，多因发现肿大的包块而来就诊，局部探查可触及一硬性包块，无压痛，位于关节附近的可引起关节活动受限，关节活动时引起疼痛或弹响，也可以影响邻近神经血管而引起压迫症状。位于脊柱的骨软骨瘤可突入脊髓腔，引起神经根或脊髓的压迫，导致相应症状。骨软骨瘤发生骨折引起局部疼痛，极易愈合，也可以引起自发吸收现象。成年后骨软骨瘤若继续生长或出现明确的疼痛则应考虑有无恶性变可能。

2. 发病部位　骨软骨瘤可发生于全身各骨骼，好发于股骨下端、胫骨上端、肱骨上端最为好发。下肢发病多于上肢。病变有自己的生长板，通常在骨骼成熟后停止生长。手足小骨也较长见。骨盆、肩胛骨、脊柱相对少见。脊柱发病则常见于附件。

（二）影像学检查

骨软骨瘤有典型的影像学表现。X线表现为在长管状骨表面与受累骨皮质相连的骨性突起，分为窄蒂和宽蒂两种（图20-1），但其特点是受累骨与骨软骨瘤皮质相连续，两者之间没有间断，病变的松质骨与邻近的骨干髓腔相通。骨软骨瘤的生长趋向与肌腱或韧带所产生力的方向一致，一般是骨骺端向骨干方向生长。肿瘤表面有透明软骨覆盖，称为软骨帽。CT多用于复杂部位或不规则骨的检查，如肩胛骨、骨盆、脊柱等，表现类似于X线，且能判断软骨帽的厚度。

（三）病理组织学检查

1. 肉眼所见　呈菜花状，骨性包块表面被蓝灰色的软骨覆盖，肿瘤的纵切面中，显示三层典型结构：①表层为血管稀少的胶原结缔组织，与周围骨膜衔接并与周围组织隔开。②中层为灰蓝色的透明软骨，即软骨帽盖，类似于正常的软骨。软骨帽盖的厚薄与肿瘤的发展有密切关系：厚者表示发展，薄者代表成熟。若成人软骨帽盖超过1cm或儿童超过3cm，说明肿瘤继续发展，应考虑有无恶变的发生。③基层为肿瘤的主体，外缘为皮质骨与正常骨相连，内部为松质骨，与宿主骨髓腔相通。

2. 镜下所见　主要是检查骨软骨瘤的软骨帽，生长期骨软骨瘤患者的软骨帽的组织学表现类似于骨骺板。常见如下情况：①活跃生长期，软骨帽由透明软骨组成，呈柱状排列，年轻者可见深染的双核软骨细胞。②停止期，软骨细胞停止增殖，并出现退行性变。③软骨层生长紊乱时，软骨中可有钙质碎屑沉积。④当骨软骨瘤发生恶性变时，常变为软骨肉瘤。其组织像可见软骨的明显钙化和骨化，软骨细胞具有异型性。

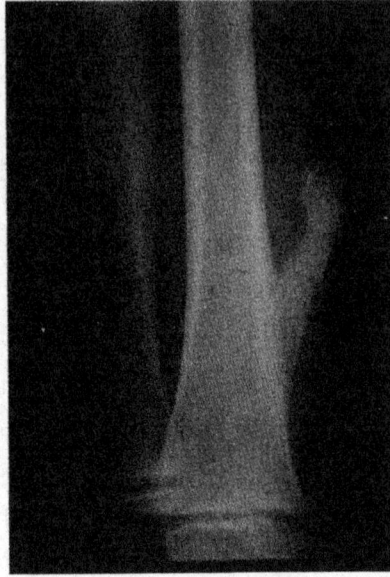

图 20 - 1　胫骨下端骨软骨瘤（窄蒂）

（四）诊断与鉴别诊断

因有典型的临床表现及影像学特征，故不易误诊，但需要除外是否多发的可能。多发性骨软骨瘤常伴有家族遗传性病史，且以膝关节周围多见，对称性明显，易鉴别。还需除外周围型软骨肉瘤，应根据临床、部位、影像学、病理组织学综合分析，才能最后确诊。

（五）治疗及预后

无症状或发展缓慢者可不做手术，密切观察。外科手术指征：①成年后持续生长；②出现疼痛；③影响关节活动；④肿瘤较大影响外观；⑤有邻近骨骼、血管、神经压迫；⑥位于中轴部位，如骨盆、肩胛骨、脊柱等；⑦怀疑有恶变倾向。手术时应做骨软骨瘤的膜外游离，充分显露，并于基底部周围的正常骨边缘做整块切除。基底部切除过少，局部可遗留有骨性突起。软骨帽切除不净，易于复发。位于中轴骨骼（即躯干、头颅、胸廓骨骼）的骨软骨瘤，即使没有恶变征象，手术切除也应广泛，以减少术后复发。当有恶变时应直接广泛切除。

二、遗传性多发性骨软骨瘤（hereditary multiple osteochondroma）

遗传性多发性骨软骨瘤主要有三个特征：①遗传性；②骨短缩与畸形；③易恶变为软骨肉瘤。它又称为骨干骺续连症，遗传性畸形骨发育异常症。

（一）临床表现

与单发性骨软骨瘤相比，其发病率为 1 : 10。发病年龄较单发性骨软骨瘤早，自婴幼儿至青少年，其发病率逐渐减少，20 岁以后少见。遗传性多发骨软骨瘤在新生儿期很难发现，特别在女性。有些病例可以表现为终生亚临床状态，而不被发现。男性多于女性，发病比率约为 3：1。

多发性骨性包块通常较对称是本瘤最重要的症状和体征。患者肢体短缩，有时像软骨发育不全，但无软骨发育不全的特征。肢体短缩不是由于生长性软骨异常所致，这些部位的生长性软骨能发挥其正常的功能，但存在着增生性外部分支不一致而导致畸形，如膝、踝、肘、腕的内外翻畸形。最典型的畸形是前臂及腕部畸形。由于骨软骨瘤腕关节比肘关节发病率高，因此，尺骨桡骨发育不平衡，从而桡骨向外侧（桡侧）及背侧弯曲或尺偏畸形伴桡骨小头脱位。

多发性骨软骨瘤分布广泛且相对对称。所有有软骨的骨骼均可有骨软骨瘤的存在。骨软骨瘤常见于长骨的干骺端，特别是膝关节、肩关节、腕关节、髋关节及踝关节，而肘关节少见，也常见于躯干骨。在这个部位，病变发生在近端次极骨化中心或骨突的中心，如锁骨、椎体的边缘及上、下关节突、肩峰、关节盂、喙突，骨盆主要在髂嵴，椎体主要见于棘突和横突，肋骨见于肋骨与肋软骨交接处，而在腕骨和跗骨本病相对少见。多发性骨软骨瘤的数量不一，多的可超过 100 个。

（二）遗传性

大约 2/3 的患者具有明显的遗传性。在一个家族中，如果某个男性发病，而他的子女不会发病；相反，在同一家族中即使某个女性患者表面上正常，她也有可能将此病传给后代。也就是说，男性患者与遗传无关，而女性，则可以是隐性携带者，并可将疾病传给后代。

（三）影像学特征

多发性骨软骨瘤同单发性骨软骨瘤的 X 线表现相同，只是数量不同。由于病变，干骺端通常增宽和畸形。影像学常表现出骨骼畸形的征象。

（四）病理组织学特征

遗传性和多发性骨软骨瘤的分布表明，本病是先天性错构瘤。

（五）诊断与鉴别诊断

本病诊断容易，不易误诊，与软骨瘤病表现完全不同，鉴别诊断多无困难。当然也有例外。当 Ollier's 病生长在骨的表面时，则临床上容易混淆。但根据其典型的放射学特征，容易区分，而且 Ollier's 病无家族性遗传史。

（六）治疗与预后

多发性骨软骨瘤与单发骨软骨瘤一样，随人体生长，骺闭合后也停止生长。由于其多发性，外科治疗难以做到全部切除，所以选择外科手术的指征是：①肿瘤较大影响美观；②有临床症状，压迫邻近血管神经；③引起邻近关节活动障碍；④存在畸形，切除肿瘤纠正畸形；⑤肿瘤有恶变征象，瘤体在成年后继续生长或突然生长，影像学提示有恶变或那些位于中轴骨骼的骨软骨瘤。多发性骨软骨瘤的预后与单发相同。手术后效果好，局部复发率低。手术应完整切除软骨帽。本病的恶变率明显高于单发，多为单个肿瘤恶变为周围性软骨肉瘤。文献报道其恶变率为 5%～25%。需长期随诊观察。

三、半侧肢体骺发育不全症

又称为跗骨骺发育不全症，发育不全性骺的骨软骨瘤。该病表现为生长异常，是由于一个或多个骺的软骨内骨化以及跗骨病变所致。多见于婴幼儿，单侧肢体发病，主要特点是骺表面出现瘤样骨软骨块。因为它多仅位于肢体的一个或多个骺的一半，所以定义为半侧肢体骺发育不全。

（一）临床表现

该病极为罕见，无家族史，男性好发，多见于儿童，一般为 2～8 岁，常局限于骺或跗骨的一半。最多见于股骨远端的骨骺，其次为距骨，股骨近端骺少见。

始发症状常是骨的持续性肿胀，位于关节，在膝、踝或足的一侧，并逐渐加重。有间断疼痛，一般出现较晚且症状轻。最常发生的多是关节活动受限以及关节畸形，如膝内、外翻。但肢体的生长未被累及。

（二）影像学表现

X 线平片特点为，病变仅位于骨骺，且为半个骺和跗骨。在该半骺的表面有一凹凸不平的包块向外突出，该包块不规则，由含有数个骨化中心的软骨组成。骨化中心消失后，形成一个不规则骨小梁结构的骨块。随着肿瘤的增大可以导致关节表面的畸形，有时会波及一部分干骺端，而影响邻近的生长软骨。这些可导致关节功能障碍和畸形。

（三）病理组织学检查

肉眼可见新生包块表面为软骨组织，顶端为圆形，内有结构不规则的正常软骨。组织学上表现类似于骨软骨瘤。表面为一层软骨帽，其下为软骨组织，中间可见软骨内骨化区，但却没有骨软骨瘤那样简单和规则，不同的骨化中心杂乱分布于增殖软骨内，这就导致骨、软骨乃至纤维组织的无序交替排列，并在不停的增生。如果不结合临床表现和 X 线，仅凭组织检查，往往易诊为骨软骨瘤或修复的骨软骨的骨痂。

（四）诊断与预后

本病具有典型的临床表现及影像学特征，表现为只侵袭半侧的骨骺，虽然组织学上与骨软骨瘤相似，但结合临床易于确诊。

此病是因骺和跗骨的先天性变化引起。正常情况下覆盖骺板和跗骨的软骨在生长期，只在其表面下有一层生发层，此层若向骺中心生长，则将形成柱状、肥大的、钙化的软骨。若向表面生长，则将使该骨生长并趋于成熟，且比较平缓，更多的表层细胞则脱落于关节腔内。而半侧骺发育不全症的软骨细胞却不这样，其向表层和深层同样无限制增长，以致形成软骨凸起，最后形成多个骨化中心。其半侧分布可能与骺的血管形成有关，因为骺有两条血管，每条各供相应的骺。该病在生后第一年发展最快，随着肿瘤的生长也就出现了关节畸形。6～7 岁以后，包块已长成很大，此时各骨化中心已融合在一起，病变也就处于稳定状态。

（五）治疗

外科治疗应早期进行，以防止关节畸形和僵硬。手术主要是去除骺表面的整个包块。一般无复发（除外年龄特别小的），但关节形态和功能不能完全恢复。

（李晓江）

第三节　骨巨细胞瘤

骨巨细胞瘤（giant cell tumor，GCT）是一种原发性骨肿瘤，起源于骨髓中未分化的间充质细胞，病理上以含多核巨细胞，散在分布于圆形、椭圆形或纺锤形的单核基质细胞中为特征，故又称破骨细胞瘤。

（一）临床表现

1. 症状

（1）疼痛：早期多见，一般不剧烈。产生的原因是由于肿瘤生长，髓内压力增高所致。发生于脊椎者，肿瘤可压迫神经或脊髓，产生相应的神经放射痛或截瘫。近关节腔可引起关节肿胀，关节活动受限。少数患者可因病理骨折而就医。

（2）局部肿胀、肿块：出现迟于疼痛症状，肿胀一般较轻，由于骨壳膨胀性改变及反应性水肿所致。如病变穿透骨皮质，形成软组织内肿物，则肿胀明显。肿胀逐渐地缓慢增大，有时迅速增大，多属肿瘤内出血所致。

（3）关节功能障碍：长骨骨端肿瘤的局部侵润反应可造成关节功能障碍。肿瘤很少穿破关节软骨，但可造成关节面的塌陷或薄弱，有时肿瘤体积较大，范围超过关节，但 X 线照片所见其关节软骨面尚完整，这也是该肿瘤的特点之一。

2. 体征

（1）局部皮温升高，静脉显露：表示病灶局部充血及反应区，特别是骨皮质破坏，形成软组织内肿块时，皮温增高明显，也与该肿瘤血液丰富有关。

（2）骨壳完整且较厚时，触及硬韧的肿物，薄的骨壳可有弹性。骨壳破坏或无骨壳者，呈囊性肿物。有时肿瘤呈现搏动，表示肿瘤充血明显。

（3）发生于脊柱部的骨巨细胞瘤，可引起椎体压缩骨折，脊髓损伤及截瘫。位于骶骨者可引起骶区疼痛，马鞍区麻木及大小便障碍，肛门指诊可扪及骶前肿物。

（二）影像学表现

1. 普通 X 线检查　病变多位于长骨骨端（骨骺部位），并侵及于骺端，呈偏心性溶骨性改变，溶解均匀，囊内既无骨化也无钙化表现（图 20 - 2）。一般情况下，病变边界较清楚，呈膨胀性改变。病灶周围一般有反应性薄层骨壳存在，骨壳内壁可有骨嵴突出于病灶内，形成 X 线下所谓"分叶状"或"皂泡样"改变。

骨膜反应一般不存在，有时可同时伴有患骨的骨质疏松。骨巨细胞瘤没有钙化肿瘤基质，常可伴有病理性骨折。位于骶骨的骨巨细胞瘤，病变往往是偏心性，且常累及一侧骶髂关节。

2. CT 检查　CT 检查对确定肿瘤边界方面超过平片及断层拍片。肿瘤呈实体性改变，CT 值与肌肉相近。有时肿瘤内含有囊腔，但很少像动脉瘤样骨囊肿那样看到液体平面。反应性骨壳与正常皮质骨不同，较少钙化。CT 检查对于明确肿瘤与关节软骨及关节腔的关系和肿瘤侵犯周围软组织的程度很有帮助。

3. 核磁共振成像（MRI）　核磁共振成像是骨巨细胞瘤最好的成像方法，它具有高质量的对比度和分辨力。肿瘤在纵向弛豫时间（T_1 加权像）呈现低强度信号。在横向弛豫时间（T_2 加权像）表现为高强度信号。因此看髓内病变最好用 T_1 加权像，在观察皮质外病变时最好用 T_2 加权像。MRI 在显示任何骨外的侵犯及关节受累程度具有优势，而 CT 对于观察皮质骨破坏及反应性骨壳具有特点。MRI 及 CT 对早期发现肿瘤的复发非常有用。

4. 骨扫描　骨巨细胞瘤与大多数其他骨肿瘤一样，可以增加摄取放射性同位素[99m]Tc

（锝）。肿瘤及其周围有同位素浓集，超过肿瘤边缘的广泛浓集提示肿瘤具有较高的侵袭性。由于同位素摄取可以超过肿瘤的边界，因此无法用来正确判断其在髓腔内的蔓延。同时骨外的肿瘤对同位素的摄取又很低，也无法用之确定肿瘤的范围。放射性浓集可以在与肿瘤相邻的关节发生。同位素骨扫描对于确定多病变的患者很有帮助。

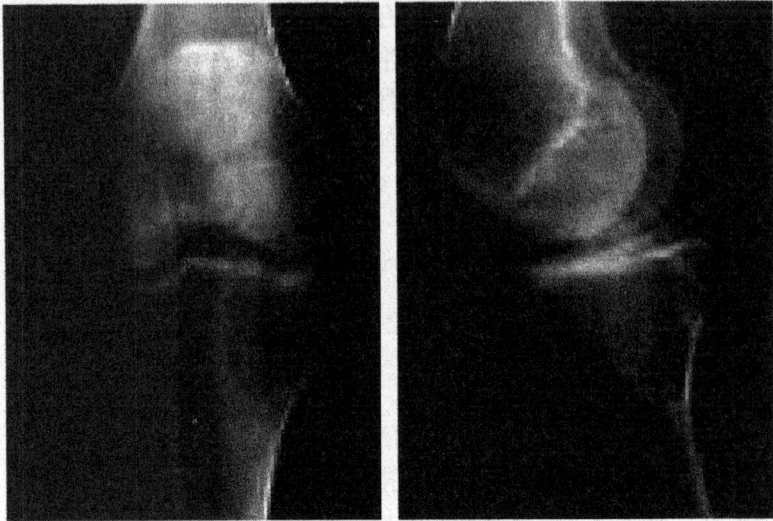

图 20－2　胫骨上段骨巨细胞瘤
X 线表现：偏心、膨胀、溶骨性、无骨膜反应

（三）病理学组织学观察

1. **大体病理**　肿瘤位于长骨的骨端及干骺端区域，肿瘤经常破坏关节软骨下骨质，但很少侵犯关节软骨。少数骨骺未闭合的患者，病灶常位于干骺端，肿瘤可穿过骺板到骨骺。肿瘤通常由反应骨及纤维组织形成的包壳所包绕，与周围组织有较清楚的界限。然而，在侵袭性强的病例，反应性包壳非常薄，肿瘤组织可直接侵入肌肉，脂肪等组织。肿瘤组织通常是实质性，颜色呈褐黄色，质软，由血管及纤维组织组成，伴有出血。瘤内出血，囊性变及坏死相当常见。瘤腔的内壁凸凹不平。肿瘤可以累及滑膜组织，关节囊，韧带及肌腱等，肿瘤偶有沿着软组织侵及关节的对侧骨，如胫骨骨巨细胞瘤侵犯腓骨，桡骨远端骨巨细胞瘤侵及尺骨及腕骨等。

2. **镜下观察**　组织学检查应选取保存完好的肿瘤区域，而不是出血、坏死及纤维化的部位，对一般临床检查来说，无需电镜及特殊染色。骨巨细胞瘤组织富含细胞，由圆形，椭圆形或纺锤形的单核基质细胞和弥散分布的多核巨细胞组成，单核基质细胞核大，核膜清楚，核一般呈中心位，胞浆较少。细胞界限不太清楚，细胞间物质也较少。可见核分裂象。基质细胞的数量、大小、形态等在不同肿瘤以及在同一肿瘤的不同部位可有所不同，因此病理医生常按照以基质细胞表现为主的镜下变化，将骨巨细胞瘤分级。多核巨细胞（multinuleated giant cell，MGC）分布在基质细胞（stromal cell，STC）之间，直径为 30～50um 不等。细胞核多聚集在细胞中央，数目可达数十个甚至上百个。巨细胞胞浆内常有空泡出现。间质血管丰富，有时血管壁或血管腔内可见肿瘤细胞。有人认为血管浸润是发生转移的原因之一。多核巨细胞是骨巨细胞瘤的特征性成分，但许多骨病变中都有多核巨细胞，如孤立性骨囊肿、动脉瘤性骨囊肿、非骨化性纤维瘤、纤维异样增殖症、骨化性纤维瘤、软骨母细胞瘤、软骨黏液样纤维瘤、成骨细胞瘤等。因此，要诊断骨巨细胞瘤，必须综合临床，X 线和病理三方面资料，排除其他含巨细胞的病变。肿瘤内，有时可见有些基质细胞变为梭形并产生胶原，这些区域相当于肉眼所见的瘤内纤维隔膜。如果肿瘤内有大片致密的胶原纤维形成，应考虑是否有恶性变，放射治疗后或植骨后复发。肿瘤本身并不成骨，但有时可见骨样组织，有可能为反应性新骨形成，纤维性间质的骨性化生或病理性骨折后形成的骨痂。

Campanacci 等结合影像学表现和组织学基质细胞异型性进行分级。Campanacci 的影像学分级Ⅰ、Ⅱ、Ⅲ级，Ⅲ级属于恶性肿瘤的范畴，最常见于骨巨细胞瘤放疗后的肉瘤变。70%～80% 的骨巨细胞瘤属影像学分级的Ⅱ级，10%～15% 属Ⅰ级；10%～15% 属Ⅲ级。这种分级对指导外科治疗是很有帮助的。

Campanacci 的分级系统：

Ⅰ级（静止、非活跃）此级约占骨巨细胞瘤的 10%，临床症状轻微或没有，病程平稳。X 线显示有薄的，完整的骨皮质包裹肿瘤。溶骨性破坏局限于成熟骨构成的骨壳内，有膨胀性改变。同位素浓集中等程度，并限于病灶内。血管造影显示血运不丰富。组织学上呈Ⅰ～Ⅱ级，有时可有大片坏死或纤维化。

Ⅱ级（活跃）此级最多，临床症状明显，但临床过程较平稳，没有快速发展表现。X 线显示溶骨性破坏，边界不清楚。皮质骨破坏，但肿瘤限于薄层反应骨内。同位素扫描显示，肿瘤及周围组织有同位素浓集。血管造影显示肿瘤血运丰富，组织学分级通常在Ⅱ级。

Ⅲ级（侵袭性）此级约占原发骨巨细胞瘤的 20% 以下。但在复发的骨巨细胞瘤更多见。临床症状与恶性肿瘤相似，病情进展迅速，病理骨折多见。X 线显示溶骨性破坏，边界不清，骨皮质破坏，甚至消失。肿瘤突破骨皮质形成软组织内肿块。同位素广泛浓集于肿瘤及肿瘤周围区。广泛的肿瘤及肿瘤外血管形成。组织学分级在Ⅱ级或Ⅲ级。

（四）诊断及鉴别诊断

根据患者病史，结合临床及影像学检查，诊断相对容易。常与以下疾病相鉴别：

1. 动脉瘤样骨囊肿　多数发生于 20 岁以下青少年，发病部位多位于近骨端的骨干部，一般不累及骨骺，也可表现为偏心性膨胀性骨质破坏，但与骨巨细胞瘤相比前者的"偏心性"表现得更为显著。MRI 检查表现为骨破坏区包绕薄层低信号骨壳，病灶呈单囊或分叶状，膨胀明显，可于骨皮质断端在骨外膜与骨皮质间向远处延伸。

2. 骨囊肿　好发于 10～15 岁年龄组，多见于干骺端或骨干，病灶呈卵圆形，长轴与骨长轴一致，相邻皮质多轻度膨胀变薄，膨胀性不如骨巨细胞瘤明显，一般不超过干骺端宽度，各别病例膨胀较明显。囊壁多光滑整齐，边缘轻度硬化，肿瘤实质密度均匀，可见到液平面。伴有骨折时，则可见到液 - 液平面。

3. 骨纤维异常增殖症　可发生于任何骨骼，常伴有腰臀大腿等部位皮肤色素沉着，少数骨骼受损严重患者有性早熟，绝大多数为女性。病灶可单发，也可多发。单发病灶分局限性、广泛性两种，局限性者病变限于一处，广泛者侵犯长骨一段或大部。典型病灶呈膨胀性骨破坏，为磨砂玻璃状，骨皮质变薄，病变周围界限清楚，无骨膜反应。多发性侵犯数骨，多偏于一侧肢体，发病部位以股骨、胫骨、腓骨、髂骨较多，双侧受累者并不对称，髂骨病灶常保留骨纹理，四肢长骨髓腔骨纹理常消失，皮质变薄消失，呈磨砂玻璃状，常并发骨骼弯曲变形、病理性骨折。CT 表现为略低于肌肉软组织密度和磨砂玻璃样钙质密度。

（五）治疗及预后

手术治疗是目前最有效的治疗方式，理想的手术是彻底清除肿瘤的同时，又保存了正常的骨结构和关节功能。外科治疗的选择是根据肿瘤的分期、部位、年龄及患者的病情评估特点。然而，彻底刮除及局部辅助疗法是治疗首选。下述情况应采用刮除术：所有Ⅰ级，多数Ⅱ级的病灶，残存骨能够承受机械应力，并且瘤段截除是不适合的或者功能损害很大的情况下（如脊椎部位）。节段性截除（瘤段切除）的指征为：部分Ⅱ级及多数Ⅲ级的病例；肿瘤已经广泛破坏病变骨；有病理骨折发生；病变位于非重要的骨骼。瘤段切除应广泛，包括反应性骨壳周围组织。截肢术指征：恶性骨巨细胞瘤或明显恶变，侵及软组织广泛者。对于不能接受手术者，可考虑放疗，放疗也可作为防止术后复发的一种辅助治疗。化疗一般不敏感，临床很少采用。

骨巨细胞瘤是一种多变而又非常不典型的肿瘤。病程与其病理学表现存在一定的关系，因手术切除不彻底，多数 3 年复发。部分发生肺转移，但转移者仍有可能生存很长时间或痊愈。骨巨细胞瘤肉瘤样恶变多见于以下情况：

①虽经手术和放疗，但在其原手术区域或放疗区域复发或恶变者；②手术切除术后复发，而未行放疗者；③发恶变，骨巨细胞瘤未行治疗。

（杨　峥）

第四节　软骨肉瘤

软骨肉瘤（chondrosarcoma）是仅次于骨肉瘤的常见的骨恶性肿瘤。软骨肉瘤是发生在软骨细胞的骨恶性肿瘤。

（一）概述

软骨肉瘤（chondrosarcoma）是仅次于骨肉瘤的常见的骨恶性肿瘤。软骨肉瘤是发生在软骨细胞的骨恶性肿瘤。大多数继发于良性软骨肿瘤，如内生性软骨瘤和骨软骨瘤。其基本瘤组织是发育完全的软骨组织，无肿瘤性骨样组织。

（二）临床表现

1. 好发部位　长管状骨是软骨肉瘤的好发部位。股骨为最常见的好发部位，约占25%。其余常见部位是髂骨（25%）和肋骨（8%）。发病较少的部位是脊柱（7%）、肩胛骨（5%）、胸骨（2%）。在长管状骨中的软骨肉瘤，大多数位于干骺端。

软骨肉瘤是肩胛骨、肋骨、胸骨、手和足的小骨最常见的恶性肿瘤。肋骨与胸骨的软骨肉瘤常发生在肋软骨的结合部。在手部，软骨肉瘤发生在近节指骨及掌骨，而在远侧指骨及腕骨发病者少。软骨肉瘤可发生在脊椎的各个节段，以胸椎最多见，且常位于椎弓和棘突。

2. 症状及体征　软骨肉瘤一般发病缓慢，最常见的症状是疼痛，开始为钝痛，间歇性，逐渐加重，其后是慢慢增长的包块。症状存在的时间平均为卜 2 年。检查可发现一个有压痛的包块，关节可活动受限，肿块局部可触及发热。

3. 分型　软骨肉瘤在组织学上分为透明型、黏液样型、纤维软骨型、混合型及透明细胞型。透明型恶性程度较低，而纤维型、纤维软骨型、混合型则属高度恶性。从发病情况上又将软骨肉瘤分为原发性和继发性两大类。从部位上，软骨肉瘤分为中央型和外周型；还有皮质旁或骨膜软骨肉瘤，以及骨外黏液样软骨肉瘤等。此外，还有去分化软骨肉瘤、间充质软骨肉瘤和透明细胞软骨肉瘤。

（三）检查方法

1. 实验室检查 无特殊检查项目。Marcove 等对 75 例软骨肉瘤患者做糖代谢检查，发现有静脉内糖耐量下降现象。

2. 影像学检查

（1）X 线平片（图 20-3 和图 20-4）：中央型软骨肉瘤的重要表现为体积大的厚壁透亮区，区内有小梁形成和中央多叶性的髓腔内骨破坏。区内有许多散在的不规则的点状、圈状或片状钙化灶，常被描述成"棉絮样"、"面包屑样"或"爆玉米花样"。至后期，方有骨皮质的破坏，肿瘤穿透的骨皮质变模糊。周围型软骨肉瘤显示病损旁的软组织内有很淡的、钙化很少的阴影，并有和表面垂直的放射状骨刺，它们的外侧面变为扁平，这是和骨肉瘤的放射状骨刺的鉴别点。髓腔一般不受累，骨皮质也很少被侵犯，但在早期病例可见骨外膜被掀起，呈唇样，亦可出现 Codman 三角。

（2）放射性核素扫描：可用于检查中央型及周缘型软骨肉瘤。在中央型成骨肉瘤中，病变部位总是有核浓集现象，而且核素聚集的范围不超过肿瘤的真正界限。因而采用放射性核素扫描对确定中央型软骨肉瘤的边界以及发现隐蔽的播散病灶非常可靠。在周缘型软骨肉瘤中，放射性核素扫描可以明确肿瘤的代谢活力。

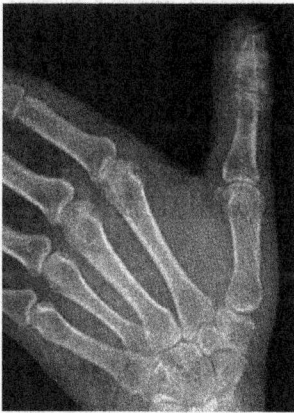

图 20-3 左拇指远端软骨肉瘤正位片　图 20-4 左拇指远端软骨肉瘤侧位片

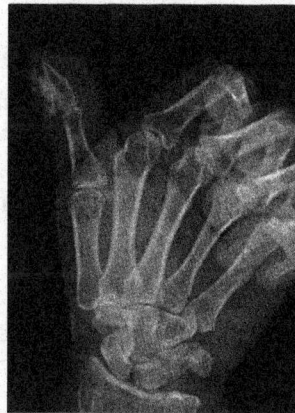

（3）其他影像学检查：CT 对骨软骨瘤恶变、恶性程度辨别、分期的评价以及术后复发的判断所有参考价值。MRI 则对了解肿瘤髓内浸润范围及肿瘤自身范围有意义。

（四）组织学

软骨肉瘤的组织学特征是软骨基质内的恶性细胞。典型的软骨肉瘤是单纯的软骨病变，其他的组织学改变显示肿瘤沿其他方向分化。常规分为低度恶性、中度恶性及高度恶性。低度恶性（Ⅰ期）特征是陷窝内有双核的软骨细胞，有时细胞的大小和形状不典型，有黏液变或囊性变。中度恶性（Ⅱ期）有明显的细胞数增加，陷窝内有多核的软骨细胞，但小叶结构还在。高度恶性（Ⅲ期）细胞数更多，有叶状的恶性细胞区，小叶结构丧失，每高倍视野中有两个以上的有丝分裂。

间质型软骨肉瘤有很多种，除典型的软骨肉瘤外，还有一种小细胞型，没有明确的分化方向。肿瘤可以是中度或高度恶性。

黏液型软骨肉瘤的特征是黏液基质。好发于软组织。

透明细胞软骨肉瘤是一种罕见的低恶毒性肿瘤，边界清楚，有潜在的转移可能。

（五）诊断与鉴别诊断

软骨肉瘤的诊断比较困难。它比其他肿瘤更依靠临床特征来下诊断，最终的检测是肿瘤自身的行为表现。对于低度恶性软骨肉瘤来说，诊断不能只依靠显微镜，还要有其他的特征，如放射学表现、肿瘤位置、患者年龄、症状及生长时间。

必须与以下几种肿瘤相鉴别。

1. 成软骨细胞瘤　良性肿瘤，多数学者认为其来源于骨骺软骨，病程较长，平均 2 年以上。常见部位是长骨骨端中央或偏心生长，表现为圆形或卵圆形溶骨样破坏，皮质隆起变薄，可有不规则钙化及粗糙纹理，但其边界清楚，大体标本见周边硬化，瘤壁有不规则骨嵴隆起。突出骨外则皮质变薄或仅有纤维包膜。

2. 内生软骨瘤　是常见的良性软骨肿瘤，包括孤立性内生软骨瘤和多发性内生软骨瘤两种。有学者认为该病本质是干骺部软骨发育异常，常见部位是手、足小骨，孤立或多发性溶骨性改变，有散在钙化，可发生病理性骨折，但肿瘤不侵袭软组织。

3. 骨软骨瘤　是最常见的良性骨肿瘤，是边缘型软骨肉瘤的"癌前病变"，发生在长管状骨干骺端，为一生长缓慢无痛性肿块，X 线有的如鹿角样，有的如鸟嘴样小突起，有的像山丘样隆突，压痛不明显，当肿瘤在短期内增长快，疼痛加剧，且成人软骨帽盖厚度大于 1.0cm，儿童青少年大小 3.0cm 时应考虑恶性变。

（六）治疗

1. 手术治疗　外科手术是软骨肉瘤的主要治疗手段。手术方式依据 Enneking 分期决定。对于Ⅰ级软骨肉瘤采取局部广泛切除。Ⅱ级和Ⅲ级软骨肉瘤应行广泛切除或根治性截肢。病灶内切除的效果取决于其他某些因素，如外科技术、肿瘤位置、是否使用冷冻手术等辅助治疗，以及术前Ⅰ级肿瘤的诊断是否准确等。如果病灶内切除之后发现为中毒或高度恶性肿瘤，大多数患者应常规行广泛切除。其预后取决于两个因素即组织学分级和手术边界是否充分。手术需彻底，否则容易复发。复发后的软骨肉瘤侵袭性更强。手术治疗的 5 年生存率为 60.9%，10 年生存率为 34.8%，较骨肉瘤为好。肿瘤组织学分度与转移相关，是长期生存率的最重要的判定指标。经过外科手术后的五年局部控制率为 50%～78%。

2. 辅助治疗

（1）放射治疗：过去认为软骨肉瘤对放射治疗不敏感，近年来有少量报道，认为一部分软骨肉瘤仍对放射治疗有一定的敏感性，确切疗效还有待进一步观察。

（2）化疗：目前尚无成熟的治疗软骨肉瘤的化疗方案。

（七）并发症

有时会并发病理性骨折。

（杨　峥）

第五节　转移性骨肿瘤

转移性骨肿瘤（metastatic tumor of bone）是恶性骨肿瘤中最常见者，即原发于身体其他部位的恶性肿瘤通过各种途径转移至骨骼并在骨内继续生长所形成子肿瘤。

（一）概述

转移性骨肿瘤作为骨外的原发癌转移到骨骼的一种继发肿瘤，主要通过淋巴或血液两种途径，全身各处任何器官的恶性肿瘤都可以通过血液循环或淋巴系统，转移至骨骼。其确切的发病率不详。本病多发于51～60岁的老人，男女之比为2.3∶1。儿童发生骨转移瘤主要来自肾上腺或交感神经节的成神经细胞瘤。好发于脊椎骨、骨盆和股骨。骨转移肿瘤中又以乳腺癌、肺癌、前列腺癌转移骨者为高。据估计50%的乳腺、肾、前列腺和支气管肺癌转移至骨，25%在生前发现骨转移灶。根据Abranm等人对1000例尸体解剖资料分析，骨骼转移率极高，占总数之27%。2/3的乳腺癌、1/3的肺癌、1/4肾癌都有一处或数处骨转移。

（二）临床表现

患者有原发恶性肿瘤的病史，在治疗期间或治疗后数月至数年而发生骨转移。转移部位不同，出现不同的症状及体征。部分患者无原发灶的症状及体征，亦无这方面的病史。首发症状就为转移症状，这类骨转移多来自肾、甲状腺和肝。不同的肿瘤有其常见的转移部位和X线表现。转移瘤的体征与症状与恶性肿瘤发生骨转移大体相似。转移于肢体骨骼的肿瘤主要以局部肿块最先发现，而躯干部的转移性骨肿瘤，以疼痛为首发症状。

1. 发病部位　最常见的转移部位，以躯干及四肢的近心端为高发，四肢的远心端为低发，肢端者极少见。早期多属单发，也可为多发。发生在脊柱的转移肿瘤，腰椎最多，胸椎次之，颈椎最少。乳癌、肺癌和肾癌多转移到胸椎；前列腺癌、子宫颈癌直肠癌多转移到腰椎；而鼻咽癌、甲状腺癌多趋向于颈椎转移。此外，肺癌、乳腺癌也容易向骨盆和股骨上端转移。在这类病例中，经检查多可以找到原发灶，但仍有10%～30%找不到原发灶。

2. 症状及体征　转移瘤最常出现的症状及体征有全身消耗症状、转移灶局部的疼痛、压迫症状、病理性骨折等。以局部的疼痛及病理性骨折而来就诊者为多。约40%患者有原发恶性肿瘤的病史及体征，在治疗中或治疗后数月或数年出现转移症状。多数患者无原发肿瘤病史及体征，首发症状即为转移的症状，造成诊断上的困难，如肝癌、甲状腺癌、肾上腺肿瘤及肾癌等就常无原发症状。

（1）疼痛：最常见的症状，早期疼痛较轻，从间歇性变为持续性，严重者易引起注意，轻者被忽视。位于脊柱者可表现为腰部胸背部、肋胸部、颈疼痛。在胸椎者常伴单侧或双侧的肋间神经痛。在腰椎者可以表现出腹痛。疼痛的特点常有变化，制动无效。疼痛的程度越来越重，进展迅速。位于骨盆者常伴有髋关节股内侧疼痛；位于股骨上端及肱骨上端者常伴有关节功能障碍。

（2）肿块：位于深部的骨转移肿瘤早期不易发现。肿块只反映出局部的疼痛。约5%因肿块而就诊。极少见靠近关节附近的肿瘤可以引起关节功能障碍。肿瘤增大在重要的神经附近时可有或多或少的压迫症状，产生麻木、肌肉无力或萎缩，不少病例的诊断是在病理骨折发生时，才发现了骨骼的病变。

（3）压迫症状：脊柱转移肿瘤很快出现脊髓马尾或神经根的压迫症状，出现根性神经痛，感觉减退，肌力减弱以至麻痹，常伴括约肌功能障碍。因瘫痪而入院者占50%。在骨盆者可引起直肠、膀胱的压迫症状，出现大小便功能障碍。位于肢体者也可引起血管和神经干的压迫症状。

（4）病理性骨折：常为首要症状之一，轻微外伤或无任何诱因，即发生了骨折。在下肢出现率最高，一旦发生病理性骨折疼痛加重，肿胀明显。在脊柱者很快即出现瘫痪。

（5）全身症状：有原发癌症状者，全身情况差，有贫血、消瘦、低热、乏力、食欲减退等。无原发癌表现者，全身情况较好，部分患者很快即出现全身症状。

3. 实验室检查　实验室检查可出现贫血、血沉加快、血清蛋白倒置、血钙增高。当广泛骨质破坏时，血碱性磷酸酶升高。前列腺癌骨转移时，血酸性磷酸酶升高，这有助于同多发性骨髓瘤鉴别，后者正常。

（三）影像学表现

1. X线平片　X线表现可分溶骨型、成骨型和混合型，以溶骨型常见。溶骨型转移瘤发生在长骨，多在骨干或邻近的干骺端，表现为骨松质中多发或单发的虫蚀状骨质破坏。病变发展，破坏融合扩大，形成大片溶骨性骨质破坏区，骨皮质也被破坏，但一般无骨膜增生，常并发病理性骨折。发生在脊椎则见椎体的广泛性破坏，因承重而被压扁，但椎间隙保持完整，椎弓根多受侵蚀、破坏。成骨型转移瘤少见，多系生长较缓慢的肿瘤所引起，见于前列腺癌、乳癌、肺癌或膀胱癌的转移。病变为高密度影，居骨松质内，呈斑片状或结节状，密度均匀一致，骨皮质多完整，多发生在腰椎与骨盆。常多发，境界不清。椎体不压缩、变扁。混合型转移瘤，则兼有溶骨型和成骨型的骨质改变。

2. CT　CT显示骨转移瘤远较X线平片敏感，还能清楚显示外局部软组织肿块的范围、大小以及与邻近脏器的关系。溶骨型转移表现为松质骨或（和）皮质骨的低密度缺损区，边缘较清楚，无硬化，常伴有不太大的软组织肿块。成骨型转移为松质骨内斑点状、片状、棉团状或结节状边缘模糊的高密度灶，一般无软组织肿块，少有骨膜反应。混合型则兼有上述两型病灶。

3. MRI　MRI对含脂肪的骨髓组织中的肿瘤组织及周围水肿非常敏感，因此能检出X线平片、CT甚至核素骨显像不易发现的转移灶，能发现尚未引起明显骨质破坏的骨转移瘤，能明确转移瘤的数目、大小、分布和邻近组织是否受累，为临床即使诊断和评估预后提供可靠的信息。大多数骨转移瘤在T_1WI上呈低信号，在高信号的骨髓组织的衬托下显示非常清楚；在T_2WI上呈程度不同的高信号，脂肪抑制序列可以清楚显示。

（四）病理

转移瘤的肉眼所见无显著的特异性，瘤结多见于髓内，可引起溶骨性破坏，有的可伴有反应性骨质增生。切面见瘤组织多呈灰白色，常伴有出血、坏死。镜下转移瘤的形态结构，一般与其原发瘤相同。

（五）诊断与鉴别诊断

转移性骨肿瘤以其高龄发病、多发、侵犯长骨时少见骨膜增生及软组织肿块形成，较少侵犯膝关节与肘关节以下的骨骼等特点，可与原发性骨肿瘤鉴别。个别不典型的病变或转移瘤的早期X线尚未能显示病征的，应作MRI或核素现象检查确诊。

（六）治疗

转移性骨肿瘤的治疗目的是减少患者痛苦，提高患者生存质量，尽可能延长寿命。故治疗上应兼顾原发癌和转移瘤。根据原发癌的性质，选择有效的化疗或放疗。局部放疗可减慢转移瘤的生长和减轻疼痛。对椎体转移瘤并发截瘫者可施行椎板减压，并作内固定。对长管骨转移病灶即将发生病理性骨折或者已出现病理性骨折的患者，应考虑作预防性内固定或内固定术。难以忍受的疼痛可切断神经根或脊髓感觉束或行姑息性截肢，或者应用强有效的止痛药物。

（杨　峥）

第二十一章

肿瘤的护理

第一节　肿瘤患者的心理护理

恶性肿瘤给患者和家属带来了巨大的精神压力，多数患者在知道自己患了恶性肿瘤之后，往往会发生各种各样的不良心理反应。任何程度的不良心理反应都会不同程度地直接抑制患者机体的免疫功能，促进病情发展、恶化。严重的心理障碍会导致患者抗拒治疗，甚至出现自残、自杀行为。

一、肿瘤患者的心理特点

（一）心理反应过程

肿瘤患者一旦得知自己的病情会极度痛苦，几乎所有的患者都会经历对死亡的恐惧、前途的担忧、可能出现的躯体变化以及肿瘤带来的其他影响等一系列心理反应。

心理反应过程可分为三个连续的阶段。

第一阶段：患者认为是误诊或拒绝承认病情，极少数表现为绝望，一般持续时间不到1周。

第二阶段：逐渐认识病情，表现为焦虑、抑郁、食欲减退、失眠、注意力不集中等症状，不能维持正常的日常生活，一般持续1~2周。开始寻求与医护人员的合作。

第三阶段：完全接受病情并开始恢复正常的日常生活，积极配合医护人员进行治疗，一般可持续数周至数月。

（二）影响患者对肿瘤适应的因素

1. 社会因素　社会因素对患者的影响有两方面。一方面，随着医学知识的普及，人们对肿瘤认识越来越全面，了解肿瘤不是不可治愈，很多患者可很快取得与医护人员的合作，另一方面，因为患者对肿瘤认识太多，反而加重心理负担，这对患者的病情显然是不利的。

2. 患者自身的因素

（1）年龄阶段：不同年龄阶段的人所负担的社会及家庭的责任不同。

1）幼儿和青年：年龄较小的儿童由于意识尚未充分形成，往往没有复杂的心理活动，心理问题表现得比较直观，一般不担心疾病预后；进入成熟阶段的孩子或青年，会产生很强烈的情绪反应，而且相对理智水平较低，多表现为恐惧、垂头丧气、爱发脾气、以我为中心，易受家长或外界情绪干扰。

2）中年人：易产生角色紊乱、焦虑、抑郁等反应。由于中年人担任角色众多，一旦患上癌症，考虑到自己的事业前途可能中断，意识到不能充当家庭成员的角色，而处于焦虑状态。

3）老年人：由于多数老年人较固执，内心惧怕被人遗弃，有强烈的孤独感，对家属、子女是否常来探望十分敏感，担心自己被冷落，对"死"产生担心，对治疗缺乏信心。

（2）人格因素：包括性格特点、感情成熟度、人生经历。

1）不同文化社会背景：患者生活在复杂的社会环境中，是有思想、有感情的，个性千差万别；又因患者年龄、性别、职业、生活习惯、文化素养、社会环境不同，而产生不同的行为和反应。护士应掌握社会心理学等知识，全面了解患者的共性和个性，制定合理、有效的护理措施，帮助患者达到心身最佳状态。

2）不同人格特征：个体在心理素质的基础上，通过社会实践活动形成了个人独特的风格，主要表现在智力（能力）、气质、性格等方面，而性格是人格特征的核心。能力是个性心理特征的综合表现。不同的人格特征，对所患疾病的反应各不相同。①精神衰弱型：对疾病充满不安、恐惧，过于严重估计病情，常被不愉快的心情困扰。②疑病型：通过间接了解或看书，自己所患疾病虽然没有某种症状，但想像自己有这种症状。③歇斯底里型：这类患者往往夸大病情，指责别人不关心自己，易怒、忍耐性差。④漠不关心型：对自己所患疾病采取无所谓态度，对检查治疗不积极，不配合，甚至否认自己有病。

（3）社会关系：主要是家庭、朋友、社会的支持度等。护士要鼓励家人、朋友多关心、陪伴、宽容患者，增强其于疾病斗争的信心。

（4）肿瘤情况：确诊时肿瘤的期别、位置、伴发症状、预后以及治疗手段和治疗相关的副作用等。

二、患者常见的精神错乱症状及心理护理

（一）焦虑

1. 临床表现　焦虑是肿瘤患者最常见的精神错乱症状，可由患者对疾病及治疗的恐惧、肿瘤本身、治疗手段等引起。患者在生理上和情感上都会出现多种症状，如心悸、出汗、坐立不安、失眠、头痛、眩晕、疲乏等。患者往往对行为失去控制，容易激动，缺乏耐心，发脾气，自责和谴责他人。

2. 护理措施　建立良好的护患关系，表示对患者的理解和同情，尊重患者行为状态，仔细倾听患者的诉说，说话语速宜慢，态度和蔼。反复强调患者的能力和优点，忽略其缺点和功能。教会患者采取适宜的放松疗法，如热水浴、按摩、深呼吸、听音乐等。为患者提供安全舒适的环境。减少对患者感官刺激，如病室内光线柔和，减少噪声等。

进行相关知识宣教，减少应激原对患者的刺激与干扰，解答患者提出的问题，通过语言和动作演示等解除因知识缺乏引起的焦虑。

焦虑发作时，加强巡视，外出时执行严格的陪伴制度，尊重患者的隐私，必要时专人陪护，并辅以抗焦虑药物治疗。焦虑可在人与人之间相互传播，通过语言和非语言影响他人，护士应防止将焦虑传播给患者及家属，也应及时有效解除患者焦虑，以免波及到其他患者。同时护士应对患者的亲属做好宣教，防止家人的焦虑情绪传给患者，如面对患者的疼痛，家

人表现的恐慌、不知所措，会加重患者的疼痛。

（二）抑郁

1. 临床表现　抑郁也是肿瘤患者较常见的精神错乱症状。肿瘤患者多表现为疲倦、乏力、孤僻无语、对周围事物缺乏兴趣等症状。约25%的肿瘤患者有抑郁症状，住院患者的发生率更高。

2. 护理措施　严密观察病情，加强巡视和沟通，找出引起抑郁的因素，及早发现自杀先兆，如焦虑不安、失眠、沉默少语、拒食或心情豁然开朗等，以防意外，尤其对早期的患者要严密监护。建立良好的护患关系，鼓励患者表达自己的思想情感，用适宜方式使患者发泄负性情绪，尊重患者的隐私。

选择时机让患者认识这种情感失控是病态的，应从主观上调节自己的情感和行为。及时进行卫生知识宣教，不同治疗阶段或重要的检查、治疗前均应向患者讲解，解除疑虑。做好家属知识宣教，使其帮助调动与疾病抗争的积极情绪，让患者感到他人与社会的关心与支持。必要时遵医嘱用抗抑郁药物治疗。

（三）恐惧

1. 临床表现　恐惧是指对特殊物体或情境做出不合理的害怕的心理反应，发作时伴有自主神经功能紊乱症状。根据文献报道，恶性肿瘤常见的恐惧有：对疾病未知的恐惧，对孤独的恐惧，对疼痛的恐惧，对与亲人分离的恐惧等。恐惧常唤起对过去和未来对比的联想和回忆，因而产生消极的情绪。

2. 护理措施　建立良好的护患关系，使患者遇到危机时及时找医生、护士进行咨询。耐心引导患者正确对待疾病。充分理解患者的痛苦，耐心疏导，加强安全防护及生活方面的护理，不揭穿患者对疾病的排斥心理，耐心地与患者交谈，给患者适当的帮助。对于失去理智的患者，要多予理解和照顾，并注意保护患者；当患者渐渐意识到自己是患恶性肿瘤时，便会陷入极度的痛苦之中，护士更应给予体贴和关怀。

指导患者积极解决问题，用正确方法表达情感，如愤怒的时候，可采取一些不伤害他人的方式脱离应激源，提供安静舒适的环境，减少外界刺激。让患者学会倾诉，将自己的想法告诉护士。教会患者使用松弛术，如听音乐、培养爱好、散步等解除精神负担和心理压力。鼓励患者加强锻炼，合理饮食，保持身心健康。

（四）自杀

肿瘤患者的自杀率较正常人群高。一般多发生在晚期肿瘤患者，当抑郁、绝望，特别是痛苦无法忍受时，患者会选择结束自己的生命。

医护人员对于具有自杀史、精神病史、酗酒吸毒史、病情恶化、极度疼痛、极度抑郁和绝望的患者应加强心理疏导，控制好晚期患者的症状，使其舒适有尊严地生活，提高其生存质量。鼓励家属及亲友经常陪伴。一旦发生自杀行为，应立即隔离患者，配合医师实施有效的抢救。

（五）狂乱状态

晚期肿瘤患者，由于肿瘤进展、代谢紊乱、多脏器衰竭、输液血管不畅等原因可表现为心理和行为上的混乱状态。如爱发脾气、敌视家人及医护人员。根据调查75%的晚期或终末期肿瘤患者死亡前均不同程度地表现出以上症状。医护人员应努力寻求与患者的心理沟通，尽量让患者满意，必要时也可遵医嘱给予地西泮等镇静药物对症处理。

（王怀颖）

第二节　营养支持与饮食护理

肿瘤患者常因情绪波动、病情进展及抗肿瘤治疗出现不良反应等而产生食欲缺乏、味觉异常、恶心、呕吐及消化吸收不良等问题。营养不良是癌症患者病情恶化和导致死亡的主要原因，大多数晚期癌症患者都有机体新陈代谢的异常改变，主要表现为新陈代谢率及消耗的总量明显增加；对营养物质的消化、吸收、利用率降低从而影响了糖类、蛋白质及脂肪的正常代谢。如果不采取积极的治疗措施，严重者发展成为恶病质，不得不中断各种治疗。因此在抗肿瘤治疗的过程中必须重视营养支持及饮食护理。以增强机体的抵抗力，提高对治疗的耐受力，保证治疗计划的顺利完成，促进康复。

一、患者的营养支持

（一）肿瘤患者营养不良和恶病质发生的主要机制

营养不良和恶病质是恶性肿瘤患者常见的并发症。由于厌食，造成各种营养素的缺乏。而肿瘤患者的能量消耗又比正常人有所增加，如果未能得到充分补充，则机体以丢失肌肉和脂肪的形式出现消瘦、体重下降，逐渐演变为恶病质。

由于肿瘤引发的一系列细胞坏死因子，包括肿瘤细胞自身分泌的和受肿瘤细胞活性因子刺激由机体产生的细胞因子，这些细胞因子均可导致糖类、脂肪和蛋白质代谢紊乱。其中以肿瘤坏死因子 $-\alpha$（TNF $-\alpha$）、白细胞介素1（IL -1）、白细胞介素6（IL -6）和干扰素 $-\gamma$（IFN $-\gamma$）最为重要。

（二）治疗对患者营养摄入的影响与护理

化疗或放疗可引起食欲缺乏和厌食，如放疗、化疗同时进行，则食欲缺乏和厌食的表现更加严重，结果使患者出现营养不良甚至出现恶病质。因此，放疗、化疗期间饮食应注意如下。

（1）放疗、化疗期间患者会出现不同程度的食欲减退、胃肠功能下降甚至伴有恶心、呕吐。勉强进食能量高、蛋白质含量丰富的食物非但不能补充营养，还可能导致习惯性厌食。因此，放疗、化疗期间患者的饮食应清淡，宜少量多餐，多食水果以补充维生素及微量元素，必要时给予静脉营养。

（2）可根据患者平时喜好的口味选用一些能刺激食欲的如酸、辣、咸、甜等浓重口味食品，也可吃生葱、生蒜。葱、蒜中含微量元素硒，对抗癌有益。

（3）为避免恶心、呕吐，给少油或无油的菜，少量多餐，避免饱食感；尽量在吃饭时不喝水、不喝汤，饭前或饭后1h也尽量少喝水及饮料；细嚼慢咽；低脂饮食；饮料中不加糖或少吃甜食，温度要偏低；化疗前1h不进食或少进食；重度呕吐时应予支持治疗以防发生电解质紊乱。

（4）如发生腹泻，应禁食产气和易引起腹痛的食物，如碳酸饮料、玉米、卷心菜等；禁食油腻食物及乳制品及少渣、低纤维饮食，食物应温热而不烫；纠正水、电解质平衡失调。

（5）为了防止发生便秘，可多吃富含粗纤维食物，如圆白菜、韭菜、芹菜、山芋、香蕉等，以促进肠蠕动。

（6）口腔炎及胃炎时要给易咀嚼、易消化、免刺激的软食或半流质，同时多吃动物肝脏及蛋黄，必要时可服用维生素 B_{12} 及维生素 C。

（7）当发生骨髓抑制导致白细胞、血小板降低和贫血时，在应用西药治疗的同时可给予升血药膳（党参、黄芪、当归、熟地黄、花生、大枣、赤小豆、鹌鹑蛋）辅助治疗。有条件可服用西洋参、冬虫夏草、黄芪、枸杞、鹿茸等中药，以提高身体的免疫功能。

（三）患者的营养支持及护理

对于早期厌食患者，及时发现并给予积极处理会得到较好的效果，避免或延迟患者向恶病质方向发展。但对于已出现恶病质的患者，多种代谢均出现紊乱，此时营养支持仅能起到一部分作用，往往无法彻底纠正恶病质。

1. 早期营养不良的治疗　对于一般食欲缺乏但消化、吸收功能无明显障碍的患者，消除精神障碍极为重要，鼓励正常饮食，是改善营养不良的主要途径。因为小肠黏膜下大量的淋巴滤泡参与人体的免疫功能，保持肠道食物的正常消化和刺激，对于维持人体正常免疫功能是必需的。发挥机体自身对营养物质的消化和吸收，比肠外营养更经济，又能满足生理需要。对于部分需要药物诱导的患者或由于放疗并发症影响进食者，应给予相应的对症处理。

（1）胃肠道动力药和辅助消化的药物：食欲缺乏由胃肠道运动障碍、吸收障碍和排空障碍引起，可考虑采用胃肠道动力药，如甲氧氯普胺（胃复安）、多潘立酮（吗丁啉）均有较好的作用。此外，助消化药包括消化酶和稀盐酸的应用，对增强胃肠运动、消化和改善食欲有一定的帮助。

（2）激素类药物：具有增进食欲的作用。如孕激素类药物有甲地孕酮和甲羟孕酮，对厌食症患者有较好的作用。但此类药服用期间应注意肝功能的变化。部分女性服用此类药物后可出现少量阴道出血，停药后症状消失。糖皮质激素对恶病质患者既可增加食欲，又能增加止痛药的镇痛作用，减轻患者的不适和痛苦，提高生活质量。但糖尿病、消化道溃疡、高血压等患者应避免使用。较长时间应用糖皮质激素的患者，可加服胃黏膜保护药如硫糖铝或 H_2 受体拮抗药（西咪替丁）等，防止消化道溃疡的发生。

（3）抗抑郁药：大部分肿瘤患者均存在不同程度的抑郁、焦虑和失眠症状。这些症状容易引起食欲缺乏。在给予患者心理和精神方面治疗的同时，药物治疗目前多用氟西汀，每日 5mg。如有失眠症状，可加用地西泮 5mg，晚上临睡前口服。

2. 肠内营养支持及护理　肠内营养指经口或喂养管提供营养物质至胃肠内的方法。对于无严重消化道疾病的患者出现营养不良应实行肠内营养的支持治疗。

（1）肠内营养的优点：

1）操作简单，各种营养物质均可通过口服或经过鼻胃管进入胃肠道。

2）通过胃肠道消化、吸收等一系列生理过程，可将食物转化为可吸收的葡萄糖、脂肪酸和氨基酸，以及各种维生素和微量元素，按机体的需要吸收利用。同时，通过食物的消化和吸收可维持消化道的正常生理功能。

3）小肠黏膜下大量的淋巴滤泡参与人体的免疫功能，正常的食物消化吸收可维持肠道淋巴系统的觉醒状态，有利于维持机体正常的免疫功能。

（2）肠内营养的方法：肠内营养液的投入途径包括经口和管饲两种。多数患者因经口摄入受限或不足而采用管饲。管饲可有如下两种。

1）经鼻胃管和胃造口：鼻胃管通常用于胃肠功能良好需短期肠内营养的患者。胃造口适用于较长时期肠内营养、胃肠功能良好的患者，可在术中或经内镜实施。其优点是胃造口管径大，不易阻塞；固定于胃壁，不易移位，减少了鼻胃管喂饲时发生误吸的可能。

2）经鼻肠管和空肠造口：鼻肠管适用于胃肠功能不良或消化道手术后需长期肠内营养治疗的患者。置管后，可通过回抽胃肠分泌液或腹部 X 线片的方法确认导管尖端所在位置。

（3）营养液的输注方式：

1）分次给予：适用于导管尖端位于胃内及胃功能良好者。这种给予方式接近一日 3 餐的饮食习惯和生理状态。分次给予又包括分次推注和间歇滴注。每次给予 100～300ml。分次推注时，每次入量在 10～20min 完成；滴注方式时，每次入量在 2～3h；具体视患者耐受程度而定。

2）连续输注：适用于导管尖端位于十二指肠或空肠内的患者。这种给予方式最好应用输注泵控制滴速，初速 20ml/h，视适应程度逐渐递增，维持滴速约为 100ml/h。因为营养液多为高渗并且直接进入小肠，而小肠稀释渗透负荷能力有限，易引起因容量和渗透作用所致的急性肠扩张、倾倒综合征和腹泻。

（4）护理要点：

1）严格无菌操作，所用器具、导管等均需灭菌后使用。

2）每一种要素饮食的具体营养成分、浓度、用量、滴入速度，应根据患者的具体病情，由临床医师、护士和营养师共同决定。一般由低、少、慢开始，逐渐增加，待患者耐受后，再稳定配餐标准、用量、速度。调配好的标准肠内营养制剂的能量密度为 4.18kJ/ml。应用时宜从 2.09kJ/ml 的浓度开始，在 2～5d 内向标准浓度过渡。但必须注意，在增加浓度的同时不宜增加容量，两者的递增可交错进行。输注量从 250～500ml/d 开始，在 5～7d 内过渡至全量。

3）营养液的温度视患者的喜好而定。通常情况下，营养液的温度以接近体温为宜，要素饮食的口服温度为 38℃左右，鼻饲及经造口注入时的温度为 41℃～42℃。过烫可能灼伤胃肠道黏膜，过冷则刺激肠道，引起肠痉挛或腹泻。

4）已配制的溶液应存放于冰箱内，24h 内用完，防止放置时间过长而变质。

5）滴注前后都应用温开水或生理盐水冲净管腔，以防止食物积滞管腔而腐败变质。

6）滴注过程中应经常巡视患者，如发现恶心、呕吐、腹泻等症状，应及时查明原因，按需要调整速度、温度。

7）定期检查血糖、尿糖、血尿素氮、电解质、肝功能等指标，并记录体重，做好营养评估。

8）长期使用者应补充维生素和矿物质。

9）要素饮食停用时需逐渐减量，骤停易引起低血糖反应。

3. 肠外营养支持及护理　肠外营养（parenteral nutrition，PN）指通过静脉途径提供完全和充足的营养素，以达到维持机体代谢所需的目的。当患者被禁食，所有营养物质均经静脉途径提供时，称为全胃肠外营养（total parenteral nutrition，TPN）。

（1）肠外营养的优点：肠外营养不受患者食欲和消化功能的影响，在患者不能进食、没有消化酶参与的情况下，仍能使患者获得营养。

（2）输注方式：

1）全营养混合液（total nutrient admixture，TNA）方式输注：全营养混合液是指将每日所需的营养物质，包括糖类、脂肪乳剂、氨基酸、水电解质、微量元素和维生素，在无菌条件下混入由聚合材料制成的输注袋或玻璃容器。可以简化输液过程，减少单瓶输注时反复更换输液瓶所伴随的污染机会，降低与肠外营养有关的并发症发生率，同时节省护理时间。

2）单瓶输注：单瓶输注时，氨基酸与非蛋白质能量液体应合理间隔输注，输注高渗葡萄糖溶液后应以含葡萄糖的等渗溶液过渡，以防发生低血糖。单瓶输注的效果不及 TNA 方式输注，且易发生代谢性并发症。

（3）输注途径：肠外营养的输注途径包括外周静脉和中心静脉，其选择视病情、营养液组成、输液量及护理条件等而定。当短期（<1~2 周）营养支持或作为营养补充或中心静脉置管和护理有困难时，可经外周静脉输注；当长期、全量补充时以选择中心静脉为宜。

（4）护理要点：

1）胃肠外营养患者的护理应达到 3 个目标：防止感染；维护好胃肠外营养输注系统；防止发生代谢、水、电解质平衡方面的并发症。

2）严格置管及导管护理。

3）营养液滴注的观察与护理：①在开始滴注前，护士应按医嘱准备营养液，做好查对，一般用输液泵来管理营养液。②因为胃肠外营养液含糖高，输注应逐渐增加速度，以免发生高糖血症，一般开始输注的速度为 40~60ml/h，在几小时或 1 天内达到目标速度。③保持输液速度恒定，不可突然大幅度改变输液滴速或突然换用无糖溶液，以免发生低血糖。④经常巡视液体滴入情况，防止导管扭曲、堵塞等。⑤如发现患者有恶心、心悸、出汗、高热等症状时，及时查明原因，报告医生，给予相应的处理。

4）定期检查血糖、尿糖、血尿素氮、电解质、肝功能等指标，并记录体重，做好营养评估。

二、饮食护理

1. 饮食护理计划的制定　饮食护理是肿瘤治疗方案中不可缺少的内容，应做到因人、因病、因不同的治疗而异，随时进行调整。护士在患者入院后应对患者进行全面的评估，与医生、营养师一起制定个体化的饮食护理方案，根据患者病情随时修正方案，以确保营养素提供符合机体的需要量。

2. 肿瘤患者的饮食护理要点

（1）食物品种多样化，新鲜清洁，摄入营养素量充足、平衡。

（2）控制脂肪摄入量占总热能的 20%~25%。多使用海鱼。有研究报道，鱼油可抑制和抵消植物油或亚油酸在动物实验中的促癌作用。

（3）每日摄入新鲜蔬菜水果 500g 以上，适量摄入鱼、肉、蛋、奶，多食用大豆及其制品。

（4）合理烹调食物，鱼、肉类不采用炸、烤、烟熏和腌制，以采用清炖、白煮为宜，蔬菜在卫生安全前提下可选用生食，炒煮不过熟。

（5）调味少用盐多用醋，不饮烈性酒，不吸烟，常饮绿茶。

（6）按时进餐，不宜过快、过烫。

（7）有癌前病变者，按时复查，接受正规治疗，并采取相应的营养素阻断措施。

（王怀颖）

第三节　肿瘤放疗的护理

一、肿瘤放疗的护理

（一）放疗前的护理

护士应首先了解该患者的治疗时间和疗程、射线种类、照射部位、患者的生理情况及放疗的预期效果等，并要掌握患者的思想动态，有的放矢做好准备工作。

1. 心理护理　多数患者对放疗缺乏正确的认识而产生焦虑及恐惧的心理，治疗前应向患者及家属介绍有关放疗的知识、治疗中可能出现的副作用及需要配合的事项。健康宣教可采用多种形式如宣传栏，小手册及面对面宣教。必要时开始治疗前，陪同患者熟悉放疗科环境，说明放疗时工作人员不能留在室内的原因，使患者消除恐惧，紧张心理，积极配合治疗。

2. 了解患者的身体情况及营养状况，给予高蛋白、高维生素饮食　清淡易消化的食物有鱼、虾、鸡蛋、豆制品等，多食新鲜的水果蔬菜，多饮水。照射前后 30min 不宜进食，避免烟、酒及其他刺激性的食物。一般情况较差者给予调整，如纠正贫血、脱水以及水、电解质紊乱等。

3. 检查血象　若白细胞下降至 $3 \times 10^9/L$，暂停放疗，给予升白细胞药物支持，如口服利血生、鲨肝醇、维生素 B_6 等，皮下注射沙格司亭、非格司亭、吉粒芬等；若白细胞低于 $1 \times 10^9/L$ 应采取保护性隔离措施。待恢复后再进行放疗，并应做肝、肾功能各项检查。

4. 头颈部病变　特别是照射野通过口腔时，应保持口腔清洁，如洁齿、用复方硼砂溶液漱口等，并应先拔除龋齿，对牙周炎或牙龈炎者也应采取相应治疗后再进行放射治疗。

5. 切口　应在接受照射前，将切口妥善处理，尤其是接近软骨及骨组织的切口，必须在其愈合后方可进行放疗。其他部位切除非特殊急需外，一般也应待切口愈合后再行放疗为宜，如全身或局部有感染情况，须先控制感染后再行放疗。

6. 放射治疗室　不能带入金属物品如手表、手机、钢笔等。

（二）放疗期间的护理

1. 全身或局部反应　给患者带来很大痛苦，严重的反应使患者一般情况急剧下降以至中断放疗。因此，护士应加强护理，减轻全身或局部反应的发生。

2. 营养和饮食护理　放疗在杀伤肿瘤细胞的同时，对正常组织也有不同程度的损害，加强营养对促进组织的修复、提高治疗效果、减轻不良反应有重要作用。近年来，国外有"超食疗法"的报道，即在放疗间歇期间，给予浓缩优质蛋白质及其他必需的营养素，例如牛奶中可加奶粉、鲜橘汁加糖，以迅速补充患者放疗期间的营养消耗。要素饮食和完全胃肠外营养应用于临床，可使一些严重放疗反应的患者坚持治疗，顺利完成疗程。对全腹或盆腔放疗引起的腹泻，宜进少渣、低纤维饮食，避免吃产气的食物如糖、豆类、洋白菜、碳酸类饮料。严重腹泻时，需暂停治疗，给要素膳或完全胃肠外营养。放疗期间鼓励患者多饮水，每日3000ml，增加尿量，使因放疗所致肿瘤细胞大量破裂、死亡而释放出的毒素排出体外，减轻全身放疗反应。

3. 定期检查血象变化　放疗期间患者常有白细胞下降、血小板减少。因此应密切观察血象变化并注意患者有无发热现象，一般体温超过38℃应暂停治疗，并给予相应处理，防继发性感染发生。常规每周检查血象1或2次，如果发现白细胞及血小板有降低情况或出现血象骤降，应及时通知医生。

（三）放疗后护理

（1）放疗结束后，应进行全面体格检查及肝、肾功能检查。

（2）照射野皮肤仍须继续按要求做好保护措施，至少1个月以上。

（3）随时观察患者局部及全身反应消退情况，出现异常及时与医生联系。

（4）告知患者停止照射后，局部或全身仍可能出现后期的放射反应。

（5）强调复查的重要性，给患者制定好复查计划。

二、放疗的副作用观察及处理

（一）全身反应及护理

患者在进行放疗时，会产生一些全身性的不良反应，如乏力、食欲缺乏、消瘦等。反应一般较轻，无须特殊处理。若反应较重，则给予适当支持对症处理，嘱咐患者加强营养和休息，均能得到缓解。

1. 消化道反应　表现为食欲缺乏、恶心、呕吐，有时出现腹泻。宜进食高营养、低脂肪、易消化的清淡食物，并注意补充水分和维生素。无腹泻者可试用多潘立酮（吗丁啉）、维生素B_6、甲地孕酮等，这些药物均有一定的促进肠胃蠕动，增加食欲的功能。尤其应用甲地孕酮，对改善癌症患者食欲的有效率可高达70%。必要时可静脉补充营养物质。

2. 造血功能抑制　早期为白细胞和血小板减少，后期（3~4个月）可出现贫血。白细胞如低于2.5×10^9/L和（或）血小板低于70×10^9/L应停止放疗。轻度全血抑制或单项血细胞抑制，可试用利血生、鲨肝醇和养血饮等中药调理；严重者可针对具体血细胞成分缺乏分别采用吉丽芬、非格司亭、红细胞生成因子（EPO）和血小板生成因子皮下注射。

3. 皮肤变态反应　表现为皮肤瘙痒、荨麻疹、丘疹等。可采用抗过敏药物和镇静药治疗。局部可外涂止痒药膏。

4. 免疫功能下降　主要表现为T细胞免疫功能下降，可试用免疫调节药物。但免疫功能下降是一个复杂的病理生理过程，并不是通过某种药物或一组药物就可恢复。

（二）局部反应及处理

1. 皮肤反应　照射野皮肤的放疗过程中，不同放射源、照射面积及部位可出现不同程度的皮肤反应。照射前应向患者说明保护照射野皮肤对预防皮肤反应的重要作用。应避免摩擦，保持干燥。选用宽大柔软的全棉内衣，头颈部皮肤用柔软光滑的丝绸巾保护。照射野皮肤可用温水和柔软毛巾轻轻沾洗，局部禁用肥皂和粗糙的毛巾擦洗或热水浸浴，局部皮肤禁用碘酒、酒精等刺激性消毒剂和油膏，避免冷热刺激如热敷，禁用热水袋、冰袋等；照射区皮肤禁止剃毛发，宜用电剃须刀，防止损伤皮肤、造成感染，照射区皮肤禁做注射点；外出时防止日光直接照晒，应予遮挡；局部皮肤不要搔抓，皮肤脱屑切忌用手撕剥，防止干性脱皮转变为湿性脱皮。多汗区皮肤如腋窝、腹股沟、外阴等处保持清洁干燥。

一般将放疗引起的皮肤反应分为三度。Ⅰ度：干性反应（也称干性皮炎），表现为照射区内的皮肤红斑，色素沉着、局部烧灼感、刺痒、毛囊扩张、脱屑（干性脱皮）等。一般无需特殊处理，给予保护性措施，用无刺激性软膏如维生素 A、维生素 D 或羊毛脂涂擦，休息 7d 左右可恢复。Ⅱ度：湿性反应（也称湿性皮炎），表现为照射区内的皮肤充血、水肿、水疱形成，表面皮肤脱落、渗出，局部烧灼样感，轻微疼痛。应停止放疗，局部皮肤暴露，保持干燥、清洁，外涂 1% 甲紫、康复新液或抗生素软膏（如莫可罗星）等，一般 10d 左右可恢复。Ⅲ度：放射性溃疡，表现为溃疡加深，累及皮下及深层组织，伴有疼痛，经久不愈，往往需外科切除溃疡，植皮修复。目前随着高能射线的广泛使用，皮肤表面剂量显著降低，因此皮肤反应也相应减轻，但对于表浅肿瘤以及深部肿瘤对放疗不敏感的肿瘤的治疗，不得不采用大剂量的浅层射线，或采用高能射线的超分割照射或"冲击性"的大剂量照射，都会使表面剂量过大，此时皮肤反应也会增大。为了减轻皮肤反应的严重程度，护士应在治疗开始时就强调皮肤护理的预防性措施，而且应随时进行皮肤检查及倾听患者的主诉感觉如干燥、瘙痒、疼痛等，并应向患者讲解有关皮肤保护的一些知识。

2. 头颈部放疗反应　头颈部肿瘤包括自颅底到锁骨上，颈椎以前这一解剖范围内的肿瘤，常见的有口腔癌、鼻咽癌、喉癌等。由于头颈部解剖关系复杂、重要器官密集，在进行局部放疗时，不可避免地累及其邻近的正常组织和器官，引起相应的放射反应和损伤。及时、合理的护理措施能够有效地减轻和预防各种不良反应，保证治疗顺利进行。

（1）口腔黏膜反应的护理：随着放射剂量的增加可出现以下不同程度的口咽黏膜放射反应。

轻度：患者口腔黏膜稍有红、肿、红斑、充血、唾液分泌减少、口干稍痛、进食略少。中度：口咽部明显充血、水肿、斑点状白膜、溃疡形成，有明显疼痛及吞咽痛，进食困难。重度：口咽黏膜极度充血、糜烂、出血、融合成片状白膜，溃疡加重并有脓性分泌物，剧痛不能进食、水，并偶有发热。

护理措施如下：

1）放疗时尽量减少口腔组织的不必要照射，可用铅块遮挡、含小瓶压舌等方法。

2）放疗中保持口腔清洁，每次饭后用软毛刷刷牙。护士应根据患者口腔 pH 选择适宜的漱口液，含漱 2min，8～10/d。

3）勿用硬物刺激口腔黏膜，以免放疗后黏膜脆性增加、受损出血。

4）忌辛辣刺激性食物，适宜进软食，勿食过冷、过硬、过热食物，戒烟酒。

5）口腔喷药常用药物有桂林西瓜霜、双料喉风散、金黄散、溃疡涂膜等，保护口咽黏膜、消炎止痛、促进溃疡愈合。

6）患者疼痛时，给予口腔黏膜保护剂口腔涂膜，以减少食物对创面的刺激，在进食前可用 2% 利多卡因喷雾或含漱进行止痛处理，解决由于疼痛影响进食水的问题。重度黏膜反应时，应暂停放疗。

7）观察溃疡变化情况，防止真菌的感染，必要时静脉滴注抗生素，补充高营养液。

8）每天做张口练习动作，使口腔黏膜皱襞处与空气充分进行气体交换，抑制厌氧菌的生长，防止口腔继发感染。

（2）鼻黏膜的护理。

1）每日用生理盐水或含漱剂做鼻腔冲洗 3 次。晨起、放疗前、睡前各 1 次。目的是清除鼻腔黏膜的分泌物，减轻放疗的反应，增加癌细胞对放射线的敏感度。方法：将 100ml 冲洗液装入鼻腔冲洗器内后，向两侧鼻腔交替缓慢注冲洗液并由口腔吐出。冲洗后不可用力擤鼻，以防止鼻咽腔内压力增大，引起其他部位感染。

2）若鼻腔干燥，可滴以无菌液状石蜡、鱼肝油、复方薄荷油滴鼻剂每天 3 或 4 次，使鼻咽黏膜保持湿润；鼻塞可滴用麻黄碱；眼睑不能闭合时应用湿纱布遮盖，以防尘土落入。保持室内一定的温、湿度。

3）鼻咽癌患者加强颞颌关节功能锻炼，做张口练习运动（如口含小圆形的塑料瓶或光滑的小圆木等），并按摩颞颌关节。

4）喉癌患者由于反射功能降低，有痰液及脱落的坏死组织尽量吐出，预防误吸引起肺部并发症。密切观察病情变化，注意呼吸节律及幅度，及时发现呼吸困难并报告医师，如因肿瘤压迫或放疗后喉头水肿引起呼吸不畅甚至窒息，需随时备好气管切开包、吸痰器、氧气以应急需。

3. 胸部放疗反应　胸部以照射食管、肺及纵隔为主。纵隔的耐受量最差，其次为肺，胸部照射时可出现肺水肿、肺炎、胸骨骨髓炎等，表现为咳嗽、咳白色泡沫痰、呼吸急促、胸痛、咯血等。

（1）放射性食管炎：放射性气管炎可因气管及支气管上皮肿胀、表面纤毛脱落、腺体分泌抑制等引起干咳，应采取对症治疗，可应用抗生素、肾上腺皮质激素雾化吸入，中医中药等以养阴清肺为主。患者可出现胸骨后烧灼感、吞咽困难，不敢进食等症状，随放疗剂量的增加而加重。放射性食管炎按 WTO 标准可分为 5 级。1、2 级为轻度放射性食管炎；3 级以上为重度放射性食管炎，吞咽时明显疼痛，有时出现食管坏死、穿孔和瘘管形成。治疗原则以收敛、消炎，保护食管黏膜的修复为主。

（2）放射性肺炎：表现为干咳或咳泡沫痰，偶见咯血、不规则低热、呼吸困难。一般在放疗开始后的 1～3 个月内出现症状，也有较少数患者症状出现得更早些。一旦发生放射性肺炎应停止放疗，给大剂量抗生素加激素联合应用，保持呼吸道通畅，必要时给予氧气吸入，缓解胸闷、气急症状；给予雾化吸入、稀释痰液；卧床休息，注意保暖。

4. 腹部放疗反应　腹部照射以及腹腔淋巴肉瘤、精原细胞瘤等大面积或大剂量的照射会造成胃、肠功能紊乱、肠黏膜水肿及渗出，常表现为食欲缺乏、恶心、呕吐、腹痛、腹胀、腹泻等，严重者亦会造成肠穿孔或大出血。反应轻者对症给予流质或半流质清淡饮食，补充维生素，多食新鲜水果。严重者要及时输液，纠正水、电解质紊乱，酌情减少照射剂量或暂停治疗。

5. 泌尿系统反应　主要为盆腔及肾照射所引起，常见膀胱黏膜充血、水肿、溃疡出血。患者出现尿频、尿急、排尿困难或血尿。放射性膀胱炎表现为尿频、尿急，腰背部酸痛，严重者伴血尿。盆腔照射前应保持膀胱充盈，减少全膀胱受到照射。膀胱照射期间，易出现细菌、真菌感染，可口服诺氟沙星等抗生素预防性治疗，适当多饮水。严重者必须停止放疗。

6. 其他　睾丸、卵巢、骨髓、基底细胞、角膜等皆对放射线特别敏感，应加以保护，肝、胆、胰、骨髓、中枢神经等组织，于常规治疗剂量放射时均可出现明显的功能障碍，须注意观察。

（周荣华）

第四节　肿瘤化疗的护理

一、静脉化疗的护理

静脉给药是肿瘤化疗中最基本的途径，大多数抗肿瘤药物通过静脉途径给药，化疗药物对血管的刺激性明显，因而化疗患者的静脉护理十分重要。

（一）静脉化疗的类型（表21-1）

表21-1　静脉化疗的类型

类型	适应证	操作要点
静脉推注	刺激性药物，如 VCR（长春新碱）、NVB（长春瑞滨）	先输入生理盐水或葡萄糖液，再将稀释化疗药推入，随即再冲入生理盐水或葡萄糖液 2~3min，拔针后压迫针眼 2~3min
静脉滴注	一般性药物，如 CTX	将药物稀释后加入输液瓶中静脉滴注，一般滴注 4~8h
持续静脉滴注	抗代谢药物，如 5-F-U	通过输液泵静脉持续给药

（二）静脉选择的基本要求

根据患者的治疗计划、药物的理化性质及患者自身的因素选择合适的血管进行穿刺。

（1）外周血管难以穿刺及发疱性、刺激性药物，可行中心静脉插管或皮下埋置静脉泵给药。从外周给药不宜选手、足背小血管，可先经肘窝静脉注入使药物快速进入血液循环，减少药物与血管壁接触时间，防止发生血栓性静脉炎。

（2）在使用刺激性强的药物时，应避开肌腱、神经、关节部位，防止渗漏后引起肌腱挛缩和神经功能障碍。

（3）由于各种原因如接受了乳房切除术和（或）腋窝淋巴结广泛清扫、上肢骨折等使上肢血液循环受到破坏，则应避免选用患肢。如所用上肢存在感染而又必须使用时，必须严格掌握无菌操作，防止感染加重或扩散，并且在对患者进行输液置管前，必须咨询医生并依据医嘱执行。

（4）理论上应按前臂、手背、手腕、肘窝次序选择注射部位。不主张使用肘静脉的原因是：前臂活动受限；皮下组织丰富，不易判断可能发生的药物外渗；如果发生化学性静脉炎，其回流静脉不宜再接受化疗。

（5）下肢血管由于静脉瓣丰富，血液回流缓慢，应用抗癌药物会加重对血管壁的刺激，增加静脉栓塞和血栓性静脉炎的危险。一般不宜采用下肢静脉注药，但在上腔静脉阻塞综合征的患者化疗要选择下肢。

（6）如果局部血管暴露不清，可采用局部拍击、热敷等手段以使血管暴露清楚，尤其是注射刺激性强的抗癌药物时。

（7）对长期化疗的患者，应建立系统的静脉使用计划，注意保护大静脉，常规采血和非化疗药物的注射选用小静脉。非化疗药物一般应由细小静脉到大静脉，由远心端到近心端，并采用交替注射法，如左右上肢静脉交替使用，使损伤的静脉得以修复。

（三）静脉炎的护理

静脉炎是由化疗药物对血管的直接刺激而引起的无菌性炎症反应，与化疗药物的种类、稀释浓度、用药时间及护理人员对静脉化疗专业技术掌握程度等因素有关。

1. 静脉炎的分级（表21-2）

表21-2　静脉炎分级

级别	临床标准
0	没有症状
1	输液部位发红有或不伴有疼痛
2	输液部位疼痛伴有发红和（或）水肿
3	输液部位疼痛伴有发红和（或）水肿
	条索样物形成，可触摸到条索样的静脉
4	输液部位疼痛伴有发红和（或）水肿
	条索样物形成，可触及的静脉条索状物长度＞2.5cm，有脓液流出

2. 预防及护理

（1）化疗药稀释浓度不宜过高，给药速度不宜过快，20ml药液推注时间一般不应少于3min，避免将化疗药直接注射，使静脉在短时间内受到强烈刺激，从而出现损害。

（2）化疗药使用前后用等渗液（0.9%盐水或5%葡萄糖）快速冲洗，使滞留在外周血管内的化疗药快速进入中心静脉，并得到稀释。

（3）选择合适的血管：严格按照血管的选择原则进行操作，如静脉过细不宜穿刺或对血管强刺激性的药物NVB等可从深静脉输注。

（4）调整温度速度：当天气寒冷时，可将液体加温至30℃，温度过低会使血管产生刺激性疼痛。必要时对穿刺部位向心走向的静脉进行局部热敷，减少体液外渗的可能性。

（5）选用外周静脉滴注化疗药时，要建立系统的静脉使用计划，注意经常更换给药静脉，以利于损伤静脉的修复。

（6）对一些刺激性强的化疗药如达卡巴嗪（氮烯咪胺），可预防性用药，即在所用静脉上方用50%硫酸镁湿敷，化疗药物注入后可给予地塞米松静推，以减轻静脉损伤。

（7）出现静脉炎症状后，要及时更换静脉，抬高患肢，局部可涂用类肝素（喜疗妥），也可敷如意金黄散、六神丸、芦荟片等改善患处血液循环，消炎止痛。对局部疼痛明显者，可用超短波治疗。

（四）经外周穿刺的中心静脉导管（PICC）的护理

1. PICC的适应证

（1）可提供经外周静脉至中心静脉进行短期（至少30d）和长期（多于30d）静脉治疗或取血的通路。

（2）如果用于采血，建议使用4F或以上的导管。

2. PICC 的禁忌证

（1）确诊或疑似导管相关性感染、菌血症、败血症。

（2）患者的体形不能适应预置入的器材。

（3）确诊患者或疑似对器材的材质过敏。

（4）预置管位置有放射治疗史、血栓形成史、血管外科手术史。

（5）患者预置管部位不能完成穿刺或固定。

（6）上腔静脉压迫综合征。

3. PICC 的维护及使用中常见问题和处理

（1）更换敷料：初次更换敷料是在穿刺后 24h 内；以后每 7d 更换 1 次或在敷料潮湿、松动时及时更换。在更换敷料的过程中，应评估导管在体外的长度，以判断导管是否发生位移。24h 后，使用无菌技术观察及评估穿刺点及上肢状况。

间歇性确认导管的留置、开放性、包扎的牢固性。如果导管位移发生 1～2cm，应再次摄 X 线片确认导管末端位置。

（2）冲管：使用 10ml 或以上注射器进行冲管以避免导管断裂。冲管时应使用脉冲方式以产生湍流将导管壁冲洗得更干净。为避免血液反流于导管末端，应在正压封管的瞬间关闭导管锁。

冲管应保证将整个导管壁冲刷干净，并冲走药物的残留部分。经导管取血后对导管的冲洗应更彻底。如果有需要使用肝素盐水封管时，应该严格遵循有关规定及技术。

（3）更换肝素帽：肝素帽因各种原因松动或受损时要及时更换；通过肝素帽取血后要及时更换。正常情况肝素帽应该每 7d 更换 1 次。不管何原因肝素帽取下后都应及时更换。

（4）撤管：下述情况应及时撤管。①由于患者的条件和诊断的原因。②疗程和类型发生变化。③导管发生移位，不能作为 PICC 使用。④确诊的导管相关性感染。⑤治疗结束。

撤管前先用生理盐水冲管。撤管时，抓住导管靠近穿刺点的部位撤出导管。如需做导管培养，于撤管前将穿刺点及周围皮肤做好消毒工作。

（5）导管堵塞：发生导管堵塞时，应检查是何原因所致。嘱患者活动一下，检查改变体位后导管是否会通畅。如仍不通畅，应拆除缝线，行 X 线胸片或造影检查，确认导管是否位于上腔静脉。同时尝试将血块吸出，使用尿激酶或其他溶栓剂清除堵塞。可以用固定翼来固定导管。

（6）导管破损：为预防导管破裂，当必须夹闭导管时，应使用边缘光滑、无损伤的导管夹，使用 10ml 及以上的注射器冲管、给药。若发生导管破裂，应积极查找损坏点，确定导管种类和规格。更换连接器，修复导管。

（五）锁骨下静脉穿刺的护理

1. 适应证

（1）长期不能进食或大量丢失液体。

（2）四肢血管塌陷，血管较脆不易刺入或反复滑出者。

（3）需长时间连续输液者，输入刺激性较强药物或溶液。

2. 禁忌证

（1）出血性疾病。

（2）肺气肿、胸廓畸形及极度衰竭者。

3. 穿刺后的护理

（1）观察患者脉搏、呼吸，穿刺点有无出血、皮下气肿或气胸。

（2）每周更换敷贴1次，观察局部皮肤有无红、肿、热、痛等感染现象。

（3）每天输液前用生理盐水2~4ml冲管，输液完毕后再以生理盐水或肝素生理盐水（100U/ml）封管，用无菌纱布将肝素帽包好。

4. 并发症的护理

（1）硅胶管堵塞：①每次输液完毕后必须使用封闭液体封管。②输液不畅时观察硅胶管是否打折、受压、弯曲或位置不合适，并及时纠正。③长期保留硅胶管而近期不输液者，可每周用生理盐水10ml冲管2次，并按要求封管。

（2）空气栓塞：①严格检查输液装置及硅胶管有无损坏或脱落。②输液时密切观察接头是否接牢，严防液体走空。

（3）感染：①严格执行无菌操作，穿刺局部换药1或2次/周。②连续输液者每24h更换输液装置1套。

（六）外周静脉套管针留置术的护理

1. 穿刺前　选择粗、直、富有弹性的血管，避开静脉瓣、关节处。

2. 穿刺后　如静脉滴注化疗药，不宜留置套管针，因容易发生静脉炎。如静脉滴注一般液体则采用正压封管，以免发生堵管或血栓性静脉炎。严密观察穿刺部位，保持局部清洁干燥，套管针可留置72~96h。

（七）抗肿瘤药静脉外渗的护理

静脉滴注或静脉推注化疗药物时，如果使用不当，可使药物外渗到皮下组织，轻者引起红肿、疼痛和炎症，严重时可致组织坏死和溃疡，若较长时间不愈合，将给患者带来痛苦。

1. 外渗药物的分类　根据外渗后对组织的损伤程度，可分为3类。

（1）发疱性：外渗后可引起组织坏死的药物。如多柔比星、表柔比星、柔红霉素、放线菌素D、丝裂霉素、普卡霉素、氮芥、长春新碱、长春碱、长春地辛等。

（2）刺激性：外渗后可引起灼伤或轻度炎症而无坏死的药物。如卡莫司汀、达卡巴嗪、依托泊苷、替尼泊苷、链佐星等。

（3）非发疱性：无明显发疱或刺激作用的药物。如环磷酰胺、博来霉素、氟尿嘧啶、顺铂、米托蒽醌、门冬酰胺霉等。

凡不能肌内、皮下注射的化疗药物及抗生素类、植物碱类抗肿瘤药物在临床使用中，都要引起重视。

2. 药物外渗的原因

（1）解剖因素：年老体弱患者由于血管硬化等原因，使血管通透性增大、管腔变小导致血流减慢。如果将药物注入这些静脉，对局部的刺激增强，甚至发生外渗。

（2）生理因素：由于疾病的原因使得静脉压升高，如上腔静脉压迫综合征或静脉回流受阻，以及腋窝手术后上肢水肿。如果将药物经患肢静脉注入，会增加药物外渗的危险性。

（3）药理学因素：与药物的pH、渗透压、药物浓度及药物对细胞代谢功能的影响有关，高浓度药物易引起损伤，为减低局部药物浓度，应给予缓慢静注。但延长注射时间又使药物与组织接触时间延长。因此，必须根据患者的静脉情况，选择合适的药物浓度，并在最短时间内注入。

（4）注射部位：这是一种可以由医护人员控制的因素，应避免在肘窝处注射，因该处发生药物外渗不易发现。手腕和手背上的神经和肌腱较多，选择该处的静脉注射药物，可能损伤神经和肌腱。理论上，最佳注射部位是前臂，该处静脉表浅，有足够的软组织，可防止损伤神经和肌腱。

（5）医源性因素：少数医务人员缺乏注射抗肿瘤药物的经验或发生药物外渗后没有采取适当的措施。另外，熟练的静脉穿刺技术至关重要，应避免在同一部位多次穿刺。

3. 外渗引起局部反应的机制　药物与组织细胞的 DNA、RNA 结合，引起细胞、组织坏死。蒽环类药物渗出后嵌在 DNA 双链中，引起的反应是慢性的，往往会在外渗后 7～10d 才出现红斑、发热和疼痛，易发展成溃疡，愈合很慢。因为正常细胞吞噬含有药物的坏死细胞碎片后，又发生坏死，形成链性反应。另外化疗药抑制炎性细胞的生成，引起成纤维细胞受损。因此，外渗后引起的创面愈合较慢。

4. 临床分期　根据化疗药物的种类、渗漏量出现不同程度的临床症状和体征，一般分为 3 期。

Ⅰ期：局部组织炎性反应期，见于渗漏早期，局部肿胀、红斑、持续刺痛、剧痛、烧灼样痛。

Ⅱ期：静脉炎性反应期，见于渗漏后 2～3d，沿静脉走向出现条索状发红、肿胀，同侧腋窝或腹股沟淋巴结肿大，可伴有发热。

Ⅲ期：组织坏死期，浅层组织坏死，溃疡形成，侵入真皮下层和肌层，深者可侵蚀达骨骼。

5. 化疗药物渗漏的预防

（1）合理选择血管。

（2）提高专业技术：负责化疗输注的护士须经专业训练，有高度的责任心，掌握各个化疗药物的特性，化疗前应识别是发疱剂还是非发疱剂，对一些新药，必须详细阅读说明书。为避免操作中机械性损伤，要熟练穿刺技术，力求一针见血，提高静脉穿刺的一次成功率，如穿刺失败，不能使用同一静脉的远端。穿刺成功后正确固定针头，避免滑脱和刺破血管壁。拔针后准确按压针眼 2～5min（有出血倾向者增加按压时间）。在注入发疱剂前，要对使用血管进行正确判断（血管部位、回血情况、静脉是否通畅等）。

（3）合理使用药物：掌握正确的化疗药物给药方法。不能用有化疗药液的针头直接穿刺血管或拔针，应先注入生理盐水确认有回血，无渗漏后再注入化疗药，输注期间应密切观察回血情况，局部有无疼痛等，注入后用等渗液冲洗，使输液管中的残余药液全部注入。联合用药时，应先了解药物刺激性的大小，原则上应先注入非发疱剂，如均为发疱剂，应先注入低浓度的，两种化疗药之间用等渗液（生理盐水或 5% 葡萄糖液）快速冲洗。在外周血管输注发疱剂时可用三通装置，一路注入发疱剂，一路快速注入等渗液，护士必须在床边密切监护直至药物安全输入体内。

（4）取得患者配合：化疗前对患者进行针对性的宣教，特别是初次用药时护理人员应做好解释，消除恐惧感。发疱剂滴注时，患者减少活动，化疗时如有异常感觉，如局部疼痛、肿胀等及时报告护士。

二、介入化疗的护理

肿瘤的介入治疗是指在 X 线、CT、B 超等影像技术的引导下，将特制的导管经皮穿刺在导丝引导选择性地插入病变器官或病变区域。通过导管将化疗药物灌注或局部注射栓塞剂或经穿刺针直接注射药物达治疗部位，以达到治疗肿瘤或缓解症状的一种方法。

（一）介入治疗的途径

1. 经动脉灌注抗肿瘤药物　由动脉灌注抗肿瘤药物，使肿瘤内药物浓度达到 100%，结果是疗效明显提高，而全身不良反应却减轻。对于外科手术不能切除的肿瘤患者和对肿瘤切除术后预防复发的患者均可用此法治疗，也可以通过此法使肿瘤缩小，再行外科手术切除。动脉灌注常用的穿刺动脉是股动脉。动脉灌注抗肿瘤药的基本原则是尽可能使导管头接近肿瘤供血区域，以提高疗效同时减少不良反应和并发症。动脉内灌注抗肿瘤药物常用于治疗肝癌、肺癌，也用于治疗头颈部肿瘤、胃癌、胆管肿瘤、胰腺癌、盆腔肿瘤及四肢恶性肿瘤。

2. 动脉栓塞疗法　将某种物质通过导管注入血管内，并使血管发生阻塞，选择性地阻断肿瘤组织局部的动脉供应，达到姑息治疗的目的。目前栓塞疗法在肝、肾肿瘤的治疗中应用最多，还可用于肿瘤所致的出血紧急治疗。栓塞治疗的目的可分为如下 2 种：①手术前栓塞：在手术前栓塞肿瘤供血动脉和肿瘤血管，以阻断肿瘤血供，使肿瘤缩小，减少手术时出血，还可使肿瘤邻近组织分界清楚，有利于手术彻底切除。②姑息治疗：对不能手术切除的肿瘤，为缓解症状，减少痛苦，可用栓塞治疗。

3. 经导管减压术　主要用于缓解肿瘤对胆管或泌尿道的压迫所造成的梗阻症状。这种方法比外科手术创伤小，尤其适用于年老体弱者。如经皮穿刺和肝胆管减压引流术，此法可治疗肿瘤引起的梗阻性黄疸，也可作为术前胆管减压，为外科手术做准备。经皮穿刺肾造瘘减压术，此方法常用于肾盂输尿管交界处肿瘤所致的压迫、严重肾盂积水或积脓、腹膜后肿瘤压迫、肿瘤放化疗或术后所致的输尿管狭窄。

（二）护理措施

1. 治疗前

（1）心理护理：将此技术的优点、方法、适应证介绍给患者，减轻患者的心理负担，从而积极配合治疗、护理。

（2）评估全身情况：测量体温、脉搏、呼吸、血压，观察足背动脉搏动情况。

（3）术后生活适应训练：术前 3d 练习床上排便。

（4）饮食准备：术前 1~2d 进食易消化少渣食物，以防术后便秘而用力排便导致穿刺部位出血；术前 4~6h 禁食、禁水，以防术中呕吐。

（5）术前排空膀胱。

（6）皮肤准备：会阴部备皮，用肥皂水擦洗干净。

（7）术前做泛影葡胺过敏试验和青霉素、普鲁卡因过敏试验。

2. 治疗后

（1）卧床休息：绝对卧床休息 12~24h，穿刺侧肢体制动，不能弯曲。

（2）局部压迫止血：沙袋压迫穿刺部位 6~8h，观察穿刺点有无渗血、渗液，穿刺点皮肤有无皮下淤血，每小时观察 1 次穿刺部位下肢足背动脉搏动情况。

（3）生命体征及尿量观察：测量血压、脉搏、呼吸，每小时测量 1 次，3 次平稳后改为 2h 1 次，4 次平稳后停测。记录 24h 尿量，保持每小时尿量达到 200ml 以上，按医嘱静脉输液，多饮水加速尿量的排泄，以减轻药物对肾脏的毒性损害。

（4）注意不良反应的观察：①胃肠道反应，鼓励患者进食，且少量多餐，以清淡易消化、高蛋白、高维生素饮食为主。②发热，注意室内空气流通，注意保暖，保持皮肤清洁干燥，鼓励患者多饮水。③有无异位栓塞和出血，介入治疗靶部位以外器官有无明显的疼痛、触痛、肢体感觉有无异常。

（周荣华）

参考文献

[1] 毕新刚，韩仁强，周金意，等.2009 年中国前列腺癌发病和死亡分析.中国肿瘤，2013，22（6）：417 - 422.

[2] 李德爱，孙伟.肿瘤内科治疗药物的安全应用.北京：人民卫生出版社，2011.

[3] 伯洛克，等.郝希山主译.现代肿瘤外科治疗学.北京：人民卫生出版社，2011.

[4] 张保宁.乳腺肿瘤学.北京：人民卫生出版社，2013.

[5] 詹启敏.恶性肿瘤侵袭与转移.合肥：安徽科学技术出版社出版社，2011.

[6] 王兆华，宋玲琴，等.新编肿瘤诊治对策.北京：科学技术文献出版社，2014.

[7] 王方华.肝癌的早期诊断和治疗进展.中国现代普通外科进展，2012.

[8] 刘红燕.前清蛋白检测在肝癌预后中的临床意义.国际检验医学杂志，2013.

[9] 万德森.结直肠癌流行病学与预防.中国中西医结合外科杂志，2011.

[10] 程蕾，许亚萍，毛伟敏.恶性胸膜间皮瘤靶向治疗进展.国际肿瘤学杂志，2014.

[11] 中国抗癌协会乳腺癌专业委员会.中国抗癌协会乳腺癌诊治指南与规范（2013版）.中国癌症杂志，2013.

[12] 章真.如何在放化疗同期进行肿瘤患者的营养干预.临床营养学现状，2011.

[13] 夏诚诚，闫雷，宋宇哲，等.不明病理的纵隔恶性肿瘤放射治疗后长期生存 1 例报告 [J].吉林医学，2014，(19)：4376 - 4377.

[14] 蒋凤莲，施为建，鞠文东，等.肿瘤合并低钠血症的临床特点及预后分析 [J].吉林医学，2014，(19)：4214 - 4216.

[15] 梁克，谢锐，张万青，等.肺癌肿瘤抑制物 1 和 CD105 在食管癌组织中的表达 [J].中华实验外科杂志，2013，30（3）：630 - 632.

[16] 李馨，孙静.例妇外科恶性肿瘤患者抗肿瘤药物治疗情况分析 [J].吉林医学，2014，35（24）：5323 - 5324.

[17] 徐丽兰，郭水娇.内镜黏膜下剥离术治疗食道固有肌层肿瘤的配合及护理 [J].吉林医学，2014，35（23）：5300.

[18] 罗丽娟，成小成.人性化护理对恶性肿瘤临终患者生活质量的影响 [J].中国肿瘤临床与康复，2014，6（21）：751 - 753.

[19] 金华，谭春雷，李国夫，等.神经导航辅助微骨窗入路在脑深部肿瘤手术中的应用 [J].中国肿瘤临床与康复，2014，6（21）：713 - 715.

[20] 白国栋，刘娟妮.原发肿瘤切除和靶向治疗在Ⅳ期乳腺癌治疗中的作用 [J].中国肿瘤临床与康复，2014，6（21）：700 - 702.

[21] 谢军.显微外科治疗丘脑肿瘤的临床疗效分析 [J].吉林医学，2014，35（23）：5137.

［22］王黎，沈志祥．血液恶性肿瘤靶向治疗 10 年进展［J］．中华内科杂志，2013，52（2）：121 - 123.

［23］邹立新，何新如．恶性肿瘤合并糖尿病患者化疗应用糖皮质激素的安全性观察［J］．吉林医学，2014，（22）：4980 - 4981.

［24］裴晓东，李留法．结直肠肿瘤腹腔镜手术临床观察［J］．吉林医学，2014，（22）：4910 - 4911.

［25］杨乐伟，陈嘉洛，裴小锋，等．不同剂量外照射放疗对恶性肿瘤骨转移患者止痛效果分析［J］．吉林医学，2014，35（18）：4044.

［26］陈雪江．颅内肿瘤应用镜辅助钬激光技术治疗近期效果分析［J］．吉林医学，2014，35（18）：4014.

［27］翟文霞，孙晶．骨科恶性肿瘤患者应对方式与抑郁的相关性研究［J］．吉林医学，2014，35（16）：3616 - 2617.

［28］王春阳，邹学森．乙型肝炎病毒感染对恶性肿瘤化疗患者肝功能的影响［J］．吉林医学，2014，35（15）：3346.

［29］何磊，涂从银，徐阿曼，等．腹部肿瘤手术中大静脉损伤的预防与处理［J］．中华普通外科杂志，2013，28（3）：233 - 234.

［30］周正菊，杨章元，明亮．多发性骨髓瘤肿瘤细胞泛发入血 2 例［J］．国际检验医学杂志，2013，34（2）：252 - 253.